普通高等教育“十一五”规划教材
北京大学口腔医学教材
住院医师规范化培训辅导教材

口腔正畸学

Orthodontics

（第3版）

主　　编　李巍然
副 主 编　谷　岩　胡　炜
编　　委（按姓名汉语拼音排序）

高雪梅（北京大学口腔医院）
谷　岩（北京大学口腔医院）
韩　冰（北京大学口腔医院）
胡　炜（北京大学口腔医院）
贾绮林（北京大学口腔医院）
江久汇（北京大学口腔医院）
姜若萍（北京大学口腔医院）
李巍然（北京大学口腔医院）
李小彤（北京大学口腔医院）
梁　炜（北京大学口腔医院）
林久祥（北京大学口腔医院）
刘　怡（北京大学口腔医院）
聂　琼（北京大学口腔医院）
施　捷（北京大学口腔医院）
孙燕楠（北京大学口腔医院）
魏　松（北京大学口腔医院）
许天民（北京大学口腔医院）
寻春雷（北京大学口腔医院）
曾祥龙（北京大学口腔医院）
周彦恒（北京大学口腔医院）

秘　　书　施　捷

北京大学医学出版社

KOUQIANG ZHENGJIXUE

图书在版编目（CIP）数据

口腔正畸学 / 李巍然主编 . —3 版 . —北京：北京大学医学出版社，2021.7（2024.9 重印）
ISBN 978-7-5659-2380-7

Ⅰ. ①口…　Ⅱ. ①李…　Ⅲ. ①口腔正畸学－医学院校－教材　Ⅳ. ① R783.5

中国版本图书馆 CIP 数据核字（2021）第 055191 号

口腔正畸学（第 3 版）

主　　编：李巍然
出版发行：北京大学医学出版社
地　　址：（100191）北京市海淀区学院路 38 号　北京大学医学部院内
电　　话：发行部 010-82802230；图书邮购 010-82802495
网　　址：http://www.pumpress.com.cn
E-mail：booksale@bjmu.edu.cn
印　　刷：北京信彩瑞禾印刷厂
经　　销：新华书店
责任编辑：李　娜　　**责任校对：**靳新强　　**责任印制：**李　啸
开　　本：850 mm×1168 mm　1/16　　**印张：**24.75　　**字数：**700 千字
版　　次：2021 年 7 月第 3 版　2024 年 9 月第 2 次印刷
书　　号：ISBN 978-7-5659-2380-7
定　　价：75.00 元

北京大学口腔医学教材编委会名单

第 3 轮序

八年制口腔医学教育是培养高素质口腔医学人才的重要途径。2001 年至今，北京大学口腔医学院已招收口腔医学八年制学生 765 名，培养毕业生 445 名。绝大多数毕业生已经扎根祖国大地，成为许多院校和医疗机构口腔医学的重要人才。近 20 年的教学实践证明，口腔医学八年制教育对于我国口腔医学人才培养、口腔医学教育模式探索以及口腔医疗事业的发展做出了重要贡献。

人才培养离不开优秀的教材。第 1 轮北京大学口腔医学长学制教材编撰于 2004 年，于 2014 年再版。两版教材的科学性和实用性已经得到普遍的认可和高度评价。自两轮教材发行以来，印数已逾 50 万册，成为长学制、本科五年制及其他各学制、各层次学生全面系统掌握口腔医学基本理论、基础知识、基本技能的良师益友，也是各基层口腔医院、诊所、口腔科医生的参考书、工具书。

近年来，口腔医学取得了一些有益的进展。数字化口腔医学技术在临床中普遍应用，口腔医学新知识、新技术和新疗法不断涌现并逐步成熟。第 3 轮北京大学口腔医学教材在重点介绍经典理论知识体系的同时，注意结合前沿新理念、新概念和新知识，以培养学生的创新性思维和提升临床实践能力为导向。同时，第 3 轮教材新增加了《口腔药物学》和《口腔设备学》，使整套教材体系更趋完整。在呈现方式上，本轮教材采用了现代图书出版的数字化技术，这使得教材的呈现方式更加多元化和立体化；同时，通过增强现实（AR）等方式呈现的视频、动画、临床案例等数字化素材极大地丰富了教材内容，并显著提高了教材质量。这些新型编写方式的采用既给编者们提供了更多展示教材内容的手段，也提出了新的挑战，感谢各位编委在繁忙的工作中，适应新的要求，为第 3 轮教材的编写所付出的辛勤劳动和智慧。

八年制口腔医学教材建设是北京大学口腔医学院近八十年来口腔医学教育不断进步、几代口腔人付出巨大辛劳后的丰硕教育成果的体现。教材建设在探索中前进，在曲折中前进，在改革中前进，在前进中不断完善，承载着成熟和先进的教育思想和理念。大学之“大”在于大师，北京大学拥有诸多教育教学大师，他们犹如我国口腔医学史上璀璨的群星。第 1 轮和第 2 轮教材共汇聚了 245 名口腔医学专家的集体智慧。在第 3 轮教材修订过程中，又吸纳 75 名理论扎实、业务过硬、学识丰富的中青年骨干专家参加教材编写，这为今后不断完善教材建设，打造了一支成熟稳定、朝气蓬勃、有开拓进取精神和自我更新能力的创作团队。

教育兴则国家兴，教育强则国家强。高等教育水平是衡量一个国家发展水平和发展潜力的重要标志。党和国家对高等教育人才培养的需要、对科学知识创新和优秀人才的需要就是我们的使命。北京大学口腔医院（口腔医学院）将更加积极地传授已知、更新旧知、开掘新知、探索未知，通过立德树人不断培养党和国家需要的人才，加快一流学科建设，实现口腔医学高等教育内涵式发展，为祖国口腔医学事业进步做出更大的贡献！

在此，向曾为北京大学口腔医学长学制教材建设做出过努力和贡献的全体前辈和同仁致以最崇高的敬意！向长期以来支持口腔医学教材建设的北京大学医学出版社表示最诚挚的感谢！

俞光岩　郭传瑸

2020 年 6 月

第 2 轮序

2001 年教育部批准北京大学医学部开设口腔医学（八年制）专业，之后其他兄弟院校也开始培养八年制口腔专业学生。为配合口腔医学八年制学生的专业教学，2004 年第 1 版北京大学口腔医学长学制教材面世，编写内容包括口腔医学的基本概念、基本理论和基本规律，以及当时口腔医学的最新研究成果。近十年来，第 1 版的 14 本教材均多次印刷，在现代中国口腔医学教育中发挥了重要作用，反响良好，应用范围广泛：兄弟院校的长学制教材、5 年制学生的提高教材、考研学生的参考用书、研究生的学习用书，在口腔医学的诸多教材中具有一定的影响力。

社会的发展和科技的进步使口腔医学发生着日新月异的变化。第 1 版教材面世已近十年，去年我们组织百余名专家启动了第 2 版教材的编写工作，包括占编委总人数 15% 的院外乃至国外的专家，从一个崭新的视角重新审视长学制教材，并根据学科发展的特点，增加了新的口腔亚专业内容，使本套教材更加全面，保证了教材质量，增强了教材的先进性和适用性。

说完教材，我想再说些关于八年制教学，关于大学时光。同学们在高考填报志愿时肯定已对八年制有了一定了解，口腔医学专业八年制教学计划实行“八年一贯，本博融通”的原则，强调“加强基础，注重素质，整体优化，面向临床”的培养模式，目标是培养具有口腔医学博士专业学位的高层次、高素质的临床和科研人才。同学们以优异成绩考入北京大学医学部口腔医学八年制，一定是雄心勃勃、摩拳擦掌，力争顺利毕业获得博士学位，将来成为技艺精湛的口腔医生、桃李天下的口腔专业老师抑或前沿的口腔医学研究者。祝贺你们能有这样的目标和理想，这也正是八年制教育设立的初衷——培养中国乃至世界口腔医学界的精英，引领口腔医学的发展。希望你们能忠于自己的信念，克服困难，奋发向上，脚踏实地地实现自己的梦想，完善人生，升华人性，不虚度每一天，无愧于你们的青春岁月。

我以一个过来人的经历告诉你们，并且这也不是我一个人的想法：人生最美好的时光就是大学时代，二十岁上下的年纪，汗水、泪水都可以尽情挥洒，是充实自己的黄金时期。你们是幸运的，因为北京大学这所高等学府拥有一群充满责任感和正义感的老师，传道、授业、解惑。你们所要做的就是发挥自己的主观能动性，在老师的教导下，合理支配时间，学习、读书、参加社团活动、旅行……“读万卷书，行万里路”，做一切有意义的事，不被嘈杂的外界所干扰。少些浮躁，多干实事，建设内涵。时刻牢记自己的身份：你们是现在中国口腔界的希望，你们是未来中国口腔界的精英；时刻牢记自己的任务：扎实学好口腔医学知识，开拓视野，提高人文素养；时刻牢记自己的使命：为引领中国口腔的发展做好充足准备，为提高大众的口腔健康水平而努力。

从现在起，你们每个人的未来都与中国口腔医学息息相关，“厚积而薄发”，衷心祝愿大家在宝贵而美好的大学时光扎实学好口腔医学知识，为发展中国口腔医学事业打下坚实的基础。

这是一个为口腔事业奋斗几十年的过来人对初生牛犊的你们——未来中国口腔界的精英的肺腑之言，代为序。

徐　韬

二〇一三年七月

第1轮序

北京大学医学教材口腔医学系列教材编审委员会邀请我为14本8年制口腔医学专业的教材写一个总序。我想所以邀请我写总序，也许在参加这14本教材编写的百余名教师中我是年长者，也许在半个世纪口腔医学教学改革和教材建设中，我是身临其境的参与者和实践者。

1952年我作为学生进入北京大学医学院口腔医学系医预班。1953年北京大学医学院口腔医学系更名为北京医学院口腔医学系，1985年更名为北京医科大学口腔医学院，2000年更名为北京大学口腔医学院。历史的轮回律使已是老教授的我又回到北京大学。新中国成立后学制改动得频繁：1949年牙医学系为6年，1950年毕业生为5年半，1951年毕业生为5年并招收3年制，1952年改为4年制，1954年入学的为4年制，毕业时延长一年实为5年制，1955年又重新定为5年制，1962年变为6年制，1974年招生又决定3年制，1977年再次改为5年制，1980年又再次定为6年制，1988年首次定为7年制，2001年首次招收8年制口腔医学生。

20世纪50年代初期，没有全国统一的教科书，都是用的自编教材；到50年代末全国有三本统一的教科书，即《口腔内科学》《口腔颌面外科学》和《口腔矫形学》；到70年代除了上述三本教科书外增加了口腔基础医学的两本全国统一教材，即《口腔组织病理学》和《口腔解剖生理学》；80年代除了上述五本教科书外又增加《口腔正畸学》《口腔材料学》《口腔颌面X线诊断学》和《口腔预防·儿童牙医学》，《口腔矫形学》更名为《口腔修复学》。至此口腔医学专业已有全国统一的九本教材；90年代把《口腔内科学》教材分为《牙体牙髓病学》《牙周病学》《口腔黏膜病学》三本，把《口腔预防·儿童牙医学》分为《口腔预防学》和《儿童口腔病学》，《口腔颌面X线诊断学》更名为《口腔颌面医学影像诊断学》，同期还增设有《口腔临床药物学》《口腔生物学》和《口腔医学实验教程》。至此，全国已有14本统一编写的教材。到21世纪又加了一本《殆学》，共15本教材。以上学科名称的变更，学制的变换以及教材的改动，说明新中国成立后口腔医学教育在探索中前进，在曲折中前进，在改革中前进，在前进中不断完善。而这次为8年制编写14本教材是半个世纪口腔医学教育改革付出巨大辛劳后的丰硕收获。我相信，也许是在希望中相信我们的学制和课程不再有变动，而应该在教学质量上不断下功夫，应该在教材和质量上不断再提高。

书是知识的载体。口腔医学教材是口腔医学专业知识的载体。一套口腔医学专业的教材应该系统地、完整地包含口腔医学基本知识的总量，应该紧密对准培养目标所需要的知识框架和内涵去取舍和筛选。以严谨的词汇去阐述基本知识、基本概念、基本理论和基本规律。大学教材总是表达成熟的观点、多数学派和学者中公认的观点和主流派观点。也正因为是大学教材，适当反映有争议的观点、非主流派观点让大学生去思辨应该是有益的。口腔医学发展日新月异，知识的半衰期越来越短，教材在反映那些无可再更改的基本知识的同时，概括性介绍口腔医学的最新研究成果，也是必不可少的，使我们的大学生能够触摸到口腔医学科学前沿跳动的脉搏。创造性虽然是不可能教出来的，但是把教材中深邃的理论表达得深入浅出，引人入胜，激发兴趣，给予思考的空间，尽管写起来很难，却是可能的。这无疑有益于培养大学生的创造性思维能力。

本套教材共14本，是供8年制口腔医学专业的大学生用的。这14本教材为:《口腔组织学与病理学》《口腔颌面部解剖学》《牙体解剖与口腔生理学》《口腔生物学》《口腔材料学》《口腔颌面医学影像学》《牙体牙髓病学》《临床牙周病学》《儿童口腔医学》《口腔颌面外科学》《口腔修复学》《口腔正畸学》《预防口腔医学》《口腔医学导论》。可以看出这14本教材既有口腔基础医学类的，也有临床口腔医学类的，还有介于两者之间的桥梁类科目教材。这是一套完整的、系统的口腔医学专业知识体系。这不仅仅是新中国成立后第一套系统教材，也是1943年成立北大牙医学系以来的首次，还是实行8年制口腔医学学制以来的首部。为了把这套教材写好，教材编委会遴选了各学科资深的教授作为主编和副主编，百余名有丰富的教学经验并正在教学第一线工作的教授和副教授参加了编写工作。他们是尝试着按照上述的要求编写的。但是首次难免存在不足之处，好在道路已经通畅，目标已经明确，只要我们不断修订和完善，这套教材一定能成为北京大学口腔医学院的传世之作！

张震康

二〇〇四年五月

第 3 版前言

口腔正畸学的八年制教材是一本具有特色的既符合本科生教育又有别于普通本科生教育的教材。经过近十六年的教学应用，结合快速发展的学科特点，不断涌现的新技术、新理念，该教材不断更新和修订，力求体现系统性、实践性及先进性。教材既着眼于对初学者的“三基”培养，又兼顾对青年医生正畸临床能力的规范提高。

在两位前辈主编对第 1 版及第 2 版打下的良好基础下，第 3 版的编写终于完成。这次的编写团队中仍然由两位前辈帮助把握书的整体水平，其余 18 位编者均是长期活跃在临床及教学一线的经验丰富的高级职称教师。第 3 版教材仍然保持了 16 章的安排，但是章节内容依据学科的发展做了许多新的调整。矫治章节的病例均进行了更新，并对每个病例进行了较为详细的解析，以便学生更好地理解与掌握。

本书再版之际，要感谢谷岩、胡炜两位副主编的鼎力相助，感谢编写秘书施捷主任医师对全书资料的整理付出的努力。希望第 3 版教材能够受到广大读者的欢迎，对于本书存在的不足之处也恳请给予批评指正。

李巍然

第 2 版前言

长学制口腔医学专业教材《口腔正畸学》（第 2 版）在保留第 1 版学生应该掌握的基本内容基础上，继续体现教材的先进性和前瞻性。

第 2 版教材由原来的 14 章内容扩充为 16 章。不少章节均增加了新的内容。对于临床使用较少的内容明显压缩篇幅，个别予以删减。把国内外最新的重要研究成果充实进来，使读者不仅能学到现代口腔正畸学的基本知识，而且能领略到国内外最新的发展动态。

本书对于不同年制的口腔医学生以及已经开始从事口腔正畸工作的医师都可以使用。

第 2 版的作者有所调整，增加了副主编和一些年富力强的医师，特别邀请了两位兄弟院校的医师参与编写。所有作者均是具有多年教学和临床实践经验的正高职称的医师。

第 2 版教材的编写工作得到了北京大学口腔医学院教育处及北京大学医学出版社的支持及指导，主编助理谷岩教授为第 2 版教材的整理工作付出了辛勤的劳动，在此一并表示诚挚的谢意！

希望第 2 版教材继续受到广大读者的欢迎，同时也衷心希望得到大家的批评和指正。

傅民魁　林久祥

第 1 版前言

口腔正畸学是口腔医学中的一个专科，在世界口腔医学教育中属于毕业后教育，因而口腔正畸学在整个口腔医学本科教育中的学时不多。作为教材应反映本学科的成熟内容和学生应该掌握的基本要点，在这一基础上来体现教材的先进性和前瞻性，这也是我们编写这本教材的原则。

本教材还包含了目前口腔正畸学的一些新的矫正理论和矫正技术，在一些章节后选择了国外经典正畸学书籍中不相同内容的摘录，希望能对读者的外文阅读有所帮助。

本教材应该对于不同年制的口腔医学学生以及已开始从事口腔正畸工作的医师都能使用。

本教材的作者均为有多年教学和临床医疗经验的医师，书中的有关资料均来自于北京大学口腔医学院正畸科的临床实践。希望这本教材能够得到广大读者的欢迎，同时也能得到广大读者的批评指正。

傅民魁　林久祥

目　录

第一章 绪 论

Introduction

一、错𬌗畸形的患病率及危害

在儿童生长发育过程中，由于遗传、疾病、内分泌功能紊乱、生长异常及不良习惯等因素的影响，出现了牙齿排列不齐、上下牙弓关系错乱、上下颌骨的位置或大小异常，以及牙颌与颅面关系不协调，这就是所谓的牙、颌、面的发育畸形，可简称为错𬌗畸形（malocclusion），又称牙颌畸形或牙颌不调（dental and/or skeletal discrepancy）。世界卫生组织（WHO）称之为“牙面畸形”或“牙面异常”（handicapping dentofacial anormaly）。

（一）错𬌗畸形的患病率

国内外错𬌗畸形的患病率均较高，但统计报告结果各国差异较大，可能与制定的调查标准等各不相同有关。到目前为止，世界卫生组织尚未制定统一的错𬌗畸形流行病学调查标准。

20 世纪五六十年代，国内四大院校口腔医学系有关错𬌗畸形的流行病学调查报告差异也比较大。例如，以个别正常𬌗（individual normal occlusion）为标准统计错𬌗畸形的患病率，当时的四川医学院（现为四川大学华西医学院）罗宗赉教授的统计结果为 29.79%（1956 年），第四军医大学口腔医学系的统计结果为 48%（1959 年），上海第二医学院（现为上海交通大学医学院）口腔医学系的统计结果为 29.33%（1960 年），北京医学院（现为北京大学医学部）口腔医学系的统计结果为 48.87%（1960 年）；毛燮均教授于 1955 年以理想正常𬌗（ideal normal occlusion）为参考标准统计的错𬌗畸形患病率高达 91.2%。

中华医学会口腔正畸专业委员会于 2000 年对全国七个地区 25 392 名乳牙期、替牙期及恒牙初期的儿童和青少年以个别正常𬌗为标准，分别进行了错𬌗畸形患病率的调查统计，结果如下：乳牙期为 51.84%，替牙期为 71.21%，恒牙初期为 72.92%。这似乎显示了错𬌗畸形的患病率随年龄增长而明显上升的趋势。

（二）错𬌗畸形的危害

1. 影响容貌外观 这常常是患者及家属求治的主要原因。例如，双颌前突患者往往伴有凸面型，骨性Ⅲ类错𬌗畸形常显示凹面型（图 1-1）等，这对患者可造成不良的心理障碍。

2. 影响口腔健康 牙齿拥挤错位患者常不易口腔自洁而好发龋病及牙龈炎等，伴有口呼吸不良习惯的开唇露齿患者可因外界空气不良刺激而造成牙周损害等。

3. 影响口腔功能 前牙开𬌗畸形可影响咀嚼功能和发音（图 1-1），后牙锁𬌗可影响咀嚼功能，严重下颌后缩畸形有时可影响正常呼吸等。

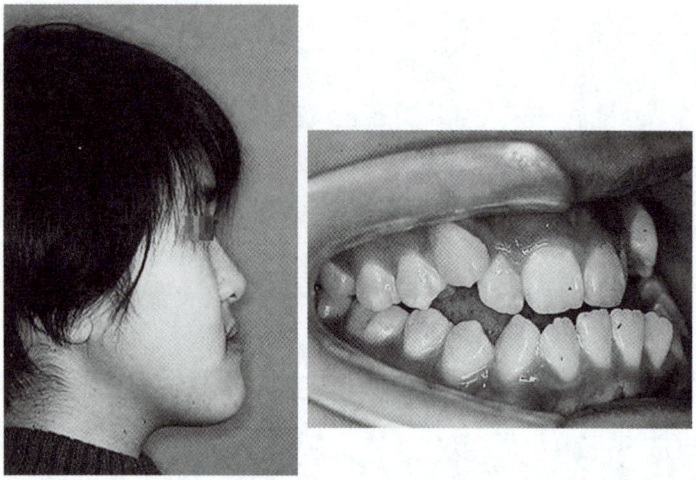

图 1-1　前牙反殆合并开殆导致凹面型并影响前牙切割功能或发音

4. 影响牙颌面发育　如骨性前牙反殆畸形的下颌妨碍上颌生长，可造成上颌发育不足；而上颌生长潜力又推动下颌过度生长，以至于可导致下颌前突合并上颌后缩畸形，使侧貌呈凹面型，且随着年龄增长，畸形可加重（图 1-2）。一侧后牙反殆或错殆会造成面部发育不对称。

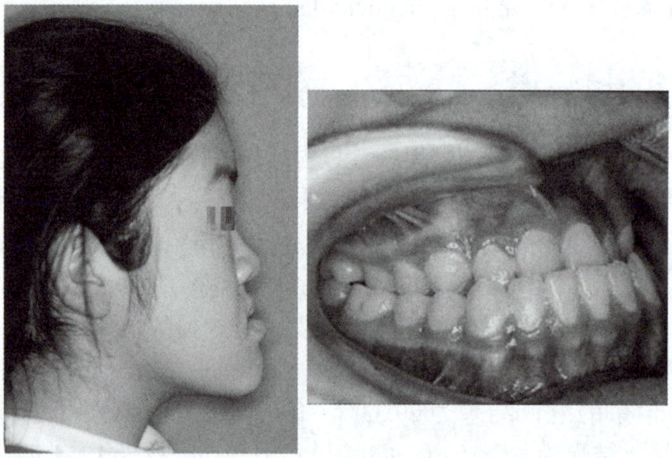

图 1-2　骨性前牙反殆畸形影响颌面部生长发育

二、错殆畸形的治疗方法

（一）预防性矫治

预防性矫治（preventive orthodontics）主要是指在错殆畸形发生之前采取一些预防措施，去除造成错殆畸形的因素，来防止错殆畸形的发生。

错殆畸形的早期预防是减少错殆畸形发病率及提高人们口腔健康水平的重要措施。如母亲妊娠期注意营养，防止过量放射线照射及注意药物的使用以防止影响胚胎的发育；提倡母亲哺乳，以防止一些口腔不良习惯；儿童萌牙后要定期进行口腔检查，早期发现问题、早期防治，如龋的早期治疗、口腔不良习惯的早期破除、乳牙早失的缺隙保持以及滞留牙和多生牙的及时拔除等，通过这些预防措施可防止错殆畸形的发生。

（二）阻断性矫治

阻断性矫治（interceptive orthodontics）是指在错殆畸形发生的早期，通过一定的方法进行早期矫治（一般指乳牙期和替牙期）。如早期发现牙列严重拥挤采用顺序拔牙治疗，早期前牙反殆的矫治及骨性错殆畸形的早期整形治疗，用于骨性Ⅲ类错殆畸形早期矫治的前方牵引装置等（图 1-3）。由于仍存在生长发育，骨性错殆畸形早期矫治的疗效可能是暂时的（详见第九章）。

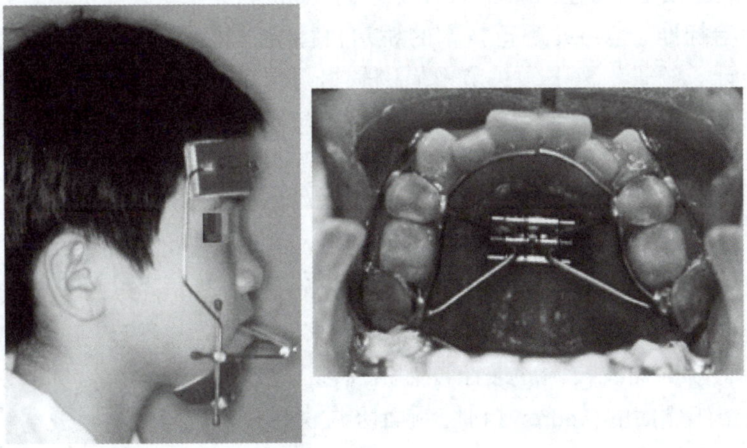

图 1-3 早期矫治的前方牵引装置

（三）一般性矫治

一般性矫治（corrective orthodontics）是指发展已比较定型的错殆畸形的矫治，一般在恒牙期乃至成人期进行，是口腔正畸矫治中最多见的，根据不同牙颌面畸形选用各类矫治器，如固定矫治器、可摘矫治器、功能矫治器等。一般矫治方法比较复杂，应由口腔正畸专科医师施行（参阅有关章节）。

（四）正畸-正颌外科联合治疗

生长发育完成后，如错殆畸形发展比较严重，难以单纯应用正畸手段矫治，则需要正畸和正颌外科联合治疗（combination of orthognathic surgery and orthodontics）。一般先需要进行术前矫正，再进行手术治疗，有时术后还需要进一步矫正。这需要口腔颌面外科与口腔正畸科医师共同合作完成，以保证得到良好的治疗效果（详见第十二章）。

三、错殆畸形的矫治标准及目标

（一）错殆畸形的矫治标准

对错殆畸形矫治标准的认识有一个发展过程。不同的时代、不同的学者提出的矫治标准有所不同。

1. Angle 矫治标准　Angle 于 1897 年口腔正畸学发展的早期提出，要建立口部与面部的良好协调关系必须保持全副牙齿，将牙齿放置在正常殆的位置上，因此提倡不拔牙矫治；他还认为牙槽基骨是可以通过扩弓增大而使牙齿与牙槽基骨配合的。这样使牙齿排列整齐，上下牙齿的尖窝及殆接触关系达到最理想的状态，这就是当时矫正要达到的“理想殆”或“理想正常殆”的标准。后来，通过大量以此为矫治标准的临床矫治病例发现，由于过度扩大了的牙弓并不稳定，会出现畸形不同程度地复发而使矫治失败；还有的病例由于一味地扩弓反而造成面型问题。实际上现代人类中只有极少数人其殆的发育接近理想正常殆，而绝大多数正常人均以个别正常殆的形式存在。研究证实，过分的扩弓并不符合人类牙颌的演化趋势，这就要求未必保留全副牙齿，必要时可以实施拔牙矫治，这符合生物变异的客观规律及演化趋势。因而对于错殆畸形的矫治标准应该是个别正常殆，而不是理想正常殆。

2. Tweed 矫治标准　Tweed 矫正技术的矫治目标要求将牙齿矫至：①达到面部平衡和协调的位置；②使牙、颌骨、颞下颌关节及周围软组织保持健康的位置；③最为有效的功能位置；④最为稳定而美观的位置；⑤与正常生长发育协调的位置。其中提出最为具体的矫治目标为：当下颌平面角在正常范围时，下中切牙应直立于下颌基骨或下颌平面，即下中切牙角（LI-MP）应为 88°，也就是后人所公认的 90° 左右，预后最佳，下面部软组织可达到最大协调。

3. Andrews 矫治标准　也可称之为最佳自然殆六标准（Andrews，1972 年），其矫治目标为：①牙弓间关系；②牙冠倾斜度（tip）；③牙冠转矩度（torque）；④旋转；⑤邻面接触；⑥殆曲线。最佳自然殆六标准为最佳状态，具体要求请参考有关章节。Andrews 在此基础上研发出全程化直丝弓矫治器及技术。最佳自然殆仅包含牙齿，2015 年，Andrews 又提出来包括牙齿、颌骨及软组织颜面的 Andrews 口腔颌面协调六要素（详情参阅有关章节）。其中，有关矫治后下中切牙与下颌平面的关系与 Tweed 的观点是一致的。

4. 其他矫治标准　北京大学林久祥（2011 年）认为，以上矫治标准仅适合安氏Ⅰ类及Ⅱ类错殆畸形，而不适合Ⅲ类错殆畸形非手术矫治标准。他提出两个矫治标准，即Ⅰ类及Ⅱ类错殆畸形的矫治标准，与传统矫治标准一致；而Ⅲ类错殆畸形非手术矫治标准应为牙殆达到个别正常殆，侧貌达到患者及家属满意的基本正常面型或正常面型；其中下中切牙未必直立于下颌平面，可趋于舌倾状态，这顺应了机体自我补偿的生理趋势。在此基础上，研发出传动矫治器及技术，其中传动矫治器分为标准型及Ⅲ型，前者适于矫治Ⅰ类及Ⅱ类错殆畸形，后者适于Ⅲ类错殆畸形的矫治（详见第八章传动矫治技术的有关内容）。

（二）错殆畸形的矫治目标

2013 年，美国 Proffit 教授主编的第 5 版《当代口腔正畸学》（*Contemporary Orthodontics*，5th edition）中所提到的矫治目标为两个，即美观及功能殆。2017 年，Graber 主编的第 6 版《口腔正畸学——现代原理与技术》（*Orthodontics*：*Current Principles and Techniques*，6th edition）一书中提出的矫治目标为三个，即美观、功能及稳定。

国内教科书提到错殆畸形的矫治目标为平衡（harmony）、稳定（stable）和美观（aesthetic），认为错殆畸形经过治疗后，牙颌颅面形态和功能取得新的平衡及协调关系，应为前牙覆殆覆盖正常，磨牙关系中性，尖窝关系正常，颌间关系及下颌对颅面关系位置正常。特别要注意的是，不仅仅是形态的畸形得到矫治，同时对于因错殆畸形受影响的口颌系统的功能也应得到恢复，而且这种形态和功能的矫治结果必须是基本稳定的。要取得稳定的治疗结果，并不能只靠矫治后戴用保持器。稳定治疗结果的取得是与错殆畸形的诊断、矫治设计、矫治技术的正确使用等过程有着重要关系。美观往往是患者最重要的主诉，因此应该作为口腔正畸的重要矫治目标；随着错殆畸形的矫正，颅面侧貌形态应该得到改善。以上表明，以往的矫治目标均未提及健康矫治（正畸）理念。

众所周知，口腔正畸属于医学范畴，而医学的第一要旨是健康第一，也是医学的初心。北京大学林久祥于2018年初根据当今基础研究成果，从科学层面上率先提出了健康矫治（正畸）理念，据此提出了新的矫治目标，即健康、美观、功能及稳定（详见第八章传动矫治技术的有关内容）。

四、口腔医学的分支学科——口腔正畸学

口腔正畸学（orthodontics）属于口腔医学的分支学科，其学科内容是研究错㕵畸形的病因机制、诊断分析及其预防和治疗。它与其他口腔专业学科有着密切的关系。如因某些错㕵畸形造成的牙周病，可由牙周科医师与正畸科医师进行联合治疗。有学者认为错㕵畸形可能是颞下颌关节病的病因之一，因而需要正畸科医师与有关医师合作治疗。而严重的成人骨骼畸形的错㕵畸形则必须与正颌外科医师共同完成治疗。因而口腔正畸学科与其他口腔专科的联系是十分紧密的。

口腔正畸学与基础医学及生物学科也有着广泛的联系。由于错㕵畸形大多在儿童生长发育过程中形成，因而儿童正常的牙颌颅面生长发育成为口腔正畸学的重要基础内容。错㕵畸形的形成有明显的演化背景和遗传因素。因而，遗传学及牙科人类学与口腔正畸学亦密切相关。此外，由于口腔正畸的过程是牙齿、颌骨接受各种矫治力的过程，因而生物力学内容又成为口腔正畸矫治基础和临床研究中的重要方面。牙齿受力后，牙周膜、牙槽骨组织发生一系列（包括生理、生化的生物特征等）变化，因而成为牙齿移动生物学的专门内容。

口腔正畸学的发展一直与材料学的发展紧密相关，如粘合材料、金属矫正弓丝材料、生物陶瓷材料的发展也促进了口腔正畸学的发展。计算机也用于研究错㕵畸形的机制、诊断分析、矫治设计、预后预测等领域。

随着生命科学的突飞猛进，口腔正畸学与其他学科的交叉或跨学科研究已有了长足的发展。

五、国内外口腔正畸学发展概况

（一）国外发展概况

近代口腔正畸学的发展是在19世纪末和20世纪初开始的。有4位学者做出了历史性乃至划时代贡献。美国学者Angle率先将口腔正畸学发展为口腔医学的分支科学，即口腔正畸专科。他在1899年提出的Angle错㕵畸形分类法至今在世界各国仍广泛应用。他先后于1907年、1912年、1915年提出了E型弓、钉管弓（pin and tube appliance）、带状弓（ribbon arch appliance）矫治技术，直至1928年发表了有关方丝弓矫治器（Edgewise appliance）的文章，其所研制的方托槽流行至今，成为现代固定矫治器的基础。方丝弓系列矫治技术至今已成为世界各国广泛应用的高效能固定矫治技术。Angle开创了近代口腔正畸学的时代，被称为近代口腔正畸学的奠基人。但是他所提出的牙弓决定基骨的理论，即强调矫治必须保持全副牙齿以扩大牙弓而使基骨适应的方法，则经他的学生实践多年后发现，80%的患者出现畸形复发，从而认识到扩大牙弓的作用是有限的，证明Angle的矫治理论有一定片面性，违反了人类牙颌演化规律。Angle的学生Tweed继承了Angle的方托槽，于1940年提出了Tweed方丝弓矫治技术，并指出不仅需要非减数矫治，必要时也应该采取减数矫治，从而确立了Tweed方丝弓矫治技

术时代。Angle的另一位学生——澳大利亚的Begg于20世纪50年代以差动力作为理论基础研发出Begg细丝弓矫治器及技术，开创了轻力矫治时代。以上可称之为非直丝弓时代。20世纪70年代中期，美国Andrews提出了最佳自然𬌗理论，并在此基础上研发出直丝弓矫治器及技术，开创了直丝弓矫治时代。现在，直丝弓矫治技术已大大发展成为正畸临床治疗的主流手段。

在固定矫治器及技术的发展过程中，20世纪70年代用粘合剂直接粘合托槽于牙面而替代正畸临床应用了近一个世纪的带环装置，大大节省了临床治疗的人力、物力，成为固定矫治技术中的一项突破性变革。在口腔正畸的发展过程中，欧洲学者们在以口腔肌肉的功能作为矫治力源的功能性矫治器应用方面具有明显的特点。1936年，挪威的Andresen和Houpl首先提出Activator功能矫治器；1950年Balters发明的Bionator和1960年德国Fränkel设计的功能矫治器，已成为目前错𬌗畸形矫治技术中的一个重要组成部分。

为了便捷及降低托槽的摩擦力，减轻矫治力，近年来各种自锁托槽在临床开始应用。近年来，隐形矫治器及技术问世，例如，20世纪70年代开始出现舌侧矫治器及技术；20世纪90年代，舌侧矫治技术结合计算机辅助设计克服了临床上的一些难点，发展到了个体化舌侧矫治技术，明显促进了舌侧矫治器及技术的发展；20世纪90年代，无托槽隐形矫治技术开始在临床上一些不复杂的病例中应用，这也是计算机辅助设计和制作的透明高分子材料活动矫治器。随着临床应用的增多，其也会得到不断发展。临床上的另一个发展是种植体支抗，其部分替代了繁琐的口外支抗，成为高效而便捷的骨支抗。

（二）国内发展概况

1. 20世纪50—70年代 我国口腔正畸学的发展始于新中国成立以后。有三位学者做出了历史性巨大贡献，他们是毛燮均、陈华和席应忠三位教授（图1-4）。他们是1930年毕业于华西协和大学牙医学系的同窗，在20世纪40年代先后在美国哈佛大学、哥伦比亚大学进修学习口腔正畸。回国后分别在北京医学院口腔系、第四军医大学口腔系和上海第二医学院口腔系从事口腔正畸工作。尽管当时口腔正畸科尚未成为独立专科，归属在口腔矫形科（即口腔修复科），但这三位口腔正畸专业的领军人物是当时口腔医学界仅有的三位最高专业技术职务一级教授，因此口腔正畸学科发展的起点很高。他们为中国的口腔正畸学和口腔医学的发展贡献了一生。老一代口腔正畸学教授还有罗宗赉、黄金芳、詹淑仪等，其也为中国的口腔正畸学科的发展做出了重要贡献。

毛燮均教授是我国口腔正畸学科的奠基人之一，他建立了我国第一个口腔正畸专科诊室。他从演化、遗传等生物学的内容来研究错𬌗畸形的发生发展。他的论文“从口腔理解大自然”和“演化途中的人类口腔”的发表，为口腔正畸学注入了新的生物学内容；毛燮均教授还提出

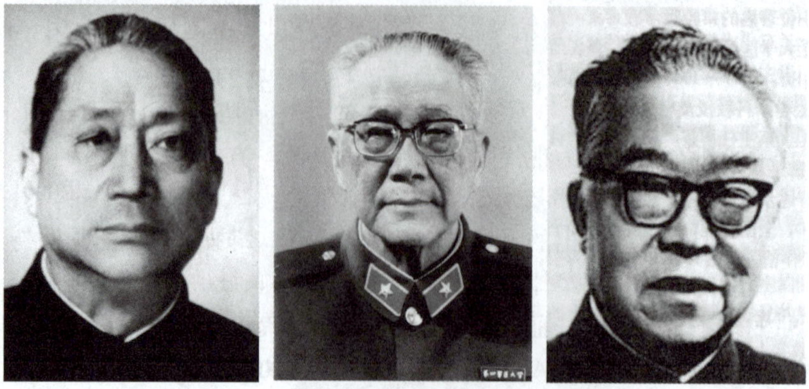

图1-4 中国口腔正畸学界的三位奠基人
从左至右依次为毛燮均教授、陈华教授、席应忠教授

了以症状、机制、矫治原则三结合的毛燮均错殆畸形分类法，后来获得了国家级科技奖。可摘矫治器是当时国内口腔正畸临床所使用的主要矫治器，为了增加支抗，毛燮均教授研发出环托可摘矫治器，获得了国家级发明奖。1960 年，毛燮均教授在口腔正畸学界率先开展了招收并培养研究生的工作，为以后口腔正畸学的发展积蓄了宝贵人才。

在错殆畸形的临床矫治技术中，20 世纪 50—70 年代初主要应用的是可摘矫治器及技术。在可摘矫治器矫治各类错殆畸形上，我国具有独特的经验。

2. 20 世纪 70 年代末以来 20 世纪 70 年代末，我国开始成立了独立的口腔正畸专科及教研室，并正式成为国家教委培养硕士、博士研究生的学科。20 世纪 80 年代初，国内开始跟踪国外的先进矫治器及技术，方丝弓、细丝弓矫治技术开始在我国应用于正畸临床，并不断发展。而在 21 世纪，直丝弓矫治技术成为我国口腔正畸临床的主要矫治方法。世界上先进的矫治技术及矫治材料如今已广泛应用于我国临床。与此同时，国内自主创新的设备及技术初见端倪，具有我国自主创新知识产权的先进固定矫治器及技术陆续出现，并在市场上占有一席之地。

我国儿童错殆畸形的发生率高达 51.84% ～ 72.92%，随着我国生活和文化水平的提高，要求正畸治疗的儿童越来越多，形成了大量需要正畸的儿童得不到及时治疗的矛盾，这也成为发展我国口腔正畸学科的客观需要。目前在全国医学院校、口腔专科医院及一些综合医院口腔科，甚至基层的医务单位及不少民营口腔诊所，均开展了口腔正畸的医疗工作。我国口腔正畸学科队伍正在迅速发展。

在临床矫治方面，国内取得了长足的发展，例如，在恒牙期乃至成人较严重骨性Ⅲ类错殆畸形的非手术矫治方面取得了实质性的突破，为成人前恒牙期不宜手术治疗及一些不愿接受手术治疗而希望非手术矫治的患者带来了福祉；根据成熟的基础研究，国内从科学层面上率先提出了健康矫治（正畸）理念及其实施措施，将对口腔正畸学的发展产生重要影响。

（林久祥）

Definition and Terminology

错殆畸形或牙颌畸形（malocclusion or dental and/or skeletal discrepancy）： Any deviation from the normal occlusion and/or jaws.

口腔正畸学（orthodontics）： The area and specialty of dentistry concerned with the supervision, guidance and correction of the growing or mature dentofacial structures, including those conditions that require movement of teeth or correction of malrelationships and malformations of their related structures and the adjustment of relationships between and among teeth and facial bones by the application of forces and/or the stimulation and redirection of functional forces within the craniofacial complex.

理想正常殆（ideal normal occlusion）： A theoretical concept of an ideal arrangement of the teeth within the dental arches, combined with an ideal interarch relationship, which concentrates optimal esthetics, function, and stability of the dentition and supporting structures.

第二章 颅面部的生长发育

Craniofacial Growth and Development

一、概 述

颅面部的生长发育是指颅面和口腔的生长发育或颅、颌、面、𬌗的生长发育，是机体生长发育的一部分。它既反映了全身生长发育的总规律，又具有自身的特点，是口腔正畸学的基础知识。错𬌗畸形的发生和发展与颅、颌、面、𬌗的生长发育有着密切的关系。

错𬌗畸形常是颅、颌、面、𬌗生长发育过程中所形成的各种发育畸形的具体表现，是受各种内外因素的影响而形成的发育畸形。一旦发生错𬌗畸形，又可进而影响颅面的正常生长发育，二者有密切的关系，可彼此影响、互为因果或相互制约。在进行正畸治疗时，常需要考虑骨骼和牙的生长发育，利用其生长潜力，纠正一些错𬌗畸形。充分了解生长发育知识，有助于早期诊断和预测错𬌗畸形的发生、发展及预后，为确立正确的矫治计划打下良好的基础，对于上、下颌关系严重不调的患者确定矫治目标、最佳治疗时机、矫治限度和评估预后尤其具有临床价值。

颅面和口腔的生长发育与人类种系（human race）发育、人类演化有关，而个体发育又受到遗传和环境等许多因素的影响。因此，对颅面和口腔生长发育的认识不应仅限于局部，应联系上述因素和全身情况。生长与发育是同时并进的。随着身体的长大，各部分的组织结构、功能活动、大小比例和相应关系均发生不断的变化，例如全身高度和颅面高度的比例是随着年龄增长而不断地发生变化（图 2-1）。

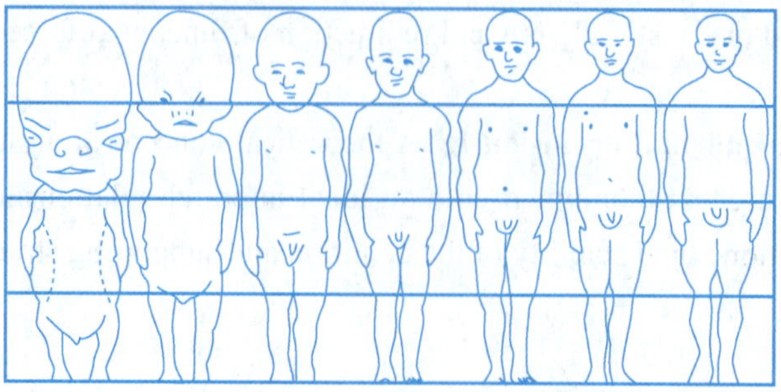

图 2-1 正常生长发育期间全身比例的改变

(一)生长与发育的基本概念

1. 生长与发育　生长(growth)是指体积或数量的增加，但有时也出现负生长，如有些组织先快速生长，继而萎缩或消失。发育(development)是指组织增长的程度，是一种错综复杂的增长，而不是单一的体积或数量的增加。生长和发育密切相关，但并非同一概念。生长多是一种解剖现象，而发育则是一种生理行为现象。

2. 生长发育型(types of growth and development)　生长发育是生物体的基本特征之一。从新生儿到长大成人，机体的变化可随身体各部分形态的不断改变而呈多种形式。构成生物体的各部分或组织系统在不同的时期并非以同样的比率生长发育，每个部分都有其特有的生长发育模式，而且各部分随着其体积的增大，相应地改变与其他器官或部分的相对位置，最终使整个身体均匀生长。Scammon根据脏器或组织系统的发育过程，将生长发育模式分为以下四种生长发育型(图2-2)。

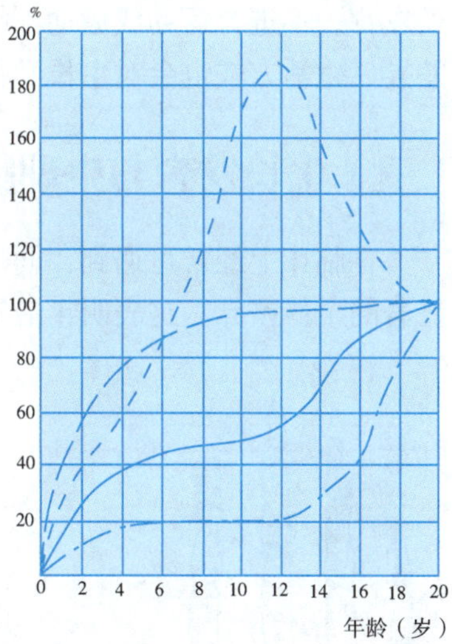

图2-2　身体不同组织系统的生长曲线

———— 全身其他系统(Ⅰ型)
— — 神经系统(Ⅱ型)
—·—·— 生殖系统(Ⅲ型)
— — — 淋巴系统(Ⅳ型)

(1)一般型(Ⅰ型)(general type)：除头部和颈部外，整个身体的大小(身高、体重)、肌肉、骨骼、呼吸器官及消化器官等均按此型进行生长发育。其生长曲线呈舒缓的"S"形。一般认为，在人的生长过程中，有两个急缓交替的生长时期。

(2)神经系统型(Ⅱ型)(neural type)：脑、脊髓及视觉器官等这些隶属于中枢、神经末梢系统的器官的生长发育属于此型。此型早期呈明显的加速生长，生长曲线呈弧形；在发育期的前半程完成大部分，其后半程中有关器官系统的形态和量没什么改变。

(3)生殖系统型(Ⅲ型)(genital type)：睾丸、卵巢等生殖器官，以及属于第二性征的乳房、阴毛、腋毛及喉结等的生长发育属于此型。此型生长发育与神经系统型相反，早期几乎没什么变化，到了某一时期就开始生长发育，并在某一时间段内快速完成发育，包括形态大小及功能的发育完成。

(4)淋巴系统型(Ⅳ型)(lymphoid type)：胸腺、淋巴结、扁桃体等淋巴组织的生长属于此型。此型在青春期来临前夕生长达到顶峰，以后下降，并停留在成人水平。

在以上沿着一定规律发育的曲线中，与口腔正畸学关系较密切的为一般型和神经系统型。

3. 机体生长发育速度——快速期与慢速期　机体的生长发育时间、速度既受先天因素的影响，也受营养、疾病等环境的影响。机体增长的速度并非随年龄而均衡增长，因此出现快速期和缓慢期之不同。

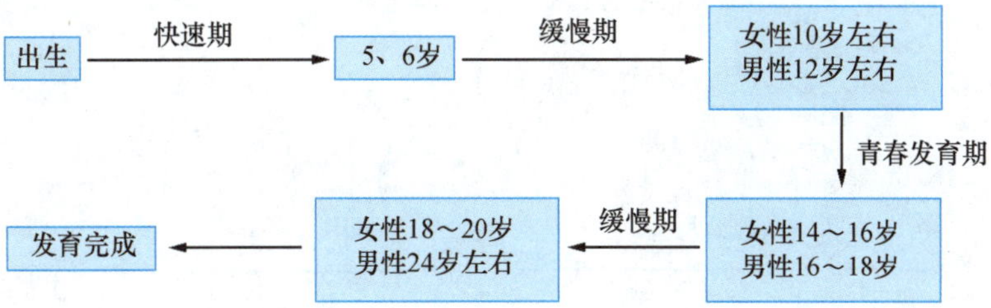

（二）遗传与环境

遗传为生物体的基本特性之一，在亲子代之间存在着形态和结构上的相似点，但又并非完全相同，这就是由遗传和变异造成的。一般来说，遗传对生长发育起决定性作用。

这里所指的环境是指生物体出生后对生长发育有影响的各种条件，如影响生长发育的营养因素、维生素、热量等，也包括各种疾病带给生物体的不同程度的影响。机体的运动能促进生长发育，不进行运动或运动不够同样会发生萎缩，这在肌肉表现最为明显。其他如季节、地区差异、生活方式也会对生长发育产生影响。

（三）生长发育与生理龄

在临床上经常可遇到，同一年龄的两个个体所达到的生理上、精神上的生长发育阶段存在显著的个体差异。这表明年龄不能准确反映个体生长发育的客观情况。为了了解个体生长发育的真实情况，除了实足年龄（chronological age，CA）这一天文学上的时间尺度外，还应该使用能更可观地反映个体生长发育生理特点的其他生理学年龄（physiological age），简称生理龄。生理龄包括骨龄、牙龄和第二性征龄。

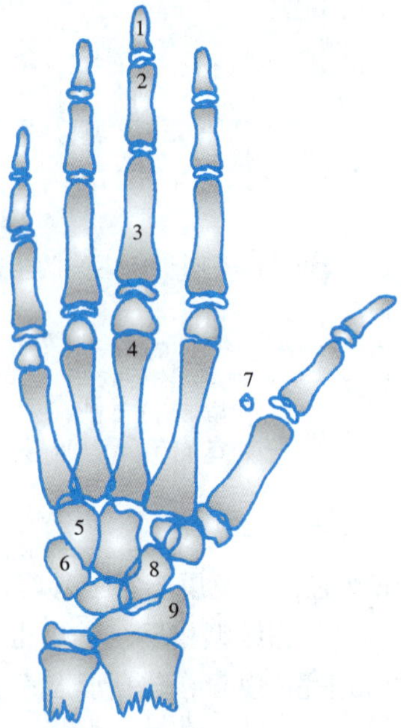

图 2-3 手腕骨示意图

1. 远节指骨；2. 中节指骨；3. 近节指骨；4. 掌骨；5. 钩骨；6. 豌豆骨；7. 籽骨；8. 舟骨；9. 桡骨骨骺

1. 骨龄（skeletal age，SA） 处于生长发育期儿童的骨龄是根据骨骼X射线像中骨化中心出现、成熟过程以及骨骺和干骺端融合的过程来加以判断的。手腕部骨性结构由多块骨组成，骨化中心的数目较多，而且可以长时间地进行骨化中心成熟过程的观察，所以它常常应用于临床工作。

（1）手腕骨骨龄（hand-wrist skeletal age）：手腕骨的X线图像获取比较方便，而且清晰可见。手腕骨和骨骺的骨化、骨骺与骨干的融合都有一定的顺序，各继发骨化中心的出现、融合各有不同时间，便于区别，可以就腕骨的骨化中心和桡骨、尺骨的远心端骨骺以及掌骨、指骨的骨骺成熟过程进行观察，以确定骨龄（图 2-3）。

Fishman（1981 年）提出了一种骨成熟评价系统（system of skeletal maturation assessment，简称SMA），该系统把骨成熟分为4个阶段，即骨骺与骨干等宽、籽骨骨化、骨骺形成骺帽、骨骺与骨干融合（图 2-4），这4个阶段集中于6

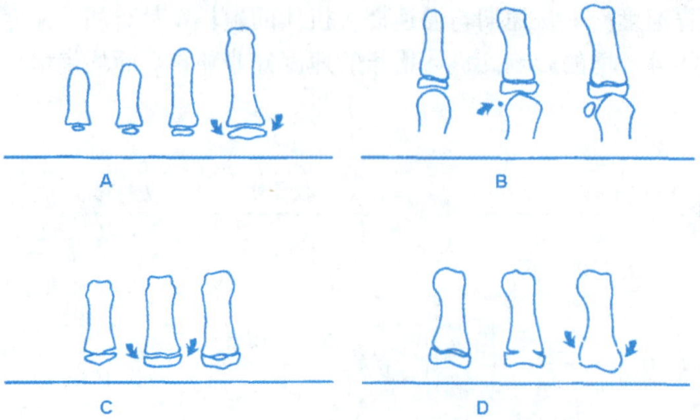

图 2-4 四阶段骨成熟指标

A. 骨骺与骨干等宽；**B.** 籽骨出现骨化；**C.** 骨骺呈帽状；**D.** 骨骺融合

个解剖部位：第 1 指、桡骨、第 5 指、第 3 指（近节指骨、中节指骨、远节指骨），并提出了 11 项骨成熟指标（skeletal maturity indicators，简称 SMI）（图 2-5）。有学者将 Fishman 手腕骨成熟评价系统（SMA）分为四期，即高峰前加速期、高峰期、高峰后减速期和生长结束期，具体如下：

高峰前加速期（骨骺与骨干等宽，SMI 1 ～ 3）

1）第 3 指近节指骨（SMI 1）

2）第 3 指中节指骨（SMI 2）

3）第 5 指中节指骨（SMI 3）

高峰期（骨化、骨骺形成骺帽，SMI 4 ～ 7）

4）籽骨骨化（SMI 4）

5）第 3 指远节指骨骨骺形成骺帽（SMI 5）

6）第 3 指中节指骨骨骺形成骺帽（SMI 6）

7）第 5 指中节指骨骨骺形成骺帽（SMI 7）

高峰后减速期（骨骺与骨干融合，SMI 8 ～ 9）

8）第 3 指远节指骨（SMI 8）

9）第 3 指近节指骨（SMI 9）

生长结束期（骨骺与骨干融合，SMI 10 ～ 11）

10）第 3 指中节指骨（SMI 10）

11）桡骨（SMI 11）

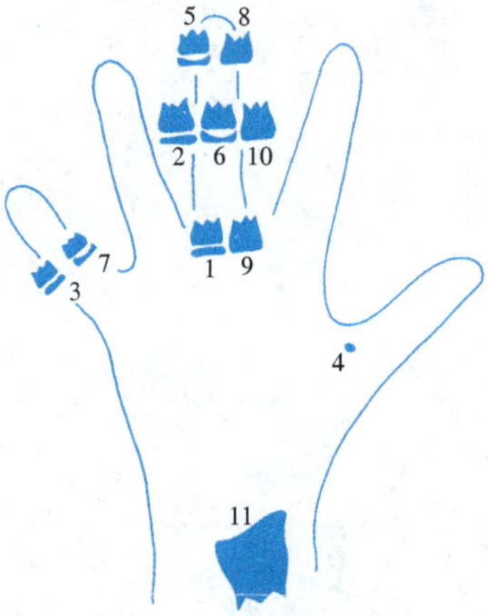

图 2-5　Fishman 骨成熟指标（SMI）

1. 第 3 指近节指骨骨骺与骨干等宽；2. 第 3 指中节指骨骨骺与骨干等宽；3. 第 5 指中节指骨骨骺与骨干等宽；4. 籽骨骨化；5. 第 3 指远节指骨骨骺形成骺帽；6. 第 3 指中节指骨骨骺形成骺帽；7. 第 5 指中节指骨骨骺形成骺帽；8. 第 3 指远节指骨骨骺融合；9. 第 3 指近节指骨骨骺融合；10. 第 3 指中节指骨骨骺融合；11. 桡骨骨骺融合

骨龄与身高的增长密切相关。与年龄相比，骨龄与月经初潮的相关性更高，例如女性个体籽骨出现后 1 ～ 2 年会有月经初潮，所以它作为身体成熟指标被广泛使用。

（2）颈椎骨骨龄（cervical vertebral stages，CVS）：正畸临床中常用手腕骨来评价骨龄，手腕骨龄虽然准确，但其最大的缺点就是除了正畸患者常规拍照的头颅侧位片，还需加拍手腕骨 X 线片，增加了患者 X 线辐射量及经济支出。而颈椎骨在正畸患者常规拍摄的头颅侧位片中就清晰可见，其大小和形态随年龄增长呈规律性改变，颈椎骨形态变化作为骨龄指标来判断儿童生长发育的状况越来越受到学者的关注。Lamparski、O'Reilly 和 Yanniello 等学者通过研究第 2 ～ 6 节颈椎形态学变化与下颌骨生长变化的关系，提出以分析颈椎形态预测生长发育的阶段，即传统的颈椎分析法。但是临床工作者经常需要通过某一张头颅侧位片评估患者所处的生长发育阶段，同时在拍摄头颅侧位片时，由于照射视野的限制往往不能显示第 5、6 节颈椎影像。Baccetti 等学者于 2002 年在传统颈椎法的基础上提出了改良颈椎法，其优点是利用头颅侧位片上较为清晰且不受到照射视野限制的第 2、3、4 节颈椎形态变化来判断生长发育阶段，并将生长发育划分成 CVMS Ⅰ～Ⅴ共 5 个阶段。2005 年，Baccetti 等学者将改良颈椎法的 5 个阶段扩展至 6 个阶段，这就是目前临床上最常使用的颈椎法，具体描述如下（图 2-6）：

1）CVS1：第 2 ～ 4 节颈椎椎体下边缘平坦，第 3、4 节椎体呈梯形，表明生长发育高峰最快在此 2 年后出现。

2）CVS2：第 2 节颈椎椎体下边缘略凹陷，第 3、4 节椎体呈梯形，表明生长发育高峰在此 1 年后出现。

3）CVS3：第 2、3 节颈椎椎体下边缘凹陷，第

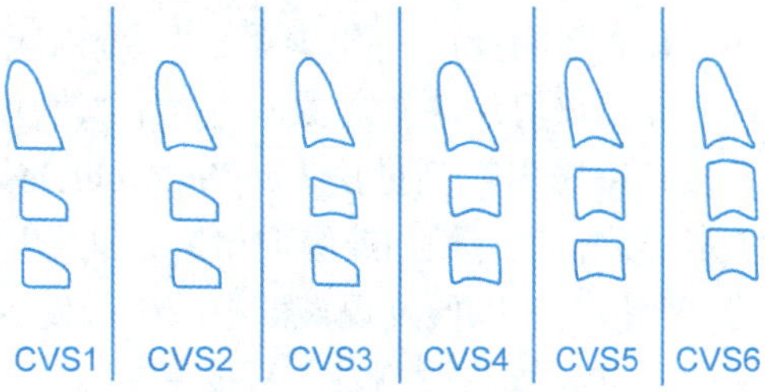

图 2-6　改良颈椎骨龄分期法第 1 ～ 6 期（CVS 1 ～ 6）

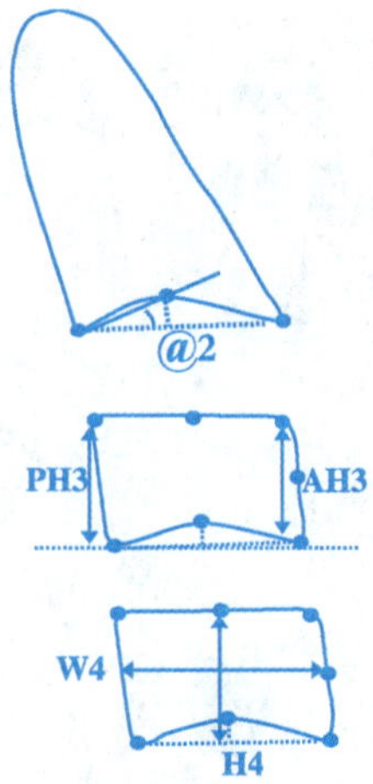

图 2-7 颈椎骨龄定量分期法的三个重要指标参数 H4/W4、AH3/PH3 及 @2

3、4 节椎体呈梯形或水平向长方形，表明此阶段出现生长发育高峰。

4）CVS4：第 2 ～ 4 节颈椎椎体下边缘凹陷，第 3、4 节椎体呈水平向长方形，表明生长发育高峰在此阶段结束或在此阶段前的 1 年内已经结束。

5）CVS5：第 2 ～ 4 节颈椎椎体下边缘凹陷，第 3、4 节椎体至少有一个呈正方形，表明生长发育高峰在此阶段 1 年前结束。

6）CVS6：第 2 ～ 4 节颈椎椎体下边缘凹陷，第 3、4 节椎体至少有一个呈垂直向长方形，表明生长发育高峰至少在此 2 年前结束。

林久祥、陈莉莉及许天民参照 Fishman 手腕骨龄分期法，找出了与颈椎骨龄关系最为密切、影响最为突出的三个指标参数，分别是 H4/W4（第 4 颈椎高度与宽度之比）、AH3/PH3（第 3 颈椎前面高与后面高之比）及 @2（第 2 颈椎底角）（图 2-7），于 2008 年提出了颈椎骨龄定量分期法（quantitative cervical vertebral maturation，QCVM）。该颈椎骨龄定量分期法包含一个计算颈椎骨龄的公式：

$$颈椎骨龄 = -4.13 + 3.57 \times H4/W4 + 4.07 \times AH3/PH3 + 0.03 \times @2$$

该分期法将颈椎骨龄分为四期，即高峰前期、高峰期、高峰后期及结束期，每期均有量化指标，具体介绍如下。①高峰前期（加速期）（QCVM Ⅰ）：颈椎骨龄值＜ 1.74；②高峰期（QCVM Ⅱ）：1.74 ＜颈椎骨龄值＜ 2.62；③高峰后期（减速期）（QCVM Ⅲ）：2.62 ＜颈椎骨龄值＜ 3.52；④结束期（QCVM Ⅳ）：颈椎骨龄值＞ 3.52。临床应用时，先测得患者 X 线头颅侧位片颈椎的 H4/W4、AH3/PH3 及 @2 三个参数的数值，然后代入上述颈椎骨龄公式，即得到该患者颈椎骨龄，再与上述四个期对照，属于哪个期一目了然；根据数据的多少，还可估计所在期的前后时段。

2. 牙龄（dental age，DA） 牙龄是以萌出牙的数目和种类作为指标，来评价个体所处的发育阶段（萌出年龄，eruptive age）。有时也通过 X 线片来观察未萌出牙的牙胚形状、钙化程度（钙化年龄，dental caltification age）和牙冠或牙根形成的程度，并用其作为评价标准。

3. 第二性征龄（secondary sexual character age） 将第二性征的出现到成人这一时期的发育变化特征分成几个阶段，从而划分青春期（puberty），这样就可以知道某个个体的身体成熟度。用于评判第二性征年龄的特征性器官主要是从体表容易清楚观察到的外生殖器（睾丸、阴囊、阴茎）、阴毛、乳房、腋毛、月经初潮、胡须、喉结（喉结隆起）及变声等。

（四）颅面部生长发育的研究方法

1. 人体测量法 通过颅面某些固定点进行测量，用来研究颅、面、颌、牙等的生长发育。

2. 组织切片法 主要是通过组织切片，对出生前胚胎颅面部的生长发育进行观察和研究。

3. X 线头影测量法（cephalometrics） 利用 X 线投照设备，拍摄儿童不同年龄阶段的 X 线定位片，进行横向或纵向研究，测量比较和分析其点、线、面、角等测量项目在生长过程中的衍变情况，以便发现人群中的生长发育规律，为诊断和分析病例提供依据。近年来，已发展至计算机 X 线头影测量分析技术。

4. 放射性同位素法（radioisotopes） 利用某种元素或化合物的放射性同位素作为研究骨

生长的体内标记方法，即将此种标记物注射到体内，一段时期后，用放射线自显影术或显微照相术在生长骨中显示出来。

5. 种植体法（implant method） 将金属小钉植入动物或人体生长期的颌骨中，然后拍摄一系列的X线头颅定位片，以金属钉作为测量分析的参照点，以研究颌骨的生长发育。Bjork于1955年首次在丹麦使用此方法。

二、出生前的颅面发育

（一）颅部的发育

人类的颅骨是从膜性颅（结缔组织性）开始的。约在胚胎第3周时，头部开始形成。颅部由含脑的颅脑和含面的颅面组成。在这两部分的交界处，则称为颅底部。胚胎头端形成前脑，颅面的大部分由前脑部形成。颅基底软骨开始发育形成，以支持脑。颅顶则为网状结缔组织膜。到胚胎第2个月，颅底软骨、颅顶与颊面结缔组织开始骨化。软骨颅对面部的发育很重要（图2-8）。

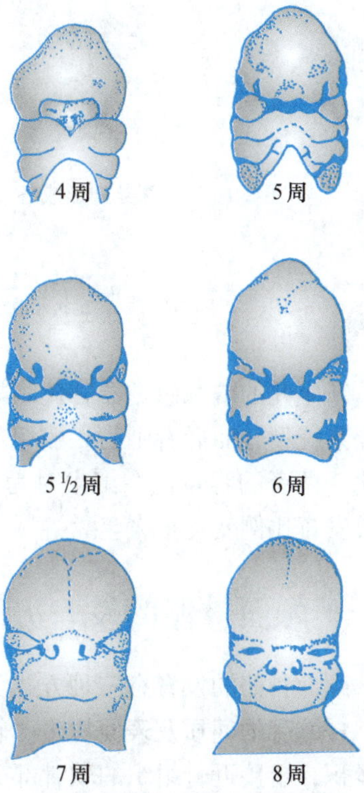

图2-8 胚胎期颅面部的生长发育

（二）面部的发育

面部的发生是以外胚叶的一个被称做口窝或原口的浅凹陷为中心而开始的。胚胎第4周时，构成面的7个突起出现，它们是由第一鳃弓形成的。在胚胎第4周半时，口窝周围被突起包围。上界为额鼻突、中鼻突及两边的2个侧鼻突构成，下界为下颌突（2个），两侧为上颌突（2个）（图2-3）。口窝就是未来的口脸。在胚胎第4周末，额鼻突迅速向下伸展至左右上颌突之间；其末端被2个浅凹分成3个突起，中间的为中鼻窦，两侧的为侧鼻突。2个浅凹以后形成鼻孔。第6周时，中鼻突很快向下方生长，较侧鼻突快；其末端分化成了2个球状突。2个球状突与两侧的上颌突各自联合组成上唇，中鼻突和侧鼻突与同侧的上颌突联合构成鼻翼及鼻梁。上颌突与下颌突融合一部分形成颊部，剩余部为口腔，由此决定口的大小。中鼻突在深层中进行融合而产生：①上唇的人中；②容纳4个上颌切牙的前颌骨部分；③形成三角形的硬腭前部（第一硬腭）。

下颌从第5周到第8周为止，正中部联合起来，形态更加清楚。胚胎12周为止，形成眼脸和鼻孔。

硬腭（hard palate）的发育：在上颌及上颌骨弓出现后，在第8周末由两侧的上颌突的内侧面向中央长出一个侧腭突，其前半部分形成骨板，两侧融合而形成第二硬腭，并与中鼻突形成的第一硬腭融合形成整个硬腭部（图2-9）。

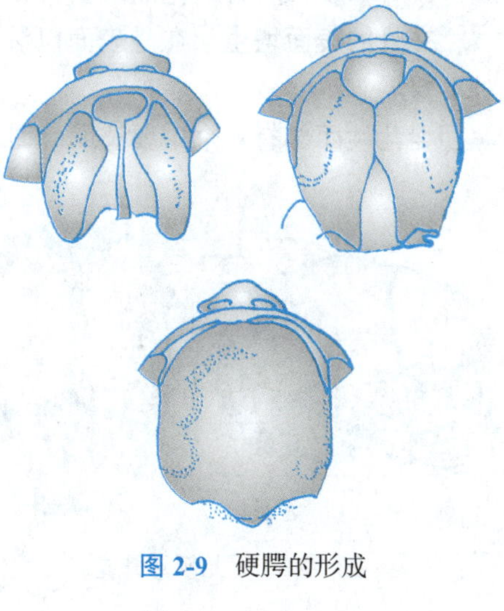
图2-9 硬腭的形成

硬腭的形成可分为以下三个过程：①出现构成硬腭的成分，在前部为中鼻突产生的上切牙部分的硬腭（第一硬腭），在两侧由上颌突产生的侧腭突联合而形成。②侧腭突由垂直位变化为水平位，位于舌的上部。③侧腭突互相融合，并与前部的第一硬腭相融合。

至第8周时，颜面部已初具人面型，但这时鼻扁而宽，鼻孔向前，分离较远，两眼位于头的外侧，两眼距离较宽。胎儿后期，各部分进一步发育，形状变化，位置调整，面部才近似成人面型。

由此可见，面部发育可理解成2个下颌突，2个上颌突，2个侧鼻突和1个中鼻突的生长、分化、联合。也可以说，面部是由额突和第一鳃弓共同发育而成的。

在胚胎第6、7周面部各突起开始融合的时期，如果受到各种影响而出现融合不全或不融合，则会出现唇、腭裂（cleft lip and palate）及颌、面裂（cleft jaw and face）等畸形（图2-10）。

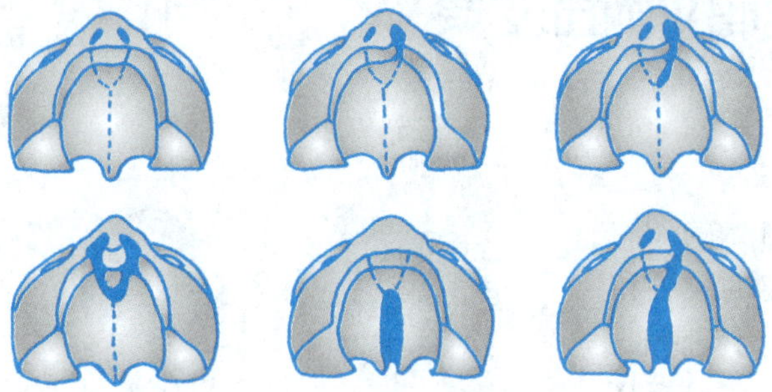

图2-10 发育异常形成各类唇腭裂

三、出生后的颅面生长发育

新生儿的脑和感觉器官比咀嚼器官的生长发育快，因此新生儿的颅部比面部大。前者属于神经系统型，而后者则为一般型。两者发育曲线是不同的，因此随年龄的增加其比率也在发生变化。两者的容量比在出生时为8∶1，6岁时为5∶1，成人则为2∶1，可见出生后颅面部的生长发育比例变化很大。

（一）颅面骨骼的发育方式

颅面骨骼的发育有三种方式。

1. 软骨的间质及表面增生 软骨的间质增生是在软骨中央区域，由细胞分裂增生而扩大软骨体积，于接近骨组织的软骨部分逐渐钙化为骨组织。表面增生是由透明软骨增生新骨，即由软骨外结缔组织膜的深层细胞分化成软骨细胞，并产生软骨基质而增大体积。

2. 骨缝的间质增生 各骨缝间的结缔组织细胞分裂为成纤维细胞，产生胶原纤维及间质而成为成骨基质，后者钙化而成新骨，以增大骨体积。

3. 骨的表面增生 在骨表面以沉积方式，外侧增生新骨，内侧吸收陈骨，保持骨的厚度相对不变。

婴儿颅面部有三个主要透明软骨分布区：

（1）鼻部：此部的软骨终生不钙化为成骨组织。

（2）颅底部：蝶骨、枕骨之间及枕骨各部分之间，此部分软骨的作用与长骨的骨骺相同，主要由软骨间质增生而增加颅底前后径。

（3）下颌髁突：其软骨表面有纤维组织覆盖，因此髁突软骨既有表面增生，也有间质增生。在头骨中，髁突是最后停止生长活动者。

婴儿的颅面部由于骨表面增生及骨缝的间质增生而增长（图2-11）。

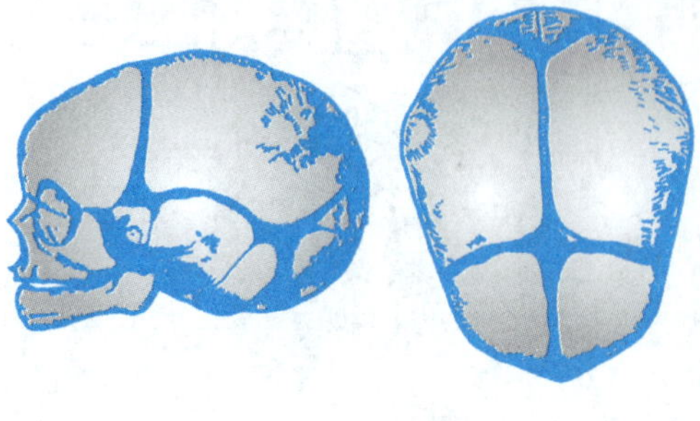

图2-11 婴儿颅骨骨缝

（二）颅面部划分标准

头部分为颅及面两部分。常用的颅面分界面有两个。

1. 颅底线（平面）（basion plane） 在头颅侧位X线片上，从鼻根点（鼻额缝正中点）至Bolton点（枕骨髁后切迹）的连线（平面）称为颅底线（平面）或Bolton-鼻根点平面。此平面大致可代表颅部和面部的分界面。上为颅部，下为面部。

2. 面横平面 也称Frankfort平面，指从左右眶下缘最低点至左右外耳道上缘最高点的连线所形成一个平面。口腔正畸学中常用此平面作为颅面分界线（图2-12）。

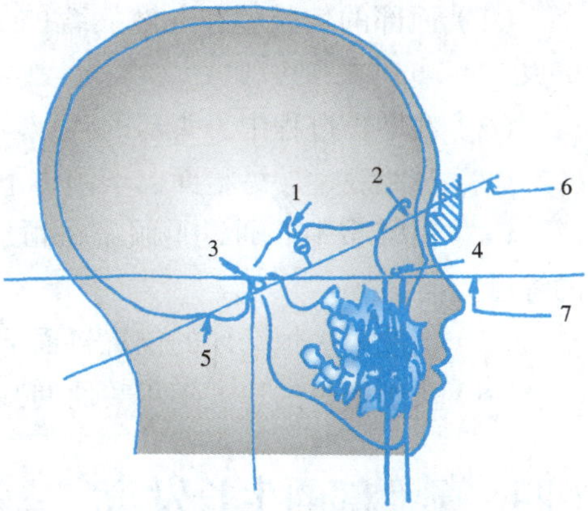

图2-12　颅面分界线

1. 蝶鞍点；2. 鼻根点；3. 耳点；4. 眶点；5.Bolton点；6. 颅底平面；7. 面横平面

（三）颅面部的生长发育比例变化及特征

1. 比例变化 出生后，整个头部与全身的长度比例在不断地改变。如头部在出生后1岁占身长的1/4，17岁时仅占身长的15%～18%。而颅面部的比例也在改变。出生后1～2岁颅部生长速度最快，到6岁时其容量完成成人的90%以上，而此时的面部仍呈幼稚状态，10～12岁时颅部与成人相差很少（图2-13）。

2. 特征 Brodie根据头部X线片观测发现颅面部生长发育有以下特点（图2-14）。

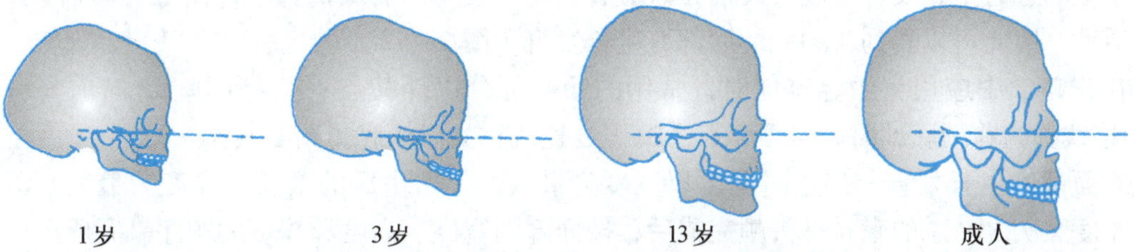

图2-13　颅面部在生长发育期间的比例变化

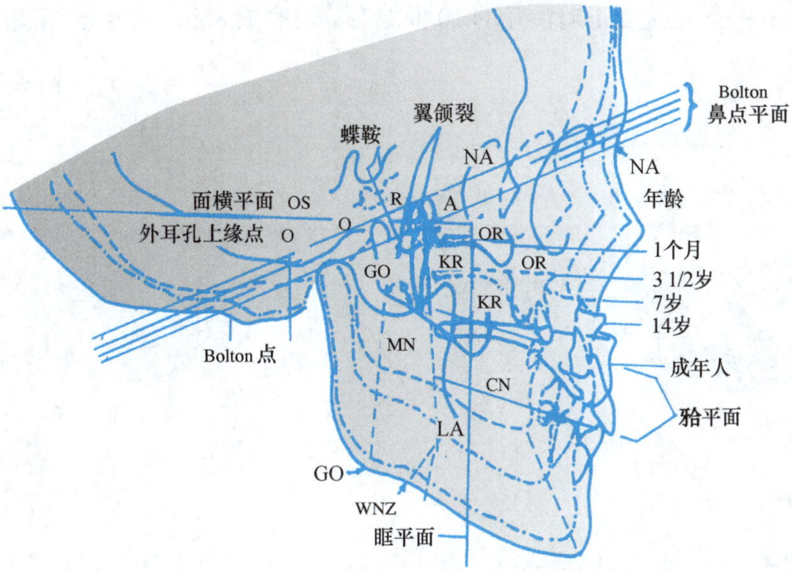

图2-14　面部的增长

（1）面部的生长型在儿童发育的最早期即已确定。以后的增长基本上是按定型的轮廓而扩大。

（2）在增长过程中，头部的各点均按直线方向推进。

（3）鼻腔底、牙弓𬌗面、下颌体下缘三者与Bolton平面保持恒定不变的角度。

（4）由蝶鞍中心通过上颌第一恒磨牙到颏部所画的直线，可以代表面部向前、向下增长的综合方向。

（5）上颌第一恒磨牙的位置较面部其他部分变异较少而且恒定。

（6）头颅增长的速度随年龄而递减。

（四）颅面部的生长发育

颅面部的生长发育可分为颅部、颅底部和面部的生长发育，而前二者和脑有密切关系，因此对脑的生长发育有很大的影响。

1. 颅部的生长发育 颅部前后径增长主要是靠颅底软骨生长。但枕骨大孔以前、枕骨基部与蝶骨相连之软骨的生长，比枕骨大孔侧后部为快，这是因为要配合面部向前、向下生长之故。

颅部上下径及左右径增大主要靠颅骨骨缝的生长。出生后许多骨缝及软骨逐渐消失而融合，颌额缝6岁才消失。其次是骨面的表面生长。

颅部的三维（向）生长虽然同时加大，但不成比例，前后径比上下径及左右径增加为多。

2. 颅底的生长发育 其生长发育受到颌面部一般型生长发育的影响，同时也受到脑的生长发育的影响。颅底的生长发育主要由蝶筛软骨结合、蝶骨间软骨结合和蝶枕软骨结合进行，而蝶骨间软骨结合于出生时钙化，蝶筛软骨结合大约在出生后7年钙化。因此其后颅底的中央部分基本上不进行生长发育，颅底的前方有额骨的生长发育。而蝶枕骨结合在18～20岁还可以有所活动。因此可以看到，颅底的后部有生长发育（图2-15）。

在正畸学中应用头颅定位像时，常用的颅底部分以蝶鞍点（S）为中心，向前与鼻根点（N）连线称为前颅底，向后与颅底点（Ba）之连线称为后颅底（图2-16）。

3. 面部的生长发育 出生时面部以宽度为最大，但出生后的增长以高度为最大，深度次之，宽度又次之。总的来看是头颅完成后，按面部的宽度、高度和深度的顺序来完成。

（1）面高度：到3岁时已完成了73%。从5～6岁到青春期之间的缓慢期，生长为16%；剩余的11%为青春期快速期的生长量。面高度男大于女，重要的是，全面高度在3岁时已完成了70%左右；一般在接受正畸治疗的10岁左右，已完成85%～90%。但后面高（下颌髁

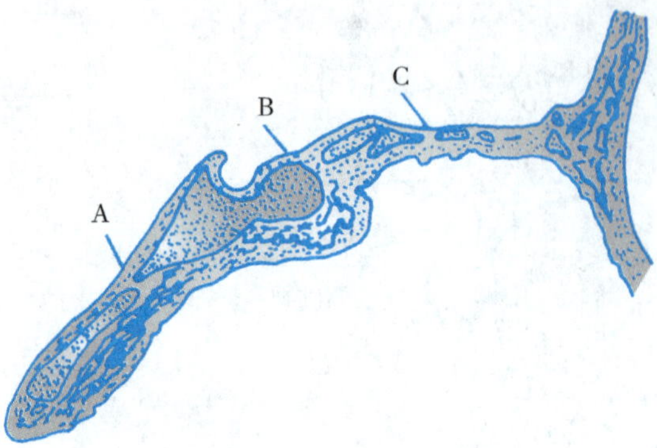

图2-15 颅底的生长发育

A. 蝶枕软骨结合；B. 蝶骨间软骨结合；C. 蝶筛软骨结合

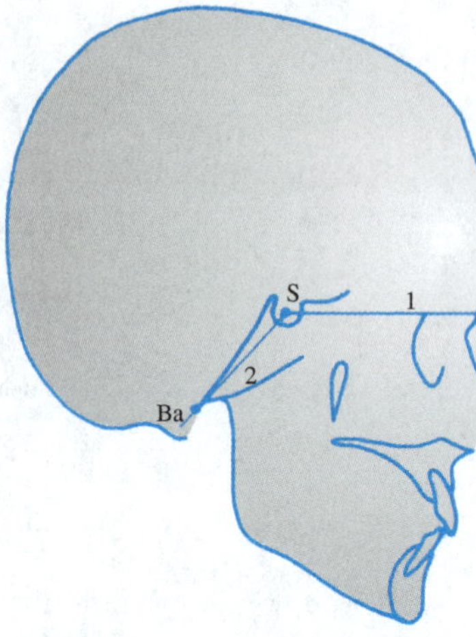

图2-16 临床应用之颅底平面

1. 前颅底；2. 后颅底

突到下颌角）在 7 岁时占全面高的 42%，接近成人时增长 46%，说明后部比前部增加量大。

（2）面宽度：出生后到 2 岁时，面部的宽度一部分生长完成。可以分为上面宽和下面宽来观察。

上面宽（颊弓间距）：2 岁时已完成成人的 70%，10 岁时完成 90%。

下面宽（下颌角间距）：主要在生后 5 年间形成，在第一恒磨牙萌出时期已完成 85%。下面宽比上面宽有微小的增加倾向，因而面下部变得宽一些。上面宽与上牙弓宽度之间、下面宽与下牙弓宽度之间，没有相关关系，因此窄的面孔不一定牙弓更窄。

（3）面深度：面深度与正畸学的关系较大，较多的错𬌗患者都存在前后方向的畸形因素。面部深度一般可分为面上部、面中部及面下部来观察。面上部在 3 岁时已完成成人的 80%，面中部为 77%，面下部则为 69%。5 ~ 14 岁时，面上部深度增加为 15%，面中部为 18%，面下部为 22%。可以看出，面下部较面中部增加较多，面中部又较面上部增加较多，这是面部生长发育的一个重要原则。

一般认为，面下部比面中部较快地向下前方生长发育，面中部又较面上部生长发育快。因此在儿童时期侧面为较突的外形。而到了成人时，随着面下部发育明显，则形成为较直的侧面外形。从正面来看，随着生长为成人，则出现苗条的倾向。这主要是和面宽度相比，面高度变化较大、面部变长了的结果。对正畸学来讲，在大多数接受治疗的儿童，面部向各方向的生长发育大体上已完成了 85% ~ 90%。

（五）颅面部发育和全身的关系

随着身体的长大，全身各部分的组织结构、功能活动、大小比例和相互关系也在不断变化，因此口腔颌面部的生长发育在种系发育上和人体的演化相联系，而在个体发育上则直接与颅面的生长相关连。

颌面部的增长基本上和身体一致，和牙的萌出有关，但略有出入。

第一快速期：3 周～ 7 个月，乳牙萌出；

第二快速期：4 ~ 7 岁，第一恒磨牙萌出；

第三快速期：11 ~ 13 岁，第二恒磨牙萌出；

第四快速期：16 ~ 19 岁，第三恒磨牙萌出。

在快速期之间为缓慢期。颌面部的生长发育既有个体差异，也有性别的不同。充分掌握和运用颌面发育的快速期对儿童进行错𬌗的治疗，可以取得较好的效果，其中尤以第二、三快速期临床意义较大。

四、颌骨的生长发育

上下颌骨是面部的重要组成部分，其正常发育与颅面部的发育，包括肌群、舌、牙齿的发育和萌出，以及功能增进有密切关系，而且是相互配合的。

（一）上颌骨的生长发育

上颌骨由第一腮弓的上颌突、侧鼻突和中鼻突共同发育而成；上颌骨与颅骨相连，主要是向下、向前及向外生长（图 2-17）。

上颌骨主要由前颌骨和上颌本体两部分组成。前者与上颌体连接的骨缝约在 1 岁融合。前颌骨形成即容纳 4 个上切牙。上颌本体大部分由上颌突形成，小部分由球状突发育而成。新生儿的上颌骨结构致密，短而宽，主要由含有牙滤泡的牙槽骨组成。上颌窦很小，以后由于上颌窦的发育把乳磨牙和第一恒磨牙与眶底分开。这样增长了上颌骨的高度。随着恒牙的萌出，上颌窦的深度与宽度更加增大，到 18 岁时才发育完成。

1. 长度的增长

（1）有 4 条骨缝，即额颌缝、颧颌缝、颧颞缝、翼腭缝，大致相互平行。此处沉积骨质可增加上颌骨的长度（图 2-18）。

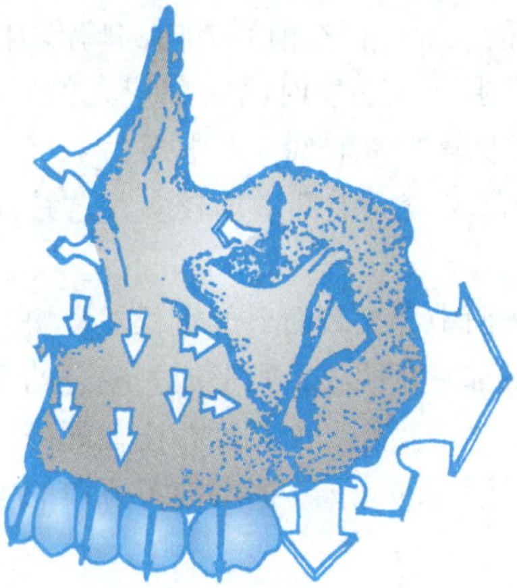

图 2-17　上颌骨整体生长发育综合示意图

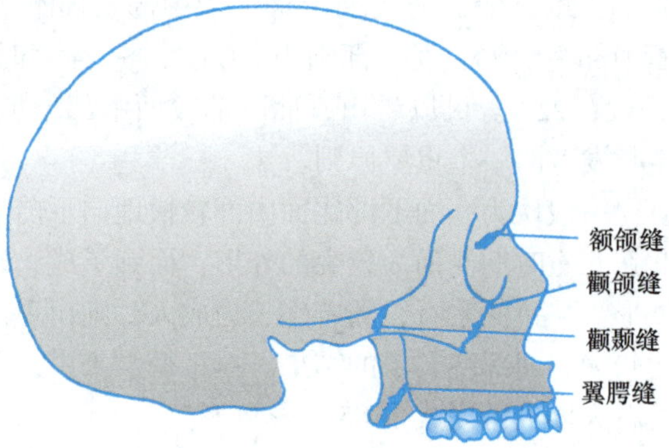

图 2-18　上颌骨的 4 条骨缝

（2）唇侧增生新骨，舌侧吸收陈骨。

（3）上颌结节后壁区增生新骨，大量增加上颌骨长度。

（4）骨后缘有新骨增生，以维持后鼻棘的位置，使长度增加。

牙槽骨的长度随上颌骨的生长而增加，但增长最多的是磨牙区。此区在新生儿约为 5 mm，在成人则为 25 mm。由新生儿到成人，上颌骨的长度增长约为 2.5 倍。

2. 宽度的增长

（1）腭盖的宽度：婴儿出生后第一年，腭骨和上颌骨的表面增生新骨，使上颌宽度增加。因上颌缝在婴儿早期已闭合，腭骨及上颌前部就不再增加，只有少许新骨在牙槽骨唇侧增生。腭宽度的生长主要为腭盖正中缝处增生新骨，因此主要为腭后部宽度的生长。至 4 ～ 5 岁时，正中矢状缝开始融合，腭骨宽度即较固定。但牙槽骨因恒磨牙的生长在颊面增生新骨而使腭盖加宽。

（2）颧骨的宽度增加：主要在颧颌缝及在部分颧骨侧面增生新骨，而使上颌宽度增长。

（3）上颌骨前部：乳牙和恒牙在牙槽骨唇舌向的位置变化，使上颌骨前部宽度增加。上颌骨的宽度增长较慢，从婴儿到成人，宽度增长仅 1.6 倍。

3. 高度的增长

（1）上颌骨与鼻腭连接而固定于颅骨基底部分，因颅基底及鼻中隔的生长而向下、向前生长，使高度增加。

（2）高度的增加大部分是因为牙齿的萌出和牙槽骨的表面增生新骨。

（3）腭盖的表面增生新骨及鼻腔底面吸收陈骨，使腭盖下降。

因牙槽突的生长速度大于腭盖，从而使腭穹窿逐渐增高。由婴儿到成人，腭顶高度增加约 10 mm（图 2-19）。

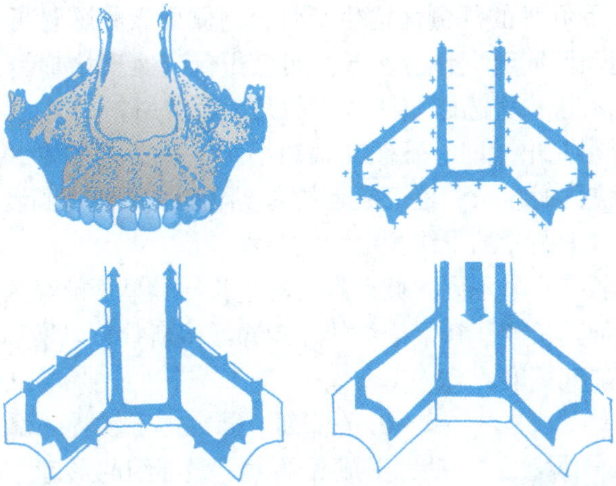

图 2-19　腭盖的生长

（二）下颌骨的生长发育

下颌骨是由下颌体、下颌支及牙槽骨三部分组成（图 2-20）。出生后 1 ～ 1.5 岁，下颌骨左右两半的骨融合才完成。此后下颌骨的发育有两种生长方式，即软骨成骨及骨表面增生。除了髁突有软骨生长外，下颌骨大小的增加都是由骨膜下的骨表面基质的沉积形成。这种基质的沉积又与肌肉的作用、髁突的生长和牙齿的萌出有关，并由此而决定下颌骨的生长（图 2-21）。

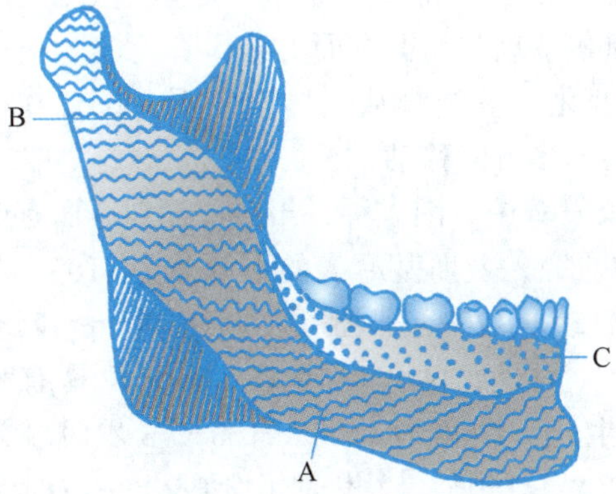

图 2-20　下颌骨结构示意图
A. 下颌体；B. 下颌支；C. 牙槽骨

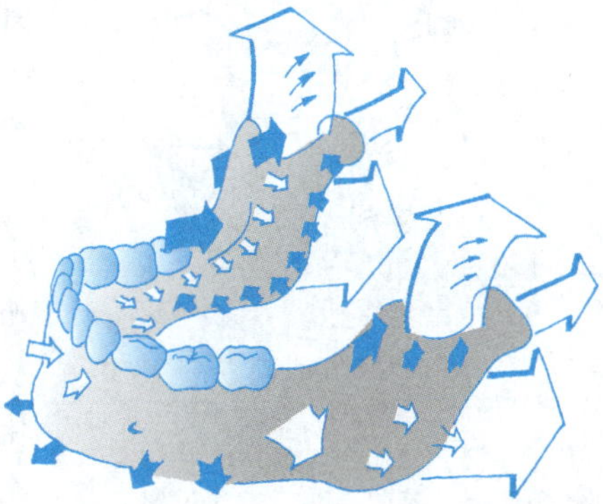

图 2-21　下颌骨生长发育示意图

1. 下颌骨的三维方向生长　Scott 认为，下颌骨的生长符合功能生长理论。下颌骨本来只有由髁突延至颏联合的管状基础部分，而下颌角及喙突主要是由咬肌、翼内肌及颞肌等的运动功能的作用所形成。牙槽骨是因牙萌出而生长。若将牙齿拔除，可发现牙槽骨很快被吸收。

（1）长度的增长：下颌骨靠下颌支前缘吸收陈骨和后缘增生新骨而增加长度，可提供恒磨牙的萌出位置。下颌骨外侧增生新骨，内侧吸收陈骨，可使下颌体的长度增加，且可使两侧下颌角距离增加而向四周扩大。下颌长度的增长，女孩比男孩早 1 年。但在青春期，男性下颌骨加速生长。下颌骨的增长以磨牙区为最多。例如，由第二乳磨牙至下颌角的距离，在新生儿约为 10 mm，6 岁时约为 20 mm，成人时则为 45 ～ 50 mm。

（2）宽度的增长：下颌骨的外侧面增生新骨，内侧面吸收陈骨可增加宽度。随着下颌骨向后生长，由于髁突随颞凹同时向侧方生长，可使下颌支宽度增加。下颌骨前部在乳牙萌出后，宽度较少增加，下颌尖牙间宽度在 11 岁以后几乎无增加。

（3）高度的增长：婴儿出生时，下颌支很短小。下颌支高度的生长主要是靠下颌髁突新骨的生长；下颌支的喙突同时生长，使下颌骨的高度增加。下颌体高度的生长主要是靠下颌牙齿萌出时牙槽突的增高及下颌骨的下缘少量增生新骨。

因此，下颌骨的生长有几个不同区域，髁突的生长导致显著的高度及长度的增长；在下颌支后缘增生新骨，以增加其长度；在牙槽突的牙龈缘增生新骨，以增加其高度；在下颌的前部表面少量增生新骨而增加其宽度。

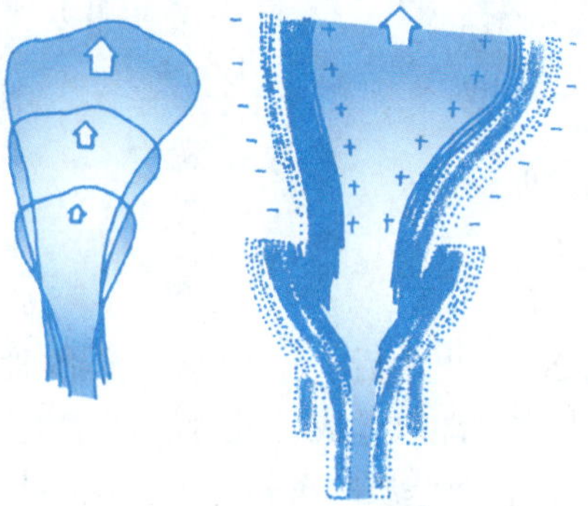

图 2-22 髁突的生长发育

2. 关节部 髁突由于软骨的增殖性生长而向后上方移动，形成头部大、颈部细的形态。在这一过程中，外侧骨表面吸收，内侧骨质增生。髁突从其额断面来看呈 V 字形。根据 Enlow 的 V 字形原理，其附近的变换为面向生长方向的内面为骨的增生；离开生长方向的外侧为骨质吸收。髁突的位置根据 V 字形原理，向 V 字开阔的侧方连续变化（图 2-22）。

3. 颏部 灵长类中只有人才具有颏的特征。颏部从幼儿到成人发育期中，通过骨的吸收和增生配合，慢慢地突出形成。这种颏突起其顶点部的结节状突出的程度是各种各样的。从正畸学来讲，颏部对侧貌外形具有较大的影响。例如，当颏部突出时，如果上颌前牙少许突出一点，面部侧貌可以是和谐的；但是如果颏部不突出，成为无颏部的面部，则面部侧貌就显得前突而不够和谐。

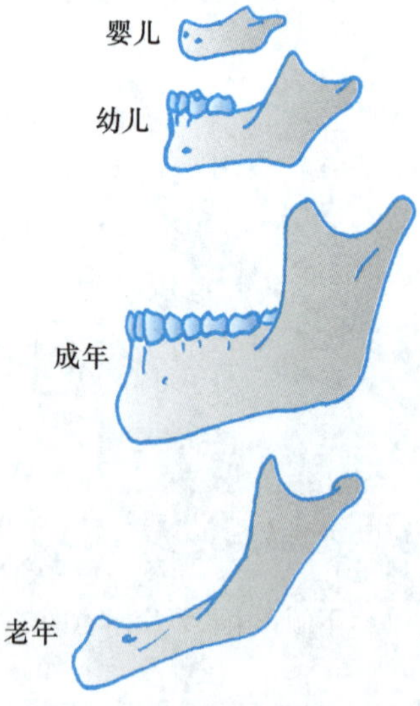

图 2-23 下颌角的年龄变化

4. 下颌角的变化 下颌骨从立体上来看，位置在变换，因而是在同时向多方向移动。

下颌角在生长发育中可因人种、年龄、性别等而有所不同。据 Izard 的研究，爱斯基摩人的下颌角为 110°，美州印第安人的为 115°～120°，非洲黑人的为 120°～125°，欧洲人的为 125°。另外，随年龄递增，下颌角是有变化的。例如，新生儿下颌角为 140°～160°，3 岁时乳牙完成咬合时为 130°～140°，12 岁时恒牙咬合完成时为 120°～125°，20 岁之成年人为 125°，而老年时，由于牙齿脱落，牙槽突吸收，下颌角又变为钝角。在性别差异上，一般女性比男性下颌角小（图 2-23）。

（三）上下颌间位置关系的调整

在生长发育过程中，由于面部各器官的发育速度不同，上下颌的相对关系要经过几次调整才能达到正常。

1. 3 个月以前的胎儿 舌发育，口鼻腔未分开，上颌生长较快，因而表现为上颌前突。

2. 3 个月时的胎儿 硬腭形成，口鼻腔分开，舌发育较快，下颌迅速发育，因此上下颌在同一垂直平面上。

3. 7 个月的胎儿 由于鼻腔及上颌窦的发育，上颌又超过下颌呈前突状。

4. 新生儿 出生后，因吮吸动作使下颌逐渐前移，上下颌间关系调整到正常（图 2-24）。

在乳牙𬌗期和替牙𬌗期，由于个体上下颌骨生长发育高峰期不同，颌间关系也会产生变化，但这种改变不显著。

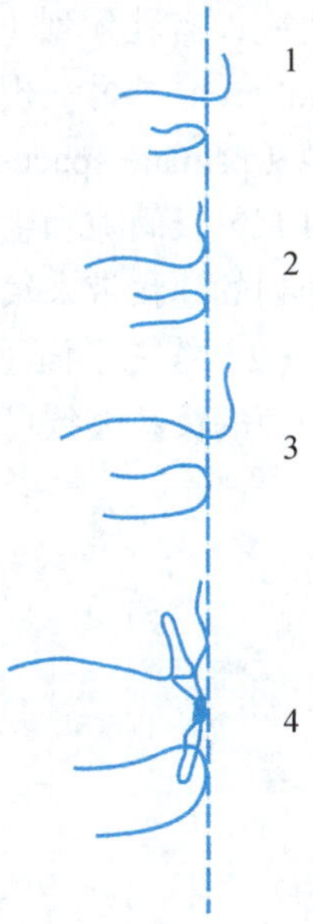

图 2-24 上下颌关系示意图
1. 3 个月前胎儿；2. 3 个月胎儿；3. 7 个月胎儿；4. 幼儿

五、牙齿、牙列与𬌗的发育

（一）牙齿的发育与萌出

1. 牙齿的形成 在胎儿 6 ～ 8 周，牙板（dental lamina）形成，再由牙板发展成乳牙（deciduous tooth）牙胚（tooth germ），然后形成乳牙。从胎儿第 20 周到出生后 10 个月这一段时期开始发生恒牙（permanent tooth）牙板。在胎儿第 20 周发生第一恒磨牙（molar）牙板，出生后 5 年开始形成第三磨牙牙板。这个时期如果出现异常，将导致先天缺失牙和多生牙的发生。

乳、恒牙牙胚经过钙化期、牙冠完成期、萌出期到牙根完成期结束，整个牙齿发育完成。

2. 牙齿的萌出（eruption） 无论乳牙还是恒牙，其萌出时间均有相当的变异性，早于或迟于平均值是常见的。但是牙齿萌出的顺序比较稳定。乳牙一般的萌出顺序为：下Ⅰ，上Ⅰ，下Ⅱ，上Ⅱ、Ⅳ、Ⅲ，下Ⅴ，上Ⅴ。恒牙萌出顺序一般可概括为：

上颌：6 → 1 → 2 → 4 → 5 → 3 → 7
下颌：6 → 1 → 2 → 3 → 4 → 5 → 7

或为

上颌：6 → 1 → 2 → 4 → 3 → 5 → 7
下颌：6 → 1 → 2 → 4 → 3 → 5 → 7

上述两种萌出顺序占大部分。恒牙的萌出时间和顺序存在的个体及种族差异较乳牙明显。萌出顺序上的差异往往为导致错𬌗形成的原因。例如上颌顺序为 6、1、2、4、7、3、5，而下颌为 6、1、4、3、7、5 时，则可出现单尖牙的唇向错位、第二双尖牙的舌向错位等。因此对牙的替换萌出时间及顺序应给予密切的观察。左右两侧同名牙一般成对萌出。上颌的同名牙萌出常较下颌为晚。

（二）牙列的形成与发育阶段

1. 乳牙列前期的颌间关系 新生儿的上颌龈垫在前方及两侧都覆盖着下颌龈垫，此种龈垫的覆盖关系与萌牙后的上下牙弓间的覆盖关系相类似。

婴儿下颌处于休息状态时，上下龈垫完全分离而无接触，其间有一间隙，与萌牙后的息止颌间隙相类似。

在生后第一年中，上下颌间没有明确的正中颌位。此时下颌只有前后运动，而无侧方运动。

2. 乳牙列期（deciduous dentition） 由新生儿无牙颌口腔过渡到乳牙列（𬌗）的建立阶段，亦即婴儿口腔由哺乳功能发展到咀嚼及语言功能的过程。由于乳牙列（𬌗）的建立，口腔的发育获得新的进展，使颌骨和肌肉的增长更加显著。

（1）乳牙列的间隙变化：乳牙列在形成后，也在不断地进行着生长发育的变化。一般在前牙部分，3 ～ 6 岁由于生长发育而出现牙列间隙，但没有一定的类型，一般称为生长间隙。

据研究，有乳牙列（殆）存在间隙（spaced type dental arch），也有的始终无间隙（closed type dental arch）。另一现象是，在上颌乳尖牙的近中和下颌乳尖牙的远中出现间隙，一般称为灵长间隙（primate space）。这是灵长类动物的特征，一般在低级灵长类表现更加显著。在乳牙殆可具有灵长间隙和生长间隙，但也有完全无间隙的，因此变化幅度较大。总的来讲，有间隙对恒牙列的建殆带来较好的影响。

（2）终末平面（terminal plane）的类型：乳牙列（殆）从侧方观察，上下颌第二乳磨牙的远中面的关系大致可分为三型（图2-25）。

图 2-25　上下第二乳磨牙终末平面的关系

1）垂直型（flush terminal plane）：上下颌第二乳磨牙的远中面呈一直线，在一个垂直平面上。随着第二乳磨牙的脱落，由于下颌替牙间隙比上颌大，因此下颌第一恒磨牙比上颌第一恒磨牙向近中移动量大，可以使上下第一恒磨牙从偏远中关系调整为中性殆的关系，对整个殆的建立有很大的作用。

2）近中型（mesial step）：下颌第二乳磨牙的远中面在上颌第二乳磨牙的近中位置。在替牙殆期，下颌第一恒磨牙继续向近中移动时，未来与上颌第一恒磨牙的关系有形成安氏Ⅲ类错殆的倾向，值得注意。轻度下颌第一恒磨牙的近中移动仍可形成安氏Ⅰ类关系。

3）远中型（distal step）：下颌第二乳磨牙的远中面在上颌第二乳磨牙的远中面，这种类型极易造成上颌第一恒磨牙建殆时形成远中关系，与将来错殆的发生关系较大。

（3）正常乳牙列的特征

1）前牙的殆关系：覆盖很小，可有稍深的覆殆。

2）前牙部分可有生长间隙及灵长间隙。

3）终末平面以垂直型及近中型较多，对恒牙列（殆）的建立作用较大。

4）上颌乳尖牙的近中舌侧面与下颌乳尖牙的远中唇侧面相接触。

必须强调，乳牙的咀嚼力对颌骨的增长及恒牙的萌出是一种功能性刺激。因此，保存乳牙及乳牙列的完整十分重要。

3. 混牙列期（mixed dentition） 从6岁到12岁期间，在牙列中乳牙及恒牙并存的状态称为“丑小鸭阶段”。这一时期的变化对将来形成正常殆有着决定性的意义。

（1）替牙间隙（leeway space）的意义及作用：乳尖牙及第一、二乳磨牙的牙冠宽度总和比替换后的恒尖牙和第一、二双尖牙大，这个差称为替牙间隙，即替牙间隙＝（Ⅲ＋Ⅳ＋Ⅴ）－（3＋4＋5）。在上颌单侧有0.9～1 mm，在下颌单侧为1.7～2 mm。由于这些间隙的存在，当乳磨牙脱落后，则上下第一恒磨牙均向近中移动。但上、下的差数不同。下颌第一恒磨牙向近中移动较上颌为多，使在乳磨牙的终末平面为垂直型的，也能够建立恒磨牙的中性关系。这也告诉我们当乳磨牙脱落后，第一恒磨牙有前移的可能，因此保持乳磨牙脱落前的牙列周长是有临床意义的（图2-26）。

在乳牙和恒牙交替过程中，恒前牙一般比相应的乳前牙大，其相差的量可由下列几方面来补偿：

1）乳牙间有适当的牙间隙。

2）恒切牙萌出时更偏向唇侧。

3）尖牙间之牙弓宽度增宽。

4）双尖牙萌出时较乳牙偏向颊侧，增加了牙弓宽度。

5）乳牙和恒牙的大小比例协调。

6）替牙间隙的调节作用（图 2-27）。

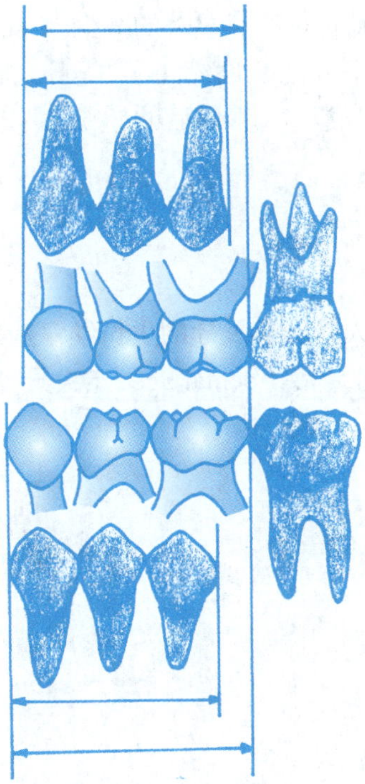

图 2-26 替牙间隙

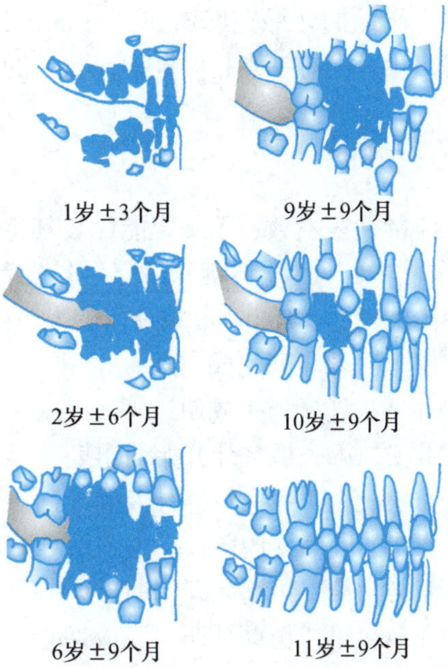

图 2-27 替牙期间𬌗的调整

（2）混牙列期间的暂时性错𬌗：由于恒牙的萌出及乳牙的替换，可有下列现象出现，一般可在生长发育中自行调整，不需要矫治。

1）上颌左右中切牙萌出早期出现间隙。这是由于侧切牙牙胚萌出挤压中切牙根所造成，但应排除多生牙及上唇系带过低等因素。

2）上颌侧切牙初萌时，牙冠向远中倾斜。因为上颌尖牙位置较高，萌出时压迫侧切牙根而造成。尖牙萌出后，侧切牙即可恢复正常。但有时由于尖牙的萌出力和方向异常，造成侧切牙根吸收，甚至牙脱落。因此应该及时用 X 线检查，早期发现。

3）恒切牙萌出初期，可能因较乳牙大而出现轻度拥挤现象。随着颌骨的增大和乳磨牙与双尖牙的替换等变化，可自行调整。

4）上下颌第一恒磨牙建𬌗初期可能为尖对尖的𬌗关系，当乳磨牙与双尖牙替换后，利用上下颌替牙间隙之差可以调整为中性关系。

5）上下恒切牙萌出早期可出现前牙深覆𬌗，当第二恒磨牙生长及双尖牙建𬌗时，𬌗高度有所增加，则可自行解除。

4. 恒牙列期 当 12 岁第二恒磨牙萌出后，恒牙列初步形成；到第三磨牙的萌出，建立了完全的恒牙列。

（1）恒牙列的特征：由于第三恒磨牙的萌出和建𬌗，恒牙𬌗才算完全建成。当然不少人的第三恒磨牙由于位置不正、阻生等原因，难以建立𬌗关系。因此可以认为，在前磨牙、尖牙和第二磨牙建𬌗后，则恒牙列基本建成。

1）上下前牙的关系应该是下中切牙的切缘咬于上切牙腭侧面的切1/3与中1/3交接处，上颌尖牙咬在下颌尖牙远中及第一双尖牙的近中。上颌第一恒磨牙的近中颊尖咬在下颌第一恒磨牙的近中颊沟内，上颌第一恒磨牙的近中舌尖咬在下颌第一恒磨牙的中央窝。

2）上下颌牙的接触关系，除上颌第三磨牙和下颌中切牙与一个对颌牙接触外，其余上下颌牙均与2个对颌牙相接触。

（2）牙弓大小的变化：牙弓的长度和周长在青春期晚期到青年期有显著的减少。Fisk发现，9～16岁下颌的周长减少5 mm。Knott观察到，9～16岁下颌的长度缩短了3 mm。在同一时期上下颌的牙弓宽度增加1～2 mm，这些多在12岁时完成。15岁以后的牙弓大小变化研究得很少，但有一点是明确的，牙弓的周长会继续变短。

（三）牙龄

年龄代表岁数，不一定能代表其生长发育的进度，同龄人其颌骨及牙的生长发育差异较大的不在少数。因此观察和研究生长发育，除年龄外还要参考牙龄（dental age，DA）、骨龄等生理龄的情况。Hellman按牙齿的发育进度划分成以下阶段：

Ⅰ　乳牙列完成前期
Ⅱ A　乳牙列完成期
Ⅱ C　第一恒磨牙开始萌出期
Ⅲ A　全部第一恒磨牙及前牙萌出完成期
Ⅲ B　乳磨牙脱落、后继前磨牙萌出期
Ⅲ C　第二恒磨牙开始萌出期
Ⅳ A　第二恒磨牙萌出完成期
Ⅳ C　第三恒磨牙开始萌出期
Ⅴ A　第三恒磨牙萌出完成期

A代表完成（attainment），C表示开始（commencement），B表示位于二者之间（between）。应用上述方法，对单纯用年龄不能表达的个体牙列的发育阶段可以直接进行表达。

（四）𬌗的生长发育

1. 𬌗与咬合定义　𬌗（occlusion）与咬合（articulation）都是上下牙发生接触的现象，一般认为𬌗是指下颌静止位时上下牙之间或上下牙弓之间的关系。咬合是下颌运动中上下牙的接触关系，是在不脱离𬌗接触的条件下，上下牙弓由一个𬌗位到另一个𬌗位的变化过程。所以𬌗与咬合不应分隔来看，而应联系整个咀嚼系统的功能关系，也就是说应从解剖功能和生理功能两方面的概念出发，这是𬌗的诊断及𬌗治疗的基本依据。

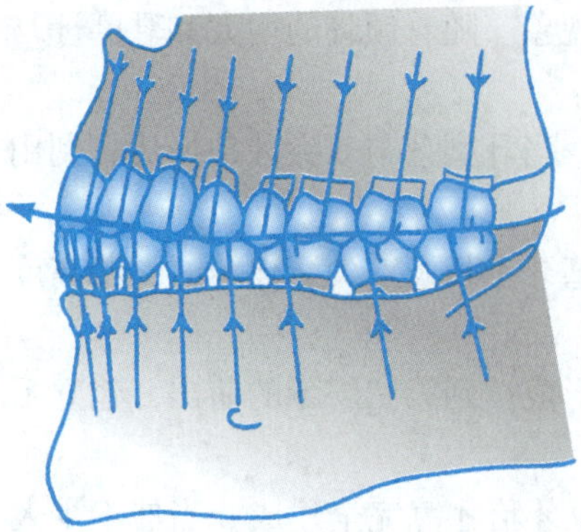
图2-28　咬合时的向前动力

2. 建𬌗的动力平衡　正常𬌗的建立除依靠牙的正常发育、萌出、排列等，还有赖于面颌肌肉的动力平衡。作用于牙弓前后、内外的所有肌肉力量的平衡也是非常重要的（图2-28）。

在正常的前后的动力平衡下，上下牙弓可以适当向前发育，使颌不至于前突或后缩。同时也促使牙弓向侧方发育。在正常的内外平衡下，牙弓的宽度可以适当发育，而不至于使牙弓发育过宽或过窄。垂直向动力平衡对维持牙槽高度的正常发育起到一定的作用，避免产生深覆𬌗或开𬌗。

Summery

As part of the growth and development of the whole body，craniofacial growth and development are the basic knowledge of stomatology. As related to the etiology and development of various malocclusion，they are also the fundamental knowledge of orthodontics.

Growth and development is one of the basic characteristics of organism with complex procedures，which are closely related to the genetic and environmental factors. Body's growth and development could be divided into four categories according different tissues. Two of them，namely general and neural types，are associated with stomatology.

Craniofacial growth and development start from membranous cranium and stomodeum，formed by the growth，differentiation and fusion of different processes in fetal stage. The problems in the fusion procedure will result in the facial deformities.

After birth，the skull grows proportionally in three dimensions in the ages of growth increments and the ages of growth slowness，respectively. During the growth process，the intermaxillary relationship adjusts constantly.

The development of dental arch is compounded the stages of primary dentition，mixed dentition and permanent dentition. Pseudo-malocclusion always occurs in the mixed dentition. The first molar relationship will change continuously during the same stage.

Dental development consists of the periods of presence，calcification and eruption. The eruption sequence and timing of the teeth are essential in their development，any problem in which will lead to the occurrence of malocclusion.

In addition，the establishment of normal occlusion depends on dynamic balance of maxillofacial muscles；otherwise malocclusion could not be avoided.

Definition and Terminology

骨龄（skeletal age，SA）： the index of skeletal maturation or maturative stage in the evaluation of individual growth and development.

牙龄（dental age，DA）： the index in the evaluation of individual growth and development by using the number and the kind of the erupted teeth.

替牙间隙（leeway space）： the difference of the width between the primary teeth and their substitutive permanent ones.

（谷　岩　林久祥）

参考文献

[1] 林久祥. 口腔正畸学. 北京：北京大学医学出版社，2012.
[2] 林久祥，许天民. 现代口腔正畸学——科学与艺术的统一. 4 版. 北京：北京大学医学出版社，2012.

[3] Baccetti T，Franchi L，McNamara JA Jr.An improved version of the cervical vertebral maturation（CVM）method for the assessment of mandibular growth. Angle Orthod，2002，72（4）：316-323.
[4] Fishman LS. Radiographic evaluation of skeletal maturation. A clinically oriented method based on hand-wrist films. Angle Orthod，1982，52（2）：88-112.
[5] Chen LL，Xu TM，Jiang JH，et al.Quantitative cervical vertebral maturation assessment in adolescents with normal occlusion：a mixed longitudinal study. Am J Orthod Dentofacial Orthop，2008，134（6）：720.e1-720.e7.
[6] Enlow DH，Hans MG. Essentials of Facial Growth. 2nd Edition. Ann Arbor：Needham Press，2008.

第三章　错𬌗畸形的病因

The Etiology of Malocclusion

错𬌗畸形的形成因素和机制错综复杂，是多种因素或机制共同作用的结果。错𬌗畸形的病因大体分为遗传因素和环境因素。遗传（heredity）是指亲代无论在外部形态、内部结构，还是在生理功能等特点上，在子代都有表现，这种亲代传给子代的现象即为遗传。但是子代和亲代、子代各个体之间又不完全相同，而是有所差异，这种现象就是变异（variation）。一般来说，遗传因素通过两种途径形成错𬌗畸形：第一种是牙大小与颌骨大小之间遗传性的不协调，即牙量和骨量不调，这将产生牙拥挤和牙间隙。第二种是上下颌骨大小或形状之间遗传性的不协调，这将导致异常的𬌗关系。环境因素分为先天因素和后天因素两大类，这些因素影响或作用于颌面部骨骼、牙列、神经肌肉和咀嚼系统的生长发育，使其发生异常改变，继而形成错𬌗畸形。

一、遗传因素

（一）种族演化

错𬌗畸形随着人类的种族演化（human evolution）而发生和发展。据考古资料及错𬌗的调查统计资料表明，从古人类到现代人，错𬌗畸形从无到有，发病率从低到高。原始人类没有或很少有错𬌗畸形，而现代人类则普遍存在。错𬌗畸形的根本原因在于生活环境的改变，机制如下。

（1）原始人从爬行到直立，直立后躯体重心改变，支持头部的颈背肌逐渐减弱，为适应头部平衡，颌骨逐渐退化缩小，颅骨因脑量的增大而逐渐扩大，随着人类的进化，演化成现代人颅面外形。

（2）在人类进化过程中，由于火的使用，食物由生到熟、由粗到细、由硬到软，咀嚼器官的功能日益减弱，因而产生咀嚼器官退化性缩小的遗传性状。

（3）在人类进化过程中，咀嚼器官的退化、缩小呈现出不平衡现象，即肌肉居先，颌骨次之，牙齿再次之，因而颌骨容纳不下所有的牙齿，导致牙量、骨量不调，出现牙齿拥挤畸形。

在人类数万年的演化过程中，经过遗传和变异，逐渐形成咀嚼器官退化性的遗传性状，这就是现代人错𬌗畸形的演化历史背景。

（二）个体发育

在现代人中，从个体发育（individual development）来看，有的人牙齿排列比较整齐，上下牙齿的咬合关系在正常范围内，而多数人则有不同程度的错𬌗畸形，这与双亲的遗传有关。染色体是联系父母与子女之间的桥梁，即通过染色体把父母的遗传物质基因传给子女，致使子女在形态结构或生理特点上与父母相似。但是环境因素影响基因的表现，如单卵双生子之间的遗传特性基本相同，而最终表现的性状差异往往是环境因素的结果（图 3-1）。染色体数目的增多、减少、移位和消失可以引起多种畸形变异。研究表明，咀嚼器官以退化性性状的遗传占优势。Hughes 发现，若父亲上颌牙弓宽大，母亲上颌牙弓狭窄，则子女的上颌牙弓多与母亲相似。反之，若父亲的上颌牙弓狭窄时，母亲的上颌牙弓宽大，则遗传表现与父亲相似。Moore 也发现，若父母一方或双方有小下颌发育者，小下颌的遗传则甚为显著。父母一方或双方下颌发育较大时，则大下颌的遗传趋势较微小。

尽管错𬌗畸形与遗传有关，但是由多基因造成的。环境因素能影响基因的表现，在不同条件下改变其表现的强度和方式。错𬌗畸形的遗传表现方式包括：①重复表现，畸形在亲子之间直接重现。②断续表现，畸形在数代之间断续出现。③变化表现，畸形在数代之间、子代与亲代表现不同，但实际上子代的基因与亲代是有联系的。

常见的遗传因素造成的错𬌗畸形有牙齿拥挤，牙齿数目、形态、萌出时间异常，下颌前突，上颌前突，下颌后缩和深覆𬌗等。

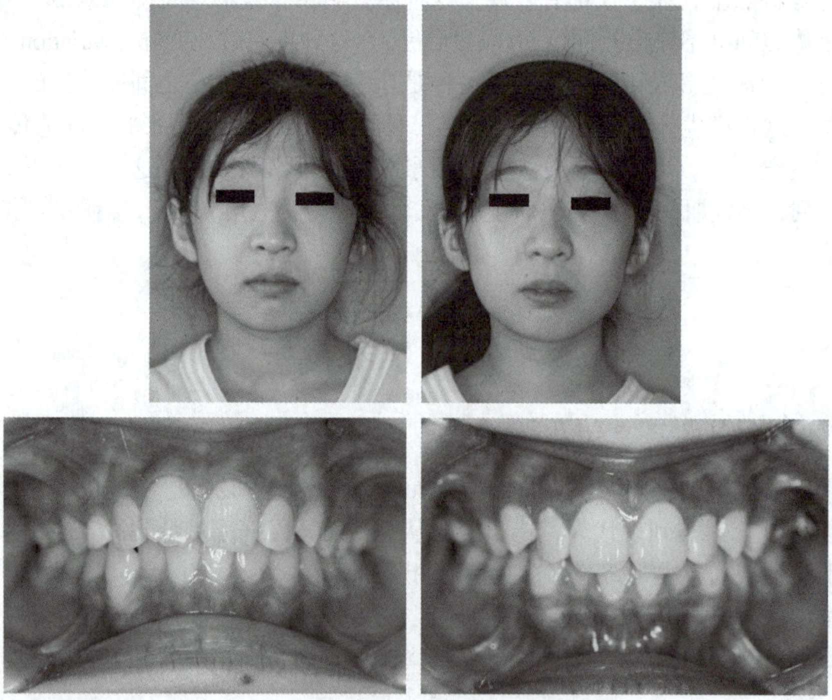

图 3-1 单卵双生子的错𬌗表现

二、环境因素

错𬌗畸形的病因除遗传因素之外，还有环境因素。环境因素分为先天因素和后天因素。它们之间相互联系，不能截然分开。

（一）先天因素

先天因素（congenital factors）是指从受孕后到出生前，胎儿在生长发育中因各种原因所产生的。先天因素虽然不一定具有遗传性，但遗传因素却都是先天性的。

1. 胚胎发育障碍（disturbance in embryologic development） 妊娠初期病毒感染、妊娠期

母体的营养不良，可造成胎儿发育不良或发育异常，也会影响胎儿骨的钙化程度，骨缝的闭合时间，牙齿的萌出、乳牙根的吸收，甚至会导致牙齿发育不全。胎儿在子宫内承受异常的压力、孕期或分娩时损伤，可引起胎儿畸形，表现为下颌前突、后缩或狭窄等。

2. 常见的牙齿发育障碍（disturbances in dental development）

（1）额外牙（supernumerary teeth）：牙齿数目比正常人多者称额外牙（又称多生牙），是来自牙列发育的起源及增殖阶段的异常。它可发生在牙弓的任何部位，常见于上颌恒中切牙之间，呈锥形。位于侧切牙或前磨牙区的多生牙有时与邻牙形状相似，难以区别。多生牙的数目有1个或数个，有的多生牙长期不萌出而是埋藏在颌骨内或阻生。多生牙占据了恒牙的位置，常引起恒牙的错位萌出，造成牙列拥挤或产生间隙（图3-2）。

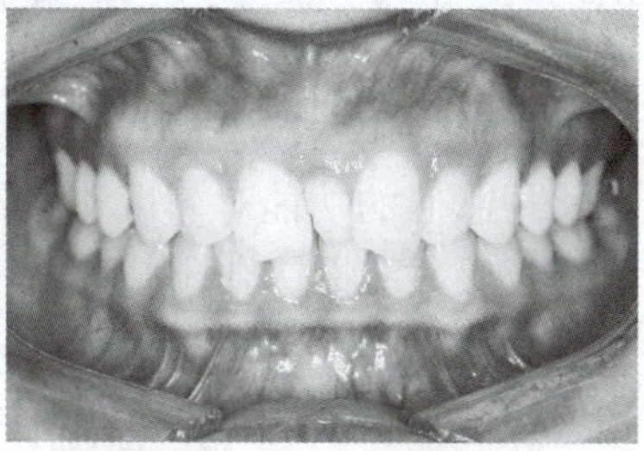

图3-2　上颌中切牙间额外牙

（2）先天性缺失牙（congenitally missing teeth）：先天性缺失牙是源于牙发育早期阶段的异常，常见于恒牙列，但先天性无牙则罕见。先天性缺失牙发生率的顺序为上下颌第三恒磨牙、下颌切牙、上颌第二前磨牙、下颌第二前磨牙及上颌侧切牙。

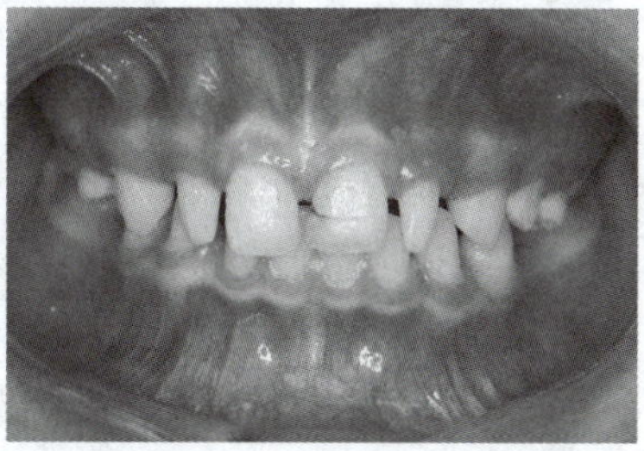

图3-3　上颌双侧锥形侧切牙

（3）牙大小和形态异常（abnormalities in tooth size and shape）：是见于发育形态分化阶段的异常。一般认为由遗传所决定。牙齿的形态和牙齿的大小是密切相关的，最常见的形态异常是切牙和尖牙呈圆锥形（图3-3）；前磨牙和磨牙可能缺少牙尖或有2个舌尖的下颌第二前磨牙；此外，偶然可见一些因发育缺陷而引起的形态异常，如牙釉质缺损及发育不全、牙瘤、融合牙等，均可造成错殆畸形。

（4）舌形态异常（malformed tongue）：舌的形态与其功能、压力有关。

1）巨舌症：舌体肥大，经常伸出口外，舌两侧缘有牙齿的压痕，因巨大舌体的压力可使牙弓扩大，出现牙间隙，推下颌牙向前形成反殆。舌体停留在上下颌牙齿之间形成开殆。临床应注意与舌的血管瘤相鉴别。

2）小舌症：很少见，因不能构成对牙弓的正常功能压力，从而形成牙弓狭窄及牙齿拥挤等。

（5）唇系带异常（malformed lip frenulum）：上唇系带位于口腔前庭，起自上唇内侧，连接牙槽突，止于腭乳头。其居上中切牙的中央，由结缔组织构成。婴幼儿时，唇系带较宽，附着低，随着牙齿萌出，牙槽嵴增高，系带纤维束逐渐萎缩，变薄变窄，通常到10～12岁时，附着在距离两中切牙间龈缘上方约3 mm处。若唇系带不能自行萎缩，仍然粗大，则可造成上中切牙间隙。唇系带异常可能有遗传因素（图3-4）。

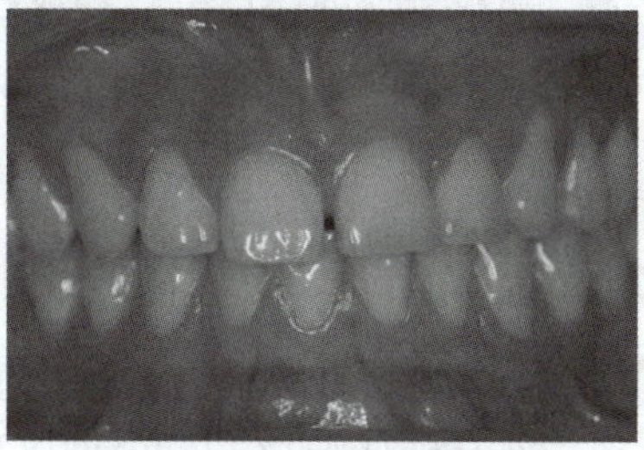

图3-4　唇系带异常

（二）后天因素

后天因素（secondary factors）指的是出生后由环境因素以及其他尚未预测的因素造成。

1. 全身性疾病

（1）某些急性及慢性疾病：急性及慢性疾病如麻疹、水痘、猩红热及消化不良和结核病等慢性长期消耗性疾病，都对身体健康有影响，尤其在儿童时期更能影响牙、颌、面以及全身的生长发育。患急性高热性疾病时，若服用四环素类药物，可使牙齿变色或牙体缺损，影响美观。

（2）内分泌功能异常：在各种内分泌腺体中，与错𬌗畸形有密切关系的是垂体和甲状腺等，它们的功能直接影响到骨骼的生长发育。如在骨骺融合之后发生垂体功能亢进，则表现为以骨的末端肥大为特征的肢端肥大症，多见于成年人，患者呈特殊面貌，前额、颧骨及下颌均明显前突，上下颌牙弓发生错位，严重者可能成为全牙弓反𬌗，舌体过大而出现牙间隙，牙齿萌出过早，牙齿呈灰黄色，恒牙牙根吸收。垂体前叶功能不足则使骨骼发育明显迟缓，下颌骨较小，牙弓狭窄，腭盖高拱，牙齿萌出迟缓，乳牙根吸收缓慢，乳牙根滞留，恒牙发育迟缓，髓腔及根尖孔大，牙体小而变色，牙根短小，牙槽骨发育不全。

甲状腺的功能对牙齿和颌骨的发育影响较大。甲状腺功能亢进时，表现为乳、恒牙早萌，乳牙根吸收缓慢，乳牙滞留，牙齿呈青白色。甲状腺功能不足时，表现为骨骼的生长迟缓，牙弓狭窄，腭盖高拱，下颌发育不足，牙齿拥挤错位，牙齿萌出迟缓，萌出次序紊乱，乳牙滞留，恒牙根吸收，牙齿发育不良，牙槽骨钙化不全等。

（3）营养不良：儿童在生长发育时期，需要各类维生素、蛋白质、脂肪、糖类及必要的矿物质等营养物质，才能促进身体各部分包括颌面部的正常生长发育。由于婴幼儿紫外线照射不足、维生素 D 补充不足导致的缺乏会使食物中钙磷吸收失去平衡，钙质不能正常沉积在骨骼的生长部分，以至于骨骼发生变形。颌骨畸形的表现主要为上颌牙弓狭窄、腭盖高拱、上前牙拥挤、前突和开𬌗等。此外，还可能导致乳牙及恒牙萌出迟缓。

单纯摄取高营养价值的食物是不够的，还必须依据自身的咀嚼力，摄入较粗糙的有一定硬度的食物，以利于咀嚼器官的发育，并维持良好的人体健康和口腔卫生。

2. 乳牙期及替牙期的局部障碍（local disturbances in primary dentition and mixed dentition） 乳牙期及替牙期的局部障碍是形成错𬌗畸形常见的局部原因。

（1）乳牙早失（early loss of primary teeth）：乳牙在正常替换前，因龋病、外伤或其他原因丧失或拔除，称乳牙早失。乳牙早失尤其多数乳磨牙早失时，颌骨长期得不到足够咀嚼力的生理性刺激，可使颌骨发育不足；乳牙过早缺失，继替恒牙尚未萌出，缺隙可因邻牙移位导致部分甚至全部被占据，以至于恒牙错位萌出或埋伏阻生，牙弓长度减小，造成拥挤或𬌗关系失调。因此保护乳牙对促进颌骨正常发育、引导恒牙萌出、保持牙弓长度及维持正常颌间关系至关重要。

据报道，乳牙早失后，继替恒牙在 6 个月之内萌出者，发生错位的极少。但乳牙早失发生得越早，错位萌出的发病率则越高，早失 2 年以上者均有恒牙错位发生。

（2）乳牙滞留（delayed loss of primary teeth）：个别乳牙逾期不脱落者，称为乳牙滞留。通常乳牙随着继替恒牙的发育，其根部逐渐吸收，最终自然脱落。因牙髓或牙周组织炎症、继替恒牙先天性缺失或继替恒牙牙胚位置不正时，乳牙根吸收轻微或完全不吸收，会使乳牙滞留，继替恒牙因萌出受阻可能埋伏阻生或错位萌出。

遇有乳牙滞留时，应做 X 线检查，若有继替恒牙，恒牙牙根发育已超过 1/2，则予以拔除。若继替恒牙先天缺失，滞留乳牙根尖部吸收不多，牙周组织健康，又能行使咀嚼功能者，则宜保留。

（3）乳尖牙磨耗不足（insufficient attrition of primary canine）：因食物柔软或乳尖牙位置的原因，乳尖牙不如其他牙齿磨耗多，高出牙弓𬌗平面。当咬合时，乳尖牙可能产生早接触而引起创伤性疼痛，下颌为了避免早接触向前方或侧方移动，于是形成假性下颌前突、偏𬌗或反𬌗。

（4）多数乳磨牙早期缺失（early loss of primary molars）：在第一恒磨牙萌出之前，多数乳磨牙缺失，迫使患儿多用前牙咀嚼，下颌则可能逐渐向前移位，形成近中错𬌗，久之可造成假性近中错𬌗，或称为假性下颌前突，日久则可能形成真性下颌前突。

当乳磨牙多数缺失时，上下牙弓之间失去𬌗的支持，使颌间高度降低，增加前牙的覆𬌗深度，可造成内倾深覆𬌗。

（5）恒牙早失（early loss permanent teeth）：青少年时期，因龋病、外伤、炎症使恒牙丧失，称恒牙早失。恒牙早失使邻牙向缺隙倾斜，对颌牙伸长，造成咬合紊乱，甚至会影响儿童颌骨的发育。特别是第一恒磨牙早期缺失，会影响恒牙正常建𬌗。这个时期，第一恒磨牙和前牙共同担负着保持咬合高度等重要作用，正是在这个意义上，Angle 把第一恒磨牙称为𬌗的“锁钥”不无道理。

（6）恒牙早萌（premature eruption of permanent teeth）：乳牙过早缺失，有时可能加速恒牙的萌出。过早萌出的恒牙牙根往往只有少许形成或未形成。这种早萌的恒牙因其附着不牢，牙根发育不良，根尖易感染，不能担负咀嚼功能，常因轻微咀嚼压力就脱落而引起邻牙移位。

（7）恒牙萌出顺序紊乱（improper eruption sequence of permanent teeth）：由于遗传、乳牙早失、乳牙根尖病变或骨性粘连、多生牙及肿瘤等原因，都可能影响恒牙的萌出顺序。一般认为，正常的恒牙萌出顺序形成正常的咬合关系，萌出顺序异常常可导致错𬌗。如上颌第一恒磨牙在下颌第一恒磨牙之前萌出时，易形成远中错𬌗。又如上颌第二恒磨牙比前磨牙或尖牙早萌，使上颌第一恒磨牙向近中倾斜，缩短上牙弓的长度，使后萌的牙齿因间隙不足而拥挤错位。

正常恒牙萌出顺序：上颌为第一恒磨牙、中切牙、侧切牙、第一前磨牙、第二前磨牙、尖牙、第二恒磨牙及第三恒磨牙，下颌为第一恒磨牙、中切牙、侧切牙、尖牙、第一前磨牙、第二前磨牙、第二恒磨牙及第三恒磨牙。一般来说，下颌牙比上颌同名牙萌出稍早。

3. 功能性因素（functional factors） 儿童的任何器官都需要合理地使用，适当地行使功能才可正常地发育，口腔器官亦不例外。常见有部分儿童吃的食物过于细软，缺少足够的硬度，咀嚼功能得不到充分的发挥，牙颌系统发育缺乏正常的生理性刺激，这是引起牙弓发育不良、牙齿拥挤的一个重要因素。

（1）吮吸功能异常：婴儿出生后即有吮吸动作，这是婴儿赖以生存的一个基本条件。婴儿出生时，下颌处于远中位置，借助哺乳来调整，若为母乳喂养，能给下颌以适当的功能性刺激，可以使下颌从远中向前调至中性位置。若是人工喂养，可由于奶瓶位置及喂养姿势不正确，或橡皮奶头大小不适，使婴儿下颌前伸不足或前伸过度，会造成下颌远中错位或下颌前突畸形。由此可见，哺乳与下颌发育的关系十分密切。

（2）咀嚼功能异常：咀嚼肌未能充分使用，不能有效地发挥咀嚼功能，对牙、颌、面的功能性刺激不够，会使颌面部发育不足。高度的咀嚼功能是预防错𬌗畸形最自然和最有效的方法之一。一般认为，高度精制的、柔软黏滞的食物是引起错𬌗畸形的原因之一。

（3）呼吸功能异常：正常的鼻呼吸功能可保证颌面部的正常发育。当出现慢性鼻炎、鼻窦炎、鼻甲肥大、扁桃体肥大、腺样体肥大等鼻咽部疾病时，正常的鼻腔通道部分或全部被阻塞，被迫用口进行呼吸，久之会影响到牙、颌、面的正常发育。

口呼吸时下颌下垂，舌体也被迫牵引向下，上颌牙弓失去内外肌的正常动力平衡，使上颌牙弓的宽度得不到正常发育，同时气流从口腔通过，腭顶的正常下降也受到阻碍，久之导致唇肌松弛，开唇露齿，上唇外翻，上牙弓狭窄，腭盖高拱，上前牙拥挤或前突。睡眠时，口呼吸的表现最明显，张口呼吸，舌及下颌后退，形成下颌后缩畸形。当扁桃体肥大时，咽腔变窄，为了减轻呼吸困难，舌体必须前伸，舌根离开会厌，带动下颌向前，久而久之会造成下颌前突畸形。

（4）异常吞咽：正常的吞咽动作是依靠咀嚼肌的作用，将上下颌牙弓紧密地咬合在正中𬌗位，上下唇闭合，舌体位于牙弓之内与牙齿舌面和硬腭接触，舌从内侧，唇颊肌肉从外侧对牙列、颌骨施加压力形成内外动力平衡，从而保证儿童牙、颌、面的正常生长发育。

婴儿时期，舌体充满于口腔，紧贴着硬腭及上下唇。婴儿的吮吸功能是由舌、唇和下颌的协调活动而实现的。婴儿吃奶时，尤其是用奶瓶人工喂养时，舌位于上下牙槽嵴之间与唇保持接触进行吞咽，这是婴儿时期的特有生理现象。随着上下颌骨的增大、牙齿萌出，使口腔扩大，吞咽方式亦适应随之改变，舌不再接触唇。但是，如果婴儿时的吞咽方式继续保留，吞咽时唇不能闭合，牙齿不能咬合，牙弓内外失去正常动力平衡，在吞咽动作中，舌对上下牙弓所施加的压力使上前牙唇向倾斜，并将下前牙压低，逐渐形成上牙弓前突及开𬌗畸形。此外，下颌被降肌群向后下牵引，可发展成为下颌后缩畸形（图 3-5）。

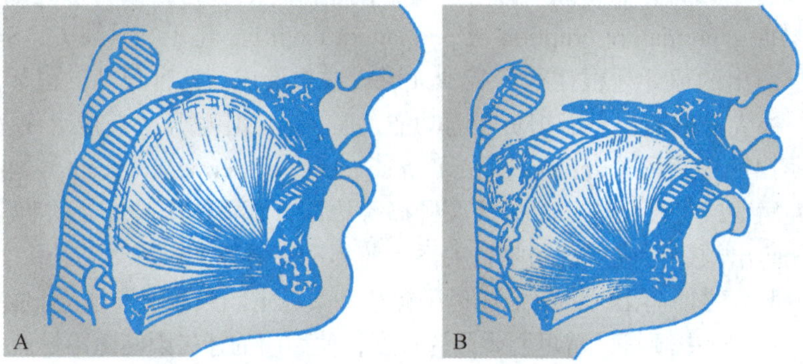

图 3-5 正常与异常吞咽习惯

A. 正常吞咽；**B.** 异常吞咽

（5）肌功能异常：颌面部肌肉以两种方式影响颌骨的生长发育。首先，肌附着处骨的形成依赖于肌的活动。其次，肌系统是软组织系统的重要组成部分，而软组织系统的功能在正常情况下应该使下颌骨向下、向前生长。肌肉的过度收缩如胸锁乳突肌的强直性收缩，可使头部歪斜、生长受限而致面部不对称。反之，肌萎缩可减少肌的活动，产生肌无力综合征，会进一步使下颌移位，常见的结果是垂直向过度生长，后方过度萌出及前牙开𬌗等。

4. 口腔不良习惯（oral habits） 所谓习惯就是指在一定间隔时间内有意识或无意识地反复做一相同的动作，并持续下去。口腔不良习惯可导致骨骼、肌肉及牙齿各方面的改变，在错𬌗畸形的病因中占有重要的位置。

（1）吮指习惯（digital sucking）：吮指活动与口腔肌肉密切相关。Prendran 认为，吮指是婴幼儿最初学会神经反射的一种行为，儿童在 3 岁前有吮指习惯尚可视为正常的生理活动，这种习惯通常在 4 ～ 6 岁以后逐渐减少而自行消失。在这之后继续存在则属于不良习惯，可导致明显的错𬌗畸形。有长期吮指习惯的儿童常见到手指上有胼胝及手指弯曲等现象，这是诊断吮指习惯的一个重要标志。

吮指习惯所造成错𬌗畸形的类型与吮指部位、颊肌收缩的张力及吮吸时的姿势有关。如吮拇指时，将拇指置于正在萌出的上下前牙之间，则会阻止前牙的正常萌出，形成前牙圆形开𬌗。在此基础上，可继发伸舌习惯，又加重开𬌗程度。吮拇指动作时，由于颊肌收缩，口腔内气压降低，使牙弓狭窄，上前牙前突，开唇露齿，并伴有单侧或双侧后牙反𬌗。拇指压在硬腭上，可使其造成凹陷，妨碍鼻腔向下发育（图 3-6）。吮小指或示指时，一般形成局部小开𬌗。

（2）舌习惯（tongue thrusting）：儿童在替牙期常用舌尖舔松动的乳牙、乳牙残根或初萌的恒牙，如果这种动作长期持续存在，则易形成不良舌习惯，包括舔牙、吐舌或伸舌习惯。由吮指及口呼吸等习惯造成开𬌗之后，极易继发舌习惯。舌习惯的危害主要是引起开𬌗畸形（图 3-7）。有时动作伴有下颌向前伸，造成前牙开𬌗及下颌前突畸形。替牙期时，患儿常用舌舔下前牙的舌面或松动的乳牙，形成舔牙习惯，增大舌肌对下前牙的作用力，促使下前牙唇向倾斜，出现牙间隙，甚至形成反𬌗。如果舌同时舔上下前牙则形成双牙弓或双颌前突。

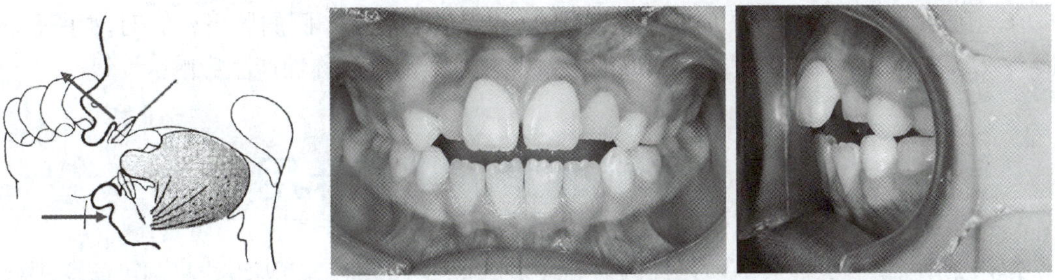

图 3-6　吮拇指习惯与错殆畸形

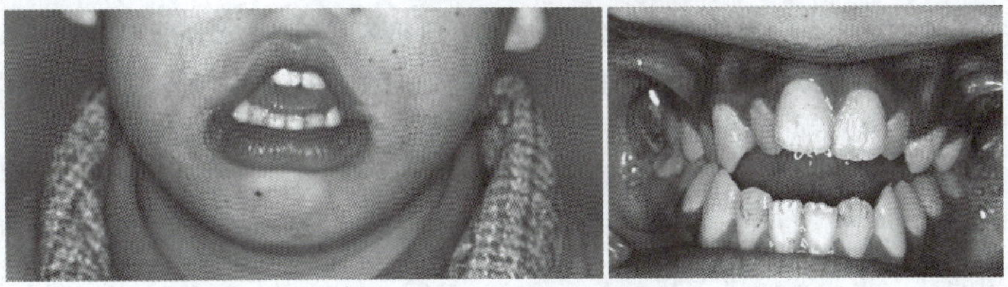

图 3-7　舌习惯与错殆畸形

（3）唇习惯（lip habits）：唇习惯多发生在 6 ～ 15 岁，女孩较多见，可单独存在，也可伴有吮指习惯。鉴于咬上下唇对牙齿的压力不同，造成的错殆畸形也有差异。

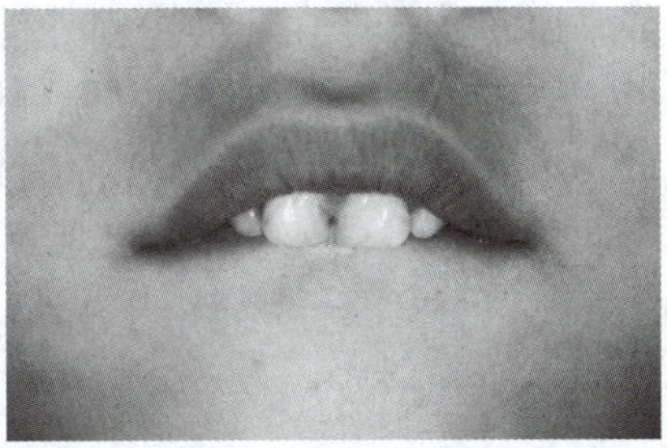

图 3-8　咬下唇习惯

1）咬下唇习惯：下唇处于上前牙舌侧和下前牙唇侧，从而增加了对上前牙舌侧的压力及对下前牙唇侧的压力，使上前牙向唇侧倾斜移位而出现牙间隙；阻碍下牙弓及下颌向前发育并压下前牙向舌侧倾斜移位呈拥挤状态，在上下前牙之间形成深覆盖。深覆盖颜面表现为开唇露齿，上唇短而厚，上前牙前突和下颌后缩等症状（图 3-8）。

2）咬上唇习惯：形成错殆畸形的机制与咬下唇习惯相反，容易形成前牙反殆、下颌前突及近中错殆等畸形。

（4）偏侧咀嚼（asymmetrical chewing）：由于一侧后牙区有深龋，或有乳磨牙或恒磨牙早失，或有错殆存在，影响了该侧牙列的正常咀嚼，儿童愿意用健侧咀嚼食物，久之形成偏侧咀嚼习惯。偏侧咀嚼下颌经常偏向咀嚼侧运动，牙弓向咀嚼侧旋转，趋于远中殆关系，失用侧趋于近中关系，下前牙中线向咀嚼侧偏移，颜面左右两侧发育不对称。健侧牙颌发育较充分，有自洁作用。废用侧咀嚼功能低下，牙颌发育较差且缺乏自洁作用，使牙垢、牙石堆积，易发生龋病和牙周病。

（5）咬物习惯：多见咬铅笔和啃指甲，咬物固定在牙弓的某一部位，常形成局部小开殆畸形（图 3-9）。

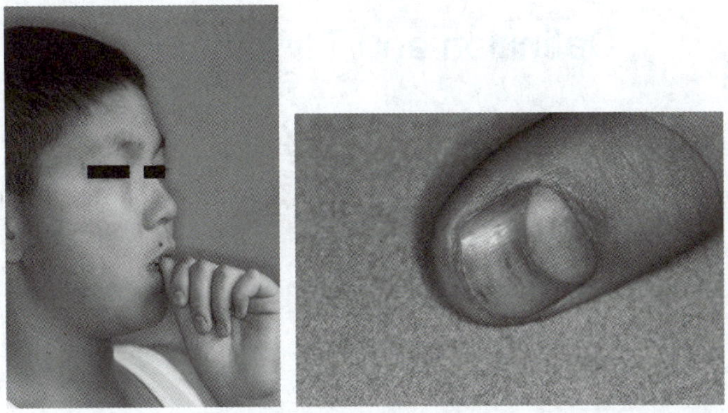

图 3-9　咬指甲习惯

（6）睡眠习惯：儿童睡眠时，经常用手、肘或拳头枕在一侧的脸下，有时用手托一侧腮部读书或思考问题，都可对牙、颌、面的正常发育及面部的对称性产生影响。

三、形成因素的相互作用

错𬌗畸形的病因大体分为遗传性因素和环境因素。不同性质的因素或机制可能形成相同类型的错𬌗畸形，比如遗传因素、替牙障碍、不良习惯、功能因素等可分别使磨牙呈远中关系，从而形成安氏Ⅱ类错𬌗。而在个体的错𬌗畸形发生过程中，可能是一种因素或机制在起作用，但更多的是多种因素或机制共同在起作用。比如对大部分个体来说，下颌后缩有明显的遗传倾向，如果患者由于鼻腔疾病同时伴有口呼吸，以及由于上乳磨牙早失而磨牙前移，这些环境因素与遗传因素一起相互作用，会加重畸形的程度，导致严重的骨性Ⅱ类、前牙深覆盖、上前牙拥挤或前突等错𬌗表现。临床上许多安氏Ⅱ类错𬌗可看出其病因常常是多种因素（骨性因素、牙性因素和功能性因素）交织在一起。

单纯的吮拇指习惯可导致前牙圆形开𬌗，这又容易继发舌习惯，如果没有及时干预，则进一步加重前牙开𬌗的程度。同时这些不良习惯又引起下颌及舌的位置与功能变化，进而导致更复杂的错𬌗表现。这也说明错𬌗畸形是各个因素相互作用的结果，而不是简单独立的病因导致。

综上所述，错𬌗畸形的病因在分类上彼此相关，难分主次；在作用上互相影响、错综交织。只有深刻理解这一点，才能正确制订错𬌗畸形的预防和治疗措施。

Summary

Malocclusion is a development condition. In most instance, malocclusion and dentofacial deformity are caused, not by some pathologic process, but by moderate distortions of normal development. Occasionally a single specific cause is apparent, as for example, mandibular deficiency secondary to a childhood fracture of the jaw or the characteristic malocclusion that accompanies some genetic syndromes. More often these problems result from a complex interaction among multiple factors that influence growth and development, and it is impossible to describe a specific etiologic factor.

Although it is difficult to know the precise cause of most malocclusions, we do know in general what the possibilities are, and these must be considered when treatment is considered. It concludes with a perspective on the interaction of hereditary and environmental influences in the development of the major types of malocclusion.

Definition and Terminology

遗传（heredity）：Genetic transmission of a trait from parents to offspring.

病因学（etiology）：The study of the cause origin, and method of introduction of a condition or disease.

（聂　琼　谷　岩）

第四章　错聆畸形的分类

The Classification of Malocclusion

一、正常聆

（一）理想正常聆

保存全副牙齿，牙齿在上下牙弓上排列得很整齐，上下牙的尖窝关系完全正确，上下牙弓的聆关系非常理想，称之为理想正常聆（ideal nomal occlusion）。

（二）个别正常聆

凡轻微的错聆畸形、对于生理过程无大妨碍者，都可列入正常聆的范畴。这种正常范畴内的个体聆表现各有不同，故称之为个别正常聆（individual normal occlusion）（图 4-1）。

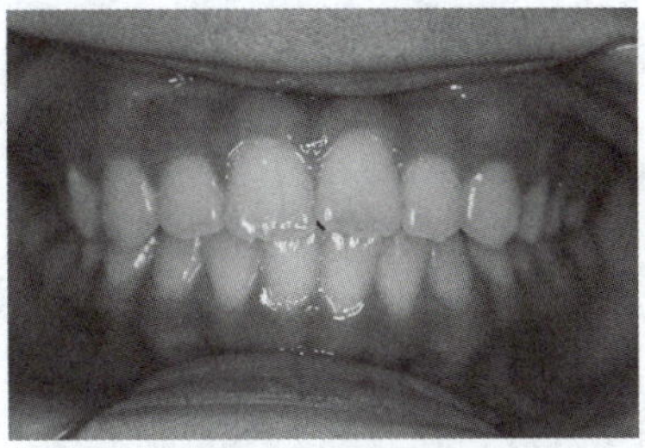

图 4-1　个别正常聆

（三）正常聆的六项标准

20 世纪 60 年代，Andrews 研究了 120 名未经正畸治疗的白种人恒牙期自然牙列，提出了正常聆的六项标准（six keys to normal occlusion）。

1. 磨牙关系（molar relationship） 上颌第一恒磨牙近中颊尖咬合于下颌第一恒磨牙近中颊沟上；同时上颌第一恒磨牙远中颊尖的远中斜面咬合于下颌第二恒磨牙近中颊尖的近中斜面上，上颌尖牙咬合于下颌尖牙和第一前磨牙之间（图 4-2）。

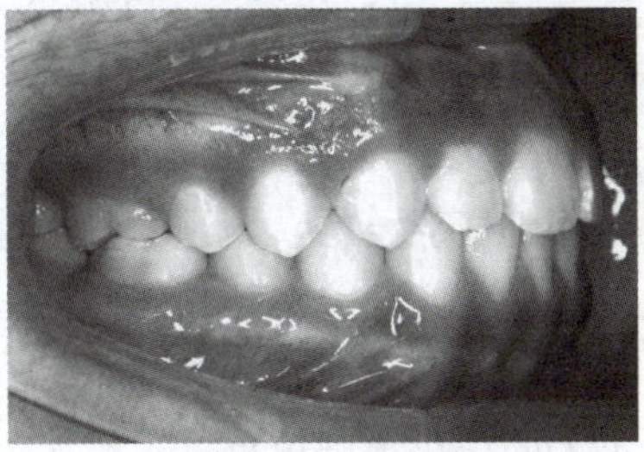

图 4-2　磨牙关系

2. 牙齿近、远中倾斜（tip） 牙齿临床冠长轴与聆平面垂线所组成的角为冠角或轴倾角，代表了牙齿的近、远中倾斜程度。临床冠长轴的龈端向远中倾斜时冠角为正值，向近中倾斜时冠角为负值。正常聆的牙冠龈端都向远中倾斜，冠角为正值（图 4-3）。

3. 牙齿唇（颊）-舌向倾斜（torque） 牙齿临床冠长轴的唇（颊）舌向倾斜度称为牙冠倾斜或冠转矩，反映牙齿的唇（颊）舌向倾斜度。不同牙齿有不同的冠转矩。正常聆上切牙向唇侧倾斜，转矩角为正；下切牙冠接近直立；从尖牙起，上、下后牙牙冠都向舌侧倾斜，转矩角为负，磨牙比前磨牙更明显（图 4-4）。

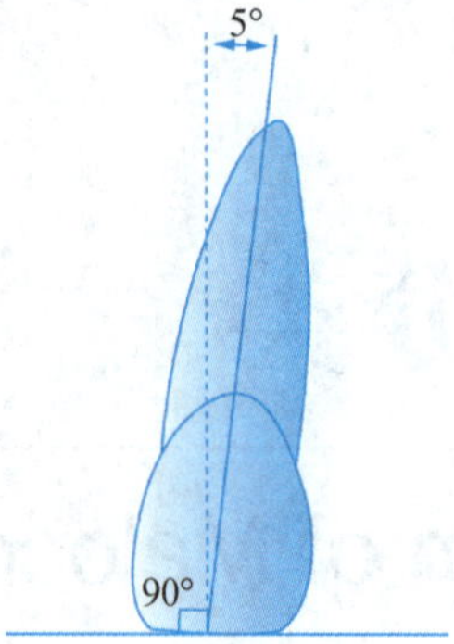

图 4-3　冠角

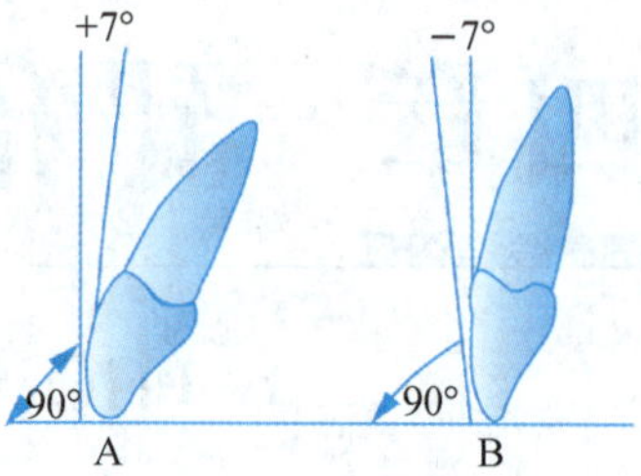

图 4-4　转矩

4. 旋转（rotation） 正常𬌗应没有不适当的牙齿旋转。后牙旋转后占据较多的近远中间隙；前牙正好相反，占据较少的近远中间隙。

5. 邻面接触（contact） 正常𬌗牙弓中相邻牙齿都保持相互接触，无牙间隙存在。

6. 𬌗曲线（occlusal curve） 正常𬌗的𬌗曲线较为平直，或稍有 Spee 曲线，Spee 曲线深度在 0 ～ 2.5 mm。Spee 曲线较深时，上颌牙齿可利用的𬌗平面受限，上牙弓不足以容纳上颌牙齿。颠倒的 Spee 曲线为上颌牙齿提供的𬌗面过大，上颌牙齿的间隙过多（图 4-5）。

正常𬌗的六项标准是牙齿排列关系的最佳自然状态，也是正畸治疗的目标。

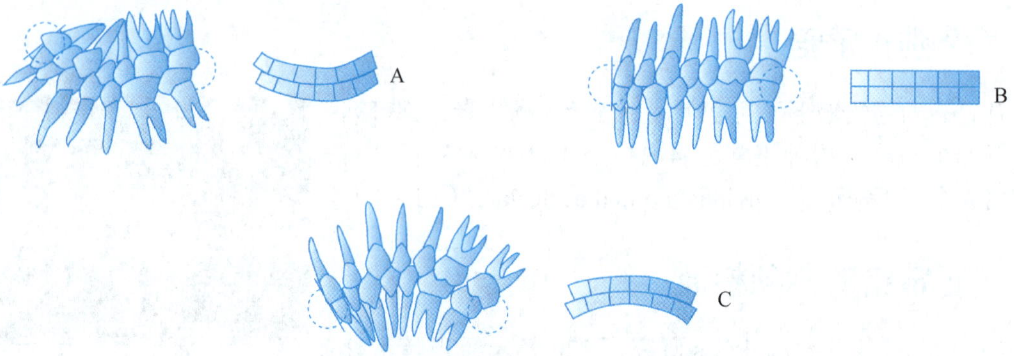

图 4-5　Spee 曲线

A. Spee 曲线较深；B. 正常 Spee 曲线；C. 颠倒的 Spee 曲线

（四）Roth 功能𬌗标准

随着对𬌗的认识进一步加深，正常𬌗的概念不应仅局限于牙齿之间的静止关系，还应考虑到其动态的功能特征，因此提出了 Roth 功能𬌗标准（criteria for Roth functional occlusion）。

（1）上下颌牙齿在最大尖窝接触关系位时，下颌髁突位于关节窝的最上、最前部位置，水平向位于正中位置。

（2）正中𬌗时，后牙应均衡、平稳地接触，𬌗力应尽可能沿后牙牙长轴的方向；前牙应无接触（下切牙切缘与上切牙舌面应有 1.3 mm 的间隙），以避免前牙及支持组织承受侧向力。

（3）前牙应该有正常覆𬌗覆盖，以便下颌在离开最大𬌗接触关系而做任何方向的运动时，所有前牙（特别是尖牙）的斜面导向作用能迅速地使后牙脱离𬌗接触。前牙的这种引导作用应与由颞下颌关节形态决定的下颌运动型相协调，从而使前牙受到最小的侧向力。前伸𬌗时前牙接触，保护后牙免受侧向力。侧方𬌗时工作侧尖牙的斜导面引导形成尖牙保护𬌗。

（4）𬌗面形态如牙尖高度、窝的深度、沟和嵴的方向、尖的位置，应尽可能与下颌各种运动相协调，以避免𬌗干扰。

二、Angle 错𬌗畸形分类法

错𬌗畸形的表现多种多样，为便于临床诊断、矫治设计和研究，学者们提出了众多的错𬌗畸形分类法。Angle 在 1899 年提出的错𬌗畸形分类法是迄今应用最广泛的分类法，其基础为上下颌牙弓矢状向关系。Angle 认为上颌骨固定于头颅上，位置恒定，上第一恒磨牙生长在上颌骨上，稳定而不易错位，遂以上第一恒磨牙为基准，将错𬌗畸形分为三类。

（一）第一类错𬌗——中性错𬌗（Class Ⅰ，neutroclusion）

上下颌骨及牙弓的近、远中关系正常，即当正中𬌗位时，上第一恒磨牙的近中颊尖咬合于下第一恒磨牙的近中颊沟内。若全口牙齿无一错位者，称为正常𬌗；若有错位者，则称为中性错𬌗或第一类错𬌗（图 4-6）。

第一类错𬌗可表现有牙列拥挤或间隙、上牙弓前突、前牙深覆盖、双牙弓前突、前牙反𬌗、深覆𬌗、开𬌗、牙弓狭窄及后牙颊、舌向错位等。

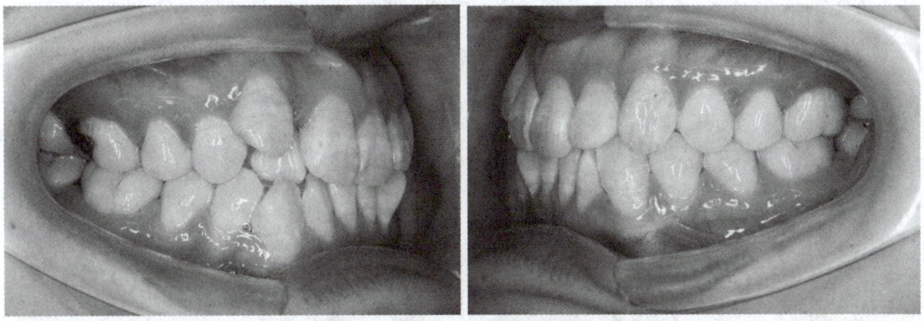

图 4-6　Angle Ⅰ

（二）第二类错𬌗——远中错𬌗（Class Ⅱ，distoclusion）

下牙弓及下颌处于远中位置。若下颌后退 1/4 个磨牙或半个前磨牙的距离，即上下第一恒磨牙的近中颊尖相对时，称为轻度远中错𬌗关系，远中尖对尖。若下颌再后退，以至于上第一恒磨牙的近中颊尖咬合于下第一恒磨牙与第二前磨牙之间，则是完全的远中错𬌗关系。

第二类，第一分类（Class Ⅱ，division Ⅰ）：在磨牙远中错𬌗关系之外，还有上颌切牙的唇向倾斜（图 4-7）。

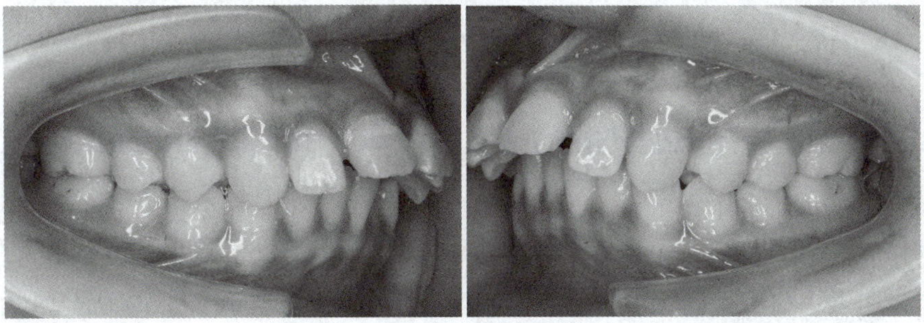

图 4-7　Angle Ⅱ[1]

第二类，第一分类，亚类（Class Ⅱ，division Ⅰ，subdivision）：只有一侧为远中错殆关系，而另一侧为中性殆关系（图 4-8）。

第二类，第二分类（Class Ⅱ，division 2）：在磨牙远中错殆关系之外，还有上颌切牙的舌向倾斜（图 4-9）。

第二类，第二分类，亚类（Class Ⅱ，division 2，subdivision）：只有一侧为远中错殆关系，另一侧为中性殆关系（图 4-10）。

伴随第二类第一分类的症状可能有前牙深覆盖、深覆殆，上唇短而松弛，下唇紧张，开唇露齿。伴随第二类第二分类的症状可能有内倾型深覆殆、面下 1/3 高度较短及颏唇沟明显等。

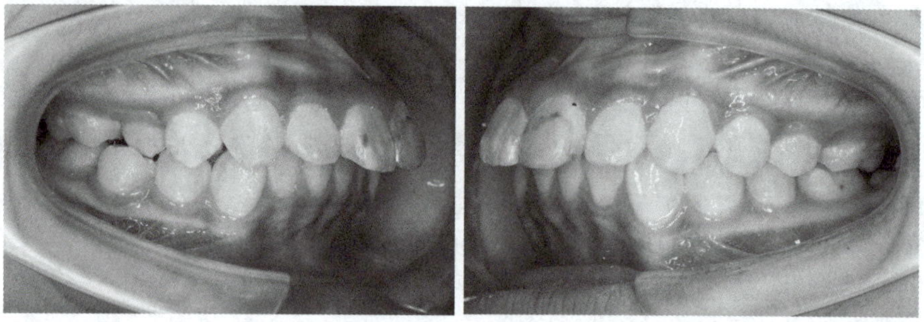

图 4-8 Angle Ⅱ^{1S}

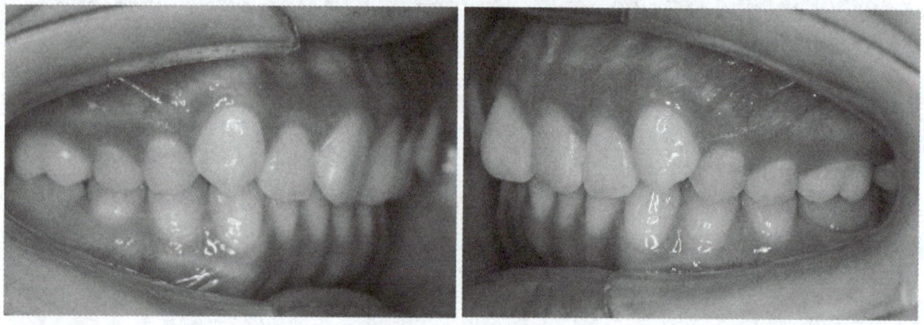

图 4-9 Angle Ⅱ^{2}

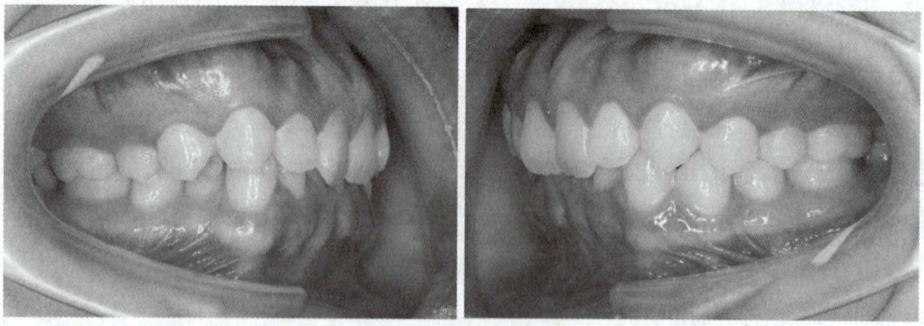

图 4-10 Angle Ⅱ^{2S}

（三）第三类错殆——近中错殆（Class Ⅲ，mesiocclusion）

下牙弓及下颌处于近中位置（图 4-11）。若下颌前移 1/4 个磨牙或半个前磨牙的距离，即上第一恒磨牙的近中颊尖与下第一恒磨牙远中颊尖相对时，称为轻度近中错殆关系，近中尖对尖。若下颌再向近中移位 1/2 个磨牙或 1 个前磨牙的距离，以至于上颌第一恒磨牙的近中颊尖咬合在下第一、第二恒磨牙之间，则是完全的近中错殆关系。

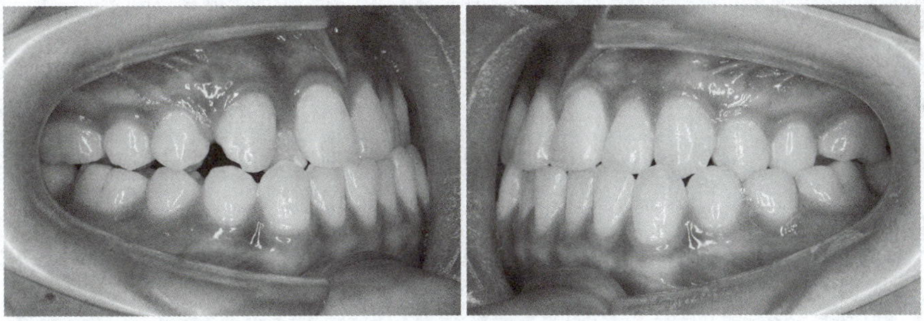

图 4-11　Angle Ⅲ

第三类，亚类（Class Ⅲ，subdivision）：为单侧的近中错殆，而另一侧为中性殆关系（图 4-12）。

伴随第三类错殆的症状，多有前牙的对殆或反殆。也可能出现上牙列无拥挤，而下颌前牙严重拥挤、下颌磨牙前移，从而形成磨牙的近中关系等情况。

由于 Angle 错殆畸形分类法以上下颌牙弓矢状方向关系为基础，简明易记，便于交流，临床应用方便，为迄今为止世界广泛应用的分类法。但有以下不足：

（1）上颌第一恒磨牙的位置并非绝对恒定。一些研究已经证明，无论远中或近中错殆，其错位者也可能是上颌或上牙弓，而不一定是下颌及下牙弓。同时上颌骨与颅底的位置关系并不是恒定的。

（2）错殆畸形表现是三维的，因此错殆畸形分类应从长、宽、高三方面来考虑。但本分类法只阐述牙、颌、面的矢状不调，而高度和宽度则没有提到。

（3）忽略了牙量、骨量不调导致错殆畸形的机制。

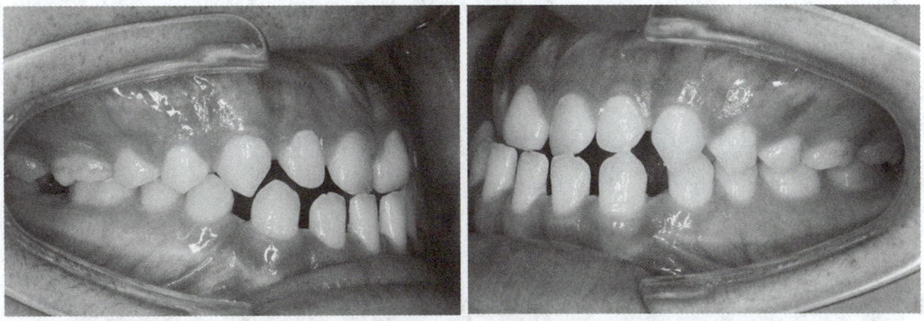

图 4-12　Angle $Ⅲ^{S}$

三、毛燮均错殆畸形分类法

1959 年，毛燮均教授以错殆畸形的机制、症状、矫治三者结合为基础，提出了一个分类法，简称毛氏分类法。1978 年又进一步加以完善，现介绍如下。

（一）第Ⅰ类——牙量、骨量不调

1. 第 1 分类（$Ⅰ^{1}$）（图 4-13）

主要机制：牙量相对大于骨量。

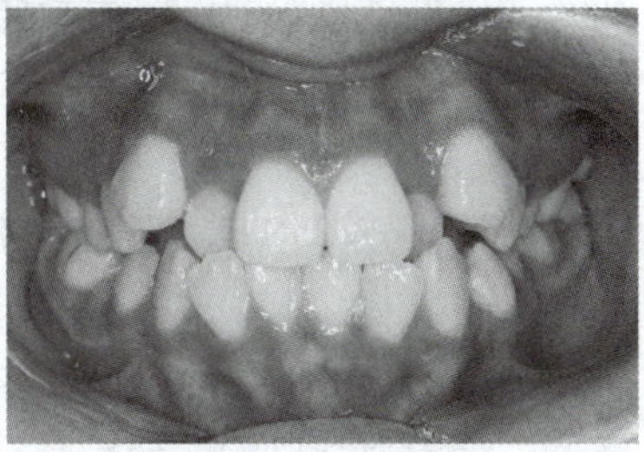

图 4-13　毛氏 $Ⅰ^{1}$

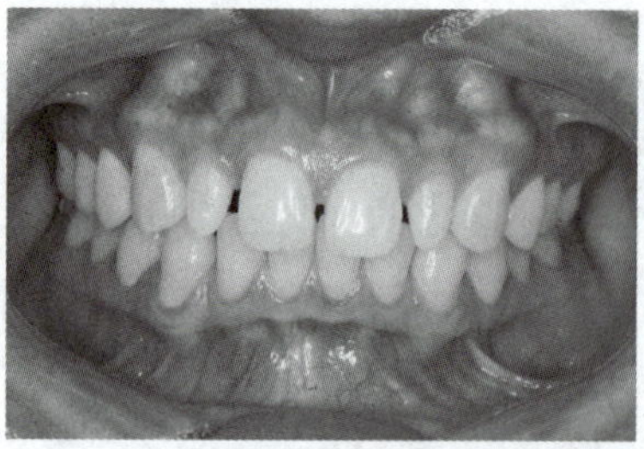

图 4-14 毛氏 I^2

主要症状：牙齿拥挤错位。

矫治原则：扩大牙弓，推磨牙向后，减径或减数。

2. 第 2 分类（I^2）（图 4-14）

主要机制：牙量相对小于骨量。

主要症状：有牙间隙。

矫治原则：缩小牙弓或结合修复治疗。

（二）第Ⅱ类——长度不调

1. 第 1 分类（II^1）——近中错𬌗（图 4-15）

主要机制：上颌或上牙弓长度较小，或下颌或下牙弓长度较大，或二者兼有。

主要症状：后牙为近中错𬌗，前牙为对𬌗或反𬌗。颏部可前突。

矫治原则：矫正颌间关系。推下牙弓向后，或牵上牙弓向前，或两者并用。

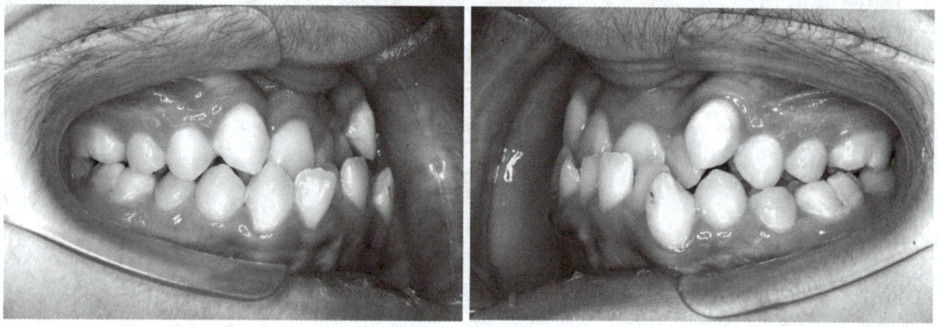

图 4-15 毛氏 II^1

2. 第 2 分类（II^2）——远中错𬌗（图 4-16）

主要机制：上颌或上牙弓长度较大，或下颌或下牙弓长度较小，或二者兼之。

主要症状：后牙为远中错𬌗，前牙深覆盖，颏部可后缩。

矫治原则：矫正颌间关系。推上牙弓向后，或牵引下牙弓向前，或二者并用。

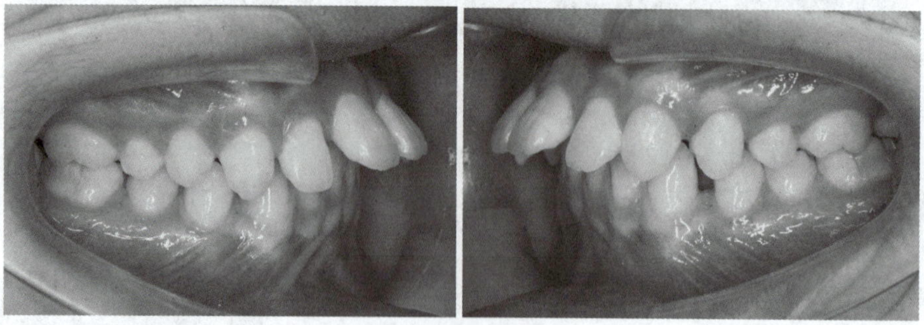

图 4-16 毛氏 II^2

3. 第 3 分类（II^3）（图 4-17）

主要机制：上颌或上牙弓前部长度较小，或下颌或下牙弓前部长度较大，或二者兼之。

主要症状：后牙中性𬌗，前牙反𬌗。

矫治原则：矫治前牙反𬌗。

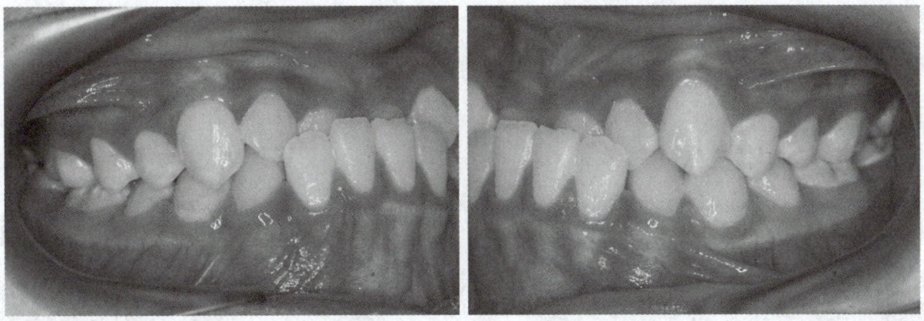

图 4-17　毛氏Ⅱ^{3}

4. 第 4 分类（Ⅱ^{4}）（图 4-18）

主要机制：上颌或上牙弓前部长度较大，或下颌或下牙弓前部长度较小，或二者兼之。

主要症状：后牙中性殆，前牙深覆盖。

矫治原则：矫正前牙深覆盖。

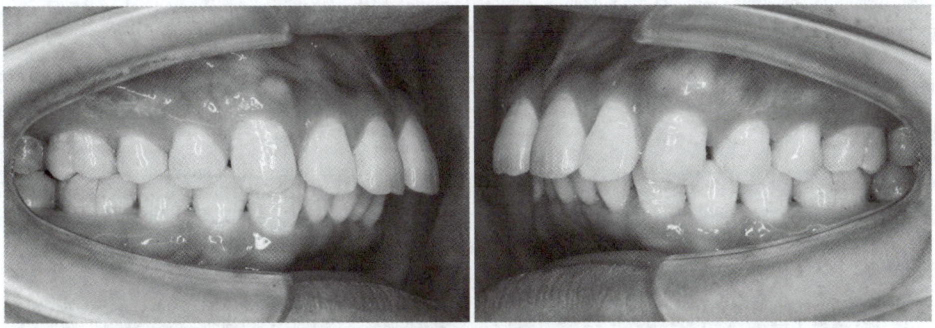

图 4-18　毛氏Ⅱ^{4}

5. 第 5 分类（Ⅱ^{5}）（图 4-19）

主要机制：上下颌或上下牙弓长度过大。

主要症状：双颌或双牙弓前突。

矫治原则：减径或减数，以减少上下牙弓突度，或推上下牙弓向后。

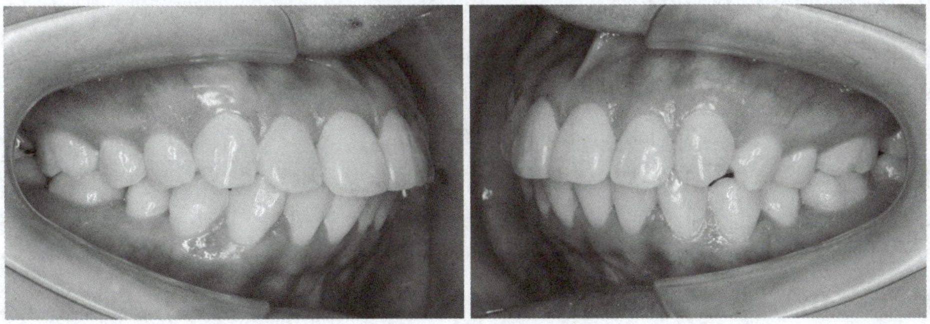

图 4-19　毛氏Ⅱ^{5}

（三）第Ⅲ类——宽度不调

1. 第 1 分类（Ⅲ^{1}）（图 4-20）

主要机制：上颌或上牙弓宽度较大，或下颌或下牙弓宽度较小，或二者兼有。

主要症状：上牙弓宽于下牙弓，后牙深覆盖或正锁殆。

矫治原则：缩小上牙弓宽度，或扩大下牙弓宽度，或二者并用。

2. 第 2 分类（Ⅲ^{2}）（图 4-21）

主要机制：上颌或上牙弓宽度较小，或下颌或下牙弓宽度较大，或二者兼之。

主要症状：上牙弓窄于下牙弓，后牙对𬌗、反𬌗或反锁𬌗。

矫治原则：扩大上牙弓宽度，或缩小下牙弓宽度，或二者并用。

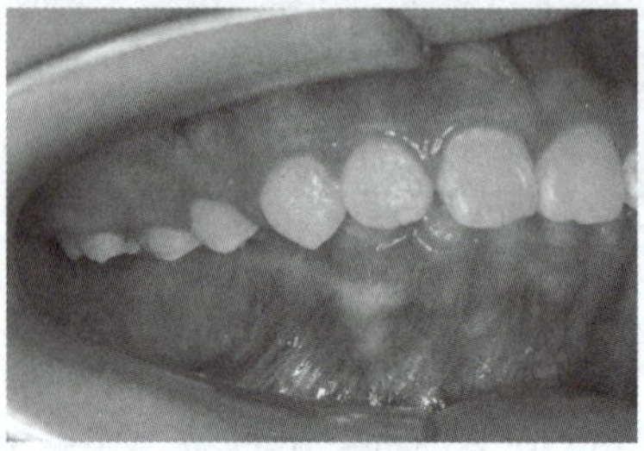

图 4-20　毛氏Ⅲ^{1}

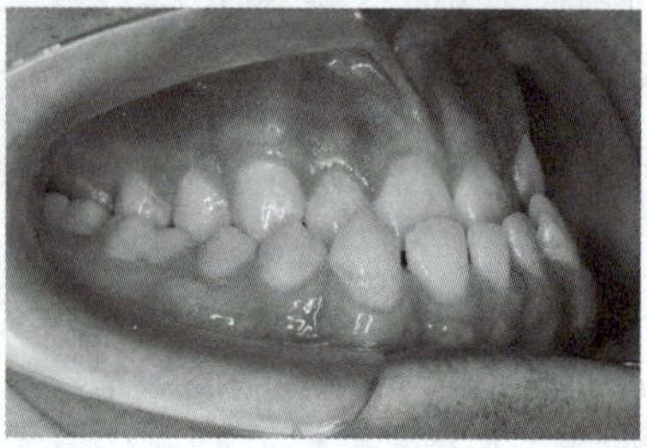

图 4-21　毛氏Ⅲ^{2}

3. 第 3 分类（Ⅲ^{3}）（图 4-22）

主要机制：上下颌或上下牙弓的宽度均过小。

主要症状：上下牙弓狭窄。

矫治原则：扩大上下牙弓，或用肌功能训练矫治法，并加强营养及咀嚼功能，以促进颌骨及牙弓的发育。

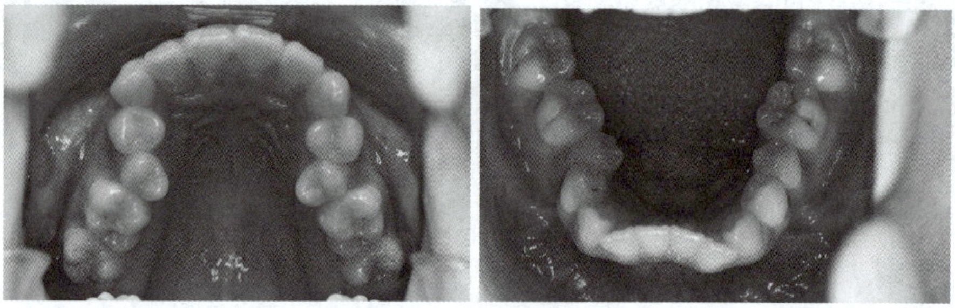

图 4-22　毛氏Ⅲ^{3}

（四）第Ⅳ类——高度不调

1. 第 1 分类（Ⅳ^{1}）（图 4-23）

主要机制：前牙牙槽过高，或后牙牙槽过低，或二者兼之。

主要症状：前牙深覆𬌗，可能表现为面下 1/3 过短。

矫治原则：压低前牙，或升高后牙，或二者并用。

2. 第 2 分类（Ⅳ^{2}）（图 4-24）

主要机制：前牙牙槽过低，或后牙牙槽过高，或复合机制。

主要症状：前牙开𬌗，可能表现为面下 1/3 过高。

矫治原则：升高前牙，或压低后牙，或二者并用，或需矫正颌骨畸形。

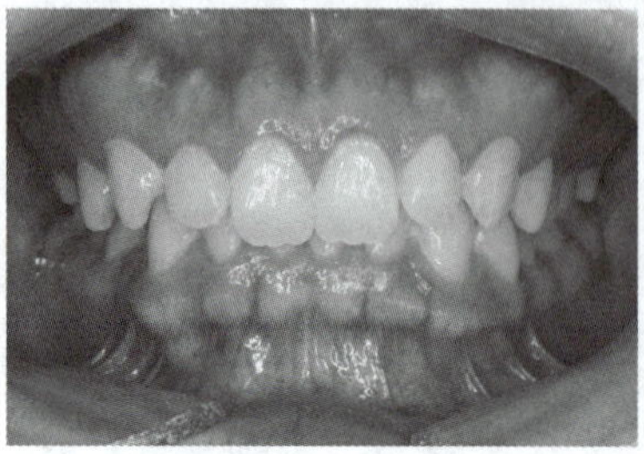

图 4-23　毛氏Ⅳ^{1}

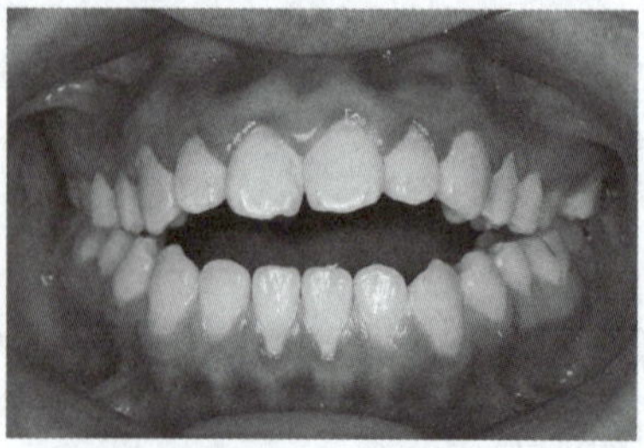

图 4-24　毛氏Ⅳ^{2}

（五）第Ⅴ类——个别牙齿错位

主要机制：由局部变化所造成的个别牙齿错位，也没有牙量、骨量的不调。

主要症状：一般错位表现有舌向、唇（颊）向、近中、远中、高位、低位、转位、易位、斜轴等情况。有时几种情况同时出现，例如唇向、低位、转位等。

矫治原则：按具体情况矫治处理。

（六）第Ⅵ类——特殊类型

凡不能归入前五类的错𬌗畸形统属此类，其矫治可按情况处理。

咀嚼器官在长、宽、高各方面有其正常范围。错𬌗畸形是脱离了正常范围的不调表现。

毛燮均教授对此分类法的临床应用做了以下说明：

（1）临床记录时，畸形类别可用符号书写，如 I^{1}、I^{2}、II^{2}、II^{3}……

（2）复合类型可用加号表示，如 $\mathrm{I}^{1}+\mathrm{III}^{1}$、$\mathrm{II}^{1}+\mathrm{III}^{1}$。就日常所见的错𬌗畸形而言，复合机制最多，单纯机制甚少。

（3）诊断时，在复合类型中，则按畸形类型之轻重缓急依次罗列。其中以首要畸形、首要机制作为分类代表，次要者不必罗列，以避免繁琐。凡严重而必须矫治者为首要，轻微可矫治或可不矫治者为次要。轻重的判断以畸形的程度及危害性为准，若几个类型必须全数列出时，应按其严重程度依次排列。

例如，患者的 II^{2} 畸形程度较重，是矫治的重点，则将它列在诊断的首要位置。其上下切牙虽然有 I^{1} 的表现，但程度轻，而且随着 II^{2} 的矫治，上切牙轻度拥挤可能获得矫正；随着下乳磨牙的替换，下切牙可获得调整。因此 I^{1} 的诊断位置自然应放在 II^{2} 之后，最后诊断为 $\mathrm{II}^{2}+\mathrm{I}^{1}$。

（4）1 个牙错位间隙不够的，应算为 I^{1} 类，而不算为Ⅴ类。个别牙错位而没有拥挤的情况才算做Ⅴ类。

（5）Ⅱ类及Ⅲ类错𬌗有时是单侧的，可用符号表示，如 ⌋ 符号表示右侧，∟ 符号表示左侧。

（6）关于究竟多少牙齿错位算为个别变化，多少牙齿错位才能有更大的代表性的问题，可将 1 个牙弓分为三段，即前牙段及两侧后牙段，若一段内只有 1～2 个牙齿错位，则算为个别的，3 个以上的牙齿错位则可以代表牙弓的异常。因为 3 个牙齿就前牙来说是半数，就后牙而言是过半数。例如 1～2 个前牙的反𬌗，若无牙量、骨量的不调，应归于Ⅴ类；若表现骨量不足，则可归于Ⅰ类；3 个以上的前牙反𬌗则为Ⅱ类。同理，1～2 个后牙的对𬌗、反𬌗或锁𬌗归为Ⅴ类或Ⅰ类，3 个以上的后牙对𬌗、反𬌗或锁𬌗则列为Ⅲ类，以此类推。

对毛燮均分类法的评价：

为了诊断和矫治的需要，国内外学者提出许多新的分类法。目前国际上普遍应用的是 Angle 错𬌗畸形分类法。毛燮均错𬌗畸形分类法在北京大学口腔医学院正畸科临床应用了 30 多年，实践证明此分类法具有以下特点：

（1）此分类法反映了两个科学依据，即咀嚼器官的立体结构和形态变化。

（2）此分类法将机制、症状、矫治三者结合，不仅从形态上分类，而且机制包括得较全面，在分类的同时，提示出大致的矫治方法或原则。

（3）此分类法突出阐述了现代人错𬌗畸形的基本机制即牙量、骨量不调的原则，并考虑牙、颌、面在长、宽、高三方面的协调关系。

毛燮均错𬌗分类法的不足之处在于比较繁琐，初学者不容易记忆；有其片面性，不能解释所有的错殆畸形。比如，Angle Ⅱ^{2}分类伴拥挤的患者大部分同时有长度不调，但是依据毛氏分类法的定义，诊断为毛氏Ⅳ^1 + Ⅰ^1，长度方面无对应分类。但不容忽视的是它对正畸临床及科学研究有一定的指导意义。

Summary

The publication of Angle's classification of malocclusion in the 1890s was an important step in the development of orthodontics because it not only subdivided major types of malocclusion but also included the first clear and simple definition of normal occlusion in the natural dentition. He thought that the upper first molars were the key to occlusion and that the upper and lower molars should be related so that the mesiobuccal cusp of the upper first molar occludes in the buccal groove of the lower first molar. if this molar relationship, which is referred as normal relationship of the molar, existed and the teeth were arranged on a smoothly curing line of occlusion, then normal occlusion would result.

According to the occlusion relationship of the first molar, Angle described the three classes of malocclusion as follows:

Class Ⅰ: normal relationship of the molar, but line of occlusion incorrect because of malposed teeth, rotations, or other causes.

Class Ⅱ: lower molar distally positioned relative to upper molar, line of occlusion not specified. The upper incisors are labially tilted in Class Ⅱ division 1 malocclusion while the upper incisors are lingually inclined in Class Ⅱ division 2 malocclusion.

Class Ⅲ: lower molar mesially positioned relative to upper molar, line of occlusion not specified

Note that the Angle classification has four classes: Normal occlusion, Class Ⅰ malocclusion, Class Ⅱ malocclusion, Class Ⅲ malocclusion.

Definition and Terminology

正常殆（normal occlusion）: Desirable articulation between the maxillary and mandibular teeth.

旋转（rotation）: Movement of a tooth around its long axis.

牙齿近、远中倾斜（tip）: Mesial or distal angling of the tooth.

牙齿唇（颊）- 舌向倾斜（torque）: Rotation occurring around a mesiodistal axis.

（聂　琼）

第五章　错殆畸形的检查诊断

Evaluation and Diagnosis of Malocclusion

一、一般检查

（一）问诊

在正畸患者的检查诊断中通过问诊（questionnaire）可以获得患者很多的重要资料。这些资料在为患者做出恰当的治疗计划中起着十分重要的作用。问诊内容包括患者主诉及健康状况。

1. 主诉（chief complaint） 主诉是患者就诊的目的和要求解决的主要问题。在临床工作当中，经常会出现患者的要求和正畸医师发现的主要错殆表现不一致的情况。所以，注意患者主诉的采集、认真了解患者真正关心的错殆表现，对治疗的顺利进行是十分关键的。

2. 健康状况（health status）

（1）生长发育：由于少年儿童的快速生长有利于牙齿移动以及正畸的某些治疗需要在生长发育高峰期内进行，故正畸患者生长发育情况的检查与记录非常重要。问诊过程中要记录患者的身高、体重及变化情况，通过问诊和观察了解患者第二性征的出现情况及出现时间，如女性月经初潮出现的时间及男性喉结、胡须等情况，以便于评价患者的生长发育阶段和决定矫治设计及矫治开始的时间。

（2）病史：询问患者是否有正在治疗的急性或慢性疾病。并非存在全身疾病的患者都是正畸治疗的禁忌证，但是某些疾病如癫痫、糖尿病等需要在药物的良好控制之下才能进行治疗。存在先天性心脏病如二尖瓣或三尖瓣疾患的患者，在必要时需配合抗生素的治疗。另外，在病史的采集中应注意了解患者是否存在过敏史，除了药物过敏以外还需了解对其他物质的过敏情况，与正畸治疗相关的如乳胶及金属等。

（3）牙病史：患者是否有过牙齿的外伤或颌骨的骨折史。外伤尤其是外伤脱位的牙齿在正畸过程中移动困难。下颌骨骨折可能是患者颜面不对称的原因。一些牙殆畸形的产生是由于乳恒牙替换障碍所致，了解患者牙齿替换及萌出的情况对于病因的确定是不可缺少的。

（4）家族史、遗传史：错殆畸形及一些具有口腔颌面部畸形的综合征具有家族性或遗传性，故需问诊患者家族的错殆情况及母亲怀孕时的营养、疾病、用药情况，以确定患者的错殆畸形是否具有家族性及遗传性。

（5）口腔不良习惯（oral habits）：口腔不良习惯会引起牙颌面的畸形并影响正畸治疗的稳定性，如吮指（digital sucking）、吮拇（thumb suckinig）、吐舌（tongue thrust）、咬唇（lip habits）、咬物及口呼吸等。了解不良习惯持续的时间对分析患者的错殆病因、制订有效的矫治方案及保持方式都很重要。

（二）临床检查

临床检查（clinical examination）的目的是了解患者面部形态、错𬌗情况及口腔健康状况，为诊断和治疗提供依据。临床检查包括面部、牙齿、牙弓及牙弓关系、颌骨、颞下颌关节、口腔颌面软组织等。当然，患者还需要进行一些特殊的检查以补充单纯临床检查不能获得的信息，如曲面断层 X 线片、头颅正侧位 X 线片及腕骨片、颞下颌关节片等 X 线检查和面部及牙𬌗照相、牙𬌗模型等。

1. 面部检查（evaluation of facial esthetics） 多数患者对于面部的关注比对牙齿的关注更多。对于错𬌗畸形患者的面部检查包括面型（facial profile）、唇间关系（lip relationship）、面部高度（facial height）及面部对称性（facial symmetry）。

（1）面部正面检查：从患者的正面观可以获得面部对称性、面部高度关系及唇齿关系的信息。

1）面部对称性：检查面部对称性时可以使患者仰卧于牙科椅上，检查者从患者头顶向下看；也可以使患者坐直从正面观察。以人体中线评价面部的对称性，记录颏部位置（图 5-1、5-2）。

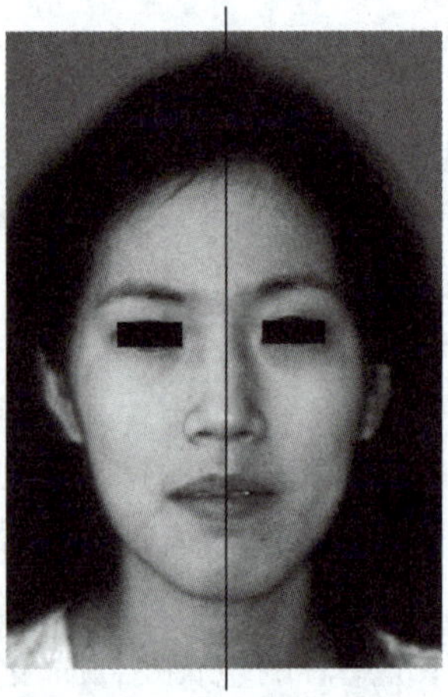

图 5-1　面部对称性

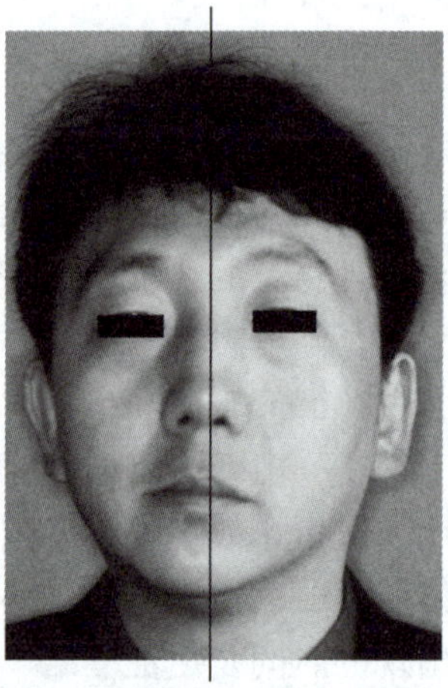

图 5-2　面部不对称、颏右偏

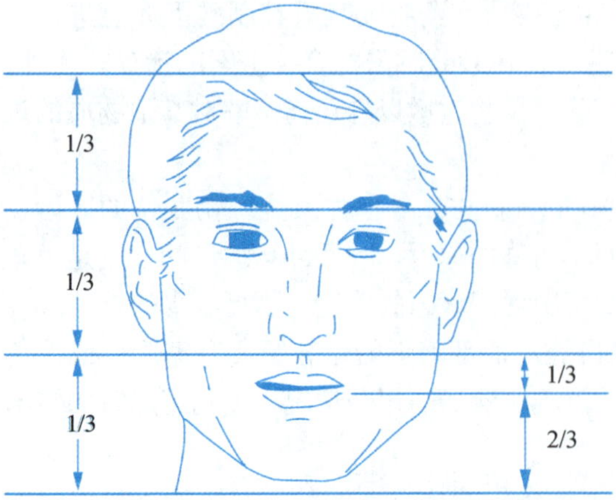

图 5-3　面部高度的检查

2）面部高度：一般以发际、眉心及鼻底作为分界，将面部分为上、中、下三等分，任何一部分的高度增加都说明了面部垂直比例的异常（图 5-3）。

3）唇齿关系：评价患者自然放松状态下及微笑时的上前牙与上唇的关系。放松时正常情况下（图 5-4），上下唇自然分开，上切牙切缘露出上唇缘外不超过 2 mm，上切牙过度外露则为开唇露齿（图 5-5）。微笑时，上切牙暴露大部分，可以少量露出上牙龈（不超过 2 mm）（图 5-6），暴露过多则为露龈微笑（图 5-7）。

（2）面部侧面检查：患者侧面的检查可以了解颌骨的突度、面型、唇间关系等，是一种比较直观的分析方法。

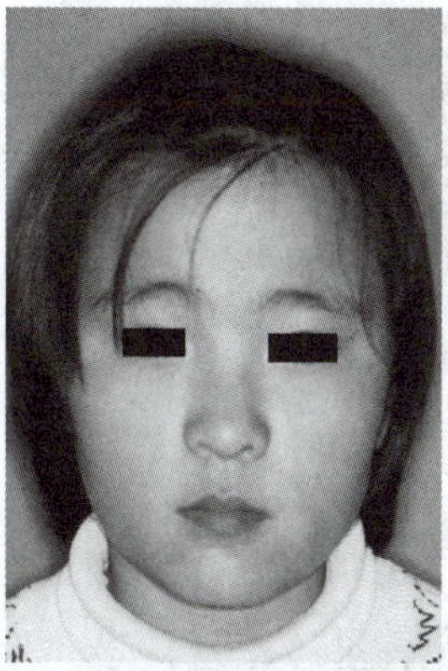

图 5-4　正常唇间关系

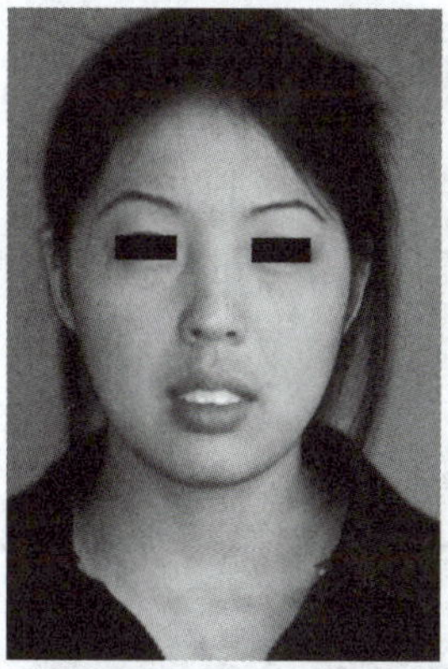

图 5-5　开唇露齿

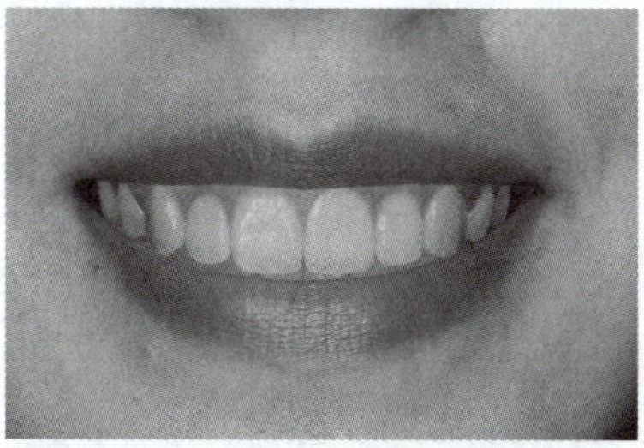

图 5-6　微笑时正常唇齿关系

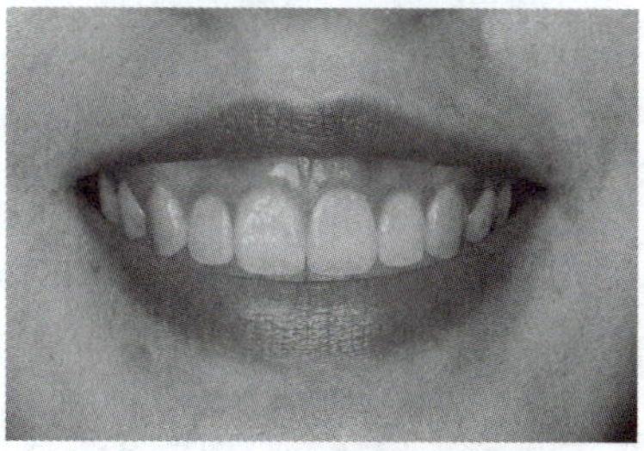

图 5-7　露龈微笑

1）颌骨突度及面型：以鼻根、上唇基底及颏前部三点的连线判断患者颌骨的突缩程度。当三点呈一条直线时，患者为直面型（straight profile），上下颌骨突度基本正常；当三点连线呈向后的夹角时为突面型（convex profile），下颌相对后缩；当三点连线呈向前夹角时，患者为凹面型（concave profile），下颌相对前突（图 5-8）。

2）唇间关系：唇间关系、唇的形态和厚薄及唇肌功能的不同影响矫治方案的选择。比如较薄的唇在正畸治疗后随着硬组织的变化较明显，而厚唇在正畸治疗后随着硬组织的变化不明显。所以，检查唇的长短厚薄、突缩程度、唇间关系等是十分重要的。检查时要求患者自然放松，观察患者上下唇之间的关系是否协调，有无开唇露齿，上下唇厚度是否正常，是否存在上下唇过短外翻等功能不良的情况（图 5-9、5-10）。同时还应关注患者唇肌的功能状况，唇肌功能亢进及唇肌功能不足都可能影响唇齿关系的评价，需要患者进行肌肉的训练或相关治疗。

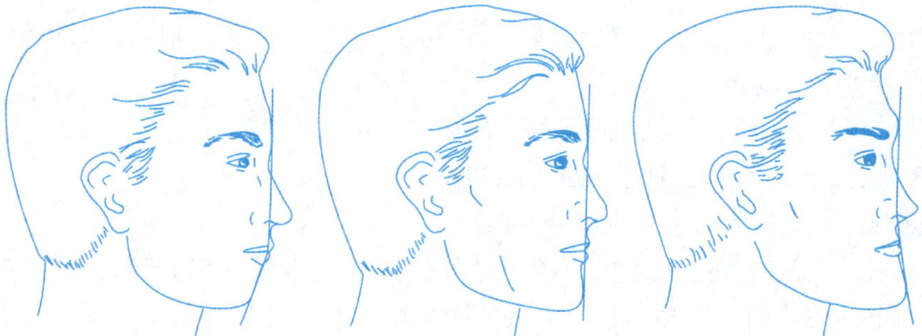

凸面型　　直面型　　凹面型

图 5-8　侧貌面型

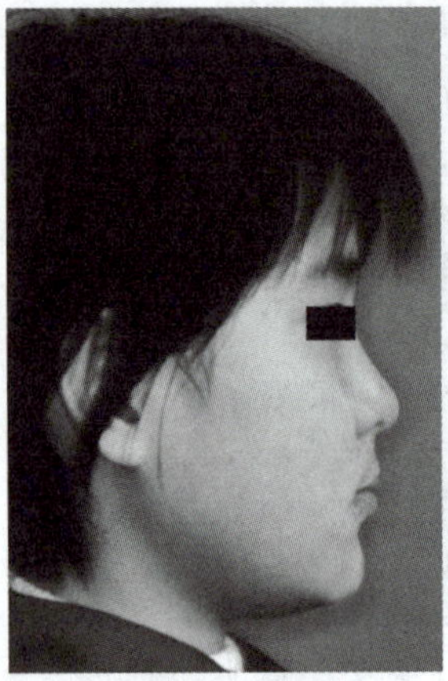

图 5-9 唇间关系正常

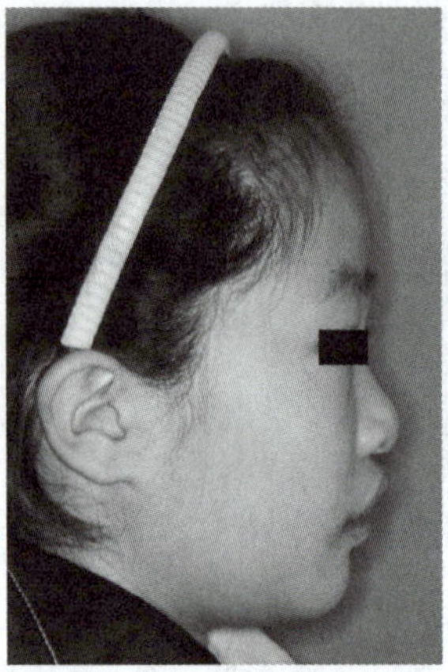

图 5-10 上唇短缩、开唇露齿

2. 口内检查（intra-oral levaluation）

（1）牙䅩发育阶段：记录患者牙䅩阶段是乳牙期、替牙期还是恒牙期。不同的错䅩畸形需要开始治疗的阶段不同。

（2）牙齿健康状况：评价患者的口腔卫生状况，口腔卫生状况不佳的患者不能马上开始正畸治疗。记录龋坏及龋坏牙的治疗情况。评价与记录患者牙齿的大小及形态异常如锥形牙、柱形牙、融合牙以及过大牙和过小牙。记录存在的牙齿数目异常如多生牙或缺失牙。一般来讲，上颌侧切牙容易出现牙齿形态和大小的异常，最常出现多生牙的区域是上颌中切牙区，除第三磨牙外最常见的缺失牙是下颌侧切牙、上颌侧切牙和第二双尖牙。

（3）牙齿排列：牙齿排列是否整齐，牙弓中有无间隙或拥挤存在，同时应记录重要的牙齿错位如颊舌向、斜轴、扭转、易位等。存在牙列间隙或拥挤的应记录间隙的大小和拥挤度。

1）拥挤度：牙列中所有牙齿牙冠大小与现有牙弓长度之间的差值。

拥挤度分为三度：

Ⅰ度拥挤：牙量骨量不调≤ 4 mm

Ⅱ度拥挤：4 mm ＜牙量骨量不调≤ 8 mm

Ⅲ度拥挤：牙量骨量不调＞ 8 mm

2）重要的牙齿错位：牙齿的唇颊向、舌腭向、扭转、高位、低位、锁䅩等。

3）牙弓中线：以人体中线为标准判断上下颌牙弓的中线是否一致，是否存在偏斜。

（4）牙弓关系

1）矢状向关系（sagital relationship）：反映牙弓前后向关系的有前牙覆盖、尖牙关系及磨牙关系。

①前牙覆盖：上颌切牙切缘到下切牙唇面的水平距离，正常的覆盖关系是小于 3 mm。大于 3 mm 的为前牙深覆盖，下前牙位于上切牙唇侧的为前牙反覆盖，覆盖记做负值。

前牙深覆盖分为三度：

Ⅰ度深覆盖：3 mm ＜上下前牙间水平距离≤ 5 mm

Ⅱ度深覆盖：5 mm ＜上下前牙间水平距离≤ 7 mm

Ⅲ度深覆盖：上下前牙间水平距离＞ 8 mm

②尖牙关系：正常的尖牙关系为下颌尖牙牙尖的远中边缘嵴与上颌尖牙近中边缘嵴相对（图 5-11）。当下颌尖牙向近中移动，与上尖牙距离增加时，为Ⅲ类关系（图 5-12）。当下尖牙向远中移动，与上颌尖牙发生重叠，为Ⅱ类关系（图 5-13）。

③磨牙关系：磨牙中性关系为上颌磨牙的近中颊尖咬合在下颌磨牙的近中颊沟。当上颌磨牙近中颊尖咬在下颌磨牙近中颊尖及近中时为远中关系，当上颌磨牙近中颊尖咬在下颌磨牙远

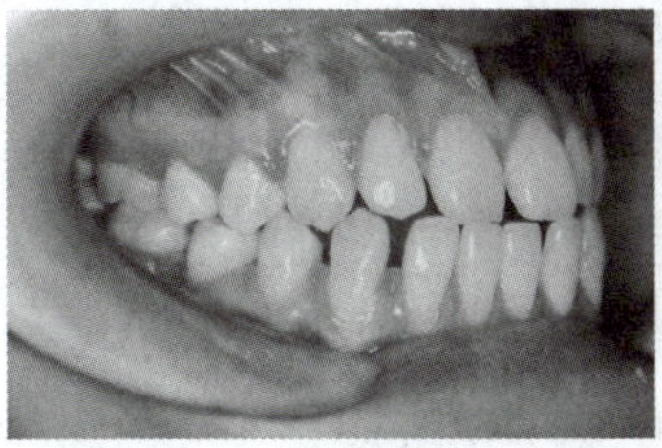
图 5-11　尖牙（Ⅰ类）中性关系

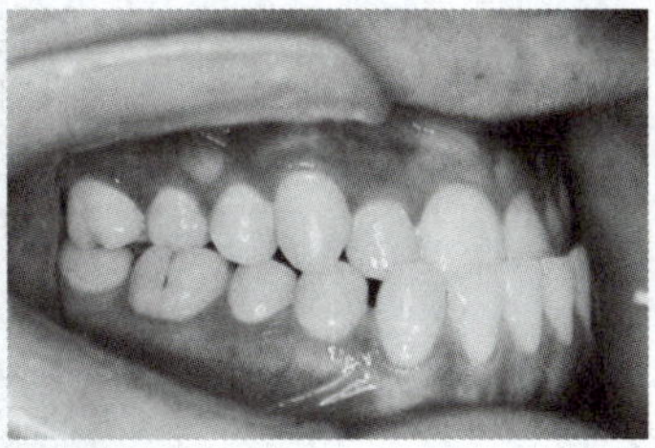
图 5-12　尖牙近中（Ⅲ类）关系

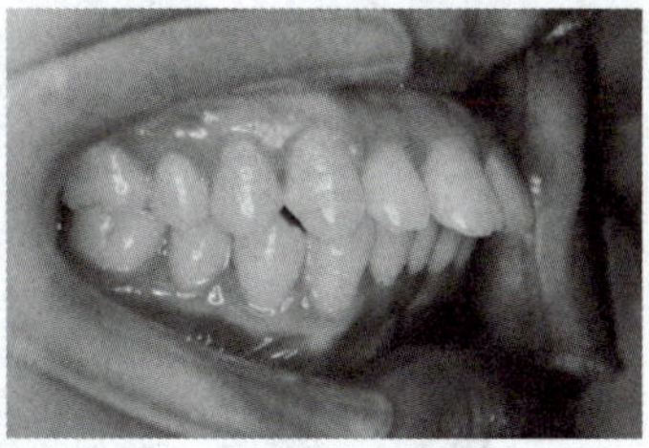
图 5-13　尖牙远中（Ⅱ类）关系

中颊尖及远中时为近中关系。

2）垂直向关系（vertical relationship）：反映牙弓间垂直向关系的是前牙的覆𬌗。覆𬌗是上切牙切缘盖过下切牙切缘的垂直距离，可以用毫米表示，也可以用分度来表示。正常的前牙覆𬌗是上切牙切缘盖过下切牙切缘的 1/3 之内，超过此范围即为深覆𬌗。当上下切牙不存在覆𬌗关系，之间存在垂直距离，称开𬌗。

深覆𬌗分为三度：

Ⅰ度深覆𬌗：1/3 ＜上颌切牙盖过下颌切牙切缘≤ 1/2

Ⅱ度深覆𬌗：1/2 ＜上颌切牙盖过下颌切牙切缘≤ 2/3

Ⅲ度深覆𬌗：上颌切牙盖过下颌切牙切缘＞ 2/3

开𬌗分为三度：

Ⅰ度开𬌗：0 ＜上下切牙切缘间的垂直距离≤ 3 mm

Ⅱ度开𬌗：3 mm ＜上下切牙切缘间的垂直距离≤ 5 mm

Ⅲ度开𬌗：上下切牙切缘间的垂直距离＞ 5 mm

3）宽度关系（transverse relationship）：检查上下颌牙弓形态，是否存在牙弓过宽或过窄。后牙的覆盖是否正常，记录后牙的反𬌗（cross bite）及锁𬌗（cissors bite）情况。锁𬌗即上颌后牙被锁在下颌磨牙的一侧且与下颌后牙𬌗面无咬合关系。当上颌磨牙舌尖的舌斜面与下颌颊尖的颊斜面相对时为正锁𬌗（图 5-14），当上颌磨牙颊尖的颊斜面与下颌磨牙舌尖的舌斜面相对时为反锁𬌗（图 5-15）。

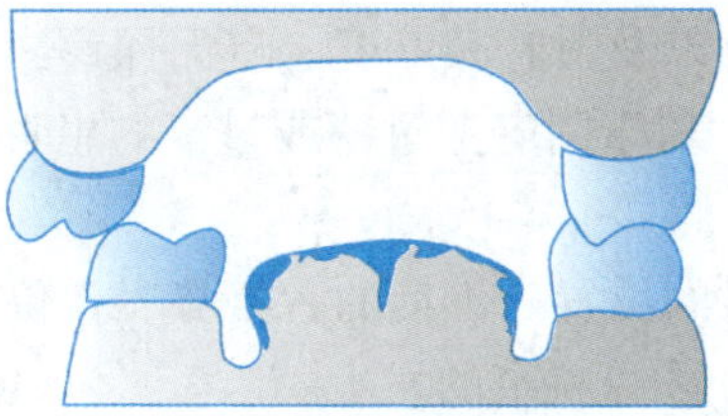
图 5-14　左侧后牙正锁𬌗

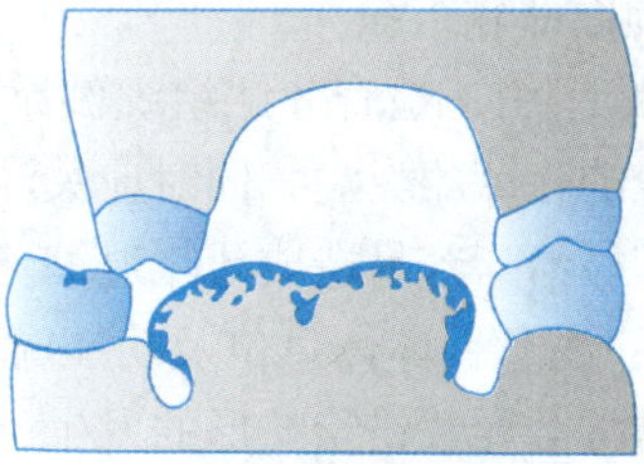
图 5-15　左侧后牙反锁𬌗

（5）上下颌骨

1）上下颌骨突缩程度：在面部检查时，上颌骨的突度一般可用鼻唇角的情况来评价（图 5-16），上颌骨突度较大的患者鼻唇角较锐；下颌骨的突缩程度可以用过鼻根点的垂线（图 5-17）或审美平面来评价。

2）牙槽骨丰满度：用手指掀开上下唇，检查上下颌牙槽骨的丰满程度，记做丰满（图 5-18）、欠丰满（图 5-19）和凹陷（图 5-20）。凹陷的牙槽骨一般会增加牙齿唇向移动的风险。

（6）颞下颌关节

1）问诊：询问患者是否存在颞下颌关节区的疼痛、咀嚼肌的疼痛及头痛，是否有过开口弹响、开口受限等。

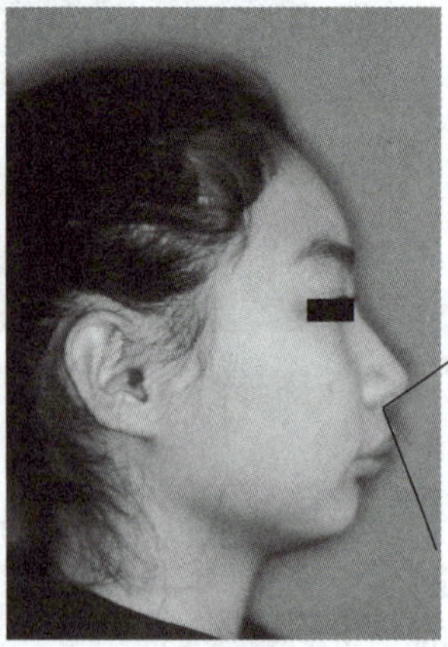

图 5-16 以鼻唇角评价上颌骨突度

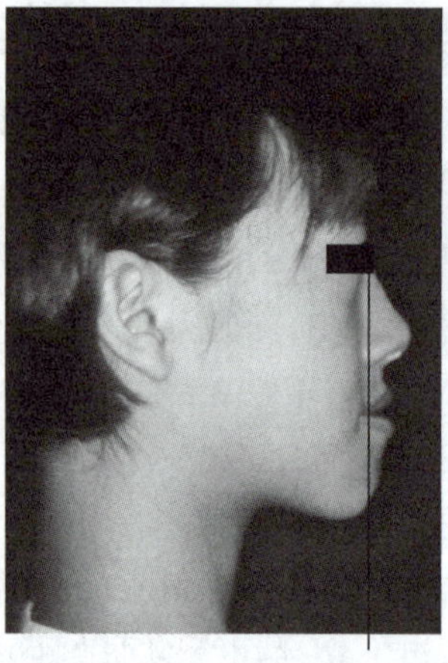

图 5-17 以过 N 点的垂线评价上下颌骨突度

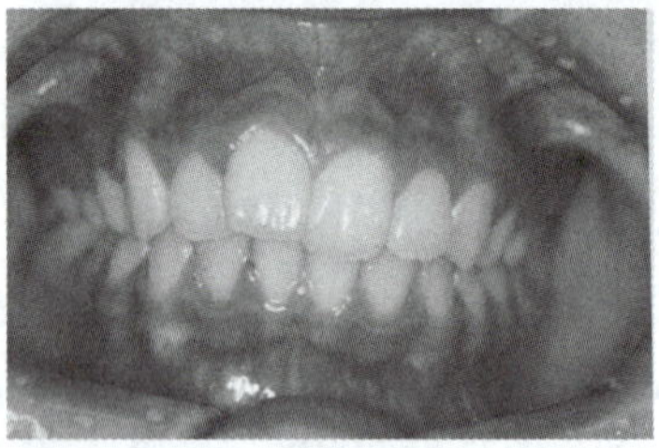

图 5-18 牙槽骨丰满

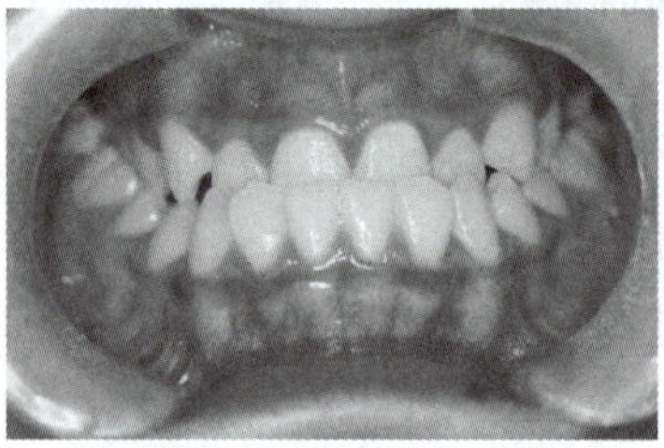

图 5-19 牙槽骨欠丰满

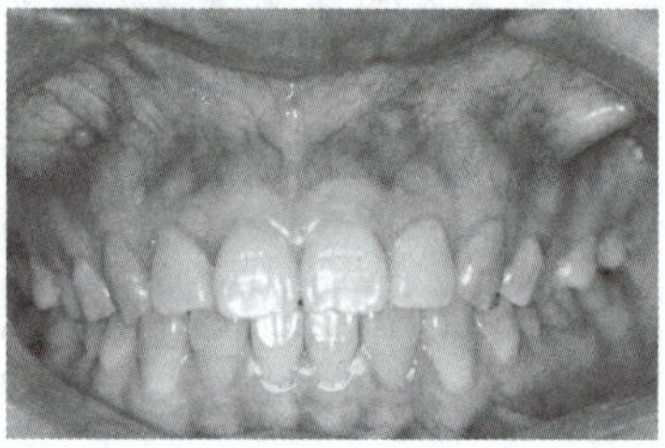

图 5-20 牙槽骨凹陷

2）关节触诊：检查患者开闭口时关节区是否存在弹响，并记录弹响的时间及是否存在关节区的触痛或压痛。

3）开口度及开口形：记录最大开口度是关节检查较有意义的指标。临床上可以用横放的手指记录开口情况。记录患者开闭口形是否正常，是否存在开闭口的偏斜。对于颞下颌关节存在异常的患者常需要进行关节 X 线片的拍摄以确诊患者的问题所在，如关节许勒位、经咽侧位以及关节 CT 片。

（7）颌面部软组织

1）牙龈组织：检查牙龈组织健康状况、牙龈颜色以及附着龈厚度、有无探诊出血等。正畸治疗前应消除牙龈炎症，同时应关注过薄的附着龈。对于附着龈过薄或过窄的患者，正畸治疗尤其是扩弓治疗容易造成牙龈退缩。

2）舌：注意舌体休息位及功能时如吞咽、语音时的位置。不良的舌姿势、舌位置如舌体过低或前伸常会导致错𬌗畸形的发生，如开𬌗、反𬌗、牙弓狭窄的发生。

3）唇颊舌系带：宽大的、附着过低的唇系带常导致上切牙间的间隙，且间隙关闭后保持也困难。过低、过大的颊系带常会使一些活动矫治器及功能矫治器的戴用困难或影响局部的附着龈高度。过短的舌系带会影响舌的功能及语音的清晰度。

4）扁桃体、腺样体：扁桃体及腺样体的肥大容易影响气道的正常通气，从而影响下颌的姿势，导致一些错𬌗畸形的发生。临床检查中应注意患者是否存在扁桃体的增生。腺样体需要通过 X 线检查或鼻咽纤维镜检查来评价。

5）口颌系统功能检查：一些错𬌗畸形的存在会影响口颌系统的正常功能及下颌运动。在正畸治疗前的临床检查中应注意检查患者的下颌运动如闭口、前伸、侧方运动是否存在𬌗干扰，是否存在下颌的功能性移位，是否存在不良的口腔功能如伸舌吞咽、口呼吸等。

（李巍然）

二、牙𬌗模型的测量与分析

牙齿大小及牙弓长度的分析一般在牙𬌗模型上进行，这是错𬌗畸形患者的特殊检查项目之一——模型分析（model analysis）。模型分析可以使正畸医师更加详尽地了解患者牙齿的数目、大小、形态和牙弓的形态、宽窄及对称性等，以弥补临床检查获得的信息不足。模型分析可以在模型上直接进行，也可以数字化后在计算机上进行三维测量。

（一）模型的制作与用途

牙𬌗模型根据其用途分为记存模型（study model）和工作模型（working model）。

1. 记存模型与工作模型

（1）记存模型：用于对患者错𬌗畸形的诊断分析及治疗设计；在治疗过程中作对照观察及治疗前后的疗效评估；是研究错𬌗畸形的重要手段；同时是司法鉴定时的重要法律依据。

（2）工作模型：主要用于设计分析时的排牙试验；舌侧矫治器托槽粘接时个别牙托盘的制作；各种活动矫治器、保持器及固定矫治器的辅助装置的制作等。

2. 记存模型的制作与要求 由于记存模型对错𬌗诊断、治疗和疗效评估有重要作用，因此要求记存模型准确、清晰，要包括牙、牙弓、基骨、移行皱襞、腭穹、唇系带等部分。记存模型的制作分为印模的采制、模型灌制、核对咬合关系及模型修整等 4 个步骤。

（1）印模采制：在印模采制时选择的托盘大小应适当，要包括牙弓内的全部牙；同时，托盘的边缘应有足够的高度才能获得基骨的正确形态。正畸患者多为儿童，应注意儿童的特点，取得儿童的合作，争取一次取模成功。如无特殊需要，一般用单层蜡片以咬蜡的方法记录牙尖交错位的咬合关系。

（2）模型灌制：记存模型灌模石膏在色泽、精细度、形变率等方面有很高的要求，一般选用较硬质的石膏，以利于模型的保存。尽量借助抽气式调拌器进行石膏调拌，并在震动器上灌模从而避免模型产生气泡。模型需要有一定厚度。

（3）核对𬌗关系：模型灌制完成后在修整之前，把𬌗蜡放置在下颌模型牙列的𬌗面，再按𬌗蜡记录将上颌模型放好，并在患者口中核对好咬合关系。

（4）记存模型的修整：记存模型要求整齐、美观并能准确反映出患者牙𬌗情况，因此模型必须进行修整。

1）修整器修整法：通过修整器磨改模型的基座，使之在大小、角度、长短、高度等指标达到一定标准，步骤如下：

①先修整下颌模型使下颌模型底面与𬌗平面平行，模型座的厚度约为尖牙到前庭沟底总高度的 1/2。

②使下颌模型座的后壁与模型座的底面及牙弓的正中线垂直，后壁距离最后一个牙远中约 1/2 牙冠宽。

③将上下颌模型按照咬合关系咬好，以下颌模型为标准对上颌模型进行修整，上颌模型的后壁应与下颌模型在同一平面上。

④使上颌模型底面与下颌模型的底面平行。

⑤使上下颌模型的侧壁与前磨牙及磨牙的颊尖平行。

⑥使下颌模型座的前壁呈弧形，与牙弓前部一致。

⑦使上颌模型座的前壁呈尖形，前尖在中切牙之间。

⑧将上下颌模型座的后壁与侧壁间的夹角磨去，使其成为一短夹壁，夹壁与原来夹角的平分线呈垂直关系（图 5-21）。

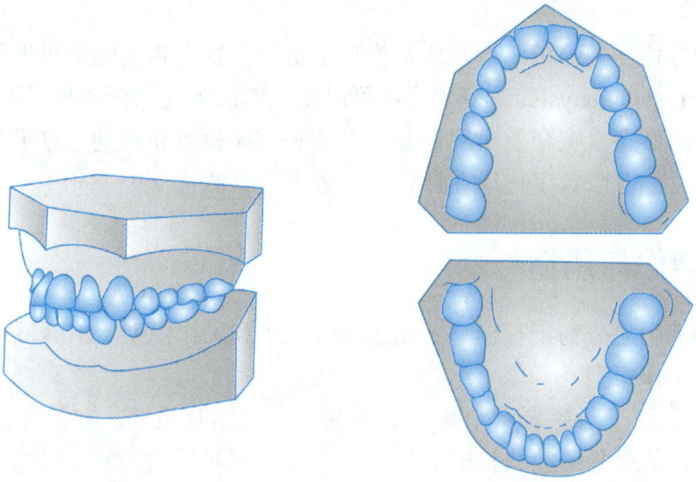

图 5-21 记存模型

A. 侧面观；**B**. 上下颌基座形态

2）成品基座修整法：模型基座通过成品基托一次灌注完成，步骤如下：

①选择大小合适的橡皮托，将初步修整的模型放入托中。要求模型的前庭沟与橡皮托的边缘平齐，模型中线对准橡皮托中线，两侧对称。

②先做上颌模型，将石膏调拌好后放入橡皮托内，再将上颌模型放入橡皮托中，用毛笔抹平模型边缘，使之整齐平滑。

③待上颌基底石膏凝固后，将下颌模型根据咬合关系用蜡固定在上颌模型上。

④在下颌橡皮托内放入调好的石膏，将下颌模型放入下颌橡皮托内并置于垂直板上，利用垂直板制作下颌模型的基底，要求上下颌模型后壁紧贴垂直板，底面平行并与垂直板上的水平线一致，中线与上颌橡皮托之中线对齐，同法抹平下颌模型的边缘（图 5-22）。

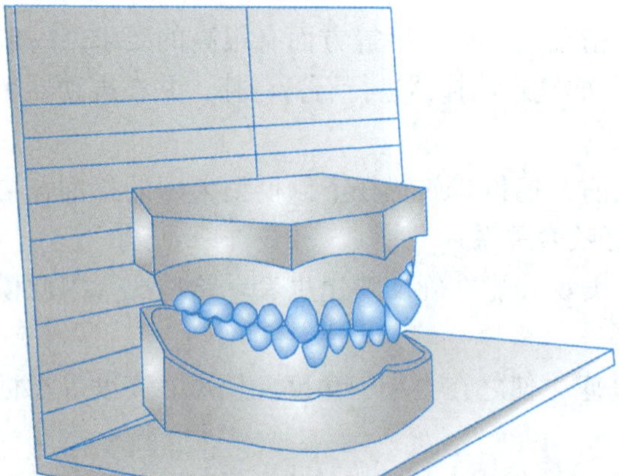

图 5-22 橡皮托直角板模型修整法

⑤待石膏凝固后去除橡皮托，取出上下颌模型，对好𬌗关系，必要时再用砂纸作适当的修整。

3. 数字化模型及口内扫描 随着计算机及数字技术的发展，目前三维数字牙𬌗模型在口腔正畸中的应用越来越广泛。通过口外模型扫描仪将石膏牙𬌗模型数字化，便于保存和三维测量。近几年口内扫描仪也逐渐在临床应用，通过口内扫描仪直接获得患者的牙𬌗模型及咬合关系的数字影像，不再需要模型制取的复杂步骤，也便于进行三维测量、个性化诊断及治疗设计，成为未来的发展方向。

（二）恒牙列牙齿大小及牙弓长度的分析

分析现有牙弓牙量大小对于患者治疗计划的确定是十分重要的。患者治疗中拔牙与否都依靠牙弓的间隙分析（space analysis）。

1. 现有牙弓的测量（space available analysis） 对于牙弓的大小、长度、宽度以及基骨进行评价，以了解容纳牙齿的基础情况。

（1）牙弓弧长的测量：测量牙弓周长的方法有分段测量法和铜丝直接测量法。

1）分段测量法：用游标卡尺将现有牙弓分成数段进行测量（图 5-23）并计算出牙弓周长的方法。

2）铜丝直接测量法：用一根直径 0.5 mm 左右的铜丝沿着前牙切缘、尖牙牙尖、双尖牙颊尖及磨牙邻面接触点按照现有牙弓弯成弓形，不包括明显错位的牙齿（图 5-24）。现有牙弓周长的测量一般应该包括牙弓中所有的牙齿。对于第三磨牙尚未萌出的患者，测量应从第二磨牙𬌗面远中边缘嵴开始至对侧第二磨牙𬌗面的远中。同时，应对第三磨牙的萌出间隙进行分析。

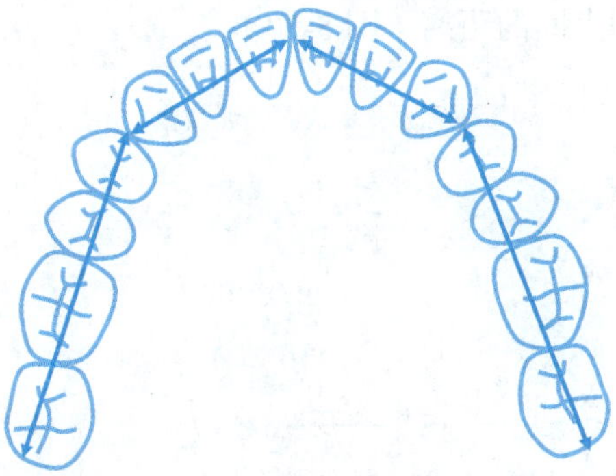

图 5-23　牙弓分段测量图

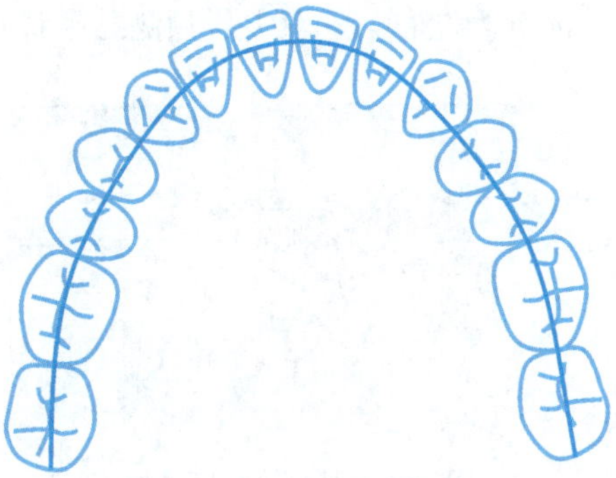

图 5-24　铜丝直接测量法图

（2）牙弓长度的测量：从中切牙近中接触点分别到左右尖牙远中接触点的连线、第二双尖牙与第一磨牙远中接触点间连线及第二磨牙远中接触点间连线的垂直距离（图 5-25），分别代表牙弓前段长度、中段长度、后段长度及牙弓全长。

（3）牙弓宽度的测量：模型测量时，应直接观察上下颌牙弓的形态，记录患者是否存在牙弓狭窄或牙弓过宽的情况。牙弓宽度的测量一般分尖牙间宽度（intercuspid width）、第一双尖牙宽度（inter-first premolar width）、第二双尖牙宽度及第一磨牙间宽度（inter-first molar width）。尖牙间宽度为左右尖牙牙尖之间的水平距离，双尖牙宽度为左右颊尖之间的水平距离，第一磨牙间宽度为左右第一磨牙近中颊尖之间的水平距离（图 5-26）。

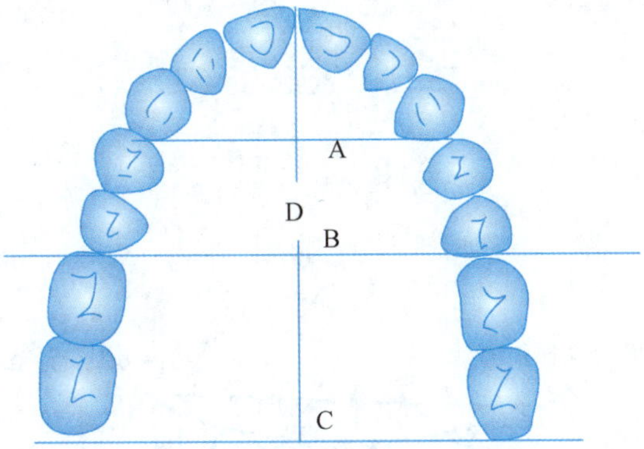

图 5-25　牙弓长度测量

A、B、C、D 分别为牙弓前段、中段、后段及牙弓全长

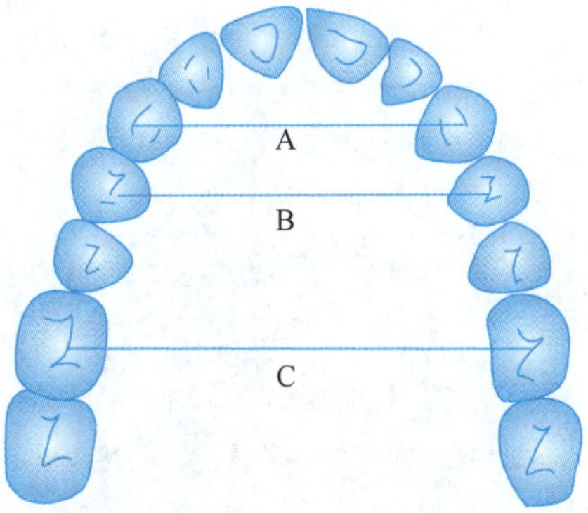

图 5-26　牙弓宽度测量图

A. 前段宽度；B. 中段宽度；C. 后段宽度

（4）牙槽弓长度及宽度的测量：牙槽弓长度为上中切牙唇侧牙槽弓最突点至磨牙远中接触点间的距离（图 5-27）。牙槽弓宽度为左右第一双尖牙颊侧牙槽骨最突点间的距离（图 5-28）。

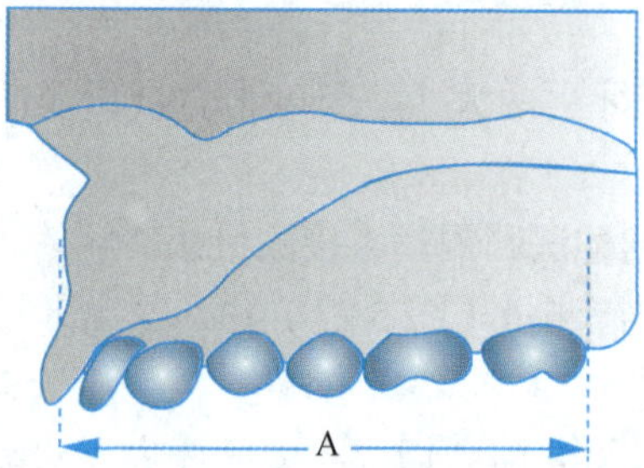

图 5-27 牙槽弓长度测量（A）

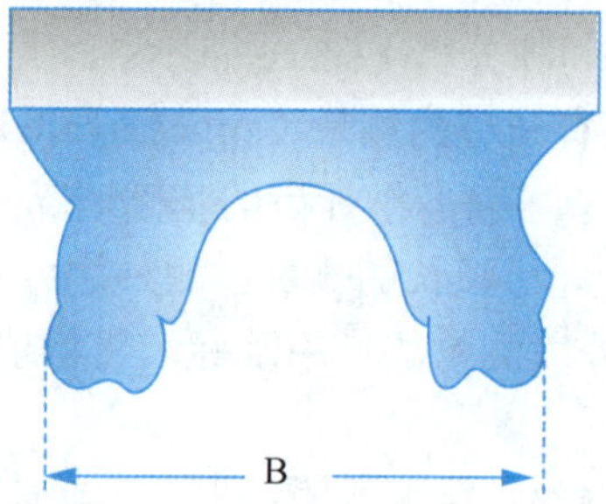

图 5-28 牙槽宽度测量（B）

（5）基骨弓长度及宽度的测量：基骨弓长度（length of the basal bone）为上中切牙唇侧黏膜移行皱襞最凹点至磨牙远中接触点间的距离（图 5-29）。基骨弓宽度（width of the basal bone）为左右第一双尖牙颊侧黏膜移行皱襞处牙槽骨最凹点间的距离（图 5-30）。

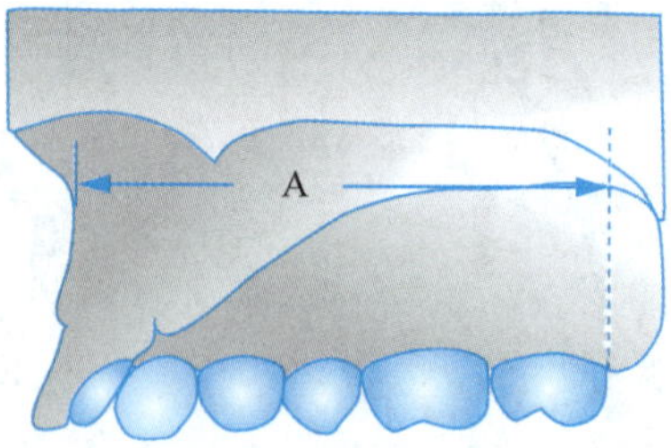

图 5-29 基骨弓长度测量（A）

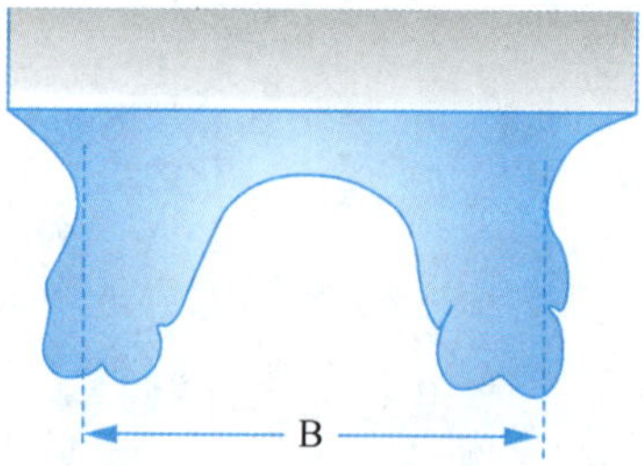

图 5-30 基骨弓宽度测量（B）

2. 牙冠宽度的测量（tooth size analysis） 用游标卡尺或分规逐个测量牙弓中每个牙齿牙冠的近远中最大宽度（图 5-31）并相加，得出排齐牙列所需的间隙，又称牙弓必需间隙（space need）。

3. 牙弓拥挤度分析（crowding analysis） 牙冠总宽度与现有牙弓周长的差值即为牙弓的拥挤程度。

4. Spee 曲线的曲度（curve of spee depth） 正常𬌗牙弓的纵𬌗曲线一般较平直，约在 2 mm 以内。过陡的 Spee 曲线在正畸治疗时需要整平，整平 Spee 曲线需要占据牙弓中的间隙。测量 Spee 曲线深度时，测量牙弓每侧纵𬌗曲线最低点至切牙和第二磨牙远中颊尖连线之间的垂直距离（图 5-32）。

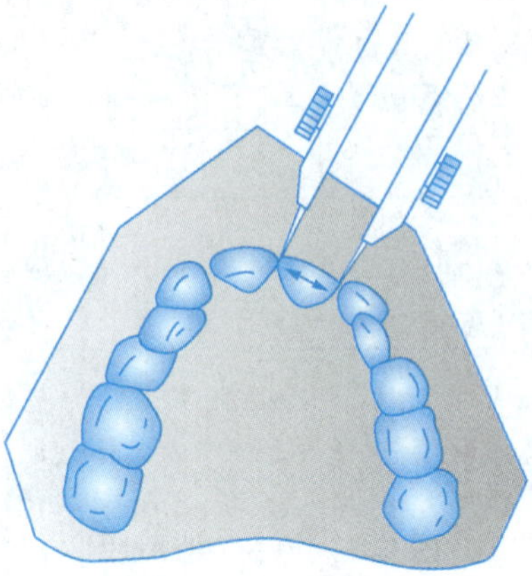

图 5-31 牙冠宽度的测量

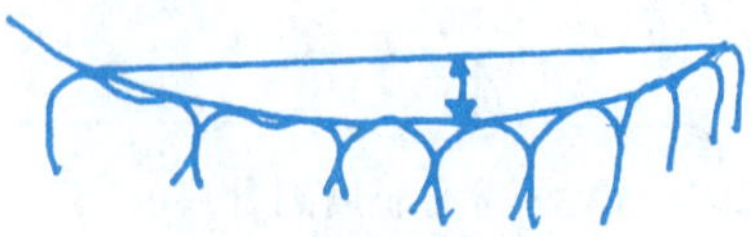

图 5-32 Spee 曲线的测量

$$\text{整平曲线需要间隙} = \frac{\text{左侧 Spee 曲线曲度} + \text{右侧 Spee 曲线曲度}}{2} + 0.5\ \text{mm}$$

（三）替牙列牙齿大小及牙弓长度的分析

替牙期牙齿和牙弓大小的分析基本步骤与恒牙期的分析相同。此期的特殊之处在于对于未萌恒牙大小的估计。对尚未萌出的恒牙大小的估计可以通过 X 线测量法和通过测量下颌切牙大小估算的 Moyer 分析法。

1. X 线测量法　通过拍摄未萌恒牙及口内乳牙的牙片，用以下公式可以计算出未萌恒牙牙冠的宽度：

$$X = \frac{X'Y}{Y'}$$

X 为未萌恒牙的实际宽度，X′ 为 X 线片上测得的未萌牙胚的宽度，Y 为模型上乳牙的实际宽度，Y′ 为 X 线片上测得的宽度。

X 线测量法测得的未萌牙齿的宽度在牙齿或牙胚位置正常时是准确的，测量的准确性会受到牙胚是否存在扭转（rotation）或畸形（malformation）的影响。

2. Moyer 法　1958 年，Moyer 医生发现天然牙列中某些牙齿的大小存在相关关系，提出了用下颌恒切牙的总宽度预测未萌的上下颌尖牙和双尖牙总宽度的方法。根据不同的性别及可信区间查表估算未萌牙齿的大小。Moyer 分析法的样本为白种人的数据，故直接应用这两种分析方法得出的结果准确性受到一定的影响。

对于替牙期牙弓的间隙分析还要考虑到儿童生长发育的问题。第一恒磨牙萌出后，牙弓前段的长度及宽度基本接近成人水平，之后变化不大。

（四）牙弓对称性

正常情况下牙弓左右对称。评价牙弓的对称性（symmetry of dental arch）一般用上颌的腭中缝及下颌的唇、舌系带。牙弓的对称性测量可以用分规或游标卡尺测量左右侧同名牙至腭中缝的距离或上中切牙近中接触点分别至左右侧同名牙的直线距离之间的差异。也可以用透明坐标纸法或弓形对称图法直接测量，一目了然（图 5-33 ～ 5-35）。

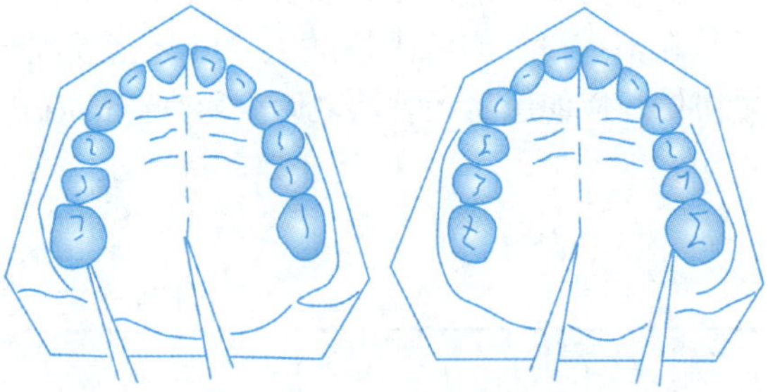

图 5-33　用分规测量牙弓对称性

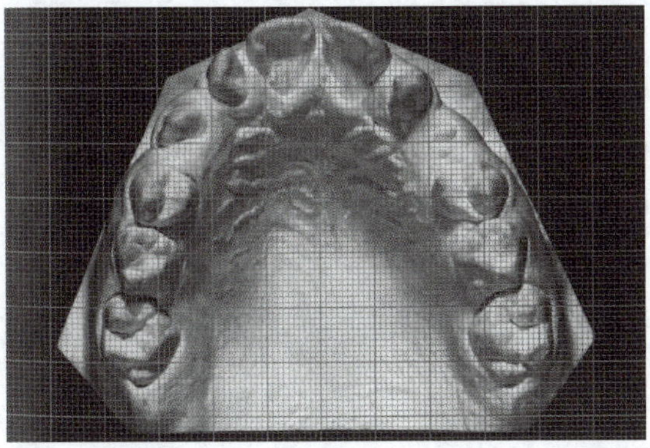

图 5-34　用坐标纸测量牙弓对称性

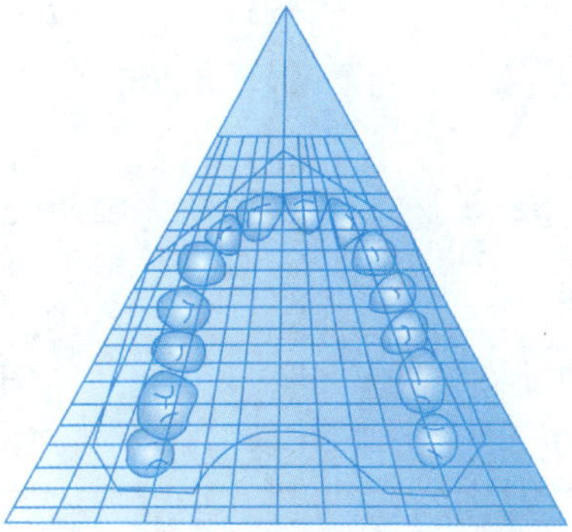

图 5-35　用牙弓对称图测量牙弓对称性

（五）牙齿大小的协调性分析

牙齿与牙弓大小的分析是对于单个牙弓情况的分析。在人群中约有5%的人由于上下颌牙齿的比例异常而存在上下颌牙量之间的不协调（tooth size discrepancy），从而影响良好咬合关系的建立和正常覆殆、覆盖的获得。所以，为错殆患者制订详尽的矫治计划、获得良好的矫治结果除了进行单个牙弓的分析，还需要对牙弓之间的关系和上下颌牙齿大小的协调性进行分析。上下颌牙量协调性分析常用的分析法就是Bolton分析（Bolton analysis）。

Bolton分析包括两项内容：上下颌牙弓包括第一恒磨牙在内的12个恒牙牙齿牙冠宽度的比例关系（全牙比）和上下颌前牙牙冠宽度的比例关系（前牙比）。

$$全牙比=\frac{下颌12个牙齿牙冠宽度之和（mm）}{上颌12个牙齿牙冠宽度之和（mm）}\times 100\%$$

中国人的全牙比约为91.2%。当计算的全牙比大于该值时，说明下颌牙量过大，并可以根据表5-1查出正常比率时的下颌牙量，实际牙量减去正常牙量的差值就是下颌牙量过大的值。同样，当全牙比小于91.2%时，可以计算出上颌牙量增大的值。在应用表5-1时，一般用相对正常较小的牙量去查出对颌的正常牙量，再用相对大的牙量减去正常的牙量。

$$前牙比=\frac{下颌6个前牙牙冠宽度之和（mm）}{上颌6个前牙牙冠宽度之和（mm）}\times 100\%$$

中国人的前牙比约78.8%，当前牙比大于该值时，说明下颌前牙牙量过大，并可以根据表5-2查出正常的牙量并计算出牙量过大的值。同样，当前牙比小于该值时，说明上颌前牙牙量过大，并可以算出过大的值。

当上颌牙量过大时，会出现前牙的深覆盖或磨牙的近中关系；当下颌牙量过大时，则会出现前牙的反殆、上牙弓间隙或磨牙的远中关系。在错殆畸形检查诊断时，及时发现患者存在的上下颌牙量不调的问题，结合Bolton指数的全牙比和前牙比找出上下颌牙量不调存在的部位，可以在治疗设计时考虑拔除不同的牙齿或配合邻面去釉（enamel reduction），使上下颌牙量尽量协调，以使患者在矫治之后获得理想的咬合关系和正常的覆殆覆盖关系。

表5-1 上下颌12个牙齿牙冠近远中径总和（mm）

上颌	下颌	上颌	下颌	上颌	下颌
85	77.6	94	85.8	103	94
86	78.5	95	86.7	104	95
87	79.4	96	87.6	105	95.9
88	80.3	97	88.6	106	96.8
89	81.3	98	89.5	107	97.8
90	82.1	99	90.4	108	98.6
91	83.1	100	91.3	109	99.5
91	84	101	92.2	110	100.4
93	84.9	102	93.1		

表 5-2　上下颌 6 个前牙牙冠近远中径总和（mm）

上颌	下颌	上颌	下颌	上颌	下颌
40	30.9	45.5	35.1	50.5	39
40.5	31.7	46.0	35.5	51.0	39.4
41.0	31.7	46.5	35.9	51.5	39.8
41.5	32.0	47.0	36.3	52.0	40.1
42.0	32.4	47.5	36.7	52.5	40.5
42.5	32.8	48.0	37.1	53.0	40.9
43.0	33.2	48.5	37.4	53.5	41.3
43.5	33.6	49.0	37.8	54.0	41.7
44.0	34.0	49.5	38.2	54.5	42.1
44.5	34.4	50.0	38.6	55.0	42.5
45.0	34.7				

（李巍然）

三、照相分析

牙𬌗面照相是口腔正畸治疗前、治疗中以及完成后必须进行的工作。在口腔正畸治疗过程中，牙齿位置、咬合、面型都会发生改变。治疗前的相片可为制订矫治方案作参考，治疗中的照片可反映和记录矫治中的变化，治疗后的相片记录矫治完成的结果。治疗前、中、后的照片是病例展示、分析和病例报告的重要材料。因此，治疗前、中、后的照片是一套完整的资料。

（一）平面照相

平面照相主要包括面像和口内像。拍摄时应该在患者后方设置合适的衬色背景，要求患者面部及双唇放松，眼耳平面应与地平面平行，上下颌牙齿咬合于最大牙尖交错位。拍摄的所有面像头部大小应一致，图片下缘至患者锁骨水平即可。

1. 面像　面像包括正面像、侧面像、侧位 45° 像、侧位 45° 笑像和一些特殊要求的相片，比如示齿微笑像等（图 5-36）。

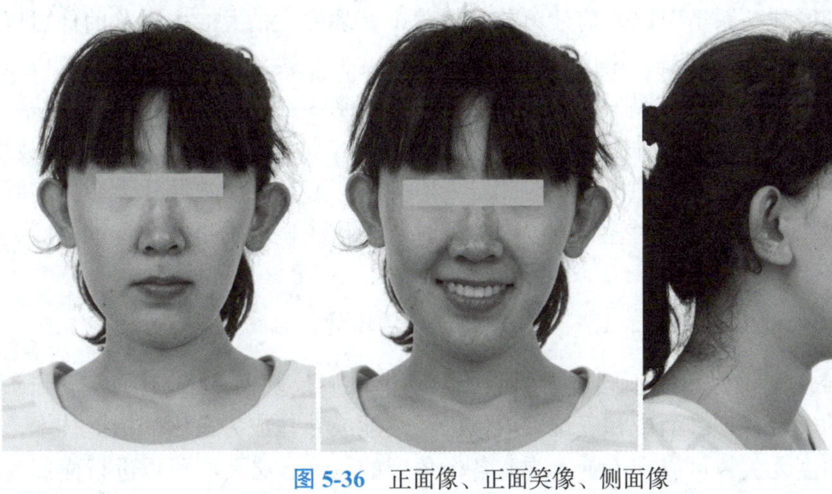

图 5-36　正面像、正面笑像、侧面像

（1）正面像和正面笑像：正面像显示患者的面型和垂直向比例，评估左右两侧是否对称或有无其他的面部畸形。正面笑像可以反映微笑状态下患者正面的唇齿关系。

（2）侧面像：显示侧面凸度、深度以及下颌的斜度、颏部的突度等，分析侧面型是直面型、凸面型还是凹面型，显示鼻部高度、嘴唇突度以及嘴唇与颏部的形态。

（3）侧位 45° 像和侧位 45° 笑像：侧位 45° 像显示头部旋转 45° 时拍摄的照片，显示正、侧面中间位置的面部美学特征，辅助分析面部各部分的协调关系，对于颧骨和面颊部也有良好的显示。侧位 45° 笑像反映患者在该位置微笑状态下的唇齿关系。

（4）示齿微笑像：是正面拍摄口唇部自然微笑时的局部特写照片，可以更清楚地显示唇部对称性、唇齿关系以及牙列中线与唇珠中线是否一致等。

2. 口内像 口内像显示牙齿位置、牙体、牙周、牙弓形状及咬合情况，主要包括正位像、左右侧𬌗像以及上下𬌗面像（图 5-37）。拍摄正位像时需要牙列中线与照片中线一致，平面与照片水平方向平行，如果𬌗平面偏斜可以加拍一张患者咬水平尺的照片。拍摄侧𬌗像时应尽量显示最后一颗磨牙（包括已经萌出的智齿），平面也应与照片水平向平行。上下𬌗面像需要通过反光镜拍摄，注意上下𬌗面像拍摄要采用相同的放大比例。所有口内像拍摄范围应将所有牙齿包括在内，但同时又不能显示过多的唇部影像。

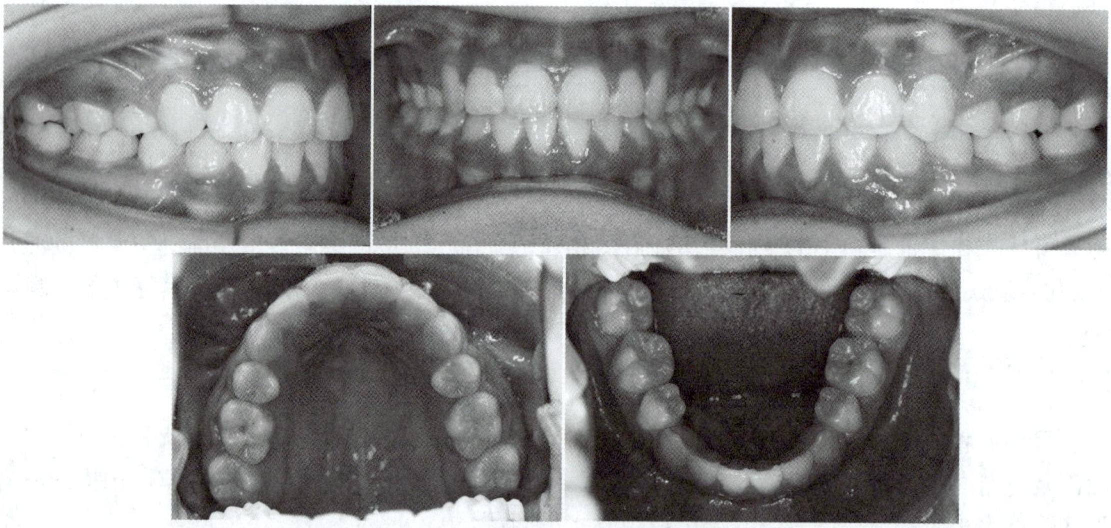

图 5-37 口内像

正位像可反映前牙覆𬌗、中线情况、𬌗平面、前牙形态以及龈缘和牙釉质的表面情况。侧𬌗像可显示尖牙和磨牙关系情况以及前牙覆𬌗、覆盖、前牙突度情况。上下𬌗面像可以观察牙列的形态和对称性，牙齿的拥挤、错位情况，估计拥挤度，观察牙齿邻接关系，也可以发现前牙舌侧龋和后牙𬌗面龋。如有必要，可以加拍前牙覆盖像来观察患者的覆𬌗、覆盖特征。需要注意的是，口内像因为是二维照片，可能会因为拍摄角度的问题，拍摄结果与患者实际咬合有偏差，比如拍摄侧𬌗像时，因为拍摄角度与侧𬌗面不垂直，磨牙关系在照片上会比实际咬合稍显近中关系，即当患者磨牙关系为轻度的远中关系时，侧𬌗像显示的是磨牙基本中性关系。

（二）三维照相

由于患者头位或者拍摄角度不同，平面照相并不能准确反映面部和口内信息。随着近 20 年三维拍照技术的发展，三维面像和三维口内像已经逐渐成熟，成为常用的拍摄技术。三维相片与拍摄位置和角度无关，可以在电脑上观察各个角度的特征，必要时可以进行面部实际距离测量以及治疗前后重叠分析。三维照相的方法包括莫尔云纹法、激光扫描和三维立体摄影测量等。目前拍摄三维面像（图 5-38）和三维口内像（图 5-39）都有商用设备，可以直接用于临床拍摄和科研测量。

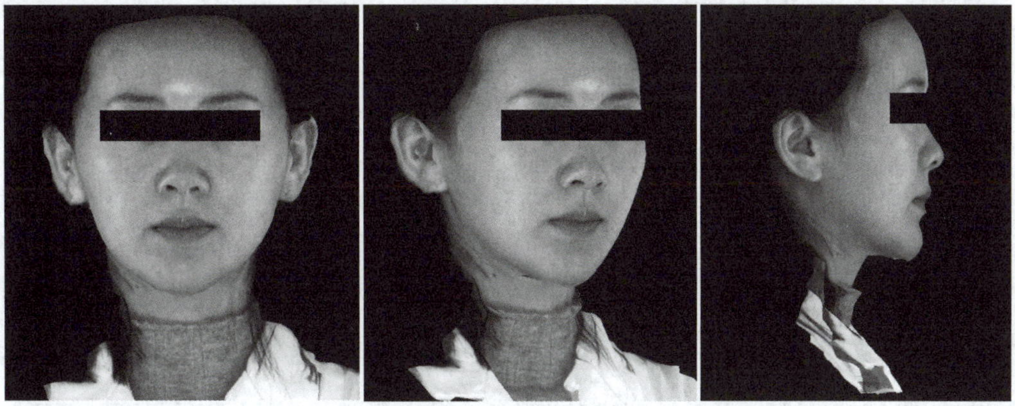

图 5-38　三维面像

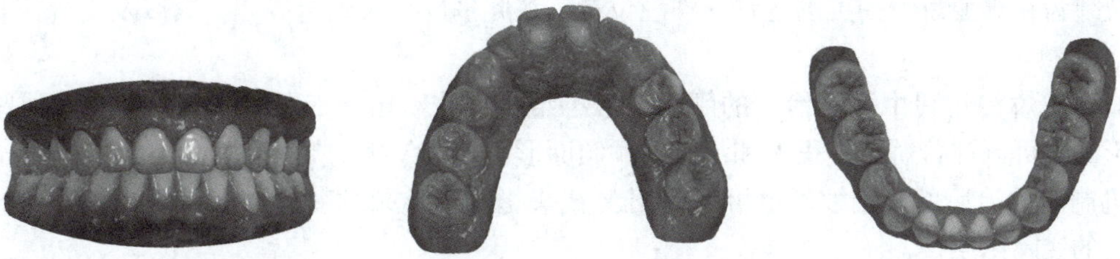

图 5-39　三维口内像

（韩　冰）

四、X 线头影测量与其他影像学检查

X 线头影测量（cephalometrics）是由 Broadbent（图 5-40）在 1931 年首先提出，主要是测量 X 线头颅定位影像，对颅颌面各标志点描绘出一定的线、角进行测量分析，从而了解颅颌面软硬组织结构及其之间的关系。X 线头影测量是口腔正畸及口腔外科等学科临床诊断、治疗设计及研究工作的重要手段。

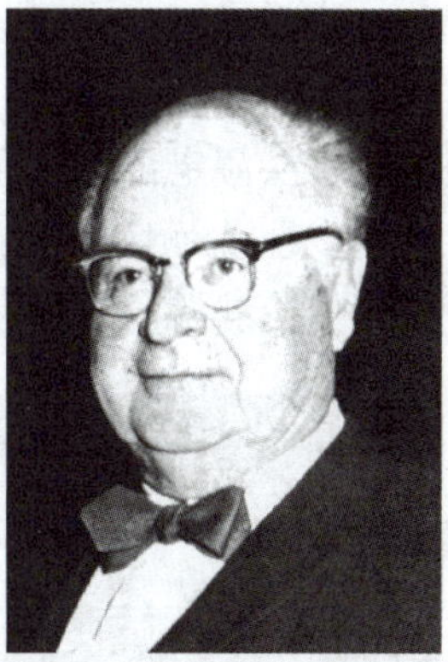

图 5-40　Broadbent 像

傅民魁于 1964 年首先完成了中国人正常殆 X 线头影测量的研究，得出了各牙龄期头影测量均值，从此 X 线头影测量在国内的口腔正畸临床及科研工作中得到广泛应用。20 世纪 70 年代末，电子计算机 X 线头影测量开始应用于我国口腔正畸临床及科研工作中。随着计算机软硬件技术的快速发展，计算机辅助头影测量目前已经广泛应用于错殆畸形的诊断分析和临床设计。

（一）X 线头影测量的主要应用

1. 研究颅面生长发育　X 线头影测量是研究颅面生长发育的重要手段，一般分为横向研究和纵向研究。横向研究是通过不同个体的 X 线头影测量，分析各年龄阶段平均的颅颌面特征；而纵向研究是指对同一个体不同时期的头颅侧位片进行测量，研究同一个体的生长发育演变过程。由于X线头颅侧位片是严格定位拍摄的，因而系列的X线头颅片具有可靠的可比性。Brodie于1941年通过X线头影测量对出生后3个月至8岁的儿童颅面生长发育做了纵向研究，得出的头影生长图迹重叠图至今仍广为应用。林景榕在20世纪60年代通过X线头影测量对我国儿童的颅面生长发育做了横向研究。Enlow在1996年通过X线头影测量分析对上下颌骨各部分的生长发育机制做了详细阐述。林久祥在20世纪90年代纵向研究分析了我国儿童的颅面生长发育，通过颅面生长发育的X线头影测量研究明确了颅面生长发育机制，分析快速生长期的年龄、性别间差异，并对颅面生长发育进行了预测。

2. 颅颌面畸形的诊断分析 通过X线头影测量对颅面畸形进行测量分析，得出的测量结果与正常<del></del>的参考测量项目均值进行比较分析，可了解畸形的机制、性质及部位，判断畸形是骨性因素还是牙性因素，从而准确诊断错<del></del>畸形，明确颅面软硬组织各部分间的相互关系。傅民魁在20世纪60年代初提出的中国人正常<del></del>X线头影测量均值目前仍然作为分析汉族人群错<del></del>畸形常用的参考值。

3. 确定错<del></del>畸形的矫治设计 颅颌面畸形的X线头影测量诊断分析结果可以指导临床矫治设计。头影测量结果可以提示错<del></del>畸形的形成机制，并根据不同的颅面骨骼结构关系，确定颌骨及牙齿在正畸矫治中可以达到的理想位置，在此基础上来确定拔牙方式以及支抗控制等具体方案。

4. 研究矫治过程中及矫治后的颅颌面形态结构变化 由于X线头颅照相是定位拍摄，X线头影测量可以评价矫治过程中和治疗后颅颌面形态结构发生的局部变化，从而了解矫治器的作用机制和矫治后的稳定性，也可以使用X线头影测量结果的变化来评价不同矫治器对颅颌面矫治的实际作用。

5. 正颌外科的诊断和手术设计 针对严重骨性畸形的成年患者，其骨性畸形大多是通过正颌手术来纠正的，需要在术前进行X线头影测量分析其畸形程度和部位，以确定手术的部位、方法及所需移动或切除颌骨的数量，同时对X线头影图迹进行剪裁，模拟拼对手术后牙颌位置，得出术后牙颌、颅面关系的面型图，并制作术中<del></del>板，从而提高正颌手术的准确性。

6. 下颌功能分析 X线头影测量可以用来研究下颌运动、语言发音时的腭功能以及息止间隙等方面的功能分析，也可以分析下颌不同状态髁突的运动轨迹等。

（二）头颅定位X线照相和头影图的描绘

1. 头颅定位X线照相

（1）头颅定位仪：X线头颅侧位片必须要在头颅定位仪（cephalometer）的严格定位下拍摄，只有排除头颅位置造成的误差后，测量结果才有对比的价值。Broadbent在1931年设计了第一架头颅定位仪，此后出现了许多结构更趋精密、准确的头颅定位仪（图5-41），其定位基本原理大致相同。头颅定位仪采用三点确定平面的原理，两侧耳塞与眶点指针共同构成一个与地面平行的平面。在X线拍照时，先使头颅定位仪的两耳塞进入头部左右外耳道，然后上下调整头部位置，使眶点指针抵于眶点，此时头部便固定于眼耳平面与地面平行的位置上。每次照相时，头位是确定的。头颅定位仪的顶盘一般具有刻度并能旋转，当需投照后前位或一定角度时，只需转动90°或一定角度即可（图5-42）。

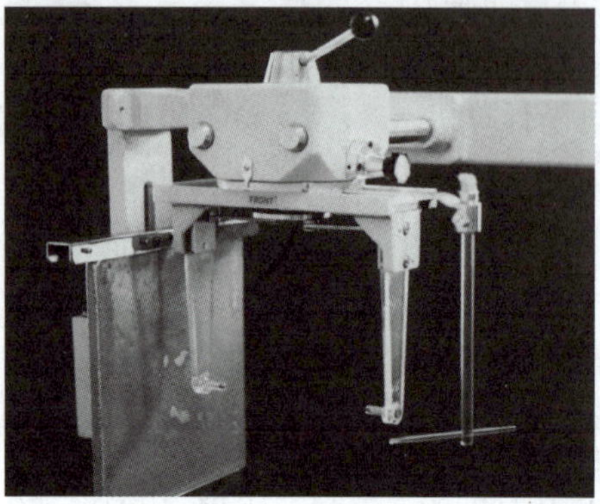

图5-41 头颅定位仪

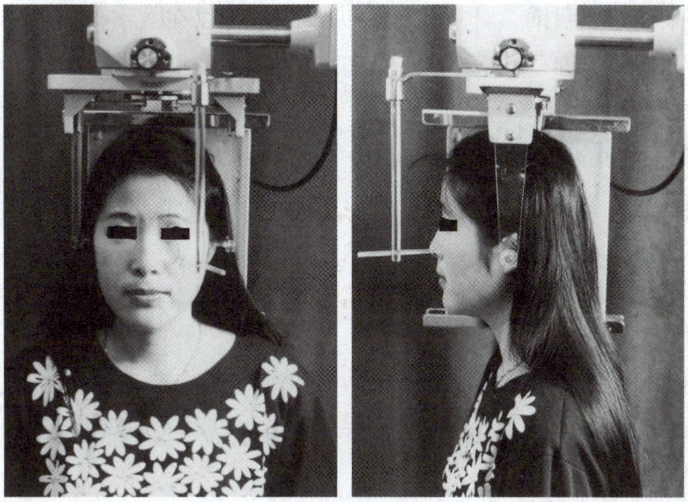

图 5-42 头颅定位照相（正侧位）

（2）X 线照相

1）投照距离：X 线由球管射出时呈辐射状，使投照物体的影像放大。X 线球管至胶片的距离越大，射出的 X 线越接近平行，放大率越小。在 X 线头颅拍照时，投照距离一般不应小于 150 cm。投照物体与胶片间的距离也是影响 X 线影像清晰和真实的重要因素，物片距越小，X 线影像的放大和失真就越小，因而在投照时，应尽量使投照物体与胶片盒紧贴，以减小其放大误差。不同 X 射线机的放大率并不一致，对于同一台 X 射线机，每次照相时应使头位、X 线球管及胶片三者之间的关系维持恒定，这样所得的 X 线片才能保证放大率一致，不同个体或不同时期测量所得结果才有可比性（图 5-43）。

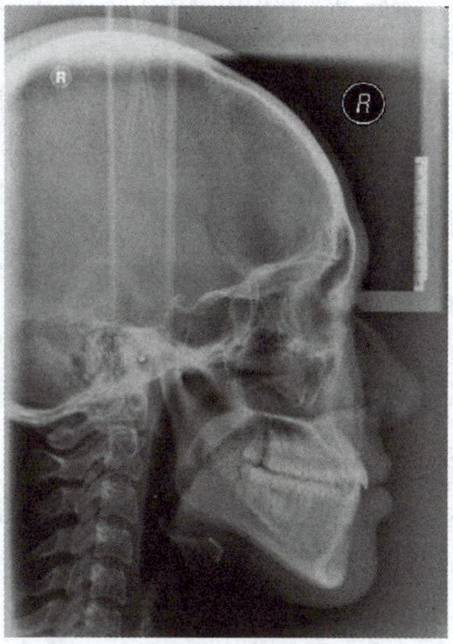

图 5-43 X 线头颅侧位片

2）X 线头影像的放大误差：由于 X 线头颅摄影时 X 线不能达到平行的要求，而头部正中矢状平面与胶片间又有距离存在，因而 X 线头影像必然有一定的放大误差。同一台 X 射线机在固定照相时头位、X 线球管及胶片三者的情况下，拍摄的放大误差基本一致，不会引起相互之间的差异。放大误差的计算公式为 $r = [D/(D-d)-1] \times 100\%$，r 为放大误差率，D 为 X 线球管焦点至胶片的距离，d 为头部正中矢状面至胶片的距离。

2. 头影图的描绘（cephalometric tracing） X 线头影测量不能在 X 线头颅侧位片上直接进行，而需在描绘的头影图上进行，因此描绘的头影图必须精确地与头颅侧位片的形态一致。描图需要在具有良好光源的 X 线描片灯上进行。手工描图及测量时需要准备硫酸描图纸、精确的毫米尺、半圆仪、细尖钢笔及硬质细尖铅笔等。将 X 线头影描于硫酸纸上（图 5-44），再在描图纸上进行测量分析。在 X 线头影图像上，有时会因头颅本身宽度或个体两侧结构不完全对称而出现部分左右影像不完全重合，此时，则取两

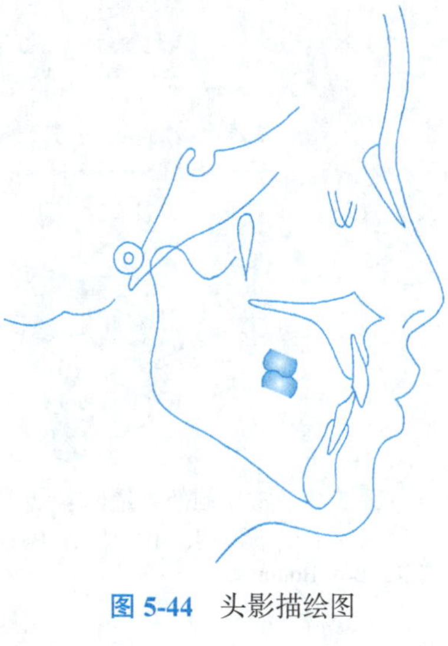

图 5-44 头影描绘图

侧相应位置的中点来描绘。目前，计算机辅助头影测量可以在数字化头颅侧位片上直接进行定点分析，此内容将在本章后面详述。

（三）常用X线头影测量的标志点及平面

1. 头影测量标志点 标志点是在X线头影描绘图上定义的用来构成测量平面及测量内容的点。头影测量标志点可分为两类：一类是解剖标志点，代表颅骨的实际解剖结构；另一类是引伸定义点，这一类标志点是通过头影图上解剖标志点的引申而得，如两个测量平面相交形成的标志点。

测量标志点的准确定位是X线头影测量结果可靠的基本要求。在标志点中，有些位于正中矢状面上，是单个的点。有些则是双侧点，若由于各种原因导致两侧之点不重叠时，一般取两点间的中点作为测量点。

（1）颅部标志点（图5-45）

蝶鞍点（sella，S）：蝶鞍影像中心点，是常用的颅部标志点和测量基准点。

鼻根点（nasion，N）：鼻额缝的最前点，颅面形态学的分界点。

耳点（porion，P）：外耳道之最上点，分为机械耳点和解剖耳点。机械耳点是指定位仪耳塞影像之最上点，容易标定。解剖耳点是指外耳道影像之最上点。

颅底点（basion，Ba）：枕骨大孔前缘最下点，常作为后颅底的标志。

Bolton点：枕骨髁突后切迹的最高点。

（2）上颌标志点（图5-46）

眶点（orbitale，O）：眶下缘之最低点。在实际X线片上，左右眶点很难处于同一水平，显示为左右两个眶点影像，故常选用两点的中间点作为测量点。

翼上颌裂点（pterygomaxillary fissure，Ptm）：翼上颌裂轮廓之最下点。翼上颌裂的前界为上颌窦后壁，后界为蝶骨翼突板前缘，此标志点提供了确定上颌骨的后界，可以用来测量磨牙近远中向的位置关系。

前鼻棘点（anterior nasal spine，ANS）：前鼻棘之尖，常作为确定腭平面的标志点之一。常常因为骨薄而难以精确定位，一般不作为近远中长度测量使用。

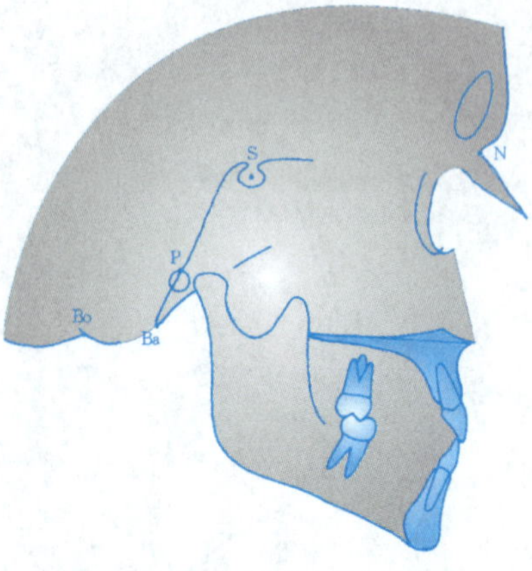

图5-45 常用颅部测量标志点

N：鼻根点；S：蝶鞍点；P：耳点；Ba：颅底点；Bo：Bolton点

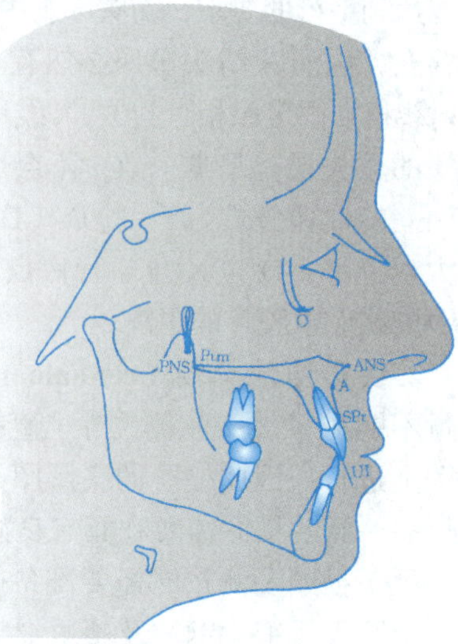

图5-46 常用上颌测量标志点

O：眶点；ANS：前鼻棘点；A：上齿槽座点；SPr：上齿槽缘点；UI：上中切牙点；Ptm：翼上颌裂点；PNS：后鼻棘点

后鼻棘点（posterior nasal spine，PNS）：硬腭后部骨棘之尖，与前鼻棘点构成腭平面。

上齿槽座点（subspinale，A）：前鼻棘与上齿槽缘点间的牙槽骨最凹点。此点常用作上颌骨的前后向位置测量。

上齿槽缘点（superior prosthion，SPr）：上齿槽突之最前下点，代表上中切牙的牙釉质-骨质交界处。

上中切牙点（upper incisor，UI）：上中切牙切缘之最前下点，该点代表了上中切牙的切缘，与根尖点相连可以作为中上切牙牙长轴，来测量分析上切牙的位置。

（3）下颌标志点（图 5-47）

髁顶点（condylion，Co）：髁突的最上点。

关节点（articulare，Ar）：颅底下缘与下颌髁突颈后缘之交点，非解剖结构点。

下颌角点（gonion，Go）：下颌角的后下点。可通过下颌支平面和下颌平面交角之分角线与下颌角的相交点来确定。

下齿槽座点（supramental，B）：下齿槽缘点与颏前点之间牙槽骨最凹点。

下齿槽缘点（infradentale，Id）：下齿槽突之最前上点，代表下中切牙的牙釉质-骨质交界处。

下切牙点（lower incisor，Li）：下中切牙切缘之最前上点。

颏前点（pogonion，Po）：颏部之最突点。

颏下点（menton，Me）：颏部之最下点。

颏顶点（gnathion，Gn）：颏前点与颏下点之中点。

D 点：下颌体骨性联合部之中心点。

（4）软组织侧面标志点（图 5-48）

额点（glabella，G）：额部之最前点。

软组织鼻根点（nasion of soft tissue，Ns）：软组织侧面上鼻根位置的最凹点。

眼点（eye，E）：睑裂之眦点。

鼻尖点（Pronasale，Prn）：鼻尖部最突点。

鼻下点（subnasale，Sn）：鼻小柱与上唇之连接点。

唇缘点（vermilion borders）。

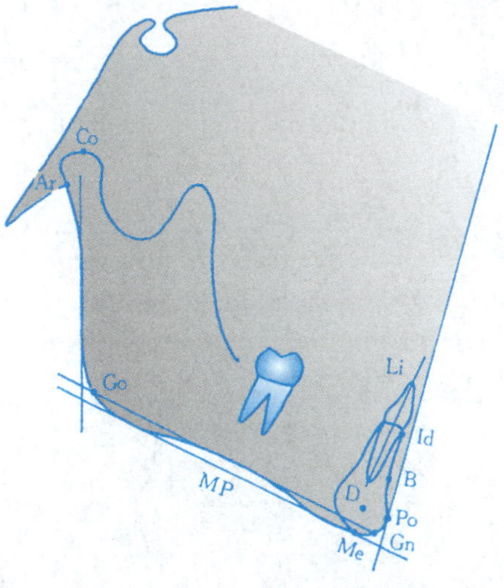

图 5-47　常用下颌测量标志点

Li：下切牙点；Id：下齿槽缘点；B：下齿槽座点；Po：颏前点；Gn：颏顶点；Me：颏下点；D：下颌联合中心点；Go：下颌角点；Ar：关节点；Co：髁顶点；MP：下颌平面

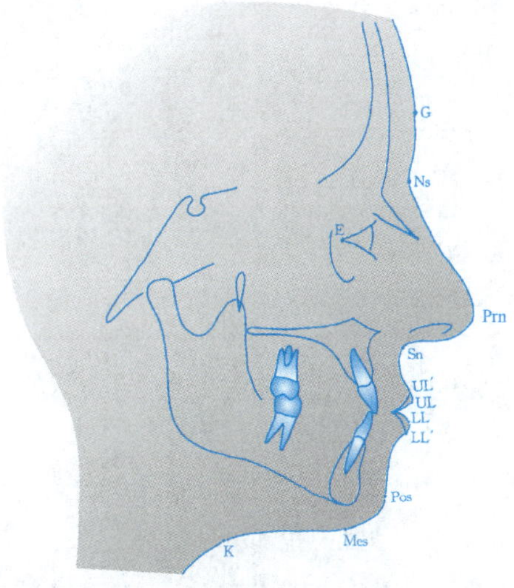

图 5-48　常用头部软组织测量标志点

G：额点；Ns：软组织鼻根点；E：眼点；Prn：鼻尖点；Sn：鼻下点；UL'：上唇缘点；UL：上唇突点；LL：下唇突点；LL'：下唇缘点；Pos：软组织颏前点；Mes：软组织颏下点；K：咽点

上唇缘点（UL′）：上唇黏膜与皮肤之连接点。

下唇缘点（LL′）：下唇黏膜与皮肤之连接点。

上唇突点（UL）：上唇之最突点。

下唇突点（LL）：下唇之最突点。

软组织颏前点（pogonion of soft tissue，Pos）：软组织颏部之最前点。

软组织颏下点（menton of soft tissue，Mes）：软组织颏部之最下点。

咽点（K）：软组织颈部与咽部之连接点。

2. 头影测量平面

（1）基准平面：基准平面是在头影测量中作为测量基准的平面。基准平面与各测量标志点及其他测量平面间构成角度、线距、比例等测量项目。目前最常用的基准平面为前颅底平面、眼耳平面和Bolton平面（图5-49）。

前颅底平面（SN plane，简称SN）：由蝶鞍点与鼻根点之连线组成，在颅部的矢状平面上，代表前颅底的前后范围。由于这一平面在生长发育上具有相对的稳定性，因而常作为面部结构对颅底关系的定位平面。

眼耳平面（Frankfort horizontal plane，简称FH）：由耳点与眶点连线组成。拍摄头颅侧位片时，由两侧耳塞与眶点指针确定的平面与地面平行，所以在正常头位时，眼耳平面通常也作为水平参考平面。

Bolton平面：由Bolton点与鼻根点连接线组成。此平面多用作重叠头影图的基准平面。

（2）测量平面（图5-50）：

腭平面（ANS-PNS）：后鼻棘与前鼻棘的连线。

全颅底平面（Ba-N）：颅底点与鼻根点之连线。

𬌗平面（occlusal plane，OP）：𬌗平面有两种确定方法。一种是以第一恒磨牙的咬合中点与上下中切牙点连线中点的连线，称为解剖𬌗平面；另一种称为功能𬌗平面，由均分后牙接触点而得，常使用第一恒磨牙及第一乳磨牙或第一双尖牙的咬合接触点连线。

下颌平面（mandibular plane，MP）：下颌平面的确定方法有三种。①通过颏下点与下颌角下缘相切的线。②下颌下缘最低部的切线。③下颌角点与下颌颏顶点间的连线（Go-Gn）。

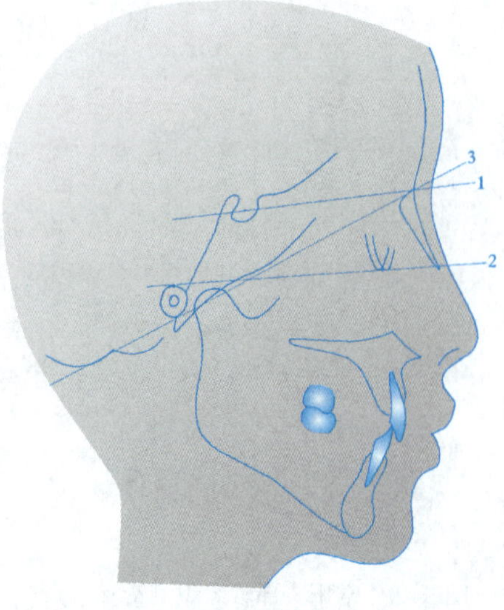

图5-49　基准平面

1. 前颅底平面；2. 眼耳平面；3. Bolton平面

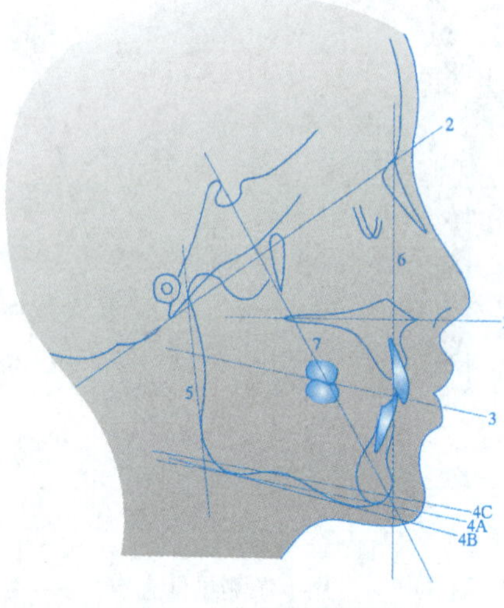

图5-50　常用测量平面

1. 腭平面；2. 全颅底平面；3. 𬌗平面；4. 下颌平面（4A）下颌角下缘与颏下点连线，（4B）下颌下缘最底部切线，（4C）Go-Gn连线；5. 下颌支平面；6. 面平面；7. Y轴

下颌支平面（ramal plane，RP）：下颌升支及髁突后缘的切线。

面平面（N-Po）：由鼻根点与颏前点之连线组成。

Y 轴（Y axis）：蝶鞍中心与颏顶点之连线。

（四）常用 X 线头影测量项目

X 线头影测量用于分析错殆畸形的机制，明确诊断并做出治疗设计。从测量方式来看，可分为角度测量、线距测量及线距比例测量。X 线头影测量的每个测量项目都有其特定的诊断意义，但是，孤立地评价单一测量指标常会导致错误的结论。只要牙颌、颅面的测量结果在一定范围内相互补偿、关系协调，就会产生相对正常的颅面形态。因此在评价畸形特征及其机制时，必须综合评价各项测量指标。

1. 上下颌骨的常用测量项目 常用测量上下颌骨相对颅部及其他结构位置关系的项目很多。通常所用的基准平面为前颅底平面（SN）和眼耳平面（FH）（图 5-51、5-52）（表 5-3）。

（1）SNA 角：由蝶鞍中心点、鼻根点及上齿槽座点所构成的角，反映上颌相对于颅部的前后位置关系。当此角过大时，上颌前突，面部侧貌可呈凸面型；反之上颌后缩，面部呈凹面型。

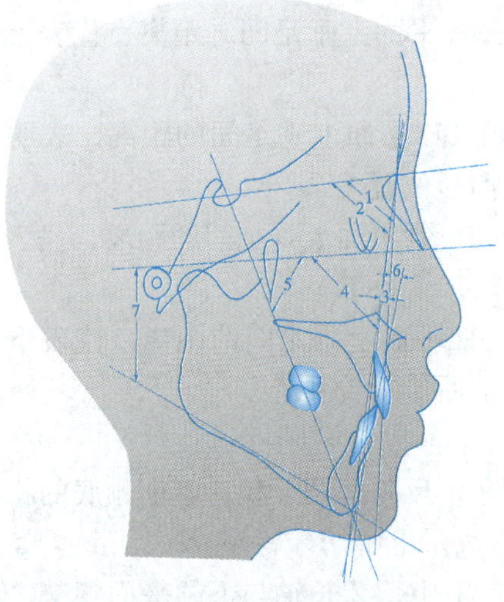

图 5-51 上下颌骨的常用测量项目（一）
1. SNA 角；2. SNB 角；3. ANB 角；4. 面角；5. Y 轴角；6. 颌凸角；7. 下颌平面角

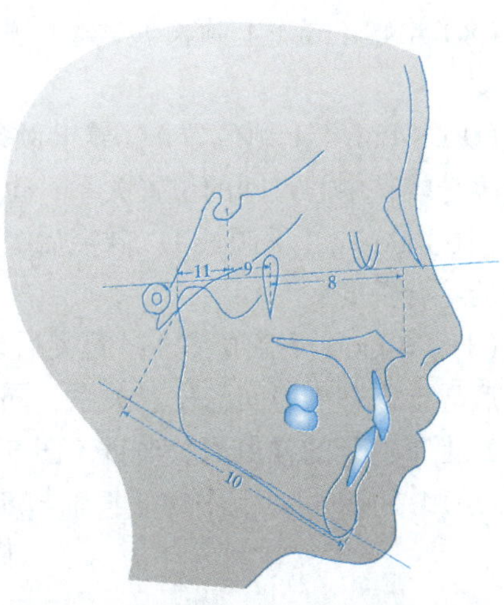

图 5-52 上下颌骨的常用测量项目（二）
8. 上颌长度；9. 上颌位置；10. 下颌长度；11. 下颌位置

表 5-3 正常殆上下颌骨常用角度测量项目的均值（°）

测量项目	替牙期		恒牙期	
	均值	标准差	均值	标准差
SNA	82.3	3.5	82.8	4.0
SNB	77.6	2.9	80.1	3.9
ANB	4.7	1.4	2.7	2.0
NP-FH	83.1	3.0	85.4	3.7
Y 轴角	65.5	2.9	66.3	7.1
NA-PA	10.3	3.2	6.0	4.4
MP-FH	31.8	4.4	31.1	5.6

（2）SNB角：由蝶鞍中心点、鼻根点及下齿槽座点所构成的角，反映下颌相对于颅部的位置关系。当此角过大时，下颌前突，反之下颌后缩。

（3）ANB角：由上齿槽座点、鼻根点与下齿槽座点构成的角。该角度反映上下颌骨对颅部的相互位置关系。当SNA大于SNB时，ANB角为正值，反之ANB角为负值。

（4）NP-FH（面角）：面平面NP与眼耳平面FH相交之后下角。此角反映下颌的突缩程度。此角越大，表示下颌越前突，反之则表示下颌后缩。

（5）Y轴角：蝶鞍中心点与颏顶点连线（Y轴）与眼耳平面（FH）相交之下前角，反映颏部的位置。此角越小，则表示颏部越突，反之则表示颏部越缩。Y轴同时代表面部的生长发育方向。

（6）NA-PA（颌凸角）：由鼻根点至上齿槽座点连线（NA），与颏前点至上齿槽座点连线（PA）延长线之角。该角度反映面部的上颌部分相对于整个侧面的关系。当PA延长线在NA前方时，此角为正值，反之为负值。此角越大，表示上颌的相对突度越大，反之表示上颌相对后缩。

（7）MP-FH（下颌平面角）：由下颌平面（MP）与眼耳平面（FH）的交角。此角代表下颌体的陡度、下颌角的大小，也反映面部的高度。

此外，下颌平面角也可以定义为下颌平面（MP）与前颅底平面（SN）交角，其意义与FH所成的下颌平面角相同。

（8）ANS-Ptm（上颌长）：翼上颌裂点与前鼻棘点在FH平面上垂足间之距离，代表上颌的长度。

（9）S-Ptm（上颌位置）：翼上颌裂点与蝶鞍中心点在FH平面上垂足间的距离，表明上颌后界与蝶鞍中心点间的位置关系，也可以反映上颌骨的前后位置关系。

（10）Co-Po（下颌长）：髁突后缘切线与颏前点切线在下颌平面上垂足间的距离，代表下颌骨的综合长度。

（11）S-Co（下颌位置）：髁突后切线与蝶鞍中心在FH平面上垂足间的距离，代表下颌髁突后界与蝶鞍中心间的位置关系，同样也代表下颌骨的前后位置关系。

2. 上下前牙的常用测量项目（图5-53）（表5-4）

（1）U1-SN角：上中切牙长轴与SN平面相交的后下角，反映上切牙相对于前颅底的相对倾斜度。此角过大，表示上中切牙唇倾。

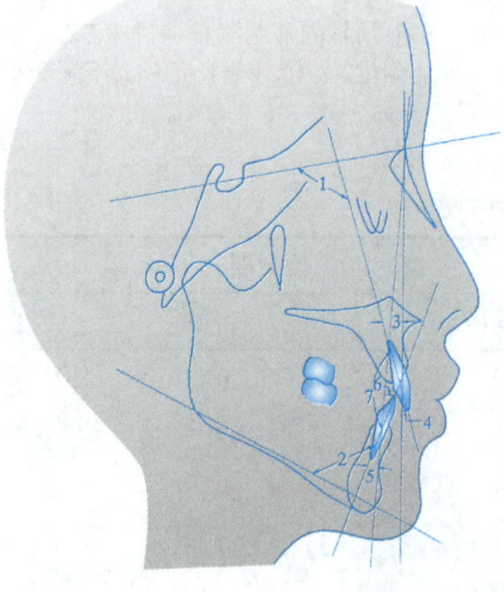

图5-53 上下前牙的常用测量项目

1. U1-SN角；2. L1-MP角；3. U1-NA角；4. U1-NA距；5. L1-NB角；6. L1-NB距；7. 上下中切牙角

（2）L1-MP角：下中切牙长轴与下颌平面相交之后上角，反映下中切牙相对于下颌平面的倾斜度。此角过大，表示下中切牙唇倾。

（3）U1-NA角：上中切牙长轴与鼻根点-上齿槽座点连线（NA）交角，代表上中切牙倾斜度。

（4）U1-NA距：上中切牙切缘至鼻根点-上齿槽座点连线的垂直距离，代表上中切牙突度。

以上两项测量相互结合就可以精确地确定上切牙的唇倾度和突度。

（5）L1-NB角：下中切牙长轴与鼻根点-下齿槽座点连线的交角，代表下中切牙倾斜度。

（6）L1-NB距：下中切牙切缘至鼻根点-下齿槽座点连线的垂直距离，代表下中切牙突度。

以上两项测量相互结合就可以精确地确定下切牙的唇倾度和突度。

表 5-4 正常殆上下前牙常用测量项目的均值

测量项目	替牙期		恒牙期	
	均值	标准差	均值	标准差
U1-SN（°）	104.8	5.3	105.7	6.3
L1-MP（°）	94.7	5.2	92.6	7.0
U1-NA（°）	22.4	5.2	22.8	5.7
U1-NA（mm）	3.1	1.6	5.1	2.4
L1-NB（°）	32.7	5.0	30.3	5.8
L1-NB（mm）	6.0	1.5	6.7	2.1
U1-L1（°）	122.0	6.0	125.4	7.9

（7）上下中切牙角：上中切牙长轴与下中切牙长轴的交角，反映上下中切牙突度。此角越小，突度越大，反之突度越小。

3. 面部高度的常用测量项目（图 5-54）

（1）全面高（N-Me）：从鼻根点至颏下点的距离。

（2）上面高（N-ANS）：从鼻根点至前鼻棘点的距离。

（3）下面高（ANS-Me）：从前鼻棘点至颏下点的距离。

（4）上面高与全面高之比：N-ANS/N-Me×100%。

（5）下面高与全面高之比：Ars-Me/N-Me×100%。

4. 常用软组织测量项目 软组织测量是头影测量分析中的重要组成部分，以下为常用软组织测量项目（图 5-55 ～ 5-57）。

（1）面型角（FCA）：额点与鼻下点连线和鼻下点与软组织颏前点连线的前上交角，代表软组织的面型突度。

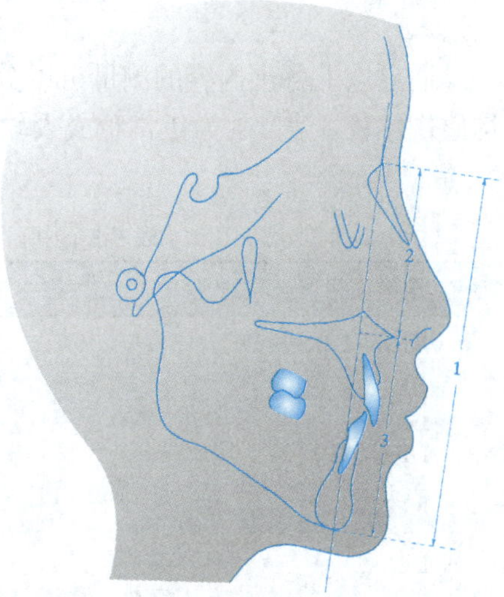

图 5-54 面部高度测量项目
1. 全面高；2. 上面高；3. 下面高

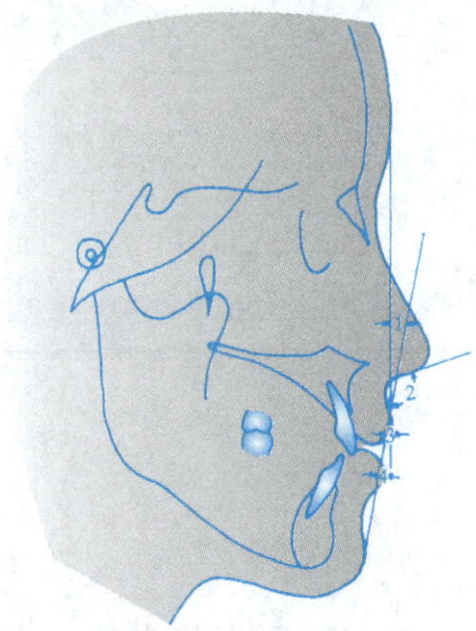

图 5-55 常用头部软组织侧面测量项目（一）
1. 面型角；2. 鼻唇角；3. 上唇突度；4. 下唇突度

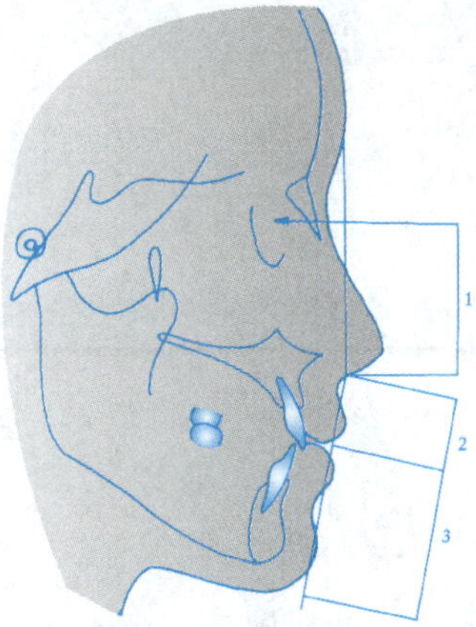

图 5-56 常用头部软组织侧面测量项目（二）
1. 面上部高；2. 上唇长；3. 下唇长

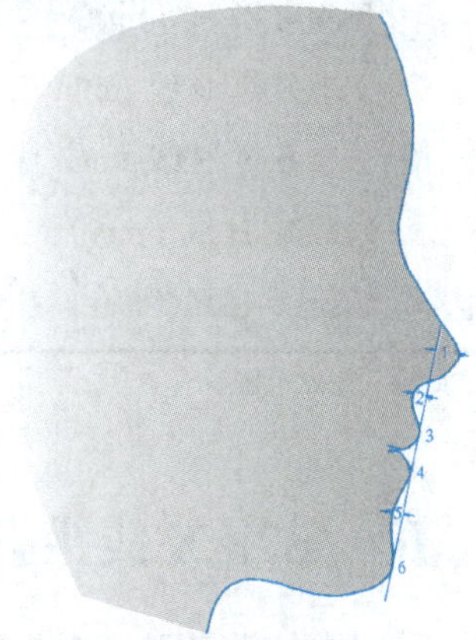

图 5-57 常用头部软组织侧面测量项目（三）
1. H 线与鼻的关系；2. H 线与鼻唇沟的关系；3. H 线与上唇的关系；4. H 线与下唇的关系；5. H 线与颏唇沟的关系；6. H 线与颏的关系

（2）鼻唇角（NLA）：鼻下点与鼻小柱点连线和鼻下点与上唇突点连线的前交角，代表上唇与鼻底的位置关系。

（3）面上部高（UFH）：分别从 E 点、Sn 点向 GSn 连线作垂线，测量两垂足间距。

（4）上唇长（ULL）：分别从 Sn 点和上口点（upper stomion）向 Sn-Pos 连线作垂线，两垂足间距。

（5）下唇长（LLL）：分别从 Mes 点和下口点（lower stomion）向 Sn-Pos 连线作垂线，两垂足间距。UFH、ULL、LLL 三者之间的比例关系代表面部上、中、下之间的比例。

（6）上唇突度（ULP）：UL 到 Sn-Pos 垂直距离。

（7）下唇突度（LLP）：LL 到 Sn-Pos 垂直距离。

（8）H 角：Pos-UL 连线又名 H 线（Holdaway 线），其与软组织面平面（Ns-Pos）的交角代表软组织颏部与唇的位置关系。

（9）H 线与软组织侧面的关系：包括 H 线与鼻、鼻唇沟、上唇、下唇、颏唇沟、颏部的关系。

通过以上各项内容的测量可以分析出软组织侧貌间的各部分关系。可将测量结果与正常的均值作比较。表 5-5 为正常殆成人软组织测量均值及标准差。

表 5-5 中国人正常殆成人软组织测量均值及标准差

测量项目	均值	标准差
NLA（°）	80 ～ 110*	
FCA（°）	7.3	4.4
UFA（%）	40	
ULL（%）	20	
LLL（%）	40	
ULP（mm）	7.2	1.92
LLP（mm）	6.3	1.49
H 角（°）	11.0	4.13
鼻点 -H 线（mm）	1	
鼻唇沟 -H 线（mm）	8	
上唇突点 -H 线（mm）	0	
下唇突点 -H 线（mm）	2	
颏唇沟 -H 线（mm）	4	
颏前点 -H 线（mm）	0	

* 此项为正常范围。

（五）常用 X 线头影测量分析方法

国内外学者已经提出的 X 线头影测量分析法（cephalometric analysis）已不下几十种，主要用来测量分析颅面骨骼间的关系以及牙颌与颅面骨骼间的关系，对错殆畸形进行机制分析，做出诊断及矫治设计。在以 X 线头影测量作为方法的不同研究中，选择的测量项目根据研究分析的内容而定。以下是一些经典且较为系统的测量方法。

1. Downs 分析法 它是由 William B. Downs 医生提出的头影测量方法。该方法以眼耳平面作为基准平面，具体包括以下测量内容（图 5-58）。

（1）骨骼间关系的测量：包括面角、颌凸角、上下齿槽座角、下颌平面角及 Y 轴角 5 项测量。

1）面角（facial angle）：面平面与眼耳平面相交之下后角。此角代表了下颌的突度。此角越大表示下颌越前突，反之则表示下颌后缩。

2）颌凸角（angle of convexity）：NA 与 PA 延长线之交角。此角代表面部的上颌部对整个面部侧面的关系。

3）上下齿槽座角（AB plane angle）：AB 或其延长线与面平面的交角。此角代表上下齿槽基骨间的相互位置关系。此角在面平面之前方形成为负值角，反之在面平面之后方形成则为正值角。此角越大，表示上颌基骨对下颌基骨的相对位置明显后缩；反之，此角越小，则表示上颌基骨对下颌基骨的相对位置关系为前突。

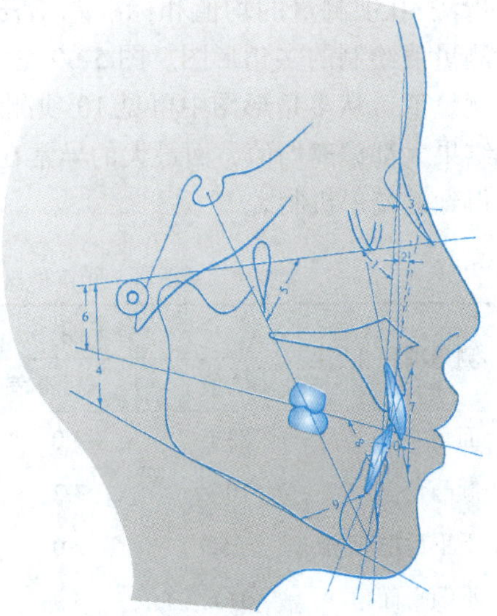

图 5-58 Downs 分析法测量内容

1. 面角；2. 颌凸角；3. A-B 平面角；4. 下颌平面角；5. Y 轴角；6. 𬌗平面角；7. U1-L1；8. L1-OP；9. L1-MP；10. U1-AP

4）下颌平面角（mandibular plane angle，MPA）：下颌平面与眼耳平面的交角。这里的下颌平面是通过颏下点与下颌角下缘相切的平面。

5）Y 轴角（Y axis angle）：Y 轴与眼耳平面相交之前下角。此角也反映了颏部的突缩。Y 轴也代表面部的生长发育方向。

（2）牙齿与骨骼间关系的测量：包括𬌗平面角、上下中切牙角、下中切牙-下颌平面角、下中切牙-𬌗平面角及上中切牙凸距 5 项测量。

1）𬌗平面角（cant of occlusion plane）：𬌗平面与眼耳平面的交角。此角反映了𬌗平面的斜度。此角越大说明𬌗平面越陡，反之，此角越小说明𬌗平面越平。该项目的𬌗平面为解剖𬌗平面，采用第一恒磨牙及上下中切牙点连线中点的标志点组成。

2）上下中切牙角（U1 to L1 angle）：上下中切牙牙长轴的交角。此角越大表示凸度越小，反之，此角越小则表示凸度越大。

3）下中切牙-下颌平面角（L1 to mandibular plane）：下中切牙长轴与下颌平面之后上角。此角表示下中切牙唇舌向的倾斜度。

4）下中切牙-𬌗平面角（L1 to occlusal plane）：下中切牙长轴与平面相交之前角。此角表示下中切牙与𬌗平面的关系。

5）上中切牙凸距（U1-AP）：上中切牙切缘至 AP 连线的垂直距离（mm）。此距代表上中切牙的突度，当上中切牙切缘在 AP 连线前方时为正值，反之为负值。

Downs 使用以上分析法得出了美国正常𬌗白种青少年各项测量的均值、标准差等数据，为口腔正畸临床提供了参考。由于 Downs 分析法的测量内容包括了骨骼间及牙齿与骨骼间的关系，内容较为系统，因而这一分析法至今仍被各国正畸医师广为应用。

1951 年，Vorhies、Adams 及 Wylie 分别将 Downs 分析法的 10 项测量结果以多角形图来表示，以正常𬌗的测量结果得出基本多角形图。Wylie 的方法是以中线代表 10 项测量项目均值，以其正负 2 倍标准差作为多角形的范围而构成多角形图。在中线右侧之数值代表安氏Ⅲ类凹面型趋势，中线左侧之数值代表安氏Ⅱ类凸面型趋势，部分项目（图 5-59 表“*”项目）是将加标准差放图左侧，减标准差放图右侧，错𬌗个体的测量结果以图中虚线显示。由于牙颌、颅面结构特征存在着明显的种族差异，因而不同种族需有各自的正常𬌗测量均值作为临床参考应用。

傅民魁于 1965 年研究得出了北京地区正常𬌗替牙期、恒牙初期、恒牙期个体的 Downs 分析法10项测量的均值和标准差（表5-6）。图5-59是根据恒牙初期（平均年龄为13.9岁）的测量值绘制的多角形图。图5-60是一例患者的Downs多角形图分析结果，其中虚线为此患者测量值。从多角形图中可见10项测量虚线的位置，表明该患者为安氏Ⅱ类凸面型趋势，测量结果大都偏离均值，而最大的异常在下颌的位置后缩及上切牙唇向倾斜。这是通过测量分析而得到的畸形机制。

表5-6 北京地区中国人正常殆按Downs分析法的测量结果

测量项目（°）	替牙期		恒牙初期		恒牙期	
	均值	标准差	均值	标准差	均值	标准差
面角	83.1	3.0	84.4	2.7	85.4	3.7
颌凸角	10.3	3.2	7.5	4.6	6.0	4.4
上下齿槽座角	−5.9	2.0	−5.2	2.6	−4.5	2.8
下颌平面角	31.6	3.9	29.1	4.8	27.3	6.1
Y轴角	65.5	2.9	65.8	3.1	65.8	4.2
殆平面角	16.4	3.3	14.2	3.7	12.4	4.4
U1-L1	122.0	6.0	124.2	7.3	125.4	7.9
L1-OP	111.7	6.5	111.7	5.9	111.6	6.0
L1-MP	96.3	5.1	96.9	6.0	96.5	7.1
U1-AP（mm）	7.7	1.6	7.5	2.1	7.2	2.2

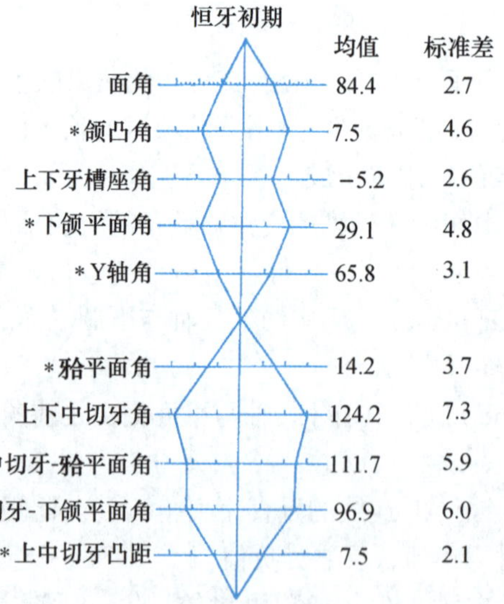

图5-59 中国人正常殆恒牙初期Downs分析法多角形图

"*"表示该项目左侧为加标准差，右侧为减标准差

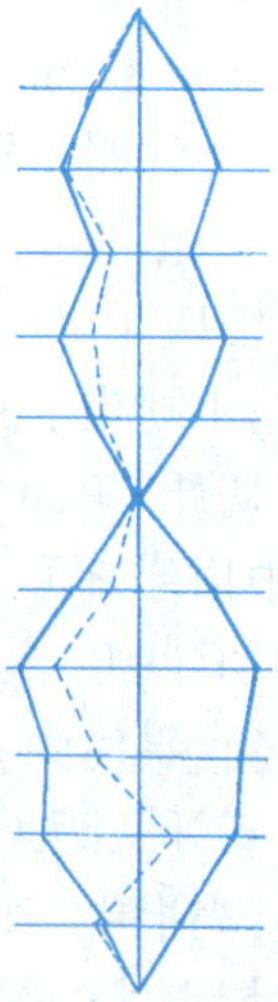

图5-60 一例患者Downs分析法多角形图分析

2. Steiner分析法 Steiner分析法（图5-61）是由Steiner在1953年提出的一个具有14项测量内容的头影测量分析法，其中一些测量内容是从Downs、Riedel等分析法中择优而集成的，这一分析法也较为广泛应用于口腔正畸临床诊断及设计分析。Steiner分析法除了14项测量内容外，还提出了一个由ANB角与上、下中切牙和颅面颌骨位置关系所组成的臂章分析法。

测量内容：

（1）SNA角：前颅底平面-上齿槽座点角，代表上颌基骨对颅部的位置关系。

（2）SNB 角：前颅底平面-下齿槽座点角，代表下颌基骨对颅部的位置关系。

（3）ANB 角：上齿槽座点-鼻根点-下齿槽座点角。此角为 SNA 与 SNB 角之差，代表上下颌基骨间的位置关系。

（4）SND 角：前颅底平面骨性下颌联合中点构成的角，代表下颌整体对颅部的位置关系。

（5）U1-NA 角：上中切牙长轴与 NA 连线的交角，代表上中切牙的倾斜度。

（6）U1-NA（mm）：上中切牙切缘至 NA 连线的垂直距离。此线距代表上中切牙的突度。

（7）L1-NB 角：下中切牙切缘与 NB 连线的交角，代表下中切牙的倾斜度。

（8）L1-NB（mm）：下中切牙切缘至 NB 连线的垂直距离。此线距代表下中切牙的突度。

（9）Po-NB（mm）：颏前点至 NB 连线的垂直距离，代表颏部的位置。

（10）U1-L1 角：上下中切牙长轴交角。

（11）OP-SN：殆平面与前颅底平面之交角，反映了殆平面的斜度。

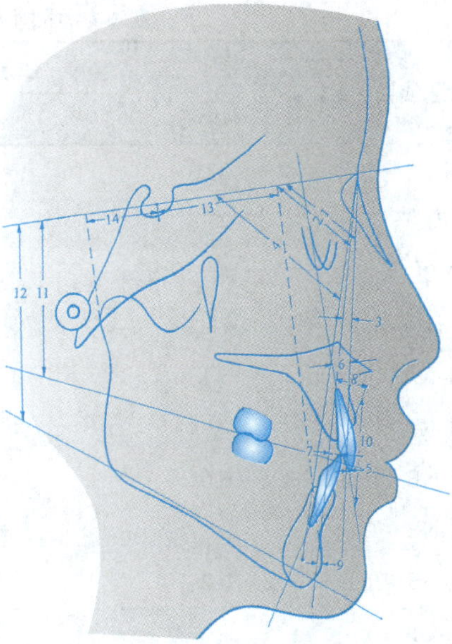

图 5-61　Steiner 分析法测量内容

1. SNA；2. SNB；3. ANB；4. SND；5. U1-NA（mm）；6. U1-NA；7. L1-NB（mm）；8. L1-NB；9. Po-NB（mm）；10. U1-L1；11. OP-SN；12. GoGn-SN；13. SL（mm）；14. SE（mm）

（12）GoGn-SN：下颌平面与前颅底平面之交角，代表下颌平面的斜度。这里的下颌平面由下颌角点与颏顶点连线组成。

（13）SL（mm）：蝶鞍点至颏前点向 SN 平面作垂线的交点间距离，代表下颌颏部对颅底之位置关系。

（14）SE（mm）：蝶鞍点至髁突最后点向 SN 平面作垂线的交点间距离，代表下颌髁突对颅底的位置关系。

SL 及 SE 两项测量相结合，可了解下颌位置的变化及下颌生长发育情况。

Steiner 认为，建立正常个体各项头影测量标准对于了解各种族颅面生长特征是十分重要的，并指出各民族建立自己的测量均值的重要性。北京大学口腔医学院于 1981 年在对正常颅面结构的电子计算机头影测量研究中，包括了中国人正常殆按 Steiner 分析法的各测量项目均值和标准差，见表 5-7。替牙期组平均年龄为 9.9 岁，恒牙期组平均年龄为 20.3 岁。

3. Tweed 分析法　Tweed 分析法测量眼耳平面、下颌平面、下中切牙长轴的相互角度，这三条线所组成的代表面部形态结构的三角形也称为“Tweed 诊断三角”（图 5-62）。

（1）眼耳平面-下颌平面角（FMA）：眼耳平面与下颌平面的交角，以下颌下缘的切线作为下颌平面。

（2）下中切牙-眼耳平面角（FMIA）：下中

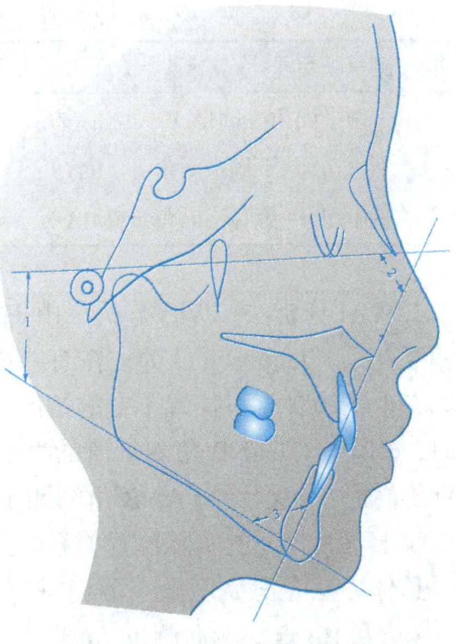

图 5-62　Tweed 分析法测量内容

1. FH-MP（FMA）；2. L1-FH（FMIA）；3. L1-MP（IMPA）

表 5-7　中国人正常䝨按 Steiner 分析法的测量结果

测量项目（°）	替牙期		恒牙期	
	均值	标准差	均值	标准差
SNA	82.3	3.5	82.8	4.0
SNB	77.6	2.9	80.1	3.9
ANB	4.7	1.4	2.7	2.0
SND	74.3	2.7	77.3	3.8
U1-NA（mm）	3.1	1.6	5.1	2.4
U1-NA	22.4	5.2	22.8	5.7
L1-NB（mm）	6.0	1.5	6.7	2.1
L1-NB	32.7	5.0	30.3	5.8
Po-NB（mm）	0.2	1.3	1.0	1.5
U1-L1	120.7	7.2	124.2	8.2
OP-SN	21.0	3.6	16.1	5.0
GoGn-SN	35.8	3.6	32.5	5.2
SL（mm）	43.1	4.1	52.2	5.4
SE（mm）	16.9	2.7	20.2	2.6

切牙的长轴与眶耳平面的交角。

（3）下中切牙-下颌平面角（IMPA）：下中切牙长轴与下颌平面的交角。

Tweed 应用此颌面三角分析结果得出美国白种正常䝨儿童的 FMA 均值为 25°，IMPA 的均值为 90°，FMIA 的均值为 65°。在 Tweed 分析法中，Tweed 认为 FMIA 65° 是建立良好面型的重要条件。因而，FMIA 65° 成为矫治追求的目标。在三项测量中，FMA 较难通过一般的正畸方法来改变，因而要达到 FMIA 的矫治目标，主要依靠改变下中切牙的位置和倾斜度来完成。北京地区中国人正常䝨按 Tweed 分析法的测量结果见表 5-8。

表 5-8　北京地区中国人正常䝨按 Tweed 分析法的测量结果

测量项目（°）	均值 ± 标准差
下颌平面角（FMA）	31.3±5.0
下中切牙-下颌平面角（IMPA）	93.9±6.2
下中切牙-眼耳平面角（FMIA）	54.9±6.1

4. Wits 分析法　Wits 分析法由 Jacobson 于 1975 年提出，该分析法用于测量上下颌骨前部的相互关系。Jacobson 认为，在有些情况下 ANB 角不能确切反映出上下颌骨前部的相互关系。例如在上下颌骨相对位置不变的情况下，由于前颅底长度过长或过短而使鼻根点位置过前或过后时，均会影响 ANB 角测量值的大小。此外，当上下颌骨对颅底平面的关系发生顺时针或逆时针旋转时，也会影响 ANB 角的测量值。Jacobson 认为当发生以上这些情况，ANB 角不能正确反映上下颌骨间的实际位置关系时，他提出了一种新的测量法来代替之。

具体方法是分别从上、下齿槽座点（A 点和 B 点）向功能性䝨平面作垂线，两垂足分别为 Ao 点和 Bo 点。然后测量 Ao 点与 Bo 点间的距离以反映上下颌骨前部的相互位置关系（图 5-63）。经过测量，Jacobson 发现女性正常䝨通常 Ao 点和 Bo 点是重合的，而男性正常䝨通常

Bo 点位于 Ao 点前方 1 mm。他将女性正常“Wits”值定为 0，而男性定为−1 mm（Bo 点在前方定为负值）。当 Ao 点在 Bo 点前方过大时表示上下颌骨呈骨性Ⅱ类错𬌗关系，Ao 点在 Bo 点后方过大时呈骨性Ⅲ类错𬌗关系。

Wits 分析法的优点在于避免了颅底测量点的变异对上下颌骨关系诊断的影响。中国人正常𬌗按 Wits 分析法的测量结果见表 5-9。

5. 北京大学口腔医学院口腔正畸综合分析法　北京大学口腔医学院正畸科针对各种 X 线头影测量分析方法的特点，选取了能够综合反映上下牙齿、上下颌骨以及牙骨关系的 16 个测量项目作为临床常规的综合分析法。表 5-10 为北京大学口腔医学院正畸科临床综合分析法的测量项目及其正常均值、标准差。

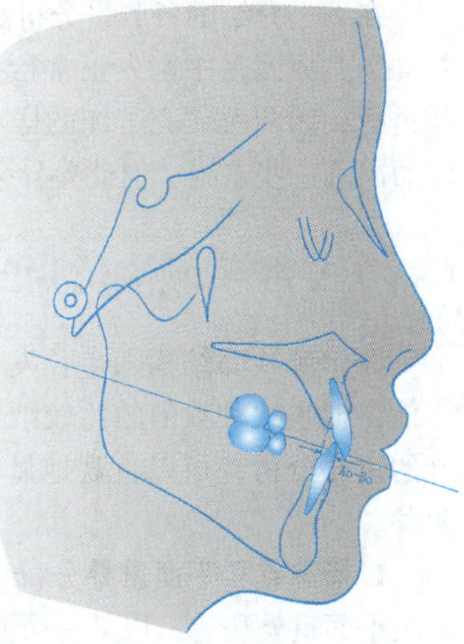

图 5-63　Wits 分析法测量内容

表 5-9　中国人正常𬌗按 Wits 分析法的测量均值及标准差（mm）

		均值	标准差
替牙期	男	−1.4	2.6
	女	−1.4	2.8
恒牙初期	男	−1.4	2.9
	女	−1.1	2.9
恒牙期	男	−0.8	2.8
	女	−1.5	2.1

表 5-10　北京大学口腔医学院正畸科临床综合分析法及其正常均值、标准差

测量项目	替牙期		恒牙期	
	均值	标准差	均值	标准差
SNA（°）	82.3	3.5	82.8	4.0
SNB（°）	77.6	2.9	80.1	3.9
SNB（°）	4.7	1.4	2.7	2.0
NP-FH（°）	83.1	3.0	85.4	3.7
NA-PA（°）	10.3	3.2	6.0	4.4
U1-NA（mm）	3.1	1.6	5.1	2.4
U1-NA（°）	22.4	5.2	22.8	5.7
L1-NB（mm）	6.0	1.5	6.7	2.1
L1-NB（°）	32.7	5.0	30.3	5.8
U1-L1（°）	122.0	6.0	125.4	7.9
U1-SN（°）	104.8	5.3	105.7	6.3
MP-SN（°）	35.8	3.6	32.5	5.2
FH-MP（°）	31.8	4.4	31.1	5.6
L1-MP（°）	94.7	5.2	92.6	7.0
Y 轴	65.5	2.9	66.3	7.1
PO-NB（mm）	0.2	1.3	1.0	1.5

在以上介绍的各测量分析法中，有部分测量项目在不同分析法中均有应用，但其均值稍有差异。其原因是中国人正常殆各测量项目的测量研究工作分别在20世纪60年代初和80年代初进行，因两次研究工作的样本选择条件一致，所以合并后一次应用了电子计算机测量分析，因而出现一些差异，但此差异无统计学意义，因此不影响各均值的应用。

（六）X线头颅侧位片的重叠分析方法

评价颅颌面结构随生长发育或矫治前后所发生的改变，可以通过计算各测量值的变化来评估，但是这种数值的比较结果并不直观。而通过同一个体在不同时期所拍照的X线头影图迹的重叠分析，可以直观地显示牙、颌、颅、面各部分间的变化情况。常用的重叠法有以下两种。

1. 标志点和平面重叠分析 常用的平面重叠法包括前颅底平面重叠法、上颌平面重叠法和下颌平面重叠法等，以某一个基准平面为重叠平面，分析其他结构的位置和形态变化。以前颅底平面（SN）重叠法为例说明（图5-64）：以S点作为重叠原点，两张图的SN重叠，观察牙颌、颅面总体改变。如果SN在生长发育中方向没有改变，则重叠结果可显示鼻根点N的改变情况。该重叠方法的优点是简单易行，缺点是生长发育中的患者其颅颌面任何部分都可能随年龄发生改变，从而影响重叠分析的准确性。

2. 结构重叠分析 研究表明，青春发育期的各个标志点均有不同程度地生长，参考结构不稳定会影响使用标志点和平面重叠的有效性。根据Bjork的种植钉研究结果，某些结构在生长发育中是相对稳定的，称为稳定区域。常用的稳定区域包括颏部前方轮廓、下颌联合内部骨皮质板的内缘轮廓、下颌联合下方的骨小梁结构、下颌神经管以及牙根尚未发育但已矿化的下颌第三磨牙等。以稳定区域为基础的结构重叠分析可以相对准确地反映局部变化。

（1）颅底结构重叠法：以颅底部相对稳定的结构，包括垂体窝、筛骨板以及蝶骨翼等部位重叠，来观察整个颅面部的变化（图5-65）。

（2）上颌结构重叠法：以上颌相对稳定的结构，包括颧牙槽嵴下方、切牙舌侧硬腭等部位重叠，来观察上颌特别是上磨牙及上切牙的位置变化（图5-66）。

（3）下颌结构重叠法：以下颌相对稳定的结构，包括下颌骨性联合之后缘、下颌神经管、第三磨牙牙胚等部位重叠，来观察下颌特别是下磨牙及下切牙的位置变化（图5-67）。

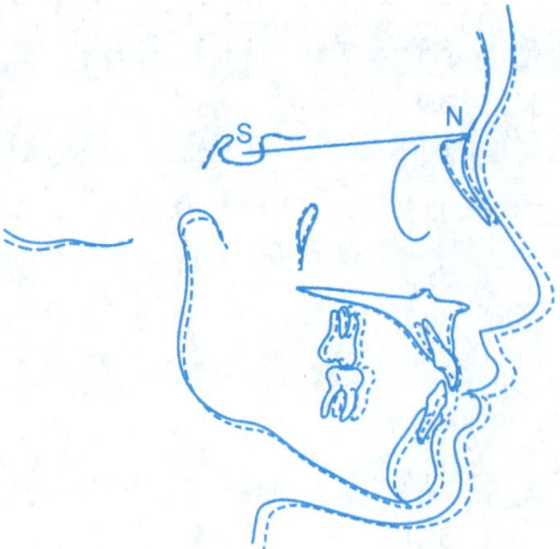

图5-64 前颅底平面重叠法

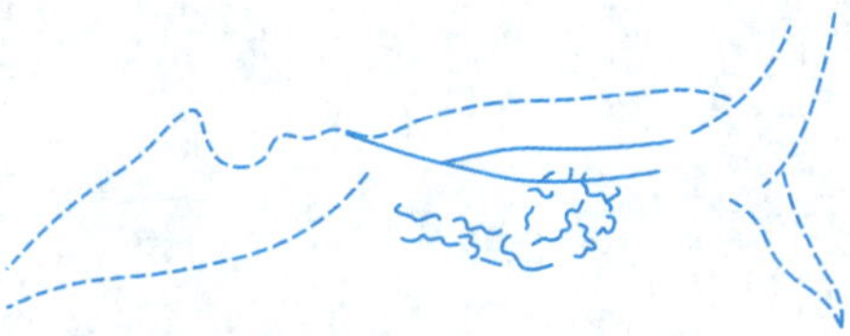
图5-65 颅底结构重叠法

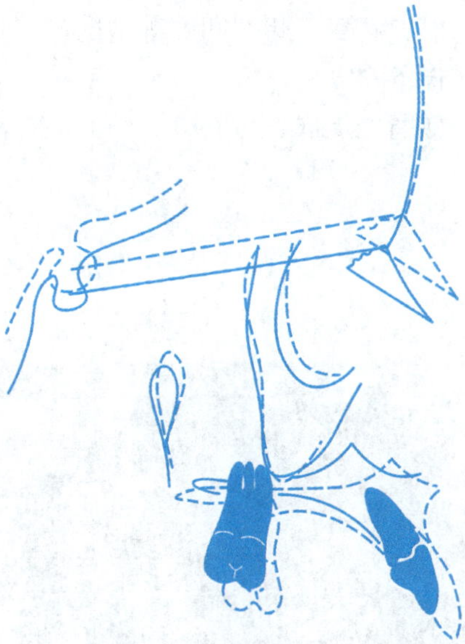

图 5-66　上颌结构重叠法

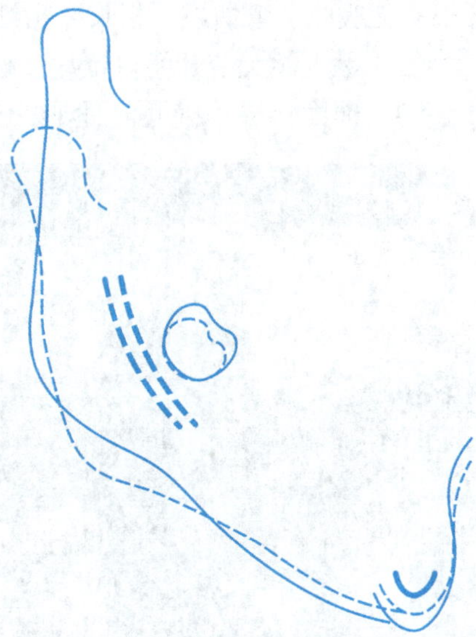

图 5-67　下颌结构重叠法

（七）计算机辅助 X 线头影测量

计算机辅助 X 线头影测量（computerized cephalometrics）也称为数字化的 X 线头影测量，始于 20 世纪 70 年代，其基本原理是由医生或者计算机在数字化 X 线头颅侧位片确定好标定点，计算机直接将标志点的位置转换成坐标值，并算出各测量项目的结果，进行统计分析。应用计算机辅助 X 线头影测量在增加测量的精确性和稳定性、提高测量效率、优化测量诊断模式以及大样本测量分析等方面都具有明显优势。

（1）增加测量的精确性和稳定性。计算机系统是将标志点转换成坐标值进行运算，消除了人工画线和测量方面的误差，从而提高了精确度。

（2）提高测量效率：用计算机代替人工进行大量繁琐的数据处理，将正畸医生从“描片-定点-测量”的传统模式中解放出来，测量结果可以快速输出。

（3）优化测量诊断模式：计算机辅助 X 线头影测量可以匹配测量数据与参考值，直接给出诊断和设计方案的建议。另外，测量项目并不能完全反映颅面部特征的问题，计算机可以直接分析标志点坐标之间的关系，通过模板匹配的方式提供诊断信息。

（4）方便大样本分析：计算机辅助 X 线头影测量在大样本测量分析时优势更为明显，可以将大样本测量的结果直接建成数据库，应用于临床患者的矫治设计或颅面生长发育的预测。基于对大样本数据库的统计和分析功能，对矫治结果的模拟和预测也逐渐成为现实。

随着计算机软硬件的飞速发展，计算机辅助 X 线头影测量已经成为正畸临床使用的主流方法，未来随着标志点自动识别技术和三维影像（CT、MRI）测量的完善，计算机辅助 X 线头影测量将在测量效率、测量精度以及测量模式等方面进一步简化医生工作，提供自动化的诊断和疗效分析结果。

（八）其他影像学检查

正畸临床诊断设计可能还需要用到其他影像学检查，包括一些 X 线平片和三维影像。常用的 X 线平片有根尖牙片、全颌曲面断层片、头颅正位片、头颅侧位片、颞下颌关节片和手腕骨片；常用的三维影像检查包括 CT 和磁共振成像（MRI）等。

1. 其他常用二维 X 线影像

（1）根尖片和咬合片：显示多生牙、缺失牙、阻生牙、牙长轴倾斜、恒牙胚发育，以及牙根有无吸收、弯曲或牙根长度粗细，髓腔及牙体、牙周、根尖病变、腭裂间隙等情况。

（2）颞下颌关节开闭口位片：检查髁突及关节凹情况（图5-68）。

（3）曲面断层片：可全面观察全口牙齿发育情况及上下颌骨情况（图5-69）。

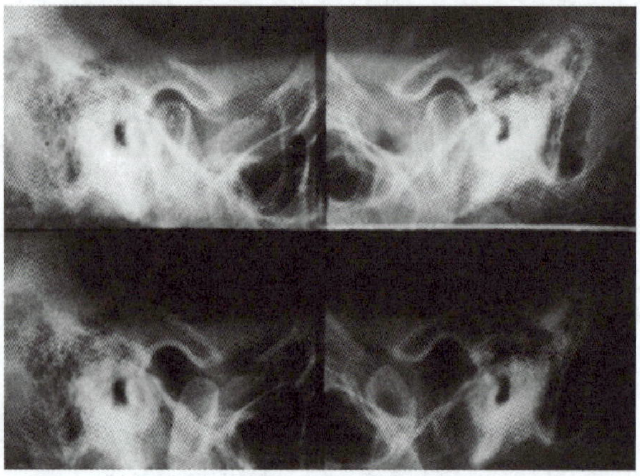

图5-68 颞下颌关节片

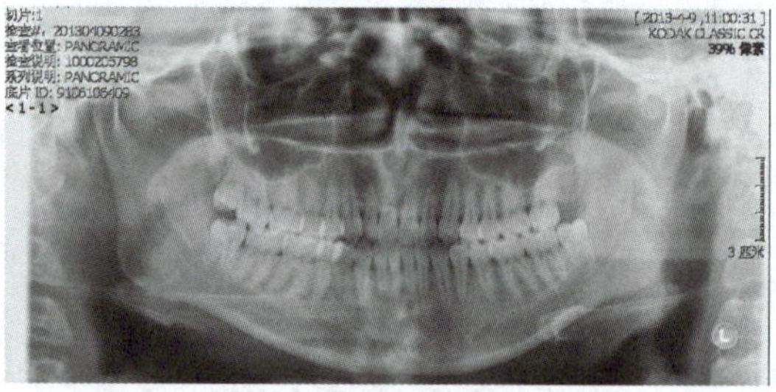

图5-69 全颌曲面断层片

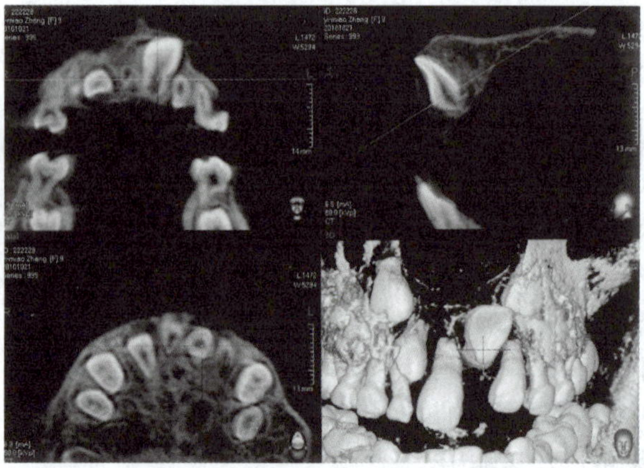

图5-70 锥形束计算机断层扫描

（4）头颅正位片：也是定位片，可反映颅面横向和垂直向的问题，例如宽度、对称性等。

2. 锥形束计算机断层扫描 锥形束计算机断层扫描（cone-beam computed tomography，CBCT）是三维影像，可用于确定牙齿位置，埋伏牙定位，分析牙根局部异常，观察牙槽骨壁厚度、牙根与颌骨的位置关系以及为正颌手术确定颌骨的正确位置（图5-70）。相对于传统的CT，CBCT具有成像时间短、放射剂量低等优势，在正畸临床应用越来越广泛。

3. 磁共振成像（MRI） MRI对于软组织成像有非常高的对比度，已被广泛应用于口腔颌面部炎症、肿瘤、阻塞性睡眠呼吸暂停低通气综合征及颞颌关节疾病的诊断，在诊断口咽部间隙性炎症和肿瘤方面较其他检查方法具有独特的优势，可显示特征性信号强度，了解病变发展的动态、程度和范围，从而对疾病作出准确的诊断，实施正确的治疗。

（韩 冰）

五、错𬌗畸形的治疗设计

错𬌗畸形的治疗设计是正畸治疗的关键部分，依赖于对一系列的相关检查如问诊、临床检查、模型分析及X线头影测量分析结果的综合分析，并在此基础上形成患者问题列表，确立治疗目标和治疗时机，最终形成有针对性的治疗计划。

（一）患者问题列表的形成

正畸医生需要对患者的问诊、临床检查、模型分析及X线检查与头影测量等一系列相关资料进行全面的分析整合，按照患者问题的严重程度形成一个问题列表。治疗计划是在此基础上形成的。

1. 关注患者主诉 患者正畸治疗的诉求和对正畸治疗的期待影响着正畸治疗的决策。现代医学强调对医学人文的关注，患者对治疗方案选择的参与度也逐渐提高，提倡患者参与治疗方案的确定。有时患者对自身错殆的认识可能与医生的认识不同，治疗前与患者的充分沟通尤为重要。

2. 患者依从性 正畸治疗中，大部分患者需戴用矫治器，需要在口腔卫生维护、矫治器保护及治疗中配合等各方面依从医生指导才能取得良好效果。年龄较小、治疗愿望不足、依从性差的患者不应过早开始正畸治疗。

3. 牙齿、牙周健康状况 正畸前牙周的全面评价及炎症的控制是必要的，牙周病患者正畸治疗的风险增大，需要与牙周科医生密切合作，同时应根据牙周组织丧失的程度确定相应方案，牙槽骨丧失严重的患者慎做复杂的正畸。所有牙体牙髓疾患需要得到完善的治疗，对于龋易感的患者应强化口腔卫生的宣教及涂氟等治疗设计，正畸中还需定期检查并及时进行牙体治疗。

4. 面型及软组织情况 正畸治疗主要通过牙齿移动实现矫治，牙齿移动对面型也会产生影响。唇向移动牙齿增加面下部突度及开唇露齿，拔牙矫治内收前牙则会减小唇部突度，改善开唇露齿情况。

5. 颌骨情况 包括颌骨形态、大小及位置情况。轻度颌骨畸形单纯正畸治疗效果良好；颌骨畸形严重的错殆需要较多的牙齿掩饰性移动，会增加牙根吸收或暴露及牙槽骨吸收的风险。

6. 颌间关系 患者颌间的矢状向、横向及垂直关系是否正常以及治疗是否需要改变这些关系。

7. 牙列拥挤及间隙 牙列拥挤程度及间隙的大小，以及前牙的突度和唇倾度也是间隙分析需要考虑的。

8. 咬合关系 包括前牙的覆殆覆盖关系、尖牙与磨牙的咬合关系。

（二）正畸治疗目标的确立

正畸治疗的总体目标是获得口颌系统的健康、美观、功能及稳定。针对每个患者个体，正畸治疗目标更为具体，包括牙齿排列、咬合关系、面部美观、牙齿牙周健康、口颌系统功能等。正常殆标准有多个，包括理想正常殆、Andrews 正常殆、Roth 功能殆等，但是正畸治疗一般以个别正常殆为治疗目标。由于错殆畸形的复杂程度及患者的个体情况存在较大差异，治疗目标及结果也会存在差异。绝大部分患者的错殆畸形一般能够得到理想的矫治，达到各方面的良好结果；有些患者由于存在一些特殊情况如牙齿与牙周的缺陷、颌骨畸形、健康状况、成年患者或其他因素等受到限制，治疗结果会有所折中，仅能获得有限的改善，治疗前应做好详细的评价。但是，治疗的总体目标仍是获得口颌系统的健康、美观功能与稳定。

1. 关于面型 正畸治疗对患者面型的影响有限，主要局限在面下部，对侧貌的突度有影响，对面部宽度与高度影响较有限。中国人正常侧貌一般是上下唇距审美平面分别是（-2 ± 2）mm 和（0 ± 2）mm。正畸设计需兼顾面型与牙齿排列及咬合关系。

2. 牙齿排列 牙齿排列在牙槽骨中央，避免过度开展或内收牙弓，上下牙弓协调。

3. 咬合关系 保证治疗后尖牙的中性关系和功能运动中尖牙保护，后牙具有尖窝交错的关系，前牙浅覆盖、浅覆殆。

4. 唇齿关系 唇齿关系协调，自然状态下唇闭拢或仅存在小间隙，微笑时牙龈暴露<2 mm。但是，也应避免前牙过度内收和压低所致的牙齿暴露过少。对于唇肌过短或唇肌功能亢进的患者，需要同时进行肌肉训练或配合多学科治疗解决。

5. 维持牙齿及牙周的健康 正畸治疗应尽量拔除牙体、牙周不健康的牙齿，治疗全程做好口腔健康维护，维持牙齿牙周的健康状态。

6. 功能运动无殆干扰 保证患者正畸后的口腔功能状态良好，避免功能运动中的殆干扰。

（三）治疗时机的选择

错殆畸形在患者的生长发育过程中形成，有些错殆随着生长发育逐渐加重如反殆、开殆，而有些错殆随着生长发育可能会有所改善，如深覆殆或下颌后缩。一些错殆畸形的存在会严重影响患者殆颌面的发育或口颌系统的功能，需要及早解决；而另一些错殆畸形可能治疗复杂，需要考虑恒牙的拔除，则需要等待恒牙期再行矫治。对于不同的错殆畸形治疗方法不同，对于治疗时机的选择也有一定的要求，正确的治疗时机可以起到事半功倍的作用。在不恰当的治疗时机进行矫治，不仅使治疗效果受到影响，可能还会使患者丧失对治疗的信心。

1. 乳牙期错殆畸形 乳牙期患者一般存在牙列间隙及深覆殆，是发育的正常过程。该阶段主要需要解决的问题是影响功能与发育的畸形，如前牙反殆、后牙反殆、偏斜、严重深覆殆。治疗一般在3岁以后可以开始。

2. 替牙期错殆畸形 替牙期是患者殆颌面发育的重要时期，伴随着乳恒牙的交替，可能出现较多的错殆情况。总体上需要矫治的也是影响患者发育、功能与健康的错殆，而无须纠结于一些对功能及发育无影响的错殆问题。

（1）乳牙早失：乳牙早失的危害是替牙间隙的丧失及邻牙移位带来的牙列不齐及咬合问题，乳牙早失后需要积极进行间隙保持或丧失间隙的再获得。

（2）不良习惯：不良习惯由于破坏了牙弓内外的动力平衡而导致错殆的发生，发现不良习惯需进行积极的干预破除习惯，引导殆颌面的正常发育。

（3）阻生牙：阻生牙的情况比较复杂，医生不能只关注阻生的牙齿。阻生牙的矫治通常需要创造足够的萌出间隙，还要综合考虑牙量-骨量不调、颌间关系、面型等。上颌中切牙的阻生在替牙期易被发现，常需在替牙中期（9岁以后）进行牵引治疗，但应评价阻生牙的综合情况，严重弯根及牙根发育异常的患者可以暂时不进行治疗，待恒牙期综合考虑治疗方案；另一高发的阻生牙是尖牙，未对邻牙造成威胁的尖牙可以留到恒牙期进行矫治，综合考虑是否拔牙和拔除牙齿的选择；而对邻牙造成危害或潜在威胁的尖牙需要将治疗时间前移，可能在替牙期开始矫治，但也需要综合考虑是否需要拔牙及阻生牙牵引的方向等。

（4）上颌发育不足：上颌发育不足易造成患者鼻旁区的塌陷及前牙的反殆。对于这类患者，前方牵引矫治效果较好。研究表明，患者开始治疗的时间越早，上颌骨前移的效果越好。

（5）下颌后缩：下颌后缩对面部美观影响较大，可以应用功能矫治器进行矫治。如果患者不存在咬伤牙龈或前牙过度唇倾，治疗可以在生长发育加速期进行，此时的矫治效果最好。如果存在明显的创伤因素如咬伤牙龈或上前牙过度唇倾等，可以在替牙早期及中期开始矫治。

（6）深覆殆：儿童在生长发育中前牙覆殆略深，随着恒磨牙的萌出，覆殆逐渐变浅。除非前牙严重的深覆殆或存在创伤因素，一般可以待恒牙期综合治疗。

3. 恒牙期错殆畸形 恒牙期所有的错殆畸形都可以进行矫治，一般在牙齿替换完成建殆后即可以开始治疗。但是，对于特殊的骨性畸形仍需考虑时机问题。

（1）骨性Ⅱ类错殆：生长发育高峰期前可以利用生长潜力进行矫治，生长发育高峰期后只能通过拔牙进行掩饰治疗。

（2）骨性Ⅲ类错殆：恒牙期早期上颌发育不足的Ⅲ类错殆仍可以进行前方牵引治疗，宜及早治疗；下颌发育过度的Ⅲ类错殆有随着生长加重的趋势，应该密切观察，待生长高峰期过后开始矫治。较早开始治疗尤其是需要下颌拔牙的患者存在治疗失败的风险。

（3）骨性开殆：垂直向生长持续时间较长，骨性开殆一般在生长发育加速期明显加重，高峰期后进行综合治疗较好，严重的骨性开殆需要正畸-正颌联合治疗。

（四）患者知情同意

现代医学强调患者对治疗决策的参与。每个患者错殆畸形的矫治可能存在不止一种治疗方案及选择，医生应向患者说明每种治疗方案的优势与不足、风险与疗效，待患者知情同意后才能形成最终的治疗方案并开始正畸治疗。虽然正畸治疗的目标之一是改善患者殆颌面美观，但是对于治疗效果的描述，医生应该避免使用抽象词汇，同时也应引导患者理解客观目标。

（五）治疗方案的形成

医生通过对患者问题的综合分析、确立正畸治疗的目标、选择恰当的治疗时机后即可形成针对该患者错殆畸形的治疗方案。当然，治疗方案受到患者主诉、医生的经验及偏好的影响。治疗方案一般包括是否拔牙、拔牙位置、矫治器选择、支抗类型等。

1. 是否拔牙与拔牙原则　正畸治疗的拔牙与否取决于拥挤度、牙弓突度、前牙唇倾度、颌间关系、Spee 曲线深度、软组织面型突度、骨骼畸形程度和下颌平面角大小等。治疗目标兼顾牙齿排列、咬合、面型、稳定考虑。考虑到牙齿的功能与拔牙间隙的位置，正畸治疗以拔除双尖牙为多。正畸的拔牙原则是在保证治疗目标的情况下尽量少拔牙、对称拔牙、拔除不健康牙齿等。

2. 矫治方法　乳牙期及替牙期的早期矫治患者通常仅解决影响殆颌面发育及口颌系统功能与健康的错殆。治疗尽可能选择简单的矫治器如活动矫治器、功能矫治器及局部固定矫治器等。恒牙期后的错殆畸形需要进行综合设计，对于牙性畸形目前多以固定矫治为主，对于生长发育期的骨性畸形可以考虑进行带生长改良的双期矫治，生长发育完成的中度骨性错殆可以通过拔牙进行掩饰治疗，严重的骨性畸形及对面型要求较高的骨性畸形患者可能需要待生长发育基本完成后进行正畸-正颌联合治疗。对于骨性畸形需要根据患者错殆情况，同时应重视患者的主诉并权衡疗效与风险来决定治疗方法。

3. 支抗设计　根据患者错殆情况与治疗要求设计支抗。弱支抗的患者可以考虑拔除较后的牙齿以减小对前牙内收，强支抗的患者一般需要辅助一些手段以增加后牙支抗如口外弓、种植体及 Nance 弓等，中度支抗的患者一般拔除第一双尖牙后整体内收前牙即可获得。

错殆畸形的矫治设计十分重要，医生对矫治技术的掌握更是尤为重要。通过矫治设计形成治疗方案之后，正畸医生还需要在治疗的过程中把握治疗进展，及时调整治疗措施，才能保证治疗目标的实现。

典型病例（图 5-71 ～ 5-77）

一般信息： 患者，女性，11 岁，主诉牙列不齐、开唇露齿。

临床表现及检查：

（1）口外：面部对称，开唇露齿，颏唇沟深。凸面型。颏部发育良好。

（2）口内：恒牙初期，磨牙远中尖对尖，尖牙远中关系。前牙Ⅲ度深覆盖，Ⅲ度深覆殆。上牙列轻度拥挤，下牙列中度拥挤，第二恒磨牙未萌。

生长发育评估： 生长发育加速期，高峰期即将到来。

头影测量分析： 见表 5-11。

表 5-11 治疗前后头影测量结果比较

测量项目	治疗前	治疗后	均值	标准差
SNA（°）	80.9	78.9	82.8	4.0
SNB（°）	75.3	76.3	80.1	3.9
ANB（°）	5.6	2.6	2.7	2.0
NP-FH（°）	85.4	83.1	85.4	3.7
NA-PA（°）	9.3	3.4	6.0	4.4
1-NA（mm）	6.7	4.5	5.1	2.4
1-NA（°）	28.7	20.5	22.8	5.7
1-NB（mm）	3.7	6.1	6.7	2.1
1-NB（°）	20.6	33.5	30.3	5.8
1-1（°）	125.8	121.9	125.4	7.9
1-SN（°）	109.6	100.0	105.7	6.3
MP-SN（°）	31.1	32.04	32.5	5.2
FH-MP（°）	22.5	23.3	31.1	5.6
1-MP（°）	94.2	100.7	92.6	7.0
Y 轴	71.4	72.0	66.3	7.1
PO-NB（mm）	2.6	1.8	1.0	1.6

诊断：安氏 II^1，毛氏 $\mathrm{II}^2+\mathrm{IV}^1+\mathrm{I}^1$。

问题列表：

（1）凸面型；

（2）开唇露齿；

（3）颏唇沟深；

（4）尖牙远中关系；

（5）左侧磨牙远中尖对尖关系；

（6）上颌牙列拥挤 3 mm，下颌牙列拥挤 6 mm；

（7）前牙深覆殆Ⅲ度；

（8）深覆盖 10 mm；

（9）釉质发育不良；

（10）附着龈中等。

治疗设计：

（1）患者为生长发育高峰期，进行双期矫治；

（2）第一期治疗选择 Twin-Block 矫治器改善下颌后缩、开唇露齿及前牙深覆殆；

（3）第二期治疗拔除 4 个第二双尖牙，排齐牙列，整平殆曲线，调整咬合关系。

病例分析：

（1）患者为恒牙初期，第二恒磨牙未萌，颈椎分期约为加速期。患者下颌形态基本正常，下颌后缩明显。双期矫治利用下颌生长潜力刺激下颌向前发育，改善前牙深覆盖、深覆殆情况及凸面型。

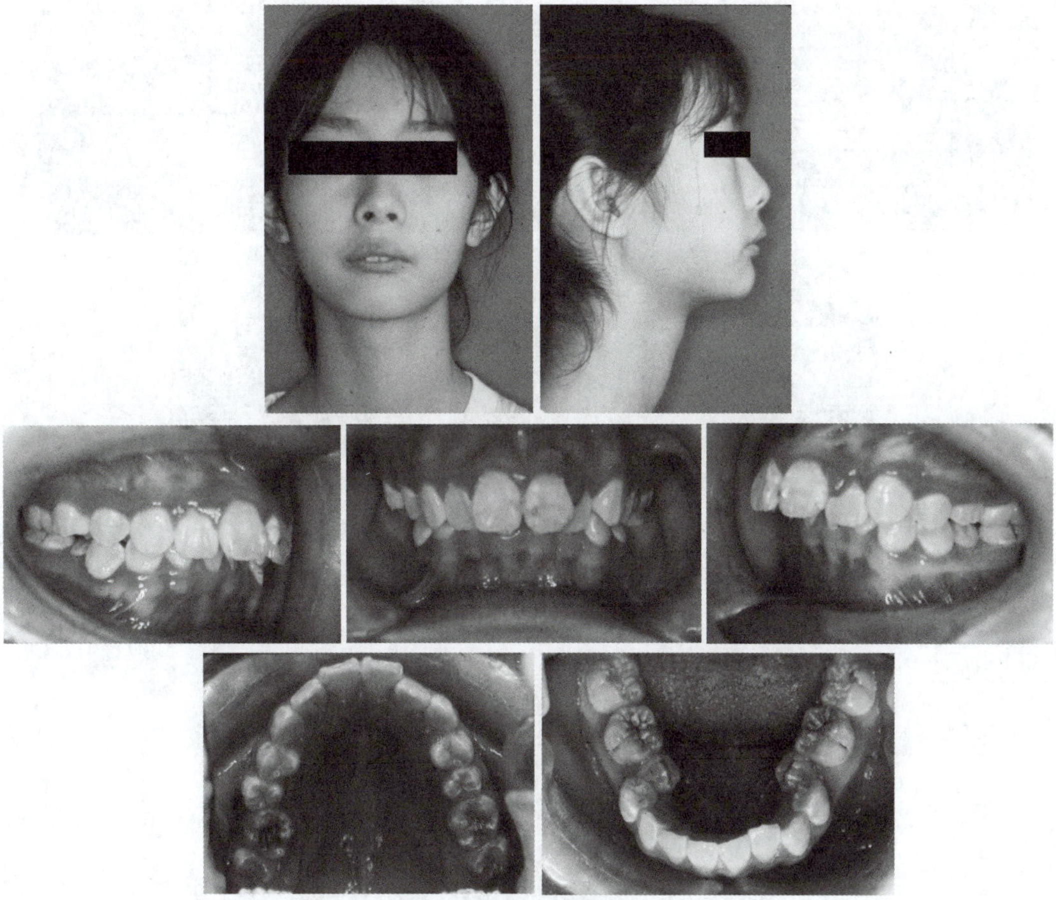

图 5-71　治疗前面殆像

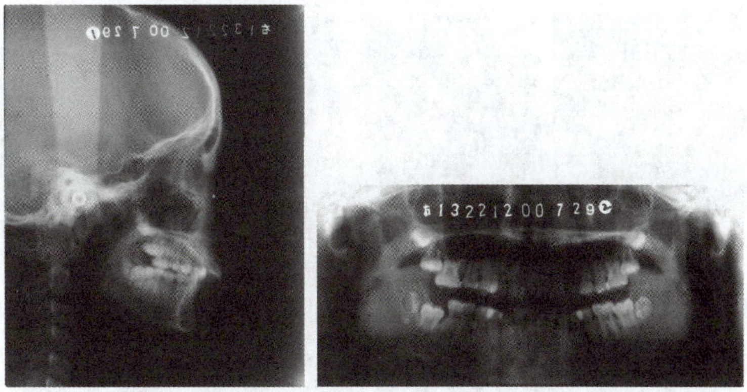

图 5-72　治疗前 X 线片

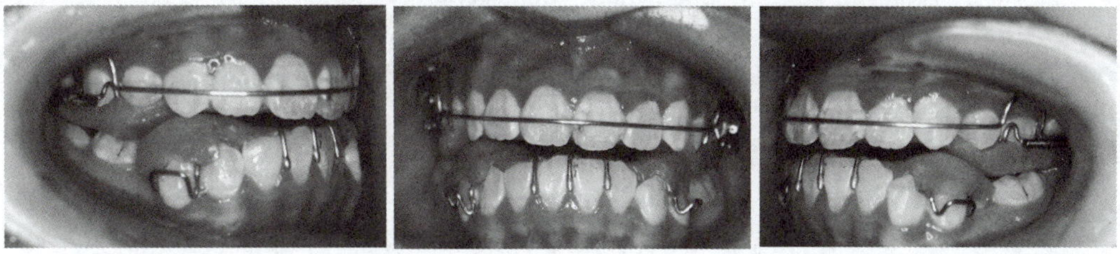

图 5-73　Twin-Block 矫治器治疗中

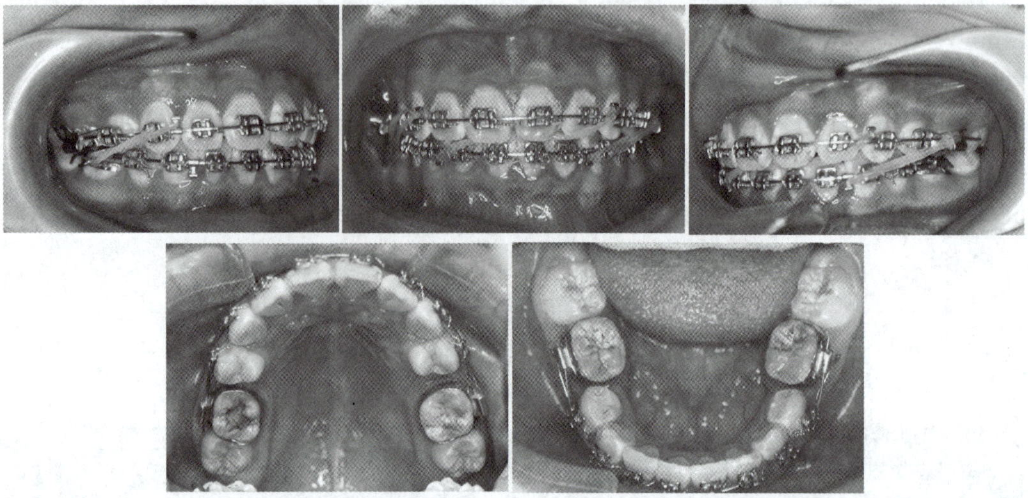

图 5-74 拔除 4 个第二双尖牙，直丝弓矫治器治疗中

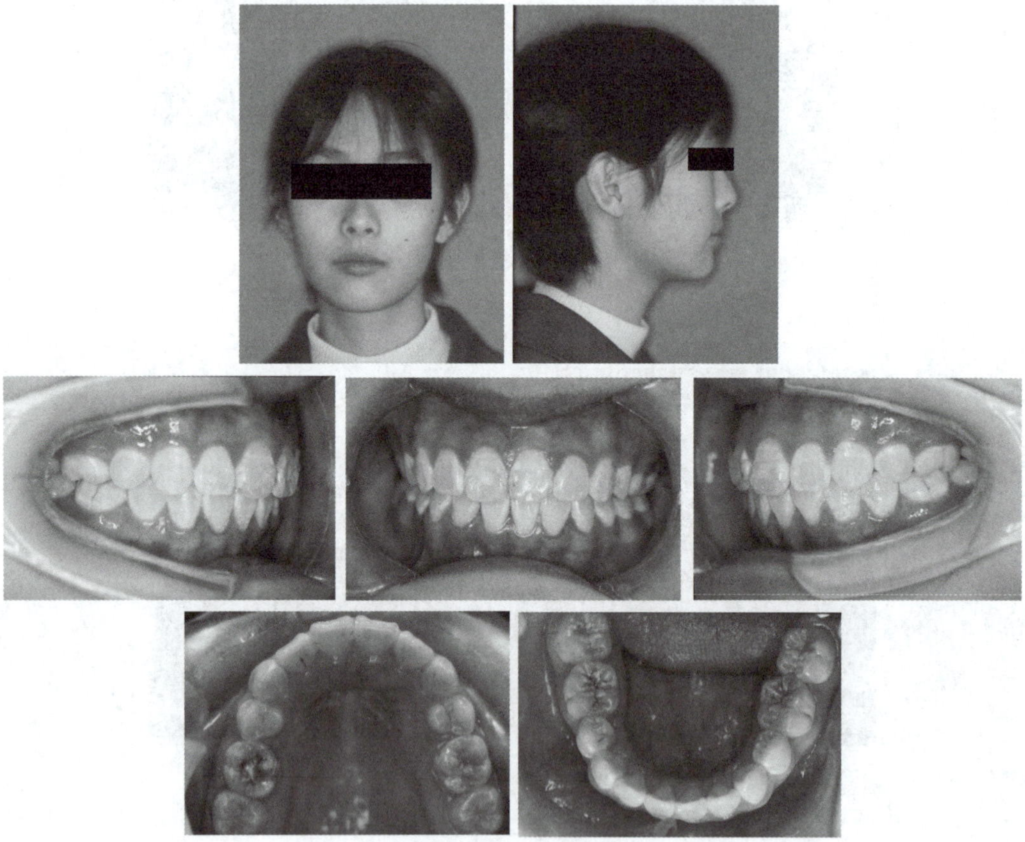

图 5-75 治疗后面殆像

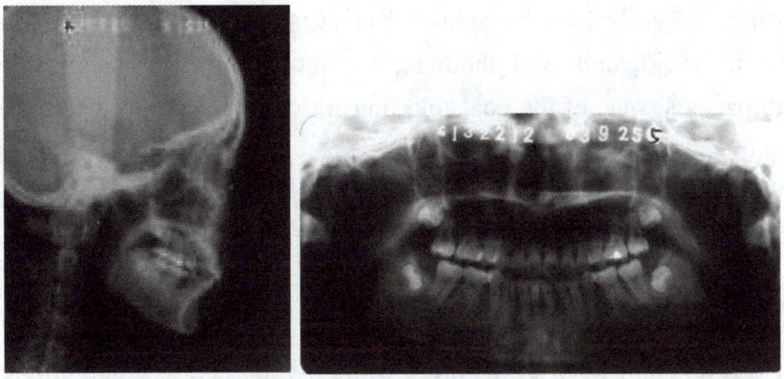

图 5-76　治疗后 X 线片

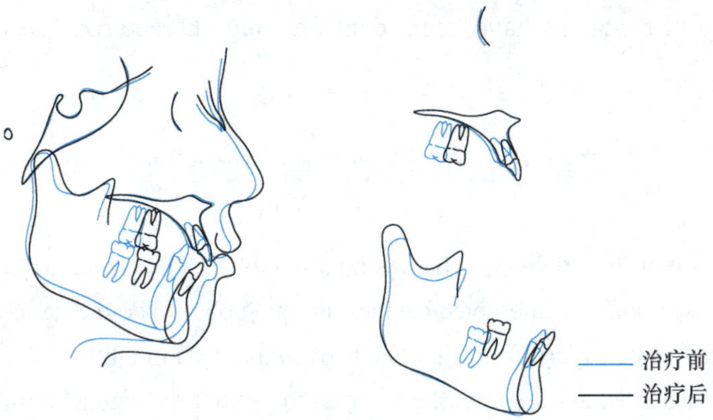

图 5-77　治疗前后头影重叠

（2）选用 Twin-Block 矫治器全天戴用，利用加速期下颌生长活跃情况，改善安氏Ⅱ^{1}类错殆表现。功能矫治器治疗需要患者良好合作，戴用时间不宜过短。

（3）选择进行双期矫治并不意味着二期治疗时的不拔牙矫治。患者下颌存在中度拥挤、Spee 曲线及磨牙关系不调等因素，所以需要通过拔牙解决。过度唇倾下前牙在Ⅱ类矫治中应该避免。

（4）患者在二期治疗中拔除了 4 个第二双尖牙，主要考虑患者面型在一期治疗后基本正常，但是存在下颌牙列的拥挤，另外下颌切牙的唇倾度也略大。拔牙治疗解决拥挤及下切牙的唇倾，但是因为不希望前牙内收过多，所以拔除第二双尖牙。

（5）固定矫治器治疗中需要注意前牙的控制，避免前牙内收过多。

（李巍然）

Summary

The problem-oriented approach to diagnosis and treatment planning has been widely advocated in medicine and dentistry as a way to overcome the tendency to concentrate on only one part of a patient's problem. The essence of the problem-oriented approach is the development of a comprehensive database of pertinent information so that no problems will be overlooked. From this database, the list of problems is abstracted.

For orthodontic purposes, the database may be thought of as derived from three major sources:

① patient questioning，② clinical examination of the patients and ③ evaluation of diagnostic records，including dental cast，radiographs and photographs. Since all possible diagnostic records will not be obtained for all patients，one of the goals of clinical examination is to determine what additional information is required.

Orthodontic diagnostic records are taken for two purposes：to document the starting point for treatment and to add to the information gathered on clinical examination. The records fall into three major categories：those for ① evaluation of the teeth and oral structures，② evaluation of the occlusion，and ③ evaluation of facial and jaw proportions.

For efficient clinical application of the method，it is important to group different aspects of the same thing into a single major problem area. With the completion of a problem list，the diagnostic phase of diagnosis and treatment planning is completed and the more subjective process of treatment planning means that all problems have been identified and characterized at this stage，omitting nothing of significant.

Definition and Terminology

Moyer 分析（Moyers analysis）： There is a reasonably good correlation between the size of the erupted permanent incisors and the unerupted canines and premolars. These data have been tabulated for white American children by Moyers. To utilize the Moyers prediction tables，the mesiodistal width of the lower incisors is measured and this number is used to predict the size of both the lower and upper unerupted canine and premolars.

牙齿大小的协调性分析（Bolton 分析）[tooth size analysis（Bolton analysis）]： Tooth size analysis is sometimes called Bolton analysis after its' developer，which is carried out by measuring the mesiodistal width of each permanent tooth（from first molar to first molar）. A standard table is then used to compare the summed widths of the maxillary to the mandibular anterior and the total width of the upper to the lower tooth to find if there is tooth size discrepancy.

头影测量分析（cephalometric analysis）： The process of evaluating skeletal，dental and soft tissue relationships of a patient，by comparing measurements performed on the patient's cephalometric tracing with population norms for the respective measurements，to come to a diagnosis of the patient's orthodontic problem.

参考文献

[1] Jacobson A. Radiographic Cephalometry from Basics to Videoimaging. Berlin：Quintessence Publishing Co.Inc，1995.

[2] Johnston LE，许天民，滕起民. Johnston 头影测量技术图解手册. 北京：北京大学医学出版社，2011.

[3] Athanasiou AE. Orthodontic Cephalometry. Amsterdam：Mosby-Wolfe，1995.

[4] Mah J，Danforth R，Bumann. Radiation absorbed in maxillofacial imaging with a new dental computed tomography device. Oral Surg Oral Med Oral Pathol，2003（96）：508-513.

第六章　力与牙齿移动

Force and Tooth Movement

正畸治疗的本质就是在力的作用下，使牙齿向正确的方向和位置移动，各种矫治器设计的实质都是为了更便利地提供正确方向及大小的矫治力。因此，掌握力学基本概念对于理解和掌握各种矫治器的设计原理和使用方法、缩短疗程、提高矫治效率及设计新的矫正装置等都有重要的指导意义。

一、与正畸学有关的力学知识及其应用

（一）正畸学上常用的力学基本概念

1. 力（force） 力是一个矢量（vector），由三个基本的要素构成，即大小（magnitude）、方向（direction）和作用点（point of application），可以简单地用图 6-1 表示。

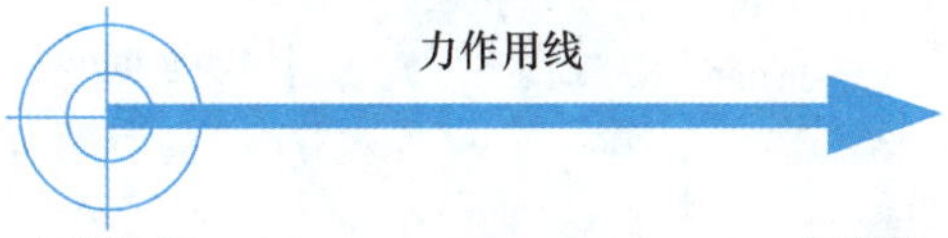

图 6-1　力的表示方法

2. 阻力中心（center of resistance） 它是指维持牙齿处于平衡状态时，牙齿所受到的合力的中心，是牙齿处于静止状态时的一个平衡点。当外力作用于这一点上时，牙齿仅产生沿作用力方向的平行移动而不发生旋转。牙齿阻力中心的位置受牙根长度、形态、牙槽骨高度的影响而不同，一般认为单根牙的阻力中心在牙槽骨高度正常的情况下，应该位于根长 1/4 ～ 1/3 近根颈部的牙根长轴上（图 6-2）。多根牙阻力中心也在牙长轴上，位于根分叉下 1～2 mm 处。

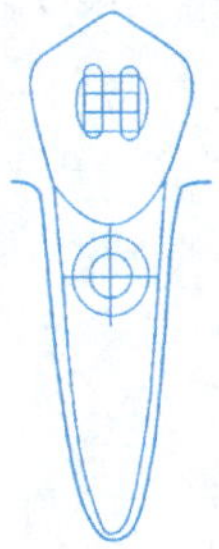

图 6-2　单根牙的阻力中心

3. 力矩（moment） 当物体上所受的力没有穿过其阻力中心时，阻力中心与力的作用线之间就有一个距离，又称作力臂（arm of a force）。力乘以力臂就是力矩，在力矩的作用下物体产生旋转趋势。正畸牙移动的力通常作用在牙冠上，与位于牙根中轴上的阻力中心之间存在力臂，因此会产生使牙齿倾斜或旋转的力矩（图 6-3）。

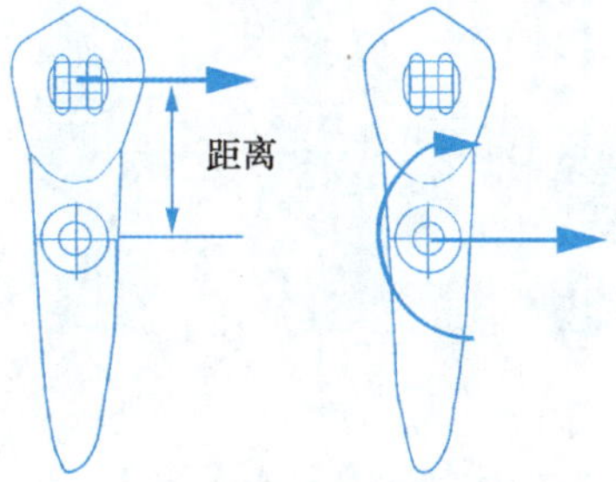

图 6-3　力矩值等于力乘以力臂

4. 力偶（couple）与力偶矩（moment of a couple） 力偶是作用于物体上的一对大小相等、方

向相反，且不在一条直线上的平行力。这两个力之间有一个距离，力乘以这个距离即为力偶矩。力偶矩在正畸牙移动中的典型应用是牙扭转的矫正（图6-4）和转矩力的应用（图6-5）。

5. 旋转中心（center of rotation） 物体在外力作用下而发生转动时，物体上的各点均围绕着某个同心圆的圆心旋转，这个圆心即为旋转中心。牙齿移动的旋转中心根据移动方式的不同，可以位于牙长轴及其延长线上的任何部位，可以通过牙齿移动前后牙长轴的交点求得（图6-6）。

6. 摩擦力（friction） 当托槽沿弓丝滑动时，弓丝与托槽之间即会产生摩擦力。按照Thorstenson和Kusy的研究，托槽沿弓丝滑动可能会产生经典摩擦力（classical friction）、约束阻力（binding）和刻痕阻力（notching）。其中，经典摩擦力指托槽在无弯曲的弓丝上滑动时的阻力，其大小由正压力和摩擦系数决定；约束阻力指弓丝与槽沟的夹角 θ 大到让弓丝发生弹性变形后的滑动阻力，从经典摩擦力进入约束阻力的那个弓丝-槽沟临界角用 θ_c 表示；而刻痕阻力指弓丝与槽沟的夹角 θ 大到让弓丝发生塑性变形后的阻力，从约束阻力进入刻痕阻力的那个弓丝-槽沟临界角用 θ_z 表示。这三种情况下的弓丝-槽沟成角 θ 与滑动阻力的大小关系可用图6-7来表示。

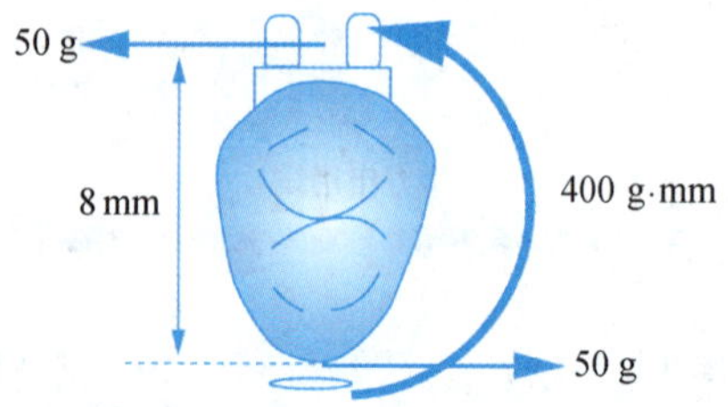

图6-4 力偶矩由大小相等、方向相反，且不在一条直线上的一对平行力乘以它们之间的距离获得

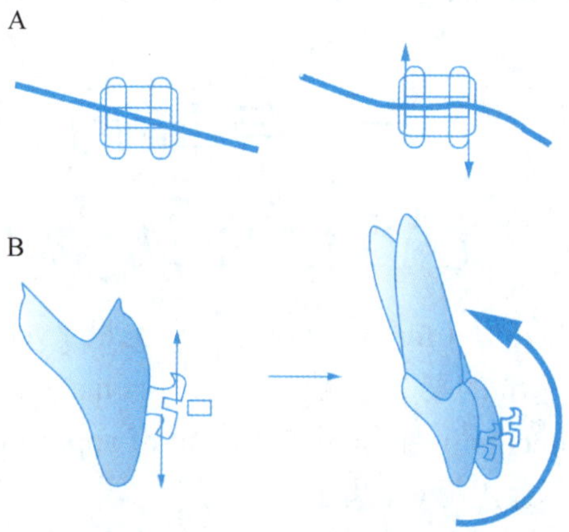

图6-5 力偶矩在正畸牙移动中的应用

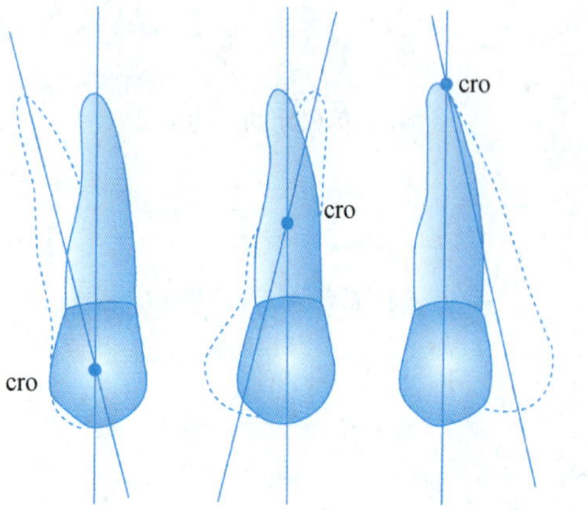

图6-6 牙齿移动的旋转中心（cro）可以位于牙长轴及其延长线上的任何部位

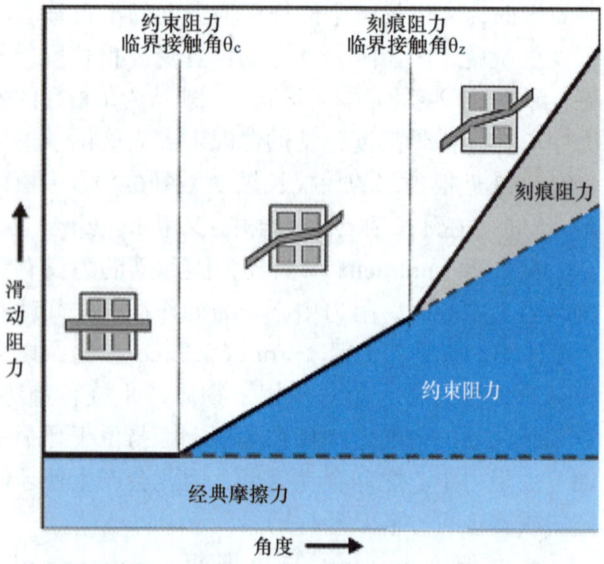

图6-7 经典摩擦力、约束阻力和刻痕阻力示意图

从图 6-7 可见，直丝情况下，滑动阻力最小，但如果我们假设弓丝与托槽槽沟四壁不碰，两者之间的正压力减小为零，摩擦力也就减小为零，此时弓丝对牙齿的矫正力也就为零，牙齿矫正的效率反而会减低；反过来看，弓丝变形越大，牙齿受到的矫正力量就越大，同时滑动阻力就会越大，牙齿滑动的效率就会降低。面对这一矛盾，Kusy 教授明确指出只有当弓丝-槽沟成角 θ 约等于约束阻力的临界角 θ_c 时（$\theta \approx \theta_c$），滑动阻力处于经典摩擦力阶段，同时牙齿还受到矫正力，此时牙齿移动的效率才是最高的。但对于大多数托槽来说，槽沟的余隙是固定的，自锁托槽在每个牙位的第一序列方向上的余隙都比普通托槽大，因此进入约束阻力的阶段就晚，降低了整体摩擦力，但第一序列余隙大，对扭转牙的矫正能力就弱，这大概是为什么现代循证医学的研究结果都不支持自锁托槽能高效移动牙齿的力学原理。按照 Kusy 教授的研究，高效移动牙齿的弓丝与槽沟之间的夹角应符合 $\theta \approx \theta_c$ 这个基本条件，因此最理想的托槽设计应该是让弓丝与槽沟之间的余隙角能根据医师的治疗需要而不断调整变化，即让 θ_c 变成一个大小可调的状态。那么有没有可能让槽沟的余隙大小可调呢？图 6-8 所示的 MLF（multi-level low friction）托槽提供了一种可能的解决方案，医师可以根据治疗的需要，在某些牙位用细结扎丝增加弓丝与槽沟之间的余隙而减小摩擦力，而在另外一些牙位选择粗结扎丝减小弓丝与槽沟之间的余隙，增加矫正力。

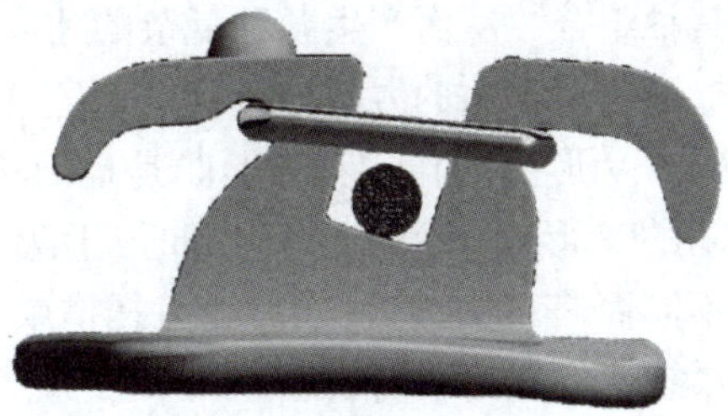

图 6-8　由于托槽槽沟的外壁设计成了斜坡，结扎丝会沿着斜坡滑到坡底，于是不同粗细的结扎丝或结扎圈与不同粗细的弓丝之间就会形成十余种余隙，每种余隙对应了一种 θ_c，大大增加了 $\theta \approx \theta_c$ 的概率

（二）力学分析方法

1. 力的合成（force vector addition） 力的合成是一种矢量的叠加，遵循平行四边形法则。作用在一个物体上的不同方向的力，可以通过矢量叠加的方法计算出其合力（resultant force）（图 6-9）。

2. 力的分解（decomposition of a force） 力作为一个矢量又可以被分解，在实际应用中，一个力可以根据需要分解出 x、y、z 三维方向的分力（components）（图 6-10）。

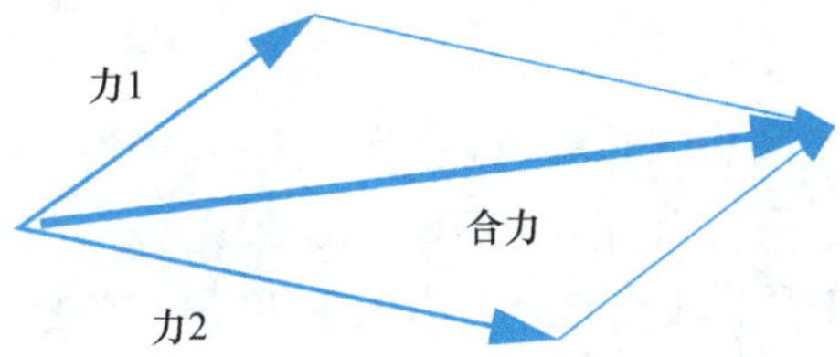

图 6-9　力的合成

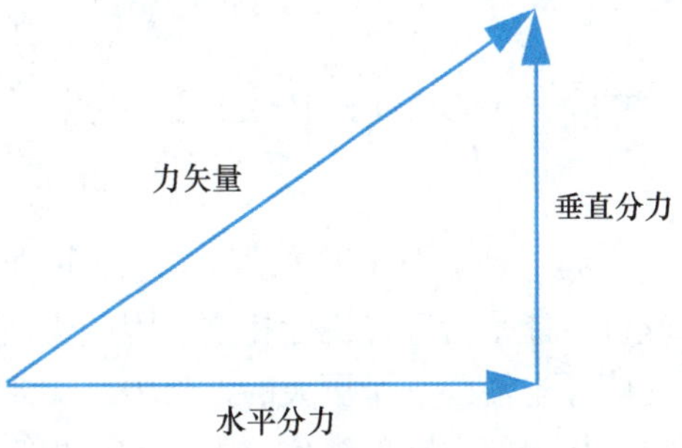

图 6-10　力的分解

3. 力的平衡（mechanical equilibrium） 指作用于物体上的力以及力矩的矢量和均为零的情况。用算式可以表示为：

Σ horizontal force $= 0$

Σ vertical force $= 0$

Σ transvers force = 0

以及：

Σ moments（horizontal axis）= 0

Σ moments（vertical axis）= 0

Σ moments（transverse axis）= 0

4. 等效力系统（equivalent force systems） 正畸矫治器的力作用于牙冠，而牙齿的阻力中心在牙根。从分析牙齿受力移动的角度，我们希望把牙冠受力的情况按照一定的力学规则转移到阻力中心而不改变牙齿整体的受力状况，这就是等效力系统的概念。转移到阻力中心的等效力可用于预测牙齿移动的方式，比如阻力中心受到的是单纯的力，则牙齿整体移动，没有倾斜；若阻力中心受到的是单纯的力矩，则牙齿产生倾斜。大多数情况下，牙齿受到的是力和力矩的某种组合，从而产生各种复杂的牙齿移动方式。

5. 牙齿矫正中的力学分析实例

（1）V 形曲的作用：V 形曲是最简单的矫正曲，但其力学原理并不那么简单。我们以两牙之间的 V 形曲为例，当 V 形曲位于两牙之间接近中点附近位置时（会因为托槽宽度和初始角度不同而略有偏移），前后牙齿托槽或颊管与弓丝之间的角度相同，两颗牙受到的力矩就相同，系统达到静力平衡状态（图 6-11）。

再看第二种情况（图 6-12），当 V 形曲偏向磨牙一侧，此时弓丝与磨牙颊管的夹角大于弓丝与尖牙托槽的夹角，于是磨牙受到的后倾力矩要大于尖牙受到的前倾力矩。当前后两颗牙受到的力矩不同时，系统力矩的矢量和不为零，所以需要一对额外的力来形成对抗力矩，使系统达到静力平衡状态，于是磨牙受到伸长力，尖牙受到压低力，这一对力大小相等、方向相反，形成的力矩值等于磨牙力矩减尖牙力矩时，系统的净力矩为零，此时系统达到静力平衡。

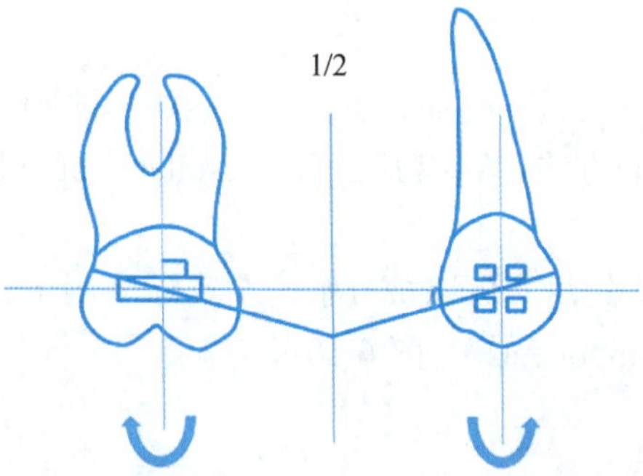

图 6-11 V 形曲位于两牙之间接近中点

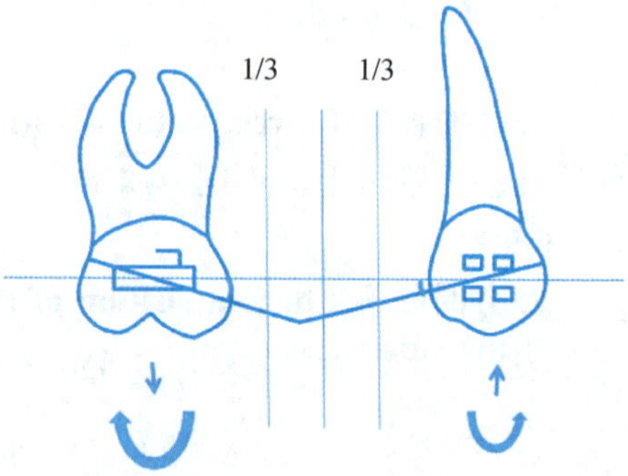

图 6-12 V 形曲移向磨牙一侧

第三种情况（图 6-13），当 V 形曲进一步靠近磨牙至两牙间距离约 1/3 处某个位置时，弓丝有可能平行穿过尖牙托槽，因此尖牙处的力矩变为零，系统净力矩为磨牙上的后倾力矩，因此磨牙上需要一个更大的伸长力，尖牙上需要一个更大的压低力，这一对力大小相等、方向相反，构成的力矩与磨牙上力矩大小相等、方向相反时，该系统达到静力平衡状态。

第四种情况（图 6-14），V 形曲左移到达两牙间距离接近磨牙处约 1/4 总长度之内时，弓丝的弯曲使尖牙的力矩发生了方向的逆转，变成与磨牙力矩相同的方向，于是系统的净力矩变成了两牙处力矩的相加，于是磨牙处和尖牙处的垂直向力要更大，才能达到静力平衡状态。

以上是 V 形曲偏向磨牙时出现的情况，如果 V 形曲偏向尖牙，会出现截然相反的另外三种情况，即尖牙会受到逐渐加大的前倾力矩，磨牙力矩从后倾力矩逐渐减小到零再到前倾方向，磨牙受到压低力，尖牙受到伸长力。

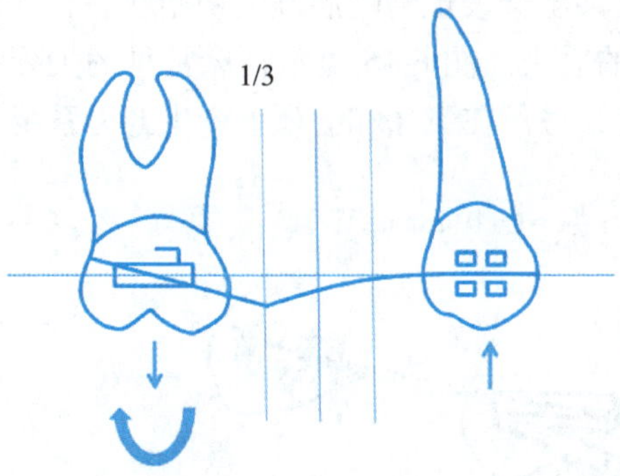

图 6-13　V 形曲移近磨牙至两牙间距约 1/3 处

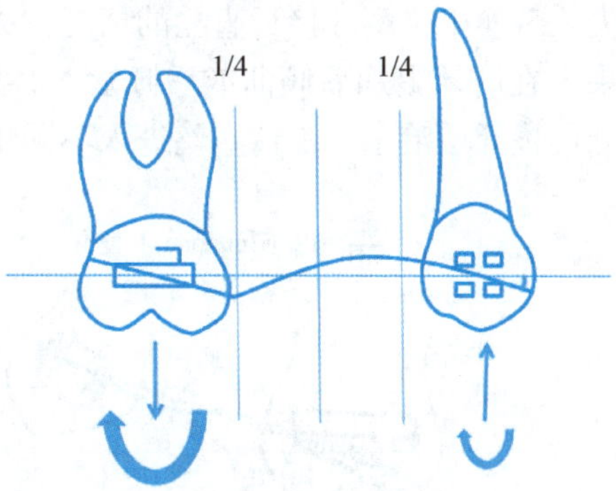

图 6-14　V 形曲移近磨牙至两牙间距约 1/4 之内

由此可见，在两牙力系统中，即使 V 形曲的角度相同，曲的位置变化也会导致前后牙上的力矩不同，这一力学现象在正畸学上又被称作分差力矩（differential moments）。其中力矩大的一方，比如图 6-12 ～ 6-14 例子中磨牙处的力矩，决定了整个力系统的力矩方向，它同时还决定了前后两颗牙上的垂直向力，因此被称为主导力矩。如果把 V 形曲向尖牙方向逐渐移动，尖牙将占据主导力矩。

（2）现代直丝弓技术中两邻牙之间托槽角度对牙齿力系统的影响：进入直丝弓及自锁矫治器时代，特别是镍钛丝广泛应用之后，弓丝上加 V 形曲的情况越来越少，但 V 形曲的作用却始终存在，只是隐身于托槽预成角度及牙齿自身轴倾度之中了，这一变化使现代直丝弓技术的力学分析变得更加复杂。Burstone 在分析了两邻牙在近远中方向的所有角度关系后，将一根直丝入槽后两相邻牙之间的力学关系归纳为 6 个基本类型（表 6-1），这一分类为直丝弓技术中两邻牙之间的力学分析提供了依据。

表 6-1 中 θ_A 指左侧牙齿托槽槽沟与两托槽中心点连续的夹角，θ_B 指右侧托槽槽沟与两托槽中心点连线的夹角，这两个角度的分析涵盖了 V 形曲在两邻牙间各种位置时的情况；M_A 和 M_B 分别指左侧牙齿所受到的力矩和右侧托槽所受到的力矩。

表 6-1 中模拟了左下后牙片段的情况，如果将右侧角度不变的牙齿视为左下磨牙，左侧牙齿视为左下尖牙，可以看到随着尖牙从前倾到逐渐直立，再到后倾至与磨牙大小相等、方向相反的角度，尖牙所受到的力矩经历了从让尖牙后倾到后倾力矩越来越小直至第Ⅳ分类时尖牙力矩消失，继续后倾则尖牙开始受到前倾力矩的逆转过程。Burstone 的这张表由于预设了左侧的后牙开始就有一个相当于后倾曲的角度，所以该牙所受的力矩始终是有利于支抗保护的，但如果把表中第Ⅲ分类的情况设想为在右下后牙段，直立的右下磨牙将受到前倾的力矩，导致支抗

表 6-1　Burstone 直丝弓入槽时两邻牙间力系统分类

分类	Ⅰ	Ⅱ	Ⅲ	Ⅳ	Ⅴ	Ⅵ
$\frac{\theta_A}{\theta_B}$	1.0	0.5	0	−0.5	−0.75	−1.0
左下象限						
牙齿受力系统	531.4 ↓ ↑ 531.4 1860 1860	477.4 ↓ ↑ 477.4 1488 1860	398.0 ↓ ↑ 398.0 930 1860	265.7 ↓ ↑ 265.7 1860	1600 ↓ ↑ 1600 740 1860	1860 1860
$\frac{M_A}{M_B}$	1.0	0.8	0.5	0	−0.4	−1.0

丢失。现实中，磨牙接近直立的情况占大多数，上磨牙甚至会表现为略后倾的初始状态，此时如果不在磨牙上加后倾曲或后倾管，必然会产生支抗的丢失。图 6-15 显示临床常见的尖牙拥挤低位拔牙矫治中，镍钛直丝进入不同角度的磨牙颊管，弓丝在尖牙和磨牙上产生的力系统。

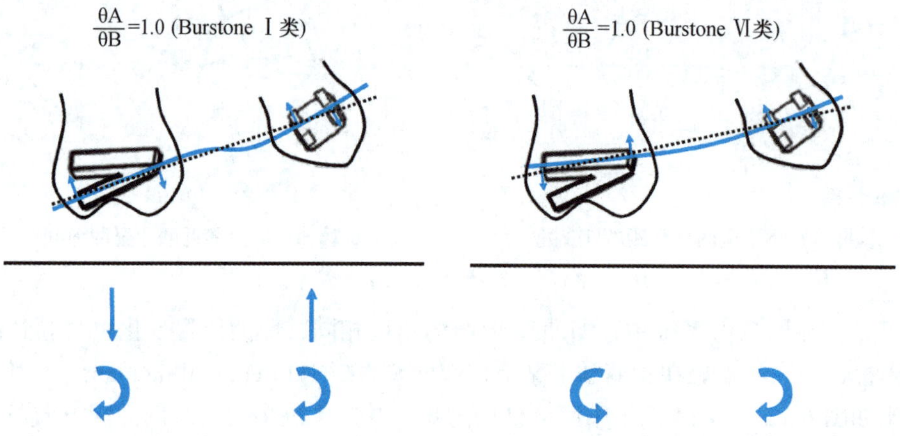

图 6-15　**A.** 弓丝入后倾管，后倾管管腔方向、尖牙托槽槽沟方向与沟管中心点连线的夹角相等，方向相同，故为 Burstone Ⅰ类，磨牙和尖牙都受到向远中倾斜力矩，尖牙不需要牵拉即可向远中移动。**B.** 弓丝入水平管，水平管管腔方向、尖牙托槽槽沟方向与沟管中心点连线的夹角相等，方向相反，故为 Burstone Ⅵ类，磨牙受到向近中、尖牙受到向远中倾斜的力矩，磨牙因受到前倾力矩而丢失支抗

二、矫治力与牙齿移动

（一）牙齿移动的基本类型

1. 倾斜移动（tipping） 这是最常见的牙齿移动类型，正畸学上指牙冠的移动量大于牙根的移动量时的牙齿移动，倾斜移动时的旋转中心位于牙齿阻力中心的根尖方向。倾斜移动又可以分为非控制的倾斜移动（uncontrolled tipping）和控制的倾斜移动（controlled tipping）。非控制的倾斜移动指牙移动时的旋转中心位于牙齿阻力中心与根尖之间的牙齿倾斜移动，这是一种最容易实现的牙齿移动类型。以上切牙内收为例，当上切牙托槽部位受到单纯腭向力时，上切牙即产生非控制的倾斜移动（图 6-16），非控制的倾斜移动牙根颈部和根尖部牙周膜所受的应力最大。

控制的倾斜移动指牙移动时的旋转中心位于根尖部位时的牙齿倾斜移动。仍以前牙内收为例，如果要控制图 6-16 中切牙根尖的唇向移动，必须在切牙牙冠上增加一个如图 6-17 所示方向上的力矩（moment）。正畸学上最经典的方法是通过弓丝上的第三序列弯曲给切牙增加一个力矩，当力矩的大小和力的大小达到一定的比例时，根尖向唇向的移动趋势被完全取消，从而实现牙冠向腭向移动，而根尖不动的情况（图 6-17）。控制的倾斜移动根颈部牙周膜受到的应

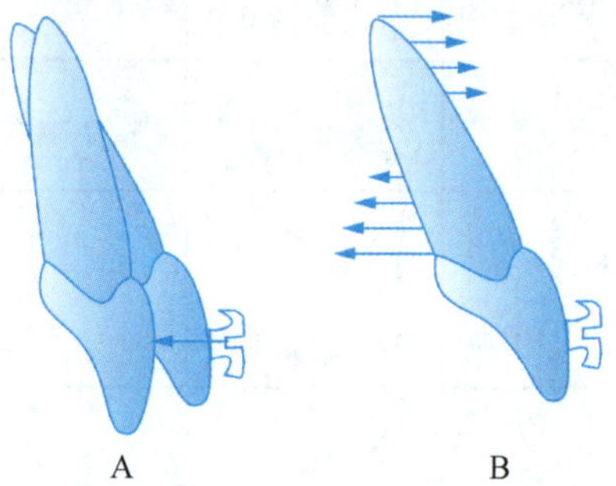

图 6-16　非控制的倾斜移动

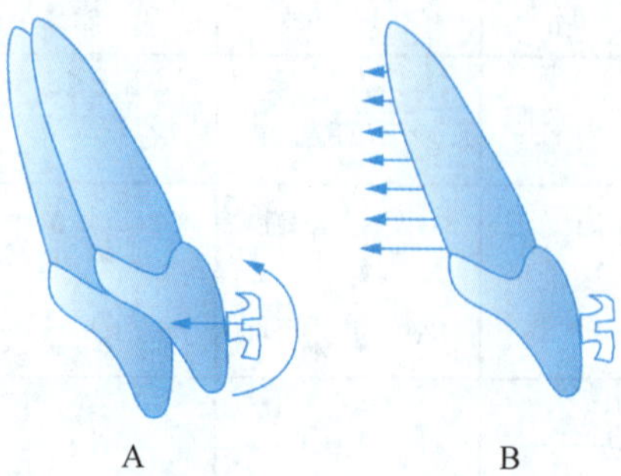

图 6-17　控制的倾斜移动

力最大，而根尖部最小，这通常是临床上最需要的前牙内收方式。

2. 平行移动（translation） 亦称为整体移动（bodily movement），指牙冠和牙根向相同方向移动相同距离的一种牙齿移动方式，平行移动时的旋转中心位于无穷远处。平行移动需要一个作用于阻力中心的单纯力，临床上很难实现，因此只能在托槽上配合使用力和矩，使其达到相同的效果。以图 6-18 中的内收前牙为例，假设作用力是 100 g，托槽中心与牙齿阻力中心之间的距离是 10 mm，则将作用力平移至阻力中心后，阻力中心上受到的是一个 100 g 的腭向力，和一个 1000 g · mm 的顺时针方向的力矩。在 100 g 腭向力的作用下，牙齿腭向移动，在 1000 g · mm 的力矩作用下，切牙会发生冠腭向倾斜。如果不希望牙齿倾斜，则需要在牙齿上再加一个大小相等、方向相反的矩，比如加上一个 1000 g · mm 的逆时针方向的力矩，正畸学上称冠唇向或根腭向转矩，两个方向相反的力矩抵消后，阻力中心上只剩下 100 g 的单纯力，从而实现切牙的整体后移（图 6-18）。平行移动时，牙周膜从根尖至根颈部的应力均匀一致。

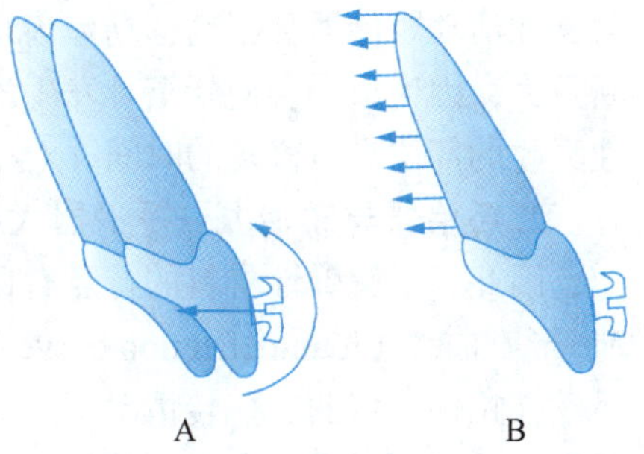

图 6-18　平行移动内收切牙

3. 控根移动（root movement） 指牙冠基本不动，而主要移动牙根的移动方式，控根移动时的旋转中心位于切缘。实现控根移动的力学原理与平行移动类似，但需要加一个更大的逆时针方向的力矩，使牙齿阻力中心处受到的净力矩为逆时针方向，从而产生控根移动（图 6-19）。控根移动时根尖周牙槽骨受到的应力最大，临床上可用于拉后牙向前时的增强支抗、直立近中倾斜的后牙或拔牙矫治中控制尖牙牙根的远中移动。

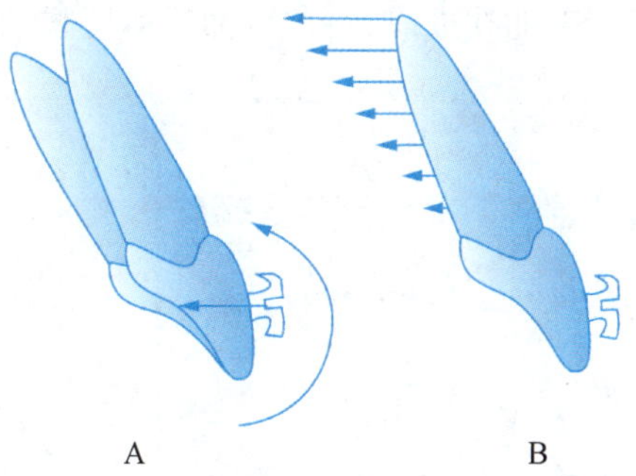

图 6-19　控根移动

4. 旋转移动（rotation） 当牙齿受到单纯的力偶矩时，会产生旋转移动，这种牙齿的旋转移动可用于矫正扭转牙（图 6-4）。

5. 垂直移动（vertical movement） 垂直移动严格地说并不是一个基本的移动类型，它与牙齿前后向移动、左右向移动并没有本质的区别，仅方向不同而已，也可以分为倾斜移动和整体移动两种方式。在正畸牙移动中，垂直移动主要用于牙齿的伸长（extrusion）和压低（intrusion）这两种特殊类型的牙齿矫正，牙周膜受力状态会表现出特殊性，故将其单提出来加以介绍。

牙齿压低移动（intrusion）：主要用于深覆殆的矫治，单纯压低力作用下切牙会发生唇向倾斜。如果不希望切牙唇倾，则需要在牙齿上增加冠舌向或根唇向的力偶矩，使牙齿上所受到的净力矩为零，阻力中心处仅受到压低力而实现整体压低，此时牙根四周的牙周膜受到的均为压应力。

牙齿伸长移动（extrusion）：常用于开殆的矫治，牙齿受到的力与压低时的情况正好相反，切牙会产生舌向倾斜，临床上可根据需要加以避免或利用。

（二）矫治力的种类及特点

1. 矫治力的分类 临床上最常用的力的分类是按照力的大小分为轻力（light force）和重力（heavy force）。但轻力和重力的标准却并不一致，有人认为 60 g 以下才算轻力，也有人认为 200 g 以下的力都可以算在轻力的范围，而 600 g 以上的力则算作重力。

按照力的作用效果又可以分为正畸力（orthodontic force）和矫形力（orthopedic force）。前者力值小，作用范围局限，主要用于移动牙齿，如固定矫治器所使用的弓丝、弹簧或皮圈力；而后者力值大，作用范围也大，能改变骨骼形态，如快速扩弓、口外弓、前方牵引等。

还有一种比较有意义的分类是按力的作用周期分为持续力（continuous force）和间断力（intermittent force）。持续力指作用力的衰减很慢，患者在下次复诊时仍维持一定的力水平，如镍钛螺簧产生的力；间断力指力水平随着矫治器的摘戴或牙齿的移动很快降低至零的作用力，如活动矫治器。正畸移动牙齿最有效的是持续轻力，如果使用重力移动牙齿，则应使用间断重力，因为重力会使牙槽骨发生潜行性吸收（undermining resorption）。持续重力使发生潜行性吸收的部位没有修复的时间，对根周牙槽骨及牙根都会产生不良的影响。

2. 矫治器与矫治力 矫治器大都依靠弓丝、弹簧、牵引圈等具有弹性的材料来产生矫治力，因此，了解弹性材料的特点有助于临床上正确选择合适的材料。弹性弓丝的特点通常用负荷-形变曲线（load-deflection curve）或应力-应变曲线（stress-strain curve）（图6-20）来描述，弓丝在拉伸、弯曲、扭转情况下，均可呈现如图6-20所示的负荷-形变曲线，只是在这三种情况下，负荷与形变的大小和单位各不相同。曲线的直线部分表示弓丝的变形处于其弹性限度之内，负荷与形变成正比，曲线部分表示弓丝的变形超出了弹性范围，弓丝发生了塑性变形。如果将负荷除以弓丝的横截面积，变形以单位变形来表示，则可转化为应力-应变曲线。负荷-形变曲线或应力-应变曲线所反映的弓丝性能包括：

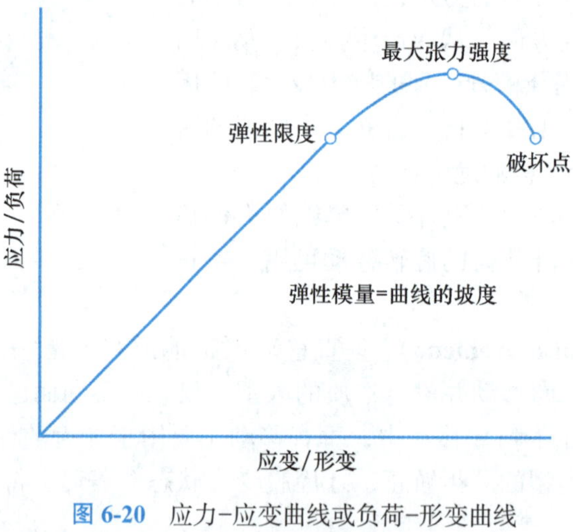

图6-20 应力-应变曲线或负荷-形变曲线

（1）刚度（stiffness）：是负荷与形变之比，反映弓丝对抗形变的能力。负荷-形变曲线越陡的弓丝，刚度越大。一般来说，刚度小的弓丝可提供力量柔和而稳定的作用力，但不利于支抗牙的稳定。正畸临床上，不锈钢丝的刚度明显大于镍钛类弓丝，其优点是能够抵抗口内或口外牵引对弓丝的变形力，有利于保持牙弓的稳定性。缺点是移动牙齿时，力值变化幅度较大，所以需要经常加力或更换弓丝。

（2）弹性模量（modulus of elasticity）：是应力与应变之比，它的大小与刚度成正比。弹性模量是材料的内部特性，刚度则不仅与材料的内部特性有关，而且与材料的外部形状如弓丝的粗细、长短等有关，因此，临床上可以通过选择不同粗细的弓丝、增加弓丝的总长度等措施来降低弓丝的负荷-形变率，以提供柔和而持续的矫治力。

（3）弹性限度（elastic limit）：是弓丝从弹性范围到塑性变形的转折点。弹性限度反映了弓丝能够发生弹性变形的最大范围，弓丝的弹性范围越大，它对牙齿移动的有效作用时间就越长。而弓丝在超出其弹性限度后能够发生塑性变形又是正畸弓丝能够弯制成各种矫正曲的必要条件。

（4）最大张力强度（ultimate tensile strength）：在曲线的最高点是材料能够接受的最大应力，当作用力使材料的变形超出了其最大张力强度还进一步加力时，就会达到材料的破坏点（failure point），出现弓丝的折断。

（许天民）

Summary

This chapter introduced basic mechanical concept related to daily orthodontic practice including force，moment，couple，center of rotation and center of resistance. This edition adds friction as self-ligating brackets are getting popular. In mechanical analysis section，we add force and moment analysis method for straight-wire techniques that V type bends are seldom used in. Static equilibrium is emphasized when tooth movement and force system delivered by an orthodontic appliance is analyzed. Being aware of the force system produced by an orthodontic appliance in equilibrium aids in the prediction of the response to treatment. Both the desired，beneficial movements of the teeth can be foreseen along with potential negative side effects. It must be understood that the forces and moments found when determining an appliance's equilibrium state must exist. The elimination of any component of the force system would result in either unopposed forces or moments. These side effects can't be eliminated. They should be dealt with through alternative designs or additional appliance in order to negate or minimize side effects. Tooth movement pattern and the related force type and character of orthodontic appliance remained the same as in last edition. Understand orthodontic mechanics will improve students' ability to use orthodontic appliance in daily clinic.

Definition and Terminology

力学（mechanics）： The branch of physics that focuses on force systems and their effects on stationary and moving bodies；in orthodontics，descriptive of the procedures and/or appliance（s）used in a specific phase of therapy.

力矩（moment）： When a force acts away from the center of a body，there is a distance between the line of force and the center，causing a moment，the magnitude of which is force times distance.

阻力中心（center of resistance）： A singular point in a body through which the line of action of a resultant force must pass to produce translation of that body.

旋转中心（center of rotation）： The point about which a body rotates in a nontranslational plane（two-dimensional）displacement.

摩擦力（friction）： A resistance to the relative displacement of contacting bodies in a direction tangent to the plane of contact，owing principally to surface roughnesses and contact pressure.

力的平衡（mechanical equilibrium）： The magnitude of the force and couple portions of the resultant of the entire force system exerted on the body are both zero.

Burstone 直丝弓力系统（force systems from an ideal arch）： Burstone named six geometry classes that can occur between two teeth when an ideal arch wire engaged in their brackets（as in table 6.1）. Similar to the V-bend analysis in two-tooth mechanics in wire bending appliance, the analysis of force system produced by straight wire appliance is aided by different ratios between bracket angulations that affect tooth movement pattern.

倾斜移动（tipping movement）： Tipping is tooth movement with greater movement of the crown of the tooth than of the root. The center of the rotation of the motion is apical to the center of resistance.

平行移动（bodily movement）： Translational displacement of a tooth or dental segment, ordinarily understood to be perpendicular to the long axis.

刚度（stiffness）： The ratio of change in load to accompanying change in deformation of a material and activated within its elastic limit; the slope of the load-versus-deformation plot beneath the elastic limit.

第七章　正畸治疗的生物学原理

Biological Principles of Orthodontic Therapy

错𬌗畸形的矫治方法其基本原理都是在错位牙或畸形颌骨上施加各种类型的外力或去除异常的肌力，通过颌骨和牙周组织等内部产生的生物力学反应，使其产生组织学改建，从而使牙颌系统得到新的形态和功能的平衡及正常发育。在正畸治疗过程中通常可分为两个阶段：即力学阶段和生物学阶段。力学阶段是指矫治器产生的矫治力作用于牙、颌骨、颅面等硬软组织。生物学阶段是指矫治力使牙颌系统发生组织学改建，达到矫治目的。

本章所探讨的是后一阶段——颌骨和牙周组织对矫治力的生物学反应。正畸治疗的生物学原理是口腔正畸学中的重要基础内容之一。

一、正畸牙齿移动的生物学基础

正畸临床中一个最基本的现象就是对牙齿施以一定强度和足够长时间的力，牙齿会发生移动，包绕牙根的牙槽骨和牙周膜会发生改建、重组，从而使牙齿得以移动到新的位置上。1904 年，Sandstedt 通过狗牙齿移动实验研究阐明了牙齿移动机制在于破骨细胞和成骨细胞是牙周组织改建的功能细胞，受压侧破骨细胞活动而骨吸收，牵张侧成骨细胞活跃而骨形成。

正畸牙齿移动影响所有的支持结构：牙周膜、牙槽骨、牙齿（图 7-1），正是各组织的特点决定了正畸牙齿移动的生物学基础。

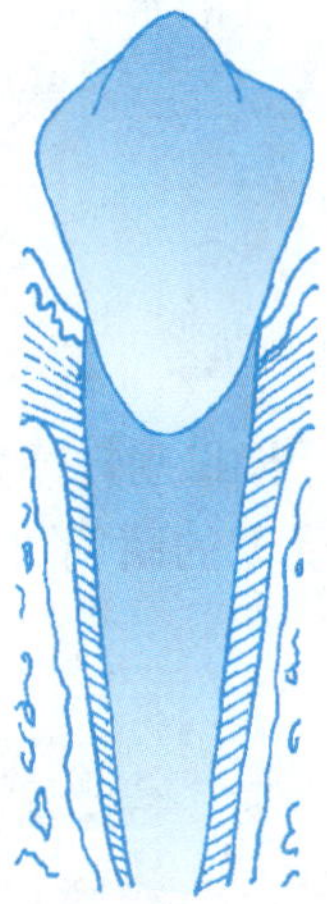

图 7-1　牙齿移动影响的牙周组织结构

健康完整的牙周膜在正畸牙齿移动过程中起着十分重要的作用。牙周膜是一层厚度约 0.25 mm 的富含血管、细胞成分的纤维结缔组织，成束状的胶原纤维有规律地分布在牙周膜内，将牙齿悬吊在牙槽窝中。这一结构使生理状态下牙周膜可以有效地缓冲和吸收外力，避免创伤；在正畸加力过程中，牙周膜形成相应的应力区——受压侧和牵张侧，从而启动牙槽骨的改建过程，这在以下的阈值学说中还会谈到。如果没有牙周膜，牙根与牙槽骨直接接触，发生骨性粘连，则牙齿不能正常萌出和不能发生正畸牙齿移动（图 7-2）。同时，牙周膜的重组能力能保证内环境的稳定，也是正畸牙齿移动的基础。

牙槽骨是高度可塑性骨组织，也是全身骨骼中变化最活跃的部分。在牙齿萌出和移动的过程中，受压侧的牙槽骨骨质发生吸收，而牵张侧的牙槽骨骨质新生，二者不断调整，发生质和量的变化，以达到新的平衡。正畸临床上即利用牙槽骨的可塑性进行错𬌗畸形的矫治。牙齿移动过程中牙槽骨的变化主要是破骨与成骨的平衡的生理过程，如果牙槽骨无可塑性，根本谈不上正畸治疗。

牙根表面的牙骨质是一层特殊的矿化组织，与骨组织有许多相似之处。正畸治疗启动牙槽骨改建的同时也造成根吸收，发生率甚至可达到 90%。根吸收常发生于受压侧，在牵张侧几乎没有发生。根吸收反应的时间也与骨吸收同步（图 7-3）。但牙骨质的抗压修复性也使正畸牙齿移动过程中牙骨质吸收程度相比骨吸收轻微得多，虽然目前机制尚不明确。

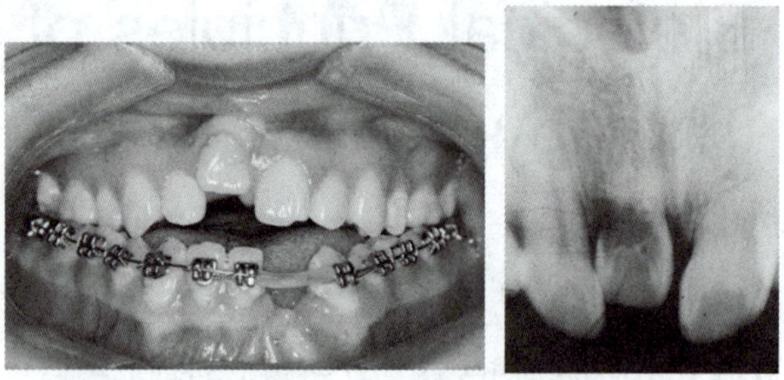

图 7-2　根骨粘连的牙齿不能正常萌出和移动

左：正面殆像（右上中切牙低于殆平面）；右：根尖片（右上中切牙根周膜影像消失）

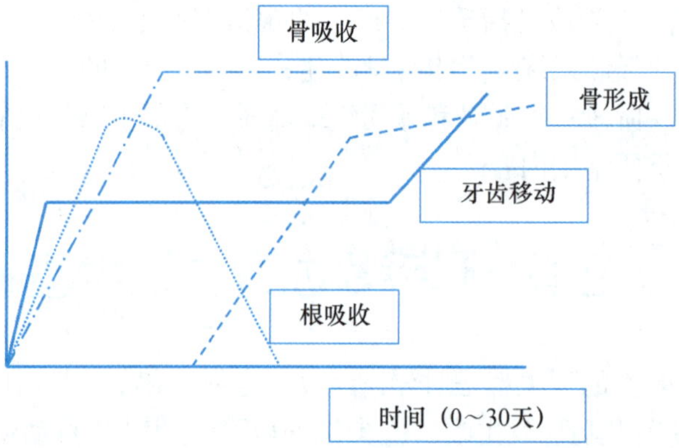

图 7-3　正畸牙齿移动过程中牙周组织改建的反应时间

二、正畸牙齿移动的规律

正畸牙齿移动规律分为三期：初始移动、延迟阶段、进行性牙齿移动（图 7-4）。

牙齿受力的瞬间可以发生一定的位移，一般不超过 1 mm。这是由于牙齿受力后牙周膜和牙槽骨发生形变，牙周膜内液体流失所造成的。

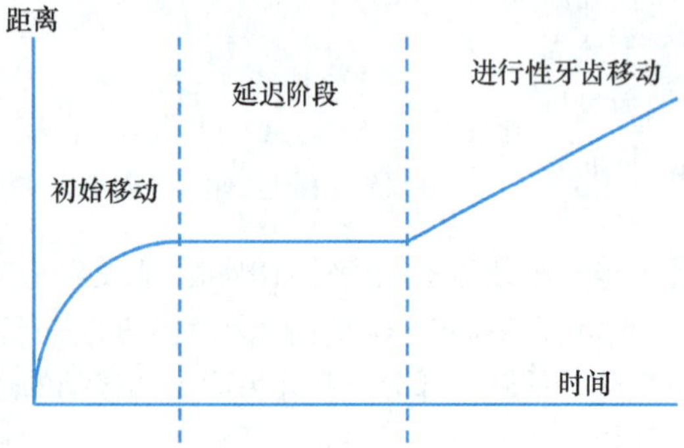

图 7-4　正畸牙齿移动规律模式图

牙齿移动可以在没有损伤的情况下进行，典型的例子是牙齿的自然萌出和漂移；但无论力量如何轻微，组织损伤常常伴随在正畸牙齿移动的过程中，多见于受压侧，牙周膜内血流受到影响，血管被压缩，血流受阻，出现玻璃样变的结构。牙齿移动出现一个相对的停滞期。

随后牙周组织中细胞增殖、分化，玻璃

样变的组织被降解、清除，压力侧牙槽骨表面开始直接骨吸收，可以见到牙槽窝内壁有大量破骨细胞排列，形成骨吸收陷窝，牙齿迅速移动。牙周膜内牙周纤维重组。尽管玻璃样变被认为是正畸牙齿移动的副作用，限制了牙齿移动的效率，但这种现象本身与牙周膜和牙槽骨的应力/应变水平或牙齿移动初始阶段后的速率之间的关系，仍有必要进行精心设计的实验研究，以阐明玻璃样变在正畸牙齿移动中的作用。

三、矫治力引起牙槽骨组织改建的机制学说

（一）机械阈值理论

Frost 提出的机械阈值理论（图 7-5）被广泛接受，用于解释矫治力如何启动和调整牙槽骨组织改建。生理状态下，骨组织处于一种骨吸收和骨形成的动态平衡中。如果应变量很小，低于 50～200 με，骨代谢处于负平衡状态，以吸收为主，会导致骨量丢失；应变量增加，骨代谢进入正平衡状态，骨沉积增加，对于层板状骨，可以引起骨沉积的最低有效应变量（minimum effective strain，MES）为 2000～3000 με。应变继续增大超过一定界限，骨代谢又表现为负平衡，这时骨组织中出现微小损伤，而修复的速度不能赶上损伤的速度，则骨量减少。

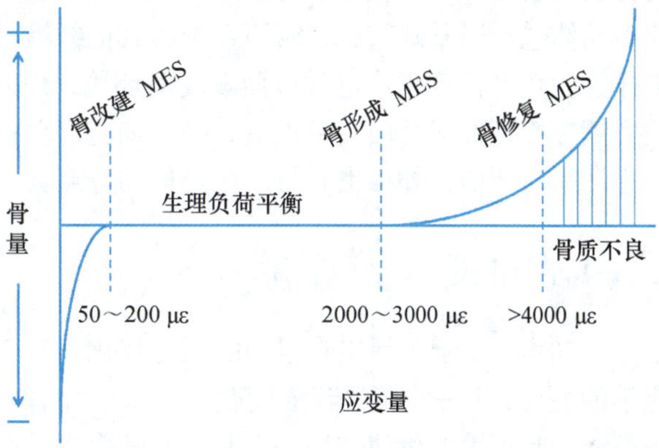

图 7-5 Frost 的机械阈值理论

Frost 的这一理论能很好地解释宇航员在失重状态生活一定时间后骨密度会降低，牙齿缺失患者也会因为缺少局部的功能刺激而导致牙槽骨的萎缩。正畸牙齿移动过程中，力作用于牙齿，通过牙周膜传导到牙槽骨，形成受压侧和牵张侧两大应力区。受压侧牙周纤维从生理负荷状态变成低负荷状态，牙槽骨发生的形变低于有效应变量，牙槽骨吸收；牵张侧牙周纤维被拉伸，从生理负荷状态变成相对高负荷状态，牙槽骨发生的形变高于最低有效应变量，因此表现为受压侧骨吸收，牵张侧骨沉积。

这一理论还提示我们引起牙槽骨改建的关键不是力值的大小，而是力在组织中的分布。因此，牙根的形状、面积、牙槽骨的致密度以及牙齿移动的方式都会影响牙齿移动的速度。

（二）骨弹性学说

正畸牙移动最早的理论即为此学说，Kingsley 等认为正畸牙齿移动是由于骨小梁有可压缩性、弹性和柔性所致。

（三）骨压迫学说

1904 年，Sandstedt 认为牙齿在缓和持续力的作用下，牙槽窝的压力侧发生骨吸收，而张力侧有新骨形成。当持续强力作用时，压力侧牙槽骨没有骨质吸收，但会发生骨内吸收，称为“潜掘式吸收”，最后导致牙齿移动。这一概念目前仍用于解释正畸过程中发生的牙齿移动现象。

（四）骨转化学说

1930年，Oppenheim观察到狒牙受力时，无论是压力侧还是张力侧，其牙槽嵴处的致密骨板层均消失，代之以海绵状骨，出现横行排列的新生骨小梁。压力侧骨小梁向牙端有破骨细胞与骨吸收，背牙端有成骨细胞与新骨形成。施力停止并在牙所处新位置上进行保持，此过渡性骨又变成致密牙槽骨。

（五）骨压电效应学说

学者们提出外力导致牙槽扭转变形、引起牙槽骨表面的压电效应而使细胞产生相应的变化，进一步解释了为什么远离牙周膜的牙槽骨面也同时发生改建。DeAnglis提出使骨协调变化的传递因素存在于骨内的胶原成分晶状物质。压电是指一个不对称的晶体变形所产生的电荷，这些晶体包括羟基磷灰石、胶原纤维和其他纤维蛋白。当骨产生扭曲变形时，骨内胶原成分的晶体能激化电荷产生压电效应而改变电环境，引起骨的原始细胞的变化。Zengo等观察到牙的压力侧牙槽骨形成凸面，带正电，破骨细胞活动；张力侧牙槽骨内壁形成凹面，带负电，成骨细胞活跃；牙槽骨外板也有与此相类似的特点。

（六）骨机械-化学学说

1970年，Justus提出骨组织的压力变化能改变羟基磷灰石结晶体的溶解度；还能引起生物化学的变化，环-磷酸核苷浓度改变，未治疗者的浓度低于治疗组，环-磷酸核苷在矫治过程中被激活起到第二信使作用，有其特有的生物活性作用，从而促进骨的吸收和形成。牙受力时血管受压，血氧张力也有改变，张力上升时成骨细胞分化，血氧张力下降时引起破骨细胞分化，前者pH为碱性，后者pH为酸性。

四、最适矫治力值

牙齿移动的最适力值一直是正畸学者关心的焦点问题。所谓最适矫治力值是指能获得最大牙齿移动速率的最小矫治力，一般是一个力值范围。在分析有关正畸牙齿移动的最适矫治力或力范围的文献中，由于研究物种如人、鼠、猫、兔、犬、猴等的差异，以及使用力大小、研究牙位、牙齿移动的方向、实验周期的持续时间等差异，几乎没有任何实验能提供牙齿运动速度与作用力大小之间的确定信息，因而牙齿移动的最适力值应理解为一个概念。

（一）临床上判断适宜正畸力的标准

临床上判断适宜正畸力的标准包括：引起良性的牙周反应，从而使牙齿顺利移动；避免牙周组织的过度损伤，患者无明显不适感，无过度牙齿松动；不会造成支抗牙过度移动。在过去有关研究最适矫治力值的文献中，不同学者的观点大相径庭。

经典的观点认为最适矫治力在牙周膜所造成的压强应接近毛细血管的压强，即20～26 g/cm^2，这样可以避免压力侧牙周膜内毛细血管血运断绝。根据这一观点，矫治力低于此值不足以引起牙周组织反应，高于此值会导致组织坏死，无法形成直接骨吸收，牙齿移动受阻，直到坏死的组织以潜掘性吸收（underming resorption）的方式被清除后，牙齿才可移动。

临床合适的矫治力作用于牙齿时可有以下表征：①无明显的自觉疼痛，只有发胀感觉；②叩诊无明显反应；③松动度不大；④移动的牙位或颌位效果明显；⑤X线片示矫治牙的根周无异常。

临床应用中，常常会采用一些经验性的矫治力值，如：

尖牙远中整体移动	50 ～ 150 g/ 牙
压低切牙	5 ～ 15 g/ 牙
双尖牙倾斜移动	50 ～ 100 g/ 牙
磨牙倾斜移动	100 ～ 200 g/ 牙

（二）不同牙齿移动方式对最适力值的影响

不同牙齿移动类型会在牙周组织形成相应的压应力区，这个区域的面积影响到牙齿移动需要的最小力值。

1. 倾斜移动　倾斜移动是在正畸力的作用下，以旋转中心为圆点，牙冠和牙根朝相反方向的移动，其牙周组织变化呈现两个压应力区，相对应区域的截面呈两个三角形（图 7-6）。

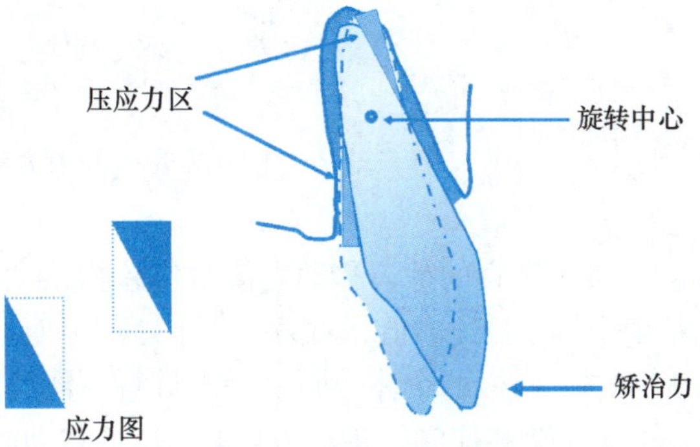

图 7-6　牙倾斜移动的压应力区

2. 整体移动　整体移动是牙冠、牙根同时向同一方向的等距离移动，直到新的位置，此时在外力所向的另一方向形成矩形的压应力区（图 7-7），其相应区域的截面积可以理解是倾斜移动的 2 倍，则相应的最适矫治力将是倾斜移动的 2 倍。

3. 压低移动　压低移动是施加的矫治力将牙齿向牙槽窝底压入，压应力区是根尖的细小区域（图 7-8），因而需要的力量很小。

其他形式的牙齿移动如伸长移动、旋转移动和转矩移动等所形成的应力区可以视作以上三种有代表性的牙齿移动的结合，可以通过分析、总结得出相应的结果。

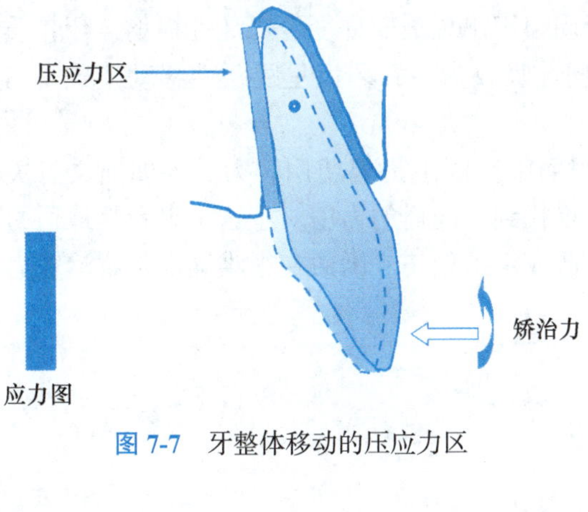

图 7-7　牙整体移动的压应力区

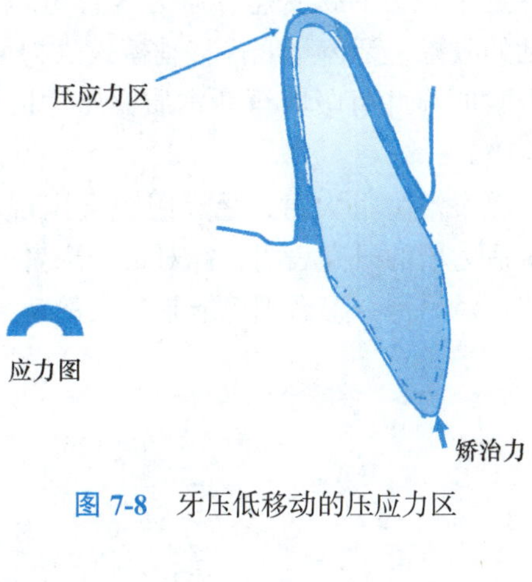

图 7-8　牙压低移动的压应力区

（三）最适力值范围的特点

用不同的矫治力完成同样一种牙齿移动的临床试验，得到正畸力值与牙齿移动速率的研究数据有助于理解最适力值（图 7-9）。

（1）要获得有效的牙齿移动，确实有一个相对适宜的力值范围，但这个范围很宽泛。

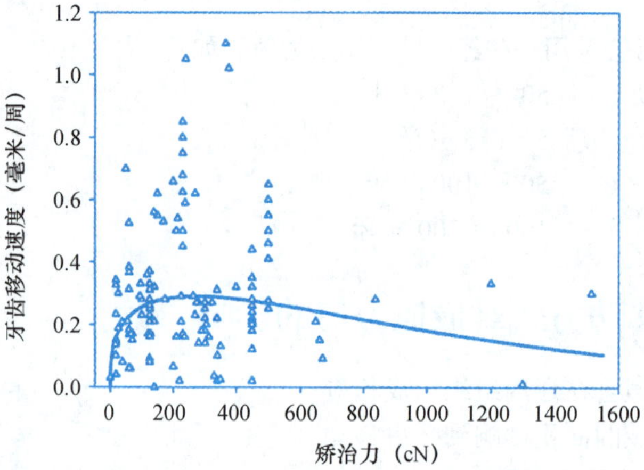

图 7-9 矫治力-牙齿移动速度曲线图

（2）适宜的牙齿移动力值个体差异很大，力值范围从最小到最大差别很大，一个力值对某个个体是最适力值，对另一个个体却可能是过大的力值。

（3）同样的个体、同一牙齿进行不同的牙齿移动，最适力值的范围有相关性，如整体移动的力值是相应倾斜移动的2倍，压低移动需要的力很小。临床上在牙齿压低移动过程中要避免用过大的力，以免造成组织损伤。

五、影响牙周组织改建和牙齿移动的因素

（一）力的强度和作用时间

不同强度的矫治力对组织产生不同程度的影响。矫治力过小时不发生作用，而过大时又造成组织破坏，且需要时间修复，会延缓牙齿的移动速度。只有力的强度适宜，牙周组织才能够处于积极活跃状态，压力区骨组织直接骨吸收，产生类似于牙生理性组织反应和生理性移动的效果，牙齿呈线性移动模式。力值过大时，牙周组织出现玻璃样变、局灶性损伤，牙骨质吸收明显并可吸收至牙本质，压力区骨组织以潜掘性吸收为主，牙齿呈跳跃性移动模式（图7-10）。

矫治力过大时，牙周组织会出现坏死损伤，因而临床医生提倡使用轻力。但如前文有关最适力值的研究表明，针对每个患者的最适力值很难找到，同样的力值对于这个患者是最适力值，对另一个患者则可能是过大的矫治力，有可能造成组织创伤。因而在很难确定是矫治轻力

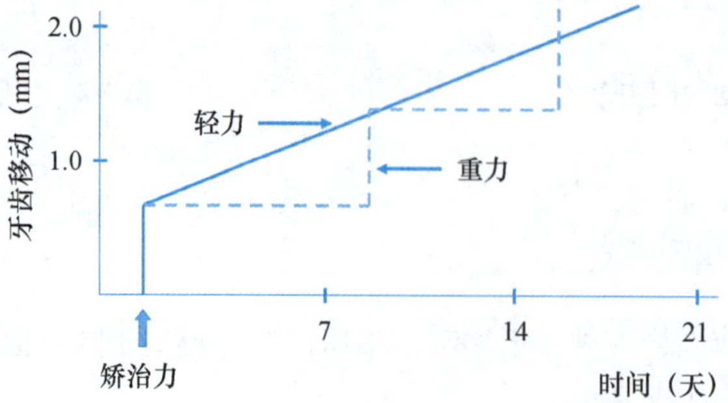

图 7-10 直接骨吸收和潜掘性骨吸收的牙齿移动模式

的时候，要给予组织修复的时间，避免持续的组织损伤。重的间歇力虽然效力小，但在临床上可以接受，只有重的持续力才会发生永久的、不能修复的损伤。对许多矫治器来说，有加力间隔时间是必要的，因为组织需要修复期，矫治器加力越频繁，修复过程就越短，可产生牙、牙周膜和骨组织的损伤。只有延长复诊间隔时间，才能预防和减少上述损伤的发生。临床上固定矫治器一般间隔 4 ～ 6 周加力一次为宜，活动矫治器 2 ～ 3 周加力一次。

（二）机体条件

机体因素如患者年龄、骨代谢因素和部分组织血供等被认为可能影响牙齿移动。其中增龄改变的影响受到广泛关注。

正畸临床经验发现，相比青少年的正畸过程，成年正畸似乎牙齿移动比较缓慢，往往疗程较长。在以鼠为实验对象的动物实验结果表明，在加力的开始阶段（0 ～ 3 周），幼鼠牙齿移动明显快于成年鼠，而在后期进入牙齿移动线性阶段（4 ～ 12 周），成年鼠和幼鼠牙齿移动速度没有区别（图 7-11）。相对于成年组，幼年组磨牙受力后，即刻位移更大，延迟期更短，骨改建期牙齿移动更早。这种年龄造成的差异主要表现在牙齿移动的启动阶段，一旦达到稳定的线性改变，成年组可以与幼年组以相同的速度进行牙齿移动。这也成为成年正畸的理论依据之一。

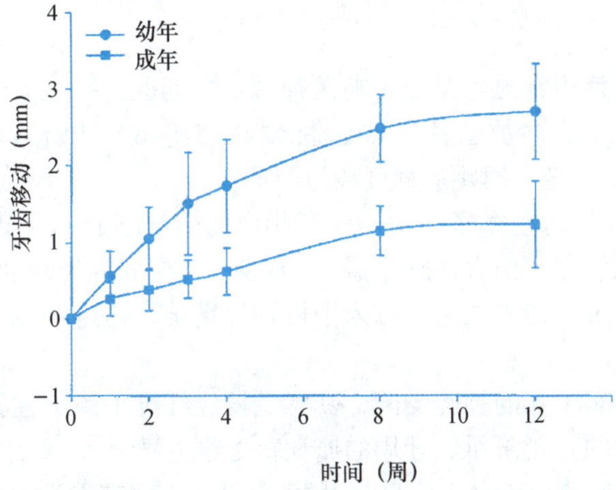

图 7-11 成年鼠和幼鼠正畸牙齿移动速率比较

研究认为，虽然随着年龄增长，破骨细胞的骨吸收和成骨细胞的骨形成能力降低，但机械刺激能更有力地激发相应破骨细胞和成骨细胞的活力，因而进入稳定的牙槽骨改建，成年组与幼年组没有明显差异。

对于增龄因素对骨改建的影响，推测成年患者在正畸牙齿移动的骨形成过程也相应较长，相应临床的保持时间也应加长，但目前还没有相应的实验数据证实。

（三）神经系统参与正畸牙齿移动

越来越多的研究发现神经系统对骨代谢发挥着重要作用，即在神经系统和骨稳态之间识别新的调节轴。有研究表明，交感神经信号的阻断能抑制矫治力诱导的牙齿移动和破骨细胞的增加，交感神经信号的刺激能加速这些反应，表明牙齿移动的生物机械反应是通过破骨细胞激活交感神经信号来控制的。交感神经系统通过 β_2 肾上腺素受体（Adrβ2）调节骨吸收，而正畸过程中机械力诱导牙周膜细胞中 Adrβ2 的激活有助于交感神经系统调节正畸牙齿移动。因而，与神经系统有关的刺激因子和药物都可能影响牙周组织改建及牙齿移动。这一方面的信号调节通路代表了一个新兴的研究领域。

六、矫治力的副作用

（一）牙齿动度增加——保持与复发

正畸治疗中的牙齿移动伴随着牙槽骨的改建和牙周膜的重组过程，因此一方面由于骨吸收导致的牙周膜宽度的增加，另一方面由于牙周膜纤维的脱离附着，临床上表现为牙齿的动度增加。在正畸治疗中伴随牙齿移动的骨改建和纤维重组是在不断进行的，并不会发生全部牙周膜纤维完全脱离附着和牙齿脱落的情况。而牙槽骨的改建过程中，骨吸收和骨形成并不是同步完成的（图 7-3）。

骨吸收发生在较早的阶段，持续时间 1 ～ 1.5 周，而骨形成发生在较晚的阶段，延续到 3 个月以后才有可能平衡骨吸收的量。此期间牙齿仍然有松动，有可能移动、复发。因而保持是临床牙齿移动完成后所必需的阶段。

（二）疼痛

牙齿疼痛是正畸治疗中常见也是令正畸医师棘手的问题之一。大约有 89.7% 的患者在正畸治疗中出现疼痛症状，大多数患者在戴上矫治器后 5 ～ 6 h 开始感到疼痛；疼痛一般持续 5 ～ 7 天，其中在加力 2 ～ 3 天时疼痛程度最为严重。

正畸加力后的疼痛与其他疼痛感觉一样有相应的传导通路，是正畸力刺激（伤害性刺激）作用于牙周神经感受器（伤害性感受器），换能后转变成神经冲动（伤害性信息），循相应的感觉传入通路（伤害性传入通路）进入中枢神经系统，通过各级中枢整合后产生疼痛感觉和反应。

牙齿及牙周组织具有丰富的神经支配，其感觉神经纤维来源于三叉神经节，可分为有髓鞘的 A 类纤维和无髓鞘的 C 类纤维，牙周的痛觉感受器主要为 A_δ 纤维（$< 6\ \mu m$）和 C 纤维（$< 1\ \mu m$）的游离神经末梢。其中 A_δ 纤维的阈值较低，疼痛特点为尖锐性刺痛；而 C 纤维阈值较高，但疼痛的程度强烈，较 A_δ 纤维的疼痛更难以忍受。

在矫治力作用下，牙周膜内出现受压区和牵张区，即使施加轻微的力量，也能造成牙周组织的损伤。正畸治疗所导致的疼痛与损伤伴随的炎症过程有关，炎症期间大量的化学介质都能改变外周传入纤维的功能。通常炎症反应包含三个阶段：血管通透性增加、炎症细胞浸润和组织修复期。正畸加力导致的神经源性疼痛炎症反应符合这一规律。血管通透性增加在 5 h 左右有一高峰，正符合患者疼痛开始的时间；1 ～ 3 天炎症细胞浸润，有大量的神经肽、炎性因子和致痛物质释放，也是患者疼痛较严重的时期；1 周后组织进入修复期，疼痛会有明显减轻。也有研究提示，正畸牙齿移动初始产生的疼痛与牙周组织局部形成的玻璃样变之间存在相关性。

临床患者正畸加力引起的疼痛虽然具有普遍性，但还是存在明显的个体差异，这和前面提到的两类牙周痛觉感受器——A_δ 纤维和 C 纤维的游离神经末梢在局部牙周组织中的分布特点有关，与正畸加力后在牙周组织形成的损伤特点有关；同时疼痛不单纯是生理学的感觉问题，也是心理学的复杂情绪表现，因而也反映出个体的差异和特征。

（三）牙根吸收

与正畸有关的牙根吸收主要发生在根尖部位，表现为根尖模糊、牙根变短，但牙根有一定的自我修复能力。正畸治疗中的多数患者牙齿均会出现一定程度的牙根吸收，一般情况下这种吸收不被察觉。但某些患者正畸治疗中会发生较严重的牙根吸收，这与患者本身和环境因素有关。研究表明，牙根吸收与疗程、是否使用固定矫治器、牙根结构、个体易感性、正畸牙齿移动类型显著相关。如正畸治疗之前即已显示牙根吸收或牙根短粗者，正畸治疗中发生牙根吸收的概率会更大。此外，牙根细长、根尖尖锐的牙齿，弯根牙和外伤牙（不管是否经牙髓治疗），更容易发生较为明显的牙根吸收。牙齿的控根移动时施加的力量较大，相对容易发生牙根吸收；而前牙牙根压低移动时，尤其强调要使用轻力，避免明显的牙根吸收。临床中也遇到过正畸治疗前牙根正常，正畸治疗中个别牙齿或几个牙齿出现了严重的牙根吸收。这种严重牙根吸收的病因尚不清楚，正畸治疗并不是主要致病因素。另外，患者全身用药对牙根吸收也有不同的影响，正畸治疗前需要确定患者服用的药物并考虑可能的影响。

（四）牙槽骨高度降低

通常正畸患者治疗后都会发生不同程度的牙槽骨高度降低，尤其是进行正畸治疗的成年人，矫治中发生牙槽骨高度降低的概率明显增大。临床表现为牙冠变长、釉牙骨质界暴露和邻牙间出现三角间隙或以往三角间隙增大。这种现象好发于牙列拥挤或牙弓前突需要较大量内收前牙，以及前牙深覆䶮需要较多前牙压低移动的成年病例。对于矫治中口腔卫生不好，有明显牙周炎症的患者发生牙槽骨高度降低的风险也会增加。

（五）牙髓反应

一般正畸力不会造成牙髓变化，可能在加力初期出现一过性的牙髓炎症，患者表现为牙齿敏感，但不会造成永久性损伤。

（李小彤）

Summary

Orthodontic treatment is based on the principle that if prolonged pressure is applied to a tooth, tooth movement will occur as the bone around the tooth remodels. Because the bony response is mediated by the periodontal ligament, tooth movement is primarily a periodontal ligement phenomenon.

Orthodontic treatment requires resorption and apposition of bone adjacent to the root structure of teeth. For many years it was thought that the root structure of the teeth was not remodeled in the same way as bone. More recent research has made it plain that when orthodontic forces are applied, there is usually an attack on the cementum of the root, just as there is an attack on adjacent bone, but repair of cementum also occurs.

The response to sustained force against the teeth is a function of force magnitude: heavy forces lead to rapidly developing pain, necrosis of cellular elements within the PDL, and the phenomenon of “undermining resorption” of alveolar bone near the affects tooth. Lighter forces are compatible with survival of cells within the PDL and a remodeling of the tooth socket by a relatively painless "frontal resorption" of the tooth socket. In orthodontic practice, the objective is to produce tooth movement as much as possible by frontal resorption, recognizing that some areas of PDL necrosis and undermining resorption will probably occur despite efforts to prevent this.

Theoretically, there is no doubt that light continuous forces produce the most efficient tooth movement. Despite the clinician's best efforts to keep forces light enough to produce only frontal resorption, some areas of undermining resorption are probably produced in every clinical patient. The heavier forces that produce this response are physiologically acceptable, only of force levels decline so that there is a periond of repair and regeneration before the next activation, or if the force decreases at least to the point that no second and third rounds of undermining resorption occur. Heavy continuous forces are to be avoided; heavy intermittent forces, though less effficient, can be clinically acceptable.

Definition and Terminology

潜掘性吸收（undermining resorption）：When the PDL is compressed to the point that blood flow is totally cut off, differentiation of osteoclasts within the PDL space is not possible. After a delay of several days, osteoclasts within adjacent marrow spaces attack the underside of the lamina dura in the process. There is a delayed tooth movement until the bone adjacent to tooth can be removed.

机械阈值理论（mechanostat methory）：Bone strains in or above the 1500 ～ 3000 microstrain range cause bone modelling to increase cortical bone mass, while strains below the 100 ～ 300 microstrain range release BMU-based remodeling which then removes existing cortical-endosteal and trabecular bone. That arrangement provides a dual system in which bone modeling would adapt bone mass to gross overloading, while BMU-based remodeling would adapt bone mass to gross underloading, and the above strain ranges would be the approximate "setpoints" of those responses. This term "mechanostat" was introduced by Frost（1987）to describe this tissue-level negative feedback mechanism.

第八章　矫治器和矫治技术

Orthodontic Applicances and Techniques

一、概　述

矫治器是矫治错殆畸形的一种装置，它可以通过自身产生的机械力或介导口颌系统的生理力使错殆畸形得到矫正。

（一）矫治器的类型

1. 活动矫治器　活动矫治器通常由以下三个主要部分组成：①固位体，由各种各样的卡环构成，用于矫治器的固位；②支架或基托，用于连接各部件；③移动牙齿的各种簧。活动矫治器的发展始终围绕着对这三个组成部分的不断改进。活动矫治器的优点是便于清洁，缺点是难以实现精准的三维牙位控制。

活动矫治器中的一个特殊类型是功能性矫治器，其设计的初衷是通过改变颌位来促进颌骨的生长，但现代正畸临床研究对功能性矫治器刺激颌骨生长的作用尚存在很大争议。

2. 固定矫治器　固定矫治器通常由以下五个主要部分组成：①托槽，粘接在牙齿上以传导矫治力；②带环及颊管，粘接在磨牙上以稳定弓丝或提供支抗力及传导矫治力；③弓丝，提供矫正力或维持牙弓形态；④各种弹性材料如皮圈、拉簧或推簧，提供矫治力；⑤结扎丝或结扎圈，用于将弓丝固定在槽沟中，实现弓丝力的传导。相较于活动矫治器，固定矫治器最大的优势是对牙位的三维控制能力，它是目前移动牙齿能力最强的矫治器。缺点是患者口内的异物感比较明显，而且不易清洁。固定矫治器又可分为唇侧固定矫治器和舌侧固定矫治器两种，后者主要是为了满足患者的美观要求。

3. 无托槽隐形矫治器　无托槽隐形矫治器是借助于计算机辅助设计和辅助制作技术发展出来的一种新型活动矫治器，它和传统活动矫治器的结构和材料明显不同。无托槽隐形矫治器的主体是高分子材料，通过将矫治器材料少量多次变形的原理把牙齿分步移动到正常位置或角度。其最大的优点是美观和异物感小，但由于它与牙齿的接触方式不像固定矫治器那样牢固，因此力的传导不如固定矫治器，于是出现了附件来增加力传导的效率，但附件和矫治器的嵌合力仍然不如固定矫治器弓丝和托槽之间的结扎力强，因此对牙位的控制能力还是不如固定矫治器。

（二）矫治技术的变革

1. 倾斜移动类矫治技术　活动矫治器、Angle 发明的早期固定矫治器如 E 形弓矫治器、带状弓矫治器等都是以倾斜移动牙齿为特点的矫治器。这类矫治器最成体系的经典代表是Begg矫治器。Begg托槽源自带状弓托槽，由于它的槽沟与弓丝的接触方式是单点接触式，因此矫治力很容易实现牙冠的倾斜移动，在牙冠移动到位后，Begg技术再利用控根簧、正轴簧等移动牙根，最终将牙齿移动到正常的位置和角度。也就是说它通过第一步牙冠倾斜移动和第二步牙根倾斜移动这两个倾斜移动来实现最终的整体移动效果。我们从这种牙齿移动方式就可以知道它的特点是早期牙位改变很明显，因为牙冠倾斜移动是最容易实现的一种牙齿移动，但后期移动牙根却属于控根移动，难度明显大于牙冠的简单倾斜，因此后期的矫治时间会较长。所以这类矫治器的优势一般体现在骨性错𬌗的牙代偿性矫治，因为这种病例较少需要后期的控根，更多是利用第一步牙冠的倾斜来掩饰颌骨关系的异常，但应注意代偿不能过量。

2. 整体移动类矫治技术 Angle医生在发明带状弓矫治器后，不满于其牙位三维控制的能力，于是进一步研发出了他认为最新和最好的方丝弓矫治器。方丝弓矫治器于1928年问世，它的特点是通过方丝和方槽的结合对牙位实现三维方向的控制。方丝弓矫治器的出现，意味着正畸医生可以仅仅依靠弓丝和托槽的组合就能整体移动牙齿，这对拔牙矫治病例尤为重要。因此，作为提倡拔牙矫治的先驱，Tweed医生充分利用了这个工具的优势，创立了Tweed矫治技术。

方丝弓矫治器对牙位的控制，主要依赖正畸医生在方丝上弯制各种角度及矫正曲来调整牙齿位置和角度。从某种意义上讲，正畸是一种精细的手工艺。

3. 现代固定矫治器 随着时代的发展、科技的进步，正畸医生逐渐意识到很多角度是可以做在托槽上的，在这方面作出代表性贡献的便是直丝弓矫治器的发明人Andrews医生。Andrews通过对120例成人最佳自然𬌗的测量，得出了每颗牙相对于𬌗平面的平均的唇颊舌向和近远中向倾斜度，并把这些角预成在了托槽上，形成了直丝弓矫治器，从而大大减少了正畸医生弯制弓丝的工作量。现代几乎所有的固定矫治器都在托槽上预成了基于各种理论或经验的角度，形成了不同的矫治技术。

当正畸医生习惯了直丝弓矫治器后，关闭曲的弯制也变得越来越少，正畸医生越来越倾向于用滑动法移动牙齿，于是降低滑动摩擦力变成了一种新的需求。自锁托槽的出现满足了正畸医生的这一需求，然而，如果从摩擦力的本质角度分析，摩擦力等于正压力乘以摩擦系数，摩擦系数由材料决定，自锁托槽改变的仅仅是弓丝和槽沟的余隙，余隙越大，弓丝进入弯曲变形的阶段就越晚，亦即进入约束阻力阶段越晚（参见第六章），但弓丝不变形也就意味着弓丝与槽沟之间的正压力还没有大到让弓丝变形的程度，此时摩擦力虽然是小了，但弓丝与槽沟之间的正压力小意味着矫治力也就小，当正压力小到零时，矫治力也是零，这大概是为什么现代循证医学的调查结果并不支持自锁矫治器能提高矫治效率的力学原理。因此，真正高效的托槽设计应该是让托槽和弓丝之间的矫治力与摩擦力可调，而不是一味强调低摩擦。

（三）支抗

在正畸矫治过程中，任何施加在被矫治牙上的正畸力必然同时产生一个大小相等、方向相反的力，承受这个反作用力的部位即为“支抗”（anchorage）。大多数情况下，正畸医生希望支抗部位稳定，即尽量不动或少动。因此，如果支抗牙的力量不够时，正畸医生会进一步借助于口周软硬组织，甚至枕部、颈部等。

临床上根据支抗的部位可以分为：

（1）颌内支抗：支抗牙与被矫治牙在同一牙弓内。

（2）颌间支抗：支抗牙在对颌，利用颌间牵引来移动需要矫治的牙。

（3）口外支抗：利用口外的枕部、颈部作为支抗来牵或推需要矫治的牙或牙弓，甚至颌骨。

按照支抗的强度又可以分为：

（1）强支抗（maximum anchorage）：支抗磨牙前移量不超过双尖牙拔牙间隙的1/4。临床常用的强支抗手段有种植钉、口外弓等。

（2）中度支抗（medium anchorage）：支抗磨牙前移量超过双尖牙拔牙间隙的1/4，但不超过3/4。临床常用的中度支抗手段有横腭杆、Nance弓等。

（3）弱支抗（minimum anchorage）：支抗磨牙前移量超过双尖牙拔牙间隙的3/4。弱支抗不需要支抗辅助装置，甚至可以通过加切牙冠唇向转矩的方法增强拉后牙向前的力量。

按照力学原理，又可以把支抗分为：

（1）简单支抗（simple anchorage）：最朴素的支抗原理就是用大牙拉小牙，用多数牙拉少数牙，用支抗牙的整体移动对抗错位牙的倾斜移动。

（2）预备支抗（prepared anchorage）：把支抗部位的牙调整到某种状态时，比如后倾状态时再去拉其他牙齿，其本质是用最难实现的控根移动对抗相对容易实现的其他类型的牙齿移动。

（3）绝对支抗（absolute anchorage）：用种植钉等辅助装置，将反作用力从支抗磨牙上完全移开到种植钉上，理论上支抗磨牙可以完全不动，拔牙间隙全部用于内收前牙。

（许天民）

二、活动矫治器

活动矫治器（removable appliance）是指患者可自行摘戴的矫正装置。与固定矫治器相比，活动矫治器有其独特的构造和适应证范围，与固定矫治器共同构成矫治技术两大体系。目前，用于口腔正畸临床的活动矫治器主要包括：①作用于牙齿和骨骼的简单活动矫治器；②发挥保持稳定作用的保持器；③无托槽隐形矫治器。本部分主要介绍简单活动矫治器。

（一）活动矫治器的组成

活动矫治器由固位装置、施力装置和连接体三部分组成。

1. 固位装置　固位装置的作用就是使活动矫治器可以稳定地戴在口内，不使其因为自身重力、矫治力和肌肉的作用而发生脱位。固位良好是活动矫治器发挥矫治作用的前提。

常见的固位装置有邻间钩（图8-1）和卡环。卡环包括单臂卡（图8-2）、箭头卡、连续卡环等。卡环臂与牙体紧密接触，起固位作用，连接体埋入基托内。

2. 施力装置　施力装置是活动矫治器行使功能、直接施加矫治力的部分，包括各种弹簧、双曲唇弓、导板、弹性橡皮筋、磁性装置等。常用的施力装置如下：

（1）双曲舌簧：多放置于切牙舌侧，双曲舌簧的平面与切牙舌面垂直，连接体埋入基托（图8-3）。

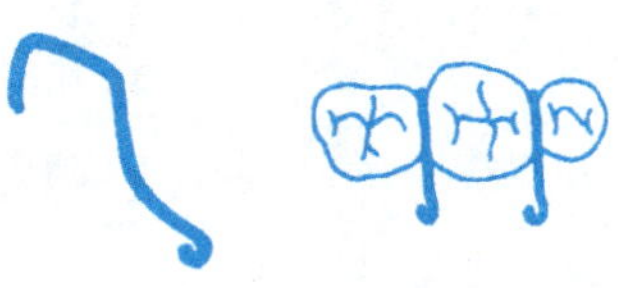

图8-1　邻间钩

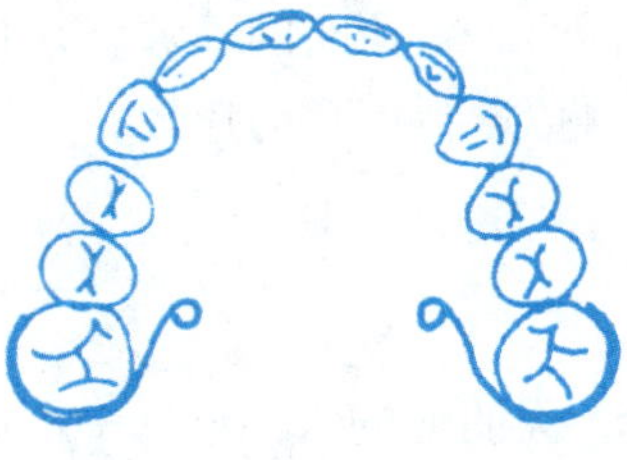

图8-2　单臂卡

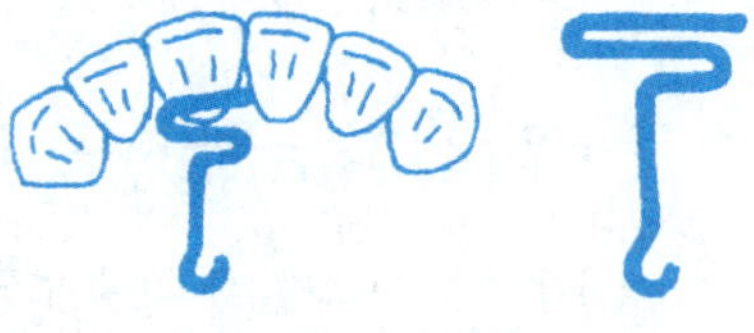

图8-3　双曲舌簧

（2）双曲唇弓：主要用于内收前牙散隙，另外可以在双曲唇弓上焊接一些加力装置，如指簧（图 8-4）。

（3）扩弓簧（分裂簧）：根据所放位置的不同，可以起到开拓间隙、扩大牙弓的作用（图 8-5）。

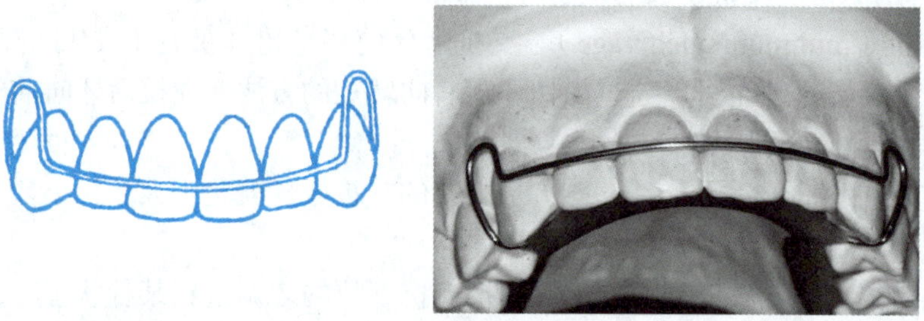

图 8-4 双曲唇弓

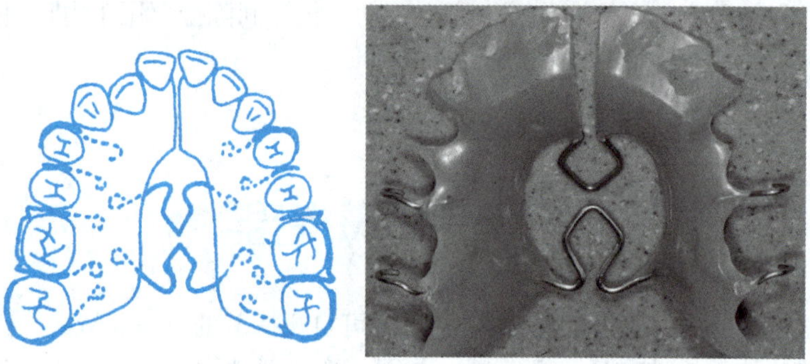

图 8-5 扩弓簧

（4）导板：平面导板可以起到压低前牙、升高后牙、打开咬合的作用，对于使用固定矫治器的深覆𬌗患者，平面导板可以作为一种辅助装置，避免过深的覆𬌗妨碍下切牙托槽的粘结；斜面导板可以导下颌位置向前，对于生长发育期儿童，可起到促进下颌发育、改善上下颌骨位置关系的作用。

3. 连接体 连接体的作用主要是将活动矫治器的施力部分和固位部分连接成一个整体，并起到辅助固位的作用，由塑料基托、腭杆或舌弓等组成。

（二）活动矫治器的优缺点

1. 优点 患者可自行摘戴，便于清洁，有利于龋病和牙周问题的防控，同时也可以兼顾社交活动中的美观问题；一般不会产生过大的矫治力；对于乳牙期、替牙期患者无法使用固定矫治器时，应用活动矫治器可以开展早期治疗；在技工室制作完成，节省了临床操作时间；对加工场所和设备要求低，使用中可根据需要随时添加或修改零件。

2. 缺点 治疗效果取决于患者的配合，戴用时间不够就很难发挥作用；对于牙齿的控制较差，牙齿以倾斜移动为主，复杂病例难以取得满意的疗效。

（三）活动矫治器的适应证

（1）乳牙期与替牙期的前牙反𬌗，无明显的骨性近远中不调者。

（2）以牙齿倾斜移动为主的治疗，如个别牙齿的位置改变、牙弓有限的扩展。

（3）破除乳牙期与替牙期不良习惯。

（4）无法使用固定矫治器的患者，如龋易感者、严重釉质发育不全者。

（5）作为固定矫治器的辅助装置，如深覆𬌗患者可用平面导板配合打开咬合，避免下切牙托槽与上切牙的早接触。

（6）正畸治疗中严重的𬌗干扰，可以使用𬌗垫矫治器暂时解除𬌗干扰。

（四）常用活动矫治器

1. 上颌𬌗垫舌簧矫治器　用于乳牙期或替牙期纠正前牙反𬌗。其主要由卡环、邻间钩、上前牙腭侧舌簧、基托和两侧后牙𬌗垫组成（图 8-6）。

𬌗垫的厚度以解除前牙锁结为准，上下前牙离开 0.5 ～ 1.0 mm。对于上前牙舌向错位，上颌骨发育欠佳的反𬌗，将舌簧加力使上前牙唇向移位，等上下前牙覆𬌗、覆盖关系正常及面部外形改善后，可逐次磨去 0.3 ～ 0.5 mm 直至全部磨除𬌗垫。逐步磨除后牙𬌗垫可避免一次去除过多，导致舌体进入上下后牙之间，可能出现后牙开𬌗。反𬌗纠正后还需戴原矫治器夜间保持 1 个月，之后前牙在正常覆𬌗覆盖下自然保持。

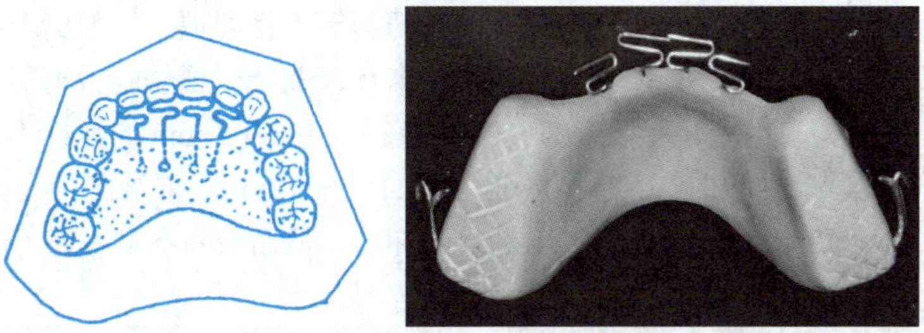

图 8-6　上颌双𬌗垫舌簧矫治器

2. 平面导板矫治器　适用于前牙过高、后牙过低所形成的深覆𬌗病例。在前牙舌侧基托的前缘加厚形成平面导板（图 8-7），此导板与𬌗平面平行，咬合时下前牙咬在导板上，上下后牙离开 1.5 ～ 2.0 mm，可借助咬合力使下前牙做压低移动，而上下后牙因无接触可伸长，待后牙逐渐建立接触后，若还需要进一步打开前牙咬合，可用自凝树脂逐次加高平面导板，直至深覆𬌗解除为止。如果深覆𬌗伴有上前牙舌向倾斜，可在平面导板前方安装双曲舌簧，加力推上前牙唇向移动，解除下颌向前调位的障碍，在前牙闭锁关系解除后，少数患者下颌可自动向前调位。

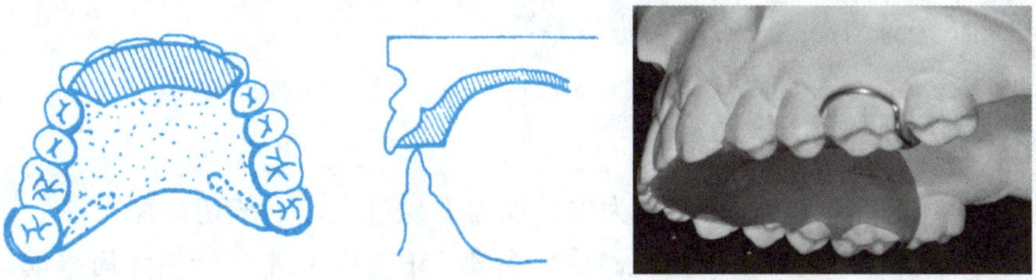

图 8-7　平面导板矫治器

3. 斜面导板活动矫治器　适用于上颌正常、下颌后缩的远中错𬌗。在上颌活动矫治器的上前牙舌侧基托前缘做一斜向后下的斜面导板（图 8-8），当下前牙咬在斜导板前斜面时后牙离开 3 ～ 4 mm。颌间距离加高，咀嚼肌张力增加，肌肉为了恢复原有的张力而发生收缩，此收缩力通过斜面的作用，引导下颌向前移动，纠正下颌后缩畸形。

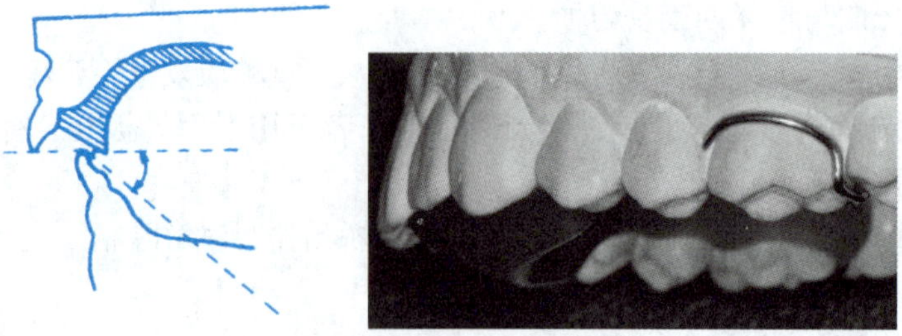

图 8-8　斜面导板矫治器

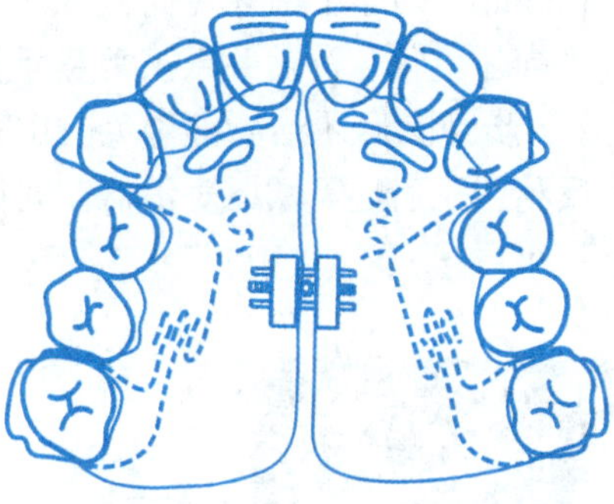

图 8-9　螺旋扩弓器分裂基托图

4. 上颌分裂基托矫治器　上颌分裂基托矫治器可以实现上颌的扩弓或者局部牙齿的移动（图 8-5、8-9）。扩弓是以后牙倾斜移动为主，适用于后牙反𬌗不严重的患者。扩弓装置可以采用螺旋扩弓器，也可以采用分裂簧。根据扩弓装置设计的部位不同，可以实现不同位置的牙齿移动。

5. 舌习惯矫治器　舌习惯矫治器多用于破除吐舌、伸舌、吮拇指等不良习惯。一般为上颌活动矫治器，后牙放固位卡环，前牙区根据吐舌范围放置舌刺，舌刺由 4 ～ 6 根直径 1.0 ～ 1.2 mm 的弹性不锈钢丝弯制，并离开前牙舌面 5 ～ 7 mm，末端圆钝。戴入矫治器后可以阻挡舌的伸出，从而破除不良习惯（图 8-10）。

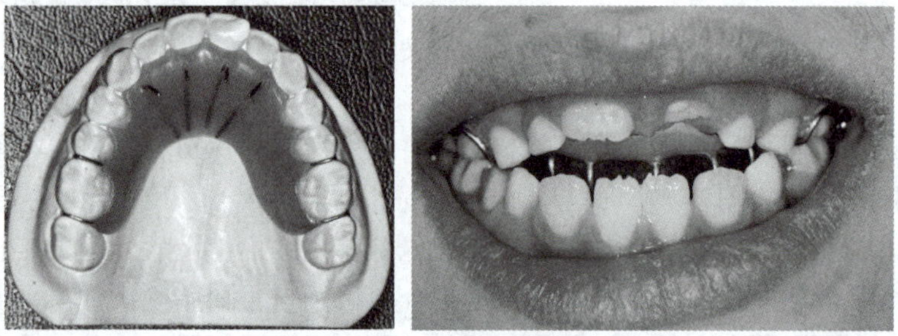

图 8-10　舌习惯矫治器

除了以上几种活动矫治器，临床还可能用到的其他活动矫治器包括导弓式矫治器、Crozat 矫治器、单侧𬌗垫矫治器、磁力活动矫治器等。

（五）活动矫治器加力方式

活动矫治器牙齿移动以倾斜移动为主，加力不易过大。一般切牙加力单个牙受力 50 g 左右即可，尖牙可以增加到 100 g 左右，后牙需要 150 g 以上才会产生牙齿移动。在临床上可以参照患者的主观感受，一般患者自觉受力牙齿发胀 2 ～ 3 天后逐渐缓解，说明矫治力较为合适。

一般活动矫治器加力间隔可以 1 ～ 2 周一次，反𬌗的治疗可以一周一次，后牙扩弓两周左右加力一次，前牙平面和斜面导板因为牙齿移动慢，可以 3 ～ 4 周复诊一次。

（韩　冰）

三、功能矫治器

口腔颌面系统由牙齿、牙周膜、牙槽骨、基骨、颞下颌关节和周围的神经肌肉等组织构成。该系统对于周围环境具有很强的适应性，尤其在颅面生长发育期更为明显。功能环境的改变可以影响骨骼的表面形态和内部结构，从而发生骨骼塑形。功能矫治器正是利用口颌系统的这一特点，通过改变口腔颌面部的肌肉功能环境来影响牙齿和颌面骨骼的生长发育，从而达到矫治错𬌗畸形的目的。经典的功能矫治器多具有以下特点：①下颌移至新的位置；②上下牙列分开，咬合分离；③利用口面肌力，影响牙齿和骨骼；④要求患者吞咽时上下唇紧密闭合；⑤选择性地改变牙齿的萌出道。

（一）功能矫治器的分类

随着正畸学的不断发展，已经演化出多种形式的功能矫治器。依据摘戴方式，可分为活动型和固定型，固位形式可以结合临床需要调整，如以可摘型为主的双𬌗垫（Twin-Block）功能矫治器可以改良为固定型，而固定型的Herbst矫治器可以制作为可摘的。依据能否行使口腔功能，如果患者戴用功能矫治器的同时还能进行各类功能运动，如语言、咀嚼等，则可定义为功能运动型矫治器，这包括全部的固定功能矫治器，以及部分活动功能矫治器如双𬌗垫矫治器等。目前一般多根据作用方式，将功能矫治器归为以下三大类：

1. 牙支持式功能矫治器　指主要依靠牙齿支撑、传递矫治力的功能矫治器，大部分功能矫治器属于此类，如Activator（肌激动器）、Bionator（生物调节器）、Twin-Block（双𬌗垫矫治器）、Herbst、MARA等，也包括一些简单的功能矫治器，如上颌斜面导板、平面导板、下颌联冠式斜面导板、唇挡等。

根据是否加入了主动加力装置，如扩弓螺旋弹簧或用于个别牙齿移动的弹簧等，又分为被动牙支持式功能矫治器及主动牙支持式功能矫治器。随着隐形矫治技术的发展，近些年出现的带有下颌前导功能的隐形矫治器，在前导下颌的同时也可以进行适当的牙齿移动、牙弓矫正，则属于不典型的主动牙支持式功能矫治器。

该类矫治器通过改变下颌位置，使被牵拉的软组织产生牵张力，咀嚼肌受到刺激而兴奋产生力，这些力再经过矫治器传递至牙齿、颌骨来影响牙弓、颌骨的发育，起到生长改良的作用。

2. 组织支持式功能矫治器　目前该类矫治器主要有Fränkel矫治器，又称功能调节器（function regulator）。矫治器不通过牙齿固位，主要作用部位在口腔前庭，通过颊屏、唇挡的作用改变下颌位置，同时也改变口周肌肉的动力平衡，从而影响颌骨的发育；又因颊屏、唇挡可使唇颊部软组织不接触牙列，故有一定的扩弓效果。

前庭盾在制作时一般不改变下颌位置，可被视为不典型的组织支持式功能矫治器。

3. 混合类功能矫治器　是较为复杂的功能矫治器，为牙支持式与组织支持式功能矫治器的结合，主要用于有特殊需求的颌骨不对称畸形的早期矫治。通过一侧抑制牙齿萌出，一侧允许牙齿萌出等措施，对牙弓、颌骨的生长进行三维调控。需注意严格把控该类矫治器适应证的选择。

（二）功能矫治器的适应证

功能矫治器是一种有效的生长改良治疗手段，但应注意其适应证。

1. 从病因学角度看　适用于口面肌肉功能异常引起的功能性错𬌗及早期轻中度骨性错𬌗。功能性错𬌗一般都是后天获得性的，有神经肌肉参与，由下颌位置及闭合道改变而引起的错𬌗畸形。

2. 从矫治时机看 适用于处于生长发育期，尤其是具有有利生长型的患者。生长发育已经完成的成年患者不适用。

3. 从错𬌗畸形的表现看 ①牙列存在严重拥挤者，使用某些功能矫治器时存在一定困难，但不是严格的禁忌证；②安氏Ⅱ类患者，上颌正常或轻度前突，下颌后缩，前牙覆盖较大者较为适合；③安氏Ⅲ类患者，上颌无严重发育不足，下颌无严重发育过度，反覆盖小或下颌能后退至对刃者适用；④安氏Ⅰ类患者，轻度拥挤或轻度的牙弓宽度不足者。

（三）功能矫治器的优缺点

因为功能矫治器的使用尚存在一些不同观点，现将其优缺点简单归纳以供参考，见表8-1。

表8-1 功能矫治器的优缺点

优点	缺点
充分利用牙弓和颌骨的生长潜能，有可能在早期获得较好的容貌改善效果，增加患者自信	不能精确移动牙齿到位
不要求必须有牙齿固位，基本不受牙齿替换的限制，在替牙期即可开始治疗，在尖牙、双尖牙尚未萌出时即可产生矫治效果	对青春期后的患者反应各不相同，对成人无效
对于不存在拥挤的患者，有可能仅通过功能矫治器就完成正畸治疗，省时、经济	对于生长型不利的患者治疗效果差
对于需要双期矫治的患者，多数情况下可降低二期治疗的难度，缩短二期治疗时间	有些功能矫治器体积较大，戴用可能引起不适
椅旁操作时间短，复诊间隔长，复诊次数少	可摘式的功能矫治器要依赖患者的配合
对于安氏Ⅱ类1分类患者，早期纠正深覆盖有利于减少因外伤导致的前牙损伤	多数患者需要进行二期的综合正畸，双期矫治的总疗程一般较单期矫治长，总费用可能较高

（四）功能矫治器的作用原理

多数功能矫治器本身不产生力，其矫治力来自被牵张的肌肉、韧带及纤维。肌肉等被牵张后，产生一系列的适应性调整，即通过新的“功能型”达到新的“形态型”。尽管功能矫治器的基本原理是确定的，但矫治器设计的个体差异可能会影响每一种特定功能矫治器的作用效果。一般说来，功能矫治器主要有三种作用方式：

1. 牙齿移动或萌长 戴用功能矫治器一段时间后会出现前牙的唇、舌向移动以及后牙的颊舌向移动。这种移动或是由于牙齿与矫治器接触引起，或是因为矫治器改变了肌肉压力所致。功能矫治器改变了口面肌肉对牙齿、骨骼所施力的大小、方向和作用时间，同时，大多数矫治器都是牙支持式功能矫治器，即通过牙齿进而对颌骨施加矫治力，当受力平衡被打破时，牙齿必然会产生移动。以安氏Ⅱ类1分类错𬌗纠正为例，所有的功能矫治器戴入后均会产生上牙列内收、下牙列近中移动的作用，从而减小前牙覆盖，改善矢状磨牙关系。

功能矫治器还通过对牙齿垂直发育的调控，引导或抑制牙齿萌长，从而改善关系。这与平导或传统矫治器中的𬌗垫作用相似。抑制前牙垂直萌出，同时促进后牙萌长，使𬌗平面变平，矫治深覆𬌗。相反，抑制后牙、促进前牙垂直萌出，则可矫治前牙开𬌗。研究证明，牙齿的垂直萌出常伴随一定的近中移动和近中倾斜，故对于安氏Ⅱ类错𬌗的矫治，可通过抑制上颌后牙的萌出而抑制其近中移动及倾斜，而允许下颌后牙自由萌出会促进其近中移动及倾斜，这种上下颌后牙差异萌长的协同效应及伴随发生的功能𬌗平面顺时针旋转，均有助于磨牙关系的改善。反之，对于安氏Ⅲ类错𬌗，允许上后牙垂直萌出，抑制下后牙的向上、向前萌长，也有利于近中磨牙关系的矫治。

2. 骨性作用 对于有生长发育潜力的患者使用功能矫治器，当矫治器使牙齿脱离接触，下颌骨移位后，面部肌肉处于牵拉状态，产生收缩力，即会影响上下颌骨发育，并改变髁突的生长。同时，上下牙列咬合分离也有影响骨骼生长的作用。以针对Ⅱ类错𬌗的功能矫治器为例，其骨性效应主要包括：

（1）轻度抑制上颌骨的生长或改变其生长方向。

（2）影响下颌骨的生长量和生长方向：关于功能矫治器对于下颌生长的影响目前尚存在争议。多数学者认为，功能矫治器可以促进发育期儿童下颌骨的生长。但关于生长量的大小以及额外生长量的保持则还存在一定争议。

（3）颞下颌关节窝的改建：已有大量的动物实验证明了这一点，即功能矫治器不仅影响下颌骨的生长，同时还会通过口周肌肉动力平衡的变化，引起颞下颌关节窝的生长改建，引起髁突生长量、生长方向和生长时间的改变，以及颞下颌关节基部的适应性改变和肌肉附着处的骨改变等，从而影响牙、颌、面的综合形态。

3. 口周软组织环境的改变 戴用功能矫治器后，患者的下颌长期处于新的位置，通常还要求患者在吞咽时上下唇紧密闭合，因此受到牵拉的肌肉、韧带等软组织将会逐渐建立起新的神经肌肉反射关系。

（五）功能矫治器的治疗程序

经过近百年的应用和发展，功能矫治器治疗已成为一个较为独立的矫治学体系。各种新型的功能矫治器不断涌现，其治疗程序也不尽相同，但基本的矫治程序如下：

1. 诊断 根据模型分析、X 线头影测量及口面部肌肉功能的检查来确定错𬌗畸形的类型，通过问诊及检查等了解患者生长发育状况，明确是否为功能矫治器的适应证及治疗时机是否恰当。

2. 设计 选择功能矫治器类型，决定𬌗重建的标准，并对矫治效果进行预后评估。

3. 咬合重建 根据各种检查资料，从矢状、垂直和横向三个方位设计好下颌的新位置，并在口内用𬌗蜡将这一位置记录下来，此过程即为𬌗重建。

（1）矢状方向：下颌在矢状方向的移动目的是建立中性磨牙关系。一般情况下，安氏Ⅱ类错𬌗下颌向前移动，两侧距离相等，临床上一般前移 4 ～ 6 mm，对于重度深覆盖，可分 2 ～ 3 次前移下颌；对于安氏Ⅲ类错𬌗，尽可能退至对刃关系；对于安氏Ⅰ类错𬌗，理论上，下颌应保持原来的矢状关系位置，但制作功能矫治器需上下颌垂直打开，为保持其磨牙中性关系，需将下颌前移 2 mm 左右。

（2）垂直方向：对于传统肌激动器类的功能矫治器，下颌垂直打开应超过息止𬌗间隙；对于功能运动类的功能矫治器，打开咬合 1 ～ 2 mm 即可；对于Ⅲ类错𬌗，咬合蜡达到对刃关系即可。即垂直打开的多少取决于错𬌗类型、患者的生长发育阶段、功能矫治器的类型、覆𬌗覆盖情况等。一般来说，覆𬌗越深，垂直打开越大；覆盖越大，下颌前移越多，垂直打开越少。总的原则是使口面肌肉受到的刺激趋于平衡。

（3）横向：即上下中线的一致性。中线不正分为牙源性、功能性和骨源性三类。一般牙源性和骨源性中线不一致不应通过功能矫治器来纠正，因此咬合重建时仍维持初始的上下颌中线关系。功能性中线偏斜，即息止𬌗位时中线居正，正中𬌗位时中线歪斜，是有可能通过功能矫治器纠正的，此时首先应观察息止𬌗位时的上下中线关系，然后嘱患者慢慢咬至习惯位，观察中线的变化，随后进行咬合重建时应当遵循息止𬌗位的中线关系。

4. 技工室制作 与一般活动矫治器制作工序相似。需严格按𬌗蜡记录的关系将石膏模型转移上𬌗架，并保持整个制作过程中颌间关系的稳定。

5. 临床治疗期

（1）试戴期：为期约 2 周，患者每日逐渐增加戴用时间，以适应矫治器，一般不作修改和调整。

（2）矫治期：患者适应后要求其延长戴用时间，每日至少 12 h，全天戴为好，同时行使口腔功能。每 4 ～ 6 周复诊。矫治期分三个阶段：

1）肌肉调整期：肌肉放松条件下，能保持下颌在新的位置。一般需 2 ～ 3 个月。

2）牙槽反应期：为 6 ～ 8 个月。在此期，牙槽的生长使后牙或前牙开𬌗逐渐关闭；牙齿位置得到矫治（如前牙反𬌗变为浅覆𬌗浅覆盖，安氏Ⅱ类 1 分类的上中切牙轴得到改善）；𬌗关系得到调整；颌骨反应开始出现。在行使功能时，咬合也稳定，这是第二阶段完成的标志。

3）颌骨反应期：一般戴用功能矫治器至 1 年左右出现较为明显的颌骨反应。对于骨性错𬌗，所需时间应更长。

（3）保持期：一般无需保持，但牙齿移动较多或颌间关系不调严重者可酌情保持 3 ～ 6 个月或更长。可使用原功能矫治器，也可改用其他简单的装置，如斜导等进行保持。

6. 后期治疗　采用功能矫治器治疗的病例，其目的主要是改善颌间关系，因此替牙完成后或完全建𬌗后，多数患者还会有程度不等的其他方面错𬌗问题有待解决，多需要进行二期的综合设计及全口矫治，也包括减数治疗的可能。

（六）常用功能矫治器

1. Activator 矫治器　Activator 矫治器是由 Andresen 设计，又称为 Andresen 矫治器或肌激动器（图 8-11）。许多学者对其进行过改良。该矫治器主要用于治疗安氏Ⅱ类 1 分类错𬌗，还可以用于治疗安氏Ⅱ类 2 分类、安氏Ⅲ类及开𬌗畸形，一般不用于安氏Ⅰ类牙列拥挤及上颌前突病例。

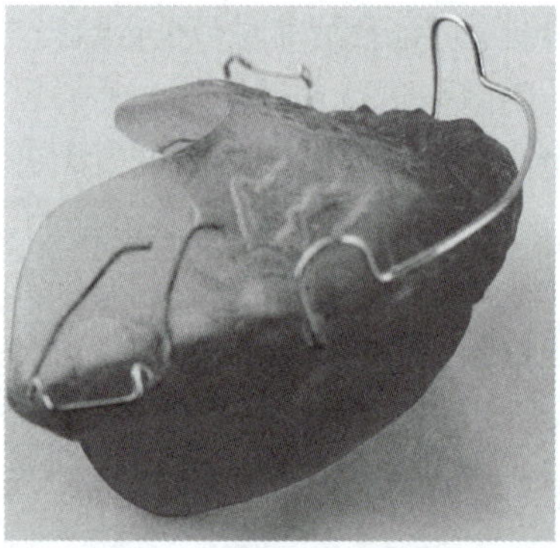

图 8-11　Andresen 肌激动器

（1）矫治器的设计：以矫治安氏Ⅱ类 1 分类错𬌗的肌激动器为例，矫治器由一整块塑料基托构成，没有固位卡环，也无产生机械力的加力装置。基托的上颌部分覆盖整个腭盖，下颌部分向下延伸至口底，远中达第一磨牙远中。上下基托相连接，在下前牙区形成下前牙塑料帽压住下前牙，以防止其垂直萌出和唇向倾斜。上颌尖牙间附有双曲唇弓，紧贴于上切牙唇面，可将肌力传递至上前牙。当上前牙腭侧包括牙槽部分的基托被调磨、缓冲时，上前牙在唇弓的影响下将向腭侧倾斜移动（图 8-12 A，B）。基托的后牙区有牙齿导

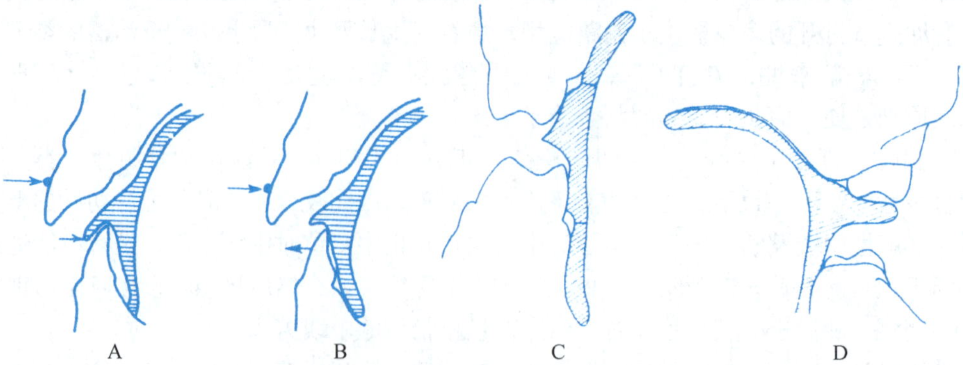

图 8-12　**A.** 塑料帽压住下前牙；**B.** 上前牙腭侧基托被缓冲，上颌唇弓可舌向移动上前牙；**C**，**D.** 调磨后牙区基托塑料导面，引导下后牙垂直向萌长

面，通过调磨塑料导面，可以控制、引导后牙的垂直萌出（图 8-12 C，D）。

（2）作用原理：肌激动器的矫治力来源于咀嚼肌，它在口内的松散固位也主要依靠咀嚼肌。未戴入矫治器时，整个咀嚼肌群处于平衡状态。下颌只有处于向下、向前的位置时才能戴入矫治器。戴入后，下颌受牙导面的引导被迫向下、向前固定于新的位置，打破了咀嚼肌的平衡，颌下肌群和提颌肌群被牵拉。颌下肌群反射性地拉下颌向后，产生向后的力，通过矫治器传导至上牙弓和上颌，使其向前的发育受到抑制。同时，下颌本身虽受到向后的拉力，但其位置被矫治器固定，因此矫治器对下牙弓施以向前的推力。提颌肌群的收缩力使矫治器在口内得以固位，也有利于下颌稳定在新的位置。如果下前牙被塑料帽包压而后牙间无阻挡，这一收缩力还有助于抑制下前牙的萌出和刺激后牙萌长，从而矫治深覆𬌗。

有实验证明，下颌每向前移动 1 mm，可产生约 100 g 的力；若下颌垂直打开 8 mm，可产生高达 500 g 以上的肌肉牵拉力。因此，也可以认为肌激动器引起的肌力是一种矫形力。

（3）病例选择：肌激动器最适用于下颌后缩为主的安氏Ⅱ类 1 分类不拥挤病例，患者年龄在青春发育快速期前 1 ～ 3 年为最好。因其不受牙齿固位条件限制，故比较适合颌面部发育条件合适的替牙期患者。

（4）临床应用及注意事项：由于其结构设计特点不利于行使口腔功能，矫治器一般仅在夜间戴用，每天坚持使用 10 ～ 12 h。复诊时注意检查以下几方面：

1）后牙导面是否影响乳恒牙替换和第二磨牙萌出。凡影响牙齿正常萌出的部位均应缓冲；相反，有个别牙齿萌出过多或希望阻止其萌出时，则可于其𬌗面增加𬌗垫。

2）上颌后牙导面的远中塑料被缓冲，近中部分与牙齿接触，因而上后牙在𬌗向萌出的同时向远中移动，利于建立Ⅰ类磨牙关系。下颌后牙导面的近中塑料被缓冲，以刺激下后牙向近中𬌗向萌出。复诊时，应该可以观察到每个后牙导面由于与牙齿的接触和摩擦滑动，接触区较为光亮。所有对矫治不利的光亮区均应磨除。如果缺乏光亮区，说明牙导面未起作用，应当在不改变下颌位置的前提下重衬；或说明患者戴用时间不足，应通过问诊进一步确认并采取相应措施。

3）缓冲上切牙腭侧基托，并调整唇弓以保持与上切牙唇面的接触，使其腭向移动。一旦判断上切牙位置合适，即重衬腭侧以保持该位置。注意，除非治疗前上切牙严重唇倾，唇弓一般不主动加力。

一般来说，安氏Ⅱ类 1 分类错𬌗在治疗 10 ～ 12 个月后，前牙覆盖关系正常，后牙中性关系稳定。治疗接近完成时，首先应逐渐缩短矫治器的戴用时间；其次去除后牙的导面，使后牙建立完善的尖窝咬合关系。肌激动器通常持续使用到患者生长高峰期后。

2. Bionator 矫治器　Bionator 矫治器是 Balters 设计的。他认为舌功能在开𬌗、安氏Ⅱ类及Ⅲ类错𬌗的形成过程中起重要的作用，于是设计了通过调节舌的位置促进唇闭合，改善牙弓形态和牙弓关系，以确定中性𬌗的一种颌骨功能矫治器，也称生物调节器。现就其标准型介绍如下（图 8-13）。

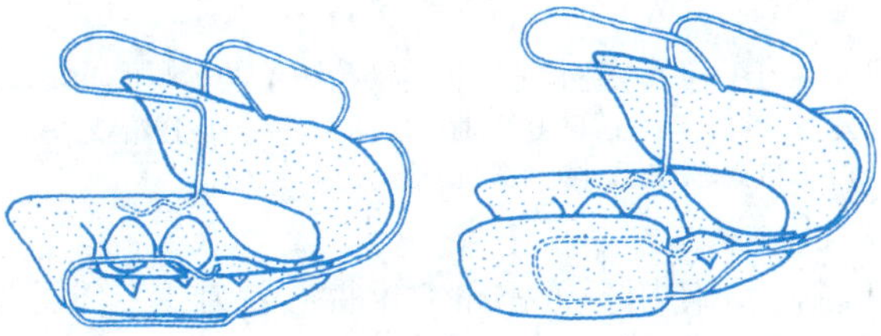

图 8-13　Bionator 矫治器的设计

（1）矫治器的设计：矫治器包括塑料基托、腭杆和唇弓三个部分。

1）基托：覆盖下牙弓舌侧至两侧第一恒磨牙远中，下切牙切缘无覆盖，上颌仅至双尖牙和磨牙的腭侧，上下颌基托的边缘各龈向延伸 5 mm，上颌前部无塑料覆盖，不影响发音。

2）唇、颊弓：上颌唇弓（直径 0.9 mm）向远中延伸至两侧第一恒磨牙处形成一颊曲，再向近中折回，在尖牙和第一双尖牙之间进入腭侧基托内。颊曲可挡住颊肌压力。

3）腭杆（直径1.2 mm）：从上颌第一双尖牙的基托上缘引出，沿着腭盖的形状向远中做一椭圆形曲，曲远端达腭中缝相当于第一恒磨牙后缘，离开腭黏膜1～1.5 mm。

（2）作用原理：原设计者Balters认为舌是口腔反射活动的中心，舌与唇颊肌的功能平衡对 的发育有重要影响。Ⅱ类错 是舌位置靠后的结果，颈区受到干扰，呼吸功能受阻而形成口呼吸，同时伴异常吞咽。Ⅲ类错 是因为舌位置靠前以及颈区过度发育的结果。Ⅰ类错 是舌功能比颊肌功能弱，因而牙弓宽度发育不足，牙列拥挤。他还认为唇的封闭是生长潜力自由发展的前提，唇颊肌功能异常就会影响正常的生长发育。基于这种理论，Balters设计出有颊曲的唇弓来阻挡颊肌的压力，腭杆用于引导舌的位置，同时在各类错 的治疗中都引导下颌咬合至切牙对刃，促使上下唇闭合。

（3）病例选择：针对不同的错 畸形，Balters设计了标准型、安氏Ⅲ类型、开 型三种生物调节器，另有改良深覆 型生物调节器。综上所述，生物调节器主要可用于安氏Ⅱ类1分类、安氏Ⅰ类、安氏Ⅲ类及开 、深覆 病例的矫治。

（4）临床应用及注意事项：生物调节器在口内固位欠佳，靠下颌、唇、舌保持其位置。由于体积小，一般不影响舌活动和发音。初戴的2周可在晚上戴用，适应后最好日夜均用。适应期过后4～6周复诊一次，检查戴用情况、咬合的改变，调整弓丝，选磨基托牙面等。

3. Fränkel矫治器 Fränkel矫治器是由德国的R. Fränkel医生于20世纪60年代后期设计的，又称为功能调节器。它最初被设计用来训练肌肉功能，以促使颌面骨骼能够正常发育。

（1）矫治器的设计及适应证：功能调节器由塑料和钢丝两部分组成，可将其视为由前庭盾演化而来。以针对安氏Ⅱ类错 的矫治器设计为例，为减少前庭盾的重量，可除去两上尖牙之间的塑料部分，以与切牙接触的唇弓和尖牙上的尖牙曲来代替。这样做的优点是向后的拉力不仅作用于上切牙，也作用于侧切牙和尖牙上。然后再将下切牙处的塑料除去，以唇挡代之。同时为增加矫治器强度，增设腭弓，若将腭弓放于磨牙的近中，就可向磨牙传递向远中的力；若腭弓末端在磨牙面形成支托，便能影响磨牙的萌长。

Fränkel矫治器根据其作用的不同分为四型，分别用于矫治不同类型的错 畸形。在临床上，用于矫治Ⅱ类错 的FRⅡ和矫治Ⅲ类错 的FRⅢ最常用。现介绍如下：

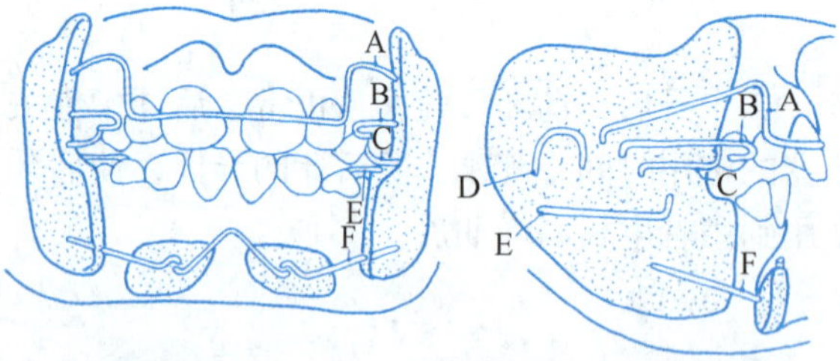

图8-14 用于安氏Ⅱ类错 矫治的FRⅡ
A. 上颌唇弓；B. 上尖牙曲；C. 前腭弓；D. 上 支托；E. 下 支托；F. 下颌唇挡连接丝

1）FRⅡ：塑料部分包括颊屏、下唇挡和下舌托。颊屏和下唇挡支开口周肌肉，使牙弓免受其压力；下舌托则使下颌保持在前伸位置。钢丝部分在上颌有唇弓、尖牙曲、前腭弓、腭弓和支托，在下颌有唇挡连接丝、舌托连接丝、舌簧及舌托加固丝（图8-14）。

2）FRⅢ：用于矫治安氏Ⅲ类错 ，所以唇挡放于上颌前庭沟处，唇弓则与下切牙相接触。前腭弓仍与上前牙腭侧接触，用于防止上前牙的舌倾，并有助于使上前牙唇向倾斜。不使用下舌托和尖牙曲，因为在安氏Ⅲ类错 无需刺激下颌前部的生长（图8-15）。

FRⅢ适用于替牙期或恒牙初期的功能性反 ，下颌能后退到切牙对刃或接近对刃，最好不伴有拥挤，切牙反覆 深、反覆盖浅，磨牙为近中或近中尖对尖关系的病例。

（2）作用原理：功能调节器不同于其他功能矫治器，它的主要作用部位在口腔前庭区。它用唇挡、颊屏挡住唇颊肌，使发育中的牙列免受异常口周肌功能的影响，创造一个新环境，使牙弓、颌骨在长、宽、高三个方位上能最大限度地发育。在治疗安氏Ⅱ类错 时，因下舌托使下颌前伸，主要支抗位于上磨牙；同时用支托阻止上颌磨牙垂直萌出，下磨牙则可自由地向上、向前萌长移动，使深覆 改善的同时也有利于建立Ⅰ类磨牙关系。尖牙曲可引导尖牙萌

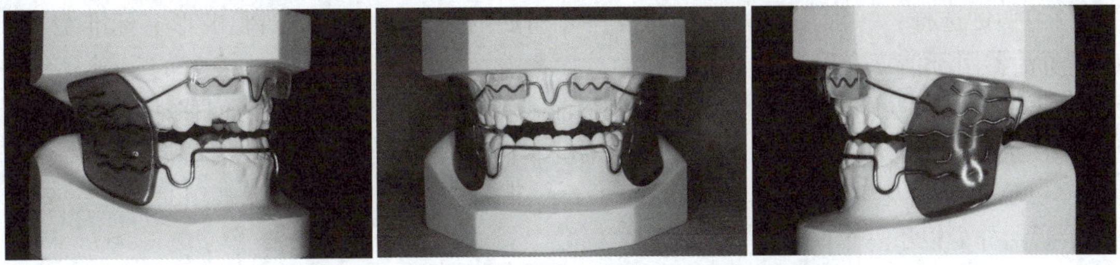

图 8-15　用于安氏Ⅲ类错殆矫治的 FR Ⅲ矫治器正侧面观

出，扩展尖牙区。有报道，覆盖的矫治 63% 来自牙齿的倾斜移动，37% 来自骨骼的变化。

（3）临床应用及注意事项：初戴时勿过多调磨矫治器，给矫治器以足够的时间定位，并等待组织反应。复诊时要仔细观察组织反应，进行少量相应的修改、调磨。尽可能增加戴用时间，有助于获得良好疗效。

功能调节器的主要优点是颊屏及唇挡一般厚度不大，戴入口内后多数患者能够接受，适应期后有可能全天戴用（除外吃饭），且不妨碍基本的语言功能。缺点是矫治器总的体积较大，口裂小的患儿很难戴入；另外，对技工室制作水平的要求较高，易断的部位多，如前腭弓等，使得调节较为困难。

4. Twin-Block 矫治器　20 世纪 80 年代，英国医生 Clark JW 发明了 Twin-Block 矫治器，这是一种新型的功能矫治器，戴入矫治器后，上下颌殆垫的斜面接触，会将下颌置于前伸的位置并闭合，又称双殆垫矫治器。

（1）矫治器的设计：不同于以往的单个整体基托，该矫治器由上下两部分组成。上颌部分类似于有殆垫的活动矫治器，在上第二双尖牙和上第一磨牙上弯制箭头卡，卡的桥部可绕成管状孔或焊圆管，为放置口外弓用。前牙区用“U”形曲唇弓。对伴有牙弓宽度不足者可于腭部基托中央放置螺旋扩大器或分裂簧。自上第二双尖牙殆面起向后铺殆垫，并在上第二双尖牙处将殆垫制成向远中呈 45° 的斜面。对应的下颌矫治器则在双侧下第一双尖牙上弯制固位卡（箭头卡、三角形卡或单臂卡），前牙区放置邻间钩，钩的末端以焊金焊成球形以增强固位作用并防止刺伤牙龈（图 8-16）。

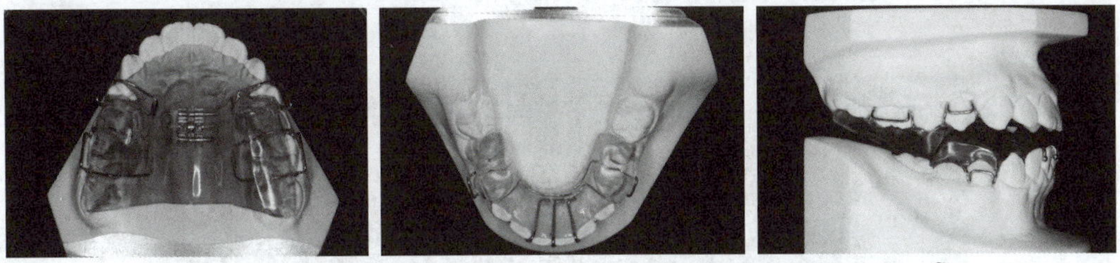

A　B　C

图 8-16　Twin-Block 矫治器结构图

A. 上颌殆面观；B. 下颌殆面观；C. 侧面观

殆记录在下颌前伸位上确定，原则上前伸量至少减小覆盖 5 ～ 7 mm，同时上下尖牙之间打开 3 ～ 5 mm，或使后牙分开的距离超过息止殆间隙，并尽量恢复中线关系。

（2）作用原理：Twin-Block 矫治器设计的出发点是能全天戴用，包括进食、睡眠及运动时。通过上下颌矫治器斜面的颌间咬合锁结，使下颌功能性移位，并诱导产生有利方向的力。牙列传递的力产生持续的主动刺激，从而影响生长速度和支持骨的骨小梁结构。同时，由于戴用矫治器后下颌前下移位，口腔内空间增大，使舌体脱离了上下唇的接触，有利于建立正常的口腔封闭及行使正常咀嚼、吞咽功能。

（3）病例选择：一般用于替牙晚期或恒牙初期的所有安氏Ⅱ类错𬌗畸形。标准型 Twin-Block 矫治器用于治疗安氏Ⅱ类 1 分类错𬌗、深覆盖、深覆𬌗、牙弓形态良好的病例。治疗安氏Ⅱ类 2 分类错𬌗病例时可在上颌矫治器上加前牙舌簧，一边推上前牙唇向移动，一边调整下颌位置。当用于安氏Ⅲ类错𬌗时，上下矫治器的斜面正好与治疗Ⅱ类错𬌗者相反。

（4）临床应用及注意事项：试戴的前 3 天，进食时取下，逐渐增加戴用时间，直至 24 h 戴用。矫治分为以下三个阶段：

1）作用期：通过上下颌斜面来矫治下颌位置，使下颌功能性前移，并调整颌间垂直高度。一般 2 ～ 6 个月见效。一旦前牙建立正常咬合关系即可调磨上后牙𬌗垫，促进下后牙萌长。

2）维持期：继续戴用 Twin-Block 矫治器，逐渐磨除上后牙𬌗垫，直到颊侧段牙弓完全建𬌗。一般需 4 ～ 6 个月。

3）保持期：用带有上颌斜面导板的 Hawley 保持器来维持获得的切牙关系，至开始固定矫治。

由于 Twin-Block 矫治器不存在唇、颊、舌侧板，不妨碍正常的口腔功能，故在治疗时对患者的面部外形基本无不良影响，又因全天戴用，所以一般可以较快获得疗效。

5. Herbst 矫治器　Herbst 矫治器是由 Emil Herbst 于 1934 年报道的一种固定式功能矫治器。Pancherz 于 1979 年对其进行了改良和再介绍。因其一般将下颌前移并固定于最大前伸位置，故又称为咬合前移器。

（1）矫治器的设计：矫治器由机械部分和支抗部分组成。机械部分为套管系统，以保持下颌在前伸的位置，由套管、插杆、螺丝和轴座组成。支抗部分为上下颌第一磨牙和第一双尖牙带环。为了稳固，磨牙和双尖牙带环之间可焊钢丝相连，上颌第一磨牙间放置横腭杆，下第一双尖牙之间放置舌侧丝。

使用时，杆插入管内，从上第一磨牙区延伸至下第一双尖牙区，螺丝穿过管和杆末端的轴孔进入轴座，轴座则焊接在矫治器的支抗部分上。这样便形成了类似上下颌之间的人工关节，将下颌保持在前移位置（图 8-17、8-18）。也有改良的塑料夹板式或铸造夹板式 Herbst 矫治器，以改善固位。

Herbst 的错𬌗重建记录，一般要求下颌前移至少 3 ～ 4 mm 或到最大前伸位，切牙区垂直打开 0 ～ 3 mm，且尽量使上下颌骨中线关系与治疗前一致。

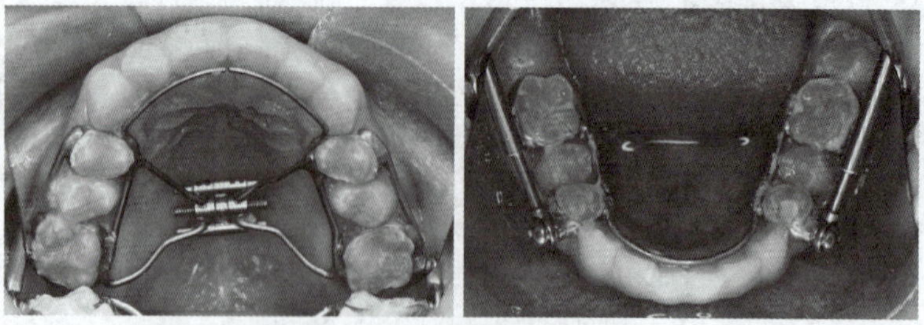

图 8-17　Herbst 矫治器𬌗面观

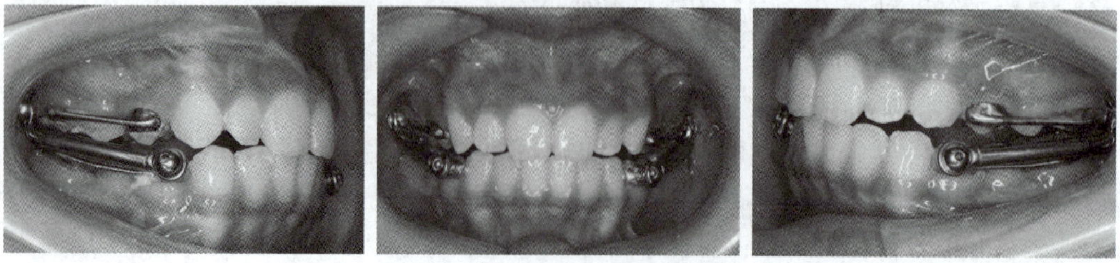

图 8-18　Herbst 矫治器正侧面观

（2）作用原理：动物实验和临床观察均发现，Herbst 矫治器因持续前移下颌，刺激髁突生长而使下颌长度增加，上颌生长受到抑制，颞下颌关节窝产生相应改建，同时使上颌牙向远中移位，下颌牙向近中移位，实现了对安氏Ⅱ类错𬌗的矫治：①双侧磨牙由远中关系转为中性或轻度近中，下磨牙整体近中移动，上磨牙冠向远中倾斜；②上颌骨生长受抑制，下颌骨生长增加，下颌骨增大，颌间矢状关系改善；③随颌骨和牙𬌗关系的改善，咀嚼肌恢复正常的活动。

（3）病例选择：Herbst 矫治器主要适用于替牙期或恒牙初期安氏Ⅱ类错𬌗，特别是下颌后缩的患者。因其为固定的功能矫治器，可全天 24 h 发挥矫治作用，因此对于生长发育高峰后期的安氏Ⅱ类患者也可尝试使用，使用时应密切关注患者关节区的反应。对于替牙早期严重的骨性Ⅱ类错𬌗，亦可与头帽联合应用。

（4）临床应用及注意事项：应先试戴上、下支抗部分，再连接插杆与套管，检查此时患者的下颌前伸程度及功能运动，确认就位良好、前伸有效且功能无碍后再行粘着。矫治器初粘时，下颌运动范围可能在一定程度上受限，但功能不应受到阻碍。每 4 周复诊一次，复诊时可旋开两侧插杆部分的螺丝，取下插杆，允许下颌自由移动，以检查下颌颌位及磨牙关系等。若初始的下颌前伸量不足以获得Ⅰ类磨牙关系，在治疗 2 ～ 3 个月后，可于插杆近中端加焊一节适宜长度的套管，以进一步前移下颌。

6. Jasper Jumper 矫治器　Jasper Jumper 矫治器诞生于 20 世纪 80 年代后期，是由 Jasper 医生设计发明的一种高弹性的下颌前移器，其结构简单，口腔异物感小，患者戴用后的感觉比 Herbst 矫治器舒适。其可与多托槽固定矫治器结合使用，因而可以在前移下颌、矫治Ⅱ类磨牙关系的同时，排齐牙列，建立完善的咬合关系，总体上缩短疗程，提高了矫治效率。

（1）矫治器的结构：包括左右两个弹力杆，每个弹力杆由中段起施力作用的弹力胶管和前后两端起固位作用的不锈钢连接环组成。前后两端连接环的作用是将弹力杆固定在口腔内，中段弹力胶管内部包裹着高弹性的不锈钢弹簧，此部分对下颌牙列施加弹性前推力，引导下颌至前伸位（图 8-19、8-20）。在放入 Jasper Jumper 矫治器之前，应使固定矫治器将牙列排齐整平，且放入大尺寸的不锈钢方丝。

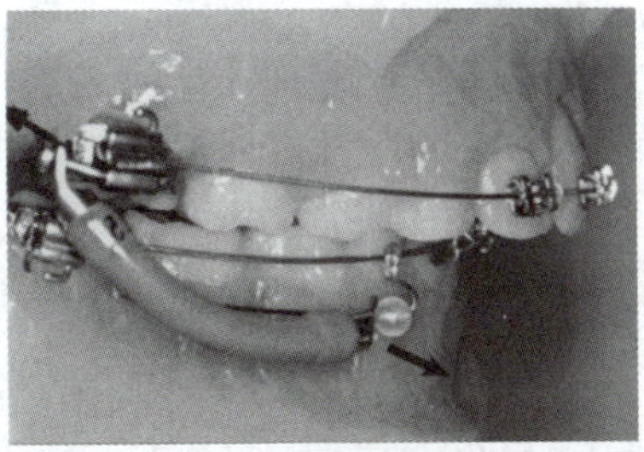

图 8-19　Jasper Jumper 矫治器初戴，弹力杆形变储备前伸力

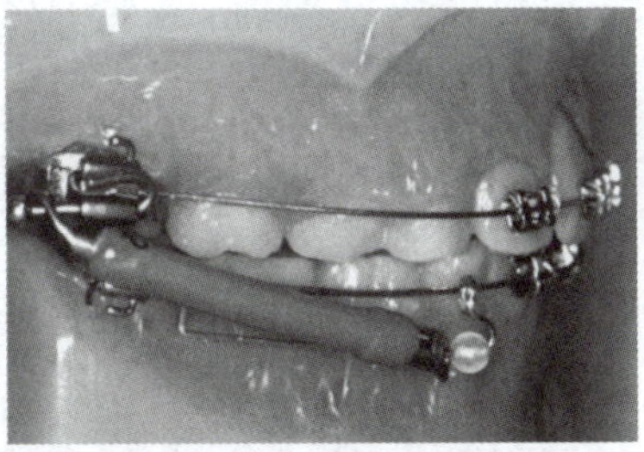

图 8-20　Jasper Jumper 矫治器戴入后导引下颌前伸

（2）力量系统：以固定矫治器治疗Ⅱ类错𬌗有多种矫治器和矫治方法，这些矫治方法可分为两大类，一类是产生牵拉力量，如Ⅱ类牵引，引导下牙列近中移动；另一类就是颌间固定式功能矫治器，如 Herbst 矫治器，对下牙列产生推力，引导下牙列近中移动，由于矫治器是刚性地前移下颌，下颌的侧向运动也会受到限制。而 Jasper Jumper 这一类的弹性前移下颌矫治器其作用力可分解为矢状方向、垂直方向和侧向三个方向。矢状向力量产生远中移动上磨牙、近中推动下牙列及下颌骨的作用。垂直向力量产生压低上磨牙和下前牙的力量。由于弹力杆后段固位于上磨牙颊侧，因而会对上磨牙产生侧向作用力，引起上牙弓后段变宽；此外，弹力杆的弯曲方向朝向颊侧，也会对上磨牙产生颊向力，可能会引起磨牙明显颊倾。横腭杆可有效控制弹力杆的颊向力。

Ⅱ类牵引会产生下后牙和上前牙的伸长力，张口时力量会加大；相反，Jasper Jumper 矫治器在张口时，此垂直向力量会减小。理论上讲，Jasper Jumper 矫治器产生的推力几乎平行于面部生长发育的方向，有利于下颌在 Y 轴方向的生长，因而该推力比Ⅱ类牵引力更有利于面部及牙列的生长。

（七）功能矫治器的作用机制及疗效

自 20 世纪 20 年代 Andersen 医生提出肌激动器和功能矫形理论以来，功能矫治器在正畸临床上使用了近百年。这一理论的核心内容是：使患者的下颌处于前伸位置，从而引起口颌肌肉功能发生变化，通过口颌肌肉功能的综合作用，促进下颌骨的生长发育，并由此治疗Ⅱ类错殆。

功能矫治器使用期间对下颌生长的加速效应已经得到不少研究的证实，然而关于其能否促使下颌骨产生具有临床意义的增大，学术界还存在一定争议。美国一些学者研究指出，功能矫治器虽然可以促进下颌骨的生长，但生长量很小；也有学者发现，尽管功能矫治器促进下颌骨生长效果良好，但在停止使用功能矫治器后，下颌生长速度反而低于正常生长速度，至生长发育期结束时，功能矫治器促进下颌骨生长的效果便基本消失了，因而认为功能矫治器不会引起下颌骨生长实质性的变化。

不过，在正畸临床中，我们确实能够观察到患者使用功能矫治器后咬合关系的明显改善，从这个角度来看，功能矫治器即便不能产生远期的下颌骨量的增加，但是治疗中的下颌前伸再定位造成的咬合分离，很可能起到了预防和减缓上颌牙槽代偿性地跟随下颌向近中移动的作用，而功能矫治器尤其是固定的功能矫治器对上颌牙列的压低及远移力，甚至还逆转了上颌牙槽的近中代偿，并在一定程度上抑制了上颌骨发育，因此，只要下颌能发挥出正常的生长潜力就可以使颌骨间关系得到改善，同时完全纠正牙弓间关系。而如果我们不在早期打破Ⅱ类错殆患者上下牙弓之间的锁结关系，则上牙列会代偿性地跟随下颌骨的生长而向近中移动，即便下颌骨的生长量完全正常，也不利于改善牙弓间关系。因而功能矫治器的意义不一定在于改变下颌骨的大小，而主要在于对牙弓关系的及时纠正。

典型病例（图 8-21）

一般信息：患者，男，13 岁，主诉看不见下牙求治。

临床表现及检查：

（1）口外：面部基本对称，下颌明显后缩，侧貌凸，低角，微笑时下牙不可见。

（2）口内：恒牙殆；两侧磨牙关系远中尖对尖，两侧尖牙关系远中尖对尖；前牙深覆殆，闭锁殆；上中线正，下中线右偏 0.5 mm；上牙弓中度拥挤，下牙弓轻度拥挤。

（3）口腔卫生状况：良好。

（4）关节检查：无明显异常。

病史及家族史：无特殊。

不良习惯：咬下唇多年。

X 线检查及头影测量分析：曲面断层片显示未见缺失牙，4 颗智齿牙冠发育中，其余牙齿牙根发育基本完成，两侧髁突形态稍不对称；头颅侧位片可见颈椎骨龄接近 CVS4 阶段，提示患者可能生长高峰期已结束或在此前 1 年内结束。治疗前后头影测量指标数值见表 8-2。

诊断：安氏 $Ⅱ^{2}$；毛氏 $Ⅳ^{1}+Ⅰ^{1}$；骨性Ⅱ类，低角。

治疗设计：Twin-Block 功能矫治器进行一期矫治，二期全口直丝弓固定矫治。

表 8-2 治疗前后头影测量结果比较

测量项目	正常值（均值 ± 标准差）	治疗前测量值	治疗后测量值
SNA（°）	82.80±4.00	83	83.5
SNB（°）	80.10±3.90	78	80.5
ANB（°）	2.70±2.00	5	3
FH-NP（°）	85.40±2.00	85	88
NA/PA（°）	6.00±4.40	8	4
U1-NA（mm）	3.50±6.50	3.5	5.5
U1/NA（°）	22.80±5.70	18.5	37
L1-NB（mm）	6.70±2.10	4	7
L1/NB（°）	30.50±5.80	20	29.50
U1/L1（°）	124.20±8.20	136	110.5
U1/SN（°）	105.70±6.30	101	120.5
MP/SN（°）	32.50±5.20	27	24
MP/FH（°）	31.10±5.60	21	18
L1/MP（°）	93.90±6.20	95	105
Y 轴	66.30±7.10	64	62
Pg-NB（mm）	1.00±1.50	3	3

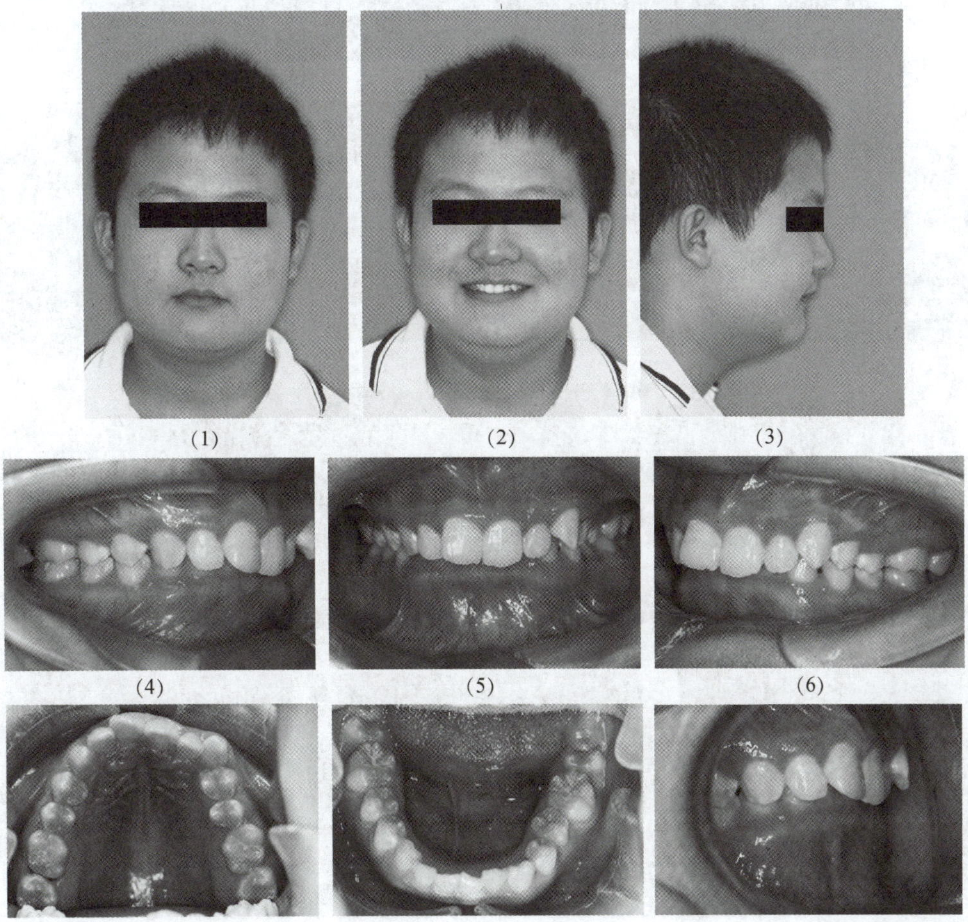

(1) (2) (3)
(4) (5) (6)
(7) (8) (9)

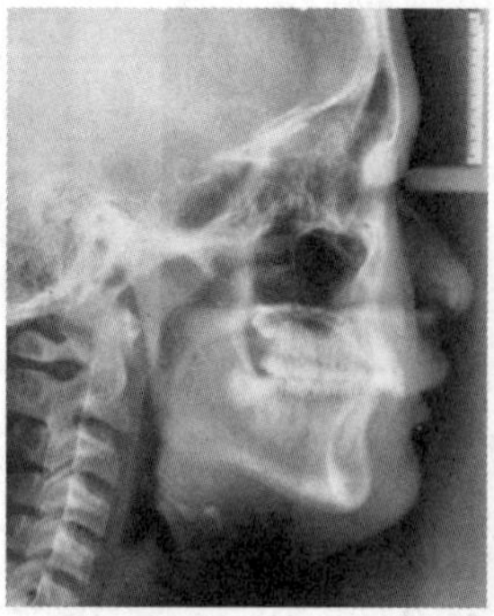
(10)

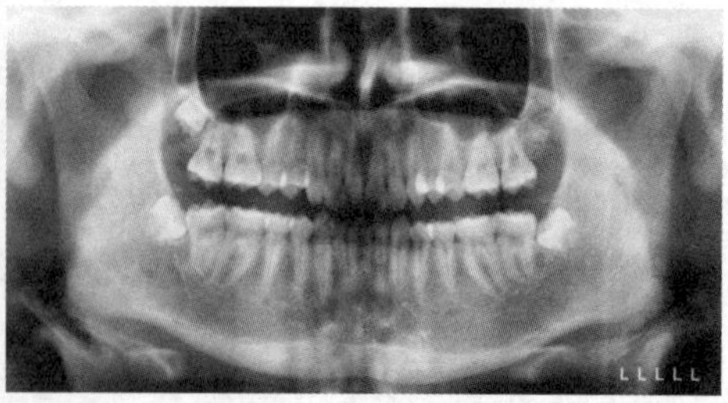
(11)

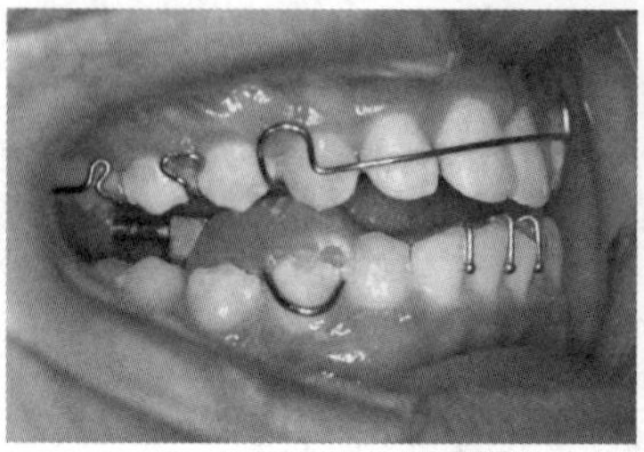
(12)

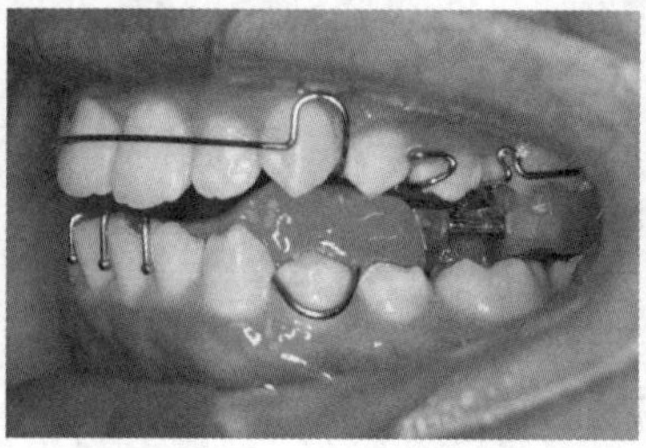
(13)

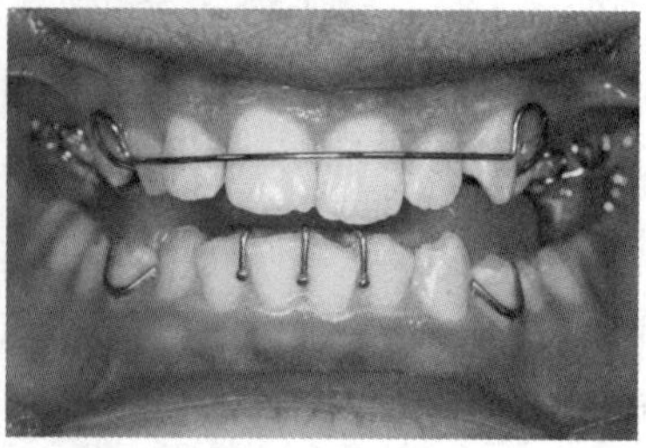
(14)

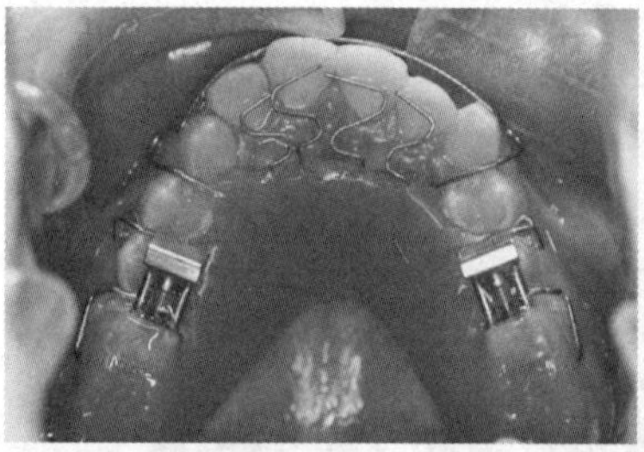
(15)

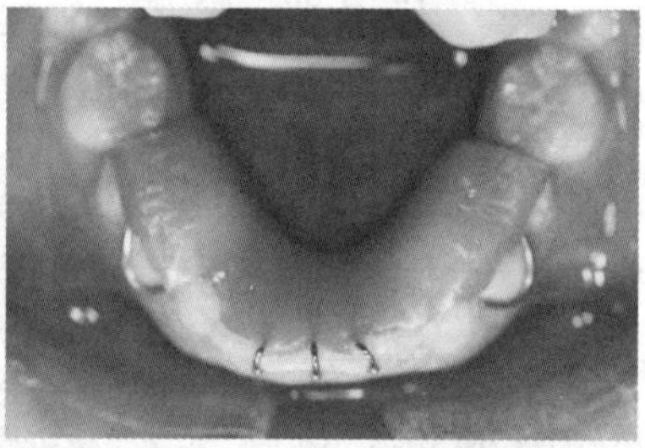
(16)

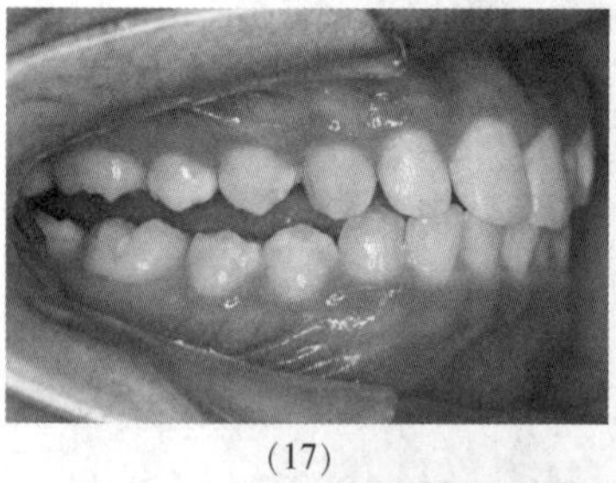
(17)

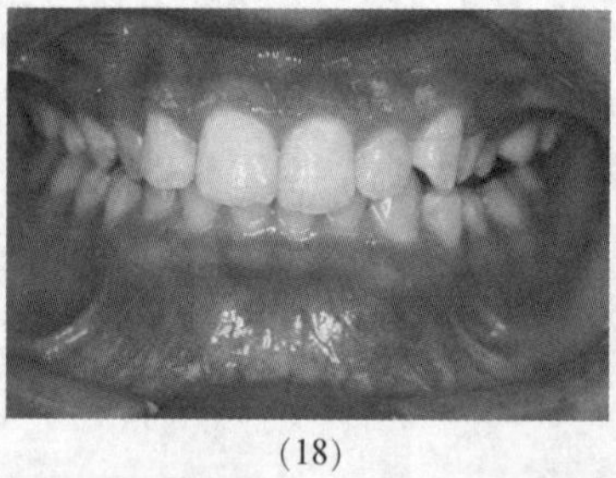
(18)

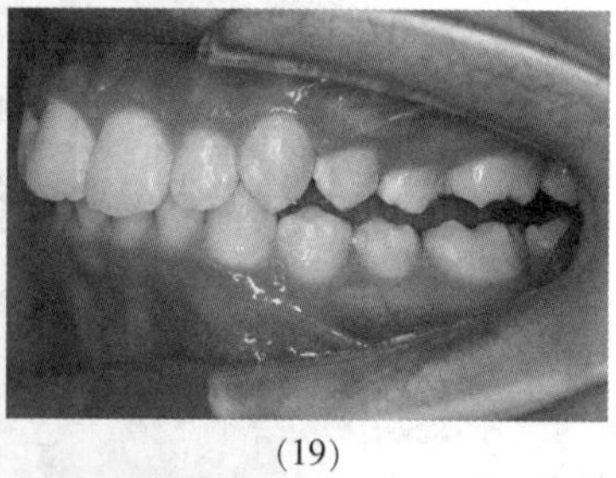
(19)

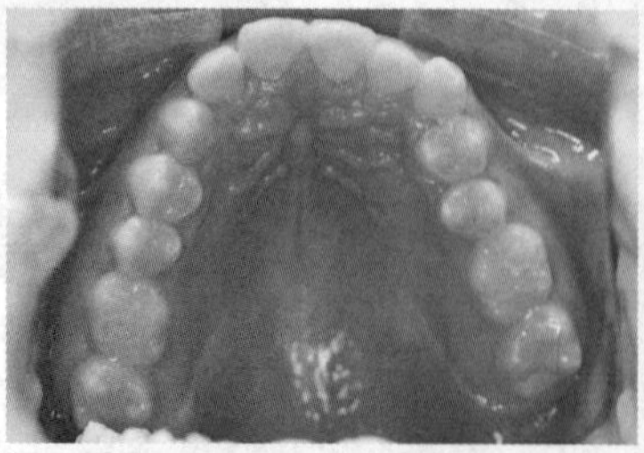
(20)

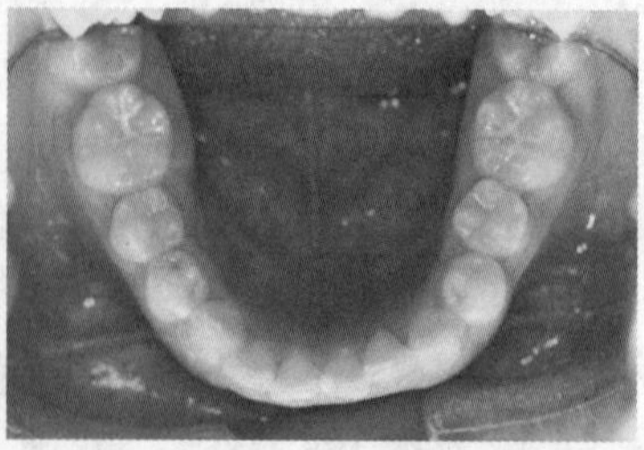
(21)

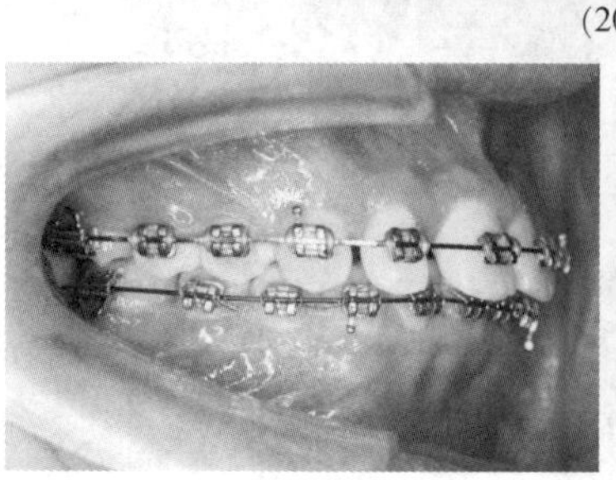
(22)

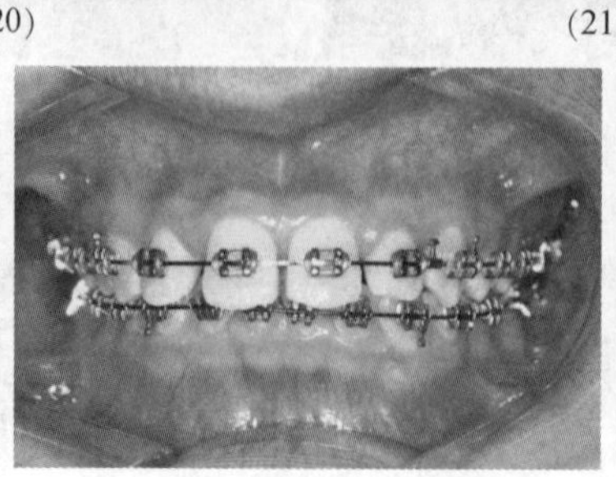
(23)

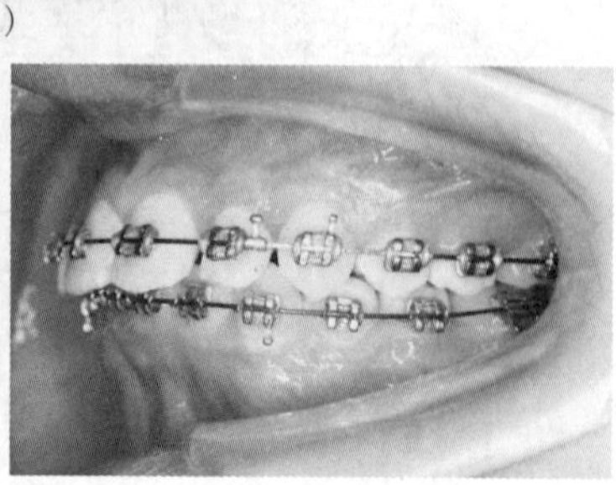
(24)

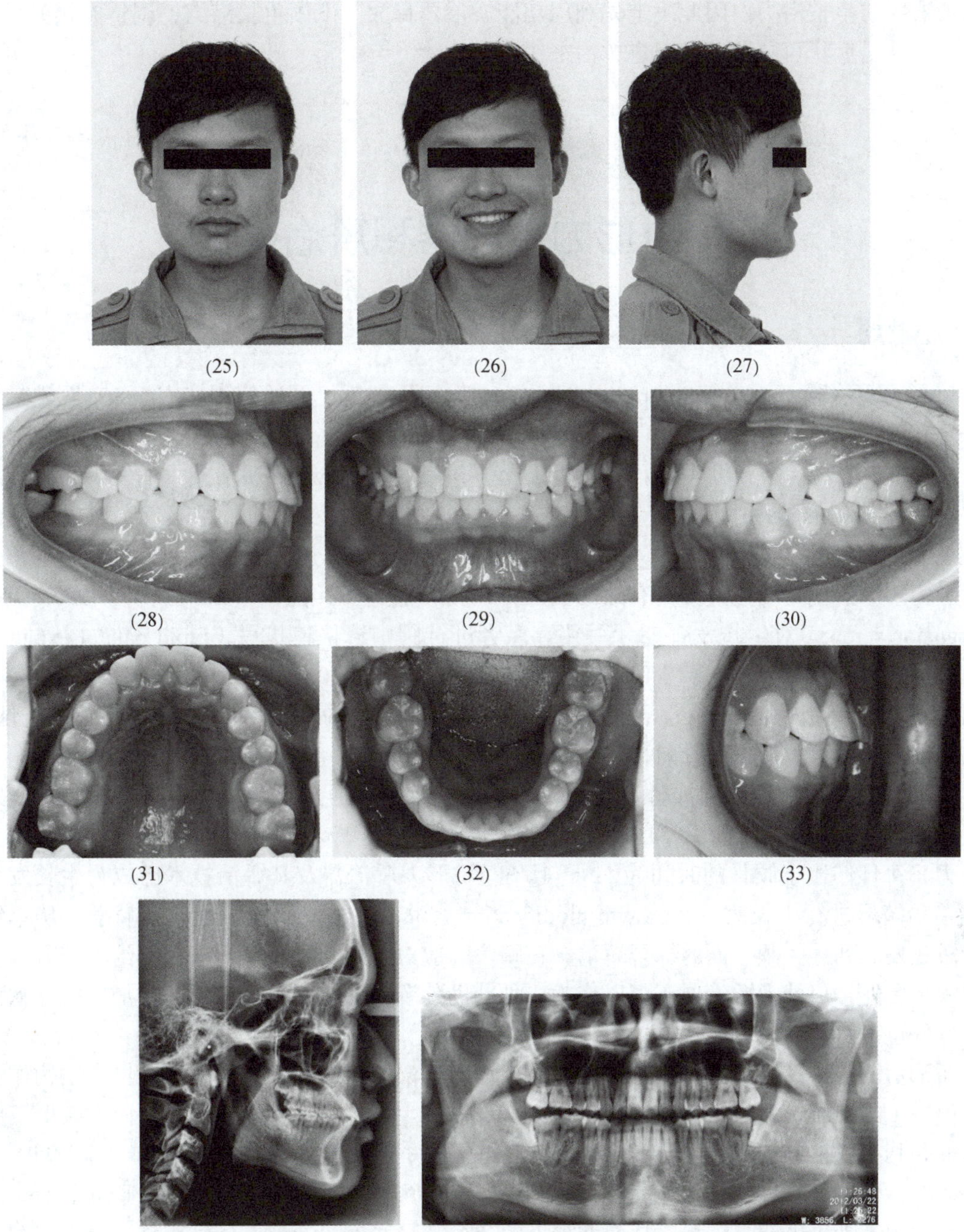

图 8-21　患者治疗前、中、后面𬌗像及 X 线片

（1）～（9）治疗前面𬌗像；（10，11）治疗前 X 线片；（12）～（16）矫治 3 个月戴用 Twin-Block 矫治器𬌗像；（17）～（21）矫治 3 个月不戴 Twin-Block 矫治器𬌗像；（22）～（24）矫治中戴用固定矫治器；（25）～（33）治疗后面𬌗像；（34，35）治疗后 X 线片

病例分析：患者为 13 岁男性，恒牙初步建𬌗，从操作层面看已可以开始全口固定矫治，那么矫治方案的制订会面临两种选择：直接开始固定矫治，或先进行早期功能性矫治。此时应从患者存在的问题及治疗目标着眼考虑。患者的面部外观表现出明显的下颌后缩，头影测量结果可看出为下颌后缩为主的轻度骨性Ⅱ类畸形；多年咬下唇不良习惯，说明其很可能也有部分功能性下颌后缩；上前牙牙轴稍直立，上下前牙过长（zhǎng），闭锁𬌗，提示我们其矢状颌间关系，较难仅仅通过下颌向近中的正常生长而自行调整；结合其颈椎骨龄，虽高峰期已过，

但尚留有一定生长潜力。因此决定先利用功能矫治器释放其下颌生长潜力，调整矢状关系到中性，其他错𬌗症状可二期通过固定矫治来纠正。

（姜若萍）

四、矫形力矫治器和矫治技术

（一）概述

矫形力矫治器（orthopedic appliance）在19世纪后期就已开始使用。Kingsley医生最早在临床上使用头帽（headgear）和口外弓（facebow）矫治患者，之后Angle医生等也采用口外力（extraoral force）矫治Ⅱ类错𬌗。20世纪40年代，随着Tweed矫治技术的发展，头帽口外弓在Ⅱ类错𬌗畸形治疗中得以广泛应用。头影测量结果证实头帽口外弓不仅可以内收上颌牙齿，还可以抑制上颌骨的生长；研究同时发现口内颌间牵引并不能明显改变颌骨的生长，因此矫形力矫治器仍是矫正过程中有效的治疗方式。20世纪60年代，Hass医生使用螺旋扩弓器（expansion screw）对生长发育期牙弓狭窄患者进行腭中缝快速扩弓（rapid palatal expansion，RPE），使口内矫形力矫治器在正畸临床也得以广泛应用。20世纪70年代初，Delaire医生设计出上颌前方牵引矫治器（protraction headgear）并应用于临床。大量基础和临床研究证实，前方牵引上颌骨可以使上颌骨前移位，并能促进上颌骨生长，临床效果肯定。

矫形力矫治器对颌骨施加矫形力（orthopedic force），通过影响颌骨生长发育和功能来防止、阻断或矫正上下颌关系不调。矫形力的力值远大于正畸力（orthodontic force），通常为间歇加力，每日作用于颌骨的时间为12～16 h。矫形力矫治器及其矫治技术已成为生长发育期骨性错𬌗畸形进行生长改良（growth modification）矫治的重要手段。现代正畸学已从单纯的牙齿矫正发展到牙、颌、面的综合矫治，正畸医师应对矫形力和矫形力矫治器给予充分的认识和重视。此外，口外力矫治器还可以作为一种辅助装置，配合固定矫治器，增加支抗，从而获得更好的矫正效果。

矫形力矫治器分为两大类，一类是口外矫形力矫治器，是以颅骨、颈部等口外结构作为支抗，促进（或抑制）上下颌的生长发育，改变骨骼的生长方向，从而矫治牙颌面部畸形。此类矫治器包括头帽和口外弓、J形钩（J-hook headgear）、上颌前方牵引矫治器和头帽颏兜（chin cap）等。另一类是口内矫形力矫治器，其代表是上颌螺旋扩弓器，它通过矫形力水平向牵张腭中缝，刺激骨缝内新骨沉积，从而增加上颌牙弓基骨宽度，治疗上牙弓狭窄。

（二）口外矫形力矫治器

1. 头帽与口外弓

（1）矫治器的组成：常用的头帽-口外弓矫治器由四部分组成，即口外部分、口内部分、连接部分和施力部分。

1）口外部分：又称为支抗部分，包括头帽或颈带（neck strap）。通过口外部分放置在头顶、枕部或颈部作为支抗，抵消口内向前的力，发挥作用于颌骨的口外力作用。通常有以下三种：

①颈带：是一条宽25～30 mm的软质带子绕过颈后部，两末端止于两侧耳垂的前下方，颈带前端有一排带孔的塑料板，供悬挂口外弓之用。在塑料板与颈带之间有牵引弹簧，为施力部件。颈带以颈后部为支抗，适用于低位牵引（cervical headgear，low-pull headgear），其优点是结构简单、容易摘戴（图8-22）。

②简单头帽（headstrap）：由两条软质带子分别绕过枕部和顶部，于两侧耳郭的前上方相连接，连接一排塑料板，供悬挂口外弓之用。其施力部件与颈带相同。适用于高位牵引（high-pull headgear）（图 8-23）。

③复合头帽：将简单头帽和颈带结合，将顶带两侧顺耳前向下延伸，将颈、枕、顶的三条带子的中点连在一起，附着一块有不同高度的挂钩或钮扣的塑料板，以便挂橡皮圈给口外弓施力。复合头帽利用顶、枕、颈三个部位作为支抗，具有良好的稳定性，称为联合牵引（或水平牵引）（combination headgear，straight-pull headgear）（图 8-24），其牵引方向可选择性较大，可做从低位到高位各个方向的口外牵引。

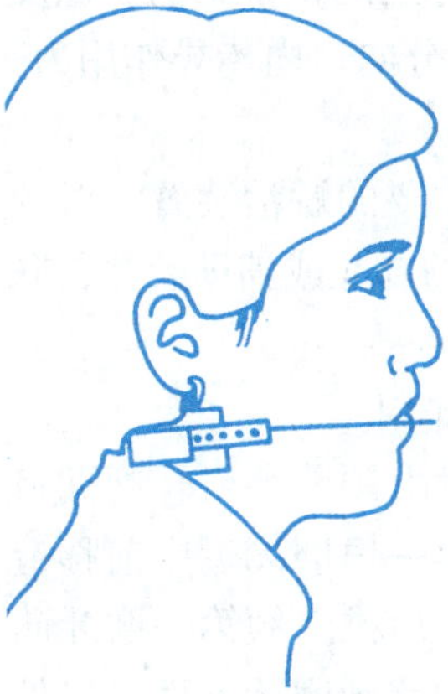

图 8-22　低位牵引

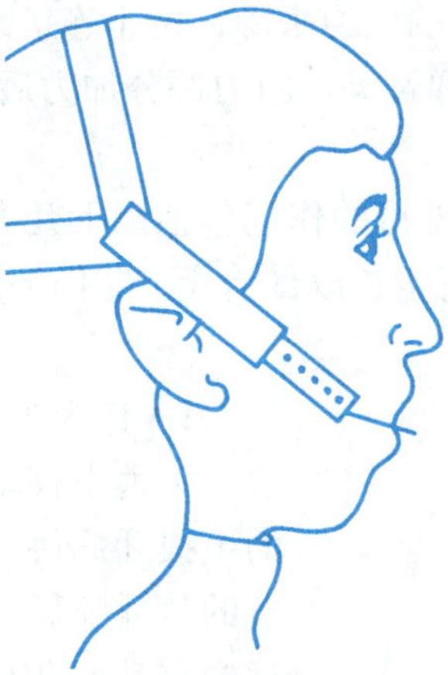

图 8-23　高位牵引

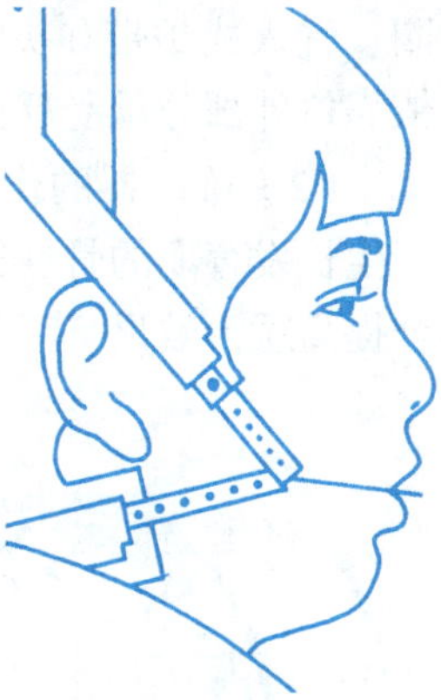

图 8-24　联合牵引

2）口内部分：是指承受矫形力作用的口内装置。通常这些装置放置在牙齿上，在矫形力的作用下实现牙齿移动以及控制牙槽、颌骨生长量与方向。口内部件可使用固定矫治器带有口外弓颊管的磨牙带环，也可使用活动矫治器或功能矫治器。

3）连接部分：口外弓是矫治器口内部分与口外部分的连接部件，用硬质粗不锈钢丝制成，由内弓和外弓组成（图 8-25）。外弓与口外部件相连，内弓插在磨牙带环颊侧的口外弓管中，或埋入活动矫治器（功能矫治器）的塑料基托中，将向后的作用力传到上颌后牙或牙列上。

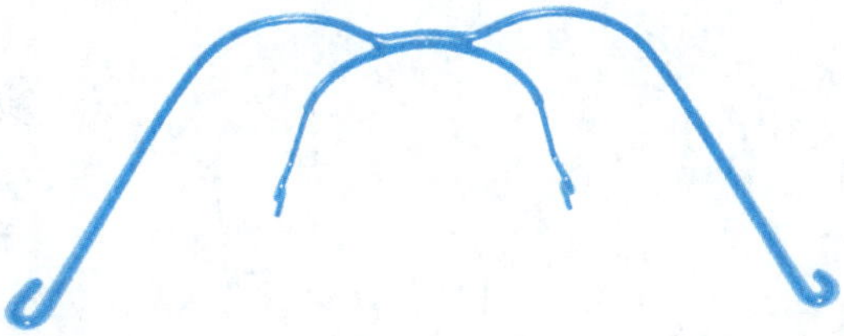

图 8-25　口外弓

①内弓（inner bow）：口外唇弓的内弓部分由 1.0 mm 以上的不锈钢丝弯制成理想牙弓形状，内弓的后部做“U”形曲或其他阻挡曲。通过调整阻挡曲的大小和方向，可以水平向控制口外唇弓与上前牙的距离或者垂直向控制口外唇弓与上下唇的关系。

②外弓（outer bow）：用直径 1.5 mm 以上硬质不锈钢丝制成，外弓部分在前牙处，通过弹性牵引与头帽或颈带相连。临床上常用的是对称口外弓，即内、外弓的长度和方向都是对称的，其传递的作用力大小与方向相同。少数情况下还使用不对称口外弓（asymmetric headgear），即两侧外弓长度不等的口外弓，它传递的是两侧不对称的作用力。这种不对称可以体现在外弓长短不对称（图 8-26）和焊接不对称（图 8-27）。前者就是将一侧外弓臂加长，在长臂侧的内弓上可产生大于短臂侧的远中牵引力。非对称焊接口外弓是将内外弓焊接部位移至一侧侧切牙和尖牙的部位，由此可在焊接侧获得较大的远中牵引力。

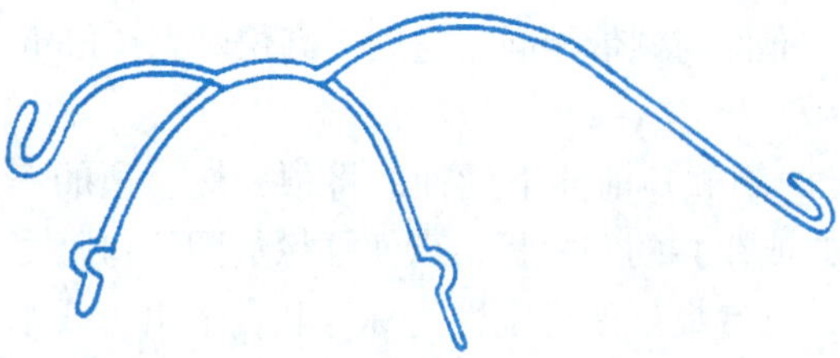

图 8-26　不对称口外弓——外弓长短不对称

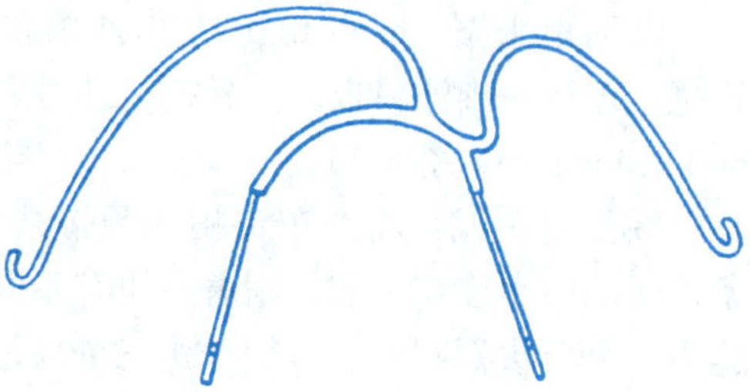

图 8-27　不对称口外弓——外弓焊接不对称

4）施力部分：是头帽口外弓的施力来源，位于连接部分与口外部分之间，常见的有橡皮圈、置入式颈带和头帽中的牵引弹簧等。施力部分加力后，通过连接部分向口内传导作用力，依靠口外部分承受反作用力。

（2）矫治器的作用方式：口外弓的作用包括以下几方面。①作为主要的矫治装置，对处于生长发育期的骨性错𬌗畸形进行生长改良治疗；②作为其他矫正方法的补充或辅助装置，联合提高矫治效果。

1）作为主要矫治装置的作用

①远中移动磨牙：在轻度上颌前突或轻度拥挤的不拔牙病例，或由于上颌第一恒磨牙近中前移造成的替牙障碍等情况下，可以后推上颌第一磨牙向远中移动而获得间隙。在远中移动磨牙方面，口外力较口内力有明显的优势。使用头帽口外弓推磨牙，力量应控制在每侧牵引力 200 ～ 300 g，每天至少戴口外弓 12 ～ 14 h（图 8-28），配合良好可以实现上颌第一磨牙每月平均向后移动 1 mm。

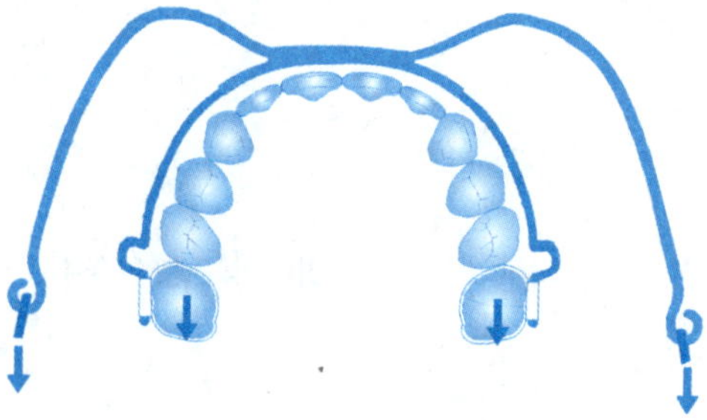

图 8-28　口外力远中移动上磨牙

上颌第一磨牙远中移动是三维方向上的移动。矢状方向上有三种移动方式，即整体移动、冠远中移动和根远中移动。临床上尽可能做到磨牙的整体远中移动，这时的作用力应通过磨牙抗力中心。垂直方向上的移动也有三种方式，即磨牙伸长、压低和不变。口外牵引力线相对于磨牙抗力中心的位置决定了磨牙在垂直向上的变化。低位牵引（颈牵引）产生向下、向远中的力，向下的分力可能会使上磨牙伸长；高位牵引产生向上、向远中上的力，向上的分力可能会压低上颌磨牙；而联合牵引若应用得当，可只产生向远中的力，对上颌磨牙垂直向的影响最小（图 8-29）。推磨牙过程中可通过调节内弓宽度来控制磨牙间宽度，随着上磨牙远中移动，磨牙间宽度应适当增宽以适应下颌牙弓宽度。

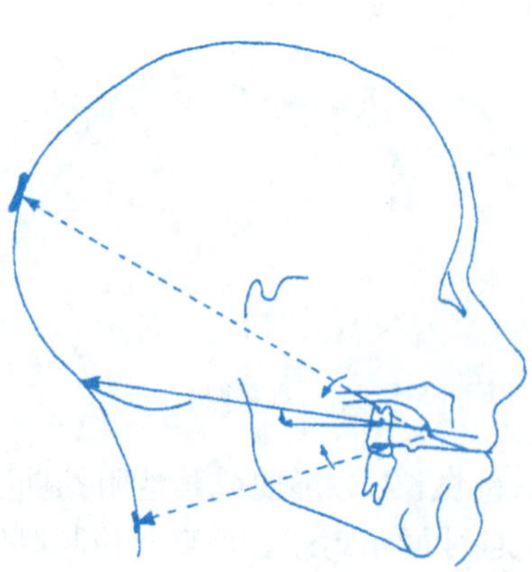

图 8-29　不同牵引方向决定磨牙的移动方向和移动方式

②抑制上颌骨向前生长：研究结果表明，处于生长发育期的上颌前突患者利用头帽口外弓可以抑制上颌向前、向下的生长。口外弓每天至少戴 12 ～ 14 h，每侧 500 ～ 800 g 力。尽可能早期使用口外弓，并在生长发育期长期应用，才会产生良好的矫形效果。此外，在使用口外力时还要考虑到不同方向的牵引对上颌骨后部垂直向生长的影响。低位牵引（颈牵引）会促使上颌后部牙槽骨的向下生长，有利于短面型低角Ⅱ类错𬌗畸形的矫治。高位牵引会限制上颌后

部的垂直向生长，因此对于高角病例有益。此时还可使用带上牙殆垫活动矫治器或功能矫治器，将口外弓埋入塑料基托，使牵引力作用于整个上牙弓和上颌骨，在限制上颌向前生长的同时充分发挥口外力控制上颌骨的垂直向生长的作用（图 8-30）。

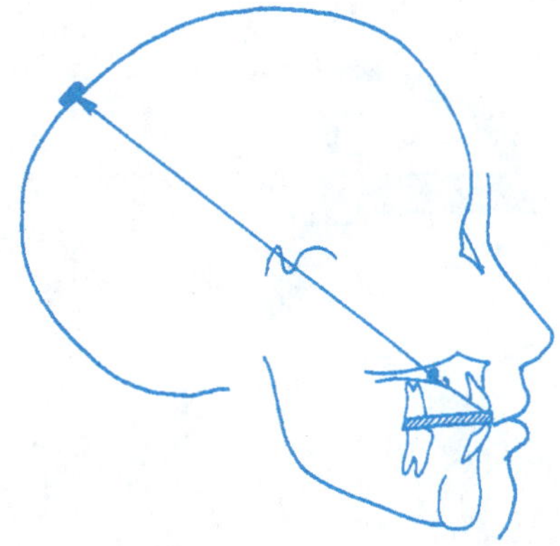

图 8-30 口外弓与上颌活动矫治器或功能矫治器联合使用

2）作为辅助装置的作用

①增强后牙支抗：在双牙弓前突、上颌前突、严重拥挤等情况下，常需拔牙矫治。为减少上磨牙的前移，可以使用头帽口外弓来增强磨牙支抗。每侧口外牵引力为 200 ～ 300 g，每天戴 10 ～ 12 h。

②Ⅲ类牵引情况下对上磨牙的控制：在Ⅲ类错殆的矫治中，常用Ⅲ类牵引来矫正前牙反殆。但Ⅲ类牵引常造成上磨牙的伸长，为防止上磨牙的生长，可用头帽口外弓进行高位牵引来控制上磨牙的垂直向位置。

（3）矫治器的临床应用

1）牵引方式的选择：头帽口外弓的不同牵引方式通过上磨牙传导给上颌骨，会在垂直向和矢状向上影响整个颌骨的生长型。口外牵引方式的选择应以能够提供对颌骨、牙槽及牙齿垂直方向上的正确控制为前提。

①高位牵引：由简单头帽和口外弓组成，它对上颌及上后牙产生一个远中向和压低的力，适用于下颌平面角较大的高角患者（图 8-23）。

②低位牵引：由颈带和口外弓组成，将对上颌及上磨牙产生一个远中向及伸长的力，适用于下颌平面角较小的低角患者（图 8-22）。

③联合牵引（水平牵引）：由复合头帽和口外弓组成，可将颈带和简单头帽联合使用替代复合头帽，与口外弓相连，合力的方向将由颈牵引和高位牵引两个分力的大小来决定，当两个牵引力相同时，将对上颌骨及上后牙产生一个远中及轻度压低的力，适用于下颌平面角基本正常的患者（图 8-24）。

2）口外弓外弓的调整：上颌第一磨牙的阻抗中心在颊侧根分歧的龈方 1 mm 左右，当远中牵引力方向通过阻抗中心的上方时，将使牙根远中移动；牵引力通过阻抗中心时，将使磨牙整体后移；作用力通过阻抗中心下方时，将使牙冠向远中移动。具体而言，磨牙的移动方式与口外弓外弓的长度及位置密切相关。临床应用要根据矫治目标，设计选择口外弓的长度和牵引方向。一般而言，需要磨牙整体移动时，可以采用高位牵引，并适当调整外弓方向使作用力的方向通过磨牙的阻抗中心（图 8-31）。

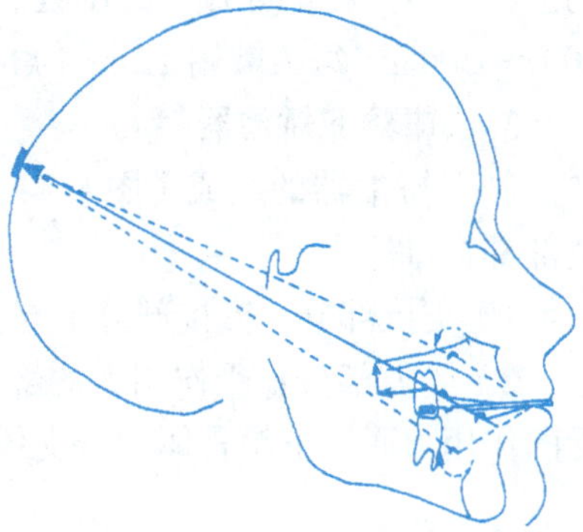

图 8-31 高位牵引时，通过改变外弓的长度和角度使牵引力通过磨牙阻抗中心

3）口外弓内弓的调整

①颊舌向：当内弓宽度比牙弓宽度大 2 ～ 3 mm，以此保持上颌后部呈一定的扩弓状态。其目的是防止在改善Ⅱ类磨牙关系过程中，由于下颌相对向前移动而出现后牙反殆趋势。

②垂直向：可通过调节外弓的长度和垂直向位置来完成或者调整内弓后部“U”形曲远中部分的倾斜度，使内外弓结合部分在加力状态下位于上下唇之间，避免压迫上下唇（图 8-32）。

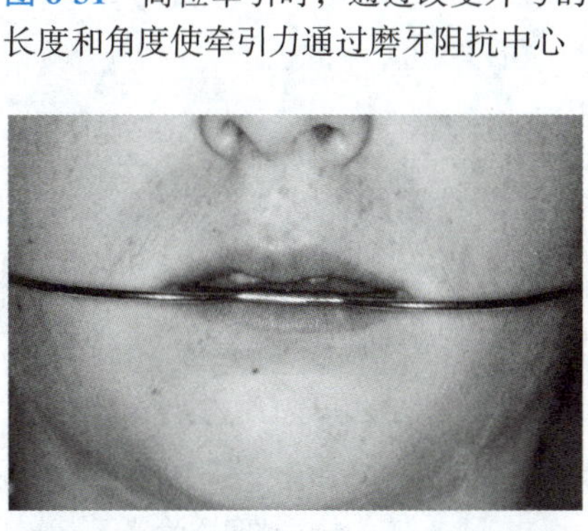

图 8-32 口外弓的焊接处位于上下唇之间

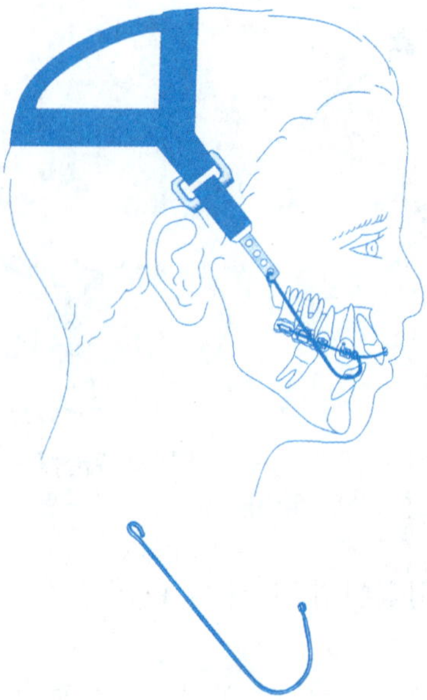

图 8-33 J 形钩矫治器

③矢状向：内弓与外弓的相连部分离开上前牙唇面 2 ～ 3 mm。

4）复诊检查：患者的配合是口外牵引矫治成功的必要条件，因此每次复诊必须检查合作程度，包括患者说明每日戴用情况，检查颈带或头帽，是否有经常戴用的痕迹。佩戴良好的患者可以在不照镜子的情况下戴好口外弓。对于推磨牙向远中的患者，通过观察一段时间内磨牙远中移动的距离也可判断出患者的合作程度。

2. 头帽与 J 形钩

（1）矫治器的组成：J 形钩矫治器由头帽和 J 形钩组成。口外部分是头帽，起到支抗作用。连接部分是 J 形钩，由一根钢丝制成，为避开口角处而弯制成“J”形（图 8-33）。口内部分可以是固定矫治器的主弓丝或者焊接在主弓丝上的牵引钩，施力部分是头帽上的牵引弹簧或橡皮圈。

（2）矫治器的应用：J 形钩牵引装置的施力点主要在牙弓的前部，用来远中移动尖牙、压低或内收切牙。通过阻挡曲或螺旋弹簧传递作用力，也可推磨牙向远中或加强磨牙支抗。一般采用简单头帽进行高位牵引，对前牙和牙槽骨产生向后、向上的力。利用 J 形钩进行高位牵引内收前牙时，可以压低上前牙，从而改善唇齿关系和笑线。这对有露龈微笑（“gummy” smile）、上切牙垂直向暴露过多、前牙深覆𬌗患者的治疗有利。水平牵引的 J 形钩可用于前牙明显唇向倾斜患者内收前牙的治疗。远中移动尖牙时，将 J 形钩直接挂于尖牙托槽的近中主弓丝上。在内收切牙时，J 形钩挂于焊接在侧切牙近中或远中主弓丝的牵引钩上，每侧 J 形钩牵引力为 100 ～ 150 g，每天需戴用 12 h 以上。使用 J 形钩推磨牙向远中或加强后牙支抗时，J 形钩挂在主弓丝前端牵引钩上，主弓丝在磨牙颊管近中处制作阻挡曲，通过主弓丝向磨牙施加向后的推力，每侧牵引力 200 ～ 300 g，每天戴用 12 ～ 14 h。

3. 头帽颏兜矫治器

（1）矫治器的组成（图 8-34）：头帽颏兜矫治器包括支抗部分、受力部分以及施力部分，全部都在口外。

1）支抗部分：支抗部分是与头枕部形态相适应的头帽，有牵引钩供悬挂牵引皮圈。

2）受力部分：受作用力的部分是颏部，通过与颏部形态相适应的颏兜来实现的。颏部承受的作用力通过下颌骨体和升支传导到髁突。颏兜上有牵引钩供悬挂牵引皮圈。

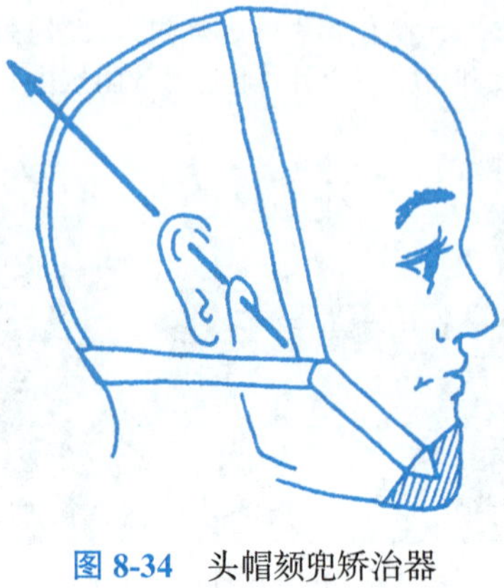

图 8-34 头帽颏兜矫治器

3）施力部分：通过连接头帽与颏兜上牵引钩的橡皮圈而产生弹力。

（2）矫治器的作用机制

1）抑制下颌骨生长：主要用于下颌骨生长过度及有过度倾向的安氏Ⅲ类病例，力的牵引方向应从颏部直接对着髁突。对有开𬌗倾向的高角患者，牵引力的方向应通过髁突稍上方，使下颌向上逆时针旋转，以减小开𬌗趋势。

头帽颏兜是否有能力抑制下颌骨的生长一直存在争议。目前多数学者认为，在颞下颌关节所能承受的生理性治疗的力值内（500 ～ 1000 g），头帽颏兜可以改变下颌生长方向——下颌向下、向后旋转，有利于Ⅲ类骨性错𬌗的改善，但很难改变下颌骨的生长量，因此更适合应用于下颌均角和低角的患者。

2）矫正下颌功能性前伸：头帽颏兜也可以作为一种矫治手段，治疗因下颌前伸习惯引起的功能性反䃰，使下颌向后移动，从而达到矫正反䃰的效果。

3）保持下颌位置关系：头帽颏兜还可以作为下颌发育过度或有过度趋势的前牙反䃰矫正后的保持手段。特别是在恒牙期前牙反䃰矫正后，如果尚有下颌生长潜力时，可用其保持。此外，成人骨性下颌前突在正颌外科手术后也可用其来保持。

（3）矫治器的适应证：理想的适应证包括轻度下颌发育过度的安氏Ⅲ类反䃰，下颌可后退至前牙对刃或接近对刃，前下面高短的低角短面型，下切牙位置正常或唇倾，无明显颞下颌关节症状。

对于轻中度的骨性前牙反䃰患者应早期干预，头帽颏兜的牵引力较大，每侧约 500 g 以上。使用时间较长，需要患者密切配合。由于对髁突的压力大，因此有造成关节创伤的危险，需密切观察关节的情况。一旦出现关节症状，应停止头帽颏兜治疗。对于严重的下颌发育过度，头帽颏兜并不能起太大作用，需要择机进行外科手术。

4. 上颌前方牵引矫治器

（1）矫治器的组成（图 8-35）

1）口外支抗部分：不论是面罩（face mask）式的前牵引器，还是反向头帽（reverse headgear）式的前牵引器，其口外部分均由额垫、颏兜以及将其连接在一起的牵引架构成，通过额部和颏部提供支抗来进行上颌前方牵引（protraction of the maxilla）。牵引架的作用是将额垫和颏兜连接，并提供牵引力的支点，牵引架上的牵引钩的高低将决定牵引方向。

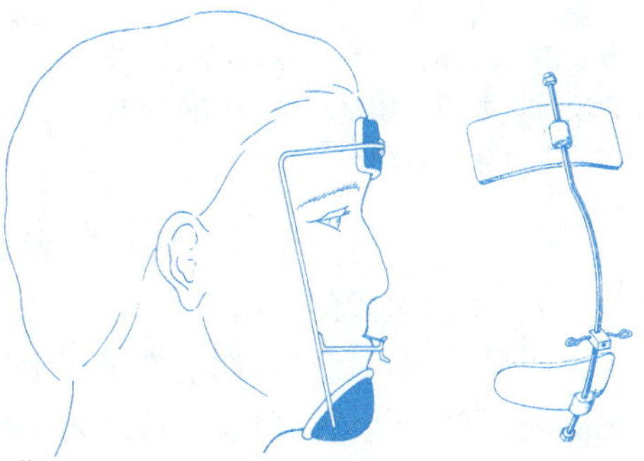

图 8-35　上颌前方牵引矫治器

2）口内受力部分：承受前方牵引力的部位是上牙弓及上颌骨，前牵引器通过口内固位装置对上牙弓及上颌骨施加牵引力。口内装置根据发育的不同阶段而有所不同，可以是上颌全牙弓平面式䃰垫、固定式螺旋快速扩大器、上颌固定矫治器等。供前方牵引用的拉钩一般位于上尖牙处。

3）施力部分：用弹性橡皮圈连接口内装置的拉钩和牵引架上的拉钩，通过弹力发挥作用。

（2）矫治器的作用机制（图 8-36）

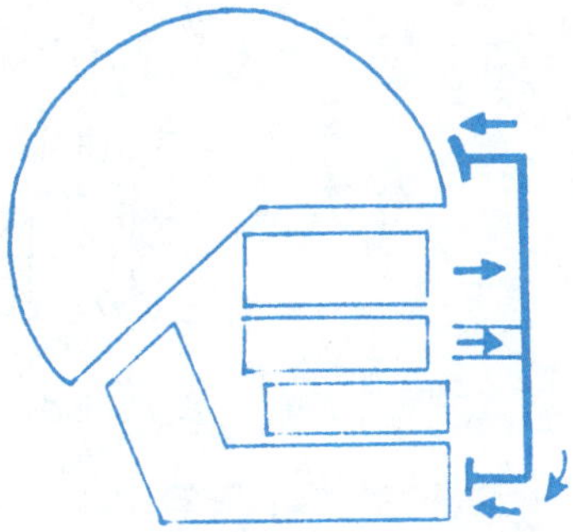

图 8-36　上颌前方牵引矫治器作用示意图

1）促进上颌骨的生长发育：对上颌发育不足的Ⅲ类反䃰，最理想的办法是促使上颌骨向前、向下生长。上颌骨的生长主要是靠表面骨的生长和骨缝骨沉积生长两种方式。对上颌骨进行前方牵引，使上颌骨的 4 个骨缝得以扩展，从而有新骨沉积，同时对上颌骨前部的骨膜牵张，也将促进上颌骨的向前生长。最佳的矫治时机是患儿 6 ～ 8 岁，此阶段是上颌骨生长旺盛的阶段。9 岁以后，随着年龄增大，上颌骨的反应越来越小，而上牙弓前移、上前牙唇倾将越来越明显。根据上颌骨 4 个骨缝的排列方向特点，一般上颌前方牵引上颌骨的方向应是向前、向下牵引，以顺着骨缝的方向，从而产生最好的矫形效果。在临床上还需根据患者生长型对牵引方向进行针对性的调整。

2）前移上牙列：前方牵引时，上颌牙首先受到向前的牵引力，会产生上牙前移、上前牙唇倾的表现。对于上颌骨发育不足的Ⅲ类错䃰，矫治目标是更多地前移上颌骨，而不希望单纯前移牙齿。研究表明，随着年龄的增大，牙齿移动占比会增大。所以，上颌骨发育不足患者要尽可能在早期（8岁以前）使用前方牵引治疗。而对于年龄较大且需要上牙列或上后牙前移的患者，也可以考虑使用前方牵引矫治器协助固定矫治器前移上牙。

3）下颌的向下、向后旋转：由于前牵引器是以额部和颏部为支抗部位，因此在促进上颌骨及上牙弓向前生长的同时，可使下颌骨向下、向后方呈顺时针旋转，对上颌发育不足的低角型Ⅲ类错𬌗，可使下颌骨的生长改型，改善Ⅲ类骨面型。而对高角的Ⅲ类错𬌗来说，下颌后下旋转将加重高角趋势，应慎用前方牵引，必要时可配合高位头帽牵引（图8-37）。

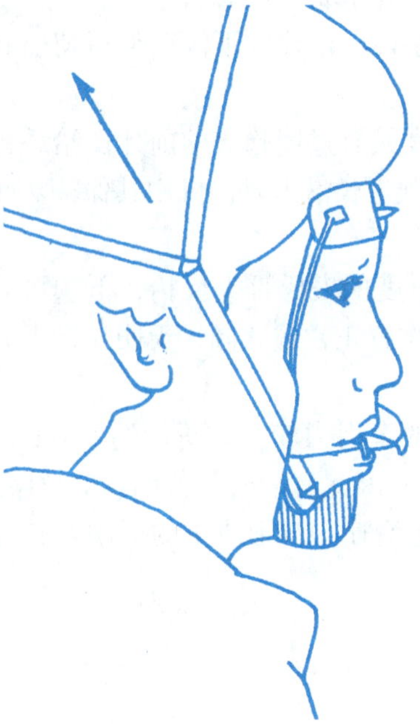

图8-37　高角型Ⅲ类错𬌗为防止下颌的顺时针旋转，用前方牵引的同时对颏部进行高位头帽牵引

（3）矫治器的应用：主要应用于上颌发育不足的反𬌗患者，随着年龄增大，上颌骨的反应越来越小，而上牙弓前移、上前牙唇倾将越来越明显，所以要根据发育的不同阶段选用不同的口内装置。

1）适应证：乳牙期、替牙期和恒牙早期的上颌发育不足患者，上颌前牙牙轴正常或舌倾，短面型或均角面型患者。主要用于上牙颌生长发育不足患者，对于下颌生长过度者慎用。

2）不同阶段的应用

①乳牙期：在乳牙期前方牵引上颌，是希望上颌骨有更多的前移。但是因为乳牙高度和形态问题，口内装置固位差，可以采用粘接式𬌗板覆盖上颌牙列增强固位。上颌骨骨缝的打开常需用较大的矫形力，也会造成下颌骨顺时针旋转的趋势。对短面型低角患者，这种旋转趋势是有利的，而对长面型高角患者需要慎用。因此，应根据垂直生长型的不同选择使用。原则上不应使用太大的力，一般每侧牵引力350～500 g，每天持续戴12 h以上。

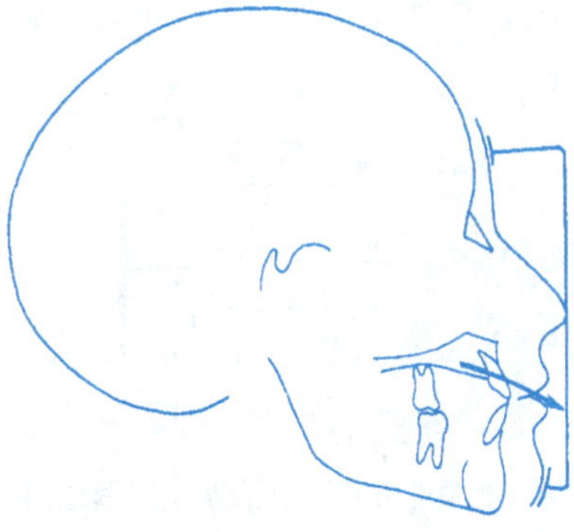

图8-38　上颌前方牵引的牵引力方向

②替牙期和恒牙早期：6～8岁通常是前方牵引的最佳时期，此时会产生较好的颌骨反应。由于上切牙和上颌第一磨牙已完全萌出，因此可根据其他牙齿的不同萌出情况，选择多种口内固位装置。最常用的设计是上颌第一恒磨牙和第一双尖牙（或者第一乳磨牙）粘带环并通过腭侧钢丝焊接在一起，颊侧焊接牵引钩，牵引力方向一般为向前下方（图8-38）。8～12岁做前方牵引的优势在于后期可以配合固定矫治器完成治疗，主弓丝切牙段的方丝上加冠舌向转矩，可以减小牵引过程中上前牙的唇倾。

上颌前方牵引矫治器也可结合固定式的螺旋扩大器使用，一方面可以扩宽部分骨性Ⅲ类错𬌗中常见的上牙弓宽度不足，另一方面促进上颌后部骨缝的松解，有利于上颌骨向前的发育和对前牵力的反应。在替牙期可适度增加前方牵引的力值，一般每侧牵引力可在500 g左右，每天至少持续戴10～12 h。

有学者在上颌骨前部植入钛板种植体作为口内装置进行上颌前方牵引。这种方法创伤较大，但对于年龄偏大并伴有上颌后缩的前牙反𬌗患者确有一定矫形效果。由于前方牵引力通过种植钛板直接传递到上颌骨，没有直接作用于上牙列，这种方法牵引上颌导致的上牙列前移和上前牙唇倾效应也不明显。

3）患者配合和过矫正：上颌前方牵引需要患者的良好配合。为了减少牵引后的复发，一般在前牙反殆解除后仍需要持续进行牵引，在前牙建立 2 mm 以上覆盖后减少牵引时间直至停止牵引。

（三）口内矫形力矫治器

1. 上颌腭中缝扩大器　腭中缝扩大器是最常用的口内矫形力矫治器，它通过矫形力水平向牵张尚未闭合的腭中缝，刺激骨缝内新骨沉积，从而促进上颌骨横向发育，增加上颌牙弓宽度，治疗骨性上颌缩窄。扩大基骨和牙弓宽度也能获得少量间隙，可以排齐拥挤的牙齿，并保持稳定的结果。

（1）口内扩弓矫治器的设计和组成：目前使用较多的扩弓装置是 Hass 矫治器（图 8-39）和 Hyrax 矫治器（图 8-40）。它们都是由螺旋扩弓器及固位装置组成。由于来自螺旋扩弓器的矫形力针对上颌基骨，力量较大，因此需要有很好的固位。对替牙期或恒牙期的病例，常在上颌两侧第一恒磨牙和第一乳磨牙（第二乳磨牙或者前磨牙）上粘带环，螺旋扩弓器粗钢丝焊接两侧的带环。此外，Hass 矫治器在螺旋扩弓器两侧增加了塑料基托，这样可以使扩弓产生的力量通过基托传递到上颌骨，增强腭中缝的扩展效应。

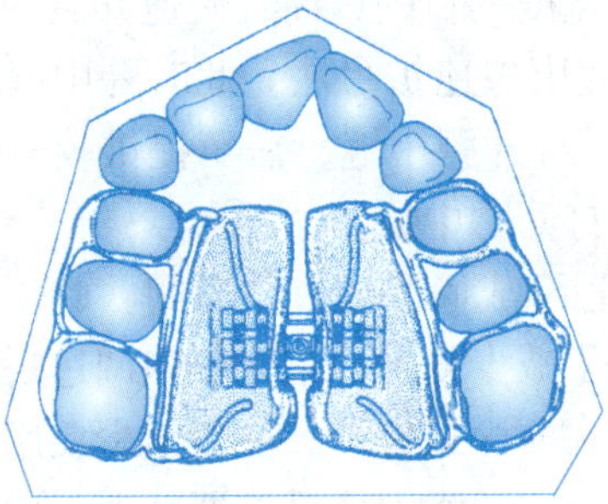

图 8-39　Hass 扩弓器

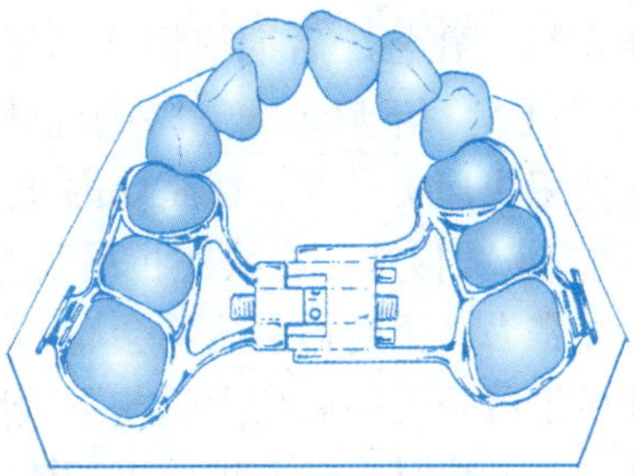

图 8-40　Hyrax 扩弓器

（2）口内扩弓矫治器的作用机制

1）开展腭中缝，增加上颌骨宽度：对生长发育期的儿童，通过施以横向的矫形力，可以打开腭中缝。随着腭中缝的扩宽，其间会有新骨形成，通过骨沉积的方式使上颌骨增宽。随着年龄增大，腭中缝增宽的可能性逐渐减小。目前的研究显示，在 13 ～ 15 岁之前几乎都可以打开腭中缝，15 岁之后更多的是牙齿的颊向倾斜，而腭中缝的变化逐渐减小。

螺旋扩弓器可通过快速扩弓法（rapid palatal expansion）和慢速扩弓法（slow palatal expansion）来达到扩大腭中缝的目的。所谓快速扩弓法就是每天旋转螺旋 2 次，使螺距增加 0.5 mm，这样很快可使矫形力累积达到上千克，2 ～ 3 周后即可使腭中缝增宽 10 mm 左右，临床可见上颌中切牙间明显增大的间隙。由于快速扩弓法使用了较大的矫形力，超过了牙周膜所能承受的生理范围，因此牙齿的移动变得缓慢，力量传至腭中缝，颌骨的变化成为主要的变化。组织学上可见腭中缝充满组织液并有出血，要保持 3 ～ 6 个月，等待新骨形成。慢速扩弓法则是隔天加力一次，每周使上牙弓宽度增加约 1 mm，矫治力始终保持在 500 ～ 800 g，无累积剧增，这样腭部骨组织可有更充分的时间来适应这种变化，即在腭中缝处有新骨生成，新骨生成的速度与牙弓开展速度相协调，因而在临床上较少看到上中切牙间出现明显的间隙。慢速扩弓需 10 ～ 12 周，可使牙弓扩宽 10 mm。使用慢速扩弓法时，颌骨与牙都发生了变化，其中以牙弓的扩大为主。但近来研究发现，即使采用了快速扩弓法扩宽后，在保持阶段，随着时间的推移，牙齿的颊向倾斜移动也会增加，而颌骨的变化逐渐减小；而慢速扩弓法在10周左右的时间基本保持着牙量及颌骨的同步变化。最终两种扩弓法获得的腭中缝开展量差别并不明显。矫形扩展可使磨牙区宽度增大10 mm。对于年龄较小者，宽度开展约50%为骨缝效应，50%为牙齿效应。随着年龄增大，骨效应减小，牙齿效应增大。

2）上后牙的颊向倾斜：打开腭中缝作为一种矫形治疗的目的，目标是扩宽基骨，尽量减少牙齿的效应，但由于扩弓装置主要加力在后牙上，后牙的颊向倾斜很难避免，特别是腭尖的下垂会造成殆干扰，使下颌向下、后旋转，因此长面型的高角病例应慎重扩弓。

（3）口内扩弓矫治器的应用

1）适应证

①上颌牙弓狭窄、后牙反殆：对上颌宽度发育不足的后牙反殆或上牙弓狭窄病例，通过扩大腭中缝，可加速上颌的横向发育，扩大上颌和上牙弓宽度。

②牙列中度以下拥挤，面型不支持拔牙设计：由于可以扩大上颌骨宽度，因此也可相应增加上牙弓宽度，进而获得间隙，有利于解除上牙列拥挤。

③上颌发育不足，需前方牵引：可以辅助固定上牙弓，在扩宽上颌骨的同时促进上颌骨向前的发育。

2）选择扩弓方法：根据患儿的年龄和骨龄来选择采用快速扩弓法还是慢速扩弓法。在替牙早期（6～8岁）使用慢速扩弓法。因为这个时期腭中缝的连接不紧密，不需要很大的矫形力，因而使用慢速扩弓完全可以获得扩展腭中缝和上颌骨宽度的目的，而且慢速开展的组织反应更具生理性。在替牙后期或恒牙初期（9～12岁）多使用快速扩弓法。此时腭中缝已有一定的骨组织沉积，年龄越大，腭中缝的连接越紧密。为了打开腭中缝，需要提供较大的矫形力，因而使用快速扩弓法，在短期内通过较大的矫形力以打开腭中缝。

3）过矫正和保持：在快速扩弓法打开腭中缝后，新骨形成尚需要一段时间，此外，腭部软组织存在张力，因此扩弓后均会有不同程度的复发。为了减少复发，首先要强调过矫正，需要将上牙弓扩展至上颌后牙舌尖与下颌后牙颊尖相对。其次要注意保持，一般至少要用原扩弓装置保持3～6个月。慢速扩弓也需要一定程度的过矫正，需要将上牙弓扩展至上下后牙深覆盖关系。由于慢速扩弓扩弓时间长，扩弓同时腭中缝处已有新骨沉积，因此扩弓后的保持时间可较短。

2. 其他口内矫形力矫治器 针对上颌骨性缩窄的成人患者，轻度的缩窄也可以考虑使用牙支持式的扩弓器少量扩宽牙弓，这种情况下并不扩大腭中缝，而仅是后牙发生一定的倾斜代偿，治疗后期还需要固定矫治器调整后牙转矩。对于严重的上颌骨性缩窄的成人患者，上颌骨性扩弓（maxillary skeletal expansion，MSE）（图8-41）是近年来国内外应用较多的一种骨性扩弓方法。上颌骨性扩弓器是采用种植体配合扩弓装置，通过种植钉将矫形力作用于上颌骨，扩开成人的腭中缝。该方式的优势是可以扩开年轻成人腭中缝，解决上颌骨性缩窄的问题，但也存在一些问题，主要包括：骨性扩弓有一定的失败率，不能有效扩开腭中缝或者因为感染等因素导致种植体脱落；骨性扩弓属于有创操作，部分患者不能接受；扩开腭中缝的同时也扩宽了鼻底，需要患者提前知晓。

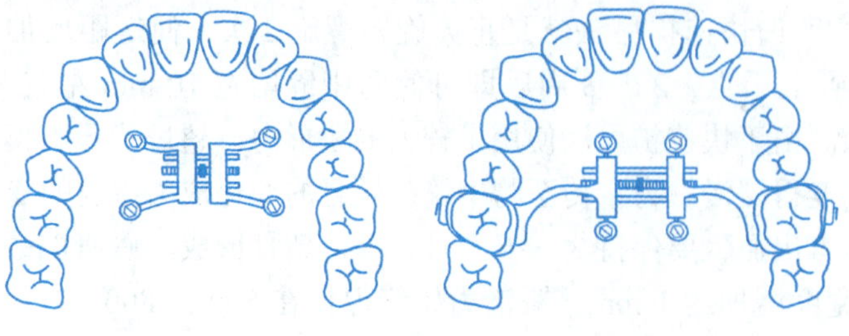

图8-41 上颌骨性扩弓器（有无带环两种设计）

（胡 炜 韩 冰）

五、方丝弓矫治器和矫治技术

方丝弓矫治器（edgewise appliance）最初是一种多带环矫治器，于 1925 年由 Angle 首先发明，后由 Tweed 和 Merrifield 等医生发展至今，是现代固定矫治器的鼻祖和基础。“edgewise”原有“沿边”“沿切”之意，方形弓丝主要通过其边缘与托槽方形槽沟间的相互作用而施力。方形（或称矩形）矫治弓丝是这类矫治器的一个重要特点，因而把它称之为方丝弓矫治器。自 Angle 提出方丝弓矫治器以来，方丝弓矫治器的组成材料、附件形式、矫治步骤等方面均有所发展和变化，但是这些改变仍然没有离开方丝弓矫治器的基本原理。近年来，在 Klontz、Vaden 等医生的推动下，其矫治原理与方法又有了新的发展。

（一）方丝弓矫治器的组成

方丝弓矫治器主要由带环、托槽、矫治弓丝、颊面管及其他附件组成。

1. 带环（band） 方丝弓矫治器要求在支抗磨牙上放置带环，有时也被直接粘接的颊面管所代替。带环主要由不锈钢片或合金金属片制成。要求与牙齿密贴地粘着，具有良好的固位作用，并不妨碍咬合，对牙龈无刺激。带环可以是个别制作的个别带环，也可预制形成多种不同大小类型的预成带环。

2. 托槽（bracket） 托槽是方丝弓矫治器的重要组成部分，弓丝通过托槽而对牙齿施以各种类型的矫治力。托槽由不锈钢或生物陶瓷制成，在中部有容纳弓丝的水平槽沟（slot）。槽沟的宽度及深度有两类：一类宽 0.018 英寸（0.46 mm），另一类宽 0.022 英寸（0.56 mm），两种类型的托槽为配合相应规格的方形弓丝所用。托槽之两端有为固定弓丝所用的结扎丝沟。托槽按其形态可分为单翼托槽和双翼托槽（图 8-42）。单翼托槽与弓丝接触面积较小，摩擦力较小；双翼托槽与弓丝有较大的接触面积，易于对扭转牙的矫正。

托槽可用粘合剂直接粘着在牙面上，这类托槽具有金属网格的背板，以使粘合剂一侧与牙面粘着，另一侧进入网格而与托槽相连，使托槽牢固地粘合于牙面上。

托槽的位置：托槽在牙面的位置必须正确，否则会影响矫治的效果。由于牙齿的形态及轴倾度等不同，以及矫治原则不同，如拔牙矫治与不拔牙矫治，这些对于托槽的位置也有不同的要求。

高度：托槽位置的高度是指由牙尖或切缘至托槽沟的〓向底面间的距离（图 8-43）。一般常用的高度如表 8-3 所示。

近远中位置：托槽的中心与牙冠的唇、颊面中心一致。

轴倾度：正常的牙齿排列中，牙齿的长轴有一定的倾斜度，因而托槽的位置亦需要考虑有一定的轴倾度（图 8-44）（表 8-4）。

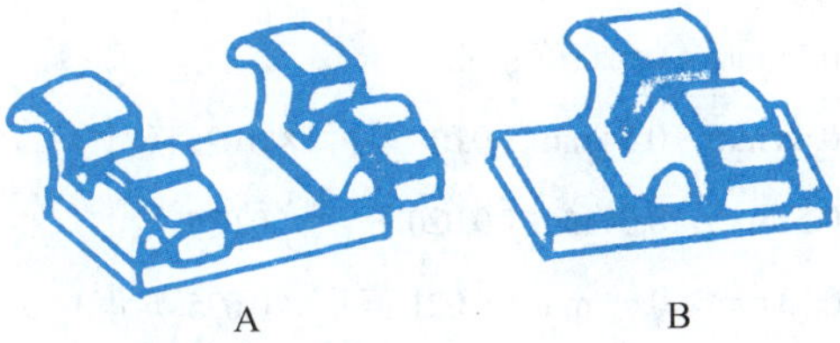

图 8-42　方丝弓托槽
A. 双翼托槽；**B.** 单翼托槽

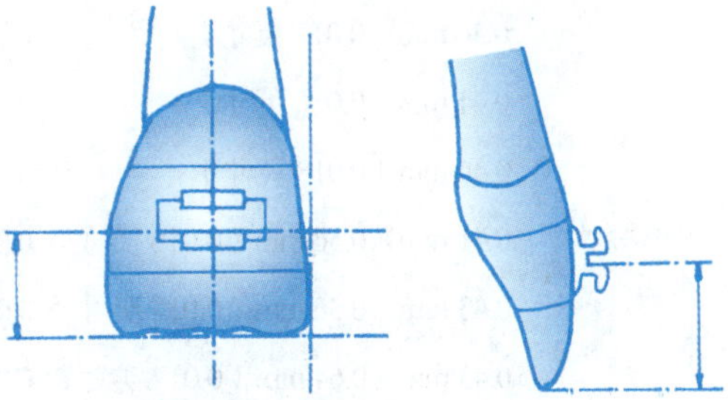

图 8-43　托槽应在牙面上的位置

表 8-3 一般常用的托槽高度

牙位	托槽高度（mm）	牙位	托槽高度（mm）
上颌中切牙	4.5	下颌中切牙	4
上颌侧切牙	4	下颌侧切牙	4
上颌尖牙	5	下颌尖牙	5
上颌第一双尖牙	4.5	下颌第一双尖牙	4.5
上颌第二双尖牙	4.5	下颌第二双尖牙	4.5
上颌第一磨牙	4.5	下颌第一磨牙	4.5

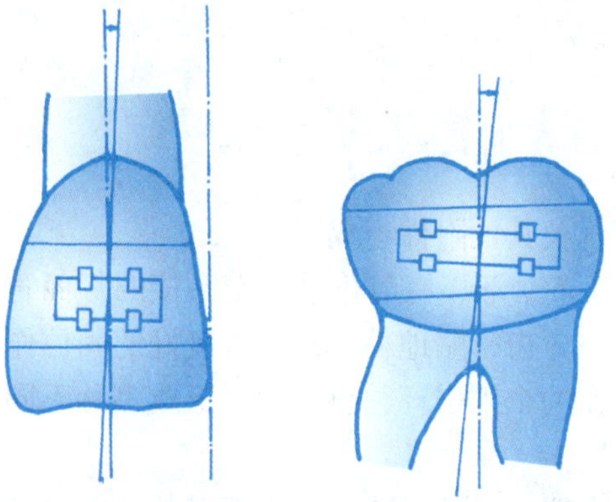

图 8-44 托槽的轴倾度

3. 矫治弓丝 方丝弓矫治器所使用的矫治弓丝要求有良好的弹性，一般由不锈钢丝及钛镍合金丝等制成，含铜镍钛弓丝具有更好的弹性，含钼镍钛丝具有可以弯曲的功能。在方丝弓矫治器的矫治过程中，并不是所有步骤全程使用不锈钢方形弓丝，有一些步骤特别是第一阶段排齐牙齿的步骤中可以使用圆丝（round wire）。而第二、三阶段则多使用方形弓丝（rectangular wire）。所使用的弓丝规格，一方面取决于所用托槽的槽沟规格，另一方面亦取决于矫治的内容（表 8-5）。

表 8-4 一般常用的托槽轴倾度

牙位	不拔牙病例	拔牙病例	牙位	不拔牙病例	拔牙病例
上颌中切牙	2°	2°	下颌中切牙	0°	0°
上颌侧切牙	4°	4°	下颌侧切牙	0°	0°
上颌尖牙	0°	6°	下颌尖牙	0°	6°
上颌第一双尖牙	0°	–	下颌第一双尖牙	4°	–
上颌第二双尖牙	0°	0°	下颌第二双尖牙	4°	4°
上颌第一磨牙	0°	0°	下颌第一磨牙	6°	6°
上颌第二磨牙	0°	0°	下颌第二磨牙	6°	6°

表 8-5 常用圆形及方形弓丝的规格种类

槽沟规格 / 弓丝规格	0.46 mm×0.64 mm（0.018 英寸 ×0.025 英寸）	0.56 mm×0.71 mm（0.022 英寸 ×0.028 英寸）
圆形弓丝	0.3 mm（0.012 英寸）	0.36 mm（0.014 英寸）
	0.36 mm（0.014 英寸）	0.41 mm（0.016 英寸）
	0.41 mm（0.016 英寸）	0.46 mm（0.018 英寸）
	0.46 mm（0.018 英寸）	0.51 mm（0.020 英寸）
方形弓丝	0.41 mm×0.56 mm（0.016 英寸 ×0.022 英寸）	0.48 mm×0.64 mm（0.019 英寸 ×0.025 英寸）
	0.43 mm×0.56 mm（0.017 英寸 ×0.022 英寸）	0.51 mm×0.64 mm（0.020 英寸 ×0.025 英寸）
	0.43 mm×0.64 mm（0.017 英寸 ×0.025 英寸）	0.53 mm×0.64 mm（0.021 英寸 ×0.025 英寸）
	0.46 mm×0.56 mm（0.018 英寸 ×0.022 英寸）	0.55 mm×0.70 mm（0.0215 英寸 ×0.0275 英寸）
	0.46 mm×0.64 mm（0.018 英寸 ×0.025 英寸）	0.55 mm×0.71 mm（0.0215 英寸 ×0.028 英寸）

4. 颊面管（buccal tube） 颊面管可以焊接在带环颊面或者直接粘接在牙齿颊面，使矫治弓丝末端插入管内。颊面管可以是复合结构，包括可插入颌外唇弓的圆形管，以及可插入方形弓丝的方形管部分（图 8-45）。为了方便在需要时将第一恒磨牙上的颊面管变为托槽使用，第一恒磨牙的颊面管可以是可掀盖颊面管。

5. 其他附件 包括拉钩、舌侧牵引钩等。

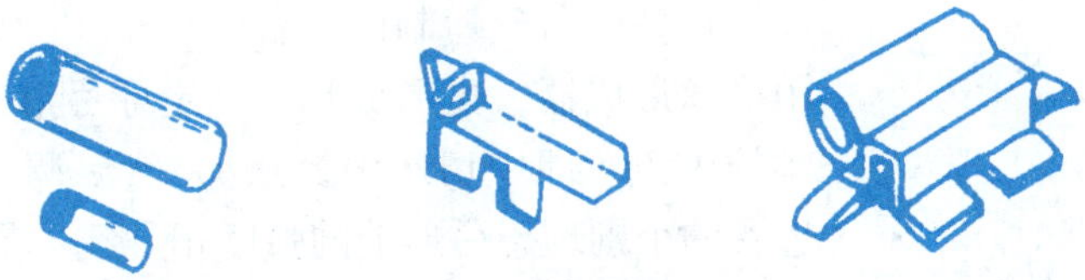

图 8-45　圆形和方形颊面管

（二）方丝弓矫治器的特点和基本原理

方丝弓矫治器有两个主要特点。一是能有效地控制矫治牙各个方向上的移动。正畸治疗主要是通过施力于矫治牙使其移至需要的位置而建立正常或相应咬合关系。若牙齿移动过程能够得到有效的控制，则必然缩短治疗时间，并有良好的治疗效果，同时可减少或消除牙周组织的损害。方丝弓矫治器能使牙齿作近远中、唇颊舌向、龈𬌗向等各方向的移动，并且在牙齿移动时能同时做控根移动，即牙齿除能作根冠相反方向的倾斜移动外，也能作根冠同一方向移动的整体移动，以及牙冠相对固定而只移动牙根或根尖相对固定而只移动牙冠。上述移动的作用机制在于粘接在牙齿上的托槽槽沟与方形弓丝嵌入槽沟内的接触面之间的相互作用。当前磨牙、磨牙作水平向近远中移动时，托槽槽沟带着牙齿沿有一定弓形的弓丝作近远中向滑动。当前牙作唇向移动时，弓丝会沿着方形颊面管内和后牙托槽槽沟向近中滑动。当牙齿作龈𬌗向移动时，弓丝对托槽槽沟壁施加使牙升高或压低的力。当牙齿作控根移动时，以上前牙舌向移动为例，弓丝前部作适当的根舌向转矩后再嵌入槽沟施以转矩力，使牙根舌向移动及牙冠唇向移动；同时施加以后牙为支抗、前牙舌向移动的颌内牵引，会产生前牙倾斜移动即冠舌向、根唇向移动；当此两种力同时施于前牙，并对它们的相对大小比例作不同调节时，即可使上前牙作整体舌向移动或只是牙根移动或只是牙冠移动的控根移动。当然，牙齿、颌骨等都是生物体，不同于机械体，而方丝弓矫治器对于牙齿移动的有效控制其效果是肯定的。

方丝弓矫治器的另一特点是，由于每个牙上都有托槽而弓丝嵌入槽沟后经由结扎丝固定，牙弓由弓丝连成一整体，可以具有较强的支持力，故而在移动其他牙齿过程中，能减少支抗牙的移位；在上下牙弓分别成为一个整体的情况下能够进行颌间牵引，有利于牙弓及颌骨位置关系的矫治。

以上两个特点的呈现均与弓丝及托槽槽沟均为方形、两者能够吻合有关。具有四个面的方形弓丝以其扁平的体部插入槽沟内，两个较大的面垂直于牙长轴，弓丝与槽沟间有较大的接触面及较小的可动度，这有别于圆形弓丝的点接触及可旋转滑动，因而能充分发挥矫治力的作用。

方丝弓矫治器使牙齿移动有两个原理：一是变形的矫治弓丝的形变复位。具有良好弹性的矫治弓丝当被迫改变成某种形态时，有恢复到原来弓丝位置的趋势，当这种弓丝的原来位置与理想的牙齿位置相一致时，亦即通过将弓丝弯曲成各种形态包括各种弹簧加力单位，并将其结扎在矫治牙上时，弓丝有回复到原来位置的作用，也就对矫治牙产生矫治力，使其发生所需要的移动。二是应用保持性弓丝作为固定和引导。保持性弓丝是指本身不具有变形能力，而与牙弓形态相一致的弓丝。这类弓丝结扎在支抗牙或需矫治的牙上，对牙齿的移动能起引导和控制作用。这一类弓丝上的作用力是要外加的，最常用的是借助于弹力橡皮圈或螺旋弹簧，而使矫治牙移动或改变颌间关系。

（三）方丝弓矫治器矫治弓丝弯制的基本要求和方法

方丝弓矫治器在矫治弓丝的弯制中，有一些要求和方法是常规的。有三个常规序列弯曲，这三个序列弯曲是按矫治牙作不同方向移动的需要而设计的。

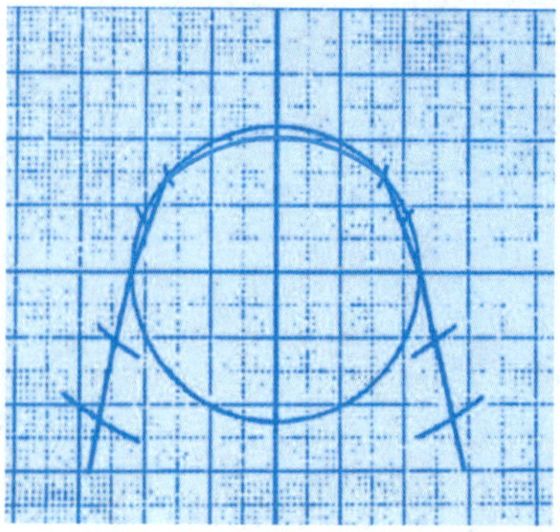

图 8-46　个别理想弓形

在矫治弓丝弯制前，若取材于非预成的弓丝，则需要使用弓丝形成器，先形成具有一定牙弓形态的弧度，并确定弓丝的中点（即中切牙中缝点），然后调整弓丝弧度，使其与患者的个别理想弓形上的弧度相一致（图 8-46）。

1. 第一序列弯曲（first-order bend） 在矫治弓丝上作水平向的一些弯曲，主要有两种基本类型的弯曲。

（1）内收弯（inset）：所成弯曲的弧度向内凹。具体弯制方法是用转矩钳夹紧所需作内收弯的部位，在钳子的近中侧将弓丝向舌侧弯，远中侧则向唇、颊侧弯，该部位即呈内收弯。

（2）外展弯（offset）：所成弯曲的弧度向外凸。具体的弯制方法与内收弯的弯制方法相反，即在钳子的近中侧将弓丝向唇、颊侧弯，而远中侧向舌侧弯。

上颌矫治弓丝的第一序列弯曲包括两侧中切牙与侧切牙间弯制内收弯及在两侧侧切牙与尖牙间、两侧第二前磨牙与第一恒磨牙间弯制的外展弯，并在弓丝末端插入颊面管部位稍向舌向弯曲或称内收（toe-in）（图 8-47）。

下颌弓丝的第一序列弯曲包括在两侧侧切牙与尖牙间，第一前磨牙近中面后移 0.5 mm 处，以及第二前磨牙与第一恒磨牙邻接部位后 1 mm 处作外展弯，而无内收弯。弓丝末端亦需作稍向舌侧的弯曲或称内收（图 8-48）。

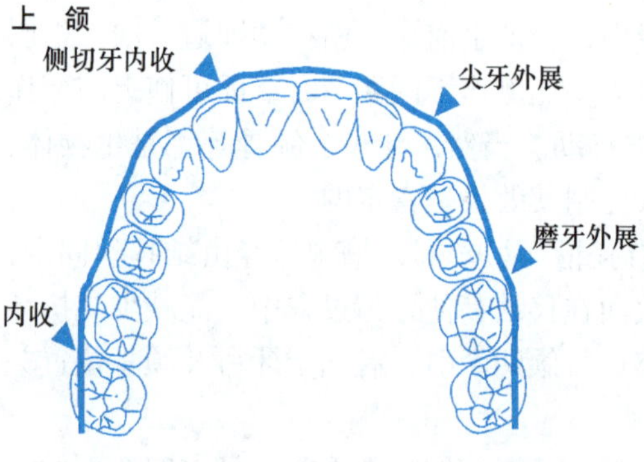

图 8-47　上颌弓丝上的第一序列弯曲

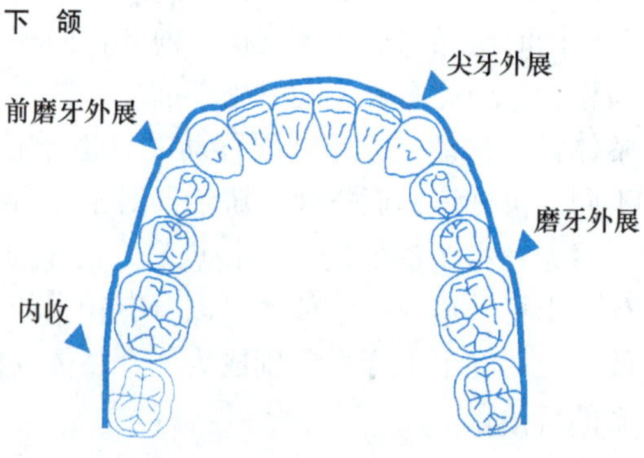

图 8-48　下颌弓丝上的第一序列弯曲

下颌弓丝开始弯制时，其前部的基本弧度应与弓形图上之前部弧段离开 0.5～1 mm，以使适应上下前牙间存在的正常覆盖关系。这样完成第一序列弯曲后的上下弓丝能完全匹配（图 8-49）。

所有第一序列的弯曲均为水平方向的弯曲，因而弯制后的弓丝应完全保持水平，而不应出现任何其他方向的扭曲。经第一序列弯曲完成后的上下颌弓丝代表正常牙弓形态的自然弧度，矫治弓丝可以利用其弹力对轻度舌、唇、颊向错位及扭转的牙进行矫治，对于较严重错位牙的矫治则需在此弓丝的基础上另外添加各种矫治弹簧曲后才能完成。而弓丝末端的内收弯可以防止矫治过程中支抗磨牙的近中舌向扭转。

第一序列弯曲中上颌侧切牙区的内收弯及尖牙、第一恒磨牙近中的外展弯均使矫正完成后牙齿的排列具有正常牙弓的生理形态。下颌的尖牙、前磨牙及磨牙的外展弯的作用亦同。

2. 第二序列弯曲（second-order bend） 是矫治弓丝在垂直向的弯曲，这类弯曲可使牙升高或压低，亦可使牙前倾或后倾。第二序列弯曲常用的有后倾弯（tip back bend）、前倾弯（tip forward bend）及前牙美观曲（anterior artistic bend）。实际上，从广义上讲，凡是在矫治弓丝垂直方向上形成的弯曲都可以归入第二序列弯曲。

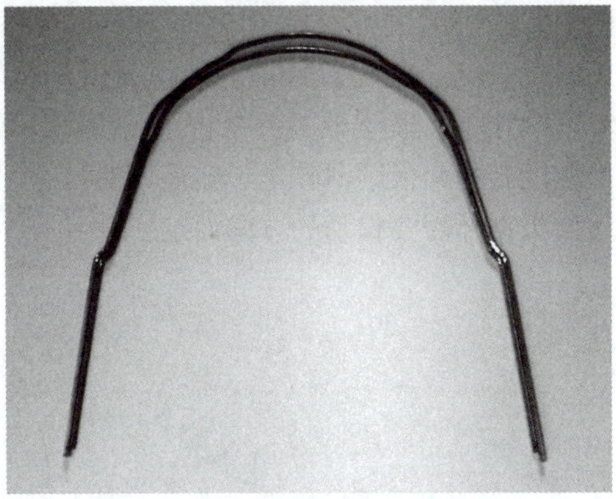

图 8-49　上下颌弓丝弯制后的匹配

后倾弯的弯制方法是，将转矩钳或者细丝弯制钳夹住所需作后倾弯的部位，在钳子远中部将弓丝向龈向弯曲，而于钳子近中部则将弓丝殆向弯曲。而前倾弯的弯制方法与后倾弯相反，钳子远中殆向弯而近中向龈向弯曲（图 8-50）。

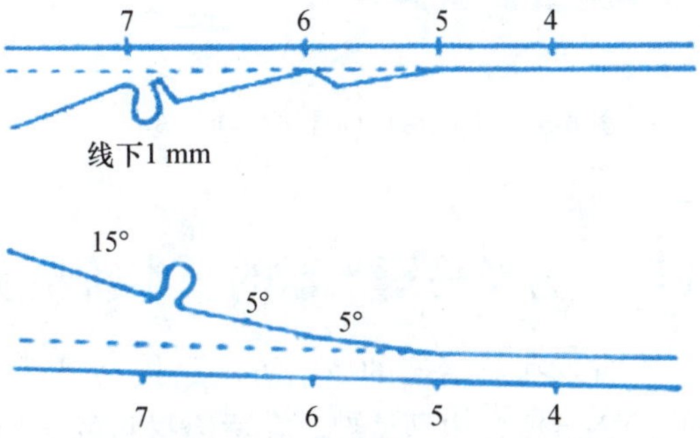

图 8-50　第二序列弯曲上颌弓丝的后倾弯

第二序列弯曲中选用后倾弯还是前倾弯应依据不同临床需要而定，因为后倾弯可以使后牙后倾，防止支抗牙前移的作用力，因而在需要较多移动前部牙齿向远中的病例中选用。此弯放置的部位常在第一、二前磨牙和第一恒磨牙的近中部位。

第二序列弯曲中，上颌弓丝还包括有前牙美观曲，美观曲在上中切牙和侧切牙部位弯制，使矫治结束后的切牙保持正常的近中倾斜的轴倾度，以维持切牙的良好外观（图 8-51）。美观曲的弯制方法是以细丝弯制钳夹于上颌矫治弓丝之中点，尖头朝下，在钳子的两侧均作殆向弯曲，然后钳子移至弓丝的中切牙与侧切牙之间的部位，在钳子近中部弯向龈向，远中部弯向殆向，而这一殆向的弯度应大于龈向的弯度，因正常侧切牙的轴倾度大于中切牙的轴倾度。下切牙一般不作轴倾弯，因为正常情况下切牙的轴倾角不大。

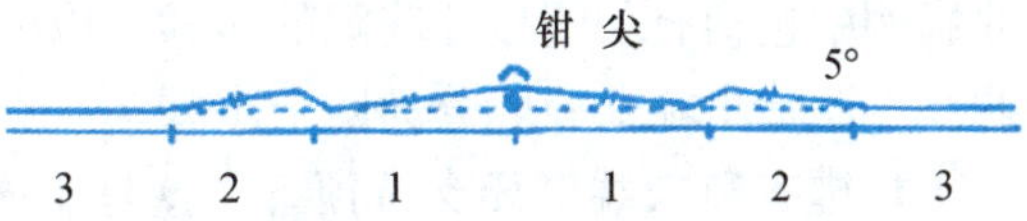

图 8-51　上颌前牙美观曲

3. 第三序列弯曲（third-order bend） 只能在方形弓丝上完成，是方丝弓矫治器中的一个重要特征。这类弯曲是在方形弓丝上作转矩（torque），而使其产生转矩力。转矩力的应用主要为对矫治牙作控根移动，使牙根作唇颊、舌向移动，同时，在拔牙矫治病例中使牙齿移动时保持牙根平行。

转矩可分为根舌向转矩（lingual root torque）和根唇（颊）向转矩（labial root torque）。由于转矩力本身存在一对力偶，故根舌向转矩亦称为冠唇向转矩（labial crown torque），而根唇（颊）向转矩亦称为冠舌向转矩（lingual crown torque）。对牙齿施以根舌向转矩力时可使牙根舌向移动及牙冠唇向移动；而对牙施以根唇（颊）向转矩力时，可使牙根唇（颊）向移动及牙冠舌向移动。

在上颌矫治弓丝上作转矩弯曲时，需要有两把专用的转矩钳。在作根舌向转矩时，将两把转矩钳以钳头相对的方向夹住弓丝需进行转矩弯曲的部位，左手持钳夹于所需加扭矩力弓丝之远中侧，钳头方向应向唇侧，右手持钳夹于所需加扭矩力弓丝之近中侧，钳头方向应向舌侧，两钳子的头部相互靠上，以左手钳子夹紧固定不动，右手钳子在夹紧弓丝的情况下作向龈向的旋转而使产生转矩，转矩的大小与所作旋转的程度有关。这样弯制的转矩为根舌向转矩（图 8-52、8-53）。而若在左手钳子夹紧固定不动，右手钳子紧夹弓丝的情况下作殆向的旋转，则产生的转矩为根唇向转矩。转矩弯曲可在弓丝的前牙段、后牙段或局部牙位上进行，转矩的性质要根据牙需要移动的方向而定。

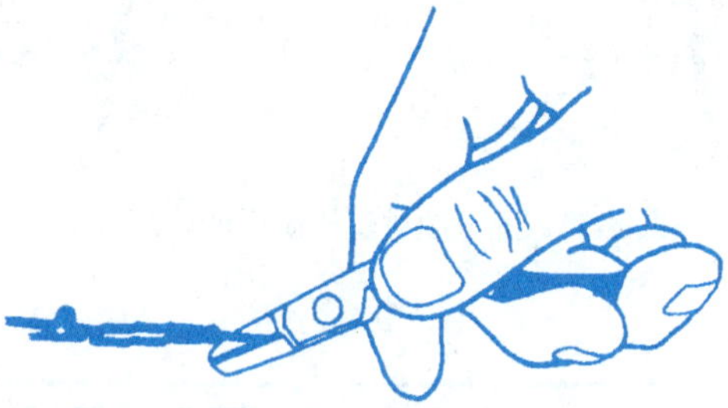

图 8-52　上颌弓丝前牙区舌向转矩

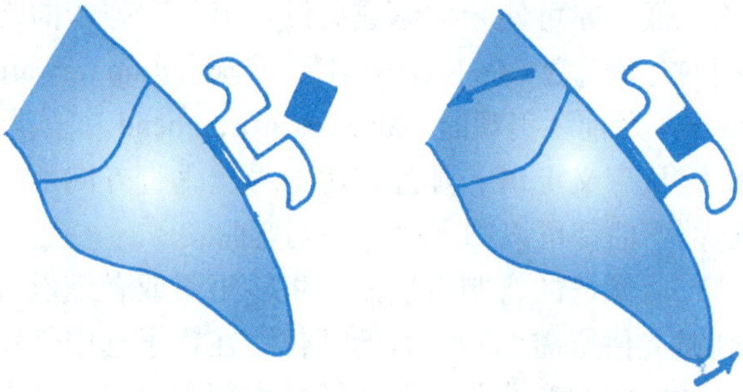

图 8-53　转矩力的作用

（四）方丝弓矫治器的基本矫治步骤

方丝弓矫治器的矫治方法是极为灵活多变的，并没有固定的模式，其实托槽不是最重要的，矫治理念才是关键。在矫治材料的选用如托槽、弓丝的规格，弓丝弯制曲的选用组合以及矫治设计等方面均有许多不同。然而在矫治的步骤上存在着一些共同的基本内容。

在所有的矫治病例中，可分为拔牙与不拔牙矫治两类，其矫治目标是一样的。在拔牙矫治的病例中包括有关闭拔牙间隙的步骤，以下以拔牙矫治 I 类错殆病例来简单说明方丝弓矫治器的基本矫治步骤，一般分为四个步骤。

1. 排齐和末端磨牙支抗预备　这是第一阶段矫治，主要使上下牙弓错位的牙齿排列整齐，并使终末磨牙直立或远中倾斜。对于年轻恒牙的上颌终末磨牙则维持其原有的远中倾斜，下颌终末磨牙直立或轻度远中倾斜，这样能获得更大的后牙支抗。在这一阶段中，不解决牙弓间错位关系，可用有良好弹性的镍钛丝作为初始弓丝，然后逐渐换用到不锈钢弓丝，利用其形变复位而矫治牙齿错位，通常会需要口外力的支持。

2. 拉尖牙远中并进一步磨牙支抗预备　这一阶段使用方形弓丝并且弯制相应的第一、三、二序列弯曲，弓丝嵌入所有托槽并结扎固定。矫治中要使用牵引力拉尖牙向远中移动并与第二前磨牙逐渐靠拢。可以使用口外力以及种植支抗辅助，并使用转矩力对前牙控根。同时对上下颌终末磨牙做适度的进一步后倾，以加强后牙支抗。

3. 切牙远中移动关闭拔牙间隙以及殆关系的进一步调整　这一阶段使用方形弓丝，并分为两个步骤。第一步使前牙远中移动关闭牙列间隙，此时，上下颌会弯制关闭曲并配合前牙转矩的调整以及上下颌颌间弹力牵引和应用口外力等，以关闭全部牙列间隙；第二步是进一步精细调整，此时要另外弯制上下颌弓丝，对可能存在前牙关系、尖牙、磨牙关系以及个别牙的微小不调进行精细调整，最终达到上下颌牙弓形态及功能较为完善的程度。此时上下颌前牙浅覆殆、浅覆盖，尖牙及磨牙接近中性关系，上下颌终末磨牙垂直向可能有轻开殆。这一阶段最终所用的上下颌弓丝又称为为理想弓丝（ideal wires）。

4. 保持　矫治基本完成后，可先去除上下唇弓，以结扎丝分别将上下牙弓由一侧颊面管结扎至另一侧颊面管，通过所有托槽进行“8”字交叉连续结扎固定 3 ～ 4 周。若牙齿殆关系稳定、无变化，则改用保持器保持。多用 Hawley 活动保持器，而下颌也可以选用 3-3、5-5 或 6-6

的舌侧固定丝保持器。终末磨牙会在自然肌力的作用下逐渐形成良好的咬合关系。

方丝弓矫治器具有很高的矫治效能和出色的矫治结果，但由于其结构和矫治过程相对复杂，同时需要较高的临床操作能力和矫治经验，目前在临床上只有部分医生使用，但它是直丝弓等固定矫治器的基础，其原理依然重要。

典型病例（图 8-54）

一般信息：患者，女，12 岁，主诉上牙前突、开唇露齿。

临床表现及检查：

（1）口外：面部对称，侧貌稍突，面下 1/3 正常，下颌平面角稍高，开唇露齿。

（2）口内：恒牙殆，两侧第一恒磨牙远中尖对尖，前牙深覆殆Ⅱ°，深覆盖 9 mm。上下牙弓中线正。上牙弓拥挤Ⅰ°，下牙弓拥挤Ⅰ°。

诊断：安氏Ⅱ^1，毛氏Ⅱ^2＋Ⅳ^1＋Ⅰ^1。

矫治设计：

（1）拔除上下颌第一前磨牙；

（2）方丝弓矫治器，排齐牙齿，利用拔牙间隙，回收上前牙，直立下切牙，逐渐关闭拔牙间隙，调整咬合关系；

（3）精细调整。

矫治过程：总疗程为 2 年 4 个月。

（1）拔除 4 个前磨牙后，顺序粘着方丝弓矫治器，NiTi 丝简单排齐，上颌 0.017 英寸 ×0.022 英寸，下颌 0.018 英寸 ×0.025 英寸，弯制第一、三、二序列弯曲，上下颌第二恒磨牙作为终末磨牙，上颌双侧 J 钩头帽牵上颌双侧尖牙远中，下颌颌内支抗拉尖牙远中，疗程 12 个月。

（2）上下颌尖牙到位后，上颌 0.020 英寸 ×0.025 英寸，下颌 0.019 英寸 ×0.025 英寸，弯制第一、三、二序列弯曲，关闭曲关闭上下颌剩余间隙，配合口外力和颌间牵引，疗程 8 个月。

（3）重新弯制上下颌不锈钢弓丝，个性化第一、三、二序列弯曲，精细调整，疗程 8 个月。

（4）去除固定矫治器，戴用改形 Hawley 保持器。

头影测量分析：见表 8-6。

表 8-6　治疗前后头影测量结果比较

测量项目	治疗前	治疗后
FMIA（°）	49.0	56.1
FMA（°）	31.3	29.5
IMPA（°）	102.0	95.0
SNA（°）	76.1	76.0
SNB（°）	71.0	71.1
ANB（°）	5.1	4.9
AO-BO（mm）	0	0
OCC（°）	12.0	11
Z angle（°）	55.0	66.0
UL（mm）	14.2	14.0
TC（mm）	9.0	10.0
INDEX	0.65	0.70

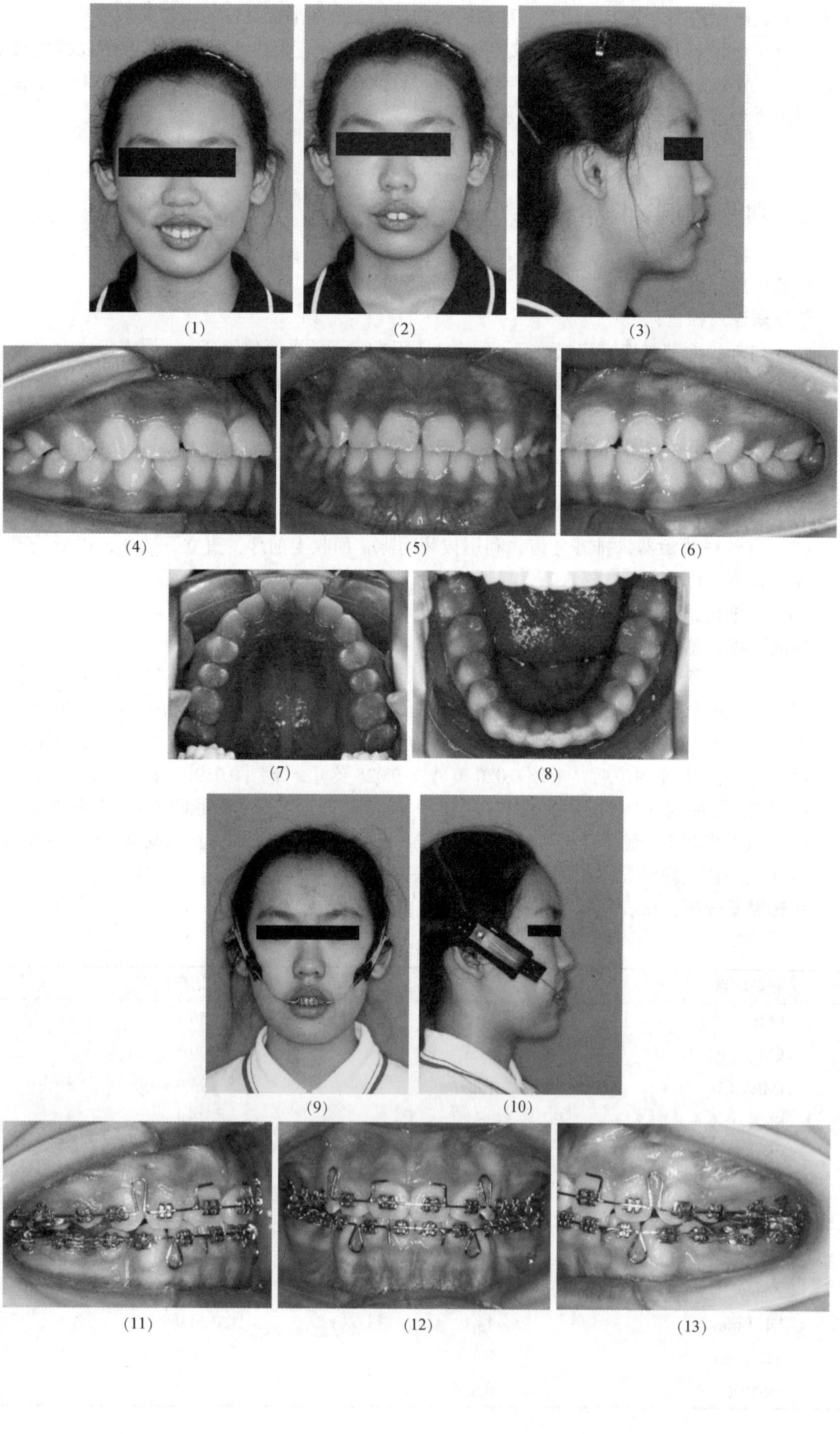
(1)
(2)
(3)
(4)
(5)
(6)
(7)
(8)
(9)
(10)
(11)
(12)
(13)

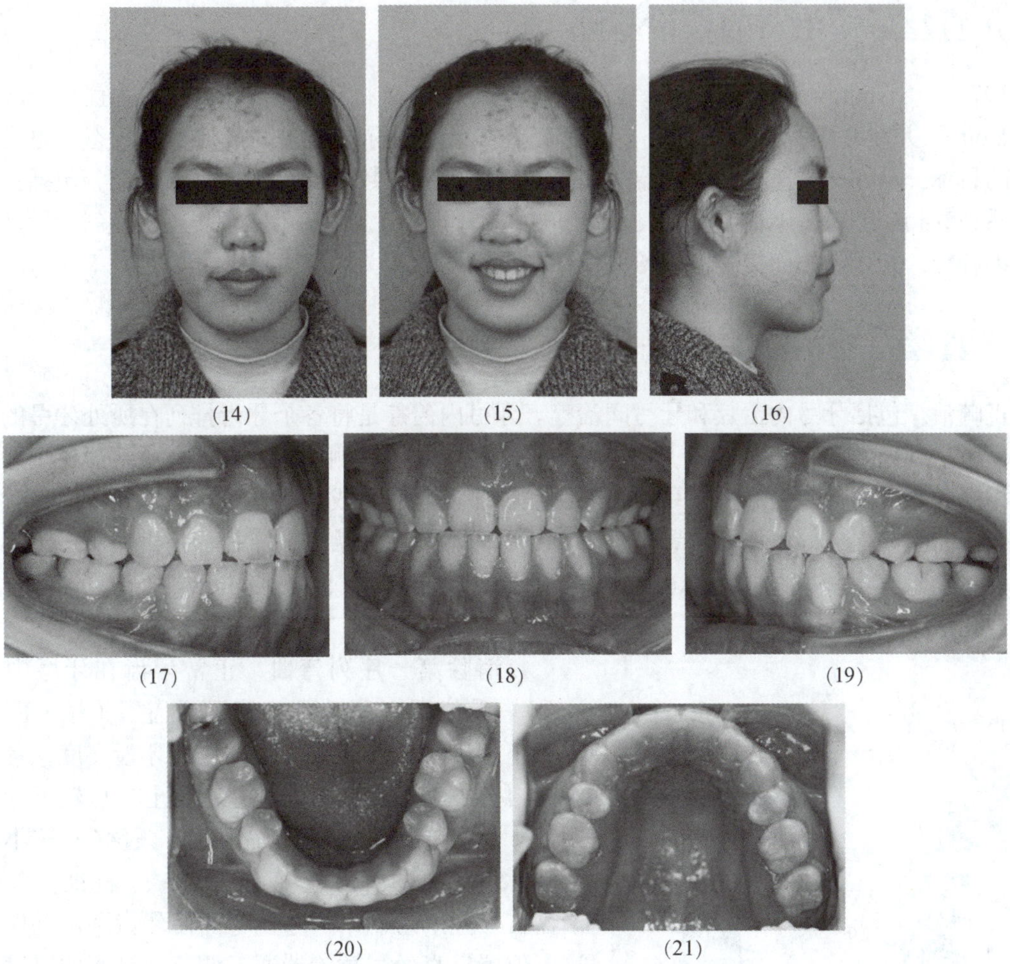

图 8-54　治疗前、中、后面殆像

（1）～（8）治疗前面殆像；（9）～（13）治疗中面殆像；（14）～（21）治疗后面殆像

（江久汇）

六、直丝弓矫治器和矫治技术

20 世纪 70 年代，Andrews 研究了 120 名未经正畸治疗的正常殆恒牙列，提出了正常殆六项标准（six keys to normal occlusion），在此基础上设计出直丝弓矫治器的系列托槽与颊面管。新的矫治器源于方丝弓矫治器，但托槽中包含了轴倾角、转矩角且有不同的槽底厚度，因而不需要像方丝弓矫治器那样在弓丝上弯制第一、二、三序列弯曲，一根有基本弓形的平直弓丝纳入托槽，就可以完成牙齿三方位的移动；治疗结束时完成弓丝也完全平直，所以 Andrews 将这一矫治器命名为直丝弓矫治器（straight-wire appliance，SWA）。在后来的文献中，有作者称直丝弓矫治器为预调矫治器或预置矫治器（preadjusted appliance）。直丝弓矫治器的托槽依牙齿不同而不同，实现了矫治器的初步“个性化”，以托槽定位牙齿，简化了临床操作，缩短了就诊时间，避免了因弓丝弯制误差造成的牙齿往返移动，使牙齿定位更精确、迅速，疗程也得以缩短。

（一）直丝弓矫治器的理论基础

1972年，Andrews提出正常殆六项标准，稍后他又将正常殆改称为最适宜殆（optimal occlusion），并对六项标准做了进一步说明。正常殆六项标准是殆的最佳自然状态，也是正畸治疗的目标。Andrews直丝弓矫治器的理念和托槽内置的数据都源于这六项标准，包括：①磨牙关系；②牙齿近-远中倾斜（冠角、轴倾角）；③牙齿唇（颊）-舌向倾斜（冠倾斜、冠转矩）；④牙齿旋转；⑤牙齿邻面接触；⑥殆曲线。详见第四章相关内容。

（二）直丝弓矫治器的原理

正畸治疗包括牙弓内治疗和牙弓间治疗。牙弓内治疗是将各个牙齿排列在所处牙弓的正确位置，包括近远中倾斜、唇（颊）舌向倾斜以及唇（颊）舌侧位置。方丝弓矫治器各个牙齿的托槽相同，牙弓内治疗是通过在弓丝上弯制三种序列弯曲完成；直丝弓矫治器托槽内包含了三种序列弯曲的数据成分，托槽位置正确时，牙弓内治疗由托槽完成。托槽是直丝弓矫治器的关键部件，消除三种序列弯曲是Andrews直丝弓托槽的要素，也是Andrews之后的各种直丝弓矫治器托槽所共有的特征。

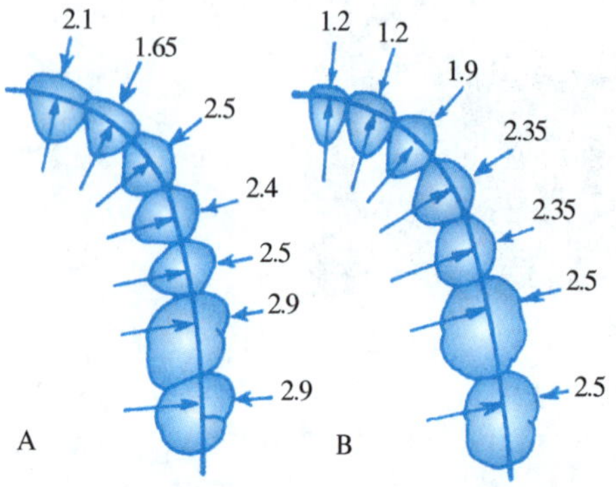

图8-55 牙齿的唇（颊）-舌位置
A.上牙弓；B.下牙弓

1.消除第一序列弯曲 正常牙齿在牙弓中的唇（颊）-舌位置有所差别，若以牙齿唇（颊）面的最突点至牙齿接触点连线的距离代表牙冠突度，各个牙齿的冠突度都不相同，这种差别在上牙弓较下牙弓更明显。例如上颌侧切牙较靠舌侧，冠突度较小；尖牙较靠唇侧，冠突度较大（图8-55）。标准方丝弓矫治器在弓丝上弯制第一序列弯曲使牙齿到位并保持在这一位置；直丝弓矫治器通过调节托槽底的厚度，自动完成这种牙齿移动，使牙齿在牙弓中保持正确的唇（颊）舌位置关系（图8-56）。

上颌第一磨牙颊侧尖连线与牙齿接触点连线呈10°角，下颌第一恒磨牙近中颊尖和远中颊尖连线与牙齿接触点连线平行，以此设计磨牙带环颊面管的磨牙补偿角（offset）（图8-57）。

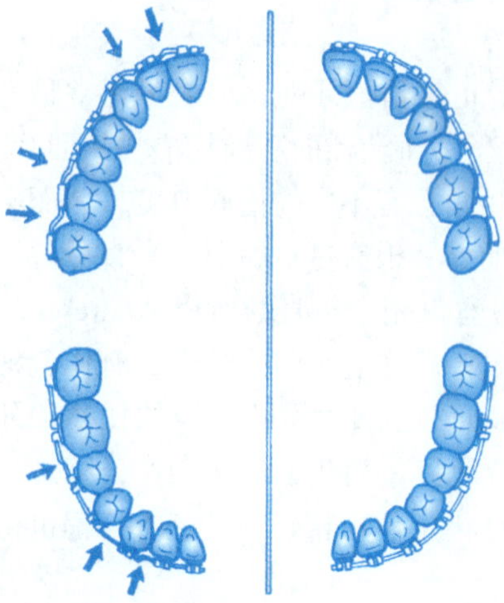

图8-56 牙齿唇（颊）-舌位置的确定
左：方丝弓矫治器；右：直丝弓矫治器

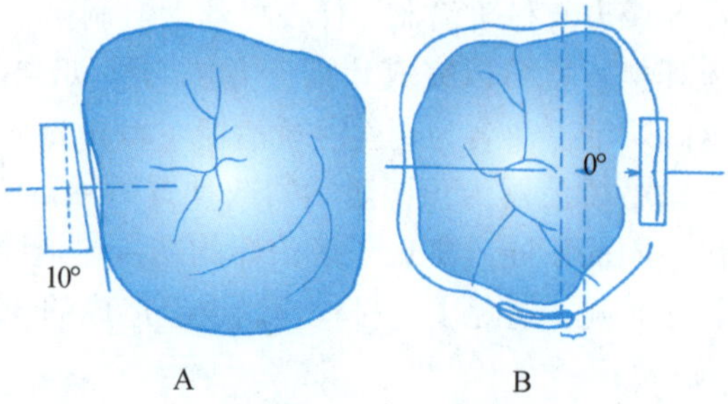

图8-57 磨牙补偿角
A.上颌；B.下颌

2. 消除第二序列弯曲 以上颌尖牙为例，正常上颌尖牙牙冠长轴向远中倾斜，冠长轴与𬌗平面垂线之间的成角为 11°。标准方丝弓矫治器在弓丝上弯制第二序列弯曲，或者在粘着托槽时将托槽向近中适量倾斜使牙齿达到这种位置。直丝弓矫治器托槽的槽沟包含了 11° 的角度，弓丝纳入槽内时将自动产生 11° 的向远中倾斜的力，当弓丝恢复原来的平直形状时，牙齿就完成了所需要的移动，冠向远中倾斜 11°（图 8-58）。

直丝弓矫治器托槽根据不同牙齿的位置，在槽沟上加入了不同的近远中倾斜角度。注意此角度依据临床冠长轴而不是整个牙长轴。

3. 消除第三序列弯曲 正常𬌗上颌尖牙牙冠稍向舌侧倾斜，转矩角−7°。标准方丝弓矫治器在唇弓上弯制第三序列弯曲，加转矩力，当弓丝固定入槽内时，牙齿会受力产生控根移动。直丝矫治器托槽在托槽底上加入了−7° 的角度。当直丝纳入槽内后，将受扭曲而自动产生使牙冠舌向倾斜 7° 的力，直至牙齿达到这一位置时，弓丝恢复直线并不再受扭力（图 8-59）。不同牙齿托槽上所加的唇（颊）−舌向转矩角不同，此角度同样是依据临床冠长轴而不是牙长轴。

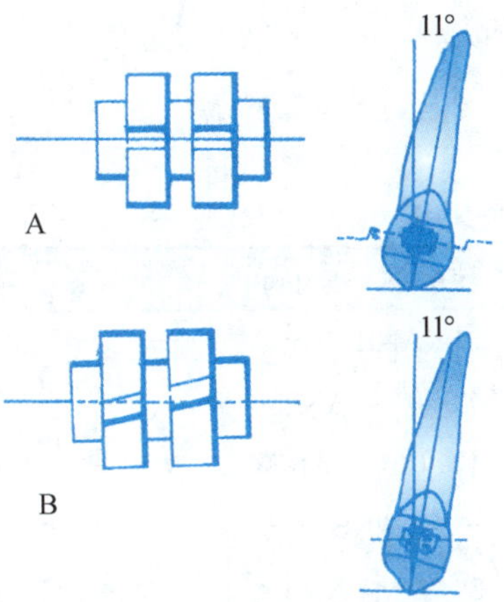

图 8-58 上尖牙轴倾度的确定
A. 方丝弓矫治器；B. 直丝弓矫治器

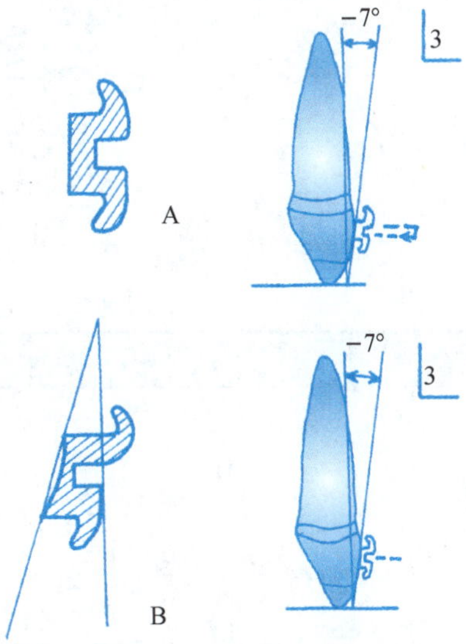

图 8-59 上尖牙转矩度的确定
A. 方丝弓矫治器；B. 直丝弓矫治器

（三）直丝弓矫治器的设计

直丝弓矫治器自问世至今，不同作者提出了不同的托槽数据设定（prescription）。

1. Andrews 直丝弓矫治器 Andrews 提出直丝弓矫治器的理念，发明了直丝弓矫治器。Andrews 设计的直丝弓矫治器托槽有 12 种不同托槽系列。对一个特定患者，首先要根据拔牙或不拔牙选择“标准式”托槽（standard SWA）或“拔牙式”托槽（translation SWA）；其次要根据患者 ANB 角的大小区分使用三种不同类型的切牙托槽；最后，对拔牙病例还要根据支抗的大小确定三种不同类型抗旋转、抗倾斜的尖牙与后牙托槽（图 8-60，表 8-7、8-8）。

Andrews 希望他的矫治器能做到“全程式化”（full programmed appliance），并适合于每一个患者，但却带来临床使用的不方便。Andrews 直丝弓矫治器在正畸临床的使用有限。

2. Roth 直丝弓矫治器 Roth 是功能𬌗的倡导者，他将颌学（gnathology）理念引入正畸，形成 Roth-Williams 正畸颌学派。

（1）功能𬌗（functional occlusion）：指下颌功能运动时𬌗的状态，是正常𬌗的动态标准，也是正畸治疗的目标。

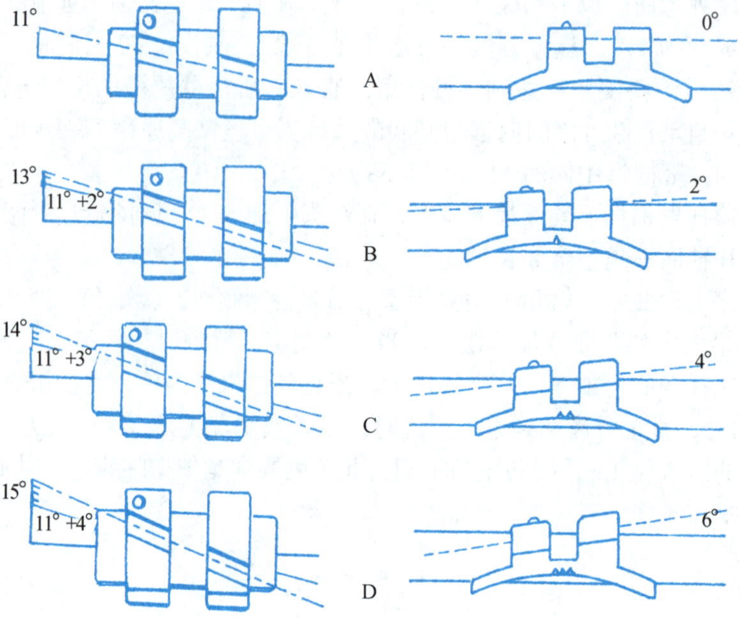

图 8-60 抗旋转、抗倾斜（尖牙托槽）

A. 标准式；**B.** 弱支抗；**C.** 中度支抗；**D.** 强支抗

表 8-7 Andrews 直丝弓矫治器托槽（不拔牙用）

		轴倾角（tip）	转矩角（torque）
上颌	I1	5°	2°（ANB ≥ 5°） 7°（0° < ANB < 5°） 12°（0° ≥ ANB）
	I2	9°	−2°（ANB ≥ 5°） 3°（0° < ANB < 5°） 8°（0° ≥ ANB）
	C	11°	−7°
	P1	2°	−7°
	P2	2°	−7°
	M	5°	−9°
下颌	I1	2°	4°（ANB ≥ 5°） −1°（0° < ANB < 5°） −6°（0° ≥ ANB）
	I2	2°	4°（ANB ≥ 5°） −1°（0° < ANB < 5°） −6°（0° ≥ ANB）
	C	5°	−11°
	P1	2°	−17°
	P2	2°	−22°
	M1	2°	−30°
	M2	2°	−35°

表 8-8　Andrews 直丝弓矫治器托槽（拔牙用）

			不拔牙托槽（标准 SWA）	拔牙托槽		
				最小支抗	中度支抗	最大支抗
C（远中移动）	上颌	抗倾斜	11°	13°	14°	15°
		抗旋转	0°	2°	4°	6°
	下颌	抗倾斜	5°	7°	8°	9°
		抗旋转	0°	2°	4°	6°
P1（远中移动）	上颌	抗倾斜	2°	2°	4°	6°
		抗旋转	0°	4°	5°	6°
	下颌	抗倾斜	2°	4°	5°	6°
		抗旋转	0°	2°	4°	6°
P2（近中移动）	上颌	抗倾斜	2°	0°	−1°	−2°
		抗旋转	0°	2°	4°	6°
	下颌	抗倾斜	2°	0°	−1°	−2°
		抗旋转	0°	2°	4°	6°
M（近中移动）	上颌	抗倾斜	5°	3°	2°	1°
		抗旋转	10°	12°	14°	16°
		转矩	−9°	−13°	−14°	−15°
	下颌	抗倾斜	2°	0°	−1°	−2°
		抗旋转	2°	0°	−1°	−2°

功能殆目标包括：①正中殆即最大尖窝接触位时，髁突应位于关节凹最上、最前的正中位置。②正中殆时，后牙接触均匀、受力均衡，殆力尽可能沿长轴方向；前牙应稍稍分离，形成后牙对前牙的保护。③前伸殆时，6 个上前牙与 8 个下前牙接触，后牙稍稍分离，形成前牙对后牙的保护。④侧方殆时，仅工作侧尖牙接触，其余牙齿分离，即尖牙保护殆。

（2）Roth-Williams（R-W）理论：该理论认为正畸就是在髁突位于正中关系（centric relation，CR）时重建正中殆（centric occlusion，CO）的治疗方法，是一种不切割、不修改牙齿本身的全牙列咬合重建；在错殆畸形的诊断和治疗完成时，髁突必须位于 CR 位置，CR-CO 保持一致。只有这样，治疗结果才能长期稳定，预防颞下颌关节病的发生。为此，该理论发展出一整套诊断、治疗流程：口内殆蜡记录 CR 位；面弓转移牙模至全可调殆架；在殆架上诊断设计、制作功能殆垫；戴用殆垫 2 ～ 9 个月使肌肉去程序化；去除殆垫，采用 Roth 直丝弓矫治器进行正畸治疗；治疗结束前记录髁突运动轨迹，确定 CR、CO 位置一致；对磨耗较重的成年患者配合修复（修复正畸与咬合重建）。目前，正畸界和修复界对 R-W 理论与实践都存在一定争议。

（3）Roth 直丝弓矫治器（Roth set-up）：Roth 根据功能殆目标和多年临床应用 Andrews 直丝弓矫治器的经验，于 1976 年对 Andrews 托槽进行了改良。其主要设计思想为：

1）一种托槽系列适合于大部分患者。

2）托槽所包含的角度可以完成牙齿三方位的轻度过矫正。

3）允许牙齿轻微倾斜移动，而不像 Andrews 托槽那样完全整体移动牙齿。

4）切牙托槽的位置稍靠切缘，以省去弓丝的代偿弯曲。

Roth 改良的直丝弓托槽是从 Andrews 12 种系列中分别挑选出来的“拼盘”。从托槽所含的数据看，实际上是一种过矫正的拔牙托槽（表 8-9）。Roth 直丝弓矫治器得到广泛应用。

表 8-9 Roth 直丝弓矫治器托槽设计

	上颌							下颌						
	I1	I2	C	P1	P2	M1	M2	I1	I2	C	P1	P2	M1	M2
底厚（mm）	0.7	1.3	0.7	0.7	0.7	0.3	0.3	1.3	1.3	0.7	0.4	0.4	0.4	0.4
轴倾角（°）	5	9	13	0	0	0	0	2	2	7	−1	−1	−1	−1
转矩角（°）	12	8	−2	−7	−7	−14	−14	−1	−1	−11	−17	−22	−30	−30
旋转（°）				4	2	14	14				2	4	4	4
				近中	远中	远中	远中				近中	远中	远中	远中

3. MBT 直丝弓矫治器（MBT appliance） Bennett 与 McLaughlin 根据自己多年使用直丝弓矫治器的经验，特别是使用他们提出的滑动法关闭拔牙间隙的新的矫正需要，于 1994 年对直丝弓矫治器的托槽设计进行了改良；在此基础上，1997 年，McLaughlin、Bennett 和 Treviri 发展出 MBT 直丝弓矫治器（表 8-10）。MBT 托槽与 Andrews-Roth 托槽的主要差别在于：①减小上、下前牙特别是尖牙的轴倾角；②增大上切牙根舌向转矩角和下切牙冠舌向转矩角；③增大上磨牙冠舌向转矩角；④减小下尖牙和后牙特别是磨牙冠舌向转矩角；⑤上第二双尖牙托槽底减薄。MBT 将方丝弓技术支抗控制下在方形弓丝上的牙齿整体移动与 Begg 技术细丝轻力、组牙滑动有机地结合在一起，形成了独具特色的 MBT 矫治技术。

表 8-10 MBT 直丝弓矫治器托槽设计

	上颌							下颌						
	I1	I2	C	P1	P2	M1	M2	I1	I2	C	P1	P2	M1	M2
轴倾角（°）	4	8	8	0	0	0	0	0	0	3	2	2	0	0
转矩角（°）	17	10	−7	−7	−7	−14	−14	−6	−6	−6	−12	−17	−20	−10
旋转（°）						10	10							
						远中	远中							

4. Z2 直丝弓矫治器（Z2 pre-adjusted appliance）——基于正常𬌗中国人牙齿特征的直丝弓矫治器 20 世纪 80 年代末，北京大学口腔医学院正畸科将 Roth 直丝弓矫治器引入我国正畸临床并生产出国产直丝弓托槽和磨牙颊面管。由于牙齿大小、形态和位置存在种族差异，中国患者使用西方人数据的矫治器进行矫治时会影响矫治质量，或者需要在弓丝上加入额外的补偿曲，降低了直丝弓矫治器的效率。1997 年，北京大学口腔医学院正畸科完成了正常𬌗中国人牙齿形态的研究，得出冠突度、冠角、冠转矩、临床冠中心高度、临床冠中心龈-𬌗向弧度、近-远中弧度以及弓形等全部基础数据；2006 年用这组数据设计出矫治器，经过临床应用评价、验证，发展出基于正常𬌗中国人牙齿特征的直丝弓矫治器——Z2 矫治器；2015 年根据 10 年临床应用对矫治器数据进一步调整（表 8-11），形成了金属托槽、金属自锁托槽、陶瓷托槽、陶瓷自锁托槽 4 种类形的更加适合中国人牙齿矫正的 Z2 矫治器。临床使用结果证明，Z2 矫治器可以进一步提高中国人错𬌗畸形的矫治质量和矫治效率。

Z2 矫治器托槽预置的数据与西方人的主要差别为以下几方面。①第一序列弯曲：上颌侧切牙、中切牙之间托槽底厚度相差较小，下颌第二双尖牙与第一磨牙之间托槽底厚度相差较大；减小了上颌第一、第二磨牙颊管的补偿角，下颌第一、第二磨牙颊管补偿角从 0° 分别改为 −4° 和 −2°；去除了尖牙和后牙托槽的抗旋转角。②第二序列弯曲：减小了上、下切牙特别是尖牙的轴倾角。③第三序列弯曲：上切牙托槽的正转矩角较大，上、下尖牙的负转矩较小。④在上颌侧切牙和上、下尖牙托槽上增加了“槽沟补偿角”。

所有托槽底在近远中方向和龈𬌗方向都是弧形，其弧度依据的是正常𬌗中国人牙齿临床冠中心形态的研究结果。

表 8-11　Z2 直丝弓矫治器托槽设计

牙位	底厚（mm）	轴倾（度）	转矩（度）	磨牙补偿角	槽沟补偿角	托槽底水平曲率半径（mm）	托槽底垂直曲率半径（mm）
U1	0.9	4°	11°			10	15
U2	1.2	6°	7°		5°	7	15
U3	0.75	7°	−3°		3°	4	12
U4	0.95	3°	−7°			3	9
U5	0.95	3°	−7°			3	9
U6	0.6	0°	−11°	8°		12	15
U7	0.6	0°	−11°	8°		12	15
L1、L2	1.2	0°	0°			10	15
L3	0.75	0°	−3°		5°	4	12
L4	0.75	3°	−13°			3	9
L5	0.85	4°	−21°			3	9
L6	0.60	0°	−30°	−4°		12	15
L7	0.60	0°	−30°	−2°		12	15

（四）直丝弓矫治技术

当代直丝弓矫治技术包括五个要素，即托槽选择、托槽位置与粘接、弓丝与弓形、矫治程序、矫治力与支抗。

1. 托槽选择　21 世纪以来，MBT 矫治器的使用逐渐超过 Roth 矫治器。Z2 矫治器根据正常𬌗中国人的研究结果设计并经过临床验证与改进，更适用于中国患者，在国内使用逐年增多。

Z2 矫治器为 0.022 英寸槽沟，包括 20 颗托槽和 8 颗颊面管。第二磨牙颊面管作为常规部件，只要条件允许，宜尽早将第二磨牙加入到矫治器系统，原因包括以下几方面。①越来越多的青少年因后段牙弓拥挤造成第二磨牙萌出问题：轻者扭转、倾斜，正中𬌗上、下第二磨牙虽接触，但前伸𬌗和侧方𬌗发生干扰；重者颊、舌向错位，形成锁𬌗；更有甚者骨内埋伏阻生，完全不能萌出。②某些错𬌗例如前牙开𬌗、后牙锁𬌗、骨性Ⅲ类以及颞下颌关节病等与后段牙弓拥挤有关，正畸治疗中常常需要矫治第二磨牙。③出于增强支抗和整平牙弓的考虑，许多错𬌗患者的矫治中需要将第二磨牙加入到矫治器系统。

由于种植支抗的广泛应用，口外弓的使用大大减少，Z2 矫治器第一磨牙不再使用带环而使用粘接式颊面管，颊面管为可掀盖式，便于矫治第二磨牙。

2. 托槽位置与粘接　正确的托槽位置可以在最大限度减小弓丝弯制的情况下使牙齿的位置和排列更接近六项标准，是直丝弓矫治器取得高质量治疗结果的保证。

直丝弓矫治器将托槽置于牙齿的临床冠中心（图 8-61）。确定牙齿临床冠中心有两种方法：Andrews 目测法和 MBT 槽定位表（表 8-12）。前者简便易行却存在误差，后者定位精确却耗时耗力。

Z2 矫治技术根据临床使用和国情，将目测法和光固化相结合：目测牙齿临床冠中心—局部酸蚀—托槽中心对准临床冠中心，托槽中轴与临床冠长轴一致—光固化粘接。同时强调，托槽粘接完成后要逐一检查，一旦发现位置有误者应立即重新粘接。

间接粘接法使托槽位置更为精确，但需要花费较多技工室时间。

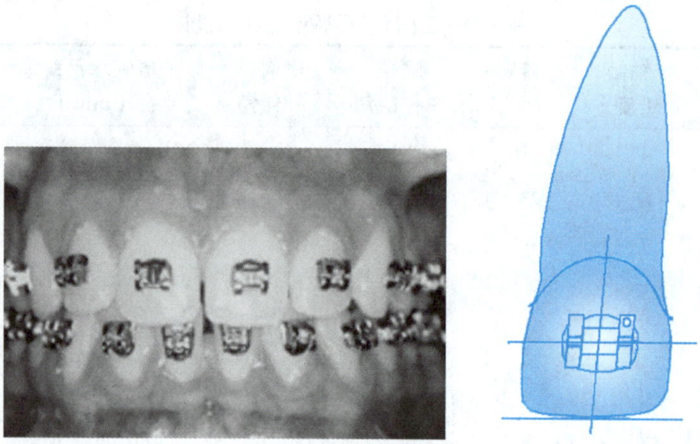

图 8-61　托槽位置

表 8-12　MBT 托槽粘着高度

	上颌							下颌						
	I1	I2	C	P1	P2	M1	M2	I1	I2	C	P1	P2	M1	M2
A	6.0	5.5	6.0	5.5	5.0	4.0	2.0	5.0	5.0	5.5	5.0	4.5	3.5	3.5
B	5.5	5.0	5.5	5.0	4.5	3.5	2.0	4.5	4.5	5.0	4.5	4.0	3.0	3.0
C	5.0	4.5	5.0	4.5	4.0	3.0	2.0	4.0	4.0	4.5	4.0	3.5	2.5	2.5
D	4.5	4.0	4.5	4.0	3.5	2.5	2.0	3.5	3.5	4.0	3.5	3.0	2.0	2.0
E	4.0	3.5	4.0	3.5	3.0	2.0	2.0	3.0	3.0	3.5	3.0	2.5	2.0	2.0

*C 为常用数据；B、A 适于牙齿较大患者；D、E 适于牙齿较小患者。

3. 弓丝与弓形

（1）标准弓形：人类牙弓形态存在较大的变异，正畸治疗若改变了患者的牙弓形态，复发的可能性将增大。方丝弓矫治技术使用单一的标准弓形。Andrews 参考 WALA 嵴确定个体的弓形。Roth 使用仅有大小之分的 Tru-arch 弓形。MBT 技术推荐三种弓形，即尖圆、卵圆和方形，但与国人牙弓形态有较大差异。Z2 技术使用三种标准弓形，用于适合不同牙弓形态的中国患者（图 8-62）。

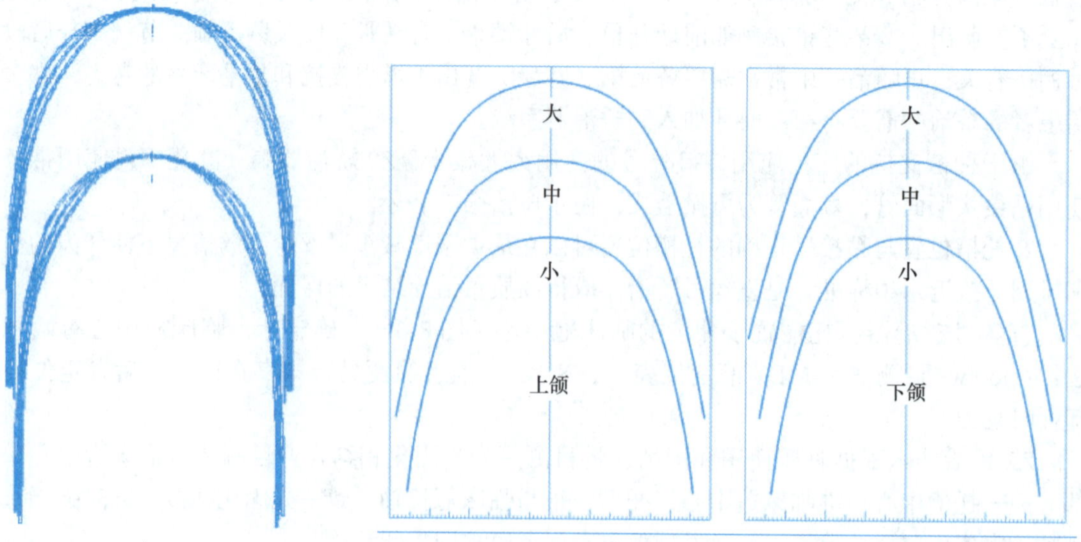

A　　B

图 8-62　标准弓形
A. MBT 技术；**B.** Z2 技术

临床使用圆丝时，所有患者可以统一用中间弓形。随着治疗的进展，对弓形的要求也逐渐严格：使用镍钛方丝时要根据患者的牙弓形态选择不同的弓形；到不锈钢方丝时，还要根据患者的下颌原始牙模进行个别调整，确保弓丝形状与牙弓形态相似，并在模板上检查弓丝对称性，上颌弓形应较下颌宽 2 mm。

（2）弓丝顺序：遵从“从软到硬、从圆到方、从细到粗”的原则。

MBT 技术对一般病例使用的弓丝顺序为：0.016 英寸热激活镍钛丝，0.019 英寸×0.025 英寸热激活镍钛方丝，0.019 英寸×0.025 英寸不锈钢方丝，0.016 英寸不锈钢圆丝。

Z2 矫治技术对于一般病例推荐的弓丝顺序为：初始弓丝为 0.014 英寸（或 0.016 英寸）镍钛圆丝，再使用 0.016 英寸×0.022 英寸镍钛方丝（或 0.016 英寸不锈钢圆丝），第三根弓丝为 0.019 英寸×0.025 英寸镍钛方丝，然后使用 0.019 英寸×0.025 英寸不锈钢方丝，最后视牙齿咬合和排列情况，可以使用 0.016 英寸不锈钢圆丝（或 0.021 英寸×0.025 英寸镍钛方丝）完成。

4. 矫治程序

（1）排齐整平阶段：直丝弓矫治器由于前牙托槽内置的轴倾角，治疗初期易出现前牙唇倾和覆𬌗加深。MBT 技术采用减小前牙轴倾角、尖牙“8”字结扎和弓丝末端回弯来防止这种前牙的不利移动。Z2 矫治器的上、下 6 颗前牙托槽内置轴倾角为中国人数据，比 MBT 托槽进一步减小，治疗初期前牙的不利移动进一步减小，但尖牙“8”字结扎和弓丝末端回弯仍列为常规，特别是对于尖牙牙冠远中倾斜的患者（图 8-63）。但是，也要特别注意上颌后牙的支抗保护，防止因“8”字结扎导致的后牙前移。

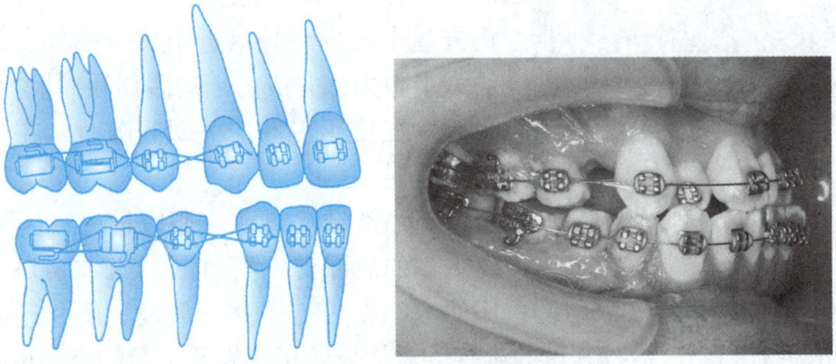

图 8-63　尖牙向后结扎和末端弓丝回弯

初始弓丝的选择视牙列拥挤的程度，Z2 矫治技术一般先用 0.012、0.014（或 0.016）英寸镍钛圆丝排齐。第二根可采用 0.016 英寸×0.022 英寸镍钛方丝继续排齐。然后使用 0.019 英寸×0.025 英寸镍钛方丝继续排齐整平，初步建立转矩向不锈钢方丝过渡。根据覆𬌗控制的需要，弓丝上都可加 2～3 mm 摇椅。对于牙齿严重拥挤不齐的病例，初始弓丝可用刚度更低的热激活镍钛丝，同时推荐使用自锁托槽（图 8-64）。由于矫治器系统的摩擦力低，弓丝在内可以自由滑动，大大加速了牙齿的排齐。

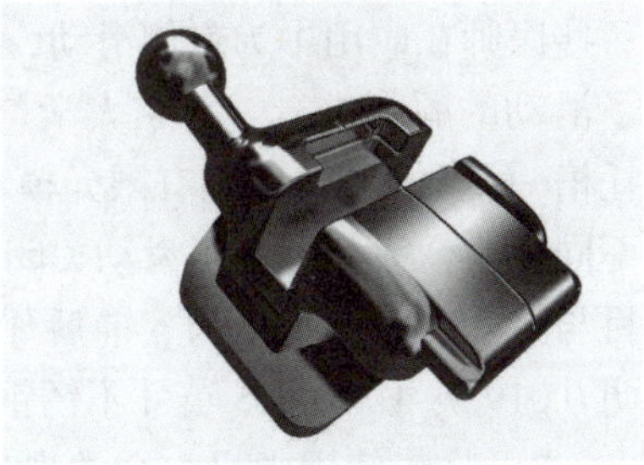

图 8-64　Z2 直丝弓矫治器（自锁托槽型）

牙弓的整平使用摇椅弓，无论圆丝还是方丝，无论镍钛还是不锈钢材质，都可以做成摇椅形。需要注意的是摇椅弓在压低前牙的同时使之唇倾，尤其是下前牙的唇倾对于大多数患者不利（图 8-65）。还要注意方丝加摇椅后的前后牙段均产生了正转矩，摇椅越深，转矩越大。因此，不锈钢方丝摇椅超过 3 mm 时或者使用 0.021 英寸×0.025 英寸全尺寸不锈钢方丝时，应当去除相应牙段的正转矩，以防止不利的牙齿移动。Z2 矫治器常规包括第二磨牙，这有利于整

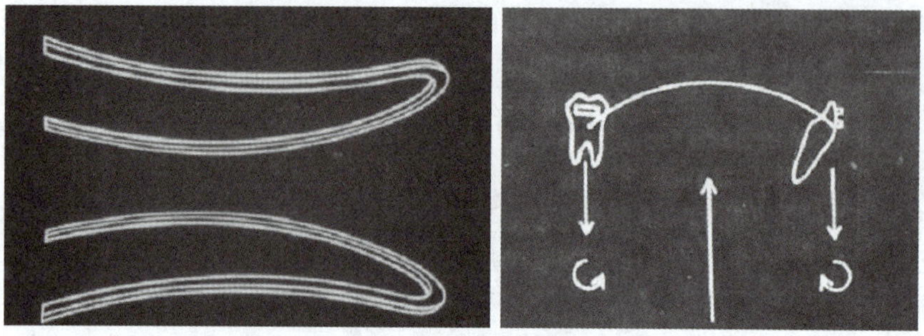

图 8-65　摇椅弓力学原理

平牙弓。

对于大多数患者，随着弓丝的更换，到0.019英寸×0.025英寸不锈钢方丝后，牙弓会逐渐整平。对于较严重的深覆𬌗，应当根据垂直面型进行不同的垂直控制，低角患者使用平面导板升高后牙，高角患者多用唇弓或种植支抗压低前牙。开𬌗患者要直立、压低磨牙，可采用镍钛摇椅方弓配合前牙垂直牵引，也可以用种植支抗，在关闭开𬌗的同时调整Spee曲线。

第一阶段需要解决的其他问题包括牙弓宽度不足的扩展、埋伏牙助萌、锁𬌗以及部分中线偏移的矫正等。

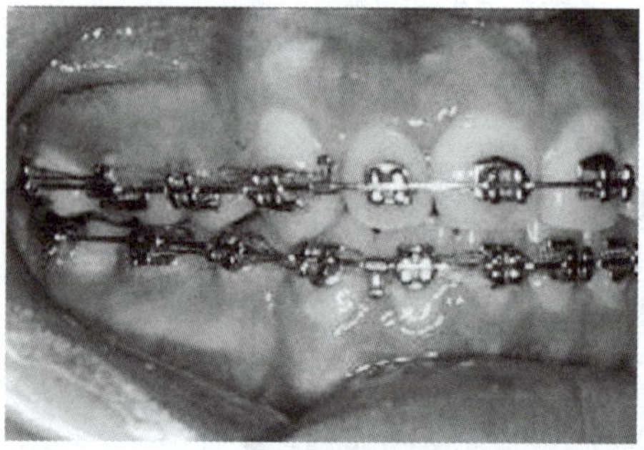

图 8-66　滑动法关闭间隙

（2）关闭间隙阶段：MBT吸取了Begg矫治技术轻力、组牙滑动的特点，采用滑动法（sliding mechanic）关闭间隙：在0.019英寸×0.025英寸不锈钢方丝上，尖牙托槽近中置牵引钩，使用50～150 g颌内牵引力，完成前牙的后移和控根（图8-66）。

以往使用滑动法关闭间隙时，在理论和实践上存在几个误区：

1）"滑动法需要克服摩擦力，因而比关闭曲法消耗更多的后牙支抗"。北京大学口腔医学院正畸科的临床研究结果否定了这一假设。研究还证明，与关闭曲法相比，滑动法更有利于覆𬌗打开后的维持，对切牙转矩和尖牙位置的控制更好，还可节省椅旁操作时间，患者感觉也较舒适。

2）滑动法根据临床经验提出，对究竟什么样的弓丝、多大的牵引力合适缺乏研究。以往一些医师在应用中为方便滑动，不自觉地减小了弓丝的尺寸，同时增大牵引力，这样反而阻碍了滑动的顺利进行。北京大学口腔医学院正畸科建立了全牙列牙齿-牙周组织-直丝弓矫治器托槽-弓丝的整体三维有限元模型，采用非线性计算方法，对三种不同尺寸不锈钢方丝、五种不同大小牵引力进行了滑动关闭间隙的比较研究，综合考虑磨牙段弓丝与托槽之间的接触点数目与接触点最大正压力、前后牙牙周膜Von mises应力分布、前后牙齿移动趋势，研究结果证明0.019英寸×0.025英寸不锈钢弓丝、150 g牵引力是滑动关闭间隙的最佳组合。

3）临床使用中另一个常出现的问题是在牙弓尚未充分整平时就开始关闭间隙。由于牙弓整平不够，滑动阻力较大，常规牵引力拉不动，就加大牵引力以期克服阻力，结果牙齿倾斜、旋转加重，弓丝阻力更大，滑动更难进行。针对这一问题要强调牙弓完全整平：排齐阶段后期使用0.019英寸×0.025英寸镍钛方丝作为过渡弓丝，初步建立转矩，以便0.019英寸×0.025英寸的不锈钢方丝顺利入槽。不锈钢方丝放入后要被动结扎至少1个月，为三方位整平牙弓提供时间，直至整条弓丝完全平直，可以在槽沟内自由滑动。然后方可开始弹性向后结扎。

4）一步法还是两步法：北京大学口腔医学院正畸科的研究证明，两步滑动与一步滑动比较，支抗磨牙前移减少0.25 mm，然而却多4个月时间，实际意义并不大。对于间隙极其紧张、支抗要求极严的患者，推荐使用种植钉增强后牙支抗。

Z2 直丝弓矫治技术滑动关闭间隙具体操作为：0.019 英寸×0.025 英寸不锈钢方丝，2 mm 摇椅，依据下切牙的唇倾度确定是否在下前牙区减小正转矩或增加负转矩，被动结扎 1～2 个月后，150 g 牵引力，每月 1 mm 的速度关闭间隙。通过托槽预置的转矩角，配合摇椅弓产生的转矩补偿，同时完成上颌 6 颗前牙的后移与控根。如果使用自锁托槽，牵引力要减小至 100 g 左右。

（3）第三阶段——完成：直丝弓矫治器托槽内置有三个序列弯曲，一旦第一根弓丝结扎入托槽后，牙齿即向最终位置移动，整个治疗是一个缓缓向完成阶段过渡的过程，如果托槽位置正确、处理得当、治疗顺利，第三阶段仅需要少量的工作。

完成阶段的工作主要是牙齿排列、𬌗关系的完善、转矩调整。牙齿位置调整通过重粘托槽或小量弓丝弯制完成。如果关闭间隙后尖窝关系尚不理想，可根据不同情况进行不同类型的颌间牵引。关于转矩控制，Andrews、Roth 使用全尺寸的不锈钢方丝，但矫治力过大。MBT 为了滑动关闭间隙的需要，使用的最大尺寸弓丝减小到 0.019 英寸×0.025 英寸，对牙齿的转矩控制减弱，在关闭间隙阶段需要弯制弓丝，增加额外的转矩或减小不必要的转矩。这样在完成阶段就无需对转矩做过多的调整。

北京大学口腔医学院正畸科的研究证明，如果完成阶段仍需做转矩调整，可以使用 0.021 英寸×0.025 英寸镍钛方丝 2 个月以上，让直丝弓托槽预置的转矩充分表达。因此，Z2 直丝弓矫治技术的完成弓丝有两种选择：使用 0.016 英寸不锈钢圆丝，通过少量弓丝弯制或颌间牵引调整牙齿位置、完善咬合关系；也可以使用 0.021 英寸×0.025 英寸镍钛（或 β 钛）方丝，对牙齿特别是前牙的转矩进一步控制。

5. 矫治力与支抗控制 方丝弓技术和早期直丝弓技术使用的矫治力较大。MBT 技术和 Z2 矫治技术都采用轻力矫治，整个矫治过程中矫治力都小于 200 g。若使用自锁托槽，则矫治力一般不超过 150 g。

支抗设计与支抗控制遵从方丝弓矫治技术的原则。支抗设计是根据错𬌗畸形的类型和矫治需要，在矫治设计时确定不同类型的支抗（弱、中、强、绝对支抗）；支抗控制是根据支抗设计选择应用颌内、颌间、颌外、种植体等具体措施，做到该动的牙动、不该动的牙不动。支抗控制是支抗设计的实施，贯穿矫治全过程。

Z2 矫治器在托槽设计上进一步减小了前牙托槽的轴倾角，并且矫治器系统常规包括第二磨牙，这有利于后牙支抗的维护。矫治初期采用尖牙“8”字结扎和弓丝末端回弯，使用热激活镍钛丝；矫治中期强调牙弓完全整平，使用 150 g 的轻力滑动关闭间隙；使用自锁托槽可进一步减小矫治器系统的摩擦力。这些措施使磨牙的支抗得到有效保护。

当代直丝弓矫治技术仍然使用方丝弓技术口内增加支抗的传统方法，例如 TPA、Nance 弓、舌弓、颌间牵引等，但很少使用口外弓，代之以微螺钉种植体获得最大支抗。微螺钉简单、有效，不依赖患者合作，不仅在矢状方向上效率高于口外弓，而且在牙齿的垂直控制上起到口外弓不可能完成的作用，对于高角、前牙开𬌗、深覆𬌗的矫治有特殊的效果。

典型病例（图 8-67）

一般信息：患者，女，18 岁，主诉要求矫正牙齿前突。

临床表现及检查：

（1）口外：面部基本对称，下颌后缩，侧貌呈凸面型，高角，面下 1/3 稍长，轻度露龈微笑。

（2）口内：恒牙𬌗；右侧磨牙关系远中尖对尖，左侧磨牙中性关系；上下前牙唇倾，双牙弓前突合并轻度拥挤；上牙列中线正，下牙列中线右偏 1.5 mm；右上第一磨牙大面积缺损，右下第一磨牙为残冠。

（3）口腔卫生状况：佳。

（4）关节检查：无明显异常。

病史及家族史：无类似畸形。

不良习惯：无。

头影测量分析：见表8-13。

诊断：安氏Ⅱ^{1}类亚类；毛氏Ⅱ^2＋Ⅰ^1；骨型Ⅱ类，高角。

矫治设计：

（1）拔牙矫治，14，24，34，46；

（2）全口直丝弓矫治技术；

（3）上颌种植支抗，内收前牙、垂直控制。

矫治过程：排齐整平6个月；上颌种植支抗、滑动法关闭拔牙间隙，同时垂直向压低上牙列9个月；精细调整6个月；总疗程21个月。

表8-13 治疗前后头影测量结果比较

测量项目	治疗前	治疗后	正常值
SNA（°）	87.1	85.3	82.8±4
SNB（°）	79.9	79.6	80.1±3.9
ANB（°）	7.1	5.7	2.7±2.0
FH/NP（°）	82.1	83.0	85.4±3.7
NA/PA（°）	17.1	13.4	6.0±4.4
U1-NA（mm）	4.1	2.9	3.5±6.5
U1/NA（°）	21.1	19.9	22.8±5.7
L1-NB（mm）	11.1	6.5	6.7±2.1
L1/NB（°）	37.7	26.4	30.5±5.8
U1/L1（°）	114.0	128.1	124.2±8.2
U1/SN（°）	108.1	105.1	105.7±6.3
MP/SN（°）	44.3	41.8	32.5±5.2
MP/FH（°）	41.2	37.9	31.1±5.6
L1/MP（°）	93.5	85.0	93.9±1.2
Y轴	69.8	64.0	66.3±7.1
Pg-NB（mm）	1.9	1.0	1.0±1.5

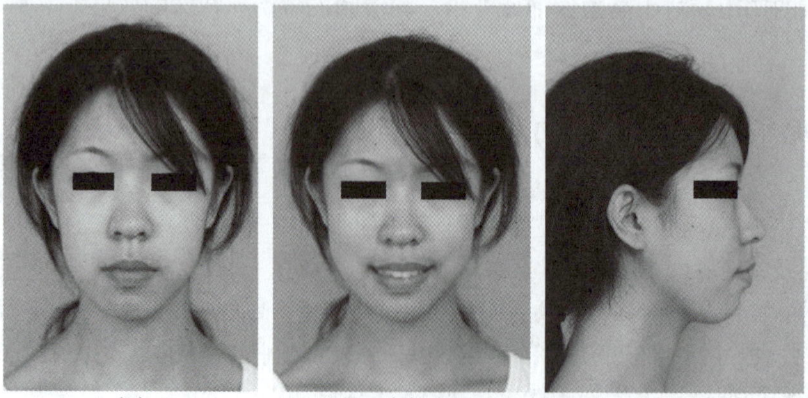

（1）　　（2）　　（3）

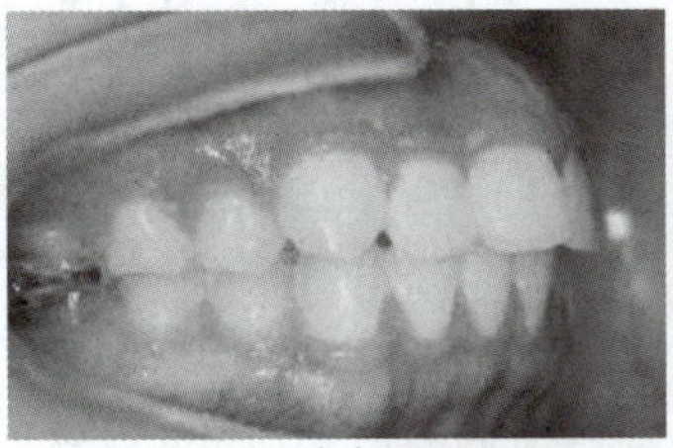
（4）

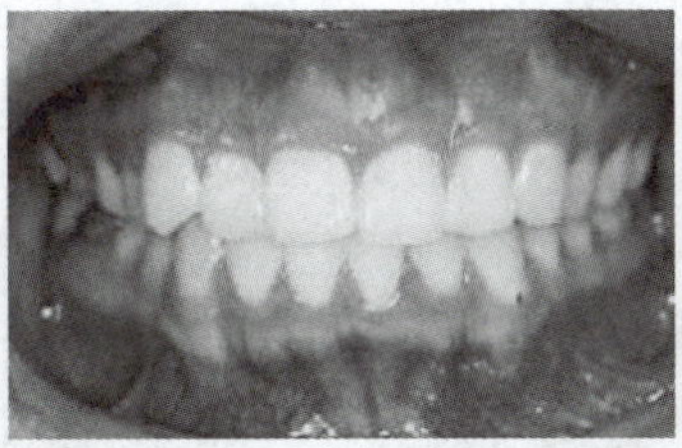
（5）

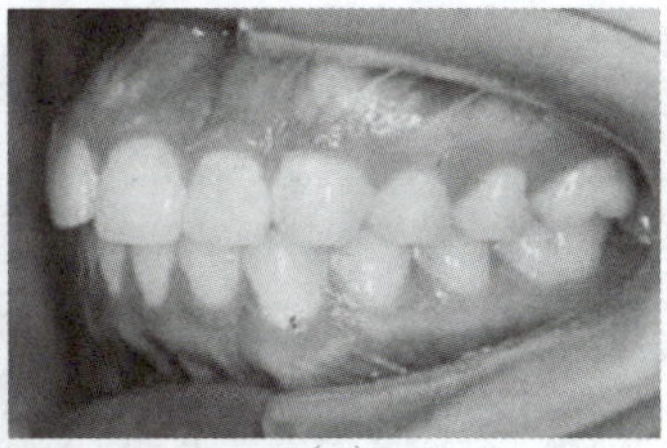
（6）

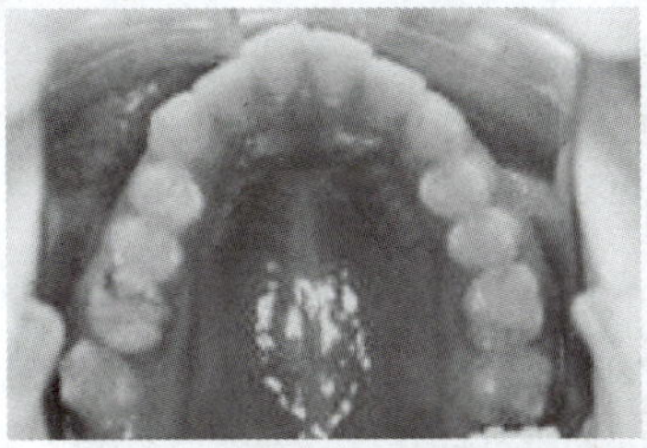
（7）

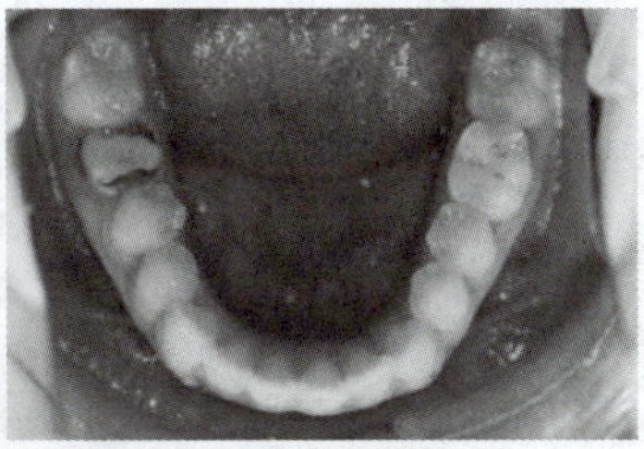
（8）

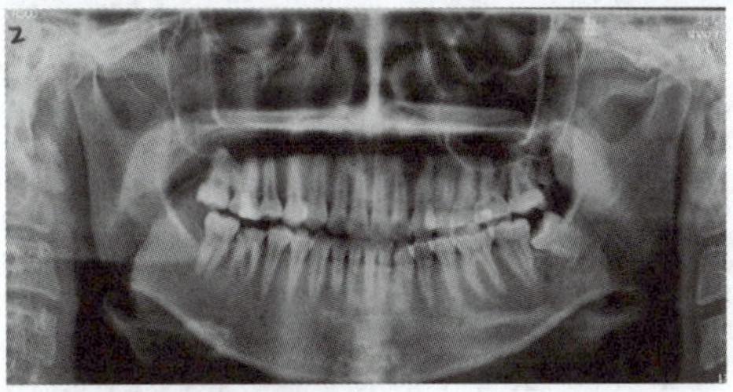
（9）

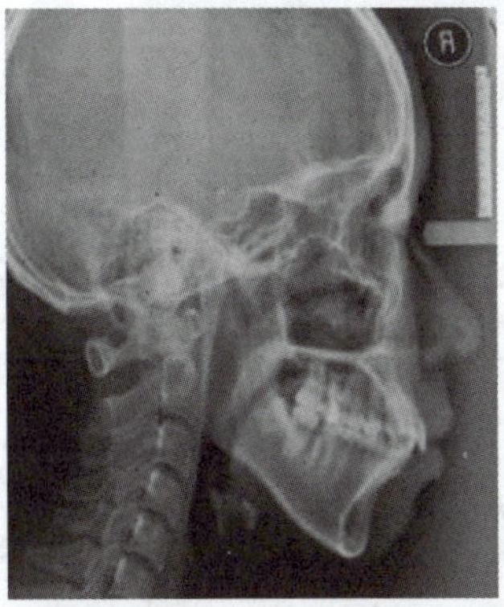
（10）

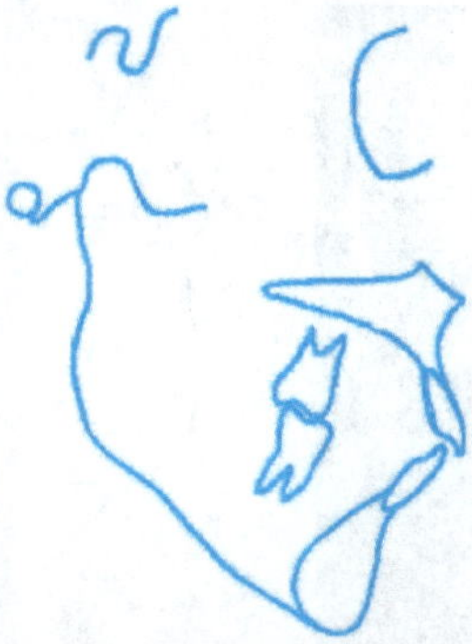
（11）

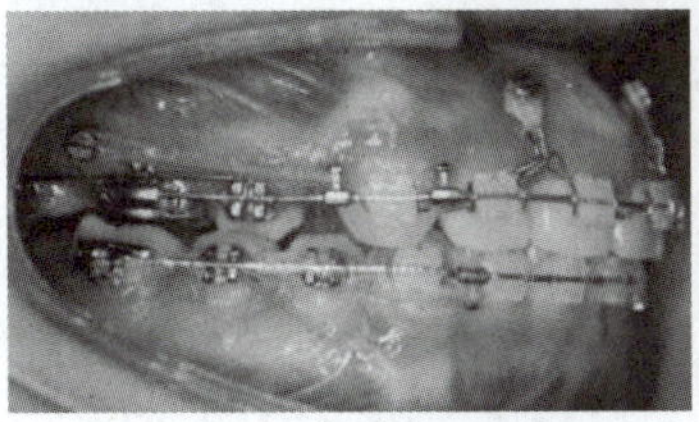
（12）

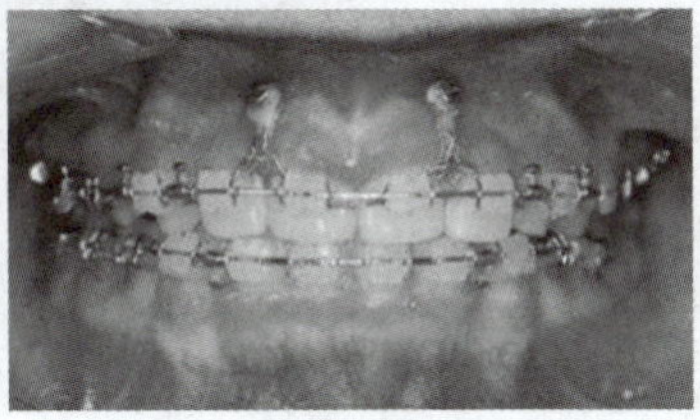
（13）

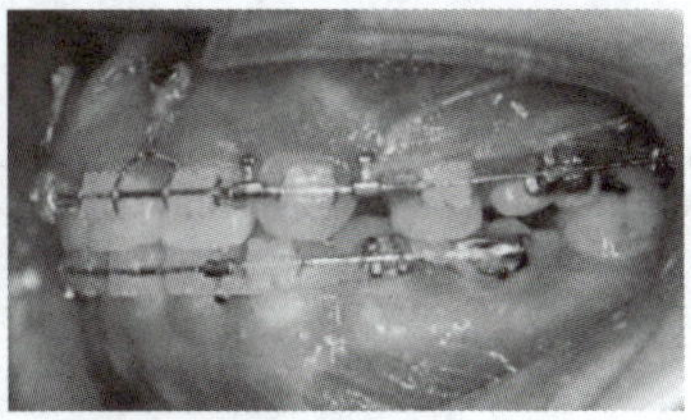
（14）

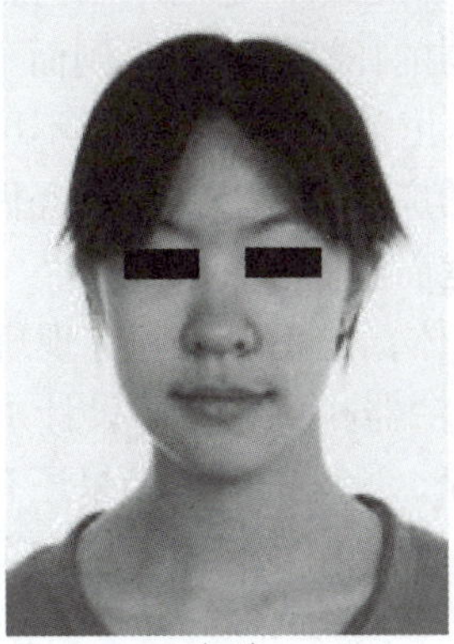
（15）

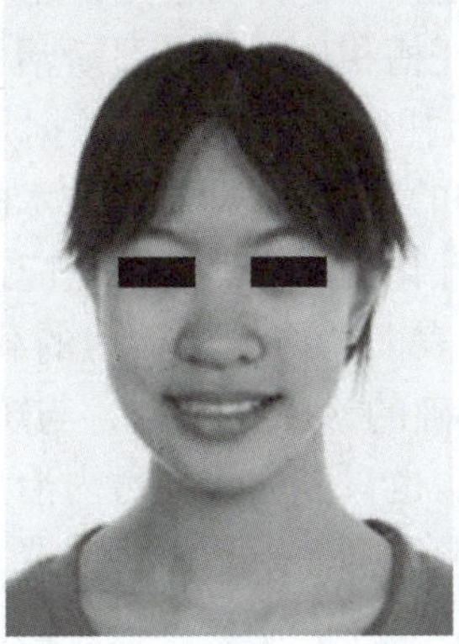
（16）

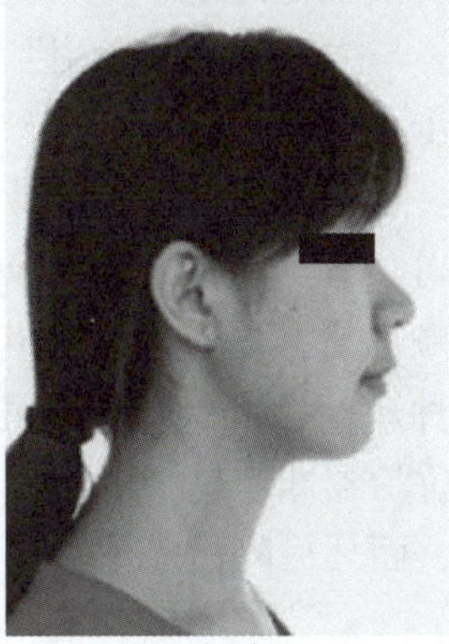
（17）

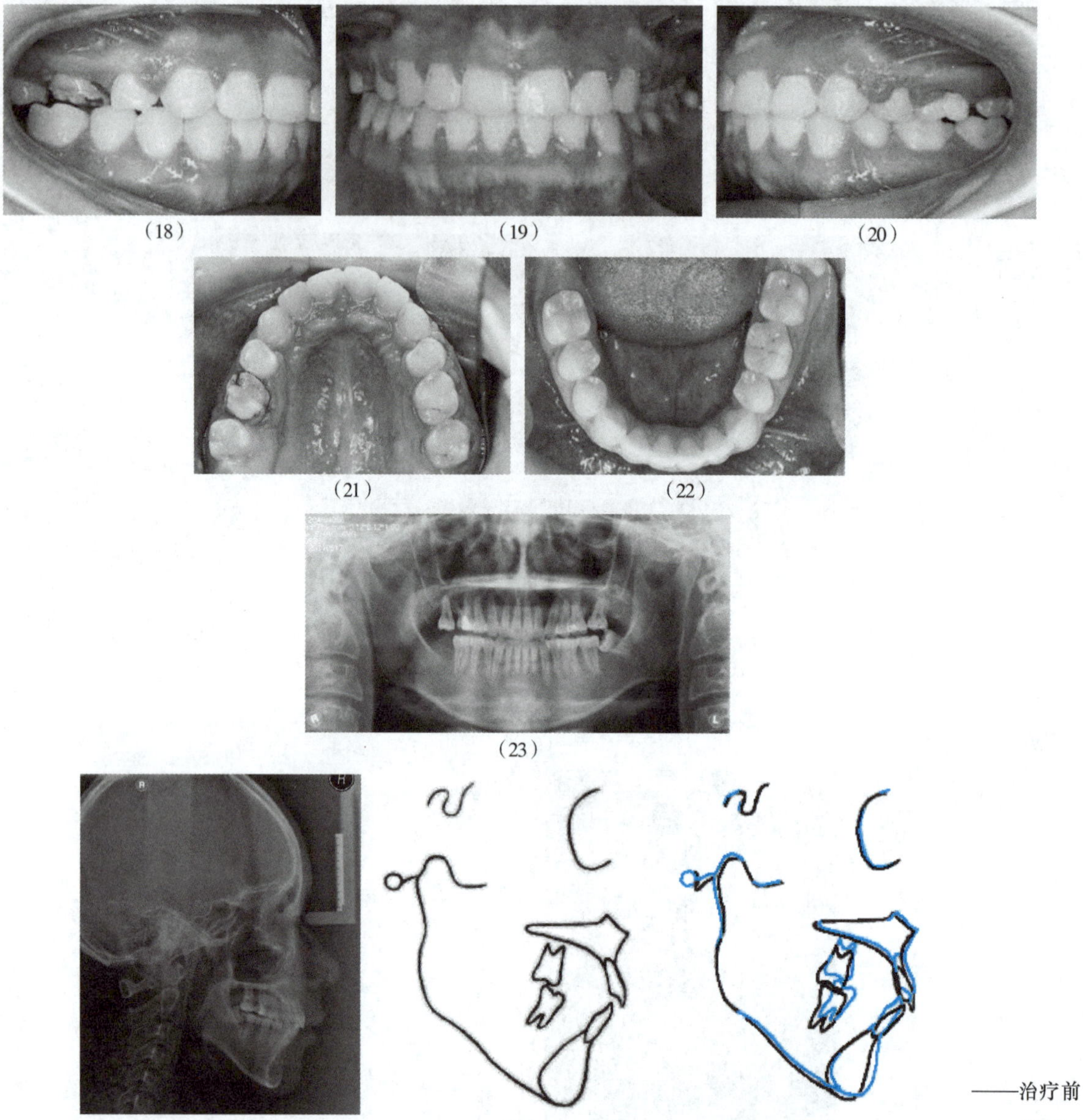

图 8-67 治疗前、中、后面殆像，X 线片及重叠图
（1）～（8）治疗前面殆像；（9）～（11）治疗前 X 线片；（12）～（14）治疗中殆像；（15）～（22）治疗后面殆像；（23）～（26）治疗后 X 线片及头颅侧位片重叠图

直丝弓矫治器是近 50 年来口腔正畸学领域的突破性进展之一，是当今国内外正畸临床的主流矫治器。与方丝弓的“通用”托槽相比，直丝弓矫治器的托槽依牙齿不同而不同，实现了矫正器的初步“个性化”。但直丝弓托槽中所包含的数据是正常的平均数值，不可能适合每一个特定患者。随着计算机辅助设计和计算机辅助制造技术的广泛应用，目前已经做到矫治器依人不同而不同，适合特定患者的个性化的直丝弓矫治器应运而生。

托槽和颊面管只是粘着于牙齿表面的传导矫治力的载体，是正畸医师实现矫治目标的工具，任何一种矫治器都代替不了正确的诊断与设计，与矫治器相比，诊断设计永远是第一位的。直丝弓矫治器即使是个性化的，也只能完成牙弓内治疗，最终的矫治结果还有赖于完善的牙弓间治疗，而牙弓间治疗是由正畸医师而不是由矫治器完成。由于错殆不同和个人生理代谢的差异，不同患者对治疗的反应不同，现阶段矫治器很难做到完全的“精准矫治”。正畸医师不能忽视正畸学基本理论的学习和临床基本技能的训练。

（曾祥龙　高雪梅）

七、低摩擦力固定矫治器和矫治技术

（一）概述

当今正畸学界提倡轻力矫治的理念。要达到轻力矫治行之有效，首要的是减少矫治系统的摩擦力。自 20 世纪 90 年代后期，国际上陆续推出了一些新的固定矫治器，其改进或更新的方向之一是减少托槽槽沟与弓丝之间的摩擦力，以便实现轻力矫治。

1997 年，Kusy 等提出滑动摩擦力（resistance to sliding，RS）可包括三部分：经典摩擦力（classical friction，FR）、弹性约束力（elastic binding，BI）和刻痕阻力（physical notching，NO）；根据托槽与弓丝倾斜成角（θ）与临界角（θc）的关系，又可以划分为两种状态或范围：被动状态或范围（passive frictional configuration）的滑动和主动状态或范围（active frictional configuration）的移动，前者为 θ ＜ θc，后者指 θ ≥ θc；不同状态下滑动摩擦力的大小及组成不同（图 8-68）。

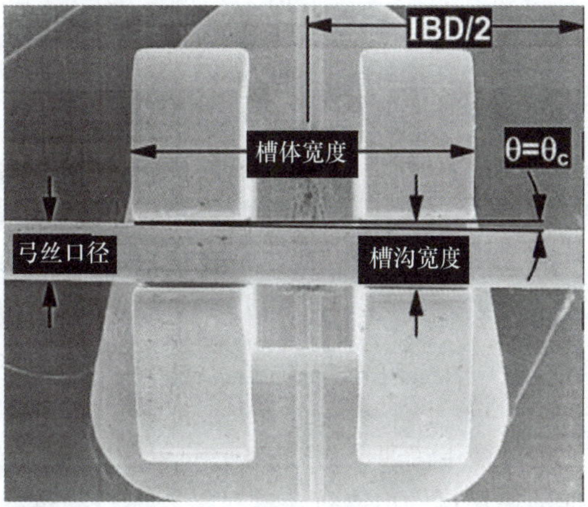

图 8-68　托槽与弓丝倾斜成角（θ）与临界角（θc）的关系

已证实，当弓丝在槽沟内处于 θ ＜ θc 的被动范围时，弓丝与槽沟之间要克服的滑动摩擦力只是结扎摩擦力，这时滑动摩擦力 RS ＝ μFn（μ：摩擦系数，Fn：结扎丝或结扎圈的正压力）。在 θ ≥ θc 的主动范围时，弓丝将出现弧形弯曲，弓丝与槽沟之间的摩擦力显著增加，Kusy 称之为弹性约束力，这时滑动摩擦力 RS ≈ BI（BI：弹性约束力）（图 8-69）；如果弓丝发生不能恢复的褶曲，则会出现牙齿停止移动的刻痕阻力，则滑动摩擦力 RS ＝ NO（NO：刻痕阻力）（图 8-70），这种情况极少发生。因此，在矫治过程中主要需克服结扎摩擦力及弹性约束力。

这意味着，消除结扎摩擦力及设法扩大托槽槽沟的被动范围，以便避免进入产生弹性约束

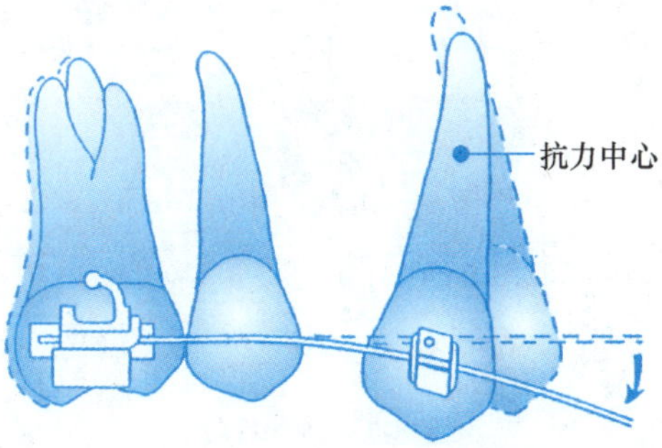

图 8-69　θ ≥ θc 的主动状态，弓丝与槽沟之间的摩擦力为弹性约束力

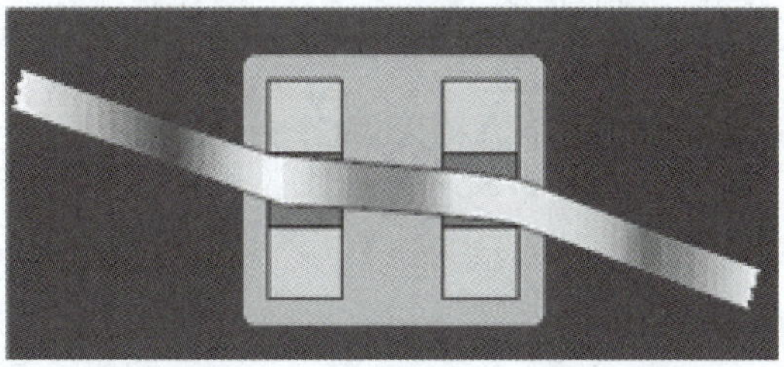
图 8-70　θ ≥ θc 的主动状态，弓丝与槽沟之间形成使牙齿难以移动的刻痕阻力

力的主动范围，均是减少摩擦力、有利于牙齿移动的重要措施。因此，可以将减少上述一种或两种摩擦力的托槽或矫治器称为低摩擦力矫治器。传统方托槽的被动低摩擦力范围很小，例如 MBT 双翼托槽的临界角 $\theta c \approx 2.6°$，而且具有结扎摩擦力，在拔牙病例的牙齿移动中，常处于产生弹性约束力的主动范围。换言之，上述两个摩擦力均存在于传统方托槽。传统自锁托槽仅消除了结扎摩擦力，拔牙矫治仍需克服弹性约束力；Tip-Edge 托槽显著扩大了槽沟的被动范围，消除了弹性约束力，仍存在结扎摩擦力；Begg 细丝弓矫治器及传动矫治器不仅消除了结扎摩擦力，而且消除了弹性约束力。

下面分别介绍 Begg 矫治器、Tip-Edge 矫治器、自锁托槽、传动矫治器及技术。

（二）Begg 细丝弓矫治器及技术

Begg 细丝弓矫治器及技术是由澳大利亚的正畸先驱 Begg 医师于 20 世纪 50 年代研发的。该矫治器及技术与方丝弓矫治器及技术形成了当时正畸临床的两大支柱。

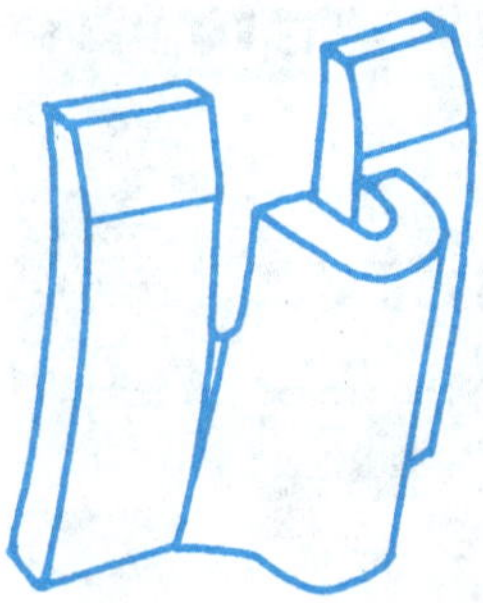

图 8-71　Begg 托槽

1. Begg 托槽　该托槽含有一个竖槽沟及一个竖管（图 8-71）。槽沟接纳圆丝，竖管可插入栓钉，形成自锁状，且该托槽被动范围显著增加（约 60°），可消除弹性约束力（BI），故可实现牙齿大范围倾斜移动的轻力矫治（图 8-72）。

2. Begg 矫治技术的差动力原理　当单根的前牙和多根的后牙之间使用轻力牵引（例如 2 盎司）时，前牙可相对快速倾斜移动（图 8-73），而后牙几乎不动。如果较大的力应用于同一情况，则后牙趋向于近中移动，而前牙运动受阻。这就是差动力（differential force）现象。

3. Begg 矫治技术特点　鉴于 Begg 托槽可消除结扎摩擦力及弹性约束力，根据差动力原理，Begg 技术可以借助于持续轻力（例如 2 盎司），使前牙产生快速而大范围的倾斜移动。由于是轻力矫治，口内支抗行之有效，从而可以避免繁琐地使用口外力支抗。这对于矫治较疑难的减数病例十分有利。虽然现如今已很少使用 Begg 矫治器及技术了，但是该技术的轻力矫治及过矫正理念等仍具有现实意义。

4. Begg 矫治器及技术的局限性　Begg 托槽对牙齿三维定位的精确性远不如方托槽。另外，牙齿移动后，还需要弯制繁琐的正轴簧正轴，背离了直丝弓技术的便捷理念。

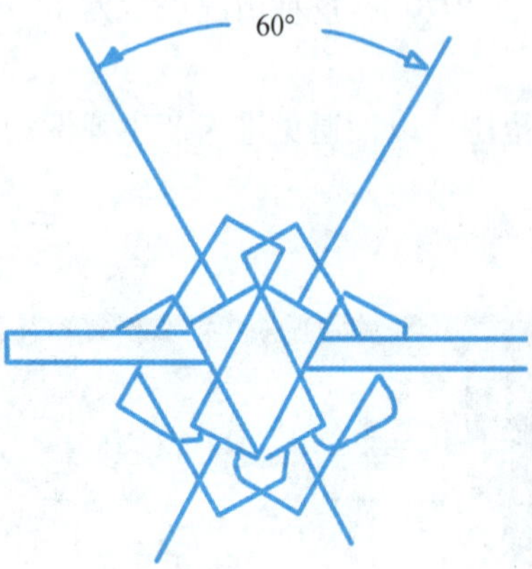

图 8-72　Begg 托槽有利于牙齿大范围倾斜移动

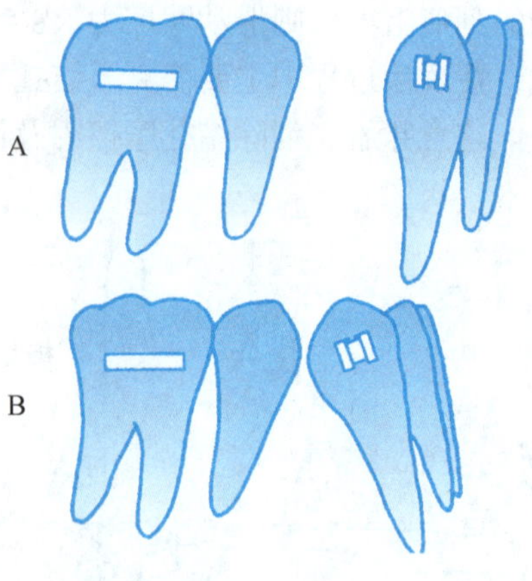

图 8-73　倾斜移动
A. 牙齿移动前；B. 倾斜移动后

（三）Tip-Edge 直丝弓矫治器及技术

Tip-Edge 直丝弓矫治器及技术是美国的 Kesling 医师于 20 世纪 80 年代末研发出来的。该矫治器融合了传统直丝弓矫治器及 Begg 矫治器的优点，实现了在方托槽上实施类似于 Begg 托槽较大范围的倾斜移动。

1. Tip-Edge 托槽及 Tip-Edge Plus 托槽 Kesling 将传统方托槽槽沟对角处除去了两个楔形三角，形成 Tip-Edge 托槽（图 8-74），这可使槽沟的被动范围显著增加，其临界角可达到 θc = 28°。即使在拔牙病例牙齿移动范围较大的矫治中，仍可使牙齿移动处于被动范围，可消除比较大的弹性约束力，从而可以实现依靠口内支抗实施轻力矫治。

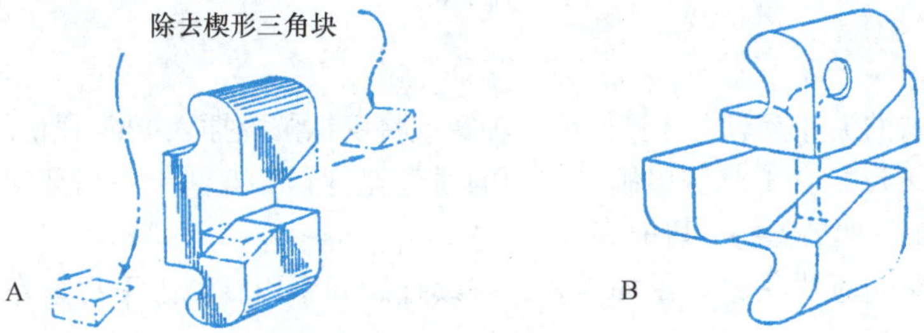

图 8-74 Tip-Edge 托槽的设计
A. 除去对角处的楔形三角；**B.** Tip-Edge 托槽

Tip-Edge 托槽在持续轻力作用下，倾斜移动牙齿的性能方面明显优于传统的方托槽和直丝弓托槽；但是，在矫治后期正轴时，依然需要弯制繁琐的正轴簧等，与便捷的直丝弓理念相悖，且所有牙齿均倾斜移动，初学者不易掌握。

21 世纪初，Kesling 对 Tip-Edge 托槽又进行了改进，在托槽基础部分增加了横圆管，能够插入镍钛圆丝，进行牙齿正轴，从而可以避免使用繁琐的正轴簧等。该横圆管与竖管处于同一平面，形成“+”（plus）形状，故第二代托槽称为 Tip-Edge Plus 托槽，简称 Plus 托槽（图 8-75）。

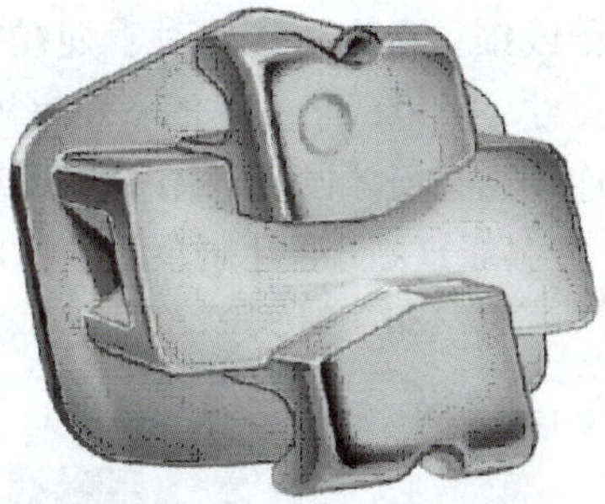

图 8-75 Tip-Edge Plus 托槽

2. Tip-Edge 矫治技术原理 Kesling 发现，美国的正畸医师普遍习惯使用方托槽，但是方丝弓技术比较强调牙齿整体移动，故所需要的牵引力较大，导致需要口外力加强支抗等问题；相比之下，Begg 细丝弓技术提倡使用持续轻力，先使牙齿大范围倾斜移动，然后再正轴，达到间接的整体移动，这就是所谓的差动牙移动（differential movement），不需要繁琐的口外支抗。根据这些事实，Kesling 设想在方托槽上实现差动牙移动，从而设计出 Tip-Edge 托槽。该托槽及技术既遵循了 Begg 细丝弓技术牙齿移动的差动力原理，又包含了传统直丝弓托槽及技术的一些特点，可以使用直方丝弓实施转矩矫正。

3. 矫正程序 Tip-Edge 技术矫治过程一般分为三期。

第一期矫治目标及具体操作：应用轻力（约 2 盎司）及口内支抗（图 8-76）。

（1）打开（或关闭）前牙咬合：①使用 0.016 英寸硬不锈钢圆弓丝；②在弓丝上弯制合适后倾曲；③如需要，持续佩戴颌间牵引。

（2）解除前牙拥挤：①使用主弓丝及前牙段排齐辅弓；②若尖牙远中无间隙，则在主弓丝上弯制多个垂直曲。

（3）关闭前牙间隙：在主弓丝上，将链状皮圈从一侧尖牙挂向对侧尖牙。

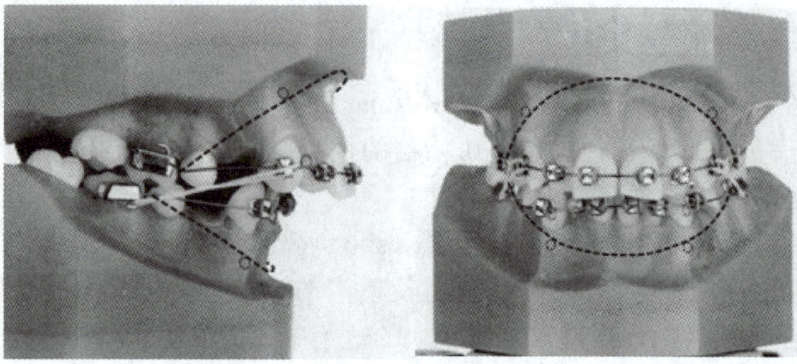

A　　B

图 8-76　第一期矫治措施（虚线为后倾弯无力时唇弓的状态或位置）
A. 侧面观；B. 正面观

（4）矫正倾斜的尖牙及双尖牙：使用正轴簧或将镍钛圆丝插入 Plus 托槽的横管内。

（5）矫正后牙反殆：①改变单颌或双颌的弓丝宽度；②双侧上下后牙交互牵引；③先用快速扩弓过度矫正，然后保持一段时间。

（6）矫正后牙近远中关系：①如需要，持续挂颌间牵引；②上下弓丝弯制适当后倾曲或打开咬合曲。

上述 6 个矫治目标中，打开前牙咬合至对刃关系最为重要。

第二期矫治目标及具体操作（图 8-77）：

（1）保持所有在第一期所取得的矫治结果，包括前牙达到对刃关系，前牙排齐，后牙反殆或锁殆得到矫正，对于处在生长发育期的儿童患者，磨牙关系可能得到调整：①使用 0.022 英寸（约 0.56 mm）的不锈钢硬圆丝，支抗曲减小，如需要，继续颌间牵引；②用链状弹力圈连续结扎前牙段；③用弹力圈或结扎丝将尖牙托槽与弓丝上的牵引圈结扎在一起等。

（2）关闭后牙剩余间隙：用链状皮圈或橡皮圈颌内水平牵引。

第二期一般需要 6 周至 6 个月不等。在非拔牙病例中，可不设立第二期。

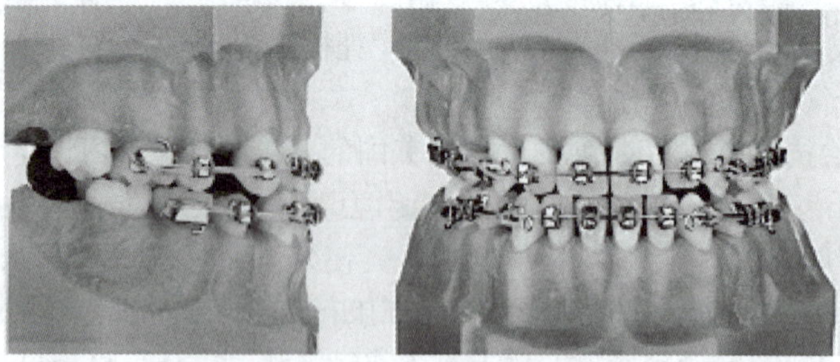

图 8-77　第二期矫治措施

第三期矫治目标及具体操作：

（1）保持第一、二期所取得的所有结果：①与第二期列举的保持第一期矫正结果所制订的措施相同；②主弓丝末端打弯锁住磨牙颊管，以保证牙列无间隙，无需尖牙结扎。

（2）获得所有牙齿的理想近远中倾斜度（tip）及转矩度（torque）：①使用正轴簧或插镍钛圆丝入 Plus 托槽横管内；②使用充满槽沟尺寸的方丝弓。

（四）自锁托槽及技术

1. 概述　自锁托槽（self-ligating bracket）指不需要借助结扎丝或弹力圈来连接矫正弓丝与托槽，而是通过托槽自身的特殊结构完成“结扎”的一大类托槽。这类托槽虽然内置不同种类的开关结构，但均可以通过这些结构的开闭，实现显露槽沟或将弓丝限定在槽沟内的功能，起到类似“结扎”的作用。

最早的自锁托槽可追溯至20世纪30年代初，虽然研发目的是为了方便弓丝取放，但受当时制作工艺的局限，自锁托槽未能充分表现出方便结扎的优势；此后陆续有不同设计的自锁托槽问世，但都没有引起更多的关注。直到1971年，美国医生Wildman设计出滑道式自锁托槽——Edgelok托槽，成为第一个获得商业推广的自锁托槽。然而，口腔材料学的发展推动了正畸用各类弹性材料的研究和临床应用，弹力结扎圈的出现及普及使得这一款及之后的一些自锁托槽也未能获得广泛的接受。

1976年，加拿大医生Herbert Hanson结合方丝弓矫治技术的原理，设计出了内置三个序列数据的直丝弓弹簧夹式自锁托槽——SPEED矫治器（图8-78）。高弹性弹簧夹是SPEED矫治器设计的核心，这种新的自锁方式不同于之前推出的各种自锁托槽，因其临床易用性较以往有了较大提升，同时弹簧夹与弓丝的相互作用可提供持续、轻柔的矫治力及较好的三维控制，所以至今仍被广泛应用于正畸临床。

1996年，美国Damon医生设计出新型的滑道式直丝弓自锁托槽——Damon SL（SL，self-ligating），之后经过不断更新迭代出Damon Ⅱ、Damon Ⅲ、Damon Mx托槽，至2008年推出Damon Q托槽（图8-79），在减小托槽总体尺寸的基础上，增加了水平辅弓管及用于放置牵引钩的垂直沟槽，滑盖的开合方式也更为合理，目前成为滑盖类自锁托槽的典型代表。

1999年，Voudouris医生结合Andrews直丝弓矫治器的理念和Roth直丝弓托槽的数据，设计了另一种弹簧夹式的自锁托槽In-Ovation（图8-80）。与单翼的SPEED托槽不同，它是稍宽的带有结扎翼的双翼托槽，不过弹簧夹不是由超弹性镍钛材料制成的，没有弹性。

随着自锁托槽技术的发展及托槽制作

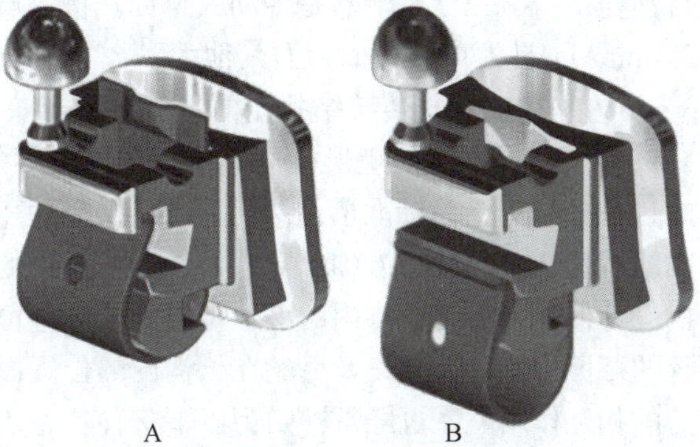

A　　B

图 8-78　SPEED托槽
A. 槽沟关闭；B. 槽沟打开

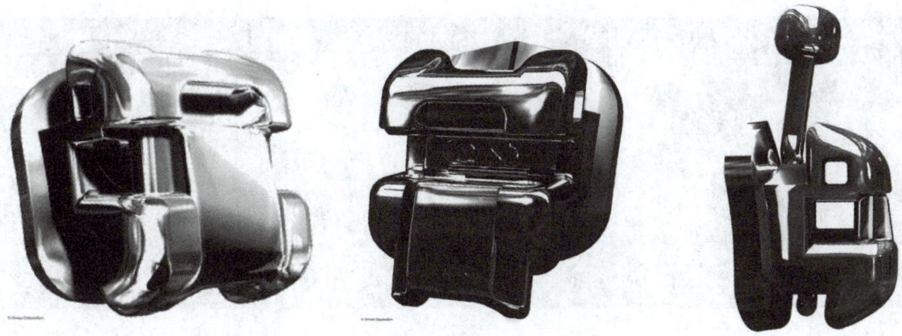

图 8-79　Damon Q托槽
A. 槽沟关闭；B. 槽沟打开；C. 槽沟侧面观

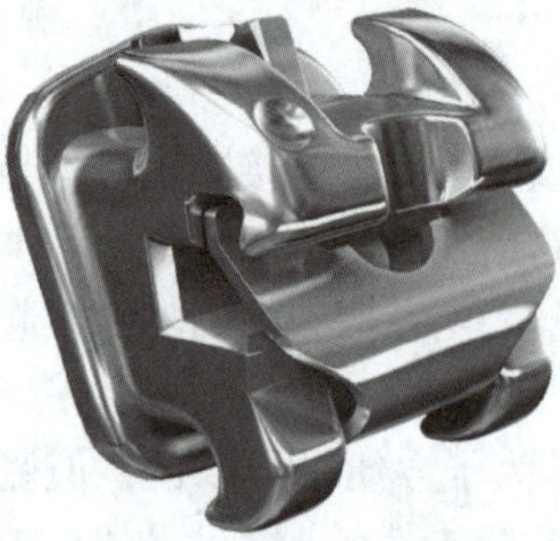

图 8-80 In-Ovation R 托槽

工艺的进步，各种特殊类型的自锁托槽也陆续问世，如以陶瓷或复合树脂材料制作的美观自锁托槽，以及为了解决舌侧结扎困难的痛点而推出的舌侧自锁托槽，扩大了自锁托槽的应用范围。

2. 自锁托槽的分类及特点 目前临床上较为常用的自锁托槽根据其“自结扎”结构的特点，主要分为两大类：

（1）被动型自锁托槽（passive self-ligation）：该类托槽多数是通过唇侧刚性的滑盖，龈𬌗向提拉、翻转，或近远中向旋转来实现自锁的。滑盖锁定后，槽沟成为类似颊管的矩形管腔，四壁坚固，没有弹性。当牙齿错位时，虽然弓丝的形变会对槽沟或唇侧的滑盖施加矫治力，但托槽自身的结构在任何情况下都不会对槽沟内的弓丝主动施力，是一种无压力“结扎”，因此称为“被动式”自锁托槽。

Damon 系列托槽是被动自锁托槽的典型代表，Vision LP、Oyster、Carrière LX、Lotus 和 Axis 等也属此类。Damon 系列托槽虽然也是双翼托槽，但较传统结扎托槽窄，托槽宽度一般为 2.7 ～ 2.9 mm。

（2）主动型自锁托槽（active self-ligation）：也称弹簧夹式，这类托槽通过内置的滑道，引导托槽唇侧的弧形弹簧夹进行龈𬌗向旋转，来开放或封闭槽沟。弹簧夹可以是高弹性的，如 SPEED 托槽；也可以无弹性，如 In-Ovation、Victory Active SL 及 Quick 系列等。不过这类托槽的共同特点是：弓丝纳入槽沟后，在某些特定条件下，如弓丝较粗或牙齿舌向错位时，弓丝与槽沟唇颊方的弹簧夹接触，弧形弹簧夹储备的“结扎”力就会对弓丝主动施以持续轻柔的向槽沟侧壁及底部的推力，此推力可帮助牙齿实现排齐、转矩、正轴等，因此被称为“主动式”自锁托槽。SPEED 矫治器是主动式自锁托槽的典型代表，它的另一个特点是托槽宽度较窄（约 2.3 mm），且为单翼托槽；而其他大多数的主动自锁托槽多为双翼自锁托槽，托槽宽度一般在 3 mm 左右，略小于传统结扎托槽。

与被动式自锁的矩形槽沟不同，主动自锁托槽的另一个基本特点是：槽沟都是不规则形的，一般𬌗侧壁为标准槽沟深度，龈侧壁较短［在 0.559 mm（0.022 英寸）槽沟系统，龈侧一般缩短为 0.457 mm（0.018 英寸）］，这样弧形的弹簧夹就可以在龈端嵌入槽沟内。这种槽沟结构设计使弹簧夹与槽沟内的弓丝可以形成三种位置关系；弹簧夹与弓丝之间力的作用也会因弓丝的截面形状、尺寸以及弓丝在槽沟内的位置而改变。因此，主动自锁托槽弓丝与弹簧夹之间力的相互作用关系也经常被归为以下三种状态（图 8-81）。

1）被动态（passive phase）：当较小尺寸的圆丝放入槽沟，牙齿与邻牙的唇舌向位置基本排齐时，弹簧夹关闭后不会接触弓丝，弹簧夹的龈方搭在槽沟壁上，弹簧夹本身不发生形变或位移，不会对弓丝产生“结扎”力。弓丝与托槽间没有力的作用，因此称为主动自锁托槽的被

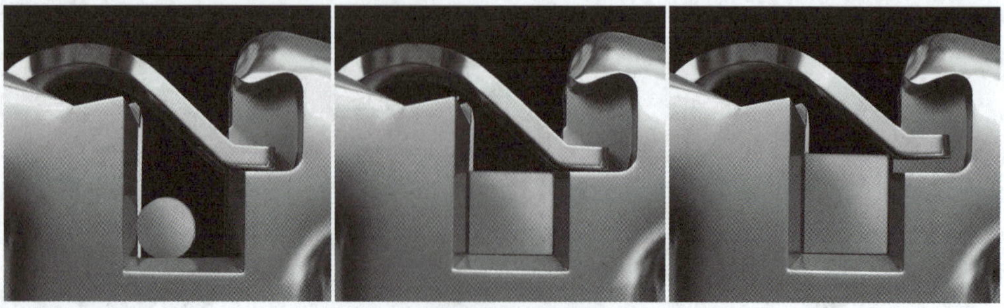

A B C

图 8-81 主动自锁托槽的三种状态

A. 被动态；B. 临界态；C. 主动态

动状态。一般用在矫治早期的排齐整平阶段。

2）主动态（active phase）：当弓丝的尺寸较大，或牙齿与邻牙的唇舌向位置差距较大时，弓丝锁入槽沟后，必定会与唇侧的弹簧夹接触，弹簧夹发生位移或形变，其龈方离开槽沟壁一定距离，弓丝与弹簧夹之间出现力的相互作用。弹簧夹自身的弹力或储备的回弹力会对弓丝施以正压力，类似于传统矫治器中的结扎力，因此称为主动自锁托槽的主动状态。其主要用于托槽数据的充分表达，如牙根平行度及转矩表达等。

3）临界态（interactive phase）：当牙齿与邻牙唇舌向排齐，方丝尺寸合适时，弓丝锁入槽沟后，并不与唇侧的弹簧夹接触，弹簧夹也没有发生位移或形变，其龈方搭在槽沟壁上，但此时弓丝与弹簧夹的距离几乎为零，弓丝与弹簧夹之间随时可能由于牙齿位置的改变而出现力的相互作用。因其介于被动与主动之间，视条件转换，故名临界态。

3. 自锁托槽的摩擦力原理　矫正弓丝与托槽之间的摩擦力是正畸牙齿移动的阻力之一。有研究表明，托槽与弓丝的结扎力大小是影响滑动摩擦力大小的重要因素，因此改变结扎方式，调节结扎力大小，成为调节摩擦力的一种可能手段。

与结扎托槽相比，自锁托槽设计的最大特点是去掉了结扎丝或结扎圈的束缚，这使得传统托槽结扎丝或结扎圈施加于弓丝上的正压力得以消除，Fn ＝ 0，因此可以消除结扎托槽所固有的结扎摩擦力，使在被动范围内或状态时，在理论上其滑动摩擦力 RS ＝ μFn ＝ 0。此种结扎力消除或减低带来的摩擦力降低优势有利于牙齿的移动排齐。放置相同尺寸的弓丝时，被动自锁托槽较主动自锁托槽有一定优势。

如前所述，多数自锁托槽属于单翼托槽或稍窄的双翼托槽，在托槽槽沟龈殆向宽度不变的情况下，托槽变窄，有利于增加被动范围，因而其被动低摩擦力范围比传统双翼方托槽有所增加。经测量，SPEED 托槽的近远中临界角 θc ≈ 3.6°，Damon Ⅲ托槽的临界角 θc ≈ 3.1°，均较传统双翼结扎托槽例如 MBT 托槽的 θc ≈ 2.6° 有所增加。当然，由于自锁托槽 θc 角较传统双翼托槽增加有限，所以仅在小范围牙齿移动时能增加牙齿移动的被动低摩擦力范围，有助于牙齿移动；如果牙齿移动范围较大，如拔牙病例，因为牙冠向拔牙间隙侧移动后，必然出现倾斜，则牙齿移动仍会不可避免地进入主动状态或范围，这时滑动摩擦力 RS ＝ BI，摩擦力较大。这意味着当牙齿需要大量近远中方向移动时，自锁托槽较结扎托槽并不具有明显的优势，宽度相近的主动自锁与被动自锁托槽间也没有明显差别。

第三序列的转矩控制也是正畸治疗的关键。当带有一定转矩度的方丝纳入方形槽沟后，弓丝的对角与托槽槽沟的龈殆侧壁发生相互作用，会产生转矩力。由于托槽结构不同，主动与被动自锁托槽在转矩表达上存在差别，被动自锁托槽的槽沟为矩形，其龈殆两侧壁高度一致，弓丝入槽关闭滑盖后，弓丝的对角可以完全作用于槽沟壁，转矩可能的损失度数由余隙角决定，是确定的，且正负转矩损失程度一致。而主动自锁托槽槽沟龈方一端的槽沟壁缩短了，因此减小了转矩产生的力臂，也就减小了在某一方向上的转矩控制能力，比如应用 SPEED 托槽在上前牙施加根舌向转矩（正转矩）时就会受到影响，但另一方向的转矩控制能力则基本不受影响（图 8-82）。

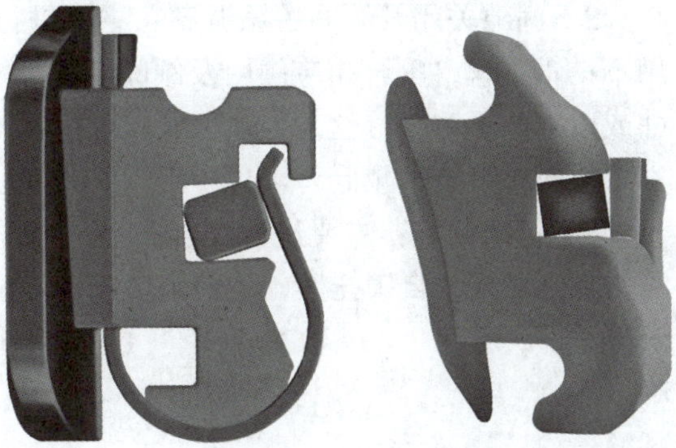

图 8-82　两类自锁托槽的转矩控制
A. SPEED 托槽的转矩控制；B. Damon 托槽的转矩控制

4. 自锁托槽矫治技术的特点及基本步骤　自锁托槽矫治技术的主要特点表现在取放弓丝所需时间的缩短，复诊间隔的适当延长，患者口腔卫生的维护较容易，同时因为能够降低弓丝与托槽间的摩擦力，也有利于轻力矫治的实施。

现代滑动直丝弓自锁托槽矫治技术与传统直丝弓矫治技术并没有本质的区别，因此对于诊断设计、支抗要求、托槽定位、弓丝的使用及矫治步骤等也基本遵循直丝弓矫治技术的原则。不过，由于自锁托槽的低摩擦特性，使其与结扎托槽在治疗理念及方式上还是存在一些差异。主动自锁与被动自锁托槽由于槽沟结构、摩擦力特点、矫治理念上的差别，具体的矫治步骤、弓丝序列等也会有所不同，下面分别简要介绍。

（1）主动自锁托槽技术：特点在于其系统内摩擦力的可变性。随着弓丝尺寸的增加，托槽弹簧夹对弓丝的正压力从无到有、由小而大，弓丝与槽沟间的摩擦力也逐渐增大。其力学性能在矫治的不同阶段有所不同：初期细弓丝阶段没有结扎摩擦力；中后期的粗弓丝阶段，弹簧夹的正压力有利于托槽中预置数据的表达，同时也会使系统中的摩擦力增大，许多研究认为使用相同尺寸弓丝时，其摩擦力高于被动自锁托槽，但低于结扎托槽。

因此，主动自锁托槽技术的矫治步骤及弓丝使用顺序与结扎托槽直丝弓技术大体相似，分为排齐整平、关闭间隙、调整牙弓关系阶段和精细调整阶段。弓丝使用顺序也应遵循由细到粗、由软到硬的原则。

如果要充分利用主动自锁托槽不规则形槽沟的特点，发挥其摩擦力可调的优势，更好地协调牙齿的滑动性与可控制性，也可按需选用弓丝。如In-Ovation R主动自锁托槽建议使用0.018英寸×0.018英寸甚至0.022英寸×0.018英寸规格的弓丝，以减小摩擦、增加转矩控制。

（2）被动自锁托槽技术：特点在于从开始排齐到最后精细调整的全过程，系统始终没有结扎摩擦力的束缚，因此在被动摩擦力状态或范围内，其摩擦力显著低于传统结扎托槽系统，这也使得其矫治步骤及弓丝顺序与结扎托槽直丝弓技术有所不同。下面以Damon被动自锁托槽为例简要介绍。

1）排齐整平：该阶段分为两个步骤。第一步，镍钛圆丝阶段，初步排齐整平明显错位牙齿，不要求完全纠正扭转；一般每8～10周复诊。第二步，镍钛方丝阶段，实现完全排齐（转矩、扭转、轴倾角）；继续整平，为进入不锈钢方丝作准备；一般每6～8周复诊。不建议频繁更换弓丝。

初期为了有效排齐牙齿，应使用细的镍钛圆丝以尽量增加弓丝与托槽间的余隙，使系统中的摩擦力尽可能小，减低牙齿移动阻力，此时矫治力也会相对较轻；而后为了有效纠正扭转，与传统结扎托槽不同，在第二步时，被动自锁托槽技术需要早期使用深径达0.025英寸的小尺寸镍钛方丝（如0.014英寸×0.025英寸或0.016英寸×0.025英寸的镍钛丝），结合其一般设计为0.0275英寸或0.027英寸的槽沟深度，就可以尽量减小弓丝与托槽之间的余隙，有利于托槽三维数据的表达。

2）间隙关闭及颌间关系调整：主要进行拔牙间隙的关闭及牙弓间咬合关系的调整。多使用不锈钢方丝，配合相应颌内及颌间牵引。一般每4～6周复诊。应继续采用深径在0.025英寸或以上的不锈钢弓丝，否则可能出现扭转复发。由于系统的低摩擦状态，该阶段施加的矫治力可以较传统技术减低。

3）精细调整：主要进行咬合关系、牙位的细调。根据需要选择合适的弓丝。需注意，因其为被动、窄的自锁托槽，较易出现托槽定位不准、扭转纠正不足或外展表达不足的情况。

典型病例（图 8-83）

一般信息：患者，男，12 岁，主诉牙不齐求治。

临床表现及检查：

（1）口外：颏部右偏 1 mm，无开唇露齿，无露龈笑；直面型，颏唇沟明显，鼻唇角稍锐。

（2）口内：恒牙𬌗；两侧磨牙关系中性；前牙深覆𬌗Ⅰ°，深覆盖Ⅰ°；上中线右偏 1 mm，下中线右偏 3 mm；上牙弓拥挤Ⅱ°，13 口内未见；下牙弓拥挤Ⅲ°；17 及 27 未萌出；16、12、26 与 47、43、37 呈反𬌗关系。

（3）口腔卫生状况：口腔卫生差，个别牙齿有脱矿。

（4）关节检查：双侧关节区无压痛、无弹响，两侧髁突动度稍不一致，开口度三指，开口型无异常；无开口受限史。

病史及家族史：患者还未变声，尚未进入身高快速增长阶段，其余无特殊。

不良习惯：否认。

X 线检查及头影测量分析：曲面断层片显示 13 阻生；38，48 牙胚发育中；多颗牙齿根尖孔未闭合；两侧髁突形态基本对称。头颅侧位片颈椎形态提示患者可能处于生长高峰期。治疗前后头影测量值见表 8-14。

表 8-14 治疗前后头影测量结果比较

测量项目	正常值（均值 ± 标准差）	治疗前测量值	治疗后测量值
SNA（°）	82.80±4.00	85.34	85.23
SNB（°）	80.10±3.90	81.49	82.36
ANB（°）	2.70±2.00	3.85	2.86
U1-NA（mm）	3.60±6.50	3.58	6.35
U1/NA（°）	22.80±5.70	25.48	25.00
L1-NB（mm）	6.70±2.10	5.31	8.16
L1/NB（°）	30.50±5.80	30.67	34.37
U1/L1（°）	124.20±8.20	120.01	117.77
U1/SN（°）	105.70±6.30	110.82	110.23
MP/SN（°）	32.50±5.20	31.57	31.85
MP/FH（°）	31.10±5.60	23.14	23.90
L1/MP（°）	93.90±6.20	97.60	100.16
上唇-审美平面（mm）	−0.1±1.9	1.77	−1.11
下唇-审美平面（mm）	1.4±1.9	1.42	−0.11

诊断：安氏Ⅰ；毛氏Ⅰ^1＋Ⅳ^1；骨性Ⅰ类，偏均角。

治疗设计：加强口腔卫生及维护；暂不减数；全口直丝弓自锁托槽固定矫治；初步排齐后对面型进行再评估，决定是否需要减数。

矫治过程：两侧上下 7 交互牵引解除后牙反𬌗；初期排齐阶段在 43、41 间放置推簧，采用 42 悬吊结扎，上颌、下颌依次更换 0.013 英寸或 0.014 英寸 Damon CuNiTi，0.014 英寸×0.025 英寸 Damon CuNiTi，0.018 英寸×0.025 英寸 Damon CuNiTi 进行排齐整平，配合口腔肌功能训练，此阶段约 6 个月，4 次复诊；通过上颌 0.018 英寸×0.025 英寸、下颌 0.016 英寸×0.025 英寸不锈钢方丝进行间隙关闭及颌间关系调整。

病例分析：患者经过非减数正畸解除严重拥挤，其唇部凸度治疗前略显丰满，治疗后却位于审美线后方的正常值范围内，鼻唇角也稍稍变钝，说明对其进行的不拔牙矫治设计是合理的，预计随着年龄增加，其唇部外形轮廓可能更易于表现出男性的阳刚之美。另外，患者治疗后牙弓形态及宽度发生一定改变（图 8-83，表 8-15），并非通过不锈钢方丝刻意调整所致，而是得益于早期的轻力矫治（帮助形成个体化弓形）以及患者的口腔肌功能训练；患者的正常生长亦起到非常重要的作用。

表 8-15 患者治疗前后上下颌牙弓宽度的改变

测量牙位	上颌牙弓间宽度		下颌牙弓间宽度	
	治疗前	治疗后	治疗前	治疗后
3-3	35 mm	39 mm	29 mm	31 mm
4-4	42 mm	47 mm	34 mm	41 mm
5-5	49 mm	53 mm	42 mm	48 mm
6-6	55 mm	56 mm	47 mm	49 mm

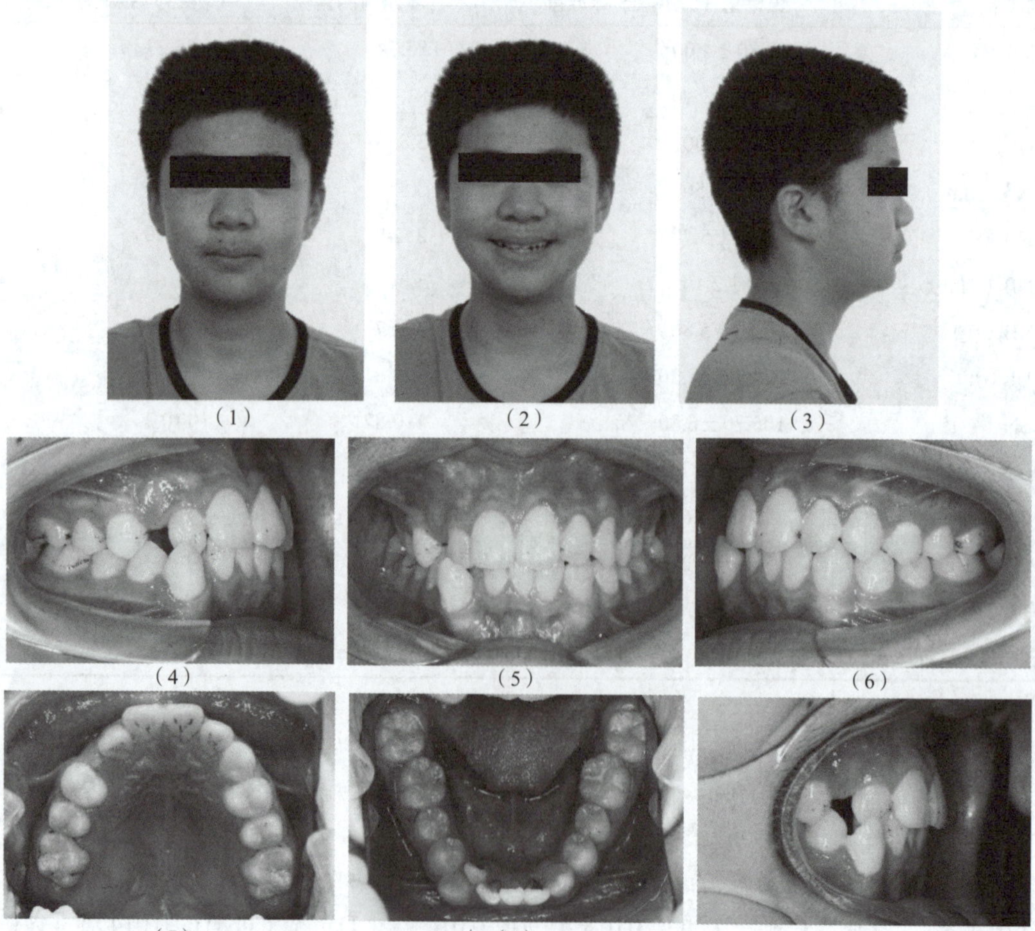

（1）（2）（3）
（4）（5）（6）
（7）（8）（9）

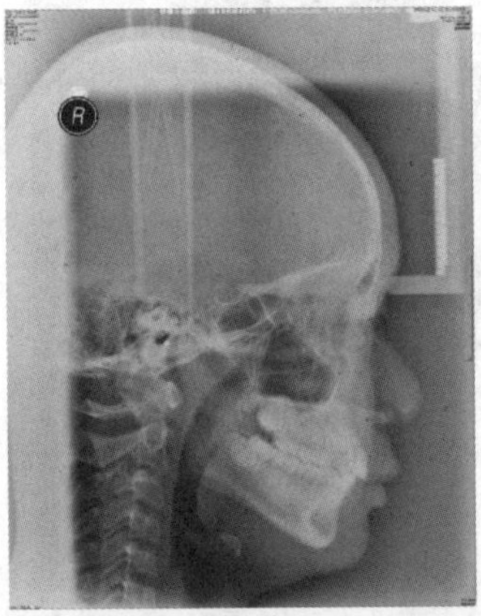

（10）

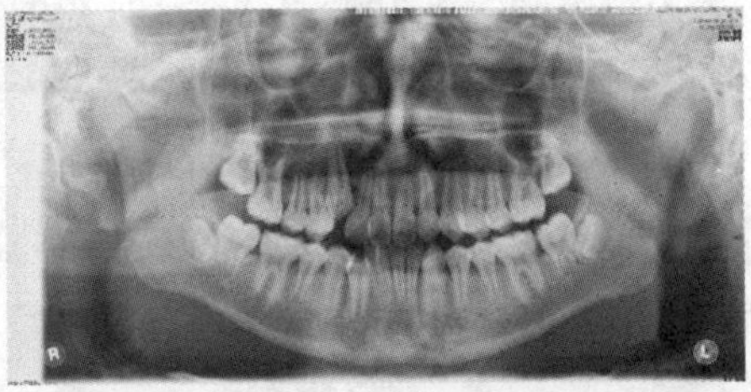

（11）

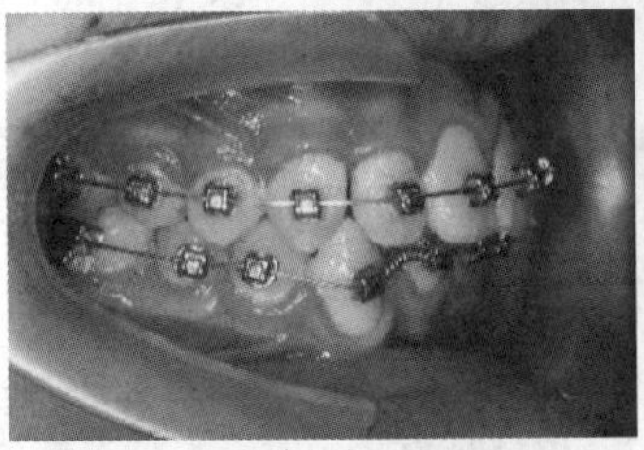

（12）

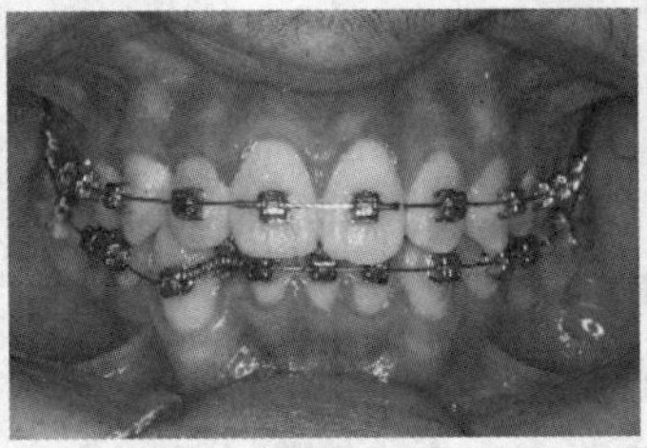

（13）

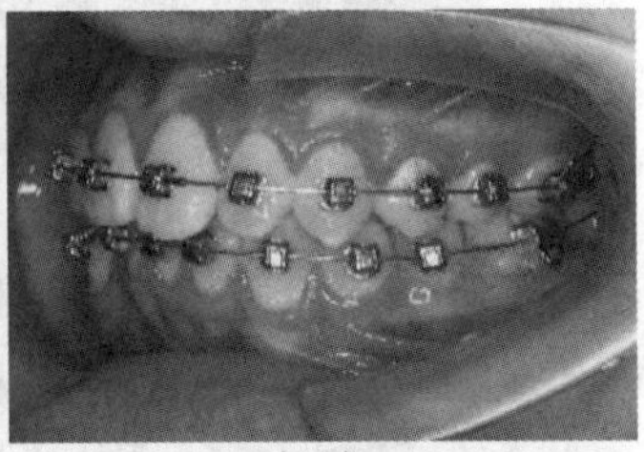

（14）

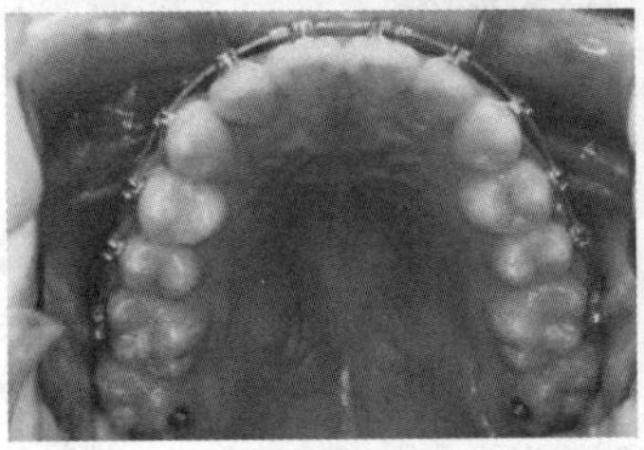

（15）

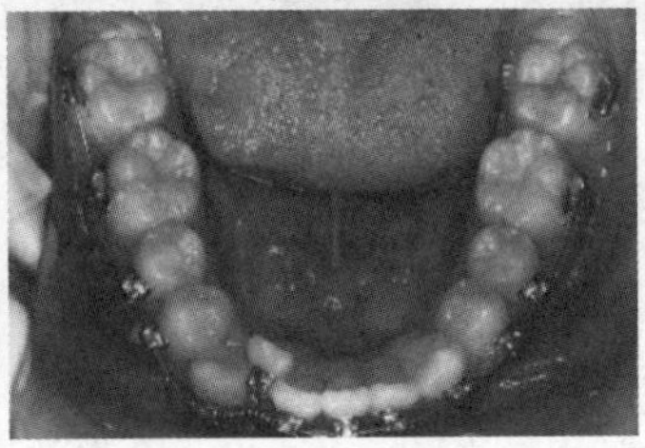

（16）

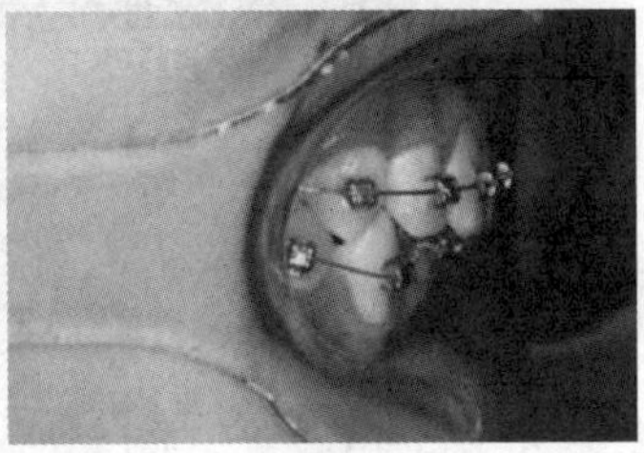

（17）

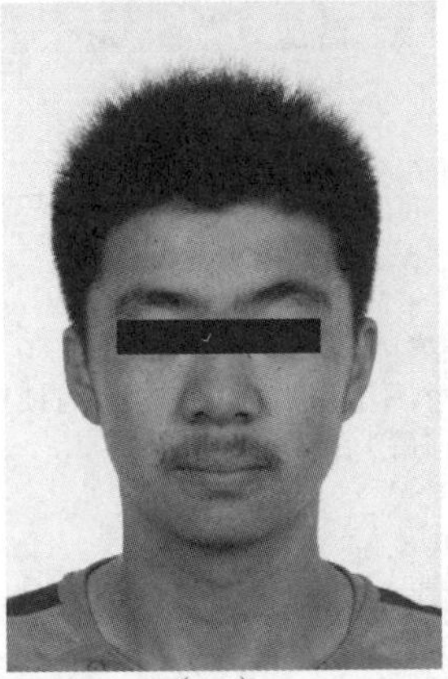

（18）

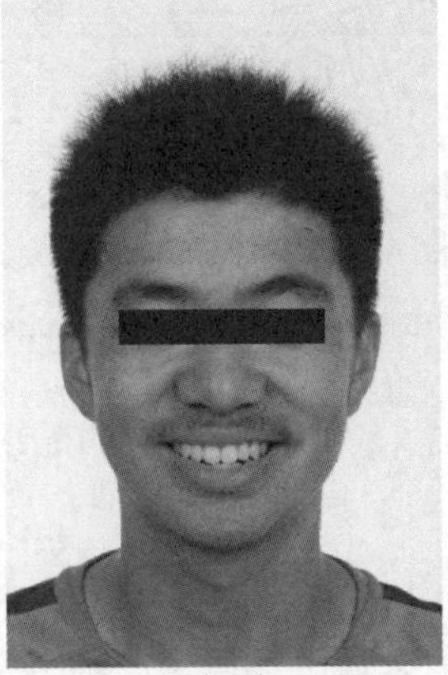

（19）

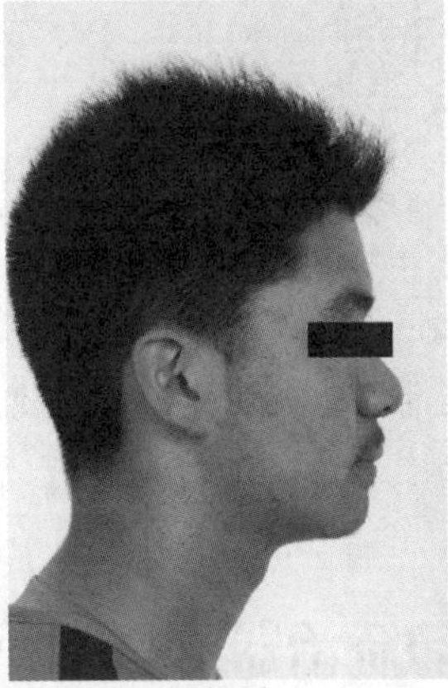

（20）

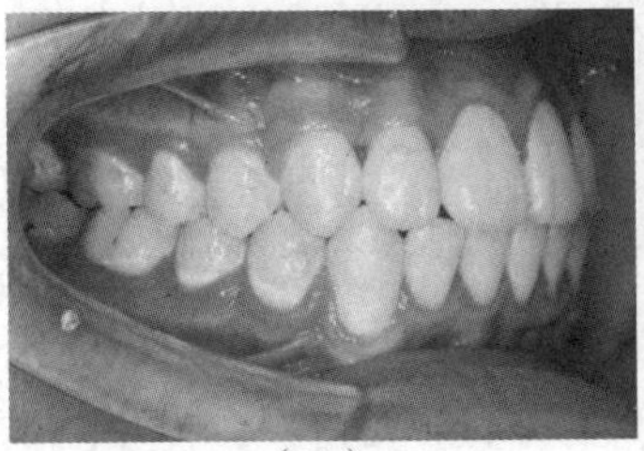

（21）

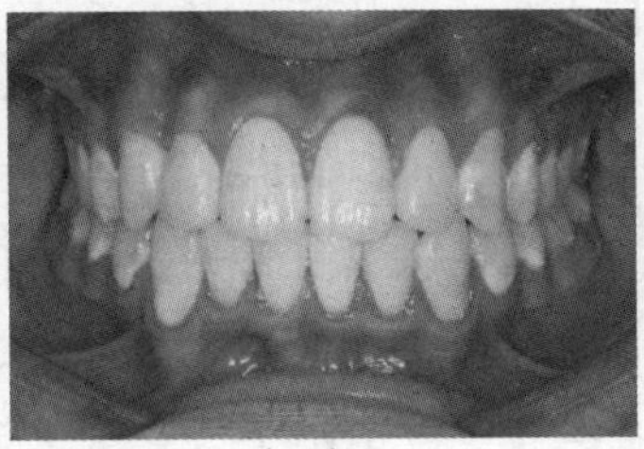

（22）

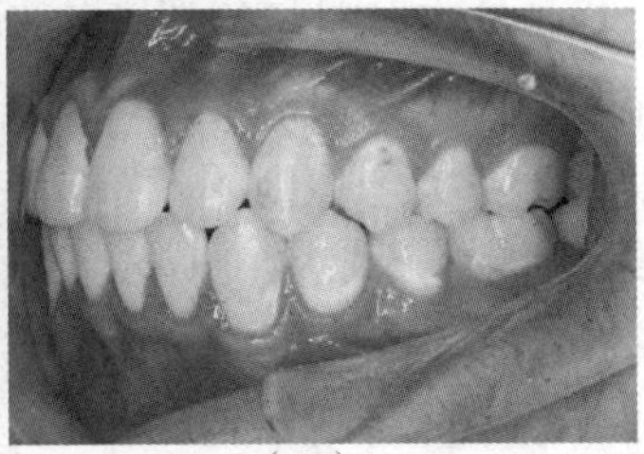

（23）

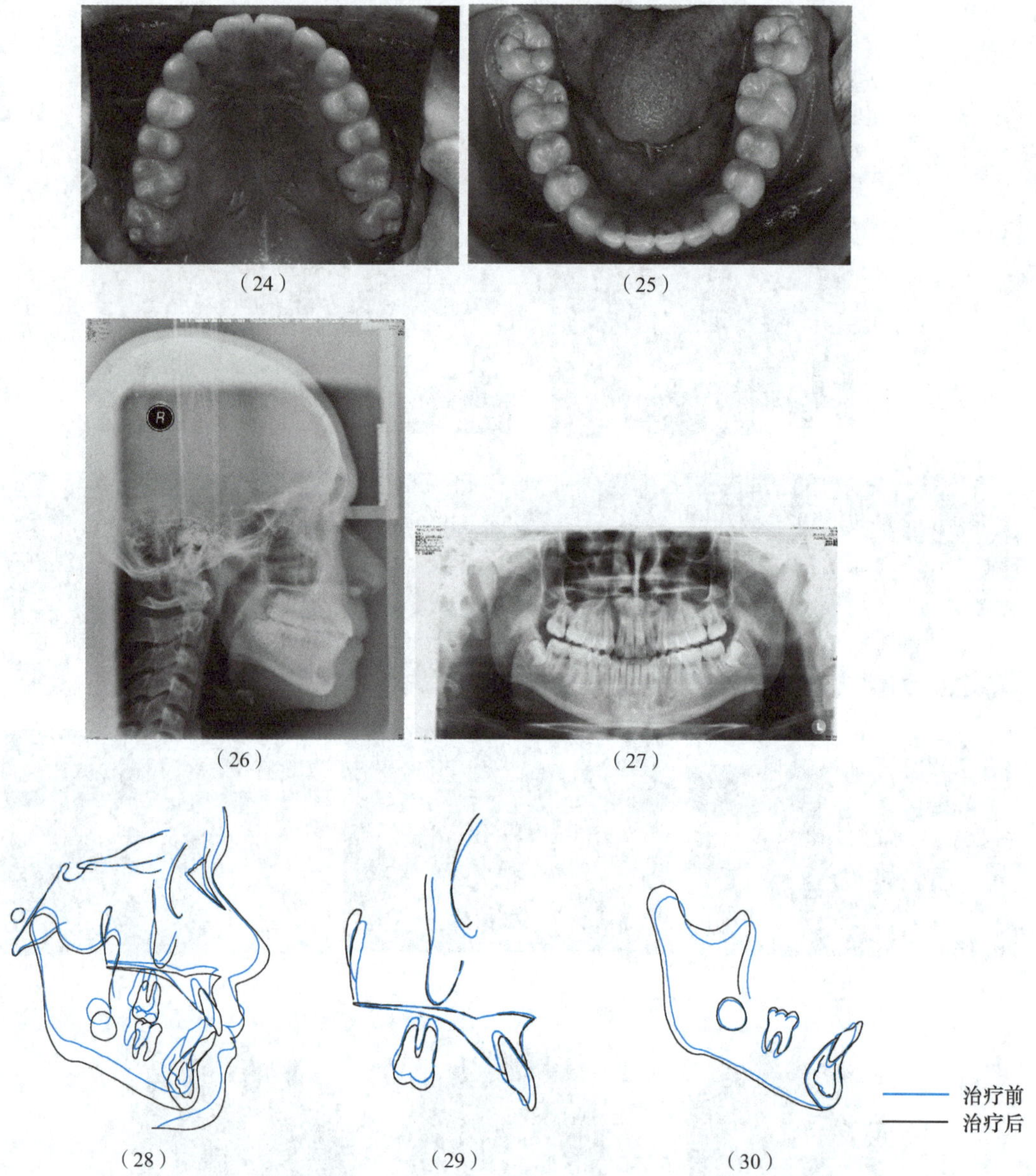

图 8-83 患者治疗前、中、后面𬌗像及 X 线片

（**1**）～（**9**）治疗前面𬌗像；（**10，11**）治疗前 X 线片；（**12**）～（**17**）矫治 5 个月戴用 Damon Q 被动自锁托槽矫治器𬌗像；（**18**）～（**25**）治疗后面𬌗像；（**26，27**）治疗后 X 线片；（**28**）～（**30**）治疗前后头颅侧位重叠图

（五）传动矫治器及技术——健康矫治理念的提出及实施

1. 传动直丝弓矫治技术的发展背景 自从 1925 年 Angle 发明 edgewise 矫治器以来已经 80 余年了，固定矫治器及其矫正技术发生了巨大的变化。20 世纪 40 年代，Tweed 将 Angle 发明的仅用于不拔牙原则的 edgewise 矫治器改进到既可用于不拔牙矫治，又适于拔牙矫治的成熟地步。后来又改良成 Tweed-Merrifield edgewise 矫治技术，可称之为标准方丝弓技术，成为整个 edgewise 矫治器系统的基础。50 年代，Begg 异军突起，发明了与 edgewise 系统完全不同原理的差动细丝弓矫治器，即 Begg 细丝弓矫治技术，开创了轻力矫治的先河。到 60 年代，这两种技术已成为正畸领域固定矫治技术的两大支柱。edgewise 系统追求较大的口外力，远中移动上尖牙需要 8～12 盎司（225～340 gm）力，实施整体牙移动，如果口内施力，则需要 150～200 gm，但对牙齿可达到严格的三维控制。Begg 托槽结构有利于实施持续轻力，远中

移动6个上前牙（3-3）仅需要2盎司（约60 gm）力，可实现快速牙齿倾斜移动，但对牙齿几无三维控制。尽管两者已退出历史舞台，但对以后的矫治器发展具有较大的影响。在20世纪70年代初期，Andrews在经典edgewise矫治器的基础上，提出了最佳自然殆的六项标准，创立了便捷的直丝弓矫治器及其技术。其牙齿移动的方式仍是整体移动，远中移动上尖牙需要200 gm。到了80年代末，Kesling在Begg技术的基础上，兼容了edgewise系统的一些特点，提出了Tip-Edge直丝弓矫治器及其技术。虽然Tip-Edge托槽类似于edgewise托槽，却有利于牙齿倾斜移动，可实施轻力矫治，当然对牙齿的三维控制有限。后来又出现了MBT直丝弓矫治器及各类自锁托槽等，可谓门类繁多。

有学者将矫治力以强度划分为：轻度力，小于60 gm；中度力，介于60～350 gm；重度力，大于350 gm。显然，Tweed矫治器（225～340 gm）、传统方丝弓矫治器（150～200 gm）、传统直丝弓矫治器（200 gm）及拔牙矫治时的传统自锁托槽矫治力均属于非轻力；而Begg矫治器（50～60 gm）及Tip-Edge矫治器（50～60 gm）矫治力属于轻力。虽然后两者属于轻力矫治，且省支抗，牙齿移动速度也快，但是在国内外正畸界并不流行，说明存在问题。而传统的方丝弓矫治器及直丝弓矫治器在排齐牙列、牙齿精确定位等方面具有明显的优势，初学者也较易掌握，数十年来一直是国内外正畸界比较流行的固定矫治器；但是，其矫治力确实比较大，常常需要加强支抗等，种植体支抗本身对机体毕竟是个创伤，并不符合健康矫治理念。

国内林久祥在比较国内外流行的传统直丝弓矫治器基础上，仅改进尖牙托槽至极低或零摩擦力，既保留了传统直丝弓矫治器原有的优点，尊重大家的习惯，又使该矫治器具备轻力高效矫治等优势，这就是传动矫治器及技术设计的初衷。

2. 传动矫治器的设计思想及健康矫治理念的提出

（1）尖牙位置的特殊性：尖牙处于牙弓的拐角或转弯处（图8-84），4个切牙位于其近中，以唇舌向移动为主，真正远中移动的牙是尖牙及第一、二双尖牙。如果双尖牙暂时不粘托槽，无摩擦力之说，而尖牙近远中倾斜度最大（约11°），根最长，整体移动困难，故Tweed矫治器采用口外力解决之；如果口内牙冠加力远中移动尖牙，即产生倾斜移动，而传统方托槽或双翼直丝弓方托槽较容易产生较大的摩擦力，即弓丝弯曲引起的弹性约束力（BI）（图8-69），妨碍尖牙远中倾移。如果将尖牙托槽改变为零摩擦力，就可以实施轻力（50～60 gm）矫治了，牙齿的远中移动将迎刃而解。

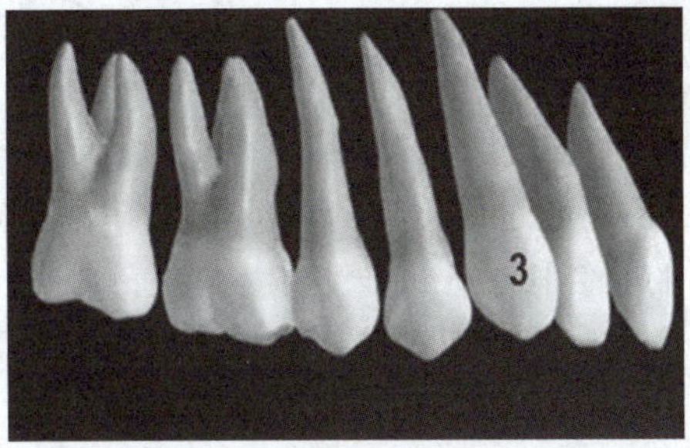

图8-84　尖牙位置及特点

（2）传动矫治器的关键设计——尖牙托槽的改进：首先，仿照Tip-Edge托槽，沿着槽沟对角方向切掉两个三角（图8-85），可消掉比较大的弹性约束力（BI）。然后在托槽两个翼之间增加一个台阶，其高度超过弓丝的直径，斜结扎时，结扎丝碰不到弓丝，形成自锁状态，即消掉了结扎摩擦力（图8-86），致使尖牙托槽摩擦力极低甚至零摩擦力，从而可使传统直丝弓矫治器非轻力牙齿移动转变为传动矫治器及技术高效的轻力（50～60 gm）矫治（图8-87）。

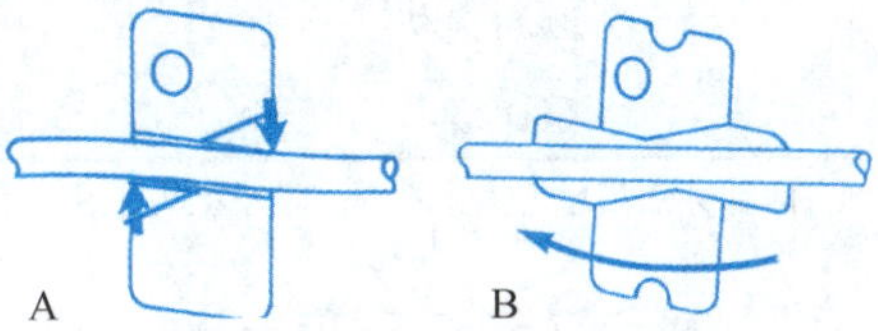

图8-85　尖牙托槽的改进

A. 切掉对角方向的两个三角；**B.** 明显增加了被动范围，消除了比较大的弹性约束力，十分有利于尖牙远中移动

综上所述，传动矫治器虽然类似传统矫治器，但可实施轻力矫治。那么该轻力是否最佳矫治力或适宜轻力？是否符合健康矫治理念？

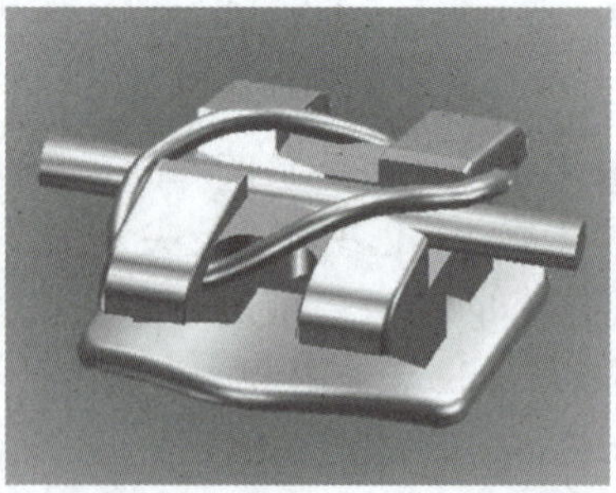

图 8-86 斜结扎（第二代传动托槽）

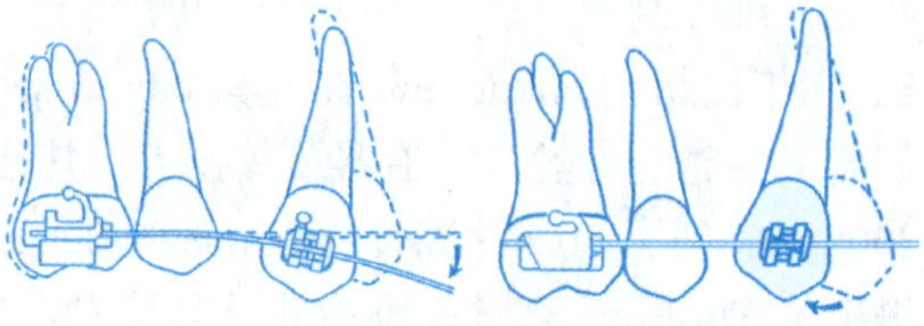

图 8-87 不同牙齿移动模式的比较
A. 传统矫治器；B. 传动矫治器

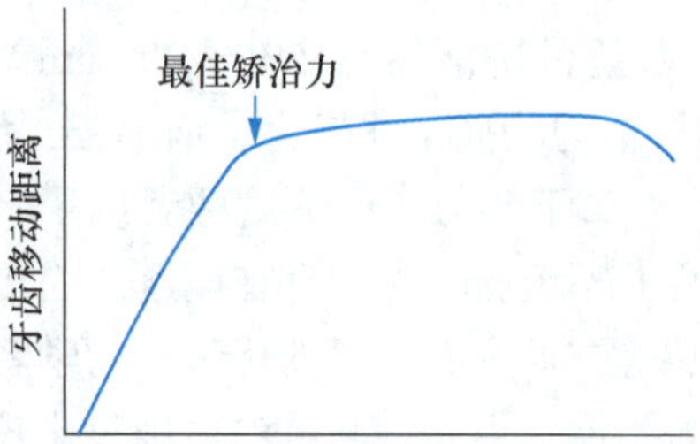

图 8-88 图示为牙周膜承受的压力（矫治力）与牙齿移动量之间的关系。在到达临界点之前，牙齿移动量随着压力增加而增加，在此点之后的很大范围内，牙齿移动的速率几乎不变。在极大的力量作用下，牙齿移动速率降低

（3）适宜轻力的生物学及生物力学基础：基础研究证实，轻力正畸性牙移动与生理性牙移动的组织改变基本无大的区别。正畸牙移动后，骨吸收区开始成骨需要的时间比生理性牙移动要长一些，即二者组织改变只存在程度的差别。以往研究表明，较重的矫治力可产生牙周膜内细胞成分的坏死，出现病理性的牙齿邻近牙槽骨“潜掘性吸收”（undermining resorption）。轻力矫治则维持牙周膜内细胞的生存，产生牙槽骨无痛性的“直接性骨吸收”（frontal resorption）。正畸治疗应尽可能地应用直接性骨吸收，可产生类似或近似于生理性牙移动。

如图 8-88 所示，在矫治力达到某一关键点之前，正畸移动量与压力（矫治力）的大小呈正比，但超过该点之后，牙齿移动量和压力的大小几乎无关，这样就产生了正畸有效压力的平台期。正畸移动最佳力是以最轻的力值产生接近最大反应的作用（例如在平台期的边缘，即临界点），可维持牙周膜内细胞的生存，产生牙槽骨无痛性的“直接性骨吸收”。超过最佳力的力量虽然产生牙齿移动作用，但是容易造成不必要的疼痛、创伤和支抗牙的受力移动，可发生牙齿邻近牙槽骨“潜掘性吸收”。

最佳的正畸牙齿移动力值应该是大到恰好刺激细胞活性，但不至于完全阻断牙周膜内的血管，具体如表 8-16 所示。

表 8-16 正畸牙齿移动的最佳力值

牙齿移动方式	最佳力值 *（gm）
倾斜移动	35 ～ 60
整体移动	70 ～ 120

* 力值部分依赖牙齿大小不同，较小的力适用于前牙，较大的力多用于多根的后牙。

基础研究还证实，持续力每天作用 24 h 能够产生最有效的牙齿移动。

综上所述，适宜轻力应符合以下条件：①可以产生最大作用的最轻力量；②大到恰好刺激细胞活性但不至于完全阻断牙周膜内血管的力；③ 24 h/d 能产生最高效牙齿移动的最佳持续轻力。具体言之，适宜轻力应是约 60 gm 持续力 / 天（24 h），是可以产生近似于生理性牙移动的力，使矫治达到健康而高效的目的。在此科学研究的基础上，我们提出了“健康矫治（正畸）理念”。

根据上述最新概念再次评价以往正畸界比较流行的固定矫治器就会发现，Tweed 矫治器（225 ～ 340 gm）、传统方丝弓矫治器（150 ～ 200 gm）、传统直丝弓矫治器（200 gm）及拔牙矫治时的传统自锁托槽矫治力不仅仅非轻力，而且是矫治力过重，未必符合健康矫治理念。而传动矫治器可以达到适宜轻力水平，从而可以实现健康矫治理念。

3. 传动矫治器及技术的原理——传动力及其传动效应

（1）拱桥受力现象：如图 8-89 所示，如果桥基过薄，桥顶重物过重，桥基可能会下沉，表明桥顶的重力传到了桥基，可称之为传动力及传动效应现象。

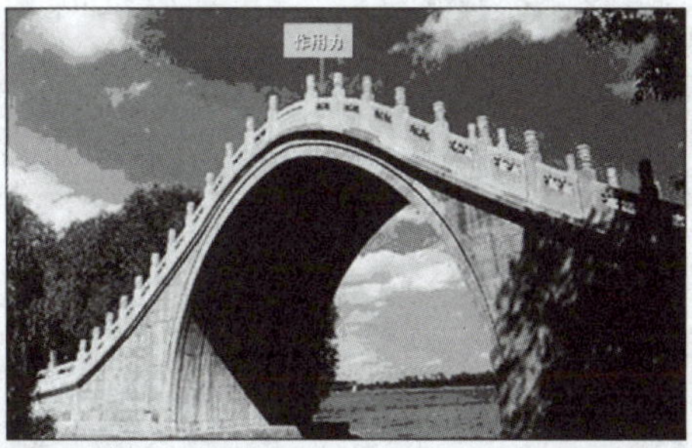

图 8-89 拱桥受力现象：传动力及传动效应原理的体现

（2）传动矫治器及技术原理：可以把拱桥比作附有唇弓的上牙弓。如果在唇弓前端施加一矫治力（可以借助于上下唇弓之间的颌间牵引获得这个力），应该可以通过牙齿邻面接触点传递，直至最后一个牙，比如第二恒磨牙。当该牙近中邻面接触点受到传递过来的力，只要合适，第二恒磨牙应该向远中倾移，致使整个牙弓远中移动。这就是传动矫治器及技术的原理，即传动力及其传动效应（图 8-90、8-91）。如果要使这种传动效应达到高效，还需几个前提，即尖牙托槽摩擦力极低，两个双尖牙暂时不粘托槽，也无摩擦力。这样，颌间牵引力仅需 50 ～ 60 gm 适宜轻力即可。

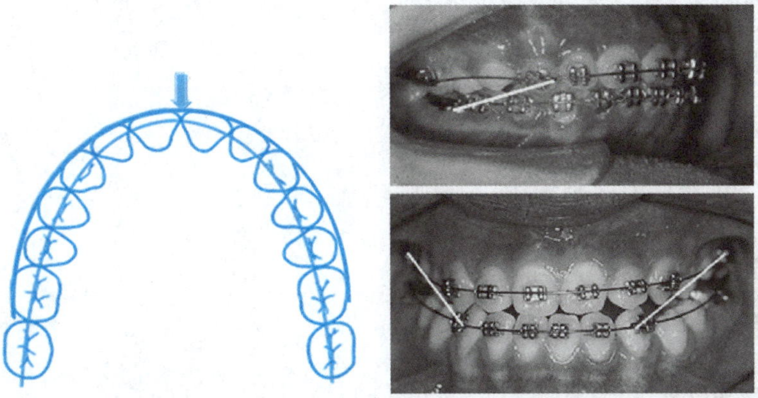

图 8-90 高效的传动力及其传动效应在矫治中的体现

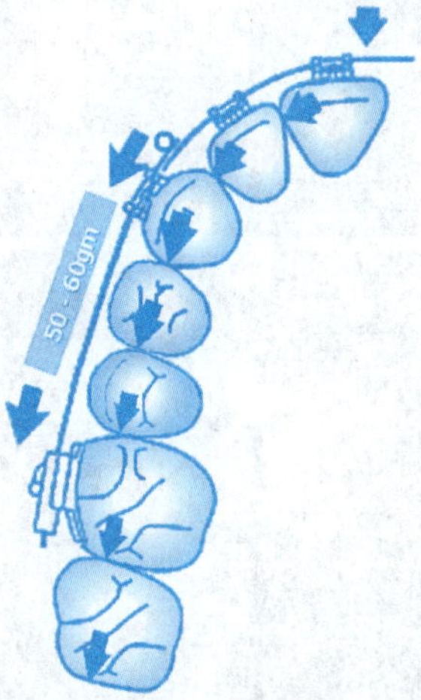

图 8-91 传动力及其传动效应

例如图 8-92 中骨性Ⅲ类错𬌗患者（12 岁），完全近中磨牙关系合并前牙反咬合，下颌一点也不能后退。矫治初，双尖牙暂时不粘托槽，关键的尖牙托槽零摩擦力设计，施加约 60 gm Ⅲ类牵引，当反𬌗解除，磨牙关系中性时，再粘接双尖牙托槽。从侧貌的改善可判断出主要是下牙弓后移了。第二磨牙并没有任何装置，唯一的力源来自于Ⅲ类牵引。这意味着确实该牵引力通过邻面接触点传递至下第二磨牙邻面接触点，后者受力后，一旦向远中倾移，整个下牙弓将随之后移，这就是高效的传动力及传动效应的例证。

传动力及传动效应现象存在于所有固定矫治器，但是传统直丝弓矫治器摩擦力较大，达不到高效，而传动矫治器施以适宜轻力矫治，即可达到高效的传动效应，从而可产生高效的组牙移动。换言之，高效的传动力及传动效应是产生高效组牙移动的机制。

4. 传动矫治技术的矫治标准

（1）矫治标准的历史演变：从 Angle 时代的理想𬌗到 Tweed 时代比较强调下切牙直立于下颌平面，再演变到 Andrews 的最佳自然𬌗，都是一个矫治标准。其中，Andrews 最佳自然𬌗的下切牙转矩度与 Tweed 是一致的，即下切牙应直立于下颌平面（图 8-93）。长期的临床实践使笔者认识到，这主要适用于安氏Ⅰ及Ⅱ类错𬌗畸形，未必适用于骨性Ⅲ类错𬌗畸形的非手术矫治。

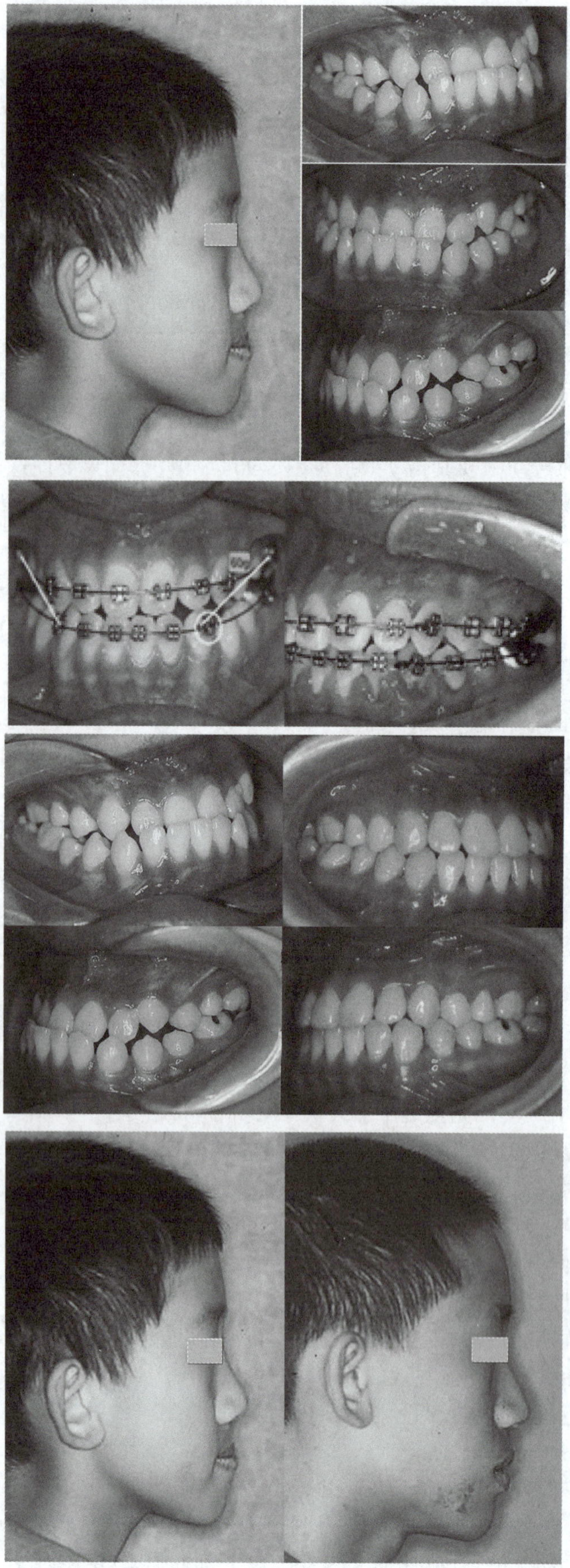

A

B

C

D

图 8-92 骨性Ⅲ类错𬌗畸形病例

A. 矫治前；**B.** 矫治中：下尖牙托槽零摩擦力设计，60 gm Ⅲ类牵引；**C.** 矫治前（左）及矫治后（右）口内像；**D.** 矫治前（左）及矫治后（右）侧貌

（2）重新认识骨性Ⅲ类错𬌗畸形下切牙舌倾现象：骨性Ⅲ类错𬌗畸形伴有的下切牙舌倾一直被认为是异常现象，却又称之为代偿性或补偿性舌倾。言外之意，这种补偿是有益的现象。可以设想，如果下切牙不舌倾，可能就会影响上下切牙的切割功能。尽管伴有下切牙舌倾的骨性Ⅲ类错𬌗畸形患者的面型常常显示所谓异常的凹面型，然而笔者长期的临床印象是，如果缺乏这种补偿，面型可能更差。诸如正颌外科术前对下切牙舌倾去代偿直立后，面型反而恶化就是比较可靠的佐证（图 8-94）。

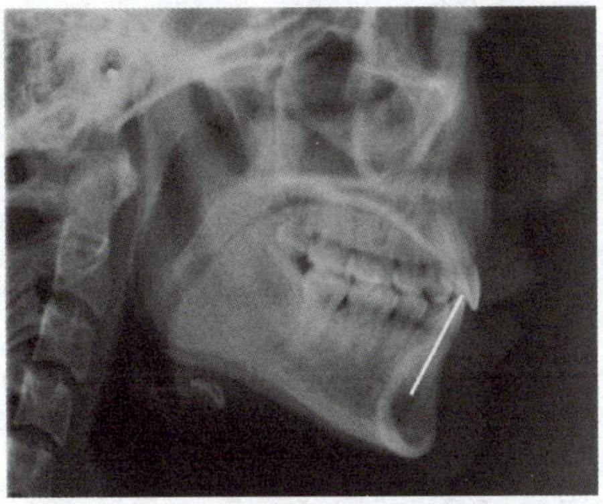

图 8-93　下切牙直立于下颌平面

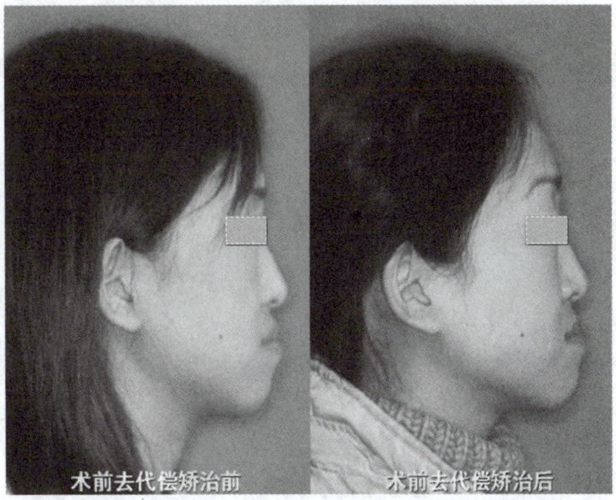

图 8-94　正颌外科术前去代偿后面型恶化

（3）传动矫治技术的矫治标准：上述内容表明，矫治标准细化是必要的。传动矫治技术的矫治标准在传统矫治标准的基础上增加了另一个矫治标准，即两个矫治标准。①Ⅰ及Ⅱ类错𬌗畸形矫治标准：牙𬌗及颜面（主要是侧貌）矫治后正常或患者及家属满意，允许下切牙与下颌平面维持直立关系，与传统的矫治标准一致；②骨性Ⅲ类错𬌗畸形矫治标准：矫治后牙𬌗达到个别正常𬌗，允许下切牙维持代偿性舌倾关系，咬合功能正常，颜面（主要是侧貌）明显改善，患者及家属满意。

根据以上要求，传动矫治器设计实施了分型原则，具体如下。

5. 传动矫治器设计及组成

（1）托槽：传动矫治器分为尖牙托槽及非尖牙托槽。①尖牙托槽：第二代尖牙托槽如图 8-95 所示，槽沟对角线各切掉一个三角，如同 Tip-Edge 托槽，如此消除了较大的弹性约束力（BI）；两翼之间有一台阶，其高度超过弓丝直径，当斜结扎时，结扎丝或结扎圈接触不到弓丝，形成自锁空间，如同自锁托槽，可以消除结扎摩擦力。托槽基底设有能容纳 0.018 英寸 NiTi 圆丝的横管，其横管含有尖牙最佳近远中倾斜度（tip），用作正轴；还设置了与横管处于同一水平面的竖管。②非尖牙托槽：第二代非尖牙传动托槽如图 8-96 所示，除了槽沟，其他如同尖牙托槽结构，即 0.022 英寸规格的双翼宽托槽。

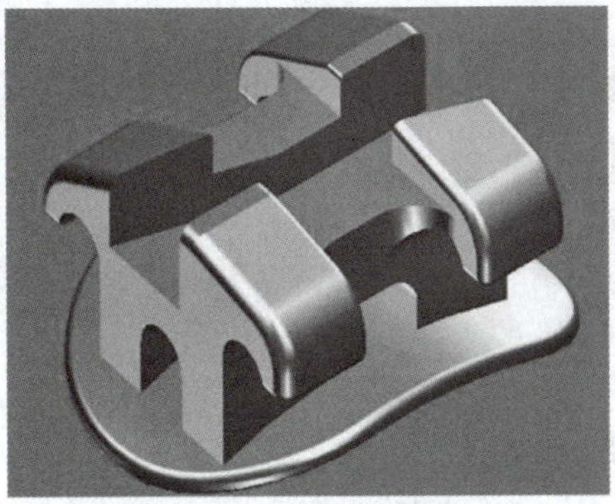

图 8-95　尖牙传动托槽

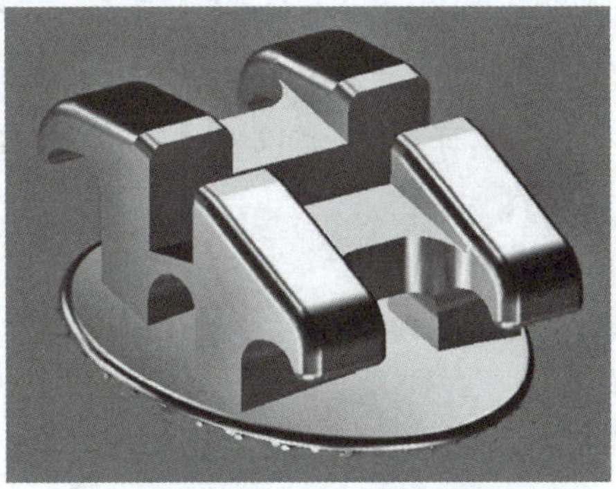

图 8-96　非尖牙传动托槽

（2）分型：根据不同类型的错𬌗畸形，设计了专门的有关数据，将传动矫治器分为标准型及Ⅲ型，前者适于安氏Ⅰ及Ⅱ类错𬌗畸形的矫治，后者适于Ⅲ类错𬌗畸形的矫治。

（3）支抗磨牙颊面管：为标准型托槽设计了专门的颊面管，当矫治Ⅲ类错𬌗畸形时，使用流行的普通颊面管即可。

6. 传动直丝弓技术矫正程序 非减数病例矫治可分为二期，减数病例矫治可分为三期。矫治初期，某些牙齿暂时不粘托槽，例如，减数 4 个第一双尖牙病例，第二双尖牙暂时不粘托槽等。遵从同步原则（即矫治牙齿拥挤、深覆𬌗及深覆盖等同时进行）及组牙移动原则等。下面以具有深覆𬌗、深覆盖、远中磨牙关系、需要减数 4 个第一双尖牙的安氏Ⅱ类 1 分类错𬌗畸形为例具体介绍。

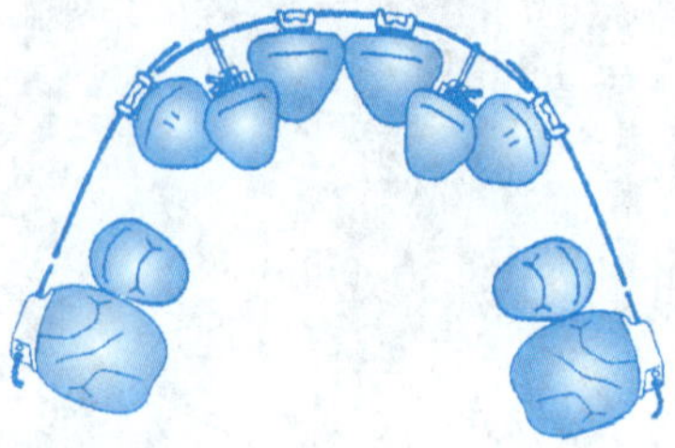

图 8-97 托槽竖管结扎

（1）第一期

1）矫治目标：①排齐前牙；②矫治覆𬌗、覆盖到正常覆𬌗、覆盖。

2）第一期措施：①使用 0.016 英寸直径的硬不锈钢圆弓丝做唇弓，利用托槽竖管结扎或配合 NiTi 辅弓，排齐前牙（图 8-97、8-98）；②在上述主弓丝距磨牙颊面管近端 3 ～ 5 mm 处弯制合适的后倾弯（图 8-99）；③采用合适的Ⅱ类牵引（50 ～ 60 gm）；由于是适宜轻力，牙支抗即可。

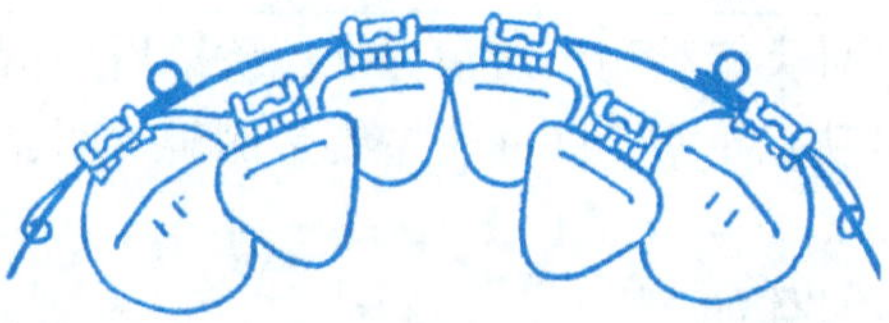

图 8-98 辅弓技术，前牙排齐辅弓为 TiNi 圆丝，带牵引圈的主弓丝为 0.016 英寸的硬不锈钢圆丝

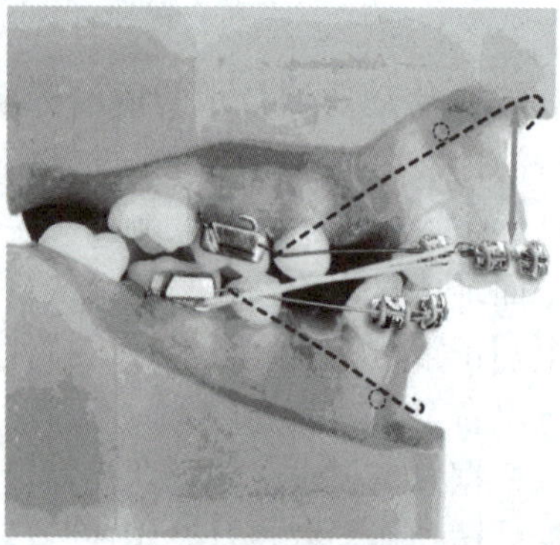

图 8-99 打开前牙咬合及矫治深覆盖措施

（2）第二期

1）矫治目标：①保持第一期结果；②关闭剩余间隙；③调整磨牙关系。

2）第二期措施：使用 0.016 英寸硬不锈钢圆丝或细方丝作为唇弓；②采用“Z”字形牵引，即上下牙弓Ⅰ类牵引，加上Ⅱ类轻力牵引；如果希望前牙继续后移，则使用上下颌内Ⅰ类轻力牵引力，让后牙前移，则需要较重的力。

（3）第三期

1）矫治目标：①保持第一、二期结果；②牙齿近远中轴（tip）及转矩（torque）的调整。

2）第三期措施：①可将预成的 TiNi 圆弓丝从中央刻断，然后从牙弓中央分别插入托槽的横管，进行尖牙正轴；②使用合适的直方丝进行转矩调整。

典型病例（图 8-100）

一般信息：患者，男，初诊年龄 24 岁，主诉要求矫正“兜齿”。

临床表现及检查：下颌前突合并前牙反𬌗；磨牙关系：左侧完全近中，右侧近中尖对尖，下切牙明显舌倾，下颌完全不能后退。正颌外科诊断为骨性Ⅲ类错殆畸形，为手术适应证，但患者不愿手术，希望行非手术矫治。

头影测量分析：见表 8-17。

表 8-17　治疗前后头影测量结果比较

测量项目	治疗前	治疗后
SNA（°）	81.0	80.0
SNB（°）	85.0	82.0
ANB（°）	−4.5	−2.0
U1-SN（°）	129.0	118.0
L1-MP（°）	84.5	65.0
MP-SN（°）	37.0	40.0
UL-SnPg′（mm）	4.0	6.0
LL-SnPg′（mm）	10.0	5.0
Lip-diff（mm）	−6.0	1.0

诊断：骨性安氏Ⅲ类，毛氏Ⅱ^1 + Ⅰ^1。

矫治设计：①减数下 4 上 5；②应用传动矫治器（Ⅲ型）及技术实施非手术矫治。疗程 2 年 5 个月。矫治后追踪 7 年（33 岁），疗效稳定。

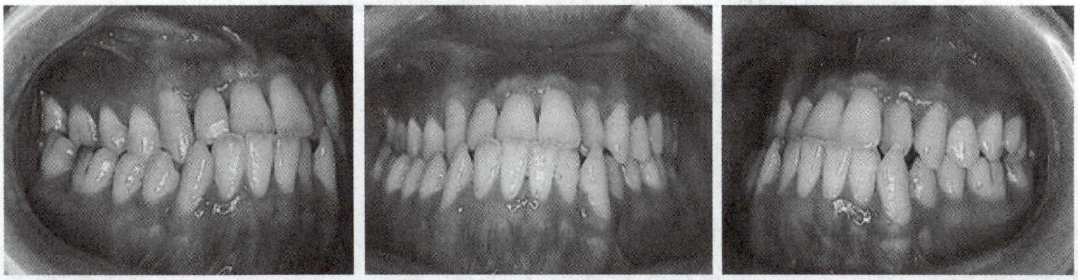

A

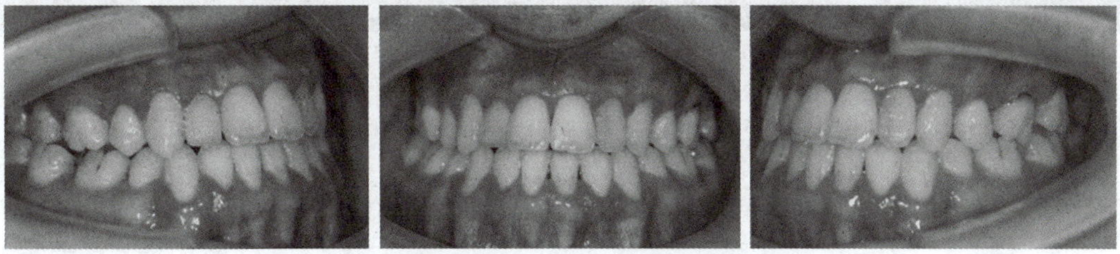

B

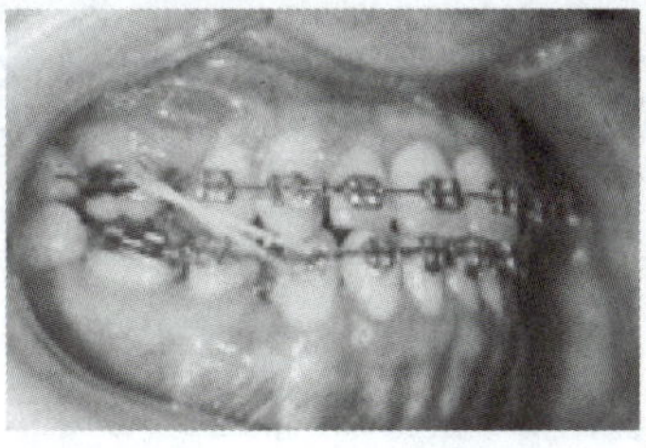

C

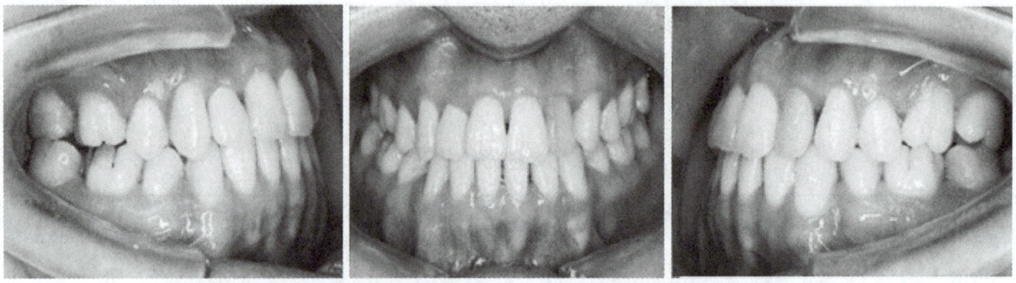

D

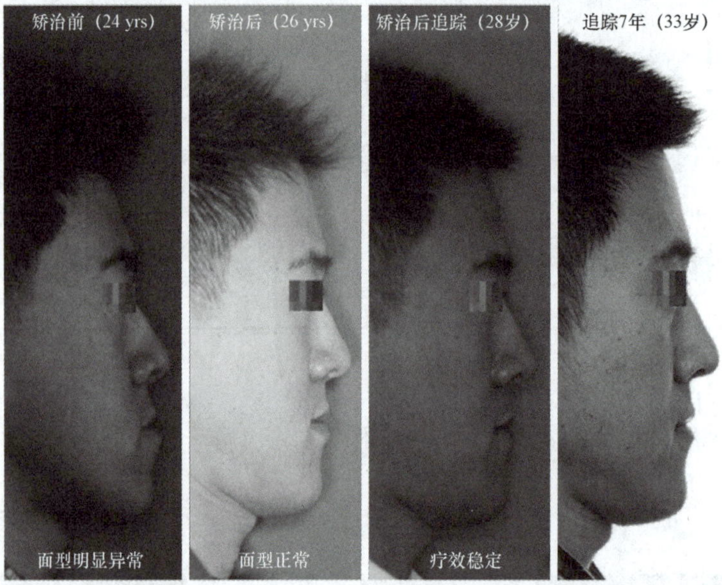

E

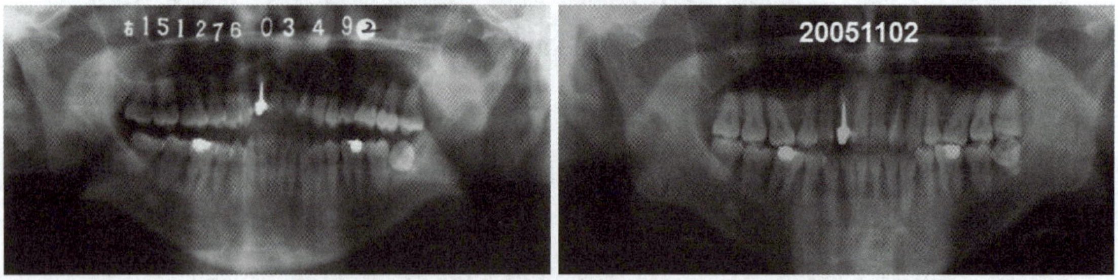

F

图 8-100 传动矫治技术非手术矫治骨性Ⅲ类错殆畸形病例

A. 矫治前口内像；**B.** 矫治后口内像；**C.** 矫治中口内像；**D.** 矫治后追踪 7 年口内像；**E.** 矫治前后及追踪 7 年侧貌像；**F.** 矫治前后曲面断层片

（林久祥　姜若萍）

八、舌侧矫治器和矫治技术

（一）概述

随着成人正畸需求的增加，美观矫治器越来越多地被正畸医生广泛采用。患者为了追求治疗过程中的美观效果，往往会要求以美观矫治器进行治疗，如透明塑料托槽、透明陶瓷托槽等。但不管采用何种透明程度和材料的托槽，都难免从唇侧看到矫治器，从而影响了患者的外观和人际交往、社交活动甚至正常的工作。而唇侧完全不可见矫治器——舌侧矫治器（lingual orthodontic appliance）则是一种理想的美观矫治器：由于矫治器粘接在牙齿舌侧，托槽、弓丝等均在舌侧，能使患者完全免受矫治器外观影响，达到了正畸“全程美”的效果。舌侧矫治技术经过三十多年的发展和应用，已成为一种成熟的固定矫正技术，能适用于几乎所有类型和难度的正畸病例。

（二）舌侧矫治技术的发展历史

1973 年，美国 Kurz 医生开始研制舌侧矫治器，并获得世界上第一个固定舌侧矫治器的专利。Kurz 医生仔细研究了牙齿的舌侧形态和牙弓形态，制作了舌侧牙弓弓形图，建立了舌侧矫正的转矩和轴倾度的控制体系。1979 年，Kurz 舌侧矫治器正式推出，通过大量的舌侧矫正病例，建立了完善的舌侧矫治技术体系。与此同时，日本正畸医师 Fujita 经过多年实践，于 1979 年 12 月在美国正畸学杂志上发表文章，以舌侧矫治器和蘑菇形弓丝治疗错𬌗畸形，取得良好的临床效果，证明了舌侧矫治技术的可行性和科学性。现今一般认为，Kurz 医生和 Fujita 医生各自独立发明了舌侧矫治器。之后，舌侧矫治器不断改进，2005 年，日本医生 Takemoto 和意大利医生 Scuzzo 也推出了改进后的舌侧矫治器，相比 Kurz 托槽更为精确、小巧舒适，具有轻力、低摩擦等特点，得到较广泛的应用。

2001 年，德国医生 Wichmann 发明了个体化舌侧矫治器，其原理是利用数字化铸造技术，根据每个患者的牙齿外形制作个性化的托槽底板，这样可以减小舌侧托槽的厚度，增加患者的舒适度，利于矫治力的表达。近年来，个体化舌侧矫治器的精度不断提高，成为舌侧正畸发展的主流趋势之一。

我国自 20 世纪 90 年代初期引进舌侧矫治技术以来，技术进步很大。2011 年，林久祥教授等的有自主知识产权的个体化舌侧矫治器研发成功，对我国舌侧矫治技术的发展起到了极大的推动作用。

（三）舌侧矫治器的组成

以个体化的舌侧矫治器为例，舌侧矫治器由舌侧托槽、磨牙舌侧管、弓丝等组成。

1. 舌侧托槽 舌侧矫治器托槽是根据每个牙齿舌侧面形态而个性化设计的。托槽上已预制了不同的转矩度、轴倾度和托槽厚度，便于对牙齿三维方向的良好控制。

（1）前牙托槽：托槽的主要特点包括以下两方面。①采用垂直槽沟；②单翼，便于采用对折结扎（double tie）（图 8-101 ～ 8-103）。

（2）双尖牙托槽：为水平槽沟，单翼（图 8-104、8-105）。

（3）第一磨牙托槽：磨牙托槽较宽，为水平槽沟，双翼（图 8-106、8-107）。

2. 第二磨牙舌侧管 第二磨牙一般为舌侧管，根据患者具体情况，可以选择普通型或者加长型，以便于控制牙齿（图 8-108、8-109）。

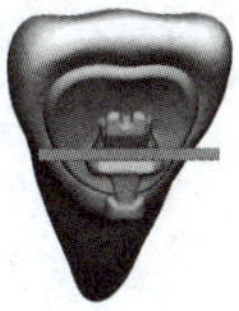

图 8-101 上中切牙托槽

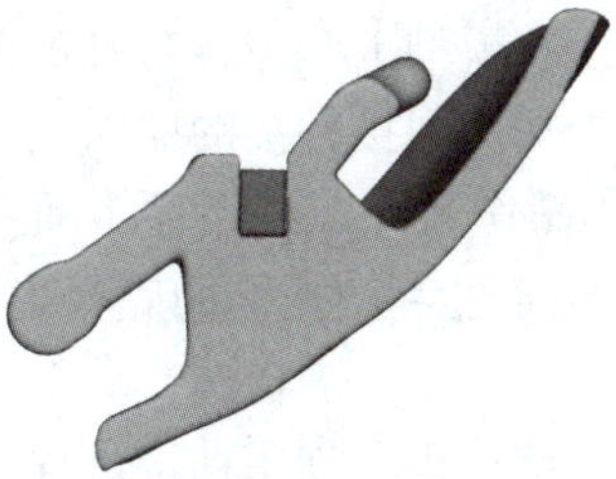

图 8-102 托槽侧面观

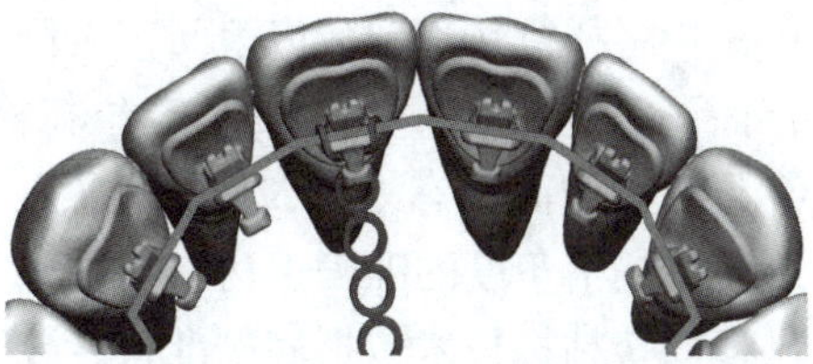

图 8-103 前牙对折结扎

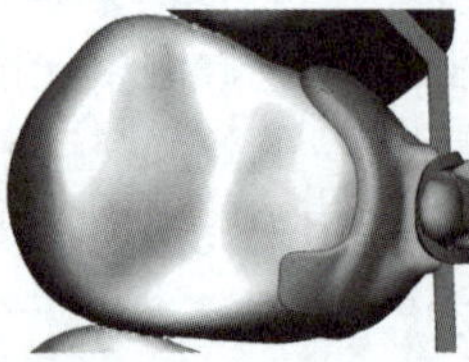

图 8-104 双尖牙托槽

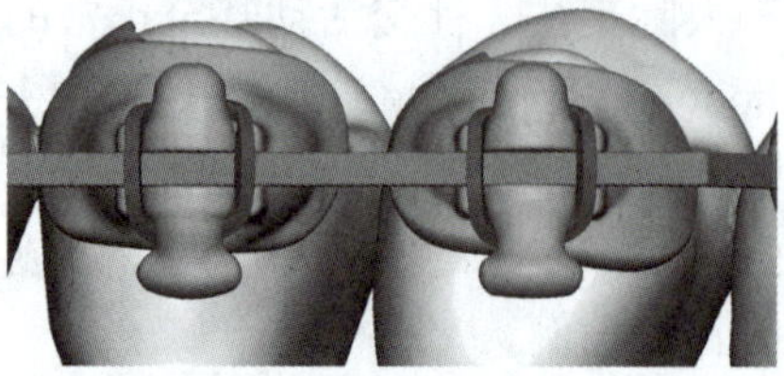

图 8-105 双尖牙托槽应用示意图

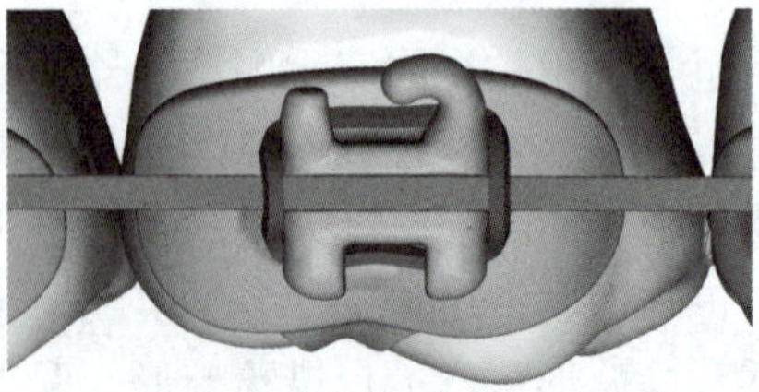

图 8-106 上第一磨牙托槽

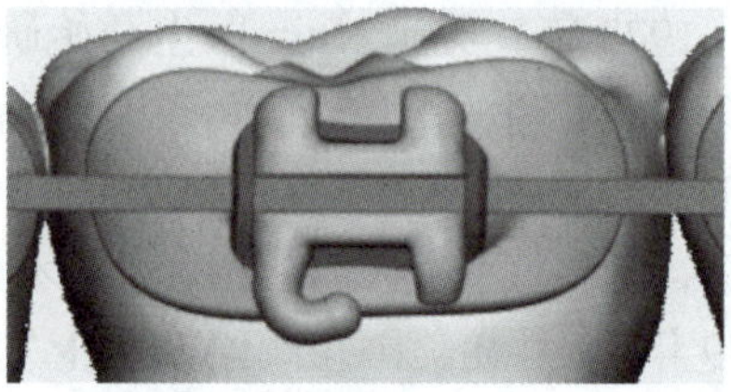

图 8-107 下第一磨牙托槽

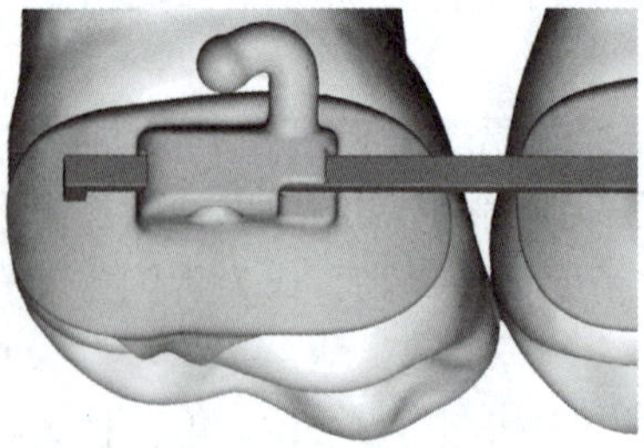

图 8-108 上第二磨牙舌侧管

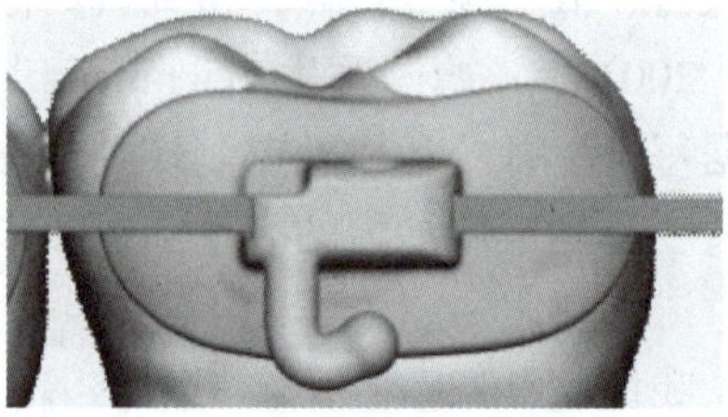

图 8-109 下第二磨牙舌侧管

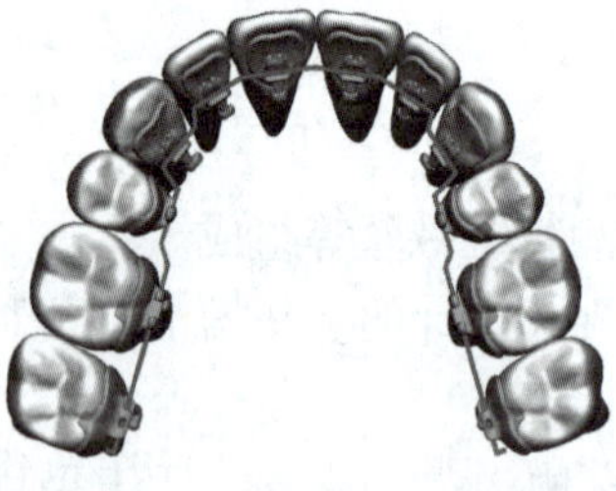

图 8-110 上颌个性化舌侧弓丝

3. 弓丝 舌侧矫治器弓丝与唇侧矫治器有以下不同（图 8-110）。

（1）弓丝应用特点不同：①由于舌侧矫治器托槽间距减小，需使用较细而弹性好的弓丝。控根移动时，一般也使用稍小型号的方弓丝。②由于操作困难和考虑清洁及患者承受力等因素，很少使用带曲弓丝。③临床弯制代偿性弯曲难以实现精准，因此托槽定位的准确度尤为重要。

（2）弓丝形态不同：采用个性化弓形，使弓丝尽量接近牙齿表面，可以最大限度减小矫治器厚度，减轻患者的不适和对发音的影响；更靠近牙齿阻抗中心，也有利于矫治力学的实现。

（四）舌侧矫治技术的间接粘接技术

间接粘接技术是先在技工室将托槽粘接在模型上并进行精确定位，然后在临床上通过托盘或模板将托槽转移到牙齿表面。舌侧矫正中采用间接粘接的原因是：①椅旁难以直视到牙齿的舌面，不能用直接粘接技术定位托槽。②操作入路非常不便，难以完成矫治器的直接粘接。③牙齿舌侧面形态复杂，变异很大，常需要通过舌侧托槽的底板来进行补偿，才能保证转矩、旋转等托槽角度的准确表达。

间接粘接技术包括病例准备、技工室粘接过程和临床粘接过程（图 8-111）。

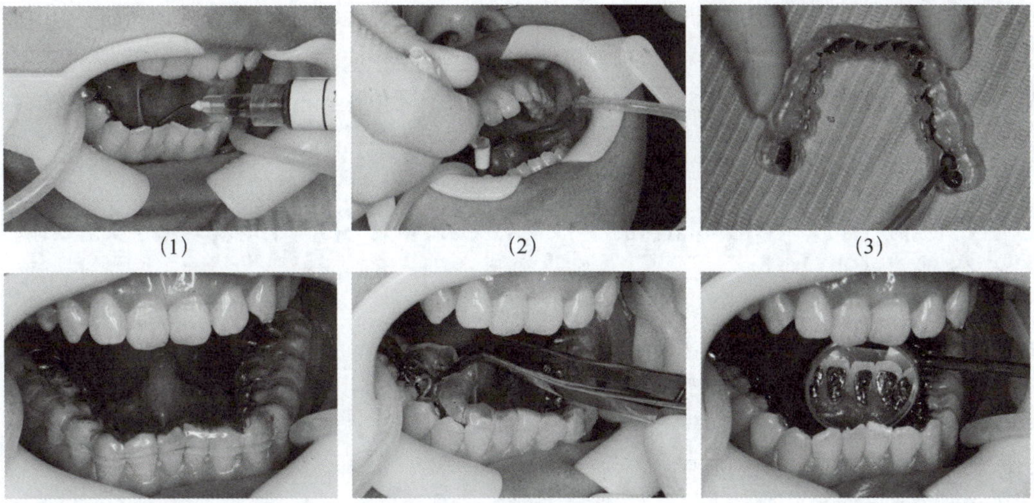
(1)　(2)　(3)　(4)　(5)　(6)

图 8-111　间接粘接过程

（1）酸蚀牙面；（2）在牙面涂抹渗透液；（3）在转移托盘内的托槽背板上涂抹粘接剂；（4）转移托盘在口内就位；（5）取下转移托盘；（6）检查托槽粘接情况

1. 病例准备

（1）患者需做充分的牙周洁治和刮治，去除牙石和软垢等。

（2）患者牙齿舌隆突过大，不利于托槽置放，可以考虑适当磨改外形。

（3）患者舌侧面过于凹陷，可用树脂修复外形。

（4）烤瓷冠、金属冠修复患者一般需要用树脂暂时冠代替，以利于粘接；正畸治疗后再进行固定修复。

（5）牙齿舌侧面和𬌗面的银汞充填宜用树脂修复替代。

（6）导致牙齿移动的治疗过程如分牙、拔牙等应延至所有舌侧矫治器粘接完成后进行。

（7）若患者由活动矫治器或其他正畸治疗转为舌侧矫正时，宜用保持器暂时维持牙齿位置，直至舌侧矫治器粘接。

（8）完成上述工作后，采取硅橡胶印模，要求所有牙齿的舌侧面清晰准确，印模边缘延展充分。

（9）印模采取后灌制两副高质量超硬石膏模型。

2. 技工室粘接过程

（1）各牙位做标记，画出牙长轴和切割线。

（2）分离各个石膏牙。按个别正常𬌗标准，视医嘱进行排牙试验。

（3）技工室与医生沟通、确认排牙结果。

（4）定位舌侧托槽。对于个体化舌侧矫治器，需要先扫描模型，然后通过计算机辅助设计 / 辅助制作（CAD/CAM）技术设计和定位托槽。

（5）制作间接粘接转移托盘。个体化舌侧矫治器的转移托盘一般由两层膜片制成，内层柔软以利于定位和固位，外层坚硬具有支持作用。

3. 临床粘接过程

（1）器械及材料准备：①转移托盘；②复合树脂充填器；③酸蚀剂；④吸唾器、三用枪；⑤舌挡板或长棉卷隔湿；⑥镊子、探针、口镜、洁治器；⑦开口器；⑧低速弯机和砂粒子；⑨正畸用光敏树脂及渗透液等。

（2）间接粘接过程（图 8-111）：①先试转移托盘，使其充分就位后检查（也可以分成 2 ～ 3 段）。②酸蚀相应的牙齿舌侧面 30 ～ 40 s，面积可以稍大，避免伤及牙龈。③充分冲洗牙面。④吹干牙面至白垩色，若出现唾液污染，需重新酸蚀。⑤牙面涂底胶渗透液。⑥托槽底部酒精脱脂后吹干，涂光敏树脂粘接剂。将转移托盘放到相应位置，按压充分就位。⑦用光敏灯从每个牙位的𬌗向、龈向、近远中向充分光照，每个牙位1 min以上。⑧依次去除转移托盘外层、内层。

（五）舌侧矫治技术的矫正程序（以拔除4个第一前磨牙的安氏Ⅱ类1分类为例）

舌侧矫治技术的治疗过程可分为四期：

第一期：整平和排齐牙列，打开咬合，纠正扭转。

第二期：转矩控制。

第三期：内收前牙，关闭间隙。

第四期：精细调整阶段。

1. 第一期：整平和排齐牙列

（1）第一期的治疗目标：①为患者提供一个2周左右的适应期，初始尽量使用轻力；②排齐上下牙列，纠正牙齿严重扭转；③整平上下牙弓，减小前牙深覆𬌗；④建立后牙支抗单位，口外力或横腭杆、支抗钉增强必要的后牙支抗。

（2）弓丝选择：开始的排齐弓丝可依次使用0.012、0.014、0.016英寸镍钛圆丝和0.016英寸TMA圆丝；整平阶段可依次使用0.016英寸澳丝、0.016英寸×0.22英寸TMA方丝及不锈钢方丝、0.017英寸×0.025英寸TMA方丝及不锈钢方丝（TMA丝也叫β钛丝，为钛钼合金弓丝，硬度适中，可以成型）。

（3）扭转牙的矫正：①弓丝完全结扎入槽沟，前牙可使用对折结扎。②要先开展足够间隙。③唇侧、舌侧同时施力，从近远中邻牙分别进行适当牵引。④链状皮圈环绕扭转牙，从弓丝至托槽（Smith结扎法），纠正牙齿扭转。

（4）严重拥挤的纠正：①部分拉尖牙向远中。由于患者对美观的需要，舌侧矫治时很少将尖牙向远中完全牵拉到位。远中移动尖牙少许，产生少量间隙利于前牙排齐即可。一般用0.016英寸不锈钢圆丝或0.016英寸×0.022英寸不锈钢方丝，注意后牙区、前牙区分别“8”字连续结扎，尖牙用对折结扎。②可用镍钛推簧扩展足够间隙，然后再用细镍钛丝排齐。

（5）整平牙弓，打开前牙咬合：①个体化舌侧矫治器为垂直槽沟，使用的带状弓丝更有利于打开咬合。②在CAD/CAM阶段可以在上颌前牙的托槽上设计咬合导板，有利于压低下前牙，减小覆𬌗。③第二磨牙的纳入有利于咬合打开。④适当使用种植体支抗（上前牙唇侧、上腭等位置），来压低上前牙。

2. 第二期：转矩控制

（1）为了防止在内收前牙过程中产生过度的舌倾，可以根据矫治需要在个体化舌侧矫治器的前牙托槽设计额外的正转矩。

（2）根据矫治需要，可以在方弓丝上增加前牙正转矩，以对牙齿施加转矩力。

（3）弓丝选择：可以使用0.0175英寸×0.0175英寸TMA方丝，充分表达托槽转矩。如需要更多转矩，可以用0.017英寸×0.025英寸TMA方丝进一步施力，甚或使用0.017英寸×0.025英寸不锈钢方丝。

3. 第三期：内收前牙，关闭间隙 舌侧矫治器内收前牙和关闭拔牙间隙，可以采用关闭曲法关闭间隙，或使用滑动法关闭间隙，或两者结合。临床操作时要注意舌侧矫正和唇侧矫正的一些不同的关键点。

（1）主弓丝为 0.017 英寸×0.025 英寸 TMA 方丝或 0.017 英寸×0.025 英寸不锈钢方丝，有时也使用 0.016 英寸×0.025 英寸不锈钢方丝。

（2）采用滑动法或关闭曲法关闭拔牙间隙。注意使用轻力，每侧 100 ～ 150 g 力。一般为 6 个前牙一起内收。

（3）注意前牙转矩的控制，必要时在主弓丝前牙段加适当的正转矩。

（4）注意后牙的支抗控制。横腭杆、口外弓可以增强磨牙支抗，防止磨牙近中颊向扭转，消除牙弓左右向异常作用力而导致的牙弓宽度改变。目前，种植钉支抗技术在舌侧矫正临床上得到了广泛应用。

（5）内收前牙的过程中，要注意防范牙弓在垂直向和横向（水平向）的弓状变形效应。

垂直向弓状变形效应（vertical bowing effect）：相当于唇侧矫正中的过山车效应，即内收过程中产生的前牙伸长、后牙前倾、覆𬌗加深的一种不良趋势。因此，需要在使用滑动法时适当加大摇椅弓形，或在使用关闭曲法时加大关闭曲的两侧“人字形”曲。

横向弓状变形效应（transverse bowing effect）：即在内收前牙时，磨牙易近中颊向扭转，在水平向上易出现第二磨牙区变窄、双尖牙区变宽、弓形变圆的不良趋势。因此，需要将磨牙段的弓形做成弧形向外，且第二磨牙区比原始弓形扩大半个磨牙左右的距离。

（6）中线的纠正：①颌内进行单侧弹力牵引；②颌间牵引进行调整。

4. 第四期：精细调整阶段

（1）弓丝：可以用 0.017 英寸×0.025 英寸 TMA 方丝进行结束阶段的精细调整和牙齿控制。有时也可换为 0.016 或 0.018 英寸 TMA 圆丝进行局部的调整。

（2）颌间牵引：①Ⅱ类或Ⅲ类颌间牵引；②上下颌之间垂直牵引。

5. 保持　一般使用固定舌侧保持丝或者压膜保持器进行保持。保持的时间宜尽可能长，甚至终身保持。保持过程中要注意口腔卫生健康，定期复查。

典型病例（图 8-112、8-113）

一般信息：患者，女，25 岁，主诉上牙前突、牙齿不齐。

临床表现及检查：

（1）口外：面部基本对称，下颌后缩。双关节区未及弹响，未及明显压痛，开口度、开口型正常。

（2）口内：恒牙列，磨牙关系中性偏远中，尖牙关系远中。Ⅱ度深覆𬌗，Ⅱ度深覆盖。上牙列中度拥挤，下牙列重度拥挤。下牙列中线右偏 2.5 mm。

X 线头影测量分析：见表 8-18。

诊断：安氏Ⅰ类；毛氏$\mathrm{II}^{4}+\mathrm{IV}^{1}+\mathrm{I}^{1}$；骨性Ⅱ类，均角。

矫治设计：

（1）减数拔牙 14，24，34，44，国产个体化舌侧矫治器，强支抗（种植体支抗）；

（2）排齐牙列，改善咬合关系；

（3）内收上前牙，改善侧貌突度。

矫治过程：总疗程 30 个月。

（1）0.012、0.014、0.016 英寸镍钛丝，0.016 英寸澳丝，排齐、整平牙列（9 个月）；

（2）0.016 英寸×0.022 英寸、0.017 英寸×0.025 英寸镍钛方丝，0.016 英寸×0.024 英寸 TMA 方丝进一步排齐整平（5 个月）；

表 8-18　治疗前后 X 线头影测量结果比较（Dolphin 软件测量）

测量项目	正常均值	标准差	治疗前	治疗后
FMA（°）	23.9	4.5	22.9	22.5
FMIA（°）	64.8	8.5	45.9	55.5
IMPA（°）	95.0	7.0	111.2	102.0
SNA（°）	82.0	3.5	82.1	82.8
SNB（°）	80.9	3.4	76.6	78.3
ANB（°）	1.6	1.5	5.5	4.6
U1-NA（°）	22.8	5.7	31.5	16.2
U1-NA（mm）	3.5	6.5	7.4	1.5
L1-NB（°）	30.5	6.0	37.5	29.4
L1-NB（mm）	6.7	1.8	9.9	5.0
MP-SN（°）	33.0	6.0	29.7	29.2
U1-L1（°）	124.0	8.0	105.4	129.8
U1-SN（°）	102.8	5.5	113.7	99.1
UL-E-Plane（mm）	−0.1	2.0	3.9	0.0
LL-E-Plane（mm）	1.4	2.0	5.1	0.4

（3）0.016 英寸×0.024 英寸不锈钢方丝、0.017 英寸×0.025 英寸 TMA 方丝滑动法关闭拔牙间隙（12 个月），调整咬合关系；

（4）0.0175 英寸×0.0175 英寸 TMA 方丝精细调整咬合关系（4 个月）。

矫治结果：上下牙列排齐，前牙覆䯒、覆盖正常，双侧磨牙、尖牙中性关系；上下中线正，双侧后牙尖窝关系良好，侧貌改善明显。

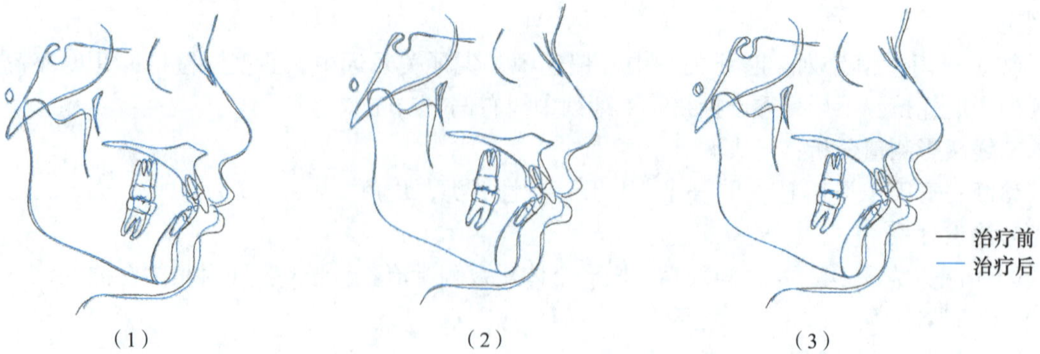

图 8-112　治疗前后头影测量重叠图

（1）SN 平面重叠；（2）MP 平面重叠；（3）PP 平面重叠

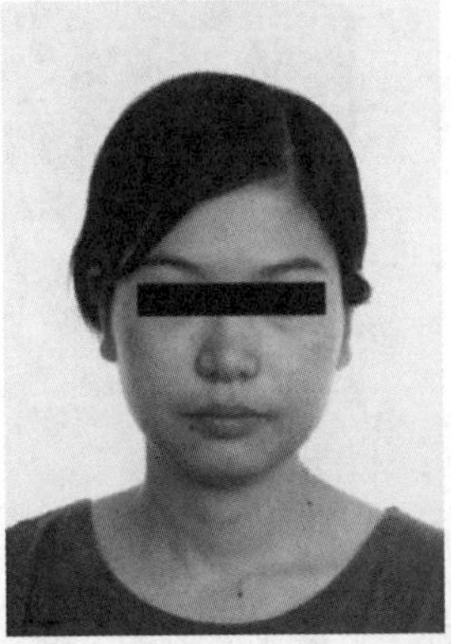
(1)

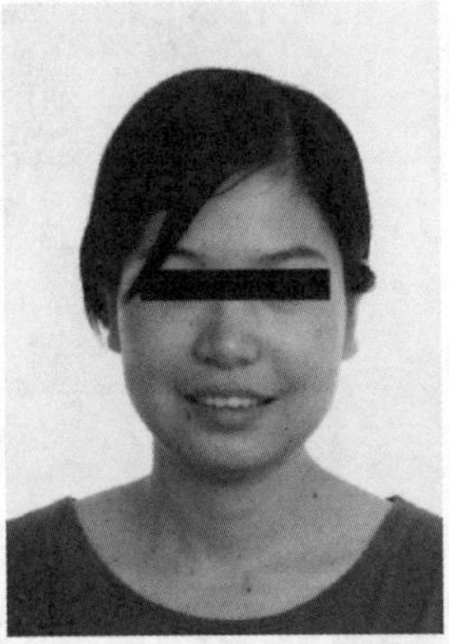
(2)

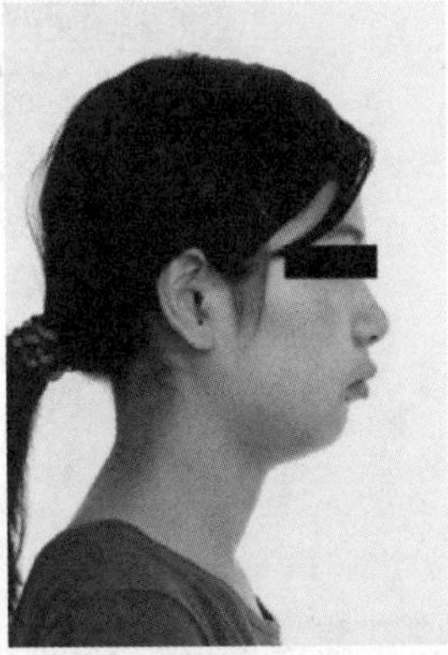
(3)

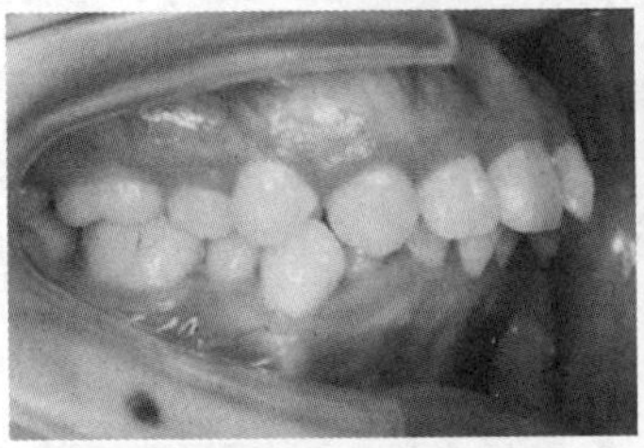
(4)

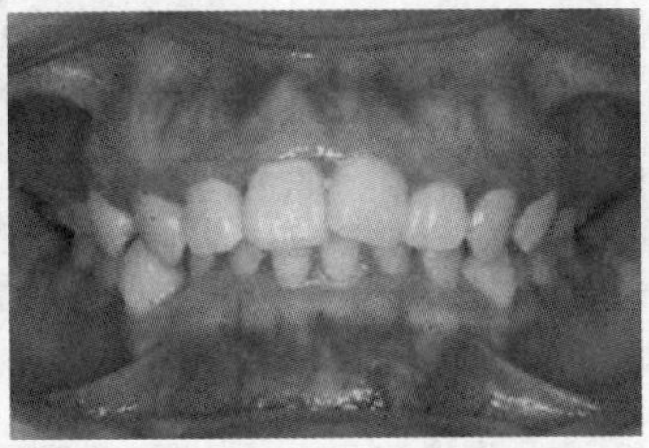
(5)

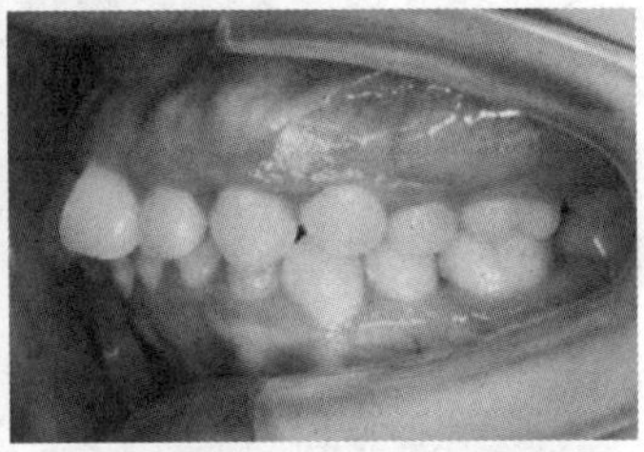
(6)

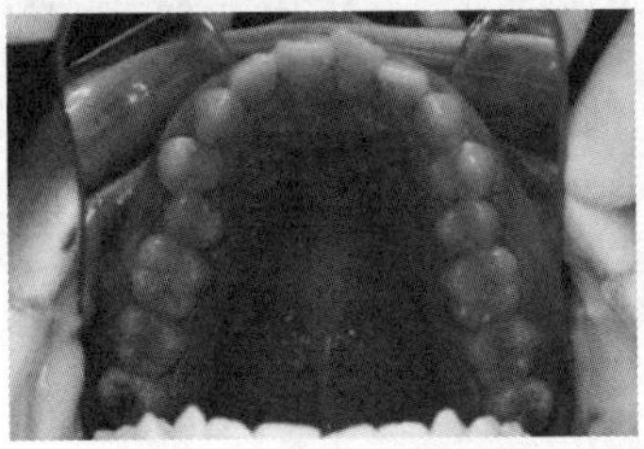
(7)

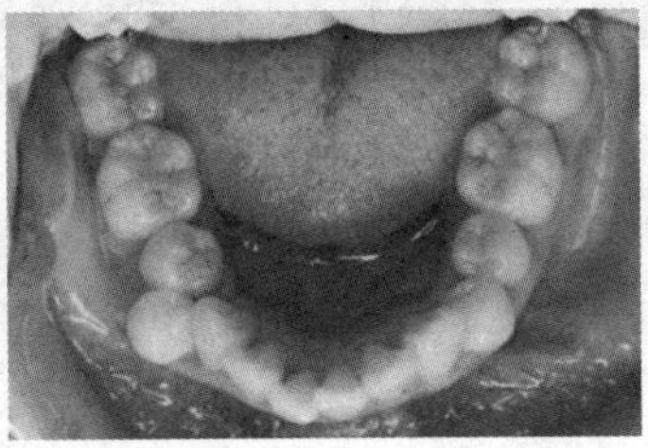
(8)

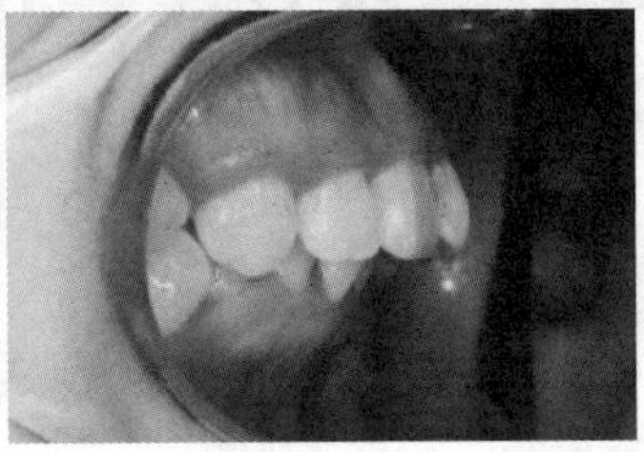
(9)

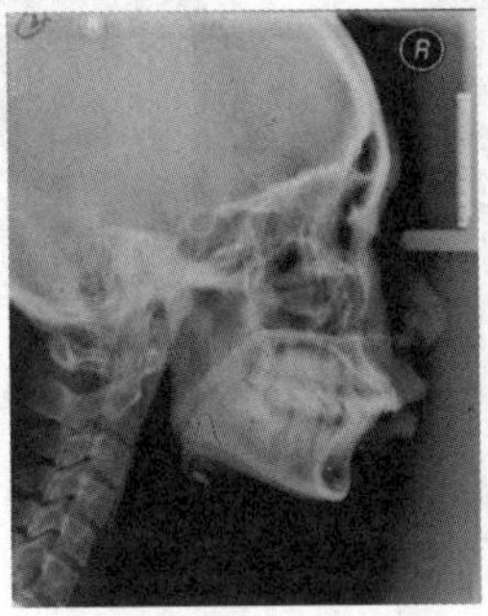
(10)

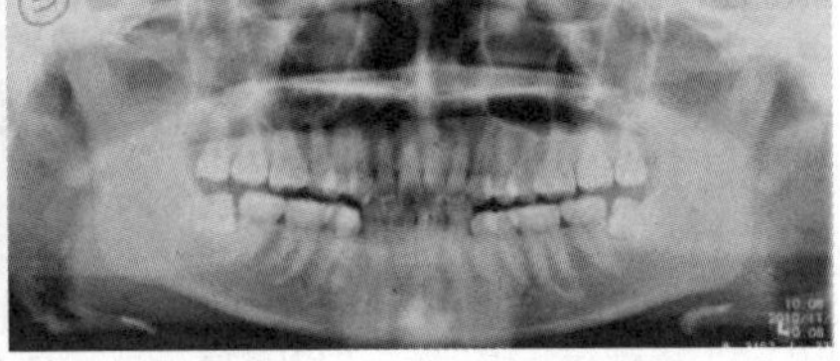
(11)

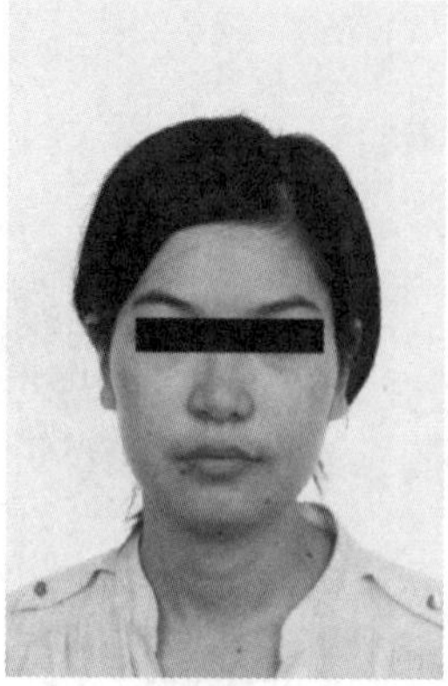
(12)

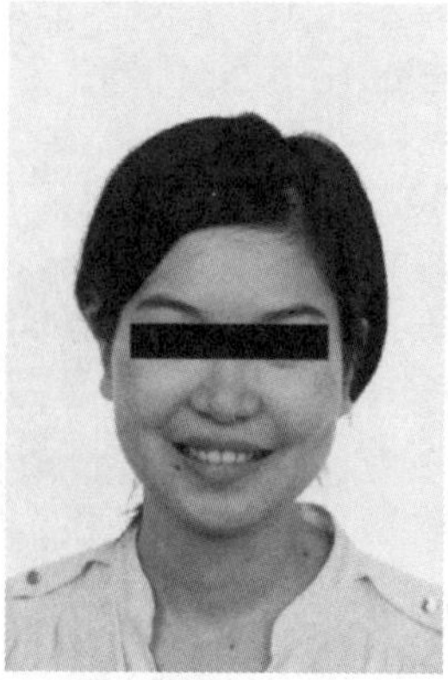
(13)

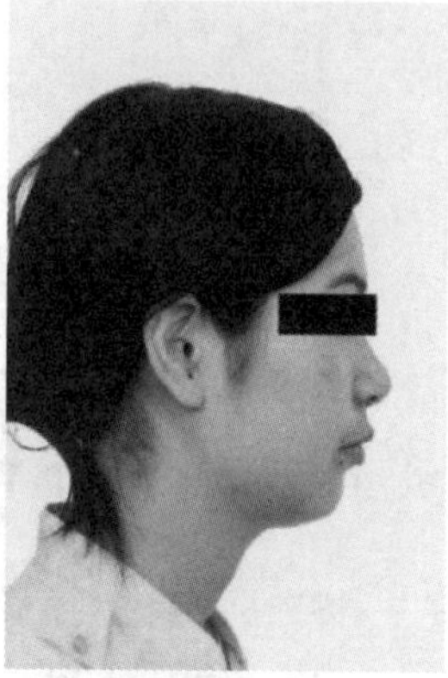
(14)

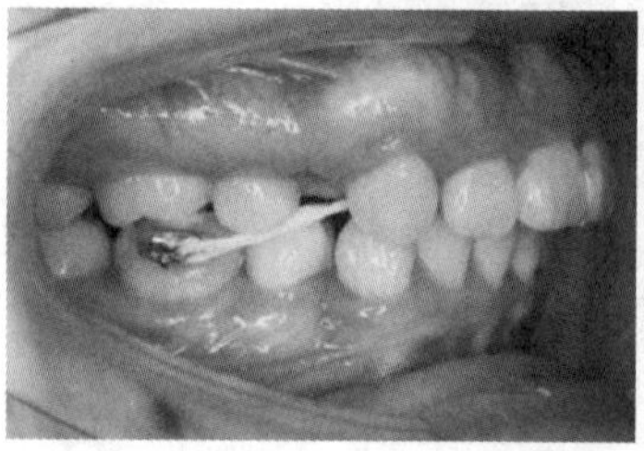
(15)

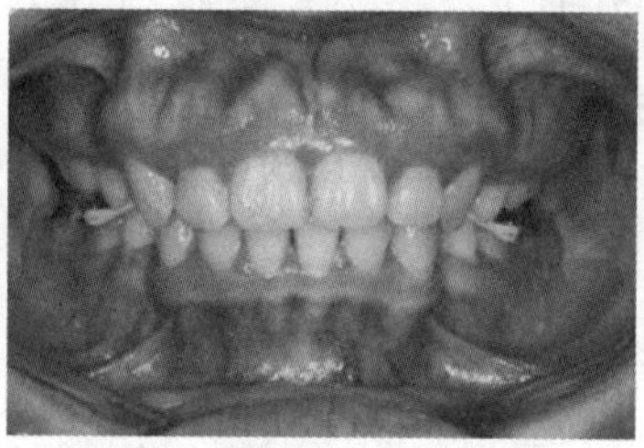
(16)

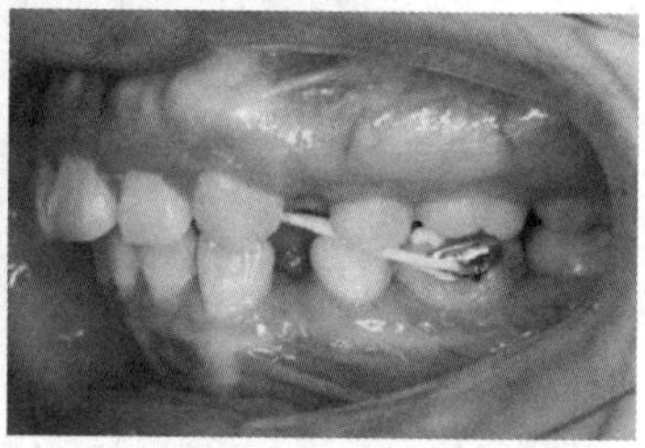
(17)

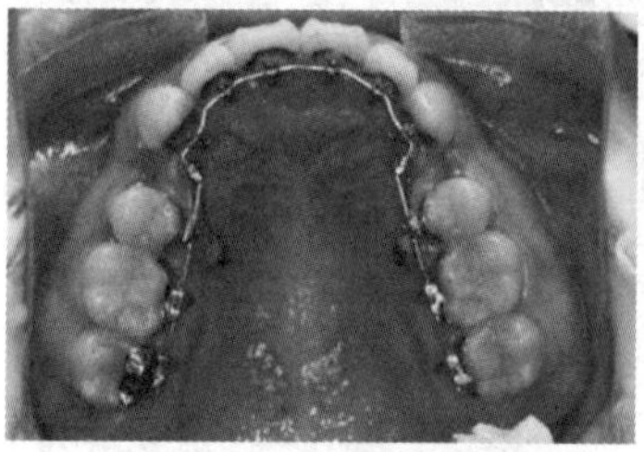
(18)

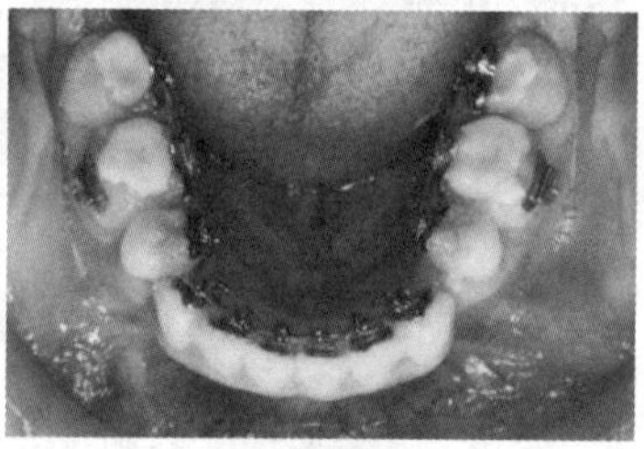
(19)

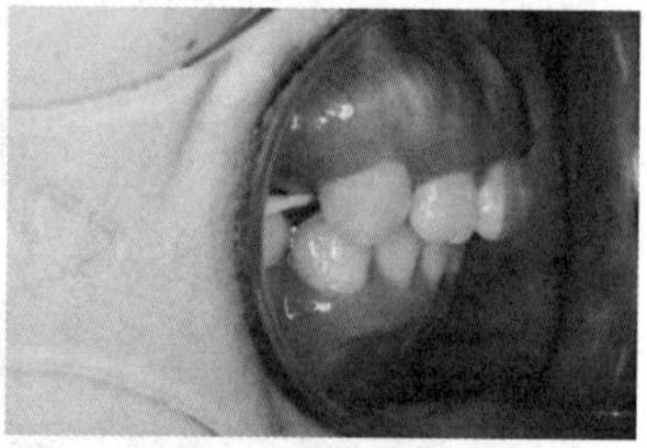
(20)

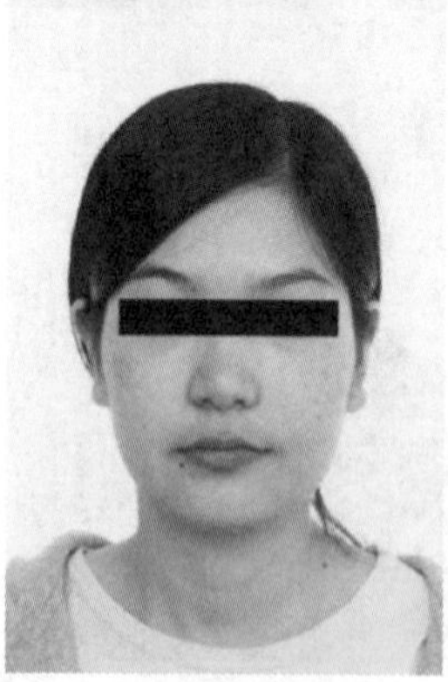
(21)

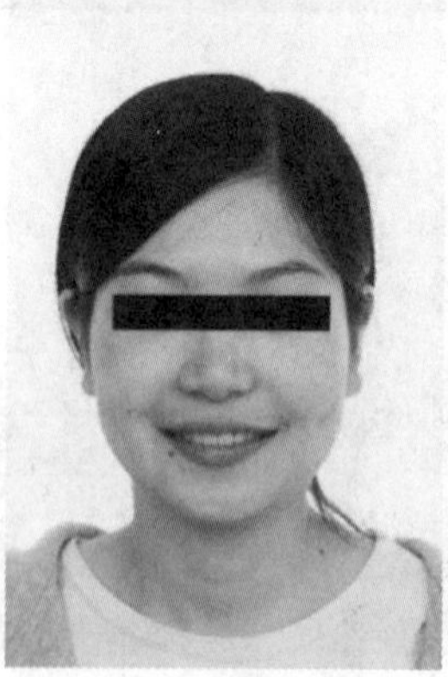
(22)

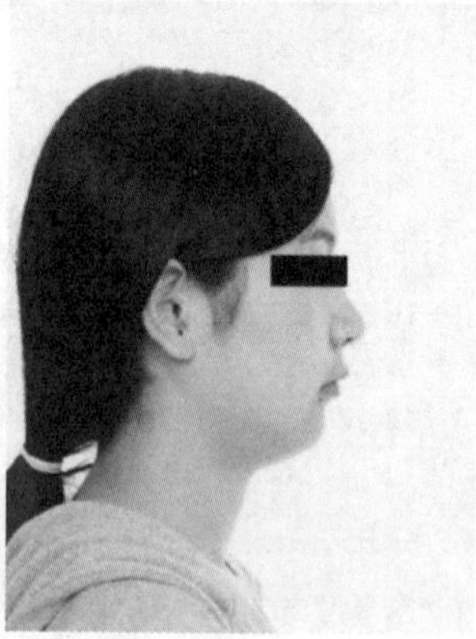
(23)

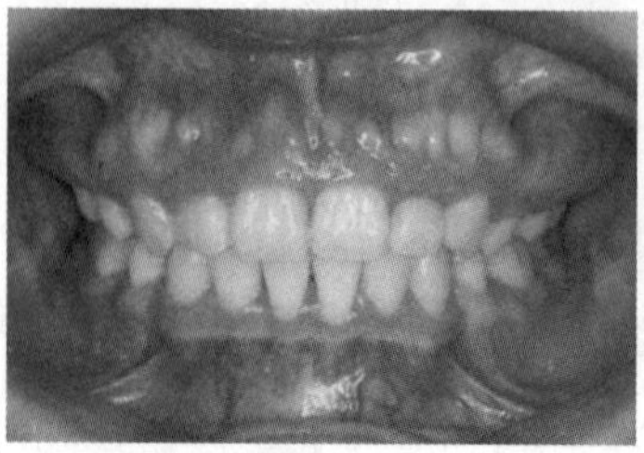
(24)

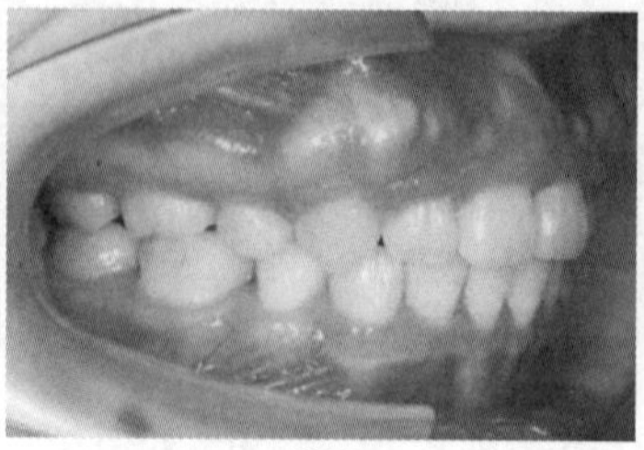
(25)

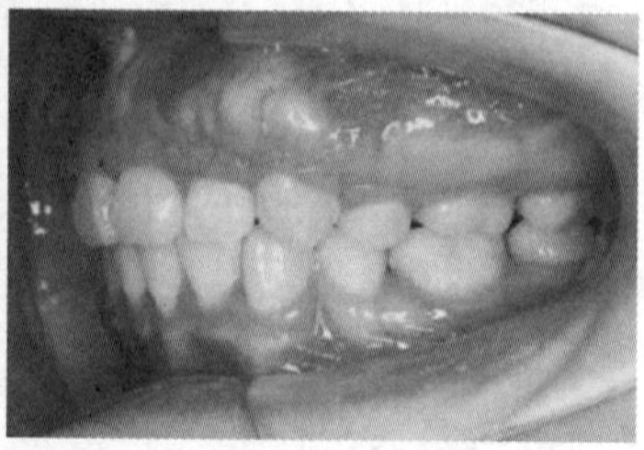
(26)

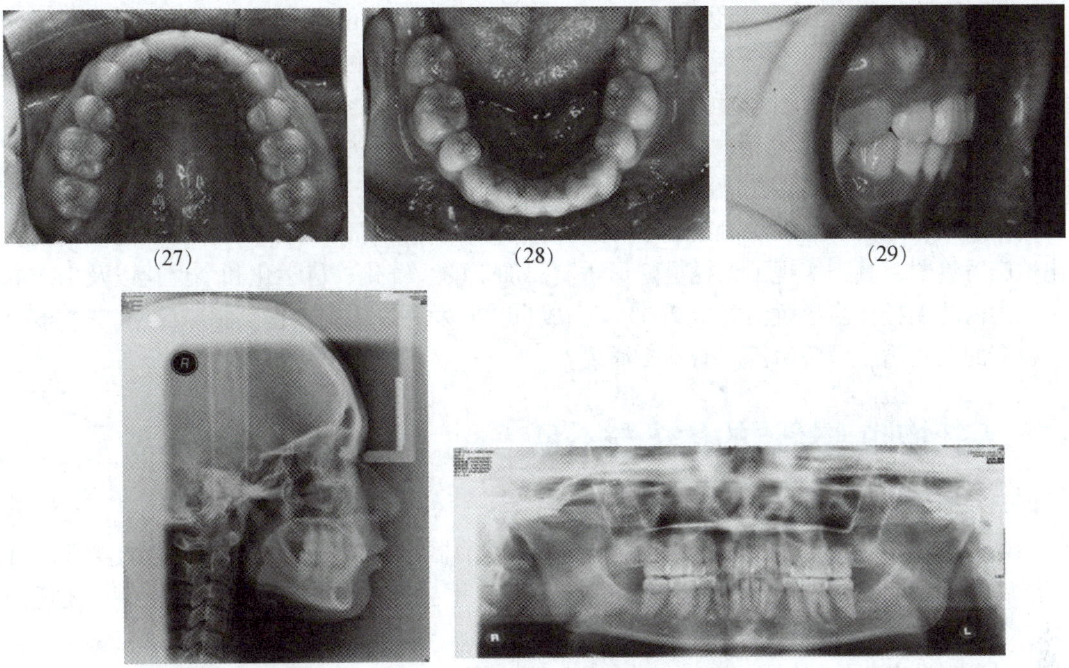

(27)　(28)　(29)　(30)　(31)

图 8-113　舌侧矫治病例

（1）～（11）治疗前面𬌗像及 X 线片；（12）～（20）治疗中面𬌗像；（21）～（31）治疗后面𬌗像及 X 线片

（梁　炜　周彦恒）

九、无托槽隐形矫治器和矫治技术

现代无托槽隐形矫治器诞生于 20 世纪末，是一种结合了数字化、智能化和信息化的新兴矫治器。与传统的固定矫治器相比，它使用粘接在牙齿上的附件替代传统的托槽，使用高分子膜片制作的透明“牙套”替代传统的弓丝。从正畸治疗开始到结束，应用数字化模型替代了传统的石膏模型，并以专门的计算机 3D 软件进行模拟矫治设计，让医生和患者可以通过三维虚拟动画直观地感受矫治过程中牙齿的移动以及最终的矫治结果。依据虚拟的矫治步骤，全自动化制作出一系列高分子透明可摘矫治器（图 8-114）。在医生进行相应的临床操作和监控指导下，患者按照顺序依次更换矫治器来逐步实现牙齿移动。

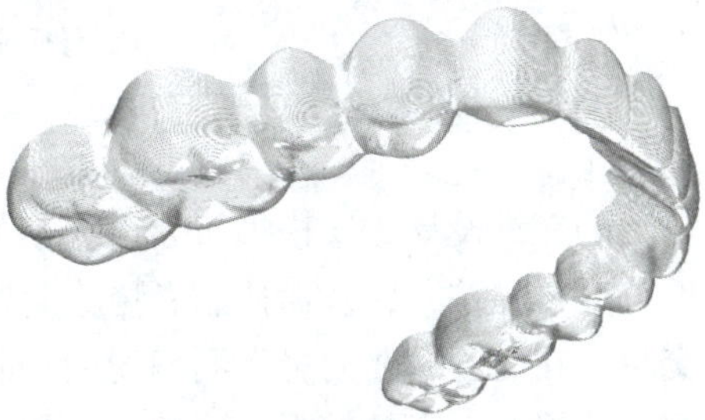

图 8-114　无托槽隐形矫治器

虽然传统的固定矫治器对牙齿移动的控制能力强，疗效稳定，且使用广泛，但由于其美观性和舒适度欠佳，使很多人对正畸治疗望而却步。无托槽隐形矫治器因其美观和舒适等优点备受爱美人士的追捧，近年来发展迅速，其矫治范围也得到不断拓展。作为正畸医生应该熟悉、掌握并运用它，推动这一技术不断完善和发展，使其能满足大众对美好生活的追求。

（一）无托槽隐形矫治器的发展历史

美国的 Kesling 医生在 1945 年设计了一种患者可以自行摘戴的牙齿正位器，用于关闭牙列中的少量间隙并精细调整牙齿的咬合与排列。美国的Pontiz医生于1971年在手工排牙后压制透明保持器来实现小幅牙齿移动。之后，又有一些医生报道了手工排牙后应用透明Essix保持器进行牙齿排齐的矫正案例。这些矫治器制作步骤繁琐，需要在石膏模型上进行人工排牙，效率低；同时牙齿移动精度不高，又难以批量生产，无法广泛应用于正畸临床。20世纪末，美国首先研制开发出无托槽隐形矫治器并应用于正畸临床。由于其使用计算机辅助设计和加工制作出成套透明的活动矫治器，不需要进行手工排牙，简化了临床操作，并能做到批量工业化生产矫治器，真正实现了无托槽隐形矫治器加工的系统化、科学化和个性化以及生产的规模化。国内的无托槽隐形矫治器于2003年完成自主研发并进入国内正畸临床应用。时至今日，越来越多的无托槽隐形矫治器产品不断涌现。

（二）无托槽隐形矫治的优势与不足

1. 无托槽隐形矫治的优势

（1）外形美观，佩戴舒适：佩戴无托槽隐形矫治器不易被他人发现，不影响美观，可摘戴，患者在矫治期间能进行正常的社交和社会活动，不会有太大的心理压力。另外，无托槽隐形矫治器体积轻巧，戴用舒适，没有特别锐利的边缘，与牙齿的贴合性好，对口腔黏膜的刺激较小，对发音没有明显的影响。

（2）口腔卫生易于维护：无托槽隐形矫治器可在进食、刷牙和使用牙线时取下，减少了食物和菌斑在口腔内的滞留时间，降低了牙齿脱矿和牙周炎症发生的风险，有利于保持口腔卫生。研究表明，和戴用固定矫治器的患者相比，戴用无托槽隐形矫治器患者的牙龈指数、菌斑指数和出血指数均明显降低。

（3）椅旁操作时间相对较短：治疗过程中，患者按顺序更换预先制作好的矫治器，每次复诊时医生只需检查附件的牢固情况、矫治器与牙齿的贴合程度、牙齿是否按照预期移动等，因而减少了正畸医生椅旁操作时间。

（4）矫治设计的可视性：牙齿移动最终目标位置（矫治目标）是否合适，牙齿移动过程是否合理，选择拔牙或不拔牙矫治排牙后会发生什么变化，上下牙齿是否存在Bolton指数不调，这些正畸医生在矫治前关心的问题在无托槽隐形矫治的设计方案中都可以直观地呈现出来。通过三维设计方案，医生可以确定矫治目标位的牙齿排列是否合理，明确矫治后牙齿移动的方向和距离，同时可以通过动画演示观察牙齿移动的先后顺序及其合理性。这种前瞻性的设计诊断和预估方式对正畸医生有很大帮助（图8-115）。

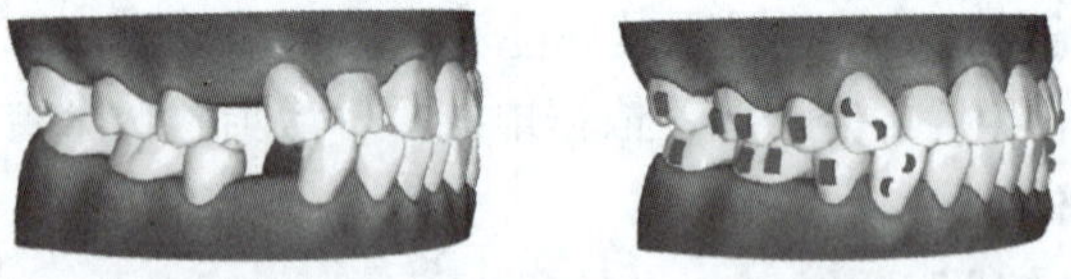

图8-115 三维矫治设计

（5）医患沟通的良好手段：无托槽隐形矫治的三维设计方案模拟了牙齿移动的整个过程，并且对比显示出牙齿初始位置和矫治后牙齿位置变化的差异，从而使患者更为直观地了解自己的牙齿矫治过程，便于医生和患者进行沟通交流。在沟通时要向患者明确说明，隐形矫治设计的目标位常与戴用隐形矫治器后牙齿移动的实际位置有一定的差距，这种矫治预估的准确性并不太高。

2. 无托槽隐形矫治的不足

（1）治疗效果与患者的依从性高度相关：由于无托槽隐形矫治器可由患者自行摘戴，需要患者的良好配合才能在一定程度上保证疗效；另外，一系列的矫治器需要患者自己妥善保存，一旦损坏或丢失都会影响最终的矫治疗效。因此，无托槽隐形矫治对患者依从性要求较高。

（2）牙齿控制能力比固定矫治器差：这个现象表现在两个方面，其一是无托槽隐形矫治器戴用后一段时间后会出现矫治力值大幅衰减并发生永久形变，导致牙齿不能移动到预先设计的位置，即设计的牙齿移动位置与实际牙齿移动位置不一致，因此在矫治中期或后期多需要对原始设计做相应的调整，甚至需要重新设计矫治方案。其二是很难控制复杂的牙齿移动（如较大距离的牙齿整体移动和控根移动，纠正严重的前磨牙扭转等），尤其是拔牙病例中磨牙前移和上前牙转矩控制。因此，医生要判断患者的错𬌗畸形是否符合隐形矫治的适应证。

（3）治疗计划不能及时更改：使用固定矫治器时，正畸医生可以随时调整弓丝的尺寸、形状以及施加在牙齿上力的大小和方向。无托槽隐形矫治器治疗中多是按照预先设计好的方案进行治疗，当发现有小幅牙齿移动不到位时，不能及时进行调整。因为中期调整就意味着要重新取硅胶模型或进行口腔扫描，重新提交和修改设计方案，重新制作系列隐形矫治器。这些都要耗费医生大量的时间和精力，同时无形中延长了矫治疗程。当出现明显的牙齿移动不到位，甚至发生牙齿不良移动时，隐形矫治器自身对牙齿纠偏的能力很有限，往往又需要配合固定矫治器进行治疗。因此，当使用隐形矫治器时，医生总感觉“有劲使不上”。

（4）治疗完成后易复发：有研究发现，在结束治疗时和结束治疗后 3 年进行评估时，使用无托槽隐形矫治器的患者比使用固定矫治器的患者更容易出现牙齿排列问题的复发。这是因为固定矫治器在矫治初期已完成牙齿的排齐，在后期矫治中一直保持着排齐状态，而无托槽隐形矫治器是在矫治的最后阶段才排齐牙齿，所以容易导致牙列拥挤的复发。因此，要非常重视隐形矫治后的保持。

（三）无托槽隐形矫治的适应证

病例选择是无托槽隐形矫治成功的关键因素。根据治疗的难易程度可以将使用隐形矫治器矫治的正畸病例分为三类：低、中等和高难度病例。低难度病例是指能够比较容易获得预期治疗效果的病例，也就是相对比较简单的病例；高难度病例是指需要临床医生具有较丰富隐形矫治经验，甚至需要配合使用固定矫治器才能获得较好疗效的难度较大的病例；介于两者之间的就是中等难度病例。

1. 低难度矫治病例　这类病例的隐形矫治成功率最高，包括：临床冠高度充足、需要关闭少量牙列间隙、轻度牙列拥挤、在间隙足够的情况下旋转切牙、在骨量充分的情况下进行少量的唇颊侧扩弓治疗、拔除单颗下切牙解除中度拥挤、矫治个别前牙反𬌗、开展少量的修复间隙等。

2. 中等难度矫治病例　这类病例在完善的矫治设计和患者良好的配合下也可以取得成功，包括：小范围的牙齿控根移动、配合颌间牵引或使用支抗钉牵引的后牙远移、错𬌗畸形伴有轻中度牙周组织疾病（牙周问题前牙重于后牙）、牙冠高度正常并有生长潜力的青少年错𬌗病例、内收切牙关闭轻中度开𬌗、后牙压低（包括末端磨牙，可配合支抗钉牵引）、中度的深覆𬌗矫治、严重牙列拥挤的拔牙病例、单颗后牙的反𬌗或锁𬌗（可配合交互牵引或支抗钉牵引）等。

3. 高难度矫治病例　受到隐形矫治器性能不足的影响，这类病例的疗效不稳定，包括：牙齿需要大范围的控根移动（拔牙病例的上前牙转矩控制、近中倾斜磨牙的近中向控根、拔牙病例中需要后牙整体前移来调整磨牙关系、大量开展牙列间隙后的牙根平行等）、中度以上深覆𬌗病例的拔牙矫治、严重的牙齿异位萌出或阻生牙、前磨牙和尖牙的严重扭转（35° 以上的扭转）、牙齿伸长量大于 2 mm、需要移动的牙齿临床冠短或萌出不全、重度深覆𬌗的矫治、中重度以上开𬌗（尤其时高角骨型）、错𬌗畸形伴有重度牙周组织疾病、一侧或两侧多数后牙反𬌗或锁𬌗等。

（四）无托槽隐形矫治器的临床应用

1. 病例选择和矫治前准备

（1）病例诊断和选择：开展无托槽隐形矫治前需要选择适合的病例，因此对病例的正确诊断至关重要。正畸医生根据临床检查和各项临床资料进行诊断，进而判断患者的错𬌗畸形是否属于隐形矫治的适应证。在治疗开始之前，应向患者介绍无托槽隐形矫治技术的特点、治疗程序、与传统固定矫治技术的区别及预期疗效等，使患者做到知情同意。

（2）隐形矫治前的准备工作

1）牙𬌗模型的制取：牙𬌗模型的精确性直接影响后期的矫治设计以及加工后矫治器的贴合性。以往使用硅橡胶制取牙𬌗模型（图 8-116），经工业 CT 扫描将硅橡胶印模转化为三维数字化牙𬌗模型。现在有了更为先进的三维口内扫描技术（图 8-117），经口内扫描仪直接将牙齿、牙列和咬合状态转化为数字三维模型。

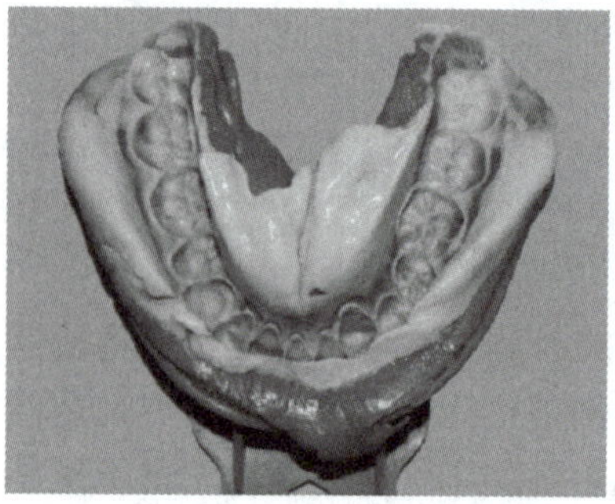

图 8-116 硅橡胶制取牙𬌗模型

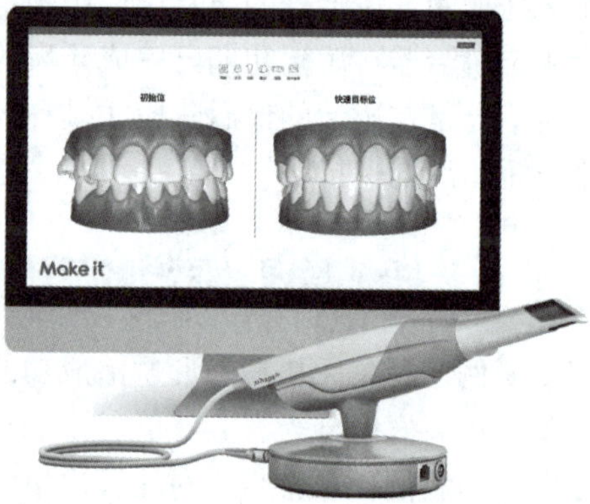

图 8-117 三维口内扫描仪

2）提交病例、修改和确认设计方案：采集牙𬌗数字模型后就进入病例提交阶段。病例提交时要将患者的基本信息、主诉、主要错𬌗表现、口内及面部照片、曲面断层片、头颅侧位片以及口内扫描数字模型进行上传。如果采集的是硅橡胶印模，还需要邮寄印模给矫治器加工企业。同时要将该患者的矫治目标和具体矫治要求上传。

技师依据医生提供的临床资料和矫治要求制作模拟牙齿移动的设计方案，医生依据病例的诊断及矫治目标和要求判断模拟设计方案是否合理，是否需要修改。医生可以将修改意见回传给技师，也可以直接对三维方案进行修改（包括牙齿最终位置和牙弓形态的调整、附件或精密切割形状和位置的调整以及邻面去釉量的调整等）。最终的设计方案需要医生确认，然后加工隐形矫治器。

2. 无托槽隐形矫治器的使用

（1）常用附件：附件是无托槽隐形矫治技术中经常使用的辅助装置，它能增加隐形矫治器与牙齿的接触面积，对于临床牙冠短、倒凹不足的牙齿起到加强矫治器固位的作用，同时也有利于特定方向的牙齿移动（如伸长和扭转移动等）以及对牙齿移动的控制（控根移动）。

常用的附件分为传统附件和优化附件。传统附件主要是矩形附件（水平或垂直），主要起到牙齿移动中的控根作用（图 8-118）。楔形附件主要作用是帮助牙齿伸长，该附件是水平矩形附件的变形，楔形面斜向龈方，有利于实现牙齿的伸长（图 8-119）。固位附件主要作用是加强矫治器固位（图 8-120）。优化附件的种类较多，每种优化附件有其独特的用途。优化附件的主要形式包括：旋转附件、正轴附件、多平面移动附件、防后牙前倾附件等（图 8-121）。

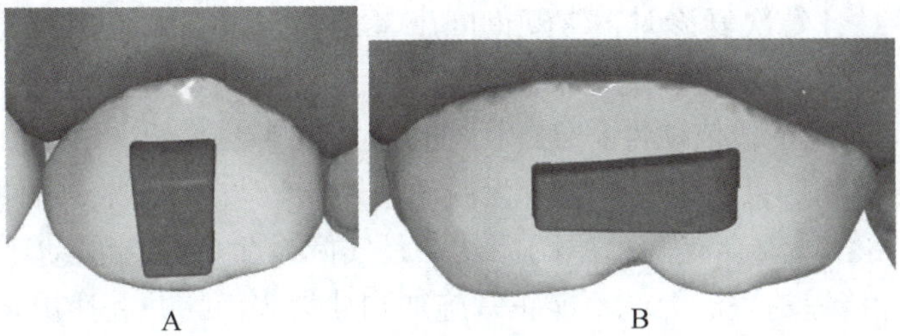

图 8-118　**A.** 垂直矩形附件；**B.** 水平矩形附件

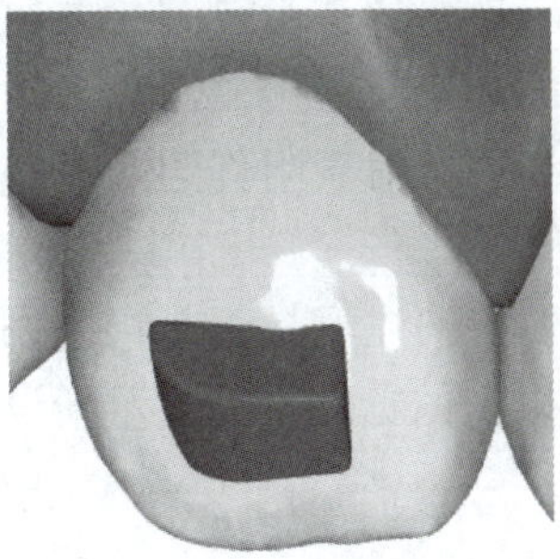

图 8-119　楔形附件

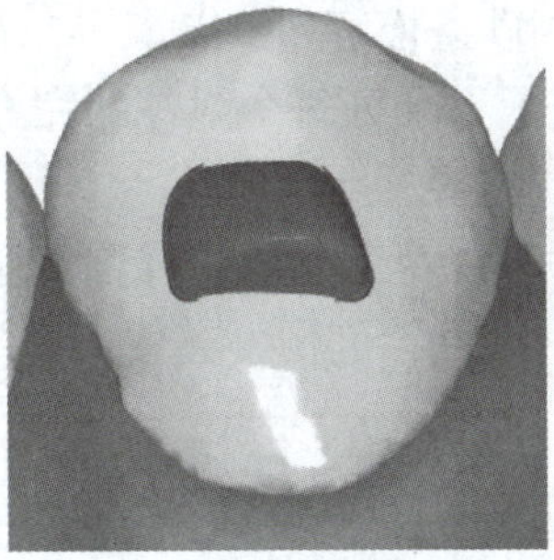

图 8-120　固位附件

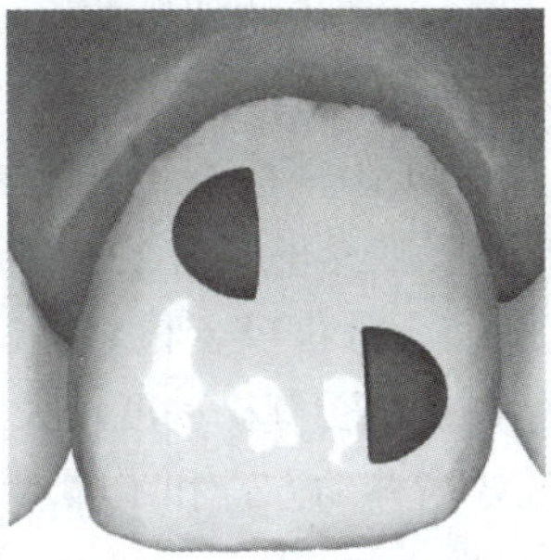

图 8-121　正轴附件

优化附件分为施力面和非施力面，施力面与矫治器紧贴以便施加特定方向的矫治力，非施力面一侧预留出一定空间，允许牙齿沿着特定受力方向移动。因此，牙齿上的附件大小和矫治器上附件空泡大小不完全一致。

传统附件可以控制牙齿三维方向的移动，但牙齿的移动效率较低，容易出现矫治器与附件的不贴合。这种附件一旦脱落可以原位重新粘接。优化附件对特定的牙齿移动或特定方向的牙齿移动有利，该方向上牙齿移动的效率大为提高。牙齿移动多是三维方向上的移动，很少仅是一个或两个维度上的移动，因此优化附件对其他一个或两个维度的控制能力较差或根本没有控制，因而又不利于控制牙齿的三维移动。此外，优化附件一旦脱落就不能再次准确粘接。

隐形矫治器上还可以添加精密切割（悬挂牵引皮圈）、牵引扣（悬挂牵引皮圈）（图 8-122）、转矩嵴（前牙转矩控制）（图 8-123）和上前牙舌侧平导（纠正深覆𬌗）（图 8-124）。

（2）附件的粘接：附件以光敏树脂作为成型材料，通过附件模板粘接在牙冠的特定部位。附件粘接的过程与托槽粘接类似，附件粘接位置的精准性直接影响隐形矫治器的矫治效果。

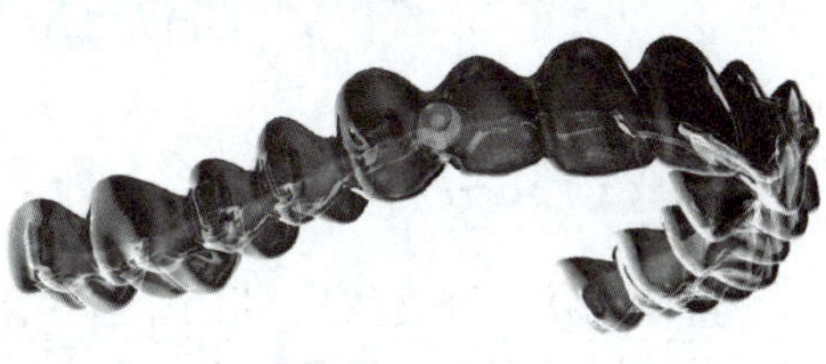

图 8-122　牵引扣

（3）临床复诊的检查要点：无托槽隐形矫治复诊的操作相对简便，椅位使用时间短。复诊时需要监控患者的依从性、牙齿移动的实际效果、牙齿的邻接关系以及出现问题的应对。

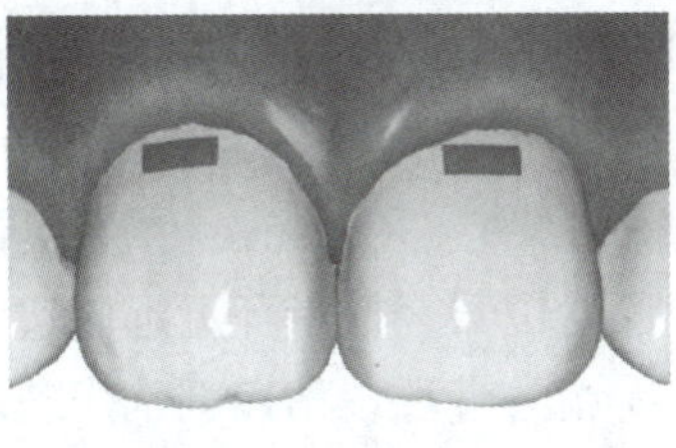

图 8-123　转矩嵴

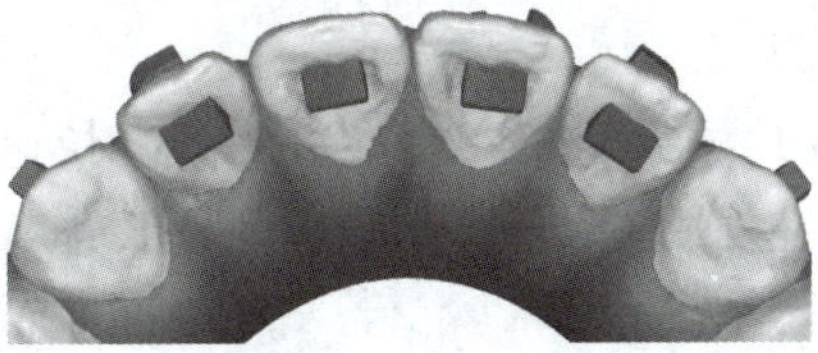

图 8-124　平面导板

1）患者的依从性：每次复诊时，常规询问患者是否按照要求的时间戴用矫治器以及按计划更换矫治器。需要在治疗全程反复评估患者的依从性并强调其重要性。一旦发现患者依从性欠佳，应及时与患者讨论造成依从性不佳的困难以及如何解决。

2）牙齿移动的实际效果：检查牙齿有无脱轨，矫治器与牙齿以及附件是否贴合。矫治器与牙齿之间出现不贴合现象会有两种原因：其一是实际发生的牙齿移动比虚拟设计的移动滞后，此时矫治器设计传递的矫治力就不能正常施加到牙齿表面，并表达出相应的牙齿移动，有时不贴合的矫治器还会对牙齿移动带来不利的作用力。其二是矫治器发生永久形变，虚拟设计的牙齿移动没有完全发生，但矫治器已没有足够的力施加在要移动的牙齿上。

3）牙齿的邻接关系：复诊时使用牙线检查牙齿邻接点的松紧度。如果邻接点过紧，此时牙齿正在进行排齐，需要使用金刚砂条松解邻接点。

4）附件检查：复诊时要检查上下牙列每个附件的完好性和脱落与否。对于附件边缘有缺损或已脱落的附件要及时进行重新粘接。

5）牙齿咬合检查：检查中除常规观察牙齿的咬合关系外，还需要特别注意是否有𬌗创伤存在，是否有松动度较大的牙齿。轻度𬌗创伤可进行少量调𬌗，中度以上的𬌗创伤需要重新设计牙齿移动方式和步骤。

进展与趋势

无托槽隐形矫治技术是高分子材料、数字化技术和生物力学相结合的新一代矫治技术，它的出现使正畸治疗从传统的固定矫治技术进入了现代的数字化矫治技术。虽然无托槽隐形矫治器还存在种种不足和局限性，例如矫治力还不能完全传递给牙齿、牙齿的控根能力有待提高。但随着新材料以及计算机技术、人工智能、大数据等的不断发展，无托槽隐形矫治器很可能在将来逐步替代固定矫治器，让正畸治疗更加精准，让治疗过程更加舒适。

（胡　炜）

十、固定矫治器的相关操作技术

（一）带环的应用

随着粘接剂强度的提高，固定矫治器中带环的应用逐渐减少。但是在有些特殊情况下，还需要使用磨牙带环。目前临床上需要使用带环的情况有：

（1）需承受较大的施力。例如使用口外弓时，磨牙需要粘接带环。

（2）非正常牙齿结构。例如金属冠、烤瓷冠，或重度氟斑牙、牙釉质严重缺损等情况，一般粘接剂效果较差，带环是很好的选择。

（3）牙冠短小的牙齿。带环能适当延伸至龈下，并能承受较大的咬合力，可获得良好的粘接效果。

（4）戴用某些特殊的矫治器，如快速腭开展矫治器、前方牵引矫治器、Nance 弓矫治器等。

临床使用带环时，要先分牙，然后选择合适的带环。用带环就位器轻按带环近远中边缘使之就位，注意防止滑脱。若发现咬合干扰或者过度牙龈刺激，需调磨带环。粘接剂常用玻璃离子水门汀，以利于防龋。注意需将多余粘接剂去除干净。

（二）分牙技术

由于紧密接触的牙齿难以放置带环，因此需要先分牙，以获得一定的间隙。一般有三种方法。

1. 分牙圈　用分牙钳撑开，将其一侧压入邻间隙；分牙圈围绕牙齿邻接点，利用其弹力分牙（图 8-125）。如果邻接点过于紧密，也可以用两段牙线拉开分牙圈，一段牙线先通过邻接点并将分牙圈拉入邻间隙，然后将分牙圈的一侧从邻接点下方反向通过，从而也达到环绕邻接点的目的。一般分牙时间为 3 ～ 7 天。如果分牙圈中间脱落要重新放置，并检查是否嵌入牙龈中。

2. 分牙弹簧　由 0.018 英寸澳丝弯制而成（图 8-126），弹簧下部直线部分由颊面邻间隙穿向舌侧，而弹簧上部跨越殆面，使小弯部钩入舌侧邻间隙内，利用弹簧的弹力进行分牙。一般用于牙齿邻接点特别紧密的成人，放置约 1 周。注意检查是否有咬合干扰。

3. 铜丝　将黄铜丝穿过邻接点，环绕邻接点后拧紧，目前较少应用。

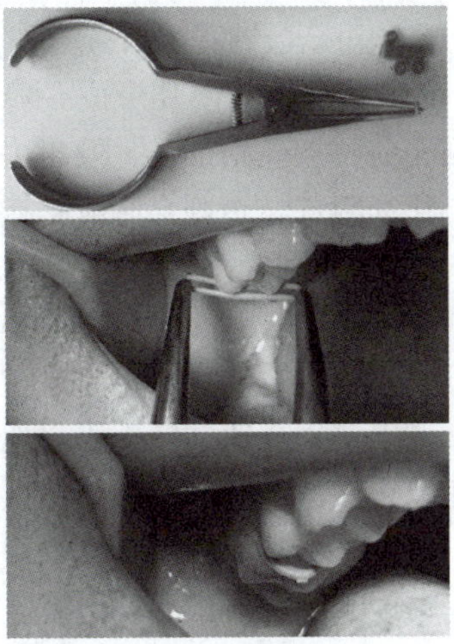

图 8-125　分牙圈分牙

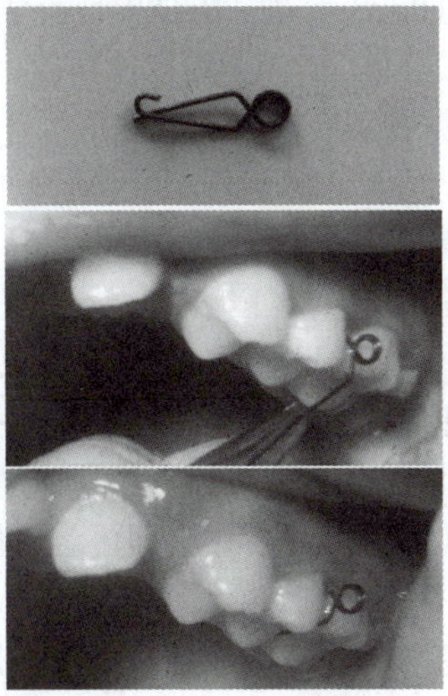

图 8-126　分牙弹簧分牙

（三）正畸附件的粘接

正畸附件如托槽、颊管、舌侧扣等需要应用树脂粘接材料粘接在牙齿表面。粘接技术的革新是近代口腔正畸领域中的一项重大进展。按照托槽的粘接程序，又可分为直接粘接和间接粘接两种方法。

1. 基本原理　牙釉质经弱酸处理后，会出现轻度的脱钙而呈现多孔的蜂窝状结构，这是釉柱端溶解和粗糙化的结果，釉柱之间的间隙也有增加。牙釉质酸蚀的深度为其厚度的 1/25 左右。粘接材料渗透入釉质表面的蜂窝结构中，凝固后形成大量的树脂突，使其与牙面间形成了交互镶嵌的连接，这是一种机械固位的粘接机制。粘接材料的另一面与正畸附件背板上的金属网底或具有倒凹的沟槽也形成机械固位，这样就使正畸附件牢固地粘接于牙面上（图 8-127）。粘接前对牙面进行酸蚀（acid etching）是提高粘接强度的关键步骤。

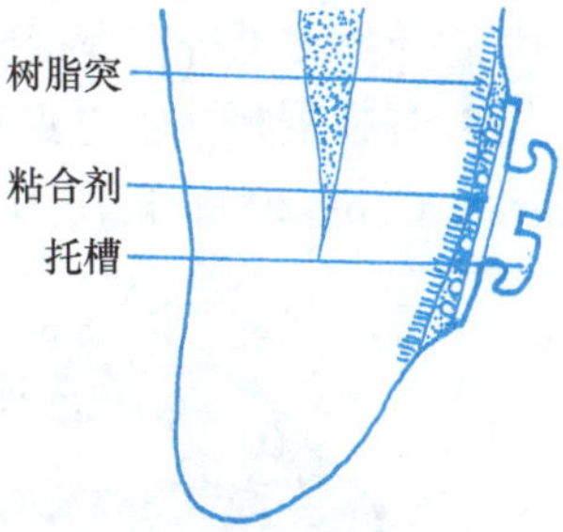

图 8-127　正畸托槽粘接示意图

2. 材料

（1）酸蚀剂：又称牙面处理剂，是由浓度为 35% 的磷酸加一定量的氟化物及氧化锌等配制而成。为防止磷酸水溶液流向无需处理部位，现多用凝胶型酸蚀剂。

（2）粘接剂：釉质粘接剂一般为合成的高分子化学材料，分为光固化、化学固化、双重固化。其成品一般有以下要求：①常温下快速固化；②具有足够强的粘接强度，粘着的附件不会因矫治施力而脱落；③保持持续的粘着力；④在口腔环境内不易变质；⑤对牙髓及口腔组织无害；⑥正畸附件去除后，粘接剂易于清除，而且对牙面无损害。正畸粘接剂一般由粘接糊剂（paste）和底胶（primer）组成。糊剂的成分有基质树脂、交联单体、填料、固化剂、稳定剂等；底胶（又称封闭剂）有单组分或双组分，有的底胶由聚甲基丙烯酸甲酯与溶剂组成。

3. 直接粘接法 直接粘接法是医生依据牙齿特点和临床经验，通过眼睛直视或辅助简单卡尺，将托槽直接定位、粘接于牙齿表面。直接粘接方法简单，容易掌握，不需要技工室辅助，成本较低，是目前临床最常用的粘接方法。一般操作程序为：

（1）清洁牙面：可用橡皮轮（蘸抛光膏）或矽粒子清洁牙面，冲洗后吹干、隔湿。

（2）牙面酸蚀处理：将凝胶型磷酸直接涂敷在牙面上，其范围略微大于附件背板面积，酸处理时间为 15 ～ 30 s。氟斑牙可适当延长时间。

（3）冲洗、干燥：用小棉球擦去酸蚀剂后，清水彻底冲洗，充分吹干。此时酸蚀区呈现无光泽的白垩色，严格隔湿以便粘接。如果出现唾液污染，必须重新酸蚀，否则易出现附件脱落。

（4）粘着正畸附件：先涂底胶于已酸蚀的牙面上，再用气枪轻吹使其形成一薄层。将适量粘接糊剂置于正畸附件的金属背板上，然后将附件放到相应位置上稍加压，及时去除溢出的粘接剂以保持周围牙面光滑。粘接剂开始固化时就不要再移动附件，否则会影响粘接效果。当粘接剂完全固化后，正畸附件即可承受矫治力。

（5）去除正畸附件：需取下已粘接的正畸附件时可用去托槽钳、霍氏钳或者持针器。一般夹住托槽翼两侧稍用力钳夹，使托槽底板稍变形后即可去除托槽。注意防止力量过大引起疼痛，可以让患者在相应牙位咬紧棉卷。若托槽难以去除，可以使用高速钻针，小心地在托槽中央磨出应力沟，然后再钳夹即可。附件取下后，可用慢速绿石头钻针磨除残余的粘接剂，然后用橡皮轮或矽粒子抛光牙面。

4. 间接粘接法 间接粘接是先在技工室将托槽定位并粘接于牙颌模型上，再用硅橡胶等材料制作转移托盘，然后一并转移到临床上，将定位好的托槽粘接于牙齿表面。与直接粘接法相比，由于间接粘接法的托槽定位是通过排牙试验、特殊定位方法或仪器来完成的，不受视野和错位牙齿的影响，因此托槽位置更加精准。但由于需要技工室步骤，成本相对较高，目前主要在舌侧正畸或少量唇侧正畸中使用。

（四）焊接技术

制作矫治器时，有时需要进行焊接工作，例如将托槽、舌侧扣等焊接于带环上，或将牵引钩焊接于唇弓上等。焊接要求是：①有足够的焊接强度；②焊接后钢丝等保持原来的物理特性。

1. 焊接器械 ①电点焊机：其焊头分为点状和线状，用于电点焊（图 8-128）；②气体焊接器（图 8-129）：能源为丁烷、石油液化气或汽油，用于银焊。

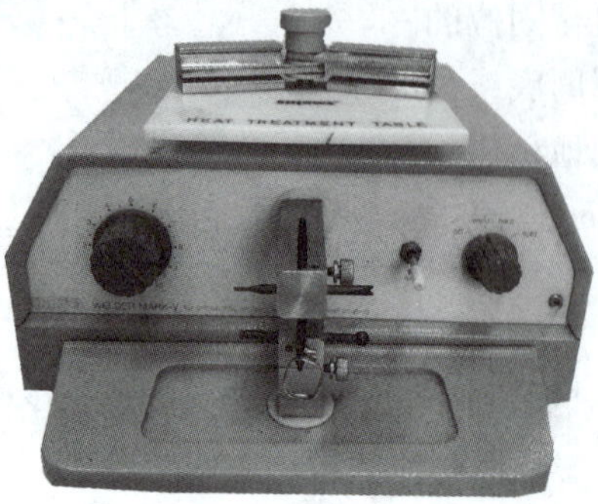

图 8-128 点焊机

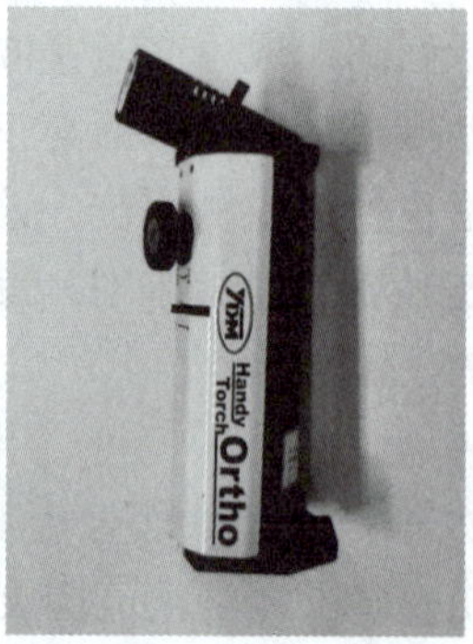

图 8-129 气体焊接器

2. 焊接种类和方法

（1）电点焊：主要在电点焊机上进行，不需要焊媒和焊合金，但点焊只能形成较小的焊点或焊线，对于金属片之间有较好的焊接效果，但对钢丝间焊接效果较差。方法是将颊面管、舌侧扣等附件放在带环表面，固定后将其放入点焊机焊接头的上下接触处，调整合适的电流强度后通电焊接。

（2）银焊：正畸矫治器制作中所需的焊接大多为银焊。焊接步骤如下。①清洁焊接面：磨光、去除油脂及氧化物。②焊接火焰的预备：调整火焰，使其高度适中并有较细的火焰尖。火焰分三层，外层为深蓝色的氧化焰，内层为锥形无色的不完全燃烧气体，中层为淡蓝色的还原火焰。在中层的火焰尖端部进行焊接，并应在背光处进行。③焊接：以钢丝间的焊接为例。在两根钢丝的焊接部位放置焊媒，于火焰上加温使之融解以保护焊接面；之后在一根钢丝的焊接部位加小片焊银，熔化后即可附着在钢丝上；然后将另一根钢丝需焊接部位放置到此焊银部位，将两者移至中层火焰尖端；当焊银再次熔化后，即将焊好的钢丝移开火焰，浸水冷却后检查焊接质量。为了保证焊接强度，焊银必须完全包绕焊接之间的两根钢丝上，否则会出现虚焊而影响焊接强度。由于焊接过程需以手持进行，因而在焊接时必须掌握好手持钢丝的支点（图 8-130），以使焊接时位置固定。

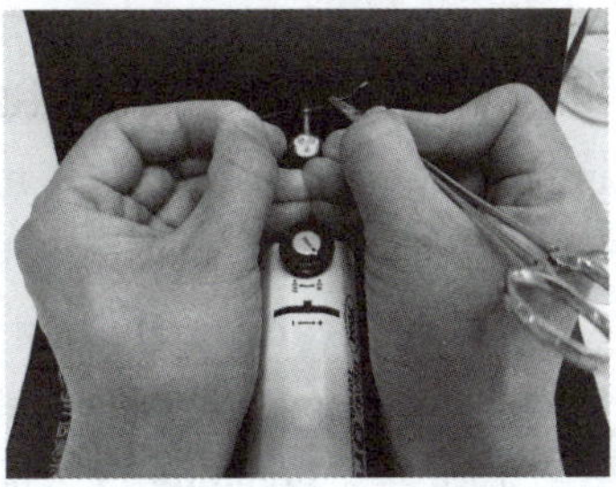

图 8-130　银焊

（梁　炜）

Summary

The orthodontic profession has gone through an evolving process to reach the current bracket systems used in clinical practice. In 1928 Dr. Angle came up with the edgewise system. Then Dr. Begg modified the appliance and created the Begg system. However, it was not until Dr. Lawrence Andrews developed the fully programmed straight-wire appliance that this concept became commercially available.

In the recent years, according to Kusy's theory of friction, low-friction fifixed appliance can be defifined as those without ligation friction or/and with a big range of passive friction. Therefore, Begg appliance, Tip-Edge appliance, Self-ligating brackets and Transmission appliance could be attributed to this category of orthodontic appliance. Here the characteristics and clinical applications of the last three were introduced in details.

By inflfluencing growth and development of jaws, orthopedic appliances are used to prevent, intercept or correct improper relationship between the maxilla and mandible. Headgear, face mask, chin cap and RME appliance are commonly used on growing patients with abnormal jaw relationship. Furthermore, in functional appliance treatment, additional growth is supposed to occur in response to the movement of the mandibular condyle out of the fossa, mediated by reduced pressure on the condylar tissues or by altered muscle tension on the condyle. Although an acceleration of mandibular growth often occurs, a long-term increase in size is difficult to demonstrate.

Definition and Terminology

矫治器（appliance）：Any device used for a particular functional，diagnostic and/or therapeutic effect.

固定矫治器（fifixed appliance）：An appliance that is cemented or bonded to the teeth and thus cannot be removed by the patient.

活动矫治器（removable appliance）：An appliance that is not fifixed to teeth，but can be removed by the patient.

功能矫治器（functional appliance）：Appliance that effects on the posture of mandible causing stretching the facial soft tissues，to produce a combination of dental and skeletal changes.

矫形力矫治器（orthopedic appliance）：Any appliance used to prevent，intercept and/or correct improper relationship between the maxilla and mandible，as well as various functional deviations，by inflfluencing growth，development and function.

头帽（headgear）：Extraoal appliance making use of cervical or cranial anchorage to apply forces to the jaws and teeth，with the purpose of growth modifification or tooth movement.

口外弓（facebow）：The rigid wire component of a headgear used to transfer extraoral forces to the maxilla and the teeth.

颏兜（chin cap）：Extraoral orthopedic appliance that consists of a cap that fifits on the patient's chin and a headstrap similar to that of a high-pull headgear. It is designed to deliver a superiorly and posteriorly directed force to the mandibular condyles，via the chin.

面罩（face mask）：Exraoral appliance that utilizes rests on the chin and forehead as anchorage for elastic traction，with the purpose of orthopedically protraction the maxilla.

上颌快速扩弓（rapid palatal expansion，RPE）：A method of increasing the maxillary arch width by opening the midpalatal suture，thereby achieveing some degree of skeletal expansion.

支抗（anchorage）：The sites that provide resistance to the reactive forces generated as a（most commonly，undesirable）consequence of the activation of an orthodontic or orthopedic appliance.

方丝弓矫治器（edgewise appliance）：Fixed multi-banded orthodontic appliance，introduced by E.H，Angle in 1928. It involves a rectangular labial archwire ligated into attachments（brackets）that are fifixed on bands which are cemented to individual teeth. The term edgewise refers to the fact that the bracket slot is fabricated in a way that permits insertion of the archwire with its long dimension perpendicular to the long axis of the tooth，instead of parallel to it，as in the ribbon arch bracket.

转矩（torque）：Type of activation placed into a rectangular（or square）orthodontic archwire by twisting it around its long axis，with the purpose of achieving a rotation of the tooth（or group of teeth）around the mesiodistal axis.

正常殆六项标准（six keys to normal occlusion）：Six keys to normal occlusion came from Andrews'study on 120 Non-orthodontic normal samples with permanent dentition，which include interarch relationship，crown angulation，crown inclination，rotation，tight contacts and curve of Spee. The six keys are the morphologic static standard of normal occlusion as well as the goal of orthodontic treatment.

直丝弓矫治器（the straight wire appliance，SWA）：SWA was originally developed by Larry Andrews in 1972 based on his six keys to normal occlusion. The idea of SWA is building treatment into the bracket. Over a time through clinical testing original SWA was modified into Roth and MBT prescriptions. Z2 pre-adjusted appliance is a race-specifific prescription based on Chinese normal occlusion.

滑动摩擦力（resistance to sliding，RS）： The resistance between the archwire and the slots during the orthodontic tooth movement.

被动状态或范围（passive frictional configuration）： The range of tooth movement when θ is less than θc.

主动状态或范围（active frictional configuration）： The range of tooth movement when θ is no less than θc.

传动效应（transmission effect）： The group movement of the teeth under the application of transmission force.

最佳矫治力（适宜轻力）（the optimum force）： The optimum force for orthodontic purposes is the lightest force that produces a maximum or near-maximum response. In other word，that is the optimum force levels for orthodontic tooth movement should be just high enough to stimulate cellular activity without completely occluding blood vessels in the PDL.

参考文献

[1] Andrews LF. The six keys to normal occlusion. Am J Orthod，1972，62（3）：296-309.
[2] Andrews LF. Straight Wire：the concept and appliance. 2nd edition，San Diego：Wells Co.，1989.
[3] Roth RH. The straight-wire appliance 17 years late. J Clin Orthod，1987，21（9）：632-642.
[4] McLaughlin RP，Bennett JC，Trevisi HJ. 系统化正畸治疗技术 . 曾祥龙，许天民 . 天津：天津科技翻译出版公司，2005.
[5] 曾祥龙 . 现代口腔正畸学诊疗手册 . 北京：北京医科大学出版社，2006.
[6] 杨新海，曾祥龙 . 中国人正常殆牙齿位置和形态 . 北京医科大学学报，1998，30（6）：528-531.
[7] 陈琳，高雪梅，曾祥龙 . 依据中国正常殆牙齿特征的直丝弓矫治器的应用研究 . 中华口腔医学杂志，2008，43（2）：78-82.

第九章 错殆畸形的早期矫治

Early Orthodontic Treatment of Malocclusion

一、概 述

早期矫治是指发生在恒牙期之前的正畸治疗，包括预防性矫治（preventive orthodontics）、阻断性矫治（interceptive orthodontics）和生长改良（growth modification）。预防性矫治是在患者生长发育中及时消除引起错殆畸形的因素，预防畸形的发生；阻断性矫治是利用简单的矫治器或矫治方法在错殆畸形变得严重之前阻断其进一步发展，引导牙颌面的正常生长发育；生长改良是通过外力刺激或抑制颌骨的生长，协调和控制上下颌骨在长、宽、高三维空间的正常生长发育关系。

早期矫治存在几个特点：其一，患者牙龄较小，为乳牙期或替牙期；其二，矫治方法极少使用固定矫治器，多为可摘矫治器、功能矫治器或矫形力矫治器；其三，早期矫治针对的症状或体征有时候非常简单和轻微，但是如果不采取措施，可能严重危害口颌系统的发育；其四，早期矫治与生长发育结合紧密，在不同的生长发育阶段，同样的症状或体征采用的措施不同，有些措施要在特定生长发育时期施行；其五，预后与干预早晚有关，有时候仅通过戒断不良习惯，形成的畸形就有可能在后面的生长发育中调整到正常，所谓可逆生长或追赶性生长。

早期矫治应有所治，有所不治（图 9-1），强调治疗的适应证及治疗的时机，目的是防止或减轻错殆畸形，简化以后的正畸治疗。要求接诊医生具备生长发育知识，对牙殆颌面发育的

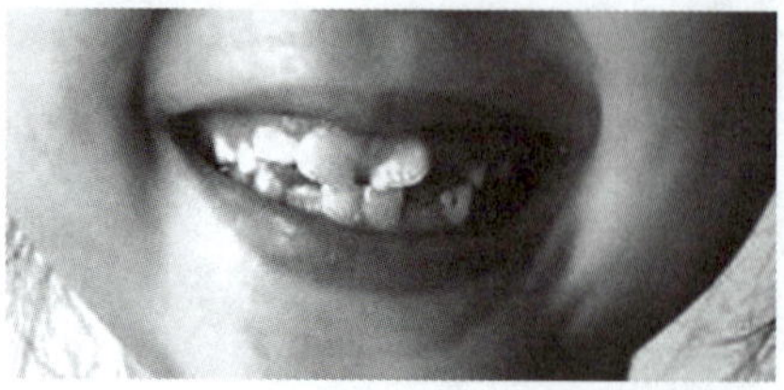

A

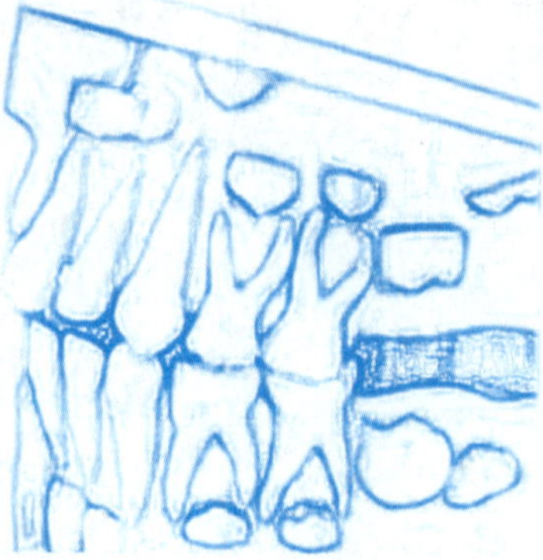

B

图 9-1 牙齿替换早期会出现一过性“丑小鸭时期”

A. 上切牙萌出时出现 45° 以内的外翻，1 mm 及以内的上前牙间隙，中度及以下的前牙深覆殆，常常只需观察，可能自愈。**B.** 原因为后继萌出的恒牙胚在根方的影响

状况具备鉴别能力。早期矫治的知识对于口腔医生非常重要，即使不从事正畸专业，也应对危及患儿牙颌面生长发育的迹象具有觉察的能力，以保证对患儿的首诊负责。

（高雪梅 贾绮林）

二、替牙障碍

替牙期出现的由于牙体病变、其他病理性原因以及先天因素所致的乳牙早失、恒牙萌出时间和顺序异常、萌出间隙不足、萌出方向异常、萌出受阻等问题，统称为替牙障碍。替牙障碍影响恒牙的萌出和建𬌗，导致牙源性的错𬌗畸形，给恒牙期的综合性矫治带来困难。早期矫治替牙障碍有利于恒牙顺利萌出，减少恒牙期矫治的难度。

（一）乳牙早失

在乳牙期和替牙期，后继恒牙尚未发育成熟时，由于龋病、根尖周病、外伤等导致乳牙脱落或被拔除，称为乳牙早失（early loss of primary teeth）。乳牙早失是导致替牙障碍的常见因素。

1. 诊断 临床检查乳牙缺失，有乳牙病变的病史和治疗史；X线片显示后继恒牙牙根尚未成形或形成少于根长的1/2，牙冠𬌗面有较厚的骨质覆盖，即可诊断乳牙早失。

2. 危害

（1）影响咀嚼功能：尤其是乳磨牙早失导致咀嚼功能低下，进而影响儿童颌骨和口周肌群的发育。

（2）导致错𬌗畸形：乳牙早失可能导致某些功能性的错𬌗畸形。例如，双侧多数乳磨牙早失，患儿为咀嚼食物被迫地前伸下颌，用切牙咀嚼导致前牙反𬌗；此外，单侧多数乳磨牙早失，患儿偏侧咀嚼，下颌位置偏斜，可能引起单侧后牙反𬌗，进而影响颌骨发育的对称性。

（3）影响后继恒牙萌出：乳牙早失，邻近的乳牙或恒牙会向缺隙处移动，造成后继恒牙因萌出间隙不足而阻生，或造成后继恒牙适应性改变萌出方向而错位萌出，最终造成牙齿错位和牙列拥挤（图9-2）。

（4）影响儿童心理发育：乳前牙过早缺失，影响美观，进而影响儿童心理发育。

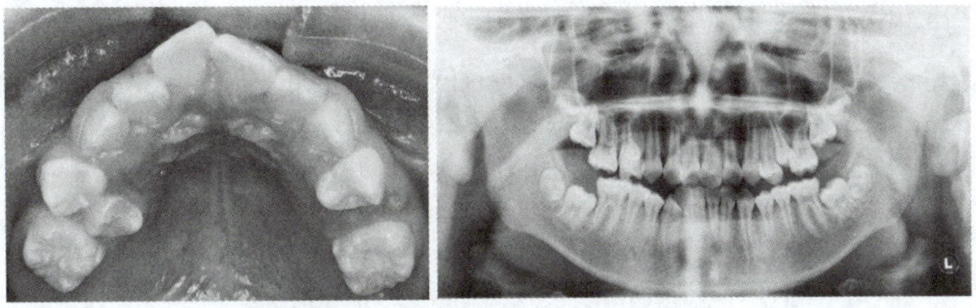

A　　B

图9-2 55和65早失，16和26近中前移，15和25萌出障碍
A. 15腭向错位，25未萌；B. 曲面断层X线片示25萌出间隙不足

3. 治疗

（1）矫治原则：在不妨碍颌骨、牙弓、牙齿发育的前提下，尽早维持乳牙早失留下的间隙，保持牙弓长度，以保证后继恒牙萌出时有足够的间隙。

（2）矫治方法：乳牙早失应立即维持间隙，缺隙保持器是维持间隙、保持牙弓长度的重要装置。

1）缺隙保持器的适应证

①乳牙早失，恒牙胚牙根形成不足根长的 1/2，牙冠上覆盖有较厚的骨组织。

②乳牙早失的间隙有缩小趋势。

③单侧或双侧多数乳磨牙早失。

2）常见乳牙早失的处理

①个别乳磨牙早失（early loss of individual primary molar）：多数学者认为第一乳磨牙在 8 岁以前，第二乳磨牙在 9 岁以前早失应做缺隙保持器。如果第一乳磨牙早失或第一恒磨牙萌出后第二乳磨牙早失，可以使用带环丝圈式缺隙保持器。丝圈的颊舌径要稍宽于后继恒牙冠部的颊舌径，并与邻牙有良好的接触（图 9-3）；如果第二乳磨牙早失、第一恒磨牙尚未萌出，可使用远中导板式缺隙保持器。

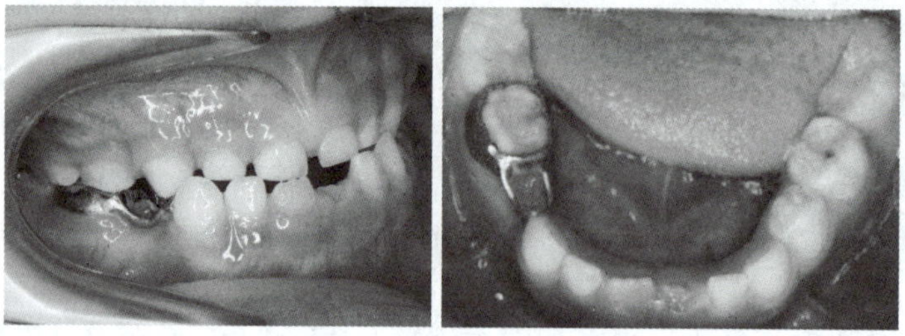

A　　B

图 9-3　84 早失，用带环丝圈保持器保持缺隙。其中 85 是带环，带环近中焊丝圈抵住 83 的远中
A. 右侧𬌗像；**B.** 下𬌗面像

②多数乳磨牙早失（early loss of many primary molars）：多数乳磨牙早失应以功能性的缺隙保持器（即可摘局部义齿）为主，在保持间隙的同时恢复一定的咀嚼功能。原则上不用𬌗支托，少用卡环，以免影响牙弓宽度的发育（图 9-4）。

如果患儿不能认真戴可摘式缺隙保持器，也可以选择上颌 Nance 弓（图 9-5）、下颌舌弓的固定式缺隙保持器，但仅起到保持缺隙的作用，不能安装义齿。

③下颌乳尖牙早失：这是需要非常关注的一种乳牙早失。多见于下颌侧切牙萌出方向异常，导致乳尖牙牙根因被压而过早吸收、松动乃至脱落；另一种情况是由于医生不当使用序列拔牙的方式，为解除下切牙的拥挤，过早拔除了下颌乳尖牙，导致下颌侧切牙远中漂移，占用了乳尖牙的间隙，同时下切牙舌向移动，使下牙弓长度缩小，以致前牙深覆𬌗，乳尖牙早失间隙进一步缩小。单侧乳尖牙早失常常造成下颌中线偏斜。

下颌乳尖牙早失的治疗可以使用舌弓式缺隙保持器，即下颌第一磨牙带环附固定式舌弓，舌弓前端抵住下切牙舌侧边缘嵴，以保持牙弓长度。在舌弓上焊阻挡丝以维持下颌切牙和下颌第一乳磨牙的位置，使其不向缺隙侧移动（图 9-6）。

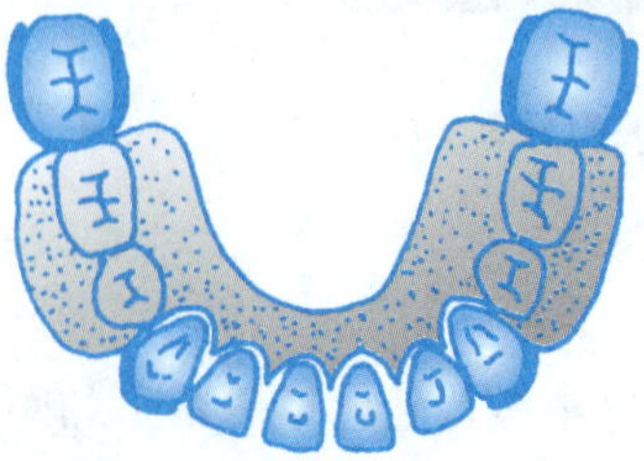

图 9-4　可摘义齿式缺隙保持器

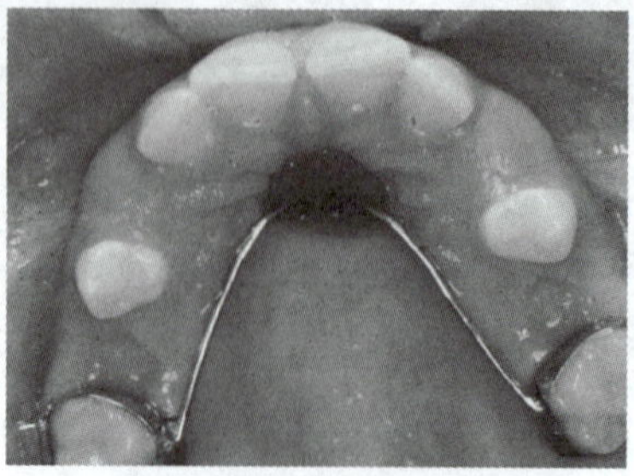

图 9-5　Nance 弓保持间隙

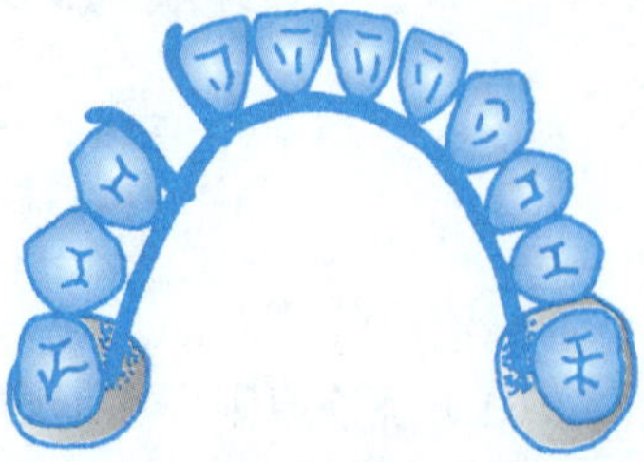

图 9-6　下颌固定式舌弓附阻挡丝维持乳尖牙早失的间隙

（二）乳牙滞留

乳牙滞留（retained primary teeth）是指在替牙阶段后继恒牙已萌出，但先前的乳牙未按时脱落；或后继恒牙未适时萌出，先前的乳牙依然在牙列中。个别乳牙滞留多因后继恒牙先天缺失、萌出方向异常、异位萌出以及阻生等，导致无萌出动力或即使有也未产生乳牙牙根吸收的效应或吸收不全；此外，乳牙根尖病变所致的渗出，也会因乳牙牙根与根尖周组织粘连而滞留。多数乳牙滞留涉及全身因素（如佝偻病、侏儒症、颅骨锁骨发育不良等）和遗传因素。

1. 诊断

（1）临床检查：已明确后继恒牙萌出至牙槽骨面外，但先前的乳牙依然存在。

（2）X线检查：如果在适时年龄段，乳牙仍无松动迹象，也未见后继恒牙，X线片显示后继恒牙先天缺失、萌出方向异常或阻生埋伏等，也可诊断该乳牙滞留（图9-7）。

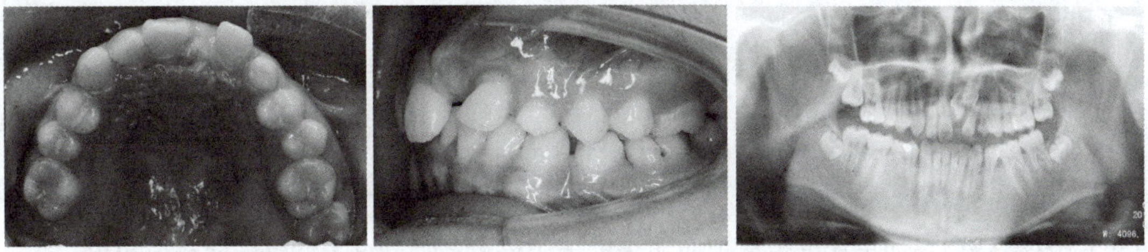

A　　B　　C

图9-7　63滞留

A. 上颌殆面像，13已全萌，21、23口内未见；**B.** 左侧殆像，63存在，不松动；**C.** 曲面断层X线片示21、23阻生，63存在，其牙根无明显吸收

2. 危害

（1）妨碍后继恒牙萌出。

（2）后继恒牙错位萌出，并进一步导致恒牙排列的紊乱和其他错殆畸形。

3. 治疗　如果后继恒牙即将萌出或已萌出（含错位），应尽早拔除滞留的乳牙。后继恒牙在唇、舌肌的作用下可能自行萌出到正常位置或缓解错位程度。例如，当下颌切牙出现“双排牙”现象（一般是恒切牙舌向错位萌出）时，尽早拔除滞留的乳切牙，在舌的作用下，舌向错位的恒切牙可能向唇侧移动到正常位置。对于拔除滞留乳牙后依然错位的恒牙则需要进行恒牙期的综合性正畸。

有的滞留乳牙经X线确诊为后继恒牙先天缺失或萌出方向严重异常，临床检查通常无松动，能行使咀嚼功能，是否处理滞留的乳牙，需要综合考虑患者错殆畸形的情况以及未来恒牙阶段正畸治疗、修复治疗的必要性等。

（三）恒牙早萌

在替牙期，根据牙齿萌出规律判断恒牙萌出过早，即恒牙早萌（early eruption of permanent teeth），多见于前磨牙，下颌多于上颌。乳牙尤其是乳磨牙根尖周病变是主要的致病因素。乳牙的根尖周病变破坏了后继恒牙胚周围的牙槽骨，使恒牙过早萌出。

1. 诊断

（1）临床检查：早萌的恒牙牙冠已部分萌出，但松动。这是因为恒牙早萌并非生理性的萌出，而是恒牙胚在发育过程中受到乳牙残根根尖周炎症的影响，炎性肉芽组织增生的张力将恒牙胚推出牙槽骨外。

（2）X线检查：早萌牙的牙根长度不足正常牙根的1/3，甚至还未形成牙根。

2. 危害 早萌的恒牙牙根发育不全，承受正常咀嚼力的能力不足，对根周感染的抵抗力弱。

3. 治疗 早萌恒牙的治疗原则是：消除导致牙齿早萌的因素，暂时阻止早萌牙继续萌出，即阻萌。具体做法是：拔除乳牙残根、残冠，治疗有根尖病变的邻牙，控制乳牙根尖周炎症扩散；此外，在早萌恒牙的牙冠殆方放置阻萌器。阻萌器是在丝圈式缺隙保持器上加焊一根阻挡丝。定期观察牙根发育情况，当X线片显示牙根形成1/2以上时，去除阻萌器，让其自行萌出。

（四）恒牙迟萌

恒牙萌出时间明显晚于正常萌出期，称为恒牙迟萌（delayed eruption of permanent teeth）。有单颗恒牙迟萌，也有多颗甚至全部恒牙迟萌。恒牙迟萌与乳牙滞留、恒牙萌出道冠方的角化龈组织张力大、恒牙萌出方向异常、存在病理性异物（如多生牙、牙瘤、囊肿等）以及全身发育性障碍等因素有关。

1. 诊断

（1）临床检查：恒牙在正常萌出期未萌出，尤其是同一牙弓对侧的同名牙已经萌出。

（2）X线检查：是诊断恒牙迟萌的重要依据。X线片显示未萌恒牙的牙根已大部分形成，甚至超过根长的2/3。迟萌牙的萌出方向异常可能有邻牙牙根吸收的影像。

2. 危害

（1）牙齿错位：如果后继恒牙迟萌源于乳牙滞留，有时会自行调整方向错位萌出。

（2）迟萌牙牙根在骨内继续发育，一旦根尖孔闭合，常失去萌出的动力。

（3）影响恒牙期矫治方案的制订和治疗。

3. 治疗

（1）保持萌出道通畅：常需拔除滞留乳牙或多生牙，摘除牙瘤，去除囊肿，必要时需做缺隙保持器保持恒牙萌出间隙。

（2）助萌：如果是坚韧的角化龈覆盖迟萌恒牙冠方，需行开窗助萌术，即切除受阻牙切缘处厚实的牙龈，暴露整个切缘，阻生牙常可以自行萌出。

（3）外科开窗结合正畸牵引：如果迟萌牙萌出方向异常，观察期内不能自行萌出时，需按照阻生埋伏牙的矫治策略。

（五）恒牙异位萌出

恒牙未在牙列的正常位置萌出称为异位萌出（ectopic eruption）。尤以上颌尖牙和上颌第一恒磨牙常见，其次是下颌侧切牙和下颌第一恒磨牙。

1. 病因 萌出方向偏斜是导致恒牙异位萌出的主要病因。容易引起萌出方向异常的因素除原发外，萌出间隙不足、多生牙或牙瘤的占位、解剖位置等是继发因素。上颌尖牙处于牙弓拐角的解剖位置，而且正常萌出时间较晚，萌出间隙不足的概率最大，因此萌出方向易偏斜，易导致异位萌出。上颌第一磨牙如果萌出方向近中倾斜，有可能压迫第二乳磨牙的远中根，造成远中根吸收。同时骨阻力的减小使得上颌第一磨牙近中倾斜萌出，但是这种萌出特点通常是仅有第一磨牙牙冠的远中部分萌出。

2. 危害

（1）邻牙牙根受损：近中倾斜异位的上尖牙压迫侧切牙甚至中切牙的牙根，造成牙根吸收、松动甚至无法保留（图9-8）。上尖牙牙冠无论是位于侧切牙牙根的唇侧或腭侧，都将占据侧切牙牙根所处的唇腭向的牙槽骨骨量，以致侧切牙牙根相应出现腭侧或唇侧骨板过薄，给矫治设计和侧切牙的控根移动带来困难。上颌第一恒磨牙近中倾斜异位萌出，压迫第二乳磨牙远中根以致根吸收，甚至造成第二乳磨牙早失。

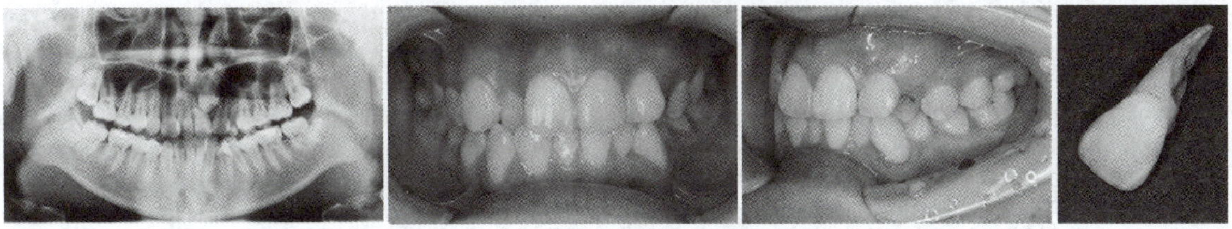

图 9-8 23 异位萌出导致邻牙牙根吸收

A. 23 位于 21 和 22 的牙根之间；**B.** 21 正位，但松Ⅲ度；**C.** 63 滞留；**D.** 21 设计拔除，可见该牙牙根的远中大部分已吸收

（2）间隙不足和𬌗关系紊乱：恒牙异位萌出造成正常的位置出现间隙，邻牙向间隙处移动，导致异位恒牙的间隙不足，同时邻牙移动继发牙弓内其他牙齿的移动，进而致𬌗关系紊乱。

（3）影响邻牙牙体牙周健康：异位萌出使相邻牙之间的邻接关系异常，菌斑积存，易患龋病和牙周炎症。

3. 诊断

（1）临床检查：有个别牙异位萌出，也有相邻牙之间位置交换的异位萌出，又称易位，如上颌尖牙和侧切牙、上颌尖牙和第一前磨牙的易位。除临床发现恒牙异位萌出外，重点是发现异位萌出的迹象。

1）上颌尖牙异位萌出较常见。有可能出现异位萌出的指征有：①上颌乳尖牙滞留，无松动。②相邻的侧切牙和第一前磨牙的唇、腭侧牙槽黏膜可触及膨隆的牙冠。③上颌侧切牙牙冠过度远中倾斜和唇腭向倾斜。④上颌侧切牙甚至中切牙松动。

2）上颌第一恒磨牙异位萌出也较常见。第一恒磨牙近中倾斜，其近中边缘嵴阻生在第二乳磨牙牙颈部龈方，但牙冠远中萌出。

（2）X 线检查

1）萌出方向异常：如上颌恒尖牙近中倾斜，其牙冠与侧切牙牙根重叠。

2）邻牙的牙根局部吸收：如上颌第一恒磨牙近中倾斜异位导致第二乳磨牙远中根吸收。

3）本该替换的乳牙滞留。

4. 治疗 预判恒牙异位萌出是关键。替牙早期儿童建议拍全颌曲面断层 X 线片，以了解恒牙大致的萌出方向。临床检查中，在适时替牙年龄段，先前乳牙无松动，后继恒牙未萌出，尤其是同一牙弓对侧的同名恒牙已经萌出的情况应给予高度重视。对于颌骨内萌出方向异常的牙齿，应定期观察，适时治疗。下面以上颌第一恒磨牙和上颌尖牙的异位萌出为例进一步说明。

（1）上颌第一恒磨牙：原则上尽可能保留上颌第二乳磨牙。如果第一恒磨牙近中倾斜，仅牙冠远中部分萌出，需远中移动第一磨牙牙冠。可采用常规分牙的手段改变其萌出道，将牙冠向远中移动。即在局麻下，用直径 0.5 mm 铜丝，从第一磨牙与第二乳磨牙邻间隙接触点颊侧的龈方穿入至舌侧，绕接触点经𬌗方回到颊侧后扎紧。利用铜丝结扎紧的张力远中移动第一磨牙的牙冠，使其离开第二乳磨牙远中邻面的外形高点，从而改变萌出道，使第一恒磨牙正常萌出。此方法需定期复诊拧紧铜丝、加力数次后才能达到目的（图 9-9）。

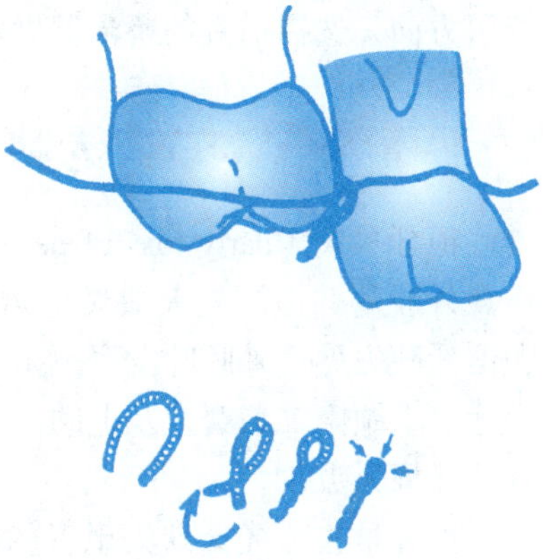

图 9-9 利用结扎紧的黄铜丝改变其萌出道，使第一恒磨牙正常萌出

如果第一恒磨牙严重近中倾斜，铜丝很难放入，则需结合辅助装置（如腭弓、牵引钩等）远中牵引第一磨牙的牙冠。

（2）上颌尖牙：X 线片显示上颌尖牙牙冠近中倾斜与

相邻侧切牙牙根重叠时，未来异位萌出的可能性很大，可考虑拔除乳尖牙，以期恒尖牙自行调整萌出道，朝远中、䶬向的方向萌出。研究表明，如果异位的恒尖牙与相邻的恒侧切牙重叠不超过侧切牙长轴的中线，拔除乳尖牙后尖牙自行调整到正常位置的概率有 85% ～ 90%。但是，如果重叠超过侧切牙长轴更偏近中时，常需正畸向后牵引。

对于临床检查已经异位萌出的尖牙，如果 X 线片确认有明显的压迫邻牙牙根的迹象，则需正畸牵引上尖牙牙冠，使其远离邻牙牙根。

（六）恒牙阻生

牙齿因骨、牙、纤维组织阻挡或原发性的萌出障碍等而不能萌出到正常位置称为阻生牙（impacted teeth）。常见的阻生牙由多至少的排列顺序为：第三磨牙、上尖牙、上中切牙、下第二磨牙、上侧切牙、上前磨牙以及下切牙。其中，除智齿外，上尖牙阻生的患病率在 1.5% ～ 2.2%。

1. 病因 阻生牙的发生具有遗传性，此外，先天性疾病如颅骨锁骨发育不良以及原发性的萌出障碍等原因可能导致单颗或多颗牙齿埋伏于骨内。后天环境因素也可能引起牙齿阻生，如萌出顺序和方向的异常、间隙不足、牙根发育异常以及囊肿等。

2. 危害

（1）邻牙的牙根吸收。

（2）阻生牙的囊性变。

（3）加大了未来矫治方案设计的难度和矫治的风险性。

3. 诊断 阻生牙的诊断并不难。基于阻生牙的危害和矫治的难度，其早期检查诊断更具有临床意义。

（1）临床检查：恒牙萌出规律是正畸医生判断的重要依据。以下情况提示可能牙齿阻生。

1）同一牙弓内，一侧的恒牙已萌出，对侧的同名牙未萌，而且该侧先期的乳牙滞留、不松动。

2）已萌恒牙的唇侧或舌腭侧牙槽黏膜有异常的隆起。

3）在后继恒牙应该萌出的位置无牙冠外形的隆起。

4）邻牙有移位。

（2）X 线检查：阻生牙萌出方向异常，牙冠全部或部分阻生于骨内，邻牙牙根可能因阻生牙压迫而吸收。CT 可以进一步对阻生牙定位。

4. 治疗 对于牙根发育中的阻生牙来说，如果萌出方向异常不严重，首先去除阻生牙萌出道的障碍（如多生牙、牙瘤、邻牙牙根、囊肿等），部分阻生牙可以自行萌长，但大部分需要经外科开窗手术暴露阻生牙牙冠、粘接附件、正畸牵引等治疗。正畸医生需要创造间隙、确定牵引方向、选择适宜的矫治器做定向牵引。

（七）恒牙早失或先天缺失

恒牙早失（early loss of permanent teeth）多见于严重龋坏和根尖周病导致无法保留或因外伤意外脱落。恒牙先天缺失（congenital missing of permanent teeth）是牙胚发育障碍所致，多颗恒牙缺失见于外胚叶发育不全患者，常伴有全身性的发育异常。常见先天缺失的恒牙有下颌切牙、下颌第二前磨牙及上颌侧切牙。临床可见先行的乳牙滞留，且无松动。X 线片可见先行乳牙牙根无吸收。

恒牙早失或先天缺失患者的间隙管理（space management）是替牙期需要面对的一个相对棘手的问题，需要正畸医生结合患者的错䶬畸形情况决定是维持缺牙间隙还是利用缺失间隙解决其他畸形问题。

替牙期所见的第一恒磨牙早失应引起足够重视。第一恒磨牙早失后，邻牙向缺隙处倾斜移位，对𬌗牙伸长，导致𬌗关系紊乱，影响下颌功能运动和咀嚼效能（图 9-10）。应及时采取措施预防对𬌗牙伸长，对已伸长的对𬌗牙需要压低矫治。缺失的第一恒磨牙产生的间隙需正畸医生综合考虑牙𬌗情况，决定关闭还是保持该间隙。

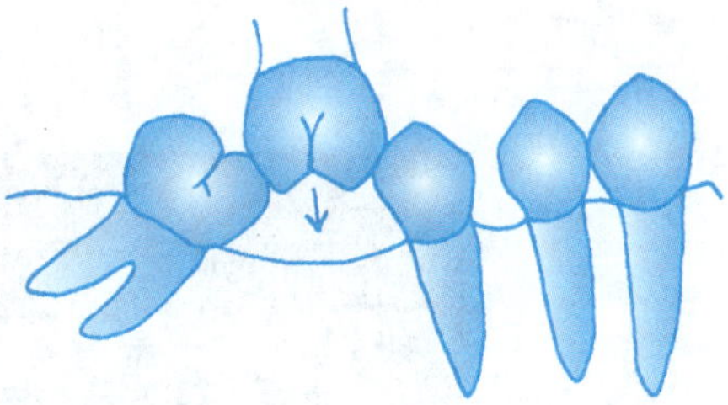
图 9-10　下颌第一恒磨牙早失，对𬌗牙伸长

（八）多生牙

多生牙（supernumerary teeth）是牙胚先天发育异常形成的一个或数个额外牙，多见于混合牙列和恒牙列。上颌前牙区域最常见。最常见的多生牙是正中牙，位于两颗上颌中切牙之间。它可在骨内或牙列中，形态不规则。临床辨别结合 X 线片可明确诊断。

多生牙常导致正常恒牙发育和萌出障碍，如恒牙迟萌、异位或阻生，影响正常牙的排列。一旦发现多生牙，原则上应尽早拔除，特别是影响正常恒牙排列或萌出的多生牙。

（九）恒牙萌出顺序异常

恒牙萌出顺序异常（abnormal change in sequence of permanent teeth eruption）多因乳牙滞留、恒牙迟萌等造成，对牙齿排列及其磨牙关系影响较大。通常依靠临床检查即可确诊。由于侧方牙段恒牙萌出均朝𬌗方和近中，因此近中向的萌出动力会推动邻牙前移，导致牙弓长度缩小。其中尖牙、第二前磨牙或第二恒磨牙萌出顺序的变化有临床意义。

（1）如果上颌第二前磨牙早于第一前磨牙和尖牙萌出，那么第一磨牙近中移动占据离位余隙（Leeway space）致上尖牙萌出间隙不足。

（2）如果上颌尖牙早于第一前磨牙萌出，上尖牙往往因萌出间隙不足而错位或阻生。

（3）下颌第二磨牙早于第二前磨牙萌出，可能导致第二前磨牙间隙不足。

恒牙萌出顺序异常的治疗原则在于牙弓间隙的观察、保持或恢复。

（魏　松　贾绮林）

三、口腔不良习惯

口腔不良习惯一般为频率过高、强度过大或持续时间过久的动作或姿势，如作用在生长发育期中的儿童，将对正常牙𬌗颌面的形态或功能造成不良影响，需要戒除习惯，纠正已形成的错𬌗畸形。

（一）吮咬习惯

口含手指或脚趾是常见于婴幼儿的动作，属于心理学的口唇期表现。但是如果 3 岁之后仍然保有这些动作，则可能影响牙颌发育。吮咬习惯（sucking and biting habit）包括多种不良习惯，导致与之相应的错𬌗表现。

1. 吮拇习惯　患儿探入口中的拇指常常造成上下前部牙槽嵴受压而导致前牙梭形开𬌗（图 9-11A），其余四指握拳如果压在颏部可导致下颌后缩（图 9-11B），双颊用力吸吮可导致牙弓

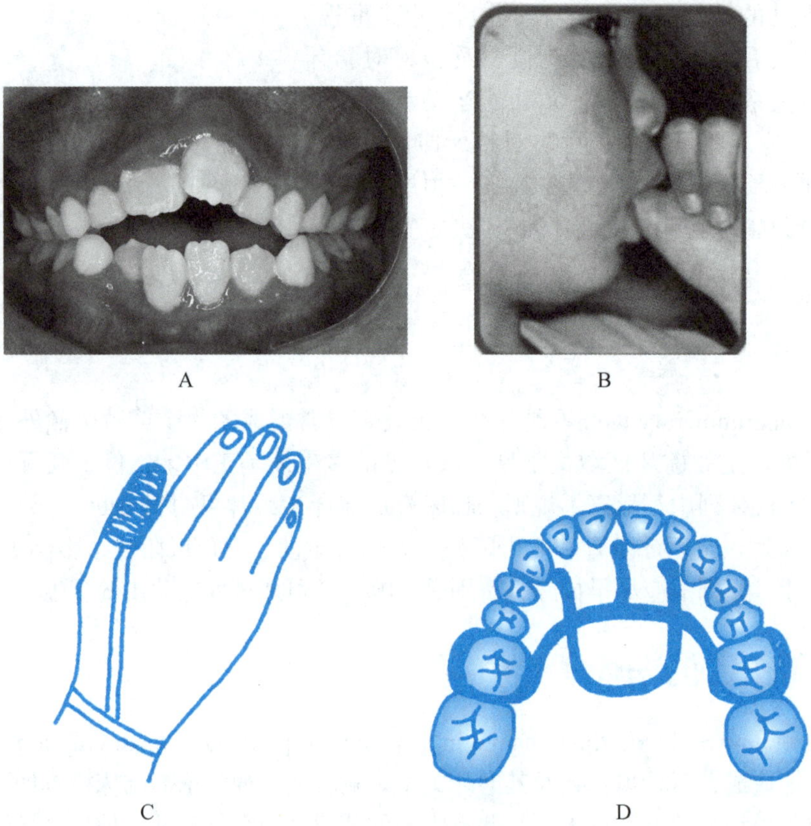

图 9-11 吮拇习惯

A. 拇指常常造成上下前部牙槽嵴受压而导致前牙梭形开𬌗。**B.** 其余四指握拳如果压在颏部可导致下颌后缩，双颊用力吸吮可能导致牙弓狭窄。**C.** 戴拇指套纠正。**D.** 舌栅矫治器纠正

狭窄。治疗干预视患儿心理成熟度，具有一定自我控制能力的大龄儿童可以教育督促的方式令其停止这一习惯；如教育督促失败或不具备自我控制能力，则可以通过戴拇指套（图 9-11C）、舌栅矫治器（图 9-11D）等方式辅助戒断习惯。低幼儿童戒断习惯后，畸形存在自愈的可能。

2. 吮指习惯 患儿口含示指、中指等，前牙开𬌗的部位和程度与含纳手指相对应，所造成的畸形与吮拇类似，但如果吮指不居中，则可能造成𬌗平面偏斜和偏颌。治疗措施和吮拇戒断方法相同。

3. 啃指甲或叼咬被服物品等习惯 患儿啃咬指甲、铅笔、枕巾、衣领、红领巾角等，可使相应部位牙齿错乱，局部开𬌗，通过观察患儿重现动作即可以确诊。治疗措施类似治疗吮拇。

（二）不良唇习惯

吮咬嘴唇（lip bition）是患儿自我心理安抚的一种应对，常见于敏感内向的幼儿，患儿唇红部长期干燥蜕皮，唇边缘湿疹经久不愈。治疗过程特别要得到患儿家长的协助，给患儿营建宽松和谐的社会环境。

1. 咬上唇习惯 上唇位于上下切缘之间，可能导致前牙开𬌗；另外，咬上唇时常伴随下颌前伸，可能导致前牙对刃或反𬌗。如不能通过劝阻戒除，则可以采用活动基托加唇挡的方法，焊在双曲唇弓上的唇挡丝可以随着复诊逐步前调，直至戒断咬唇习惯（图 9-12B）。

2. 咬下唇习惯 咬下唇习惯也可能导致前牙开𬌗，另外常常因为下唇垫于上下切牙之间，可造成前牙深覆𬌗、上前牙唇倾、下切牙舌倾甚至下颌后缩（图 9-12A）。治疗措施同咬上唇习惯。

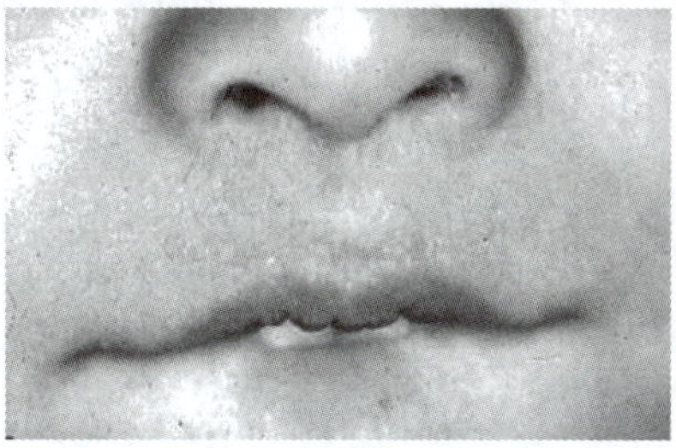

A

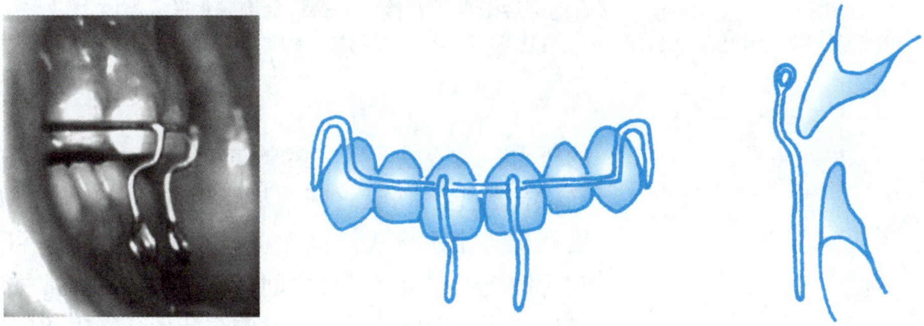

B

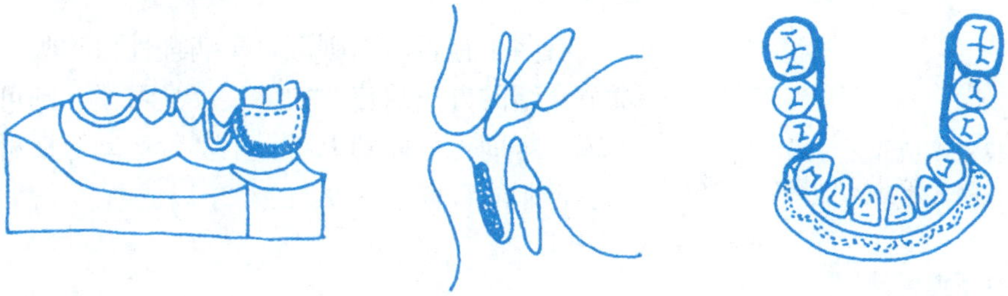

C

图 9-12　咬唇习惯可采用焊在双曲唇弓上的唇挡丝纠正

A. 咬下唇习惯；**B.** 唇挡丝；**C.** 下唇挡

3. 开唇露齿　幼儿控制唇肌的力量较弱，或由于曾经出现腺样体肥大而残留张口习惯，导致嘴唇松弛，切牙暴露，牙龈失去湿润则易于肿胀、感染，不仅影响美观，而且容易引发牙龈炎。张口习惯要和下面提到的病理性口呼吸鉴别，开唇露齿如果仅是习惯，则可以通过前庭盾（图 9-13）或唇肌训练纠正。唇肌训练为各种促进嘴唇运动的唇操，达到增强肌肉控制和增加肌力的作用。

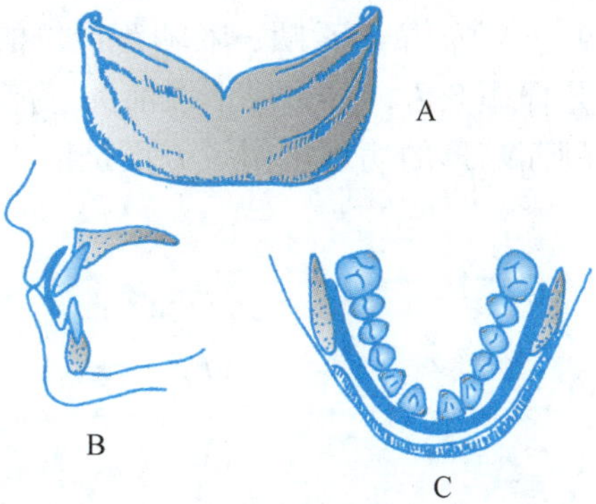

A　B　C

图 9-13　前庭盾治疗习惯性开唇露齿

A. 前庭盾；**B.** 口唇封闭侧面观；**C.** 口唇封闭上面观

（三）不良舌习惯

不良舌习惯一般指舌体位置异常，包括静息状态和运动状态。正常情况下，舌背应轻轻抵贴上腭；吞咽时，从舌前部逐渐到舌背接触上腭将食物或水送入咽腔（图 9-14）。如果舌体静息状态时位于下颌；或吞咽时保留婴儿的方式，用舌尖抵在上下切牙间完成口唇封闭；以及其他舔牙、吐舌等习惯，均为需要纠正的不良舌习惯。

舌体位置的差异可造成相应的多种错殆表现。舌体长期位于下颌，上牙弓缺少来自舌肌

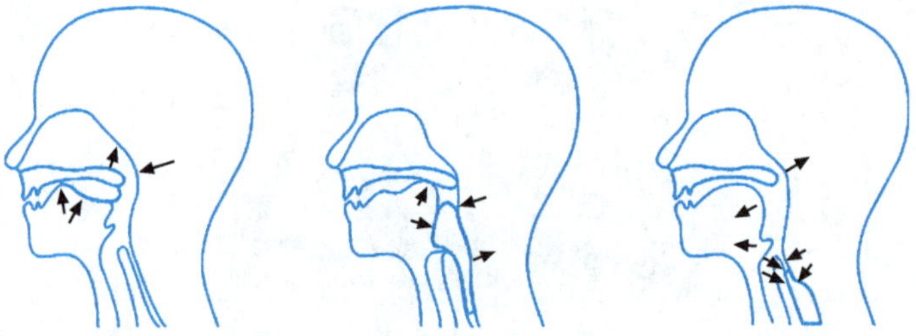

图 9-14 正常吞咽，从舌前部逐渐到舌背接触上腭将食物或水送入咽腔

A. 舌前部贴上腭，食物推向舌后部；**B.** 舌背逐渐向后抬高，食物送入咽喉；**C.** 食物进入食管，舌位复原

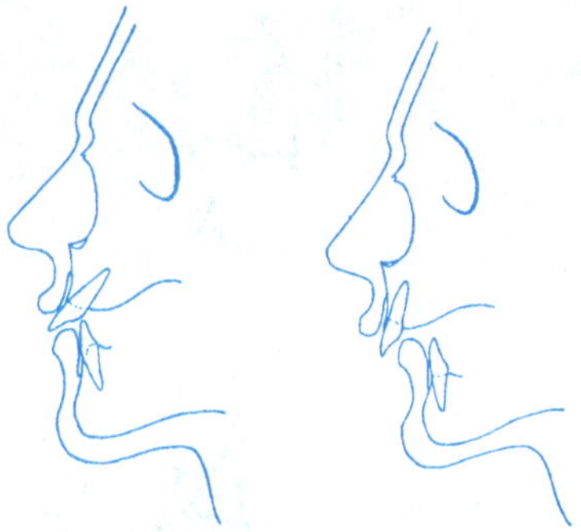

图 9-15 不良吞咽或舔牙，局部牙齿舌侧力量大于唇侧，牙齿会发生相应移位

的压力，易造成上牙弓狭窄、前牙唇倾、腭盖高拱。舌体经常伸到上下切缘之间，易导致前牙开𬌗。如果经常伸展到侧方上下牙尖之间，可导致侧方开𬌗。吞咽时可看到舌体组织在上下牙弓之间的显现。如果常常舔牙，会造成局部牙齿舌侧力量大于唇侧，牙齿会发生相应移位（图 9-15）。

有些不良舌习惯则源自于病理性口呼吸，应采取后面章节介绍的方法治疗。如果仅仅是习惯，则可以通过舌肌训练，帮助舌体回到上腭。不良舌运动习惯可通过活动基托加舌刺或舌栅（图 9-11C）予以戒断。

（四）口呼吸习惯

口呼吸（mouthing breathing）有时仅为张口习惯，但有时系由于严重鼻炎、腺样体肥大、扁桃体肥大等病理性原因，导致患儿鼻呼吸无法满足功能需要，必须以口呼吸加以辅助。

病理性口呼吸根据上气道阻塞位点，形成不同的颅面畸形。位于鼻腔、鼻咽等高位的阻塞，可能促使患儿引颈张口，多形成舌位下垂、下颌后旋、上腭狭窄、上切牙唇倾（图 9-16A）；位于舌咽、喉咽等低位的阻塞，特别是舌隐窝深处的舌扁桃体肿大，可能导致患儿伸颌吐舌，多形成下颌前突、前牙对刃或反𬌗、开𬌗（图 9-16B）。这些占位性病因造成颅面畸形的病理机制一方面是因为气流路径改变、影响呼吸道塑形，另一更重要的原因是不良姿势位对颌面生长发育的作用。下颌后旋还是前伸，决定患儿是趋向于安氏Ⅱ类还是安氏Ⅲ类；舌在切缘之间还是在切牙之后，决定是形成开𬌗还是深覆𬌗。阻塞于高位还是低位，形成的畸形也不是只有一种表现。而且还需要注意，腺体大小并不与病理性口呼吸绝对相关，患儿如果能够产生自身代偿，那么则可能没有实质性损害。

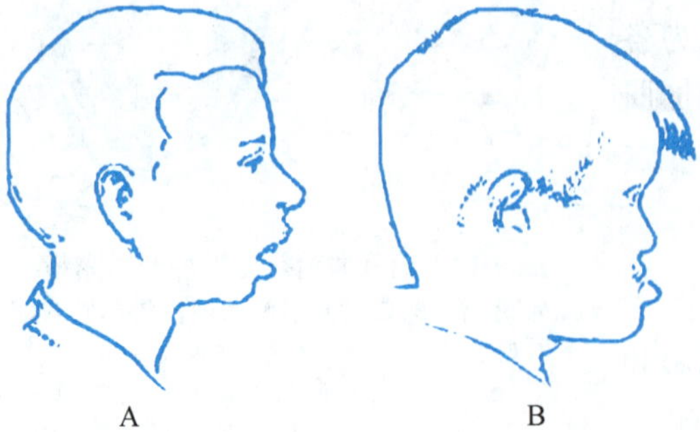

图 9-16 病理性口呼吸

A. 高位上气道阻塞，可能促使患儿引颈张口，多形成舌位下垂、下颌后旋、上腭狭窄、上切牙唇倾；**B.** 低位上气道阻塞，可能导致患儿伸颌吐舌，多形成下颌前突、前牙对刃或反𬌗、开𬌗

病理性口呼吸一般需联合儿科和耳鼻喉科进行对因治疗，使用抗生素和鼻喷激素消肿，或手术切除肥大的腺体。对造成的牙颌面畸形，可以采取上颌扩弓器、功能性矫治器等正畸手段加以纠正。

（五）偏侧咀嚼及不良姿势位

生长发育期达到一定频率的异常功能活动，或反复施加的各种不良动作刺激，均可能改变牙齿及颌骨周围的力量平衡，影响牙齿及颌骨的正确位置。

偏侧咀嚼（unilateral mastication）：患儿常常因为乳磨牙深龋或早失，感到咀嚼疼痛或无力，从而采取偏侧咀嚼，可能导致下颌偏斜、牙弓不对称、一侧后牙锁𬌗、一侧后牙反𬌗等畸形表现。除了影响面型对称和美观，对颞下颌关节的健康亦有影响。

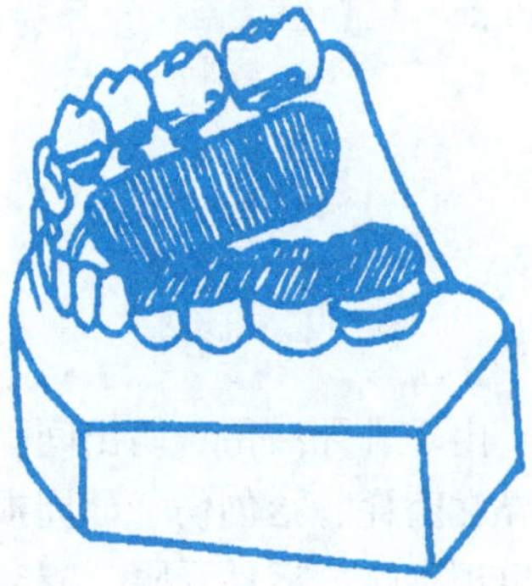

图 9-17　用于偏侧咀嚼的活动矫治器

俯睡：有的患儿喜欢一侧面孔压在枕头上，久之可致面型偏斜。

支腮：有的患儿喜欢以手托腮，久之可致所涉牙齿、牙弓和颌骨的移位。

这些不良习惯及姿势所造成的畸形首先要对因治疗，之后才是以活动矫治器（图 9-17）、功能矫治器等进行对症治疗。

四、个别牙错位

此阶段矫治个别牙错位（malposition）的目的不在于排齐牙齿，而是消除由于个别牙错位造成的对颌间关系、颞下颌关节等的不良后果。如果仅仅造成牙列拥挤，可以暂时不予纠正。

（一）个别牙反𬌗

切牙替换时，由于牙槽嵴发育不足或乳牙滞留，可出现个别牙反𬌗。由于错误的𬌗力传导方向，可能导致所涉牙齿受力过大形成牙周损伤（异常磨耗、龈裂、龈退缩、牙根暴露、牙齿松动等），对牙齿健康不利。同时，个别牙反𬌗是颞下颌关节紊乱的重要诱发因素，可限制咬合运动，改变牙尖诱导方向，均可能增加颞下颌关节的负担。此外，个别牙反𬌗会影响上下牙弓接触与相对运动，可能造成颌位偏斜。

在间隙充足的情况下，𬌗垫舌簧活动矫治器可纠正舌向错位牙齿（图 9-18），也可采取咬撬法（图 9-19）。间隙不足时，可以上颌扩弓创造牙弓长度，或 2×4 技术扩展前部牙弓（图 9-20）。预防个别牙反𬌗的发生，包括在替牙期不要缺乏咀嚼和切咬锻炼，及时处理滞留乳牙等。

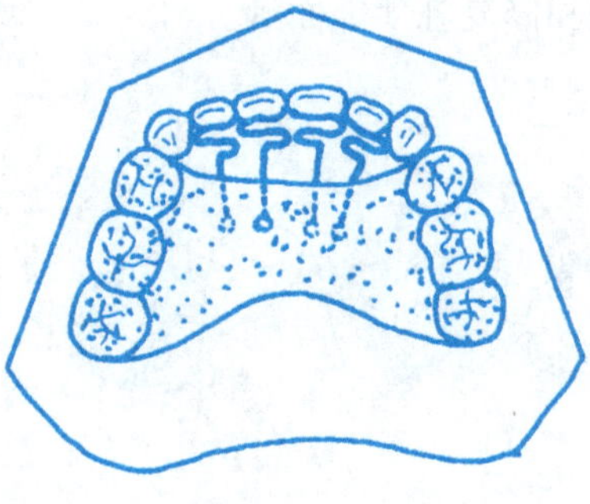

图 9-18　𬌗垫舌簧活动矫治器可纠正舌向错位牙齿

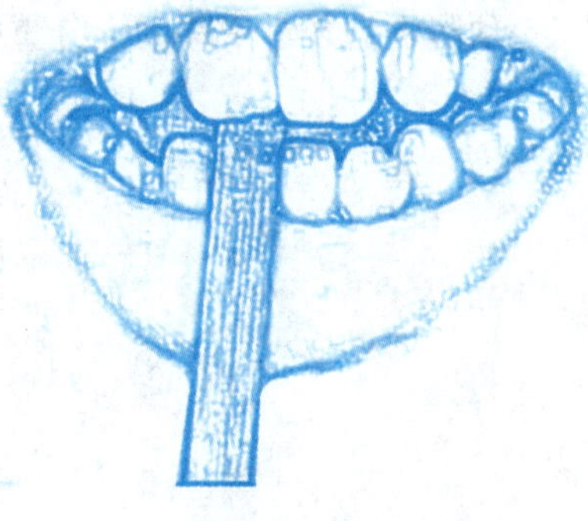

图 9-19　咬撬法

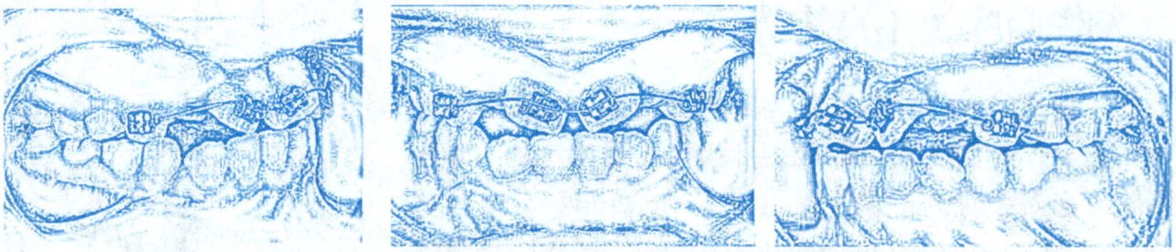

图 9-20　2×4 技术扩展前部牙弓

（二）个别牙锁𬌗

由于乳牙滞留、萌出间隙不足等原因，可能导致个别牙锁𬌗的发生。涉及的牙齿可能表现出异常磨耗、𬌗创伤、牙周损伤；牙弓形态可能受影响，对称性差、中线不正；颞下颌关节可能出现弹响、运动受限、髁突形态改变等表现；颌骨可能偏斜发育。所以应该及时纠正。

交互牵引通常是解决锁𬌗的治疗方法，在不存在舌倾或唇倾的一方，可以以片段弓等手段加强支抗（图 9-21A）。如果没有严重下垂，也可以采用矫治器把颊向错位的牙齿引回牙弓（图 9-21B）；如果有过长发生，可以配合压低手段（图 9-21C）。

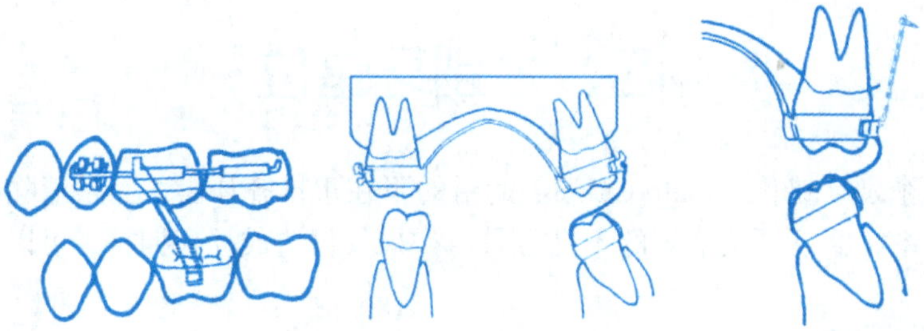

A　B　C

图 9-21　锁𬌗的治疗方法

A. 不存在舌倾或唇倾的一方，可以以片段弓等手段加强支抗；**B.** 如果没有严重下垂，也可以配合将颊向错位的牙齿缩窄回牙弓；**C.** 有过长发生时，可以配合压低手段

（三）恒后牙近中移动

由于乳磨牙邻面深龋、早失等原因，或者个体特殊萌替顺序（第二恒磨牙早于第二双尖牙萌替），可能导致第一恒磨牙近中移位。由于牙根形态及咬合力的影响，近中移动的第一恒磨牙常发生扭转或近中倾斜。磨牙近中移动的危害是占据双尖牙萌出空间，从而造成牙列的拥挤。

治疗原则是将恒磨牙远中移动。在乳牙期和替牙期，牙列能够提供的支抗不足，一般会采取口外弓（图 9-22A）、活动矫治器（图 9-22B）等。由于牙胚的缘故，也较少考虑种植支抗。

预防恒磨牙近中移动十分重要，应及时进行间隙保持和修复乳牙邻面龋。

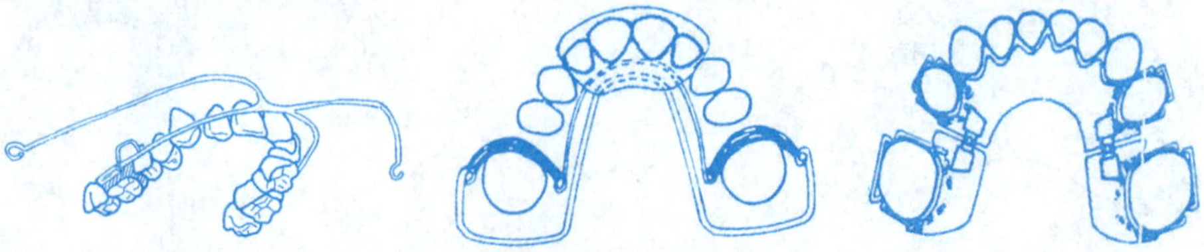

A　B　C

图 9-22　远移磨牙

A. 口外弓；**B.** 活动矫治器；**C.** 分裂基托矫治器

（四）恒前牙严重扭转、外翻

替牙早期的“丑小鸭”表现（图 9-1）包括前牙的外翻、间隙，是由于侧切牙牙胚位于中切牙根方，尖牙牙胚位于侧切牙根方，所以先萌出牙齿的牙根会避让牙胚，表现为向远中倾斜的牙轴、牙冠外翻和牙冠间隙。随着后续牙齿萌出，这些表现可以自行纠正。但是如果牙轴倾斜过度，外翻超过 45°，牙冠间隙超过 1 mm，则存在不能自愈的可能。如果造成和下切牙之间的殆创伤或深覆盖，或抑制下颌向前生长，那么就需要正畸干预。

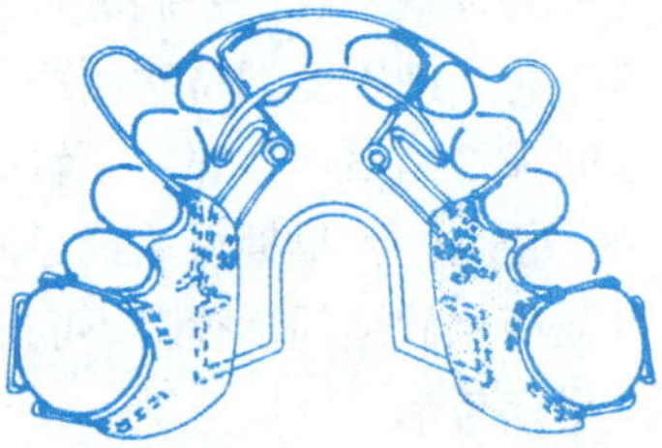

图 9-23　活动矫治器纠正前牙外翻、间隙等

可以设计活动矫治器（图 9-23），使用双曲舌簧、双曲唇弓、引簧、指簧等相互配合，纠正这些错位表现。如果是由于多生牙等引起，要及时去除多生牙病因。

（高雪梅　贾绮林）

五、牙列拥挤

牙列拥挤（dental crowding）的情况在乳牙阶段很少见，多发生于替牙开始之后。乳恒牙替换过程中存在替牙间隙，学者们对不同种族人群的研究显示，替牙间隙的大小存在着种族及个体差异。临床上需要参考模型及 X 线片，通过使用 Moyer 预测分析法，确定患者潜在的拥挤量。对于替牙期的患者，还应该区分是牙列拥挤还是暂时性错殆。替牙初期个别牙齿萌出扭转多可在替牙过程中自行调整，不必要施加矫治措施。如果预测结果显示牙弓长度小于后继恒牙牙冠宽度总和，恒牙列则可出现拥挤畸形，应根据下列分类进行早期干预。

（一）轻度牙列拥挤

一般情况下牙列轻度拥挤不需要治疗，多表现为下切牙替换后的拥挤。如果乳磨牙尚未替换，可考虑使用下颌舌弓或上颌腭杆，控制牙弓长度，避免第一磨牙近中移动，利用替牙间隙缓解前牙的拥挤。个别乳牙早失导致局部问题可使用间隙保持器。

对于存在唇颏肌紧张导致牙弓前端发育不足而出现拥挤的患儿，可考虑使用唇挡。

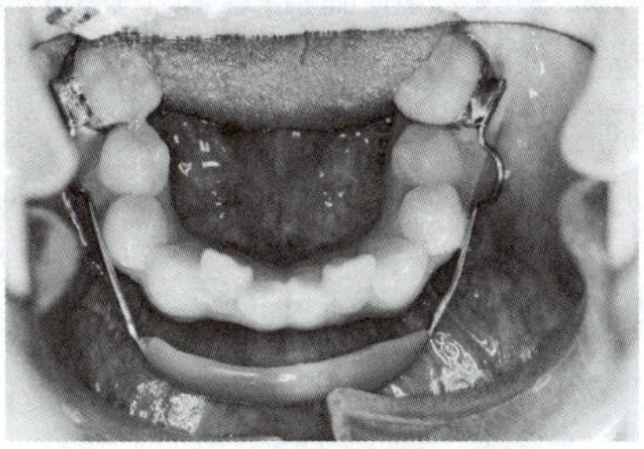

图 9-24　唇挡

（二）中度牙列拥挤

替牙期中度拥挤的情况一般不采取早期矫治。要定期观察生长发育及牙齿替换情况，待恒牙期再根据患儿骨面型和错殆畸形状况进行综合分析及矫治（详见第十章相关内容）。替牙期时重要的工作是密切观察患者替牙情况，及时治疗牙体牙周疾病，避免牙齿早失或进一步间隙丧失。

替牙期的中度拥挤如果是因为乳牙早失引发第一恒磨牙前移占据前磨牙间隙时需要尽早治疗，重新扩展间隙。上颌可使用活动矫治器或口外弓远中移动上颌第一恒磨牙，下颌可使用唇挡远中移动下颌第一恒磨牙。当前磨牙区域间隙足够时使用下颌舌弓或上颌 Nance 弓保持。

替牙期的中度拥挤病例如果存在上牙弓狭窄，可进行扩弓，一般选择矫形力扩弓，上颌腭中缝开展后可为前牙拥挤提供部分间隙。若下牙弓也表现为牙弓狭窄，也可使用活动矫治器扩弓。

替牙期中度拥挤病例若上下牙弓宽度正常，不要盲目给予扩弓，这样做会造成牙周组织损害。替牙期中度拥挤病例不要过早地拔牙治疗，因为这时矫治不能很好地控制牙齿移动，会出现间隙控制不佳、邻牙倾斜或咬合关系变差等问题。

任何一种早期矫治或早期干预措施都应基于对错𬌗畸形的改善和有效调控，减轻畸形的程度或简化后续的治疗。不能达到上述目的甚至还因治疗增加了新的问题，则不是正畸学所倡导的早期矫治。

（三）重度牙列拥挤

对于替牙期的重度拥挤病例多选择在恒牙期进行正畸减数治疗，对于一些病例也可以考虑序列拔牙法治疗。序列拔牙法应用于严重牙列拥挤，有遗传倾向，且无明显牙颌面关系异常的病例。序列拔牙法是指在替牙期通过拔牙的方式解除严重牙列拥挤的治疗方法。有序地拔除乳牙，诱导恒牙顺利萌出，再拔除双尖牙（常为第一双尖牙），以达到解除拥挤的目的。

矫治程序：

第一期：拔除乳尖牙。约 9 岁拔除乳尖牙，使前牙段利用乳尖牙间隙自行调整到相对正常的位置。

第二期：拔除第一乳磨牙。约 10 岁拔除第一乳磨牙，使第一双尖牙萌出在牙槽嵴的正常位置。

第三期：拔除第一双尖牙。序列拔牙中最重要的步骤节点就是拔除第一双尖牙，使尖牙萌出到原第一双尖牙所在的牙弓形态以及牙槽嵴的正常位置上。

序列拔牙的优点是通过相对简单的拔牙操作降低了恒牙期矫治的难度。同时在整个治疗过程中避免了牙弓中因拥挤造成的口腔卫生维护死角的出现，以降低牙齿发生龋坏的风险。

序列拔牙的劣势在于疗程长，可持续 3 ～ 4 年，需要良好的医患合作和规律的定期随访观察。如果患者前 3 年随访很好，到最后需要拔除第一双尖牙的步骤时没有按时就诊，也会前功尽弃。另外，需要经验丰富的正畸医师对拥挤程度进行准确的预判，对适应证进行合理的筛选。如果患者存在拥挤的同时还有骨面型发育异常如下颌后缩，则不能采用序列拔牙，应在此阶段先采用生长改良矫正颌骨关系异常。若只关注于拥挤的治疗，就会失去前导下颌的有利治疗时机，对纠正骨性不调不利。因此，决定采用序列拔牙前要谨慎选择适应证。

典型病例（图 9-25 ～ 9-28）

一般信息：患者，男，9 岁，主诉牙齿拥挤。父母骨面型正常，均有减数正畸治疗史。

临床表现及检查：患者面部对称，直面型。上下牙列重度拥挤。双侧磨牙中性关系，前牙覆𬌗覆盖正常。X 线片示：Ⅰ类骨骼型，替牙列，重度拥挤。

诊断：牙型安氏Ⅰ类，重度拥挤；骨型Ⅰ类。

治疗设计：由于患儿牙列重度拥挤，骨面型正常，且配合良好，选择序列拔牙法矫治。减数乳尖牙后，上下前牙自行调整较好，将原口腔卫生维护死角变得容易清洁，患儿及家长配合度提升。尖牙萌出前减数第一双尖牙是关键步骤，这一时间点的选择依赖于医生的判断和患者规律定期随诊。尖牙正位萌出后，继续观察第二双尖牙和第二磨牙的萌出。

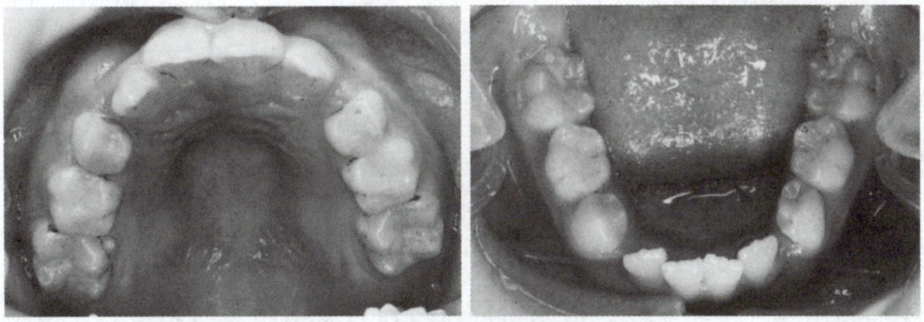

图 9-25　乳尖牙拔除后前牙段的自行调整

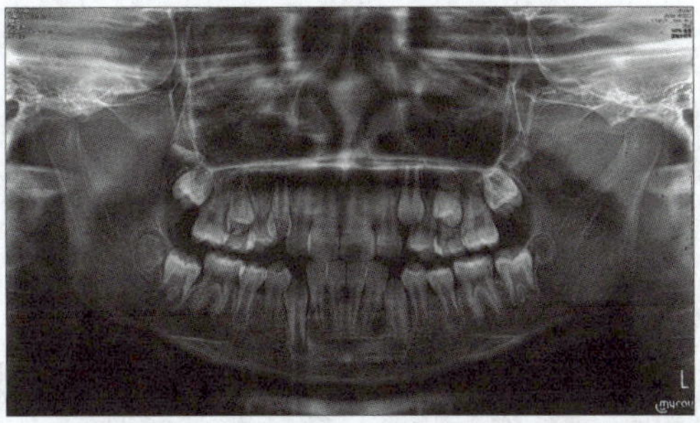

图 9-26　拔除第一乳磨牙后第一双尖牙在正常位置萌出

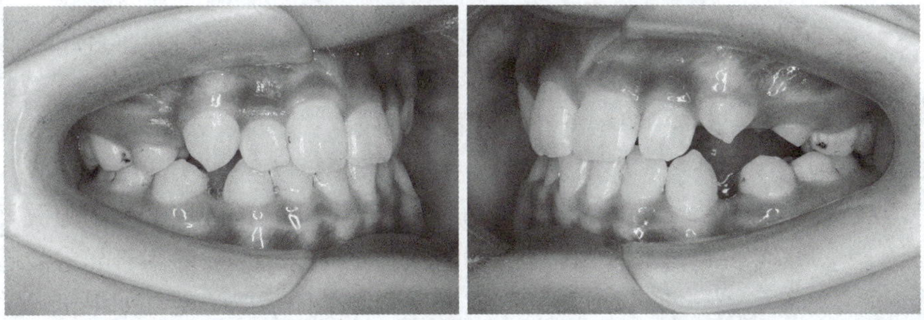

图 9-27　拔除第一双尖牙后尖牙在正常位置萌出

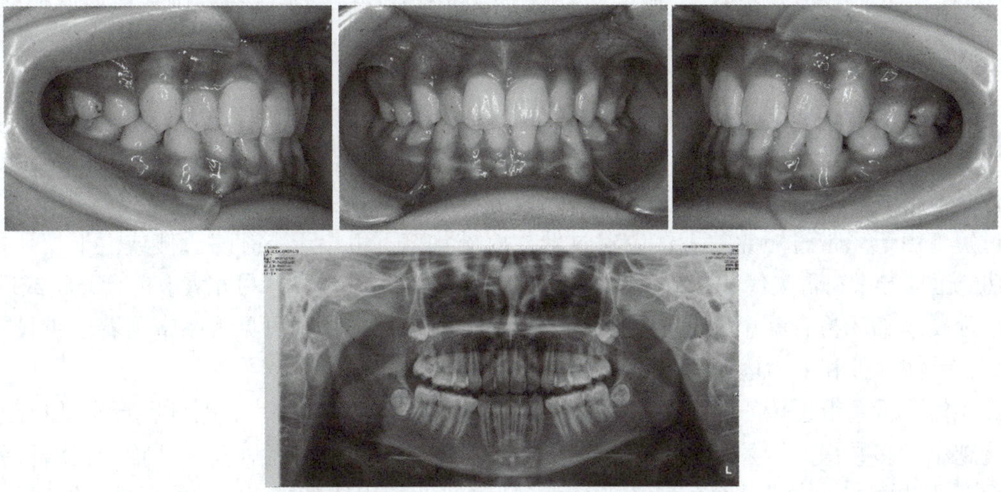

图 9-28　观察至恒牙列，根据具体情况可以继续观察或给予恒牙列常规矫治

（施　捷）

六、系带异常

（一）唇系带附着异常

随着乳牙的萌出和牙槽嵴生长，唇系带的附着位置就由出生时附着于牙槽嵴顶逐渐开始龈向移动，到恒牙替换完成后，唇系带一般在牙龈缘上方或下方 4 ～ 5 mm。唇系带附着异常（labial frenal attachment anomaly）好发于上颌，多表现为系带粗大、无弹力纤维，附着位置在上中切牙之间；同时上中切牙之间出现间隙（图 9-29）。

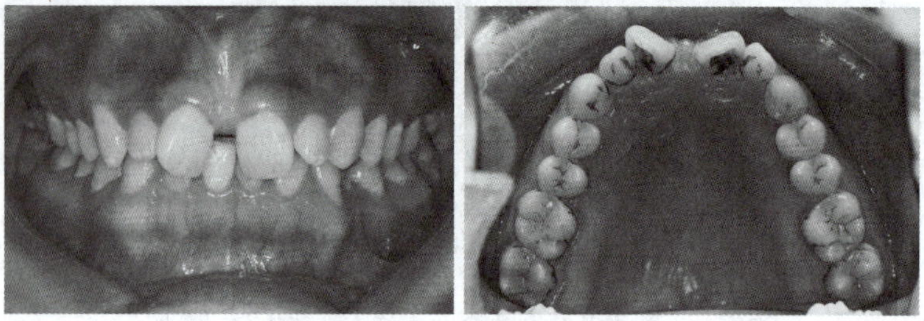

图 9-29　唇系带附着异常

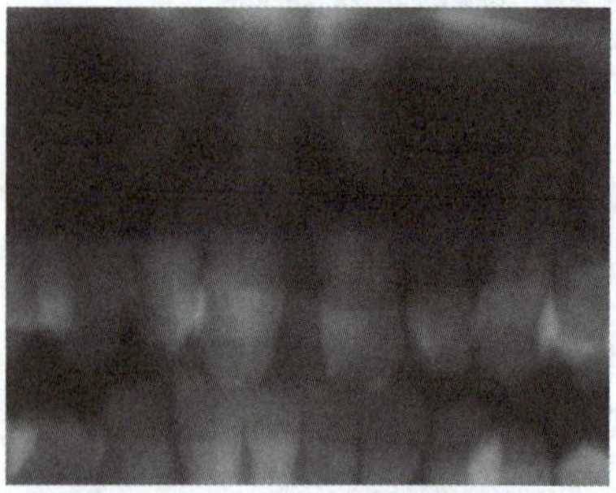

图 9-30　上中切牙间牙槽嵴顶骨吸收

1. 诊断　临床检查上中切牙间隙，其间有粗大的唇系带与腭乳头相连，牵动上唇时系带及腭乳头发白。X 线片可见双上中切牙间的牙槽嵴顶较宽，并有“V”形缺口（图 9-30）。

2. 矫治　一般需要先通过正畸关闭上中切牙间隙，治疗中切牙的移动时注意牙根平行的控制。待间隙关闭后行唇系带切除术，术中注意从牙槽嵴顶去除附着异常的唇系带并清除纤维组织以确保间隙关闭后的稳定。如果正畸关闭中切牙间隙后不行唇系带切除术或术中未彻底去除纤维组织，由于唇部的功能运动，纤维系带的持续牵拉，中切牙间隙会复发。如果在正畸关闭间隙前行唇系带手术，则术后形成的瘢痕组织可能阻碍后续正畸治疗对中切牙间隙的完全关闭。

（二）舌系带附着异常

舌系带附着异常（lingual frenal attachment anomaly）多为遗传或先天发育异常。临床常见舌系带过短，由于系带过短导致舌体位置过低，放松状态下舌位于下牙弓舌侧或上下切牙之间，舌体功能运动异常，舌尖代偿性活动增加，影响发音，也可造成下牙弓宽大、前牙开𬌗或反𬌗。

1. 诊断　临床检查嘱患者上抬舌头或口镜辅助上抬舌头时，可见舌系带附着于舌较前端，系带短，舌体前伸和上抬运动均受限。

2. 矫治　舌系带过短一般需要进行修整延长术。越早发现和手术，对牙𬌗形态及口颌功能的影响越小。多数患儿因发音问题早期在口腔外科就诊。如果患者因前牙开𬌗于正畸科就诊，发现舌系带过短，应建议行舌系带修整术延长舌系带，使舌体恢复正常功能运动，同时给予相应的正畸矫治。

（施　捷）

七、牙弓或颌间关系异常

调整牙弓或颌间关系异常（occlusal relationship problems）是错𬌗畸形早期治疗的重要内容，主要目标是阻断畸形的发展和进行生长改良。牙弓或颌间关系异常可以分为骨性和非骨性两种。非骨性错𬌗畸形通过早期矫治能够获得良好的效果，而骨性错𬌗畸形的治疗难度较高。当患者存在上下颌骨关系不调时，理想的治疗方法是进行生长改良，尽可能通过生长改良使患者随着生长发育逐渐减轻或消除畸形。在替牙期进行生长改良的主要目标是调整颌骨关系异常。生长改良能够改变颌骨的生长方向和相互位置关系，加速或抑制颌骨生长，但是对于是否能够有效地增加或减小颌骨的绝对生长量还存在疑问。

（一）前牙反𬌗的矫治

前牙反𬌗（anterior cross bite）是临床上常见的上下牙弓及颌骨矢状方向不调导致的错𬌗畸形，按照其形成机制可分为以下两种：①由于牙齿错位、下颌功能性前移所致的非骨性反𬌗；②上下颌骨形状及大小不调或发育异常所致的骨性反𬌗。

1. 非骨性前牙反𬌗（non-skeletal anterior cross bite） 乳牙期和替牙早期非骨性前牙反𬌗的病因主要有：①人工喂养姿势不正确，睡卧位哺乳使下颌过度前伸。②长期吮咬示指、上唇及前伸下颌等不良习惯。③乳尖牙磨耗不足，引起下颌前伸。④腭扁桃体或咽扁桃体肥大、呼吸道不通畅，迫使患儿前伸下颌以维持呼吸道畅通。⑤乳磨牙龋坏而用乳前牙咀嚼，使下颌前伸过多。⑥乳牙滞留而使上颌恒切牙舌向错位与下切牙呈反𬌗关系，或下切牙唇向错位与上切牙呈反𬌗关系。

对于非骨性前牙反𬌗，目前提倡尽早矫治，去除𬌗干扰，尽量避免畸形发展，一般可以在4岁左右，患儿能够配合的时候进行矫治，短时间内可以取得良好的治疗效果。当患儿6岁半或7岁时，常常因乳前牙松动脱落，恒切牙未萌或未完全萌出而妨碍矫治，应该待恒切牙萌出后进行矫治。临床常用的矫治方法主要有以下几种。

（1）上颌𬌗垫舌簧活动矫治器（removable appliance with posterior bite plate and lingual spring）：上颌𬌗垫舌簧活动矫治器是正畸临床上治疗前牙反𬌗常用的矫治器，适用于反覆𬌗中度、没有明显拥挤的前牙反𬌗患者。𬌗垫的高度以脱离前牙反𬌗的锁结关系为宜，由于𬌗垫可以解除前牙反𬌗的锁结关系而有利于下颌后退，双曲舌簧加力后能够推上前牙向唇侧，可以矫正前牙反𬌗。矫治中应注意双曲舌簧的弹簧平面应与上切牙长轴垂直，用轻微的矫治力则可引导上前牙向唇侧。两周复诊加力一次。嘱患者除刷牙时都要戴用矫治器，特别应强调吃饭时必须戴用矫治器。当反𬌗解除后应尽快分次磨低𬌗垫以免𬌗垫压低后牙，并应注意调磨上下乳前牙的咬合早接触点，一般在3个月内可完成矫治（图9-31）。

（2）下颌联冠式斜面导板（mandibular inclined bite plate）：下颌联冠式斜面导板矫治器适用于反覆𬌗较深、反覆盖较小的乳前牙反𬌗患者。由于患者反覆𬌗过深，若使用上颌𬌗垫式矫治器，必须将𬌗垫升得很高才能脱离反𬌗牙的锁结关系，𬌗垫过高将会压低乳磨牙，使切牙覆𬌗进一步加深；同时乳牙冠倒凹小，矫治器𬌗垫过厚、过重将影响矫治器的固位。一般在6个下前牙上制作下前牙联冠并向上延伸一斜面到反𬌗的上切牙舌侧（图9-32），斜面与上切牙长轴呈45° 角以引导上切牙向唇侧，下颌后退至正常位置。斜面不能太平，如斜面太平则垂直压入分力过大，引导上切牙向唇侧的力减小；斜面的斜度也不能太大，斜度太大时垂直压入分力过小，不利于前牙压低和上切牙调整。注意有时个别患儿在戴用联冠式斜面导板时反而更加

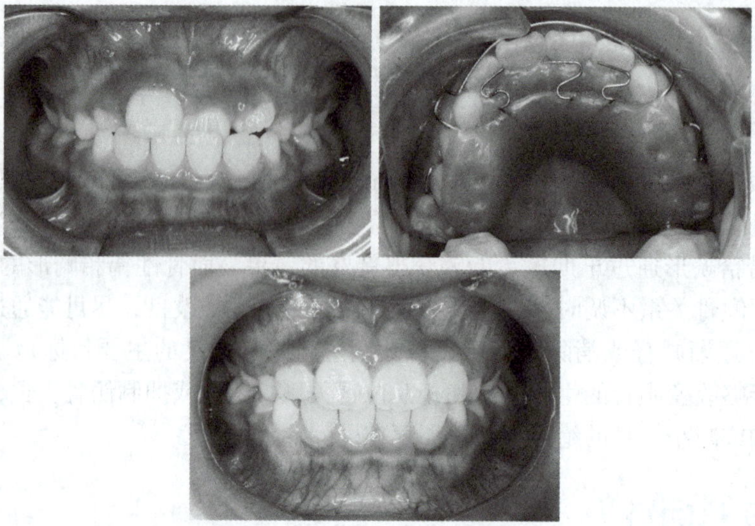

图 9-31　上颌殆垫舌簧活动矫治器

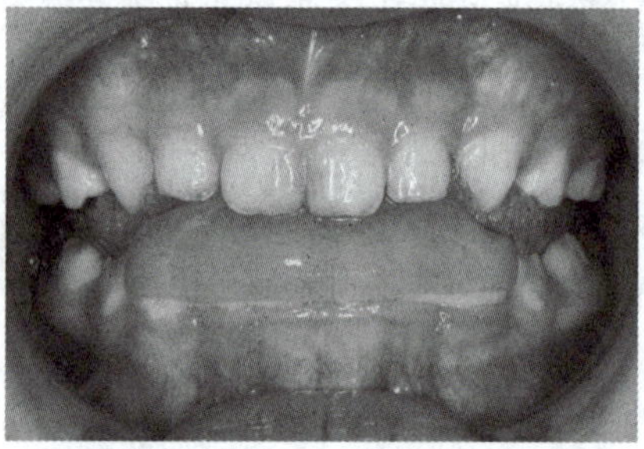

图 9-32　下颌联冠式斜面导板

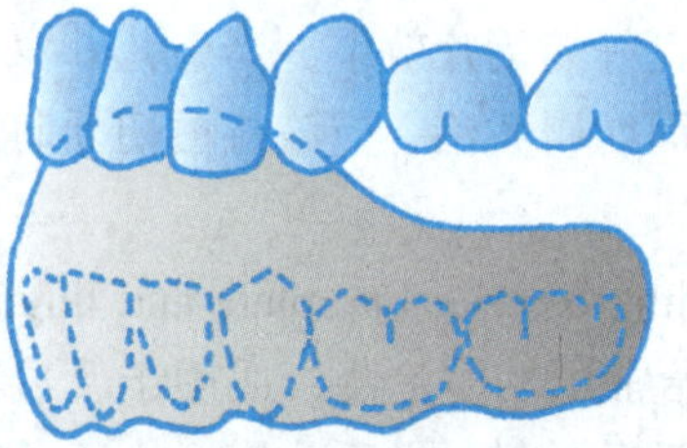

图 9-33　有殆垫的下颌联冠式斜面导板

前伸下颌而将斜面咬在上切牙的唇侧，加重了反殆畸形。由于戴用下颌联冠式斜面导板后，后牙脱离接触，可以继续萌出，对改正前牙深覆殆有利。如果需移动4个上乳切牙向唇侧，下颌6个前牙联冠支抗不够时，可以将舌侧基托向后延伸至下颌第二乳磨牙舌侧以增加下颌的支抗。

下颌联冠式斜面导板多为粘着式的，患者吃饭时必须戴用矫治器。由于患者只能用切牙咀嚼，故嘱患者吃软食。应该让患者及家长了解戴矫治器进食的重要意义。如果反覆殆太深，患者进食有困难时，也可在下颌双侧后牙殆面加殆垫（图9-33），但殆垫的高度必须低于斜面，才能起到移动上切牙向唇侧、上后牙萌长的作用。一般在几周内畸形可明显改善，有时可在反深覆殆改正之后，为方便患者进食改为殆垫舌簧活动矫治器继续推上切牙向唇侧，使前牙反殆完全纠正。

（3）固定矫治器（fixed appliance）：固定矫治器较活动矫治器应用范围更广，而且矫治力更持续，适用于上牙弓拥挤的前牙反殆患者，临床上最常用的是“2×4”矫治器。“2×4”矫治器的结构主要是在4个上切牙粘着托槽，2个上磨牙粘结颊管。在上牙弓使用高弹力弓丝，既可以解除拥挤，也能够扩大牙弓并解除前牙反殆。应用“2×4”矫治器可以使用0.016英寸的不锈钢圆丝弯制垂直加力单位，唇向开展反殆的前牙，或在磨牙颊面管近中弯制Ω曲，通过Ω曲的开展加力实现上切牙的唇向开展。

2. 骨性前牙反殆（skeletal anterior cross bite） 骨性反殆是上下颌骨大小不调所致的上下颌矢状向关系异常的错殆畸形，常为上颌骨发育不足、下颌骨发育过度所致。骨性前牙反殆形成的原因主要包括：遗传性下颌前突、发育过度；乳牙反殆未及时矫治，到混合牙列期上颌骨发育受影响而发育不足，下颌发育过大。

（1）上颌骨发育不足（maxillary deficiency）：对于混合牙列期上颌骨发育不足的骨性Ⅲ类错殆患者，应该强调早期矫治，治疗的原则是促进上颌骨发育。目前临床上多选用面罩前方牵引矫治器矫治上颌骨发育不足的骨性Ⅲ类错殆患者。一般认为前方牵引在6～8岁进行效果较好，也有人提出 4 岁效果最好。前方牵引矫治器由口外和口内装置组成，口外装置包括额托、颏托及面罩连接部分（图 9-34），口内装置应该根据患者的口内情况选择固定矫治器或粘着式基托矫治器。口内矫治器多设计有扩弓装置（图 9-35），并在尖牙近中放置牵引钩。采用橡皮圈以每侧 300 ～ 500 g 的矫形力进行前方牵引，牵引时间每天 12 ～ 14 h。由于多数上颌骨发育不足的患者存在前后向及垂直向问题，因此牵引方向要轻度向前、向下，促进上颌骨向前、向下生长，同时使下颌骨向下、向后旋转。

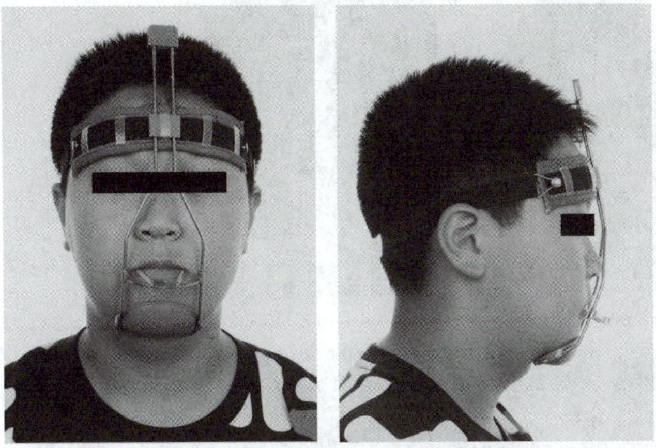

图 9-34　前方牵引矫治器的口外装置

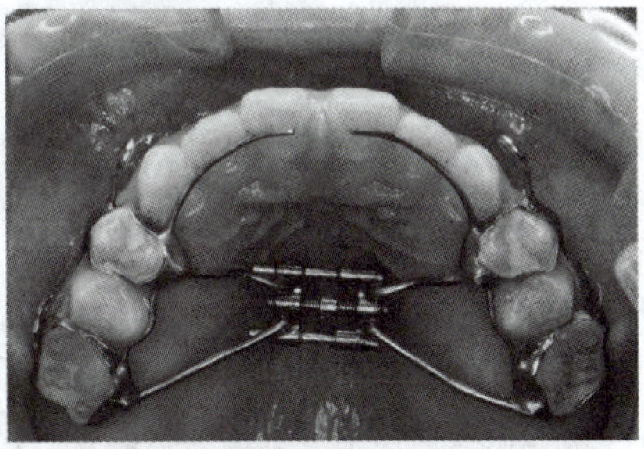

图 9-35　前方牵引矫治器的口内装置

（2）下颌骨发育过度（mandibular excess）：对于乳牙期或混合牙列期下颌骨发育过度趋势明显的骨性Ⅲ类反殆患者，应尽早纠正前牙反殆，同时戴用头帽、颏兜抑制下颌骨的生长。颏兜主要的作用是改变下颌骨的生长方向，减少水平向生长，增加垂直向生长。使用颏兜时应注意不能用力太大而引起下颌骨形态改变。过大的牵引力可能使下颌角前切迹加深、下颌体下旋、前下面高增大。研究表明，颏兜对下颌骨的生长有一定的抑制作用，但去除颏兜后，下颌仍向前生长。由于儿童生长发育的时间很长，很难长期戴用颏兜（图 9-36）。对下颌骨发育过度、遗传趋势强，颏兜不能抑制下颌骨生长的患者，应等到成年后采用正颌外科手术进行矫治。

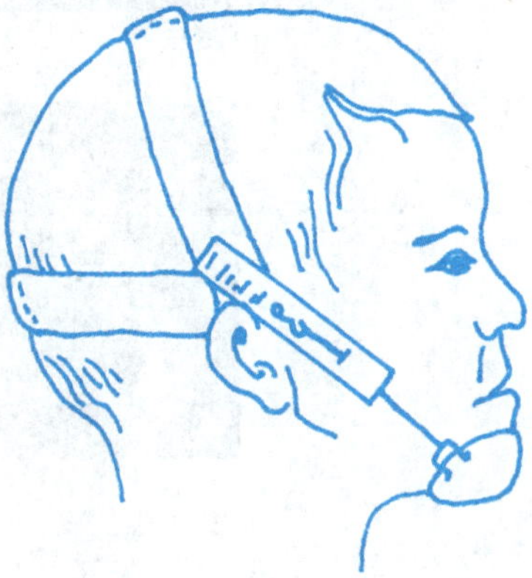

图 9-36　颏兜

典型病例（图 9-37）

一般信息：患者，男，9 岁，主诉前牙"地包天"。

临床表现及检查：

（1）口外：面部对称，上颌后缩，下颌少量前突，面下 1/3 基本正常。

（2）口内：替牙殆，磨牙近中关系，上下牙弓轻度拥挤，全牙弓反殆，上牙弓中线左偏 1.5 mm。

诊断：安氏Ⅲ类，毛氏Ⅱ^1＋Ⅲ^2＋Ⅰ^1。

治疗设计：由于患者上颌后缩，下颌前突，处于替牙期，考虑进行早期矫治，前方牵引促进上颌生长，限制下颌骨生长。

治疗过程：使用前方牵引面弓，嘱患者每天戴用 12 ～ 14 h，积极治疗时间约 12 个月。

病例分析：患者主要问题是全牙反船，上颌骨发育不足，重点考虑解除全牙弓反船，进行生长改良，解决牙弓长度及宽度不调，待替牙完成后进一步正畸治疗。

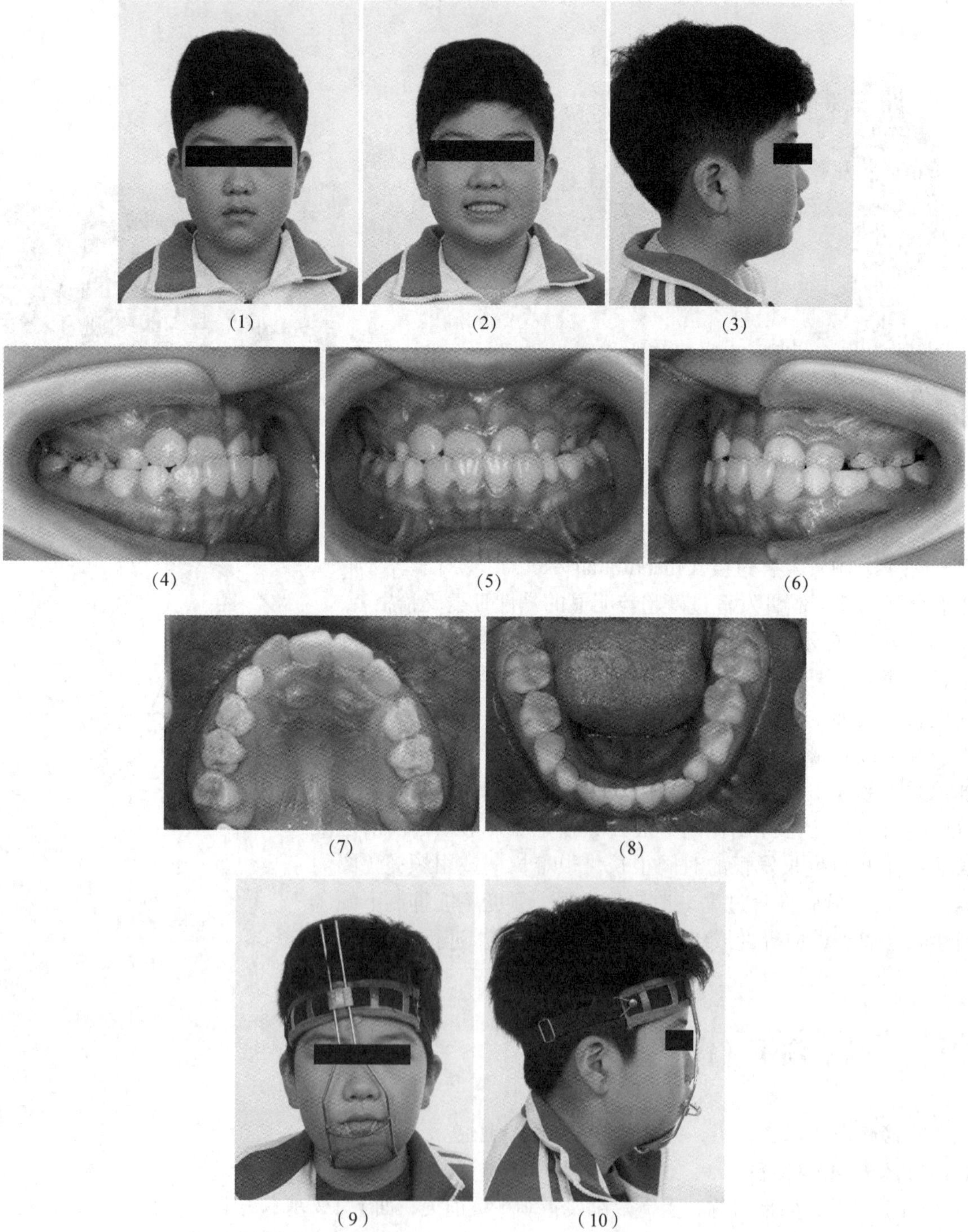

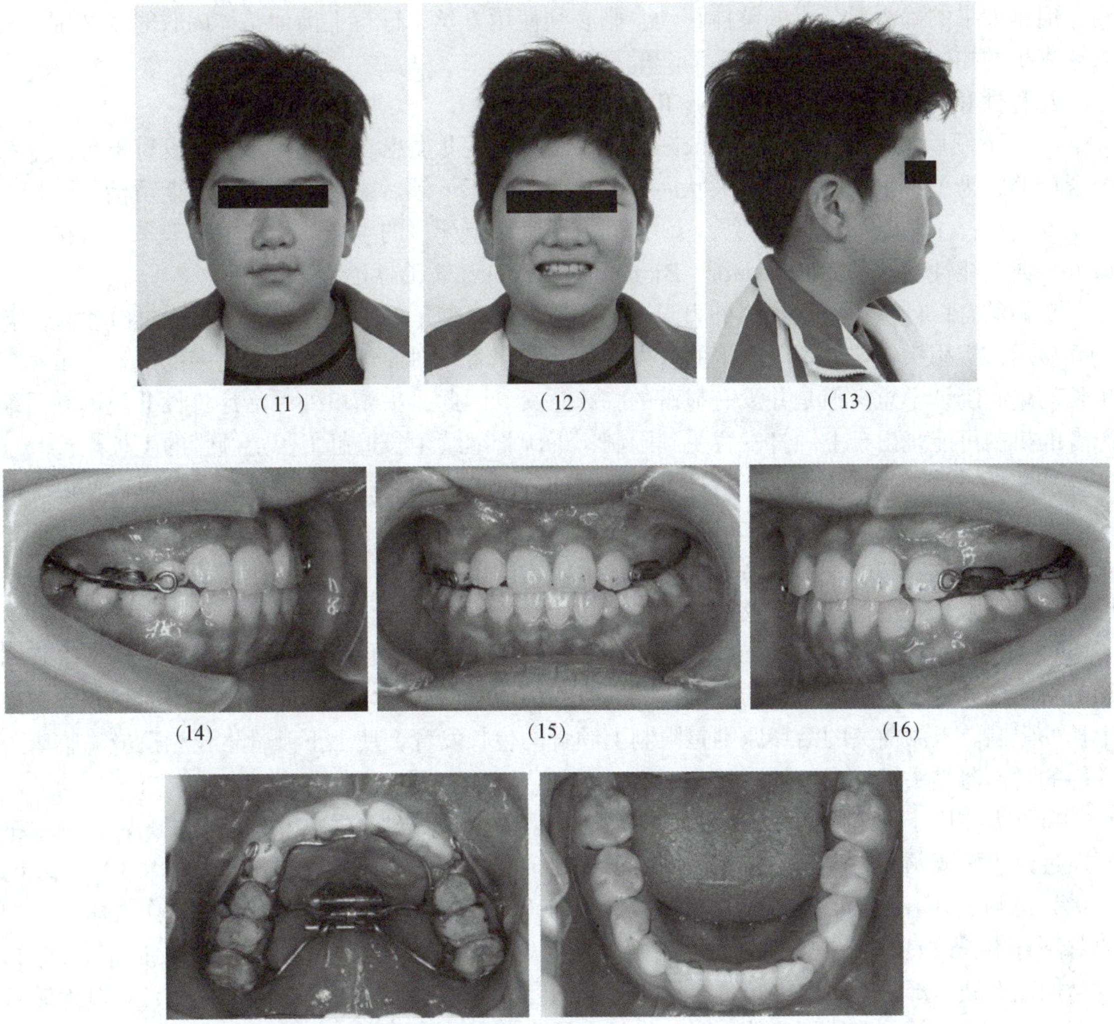
(11)　(12)　(13)

(14)　(15)　(16)

(17)　(18)

图 9-37　前方牵引前、中、后面殆像

（**1**）～（**8**）治疗前的面殆像；（**9，10**）配戴前方牵引器的面像；（**11**）～（**18**）前方牵引后的面殆像

（二）前牙深覆盖的矫治

1. 非骨性上牙前突（maxillary dental protrusion）　临床上对于替牙期非骨性上牙前突患者一般不立即进行正畸治疗，而是观察替牙情况，待恒牙期再全面设计矫治。如果上牙前突伴有间隙影响美观或可能引起组织创伤，则应该开始正畸治疗。上牙前突最常见的原因是吮拇。对于上牙弓存在间隙，覆殆不深的患者，可以使用简单的活动矫治器，利用双曲唇弓内收上颌前牙，也可以采用固定矫治器。治疗过程中一定要特别注意磨牙支抗的控制，必要时应该使用头帽口外唇弓。如果患者覆殆较深，则先不要内收上前牙，应该在活动矫治器上增加平面导板，将覆殆打开后再内收上前牙。活动矫治器的双曲唇弓加力 1.5 ～ 2.0 mm，可以使前牙每月内收 1 mm，上前牙舌侧的基托应缓冲 1 ～ 1.5 mm，以保证上前牙能够内收。每次复诊都要检查并调整唇弓的位置及调磨上前牙舌侧基托。

使用固定矫治器治疗非骨性上牙前突，应该在磨牙上粘接颊管，前牙粘着托槽，使用闭合曲或平直弓丝结合链状皮圈关闭间隙。如果上牙弓的牙齿均粘着有托槽，矫治效果较好。如果只有部分牙齿粘着托槽，在内收前牙的过程中，没有粘着托槽的牙齿可能会被挤到牙弓之外。闭合曲每次加力 1 mm。替牙期非骨性上牙前突患者的前牙多表现为前倾，一般不需要控根移动，但是如果的确需要牙齿的整体移动，则必须使用方丝，进行上前牙整体内收时要特别注意磨牙支抗的控制。

2. 骨性Ⅱ类错𬌗（skeletal Class Ⅱ malocclusion）

（1）下颌后缩（mandibular deficiency）：许多骨性Ⅱ类患者表现为下颌骨发育不足或下颌位置后缩，为了尽早调整上下颌矢状向关系不调，改正下颌后缩，应该进行早期矫治。治疗方法主要包括：①刺激下颌骨的生长；②抑制上颌骨及上牙弓的生长。临床上一般采用头帽结合口外弓或功能性矫治器如Activator、Bionator或Frankel矫治器治疗。

头帽结合口外弓主要依靠口外力限制上颌骨发育，使下颌骨尽量向正常方向继续生长。有研究显示，戴用头帽口外弓限制上颌骨发育的Ⅱ类患者较对照组下颌骨有更多的生长，虽然多生长的量有统计学意义但是并没有显著的临床意义。因此，头帽口外弓治疗骨性Ⅱ类下颌后缩患者的机制可能是由于上颌骨发育受到限制，下颌骨继续生长追赶上了上颌骨的生长。

功能性矫治器是临床上用于治疗下颌后缩的另一种常用方法。功能性矫治器可以使后缩的下颌处于前伸的位置。从理论上讲，将下颌前移，能够促使颞下颌关节改建，增加下颌骨的生长量。但实际上，功能性矫治器主要是加速下颌骨的生长，长期疗效的研究表明下颌骨大小的增加程度有限。矫治器的制作及适应证详见功能性矫治器章节。

（2）上颌前突（maxillary excess）：安氏Ⅱ类错𬌗患者的上颌骨发育过度常常包括垂直向和前后向成分。上颌骨向前、向下生长的同时，下颌骨向后、向下旋转，表现出对下颌骨向前生长的限制。上颌前突的治疗原则是限制上颌骨的生长发育，使上下颌骨生长相适应。临床上常用的矫治器是头帽结合口外弓。

口外力作用于骨缝因而减少上颌骨向前、向下的生长。对于生长发育期的儿童，口外力主要通过以头帽或颈带为支抗的口外弓作用于上颌第一磨牙。口外弓戴用时间为每天12～14 h，力量为每侧350～450 g，过大的力量（超过1000 g）会对牙齿及牙周组织造成伤害而并不增加对颌骨生长改良的效果。牵引力的方向应根据患者的垂直向关系而定。牵引力向下、向后，将会加速上颌后部的垂直向生长，有利于打开前牙深覆𬌗；牵引力向上、向后将会限制上颌骨向下、向前的生长。在使用口外力时，力量直接作用于上颌磨牙，不可避免地会引起上磨牙的远中移动，但应注意尽量使磨牙整体移动。磨牙的伸长和压入要视所期望的上、下颌垂直向变化而定。

临床上常用的头帽有三种，即高位牵引、颈牵引和联合牵引头帽。高位牵引施于牙齿与上颌以向后上的力量，颈牵引为向后下方的力，联合牵引根据两部分的分力大小而定。头帽种类的选择根据患者最初的垂直面型而定（图9-38）。使用口外牵引时，应将内弓对称性调宽约2 mm，对上颌产生一定的扩弓作用。内弓仅在磨牙颊面管处与牙齿接触，其他部位内弓均离开牙面3～4 mm。

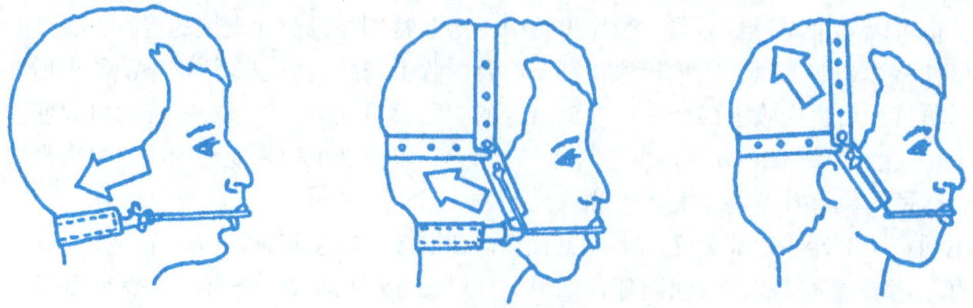

图9-38 颈牵引、联合牵引和高位牵引头帽

典型病例（图 9-39）

一般信息： 患者，男，9 岁，主诉上牙前突不齐、下颌后缩。

临床表现及检查：

（1）口外：面部对称，上前牙前突，下颌后缩。

（2）口内：替牙殆，磨牙远中关系，前牙覆盖大，中线正。

诊断： 安氏Ⅱ^{1}类，毛氏Ⅱ^2。

治疗设计： 由于患者以下颌后缩为主，处于替牙期，故进行早期矫治，采用 Activator 促进下颌生长。

治疗过程： 首先使用分裂基托开展上牙弓并排齐上前牙，换用 Activator，嘱患者每天戴用 12 ～ 14 h，积极治疗时间约 24 个月。

病例分析： 患者主要问题是前牙深覆盖，下颌后缩，后牙覆盖较小，开展上牙弓为导下颌向前创造条件，以利于生长改良，促进下颌发育，待颌骨畸形改善后，在恒牙期进一步治疗。

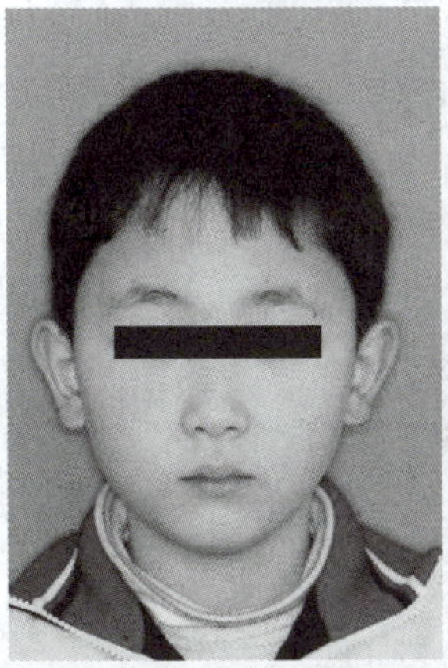
（1）

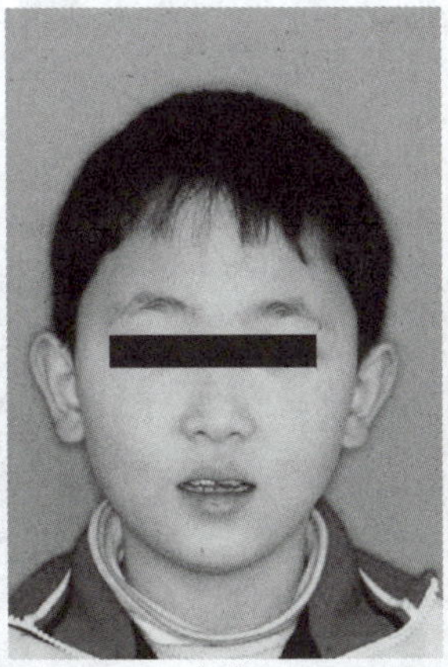
（2）

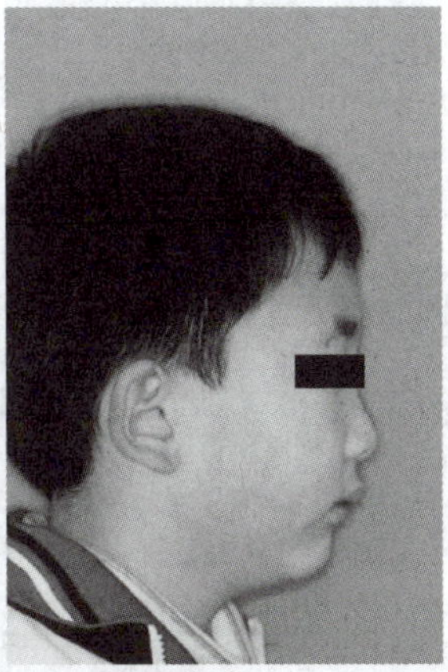
（3）

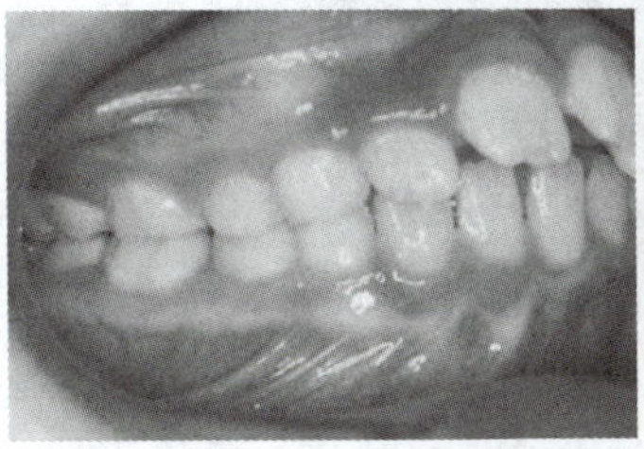
(4)

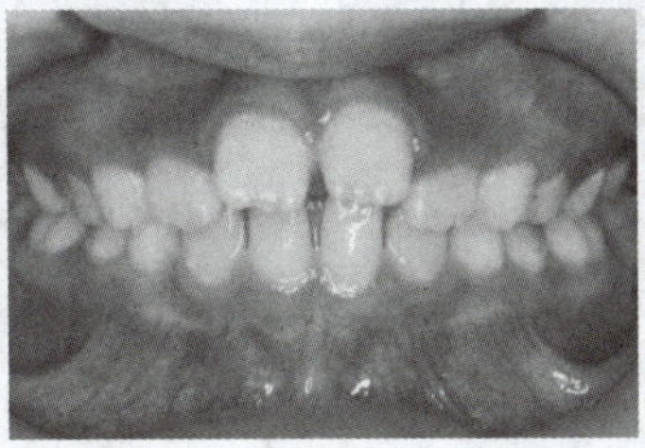
(5)

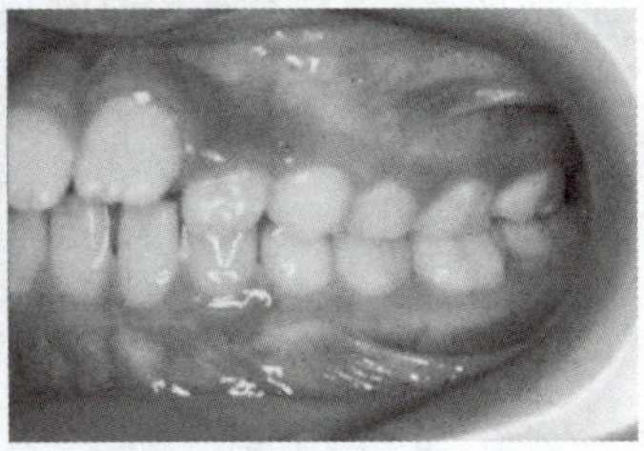
(6)

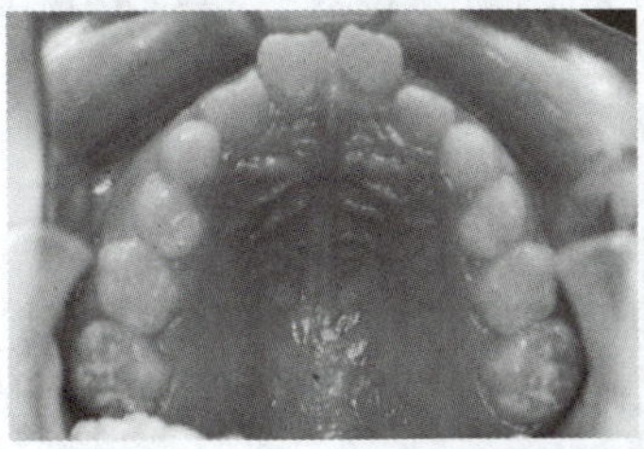
(7)

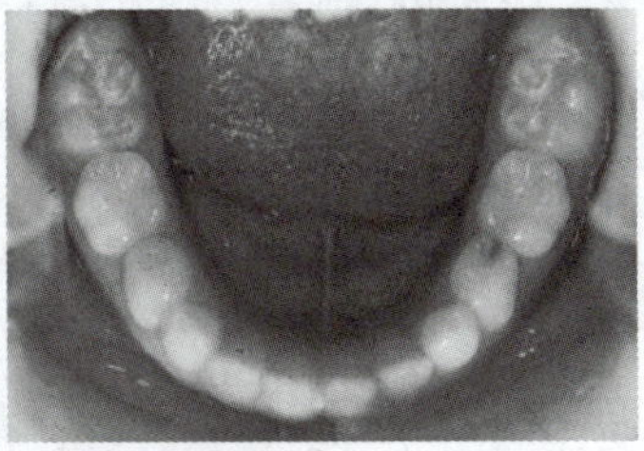
(8)

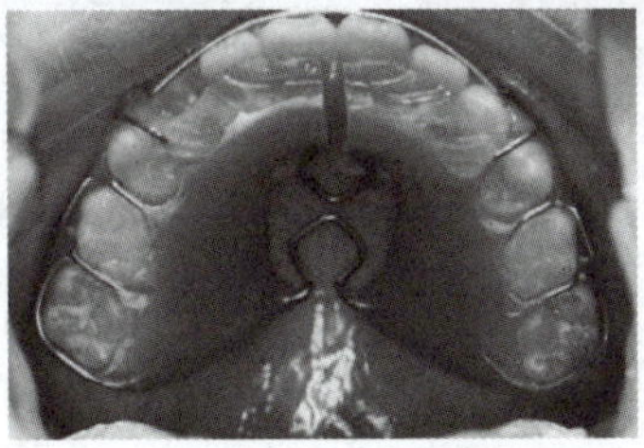
(9)

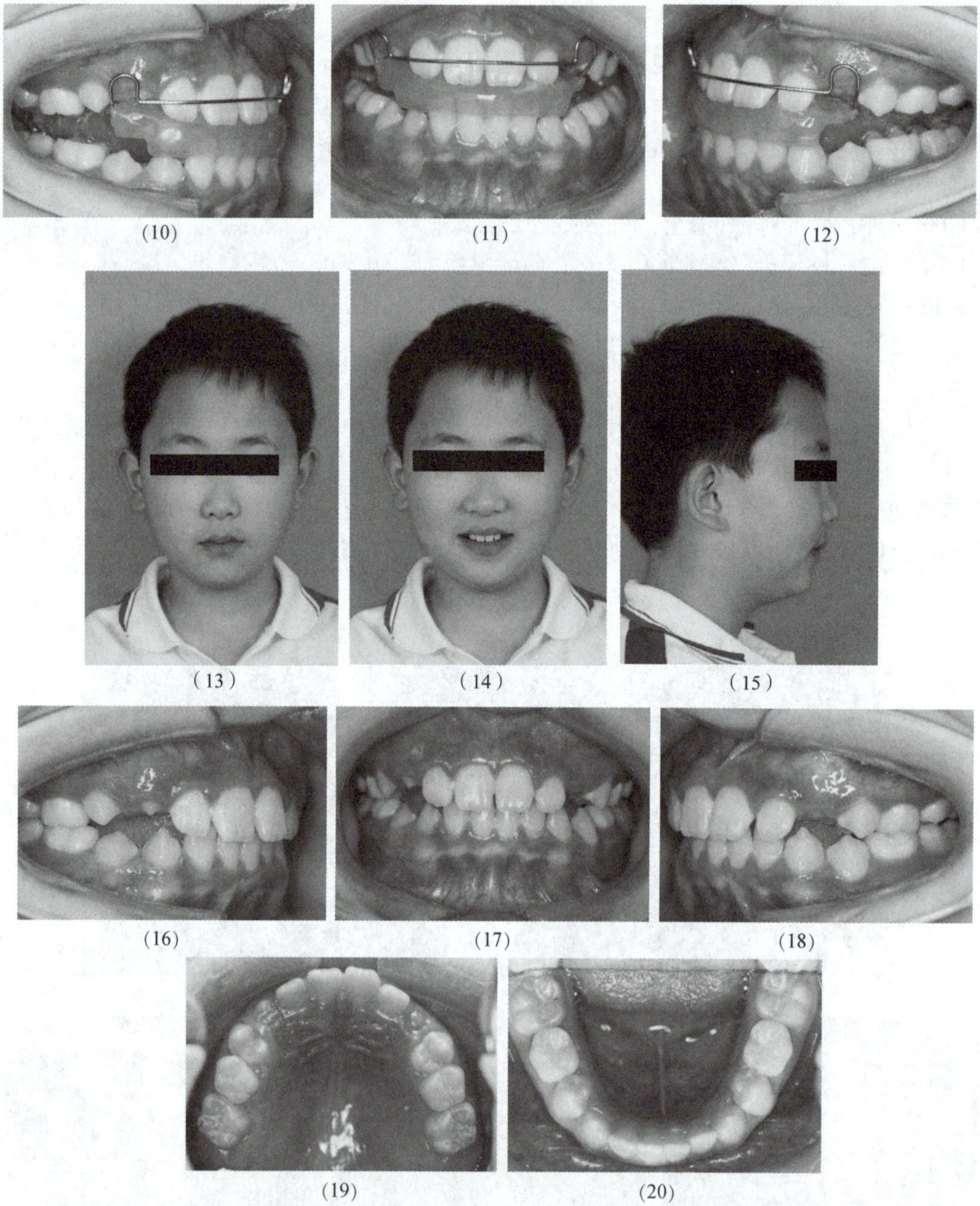

图 9-39　治疗前、中、后面殆像

（1）～（8）治疗前面殆像；（9）～（12）治疗中殆像；（13）～（20）治疗后面殆像

（三）后牙反殆的矫治

临床上常见的替牙期宽度不调主要表现为后牙反殆（posterior cross bite）。由于后牙反殆形成的机制不同，临床表现差异很大，有些是由于上下颌骨宽度不调，形成骨性反殆；另外也有由于牙齿咬合干扰导致下颌功能性移位造成的后牙反殆，即非骨性后牙反殆。

1. 非骨性后牙反殆（non-skeletal posterior cross bite） 由于牙齿位置不良造成的后牙反殆可以表现为单侧后牙反殆（unilateral posterior cross bite），但是此类患者多是由于上牙弓狭窄，咬合时下颌会向一侧移位，形成单侧后牙反殆并可以伴有部分前牙反殆。单侧后牙反殆的患者可以出现不同程度的颜面不对称（图 9-40）。当上牙弓狭窄进一步加重时，会形成双侧后牙反殆（bilateral posterior cross bite）。

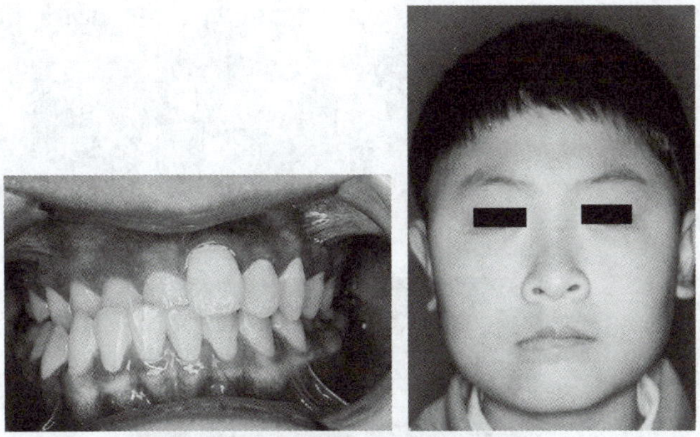

图 9-40　单侧后牙反𬌗的患者可以出现不同程度的颜面不对称

由于下颌移位造成的单侧后牙反𬌗应该尽早治疗，在乳牙期即可开始。单侧后牙反𬌗如不加治疗，下颌长期偏斜移位，会引起颌骨的异常生长变化，牙齿出现代偿，随着生长发育可能发展为真性的颜面不对称畸形。

乳牙期和替牙期单侧后牙反𬌗主要通过调𬌗、开展上牙弓宽度进行治疗。乳牙期多使用活动矫治器扩弓，而替牙期可以使用活动或固定矫治器开展牙弓，解除单侧后牙反𬌗，尽量改善下颌偏斜。

典型病例（图 9-41）

一般信息：患者，男，5 岁，主诉下颌偏斜，要求矫治。

临床表现及检查：

（1）口外：面部不对称，下颌右偏。

（2）口内：乳牙𬌗，右侧磨牙关系远中，左侧磨牙关系近中，右侧后牙及部分前牙反𬌗，左侧后牙正锁𬌗，下颌中线右偏 4 mm。

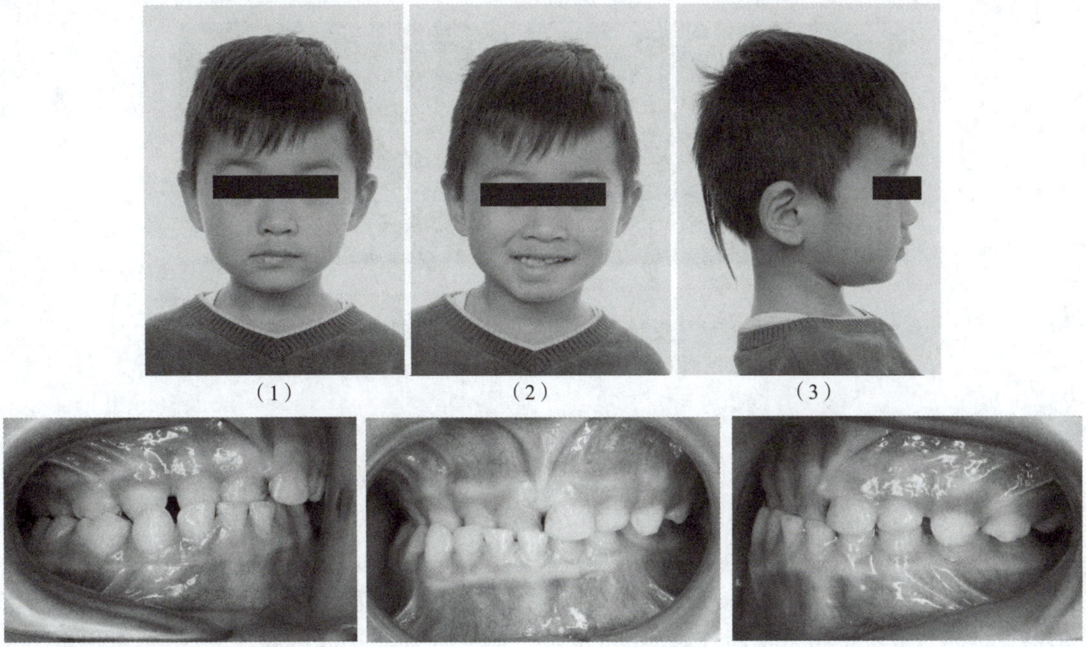

（1）　（2）　（3）

(4)　(5)　(6)

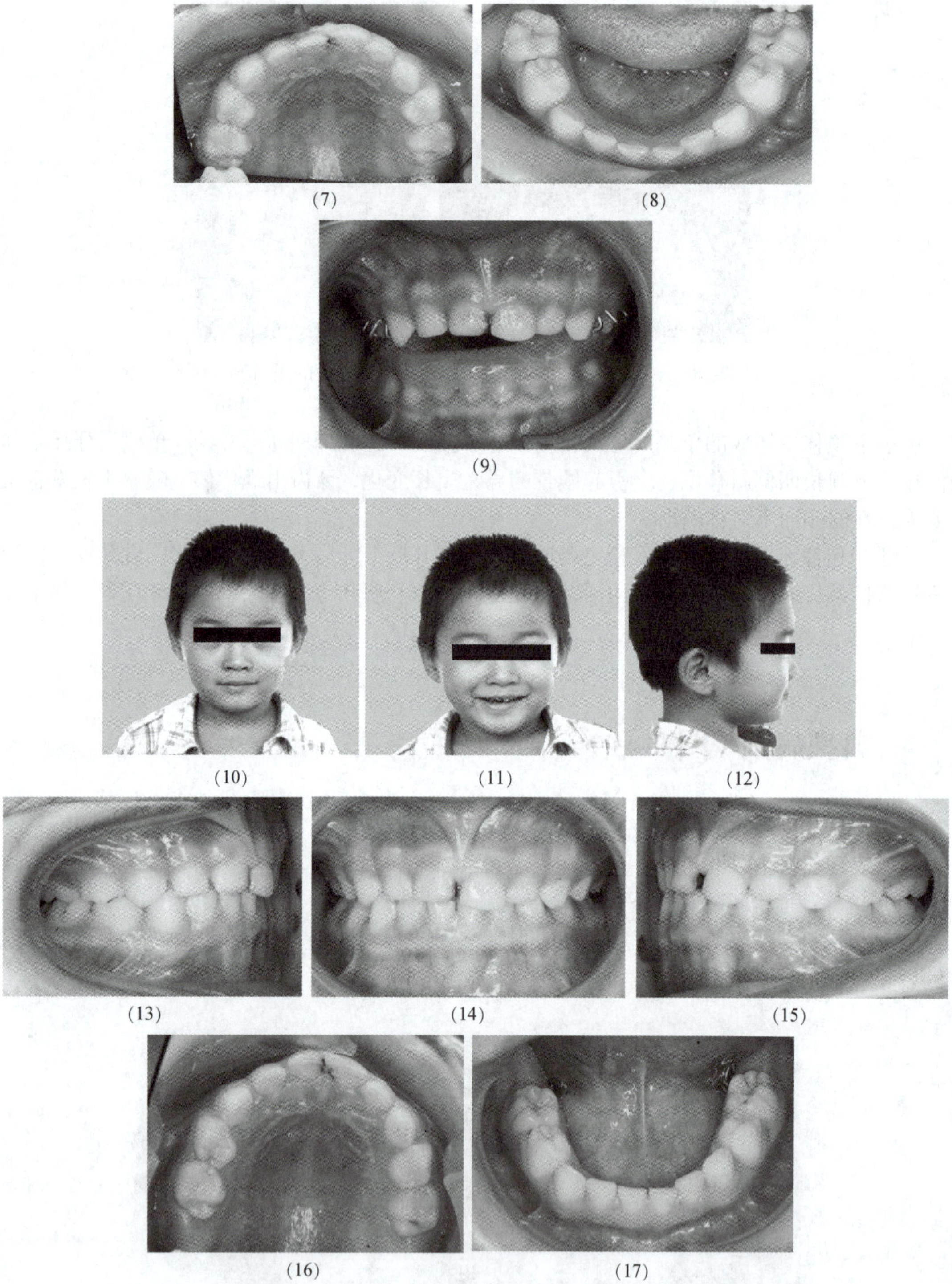

图 9-41 乳牙期单侧后牙反殆伴有颜面不对称，早期矫治前、中、后面殆像
（1）～（8）治疗前面殆像；（9）治疗中殆像；（10）～（17）治疗后面殆像

治疗设计：由于患者以下颌偏斜为主，处于乳牙期，故进行早期矫治，采用特殊设计的活动矫治器，促进下颌回复正常位置，解除后牙的反殆及锁殆，恢复正常的咬合关系，观察替牙情况。

治疗过程：使用特殊设计的活动矫治器，嘱患者全天戴用，积极治疗时间约 6 个月。

病例分析：患者年龄较小，以牙源性下颌偏斜为主，尽早矫治下颌偏斜是治疗的重点，在矫治器设计时可以灵活融入功能性矫治器的因素，以利于矫正下颌偏斜。

2. 骨性后牙反殆（skeletal posterior cross bite） 临床常见的骨性后牙反殆表现为上颌骨狭窄。需要对上颌进行骨性开展，多在替牙期采用快速螺旋扩弓器进行矫治（图 9-42），通过使用矫形力打开腭中缝，使中缝结缔组织产生骨组织，从而解除后牙反殆。对于上颌狭窄的患者应该尽量增加颌骨的矫形效果，减小后牙的倾斜移动。在矫治器设计时应该尽可能将全部后牙作为支抗。腭开展的矫形力通过牙齿传至颌骨，可以使颌骨产生矫形变化。

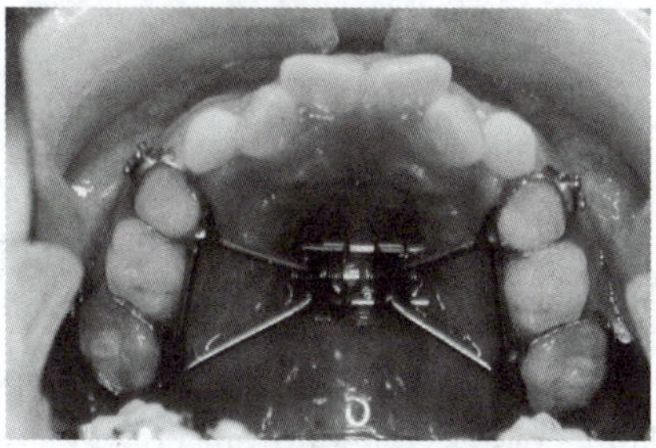
图 9-42　快速螺旋扩弓器

对于严重的骨性单侧后牙反殆并伴有明显下颌偏斜的患者，应该待生长发育完成后进行正颌手术治疗。

（四）前牙深覆殆的矫治

深覆殆是一种常见的错殆畸形，主要由于后牙萌出不足或前牙萌出过度所致。对于替牙晚期非骨性深覆殆的治疗，临床上常使用上颌平面导板矫治器。平面导板戴入后，下前牙与平面导板均匀接触，上下后牙分离 3 ～ 4 mm。由于后牙脱离接触，肌力增大，从而促进后牙与周围牙槽组织的垂直向生长，增加后牙高度。平面导板同时使下前牙的生长受到限制，达到矫治的目的。上颌平面导板矫治器必须全天戴用才能收到良好的治疗效果。

（五）开殆的矫治

1. 口腔不良习惯与开殆（oral habit and open bite） 吮指、咬物和吐舌等不良习惯在儿童中较为普遍，但是否引起开殆主要取决于不良习惯的发生频率和持续时间。假如儿童在恒切牙萌出前停止不良习惯，牙齿畸形能够自行消失。如果 5 岁时不良习惯仍然没有停止，则应该进行干预。首先应该对儿童进行说服教育，如果效果不理想，可以制作带舌刺的舌习惯破除器。由于患者多存在合作问题，使用固定式舌刺效果较好。不良习惯导致的开殆患者骨骼结构正常，一旦不良习惯破除，恒牙萌出后，开殆会消失。

2. 骨性开殆（skeletal open bite） 骨性开殆患者的面上部和上颌高度一般正常，但这类患者上颌后部向下倾斜、前牙开殆，而且几乎都伴有不同程度的后牙过度萌出。许多骨性开殆患者下颌升支较短、下颌平面较陡，前后面高比例失调。骨性开殆的矫治原则是控制垂直向生长，抑制上颌后牙的萌出，使下颌向前、向上旋转。在临床上，可以使用高位牵引头帽，面弓的口内部分作用在上颌后牙，嘱患者每天戴用 14 h 以上，每侧的牵引力应该大于 350 g，也可以根据情况合并使用后牙殆垫。

对于具有遗传倾向的骨性开殆患者，在替牙期很难准确判断患者随着生长发育开殆的加重程度，通常在替牙期进行早期矫治，尽可能控制垂直向生长、抑制后牙萌出，改变下颌生长方向。由于垂直向的生长发育持续较长的时间，可以持续到青春期以后，因此在替牙期生长改良成功的骨性开殆患者仍需要长期保持。对于严重骨性开殆的患者，应该定期观察，待恒牙期开殆程度明确后，再决定采用单纯正畸方法矫治，还是成年后进行正颌手术治疗。

（贾绮林）

Summary

Early orthodontic treatment consists of preventive and interceptive orthodontics. "Preventive" of malocclusion is possible only in a few special circumstances. "Interceptive" treatment can be very helpful in reducing the severity of problems but rarely is so successful that later treatment becomes unnecessary. The current concept is that most children who have early orthodontic treatment will require a second stage of treatment after their permanent teeth erupt.

Three of the more common principles in early intervention are the elimination of primary etiologic factors (such as oral habit) if possible, elimination of occlusal discrepancies such as unilateral, bilateral posterior crossbite, anterior crossbite, and the correction of skeletal dysplasia. Another need for early orthodontic treatment is managing arch length discrepancies to avoid the future extraction of teeth (premolars) to resolve crowding. Spontaneous relief of pronounced mandibular anterior crowding is unlikely after the permanent lateral incisors have emerged.

Early interceptive orthodontic treatment in the transitional dentition has been controversial among clinicians for more than a century. Orthodontic problems in children can be divided into non-skeletal and skeletal problems, which are treated by tooth movement and by growth modification, respectively. Early functional appliance treatment does not on average influence the correction of the skeletal pattern to any clinically significant extent. The complexity of the early orthodontic treatment varies. Some are definitely within the scope of the general practitioner, whereas others rarely should be attempted outside specialty practice. Even the simplest treatment in children requires continuous reevaluation to be sure that the expected response is occurring. The transition of the dentition, coupled with rapid growth, means that rapid changes can occur. In children, appliance therapy tends to be simpler than in adults, where all changes that occur must be caused by tooth movement, but treatment planning and monitoring are more complex. Whether treatment in children involves skeletal or non-skeletal problems, the totality of changes must be considered.

This chapter focuses on the early orthodontic treatment procedures for children who have potential or moderately severe orthodontic problems, mainly including space maintenance, impacted teeth, dental crowding, oral habits, anterior and posterior crossbite, and growth modification.

Definition and Terminology

预防性矫治（preventive orthodontics）： It is the dental services intended to prevent the development of a malocclusion by maintaining the integrity of an otherwise normally developing dentition. Typical services include dental restorations, temporary prostheses (space maintainers) to replace prematurely lost primary teeth, and removal of primary teeth that fail to shed normally to allow the permanent successors to erupt satisfactorily.

阻断性矫治（interceptive orthodontics）： It is an extension of preventive orthodontics that may include minor local tooth movement in an otherwise normally developing dentition.

阻生牙和埋伏牙（impacted and embedded teeth）： They are the two main types of unerupted teeth found in the mouth, and can sometimes be confused with each other. In cases of both impacted and embedded teeth, the teeth remain below the surface of the gum and sometimes bone, rather than erupting into an exposed position within the mouth; however, the reason for the failure to erupt differs. Impacted teeth result from a situation in which an unerupted tooth is wedged against another tooth or teeth or otherwise directed so that it cannot erupt normally. In contrast, an embedded tooth is an unerupted tooth that is covered, usually completely, with bone. The former is "physically" blocked in its path of eruption, while the latter is compromised by its lack of eruptive force often without known etiology.

口腔习惯（oral habit）： It is one that causes changes in occlusal relationships, e.g., finger and thumb sucking, tongue thrusting, reverse swallowing, lip sucking, and the like.

生长改良（growth modification）： It is aimed at the maxillary sutures and/or the mandibular condyles. Usually this is accomplished by applying forces directly to the teeth and secondarily and indirectly to the skeletal structures, instead of applying direct pressure to the bones. Tooth movement is inevitable. It is possible now to apply force directly against the bone by using natural implants (ankylosed teeth) that can be removed later or temporary osseointegrated implants.

第十章　常见错𬌗畸形的矫治

Orthodontic Treatment of Malocclusion

一、牙列拥挤和牙弓前突的矫治

（一）牙列拥挤的矫治

牙列拥挤（crowding，arch length deficiency）是最常见的错𬌗畸形，常与其他畸形同时存在。据流行病学调查显示，60% ～ 70% 的错𬌗畸形患者存在牙列拥挤。不少错𬌗畸形除表现有牙列拥挤外，还存在颌骨、牙弓间关系不调，并影响到患者的面型，有时还伴有口颌系统功能异常。

1. 病因　造成牙列拥挤的原因为牙量骨量不调（arch length discrepancy），牙量（牙齿总宽度）相对大，骨量（牙槽弓总长度）相对小，牙弓长度不足以容纳牙弓中的全数牙齿。牙量骨量不调受遗传与环境两方面的影响。

（1）种族演化：人类进化过程中由于进食熟食，而且食物越发精细，咀嚼器官出现退化趋势。咀嚼器官的退化以肌肉最快，骨骼次之，牙齿最慢，这种不平衡的退化构成了人类牙列拥挤的种族演化背景。

（2）遗传因素：牙齿的数目、大小、形态受遗传控制，颌骨的大小、位置、形态在一定程度上也受遗传的影响。过大牙齿、多生牙以及一些因颌骨发育不足造成的牙列拥挤与遗传因素有明显的相关性。

（3）环境因素：在生长发育过程中，由于局部或全身因素的影响，也会导致牙列拥挤。例如替牙障碍就是一个重要原因。乳牙早失特别是第二乳磨牙早失，将使第一恒磨牙萌出时近中移动，造成牙弓长度的减小，导致前磨牙萌出间隙不足而发生拥挤。乳牙滞留占据牙弓位置，后继恒牙不得不错位萌出而呈现拥挤。一些口腔不良习惯也可以造成牙列拥挤，例如长期咬下唇习惯可造成下前牙舌倾，合并拥挤。

2. 临床表现　牙列拥挤多发生在前牙区，但也可见于后牙区。牙列拥挤多表现为个别牙或多个牙齿在各个方向的错位，如唇（颊）舌向错位、近远中向错位、高位低位、扭转等。牙列拥挤可能破坏牙弓的正常形态或上下牙弓关系，可表现为牙弓形态不规则或不对称，前部牙弓塌陷，前牙覆𬌗覆盖异常，后牙反𬌗、锁𬌗等。前牙拥挤不同程度地影响美观。部分患者因牙列拥挤导致上下牙弓𬌗关系紊乱而影响正常口腔功能。另外，牙列拥挤不同程度地妨碍局部牙齿的清洁而好发龋齿、牙周疾患等。

值得注意的是，牙弓拥挤程度随年龄增大而加重，这表现在牙弓长度随着年龄增加有减小的趋势。临床中可以观察到在恒牙期随着第二、第三磨牙的萌出，牙弓拥挤度可能增大，以及正畸完成病例在保持结束后会再度出现下前牙区拥挤等现象。

3. 诊断

（1）牙列拥挤度分度

轻度拥挤（Ⅰ度拥挤）：牙列拥挤程度小于 4 mm。

中度拥挤（Ⅱ度拥挤）：牙列拥挤程度在 4 ～ 8 mm 范围内。

重度拥挤（Ⅲ度拥挤）：牙列拥挤程度超过 8 mm。

（2）牙列拥挤度的确定：恒牙列拥挤度的测量分析可在记存模型上完成，替牙列则可结合模型分析与牙片预测法或 Moyers 预测法分析得出。牙弓拥挤度由牙弓现有长度（arch length available）与牙弓应有长度（arch length required）之差得出，同时还要考虑牙弓 Spee 曲线曲度、切牙倾斜度及上下牙量大小比例（Bolton 指数）、牙弓宽度等因素。临床上要对全牙弓间隙进行测量分析，后段牙弓（第一磨牙近中面到第三磨牙远中面的距离）拥挤常常被忽视。因此，应高度重视后段牙弓间隙的测量分析（参考“错殆畸形的检查诊断”章节）。

（3）牙列拥挤的诊断：根据牙弓间隙分析，并综合考虑其他因素后可以较为准确地确定是否存在牙列拥挤以及拥挤的程度和部位。需要注意的是，对存在颌骨、牙弓间关系不调的错殆畸形，牙列拥挤只是问题列表中的诊断之一，解除拥挤只是整个治疗计划和治疗目标的一部分，而且必须与其他治疗目标相协调。

4. 治疗　由于牙列拥挤的病因是牙量相对大、骨量相对小，因此治疗的原则就是减小牙量、增大骨量。减小牙量可以通过减数（拔牙）或减径（邻面去釉）的方法，增大骨量主要是通过扩大牙弓来实现。

（1）决定牙列拥挤矫治方案的因素：在牙列拥挤的矫治中，首先要明确的是采用何种方式进行治疗——减小牙量还是增大骨量。应综合考虑以下诸多因素：

1）牙弓拥挤度：直接测量模型得出牙列拥挤度。每 1 mm 的拥挤需要 1 mm 的牙弓间隙解除。拥挤度越大，拔牙的可能性越大。

2）Spee 曲线：Spee 曲线高度在下颌牙弓模型上测量。每整平 1 mm Spee 曲线，需要 1 mm 的牙弓间隙。

3）面部软组织侧貌（facial profile）：为降低口唇突度，常需拔牙矫治，以利于内收前牙；相反，如果患者上颌发育欠佳，即使存在中度以上的拥挤，也要慎重考虑减数方案。常用的 X 线头影测量项目为上下唇至审美平面距。

4）前牙唇倾度：建立正常的前牙唇倾度不仅是美观的需要，而且有利于牙齿行使正常功能，保持健康。但对于合并有上下颌骨长度不调的病例，有时需要通过调整牙齿倾斜度代偿骨性畸形。内收唇倾的切牙将需要额外的牙弓间隙。切牙切缘每向舌侧移动 1 mm，需要约 2 mm 的牙弓间隙。切牙越唇倾，内收时需要额外的牙弓间隙越多，拔牙的可能性也越大。

5）垂直骨面型和前牙覆殆：下颌平面角可分为低角、均角和高角。在决定是否正畸拔牙时，对高角病例和低角病例应区别考虑。高角病例拔牙标准可以适当放宽，低角病例拔牙应从严掌握。理由包括以下几方面。①下颌平面与下颌切牙间的补偿关系：高角病例颏部更显后缩，下切牙可较为直立，以维持鼻-唇-颏之间的协调关系。低角病例颏部更显前突，切牙宜代偿性唇倾，这样既有利于侧面型，也有利于切牙的功能。②拔牙间隙关闭的难易程度：高角病例咀嚼肌力弱，颌骨骨密度低，支抗磨牙易于前移，拔牙间隙容易关闭。低角病例咀嚼力强，骨密度高，支抗磨牙不易前移，关闭间隙时前牙容易舌向移动，而前牙过度内收不利于低角病例前牙深覆殆的矫正。③磨牙位置改变对垂直面型的影响：采用推磨牙向后或扩大牙弓等不拔牙方法排齐牙列时，可造成磨牙伸长，此对高角病例的垂直面型不利，但有利于低角病例。此外，是否拔牙矫治还应考虑前牙覆殆，若覆殆过浅，唇向扩弓会使前牙进一步唇倾，造成开殆，可以通过减数的方法增加覆殆。若覆殆过深，拔牙矫治可能会进一步加深覆殆，因此选择拔牙时需谨慎。

6）调整尖牙、磨牙关系和牙列中线：正畸拔牙后的间隙可提供前后牙之间、上下牙之间及左右侧牙之间的差别移动，从而达到矫正磨牙、尖牙关系和纠正中线的目的。

（2）减小牙量的治疗

1）减径：又称作邻面去釉（interproximal stripping，reduction）。适应证：轻度拥挤，颌骨位置关系不调不显著，牙冠呈切缘或𬌗面宽、颈缘窄，且邻面接触点近𬌗向的牙齿，口腔卫生较好，龋患率低，不希望扩弓增加口唇丰满度，上下牙弓牙齿大小比例失调的患者。禁忌证：釉质发育不良、龋患率高的患者。方法：从第一恒磨牙的近中开始向前，用砂条或细金刚砂车钻磨除每颗牙齿邻接面的釉质 0.15 ～ 0.25 mm，注意保持牙齿的外形，磨除釉质后局部抛光，并涂氟，以降低龋患发生的可能。这样每颗牙齿近远中邻面去釉后可获得 0.3 ～ 0.5 mm 的间隙，左右两侧第一恒磨牙之间可获得约 5 mm 的间隙，足以解除轻度拥挤。

2）减数：又称为拔牙（extraction）。对于单纯拥挤畸形的病例，最常见的减数部位是前磨牙区。

①减数第一前磨牙：为临床最常用的拔牙模式，可以为前牙拥挤、前突提供最大限度的可利用间隙。适用于安氏Ⅰ类拥挤、双牙弓前突病例，也可以在伴下前牙拥挤或前突的安氏Ⅱ类1分类、伴上前牙拥挤的安氏Ⅲ类病例采用。

②减数第二前磨牙：牙列拥挤或牙弓前突较轻的安氏Ⅰ类边缘病例，特别是下颌平面角较大、前牙开𬌗或有开𬌗倾向时；或者第二前磨牙完全舌向或颊向错位时为简化治疗，或者因牙齿发育异常如畸形中央尖等情况。

③减数上颌第一前磨牙：适用于上颌前牙前突及拥挤明显的安氏Ⅱ类1分类患者，下前牙排列位置基本正常，年龄较大、下颌生长潜力较小。

④减数上颌第一前磨牙和下颌第二前磨牙：适用于上颌前牙前突拥挤明显、下颌切牙轻度拥挤或唇倾、磨牙远中关系的安氏Ⅱ类1分类患者，年龄较大、生长发育潜力较小。

⑤减数上颌第二前磨牙和下颌第一前磨牙：适用于上前牙拥挤不甚严重，下切牙较为唇倾的安氏Ⅲ类错𬌗。

⑥减数下切牙：适用于单纯下前牙中度以上拥挤，拔除一颗在牙列之外的下切牙可得到快速稳定的结果；也用于上下前牙 Bolton 指数不协调，如上颌侧切牙过小时；此外，安氏Ⅲ类错𬌗有时可拔除一颗下切牙，建立前牙正常覆盖关系并保持稳定。

⑦其他牙位：根据错𬌗畸形的具体情况决定。

（3）增大骨量的治疗：增大骨量主要通过牙弓扩展（dental arch expansion）来完成。牙弓扩展包括牙弓长度扩展和宽度扩展。其中，牙弓长度扩展的方法主要有推磨牙向远中、切牙唇向移动等，牙弓宽度扩展的方法主要有腭中缝扩展、牙弓正畸扩展等。

1）牙弓长度扩展

①推磨牙向远中移动（molar distalization）：适用于因第一恒磨牙前移造成的轻中度牙列拥挤，磨牙为远中关系。第二恒磨牙牙根形成 1/2 时为最佳时机。一般上牙弓每侧可以获得 3 ～ 6 mm 的间隙。推磨牙向远中除了扩展牙弓长度外，还可以调整磨牙关系。对于高角病例宜慎重，以免升高后牙，造成前牙开𬌗。临床上常用的矫治器有口外弓（图 10-1）、“摆”式矫治器（pendulum appliance）（图 10-2）、无托槽隐形矫治器和种植体支抗钉协助下的固定矫治器等。

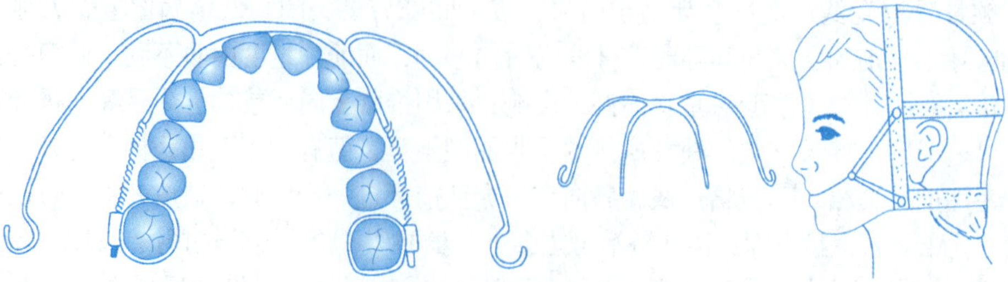

图 10-1 口外弓推磨牙向远中移动

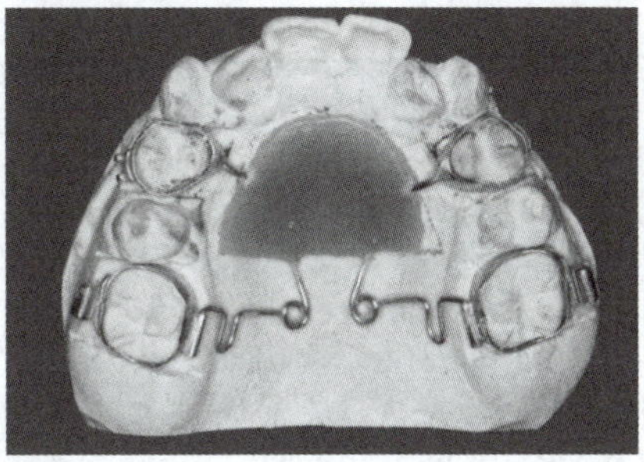

图 10-2　“摆”式矫治器

②切牙唇向移动：适用于切牙较为直立或舌倾的牙列拥挤，单独采用该方法适用于解除轻中度牙列拥挤，若与推磨牙向远中等方法结合，则可用于解除中度以上拥挤。可以使用活动矫治器推切牙唇向移动，也可使用固定矫治器在弓丝上弯制垂直开大曲或使用螺旋推簧唇向开展前牙。

2）牙弓宽度扩展

①腭中缝扩展：适用于中重度牙列拥挤，上颌宽度不足，后牙反𬌗。时机为 8 ～ 14 岁为宜，年龄越小，骨缝扩展效果越明显。原理为矫形力将腭中缝扩大，促进上颌骨宽度的发育。扩弓方式分为快速扩弓法和慢速扩弓法（详见第八章矫形力矫治器和矫治技术）。对于已过生长发育高峰期，腭中缝已基本闭合的青少年患者，还可以使用种植体支抗协助下的骨性扩弓，打开腭中缝，增加骨量（详见第十四章）。

②牙弓正畸扩展：通过后牙颊向倾斜移动来扩大后部牙弓宽度，以解除后牙反𬌗并获得少量间隙，解除后牙拥挤。常应用于恒牙期患者，每侧可得到 1 ～ 2 mm 的间隙。适用于由于后牙舌向倾斜而导致的后部牙弓宽度不足伴拥挤。临床上应根据牙弓基骨宽度决定正畸扩展量。常用的牙弓正畸扩展矫治器有螺旋扩弓器、分裂基托活动矫治器及四角圈簧扩弓矫治器（图 10-3），也可以采用固定矫治器配合扩弓辅弓（图 10-4）。

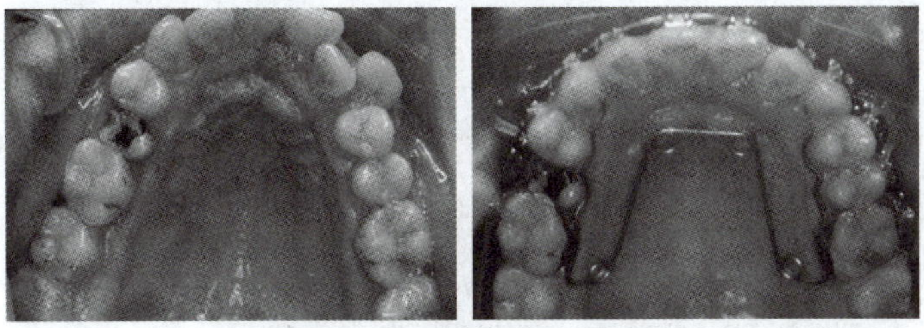

图 10-3　四角圈簧扩弓矫治器

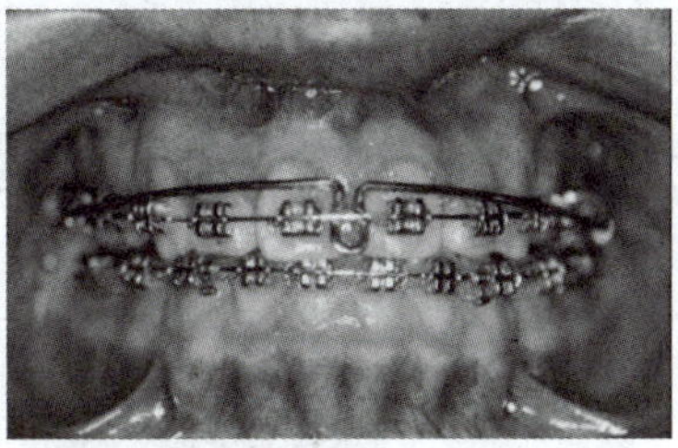

图 10-4　扩弓辅弓

典型病例 1（图 10-5）

一般信息：患者，女，11 岁，主诉牙不齐。

临床表现及检查：

（1）口外：凸面型，下颌右偏，颏部不对称。

（2）口内：替牙列，磨牙关系中性，Ⅰ度深覆𬌗，覆盖正常，上下牙列中度拥挤，下中线右偏 4 mm，上中线右偏 1 mm。口腔卫生欠佳。

病史和家族史：父亲有牙列不齐。

头影测量分析：如表 10-1 所示。

诊断：安氏Ⅰ类，毛氏 $Ⅰ^{1}+Ⅳ^{1}$。

治疗设计：等待第二前磨牙替换后，拔除 14，24，34 和 44，采用固定矫治器治疗。

病例分析：患者初诊时为替牙列，第二乳磨牙尚未替换。上颌使用 Nance 弓和下颌舌弓保留替牙间隙，等待第二前磨牙萌出并建𬌗。由于患者牙列拥挤明显，为了排齐牙列，解除前牙反𬌗，采用拔牙矫治，利用拔牙间隙排齐牙列。矫治初期使用尖牙向后结扎远移上颌尖牙，为反𬌗切牙提供间隙。当间隙充足后，使用 0.4 mm 不锈钢圆丝弯制垂直开大曲，唇向移动反𬌗的上切牙。由于青少年牙齿移动较快，在矫治前牙反𬌗时不需抬高咬合。当前牙反𬌗解除，牙列排齐后，关闭剩余的拔牙间隙，适度内收下切牙，改善下唇突度。由于患者为轻度骨性Ⅲ类，矫治后上前牙比矫治前略唇倾些，这样有助于保持上唇的突度。

表 10-1　治疗前后头影测量结果比较

测量项目	治疗前	治疗后	正常值
SNA（°）	73	74	82.80±4.00
SNB（°）	74	75	80.10±3.90
ANB（°）	−1	−1	2.70±2.00
FH/NP（°）	84	82	85.40±3.70
NA/PA（°）	2	5	6.00±4.40
U1-NA（mm）	8.9	8.3	3.50±6.50
U1/NA（°）	29	38	22.80±5.70
L1-NB（mm）	6	4.6	6.70±2.10
L1/NB（°）	30	27	30.50±5.80
U1/L1（°）	144	155	124.20±8.20
U1/SN（°）	106.5	112	105.70±6.30
MP/SN（°）	42	39.5	32.50±5.20
MP/FH（°）	32	32.5	31.10±5.60
L1/MP（°）	94	91	93.90±6.20
Y（°）	73.5	71	66.30±7.10
Pg-NB（mm）	0	1	1.00±1.50

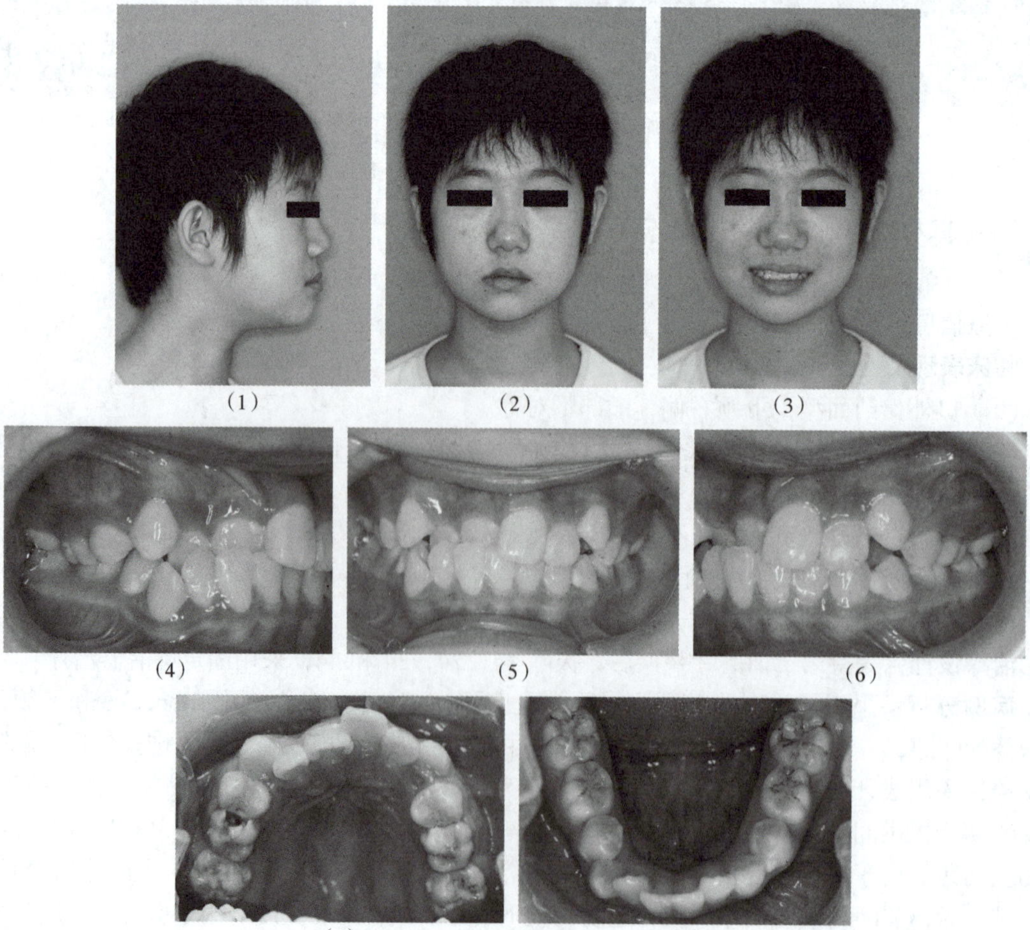

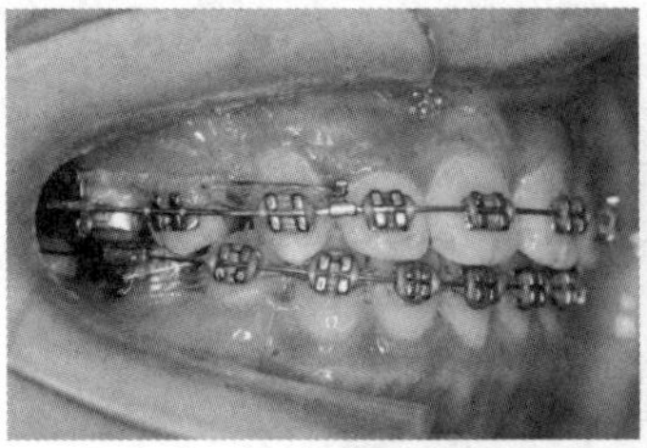
（9）

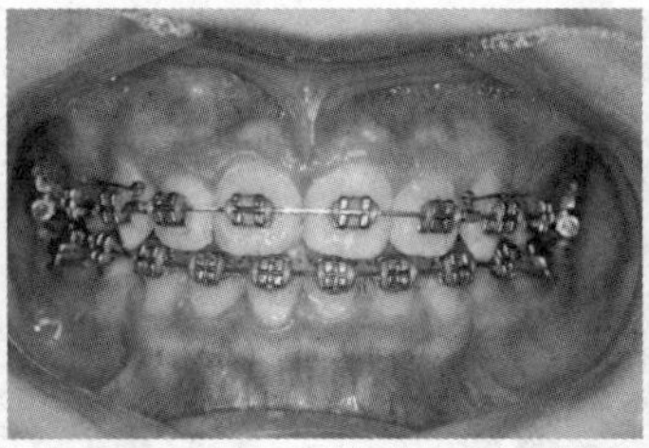
（10）

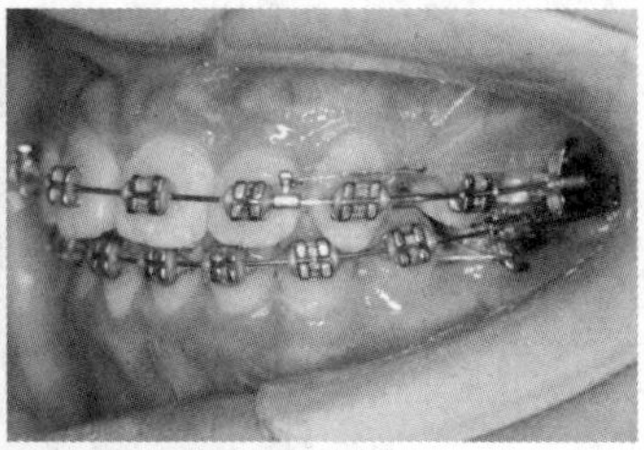
（11）

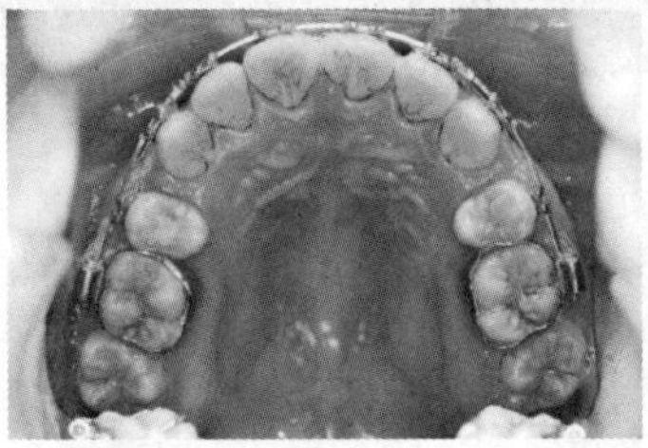
（12）

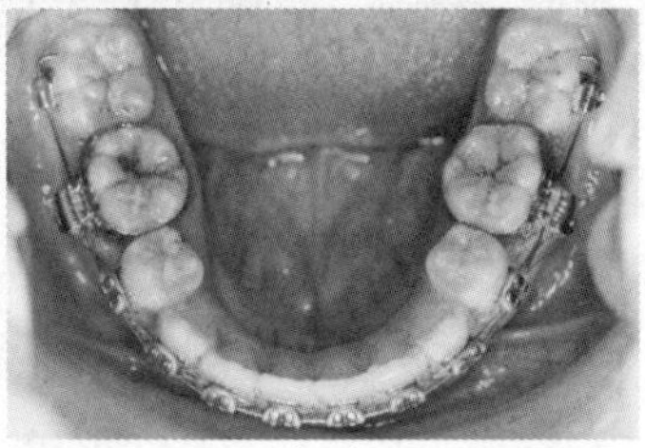
（13）

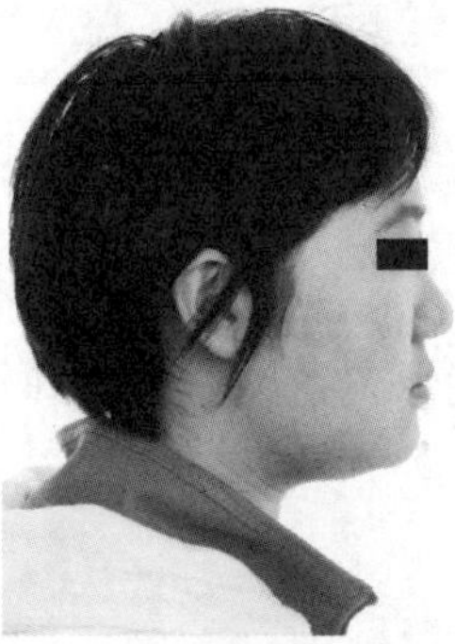
（14）

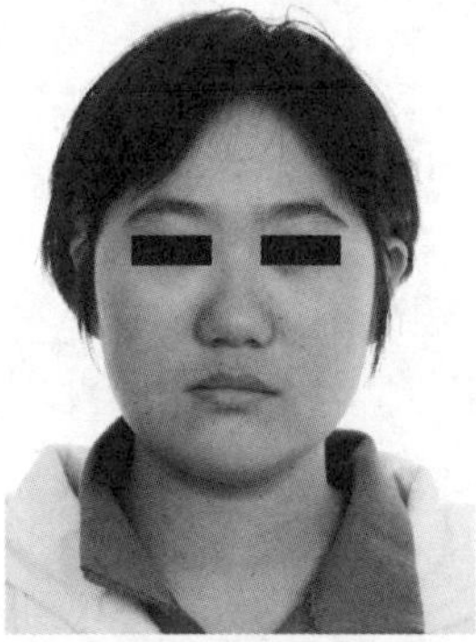
（15）

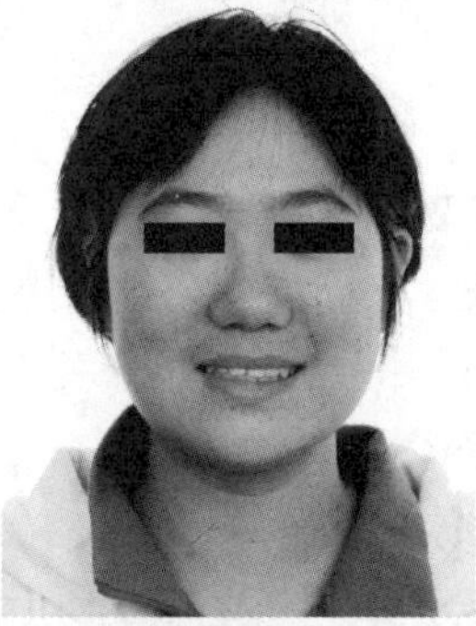
（16）

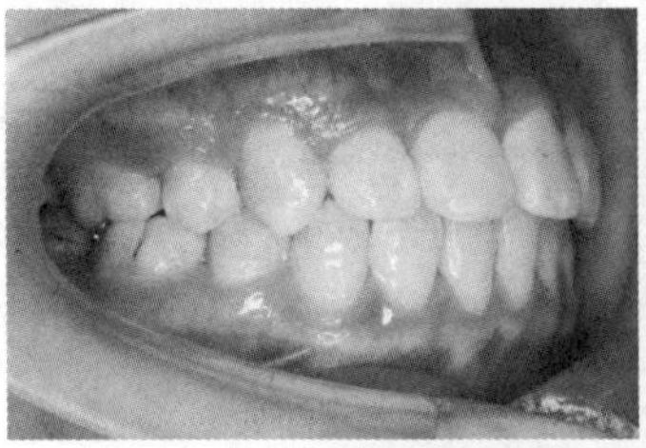
（17）

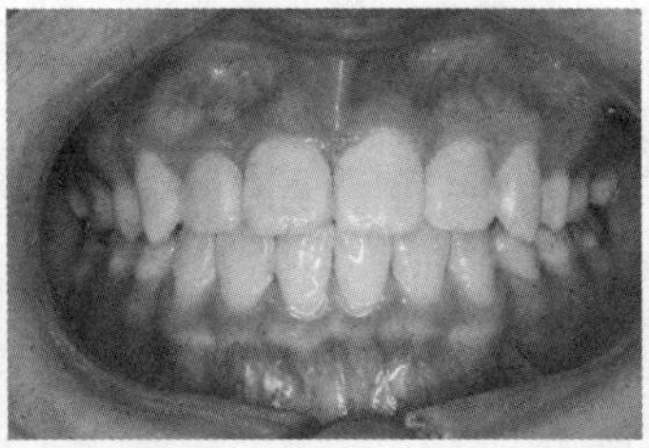
（18）

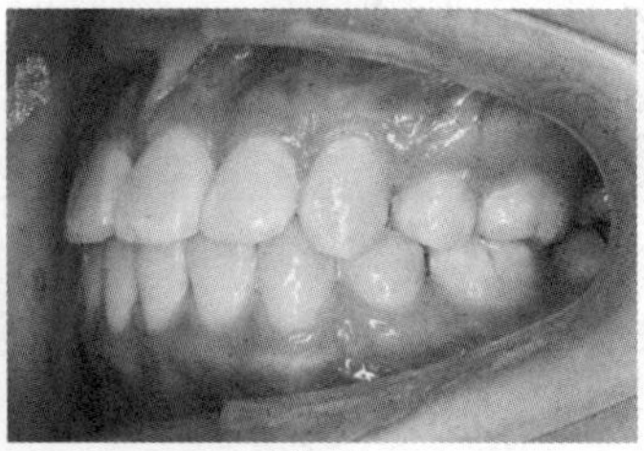
（19）

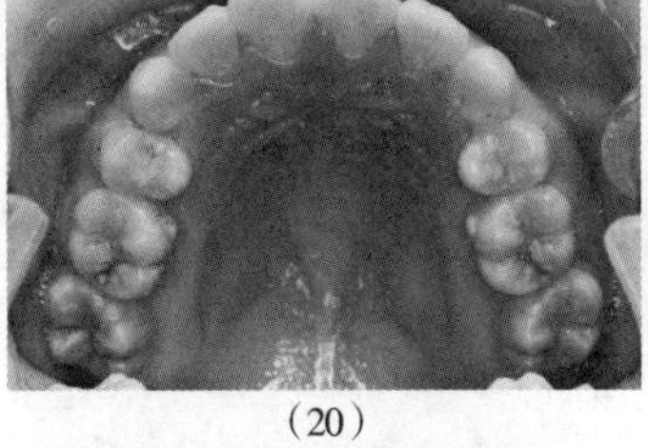
（20）

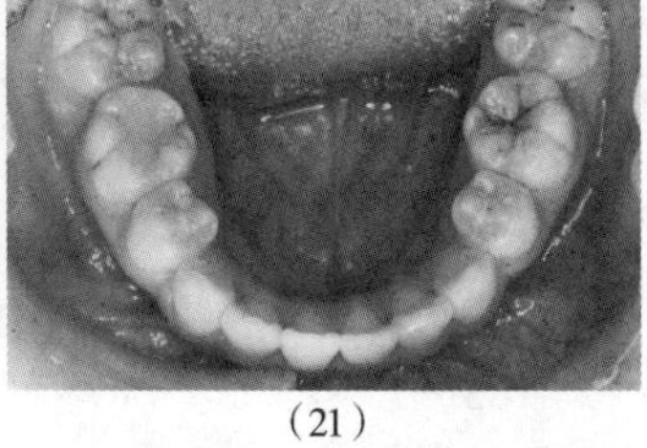
（21）

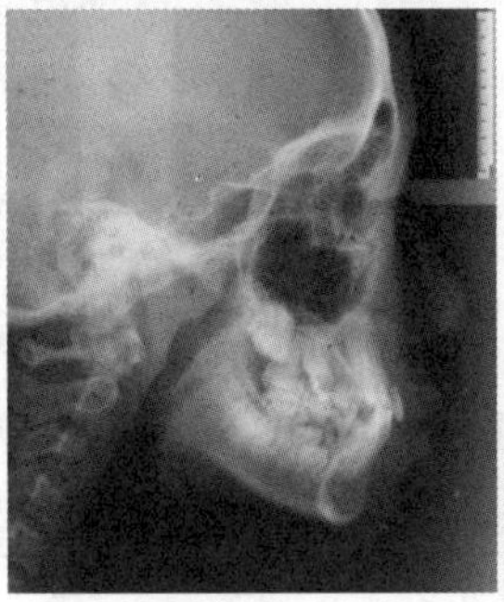
（22）

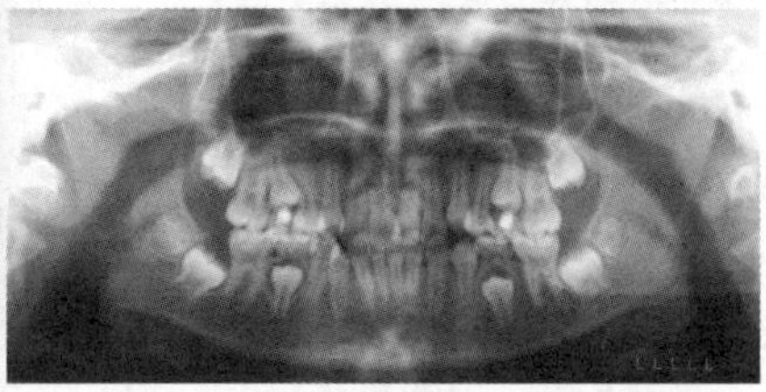
（23）

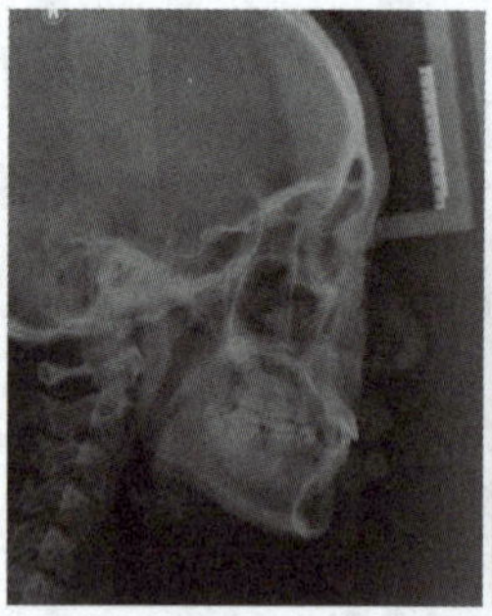

（24）

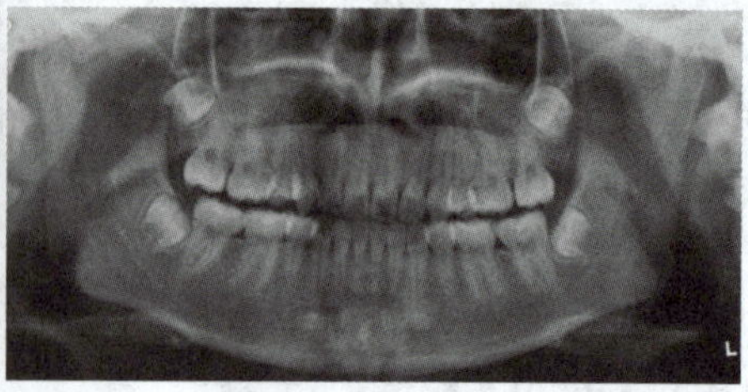

（25）

图 10-5　治疗前、中、后面殆像和治疗前后 X 线片

（1）～（8）治疗前面殆像；（9）～（13）治疗中殆像；（14）～（21）治疗后面殆像；（22，23）治疗前 X 线片；（24，25）治疗后 X 线片

典型病例 2（图 10-6）

一般信息：患者，女，12 岁，主诉牙不齐。

临床表现及检查：

（1）口外：凸面型，下颌后缩，颏部不对称。

（2）口内：恒牙列，磨牙关系中性，Ⅰ度深覆殆，Ⅰ度深覆盖，上下牙列轻度拥挤，下中线左偏 1 mm。

病史和家族史：不详。

头影测量分析：如表 10-2 所示。

表 10-2　治疗前后头影测量结果比较

测量项目	治疗前	治疗后	正常值
SNA（°）	78.5	80	82.80±4.00
SNB（°）	75	75	80.10±3.90
ANB（°）	3.5	5	2.70±2.00
FH/NP（°）	83	80.5	85.40±3.70
NA/PA（°）	8	5	6.00±4.40
U1-NA（mm）	8	1.5	3.50±6.50
U1/NA（°）	26	7.3	22.80±5.70
L1-NB（mm）	9	6.3	6.70±2.10
L1/NB（°）	35	26	30.50±5.80
U1/L1（°）	116	140	124.20±8.20
U1/SN（°）	104	88	105.70±6.30
MP/SN（°）	43.5	45	32.50±5.20
MP/FH（°）	38	39	31.10±5.60
L1/MP（°）	96	86	93.90±6.20
Y（°）	72	72	66.30±7.10
Pg-NB（mm）	0	2.2	1.00±1.50

诊断：安氏Ⅰ类，毛氏Ⅰ^1＋Ⅳ^1。

治疗设计：拔除 15，25，35 和 45，采用固定矫治器治疗。

病例分析：患者治疗前为轻度拥挤，牙弓轻度前突，下颌后缩，高角。这些因素表明，若采用不拔牙矫治就会使牙列更加前突，使凸面型加重。同时由于患者的牙列拥挤较轻，牙弓突度也较轻，因此选择拔除 4 个第二前磨牙，排齐整平后，采用中度支抗关闭拔牙间隙，适度内收前牙。为了保持磨牙中性关系，在关闭间隙的后期进行了 3 个月的Ⅱ类牵引。随着前牙内收，矫治后面型得到明显改善，下颌颏部形态表现出来。

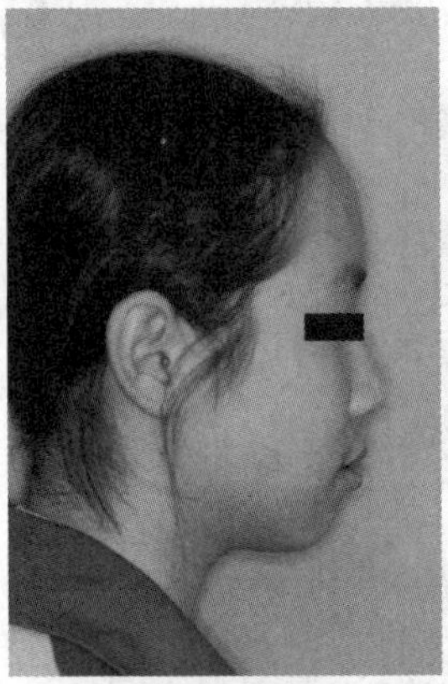
（1）

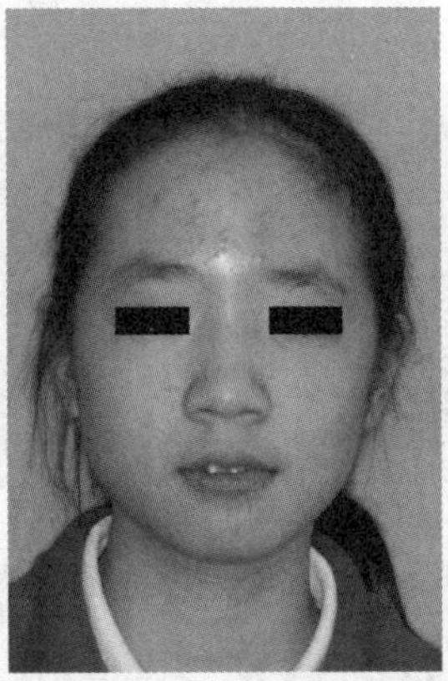
（2）

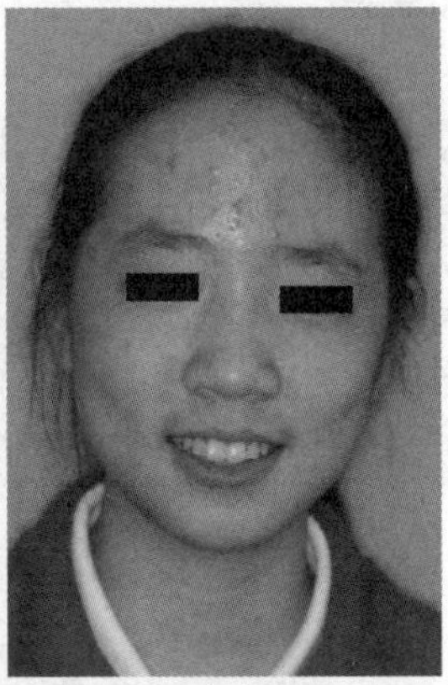
（3）

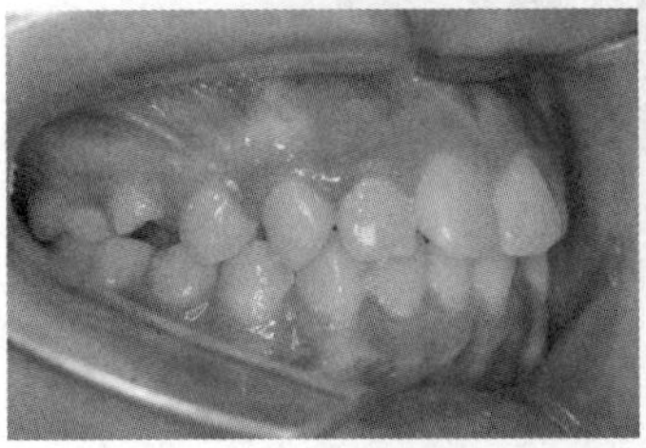
（4）

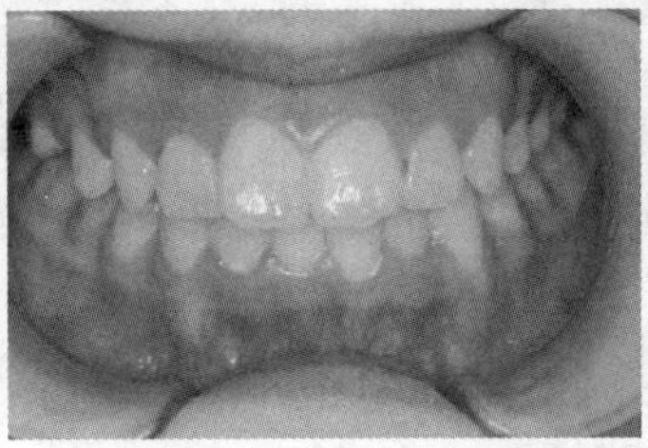
（5）

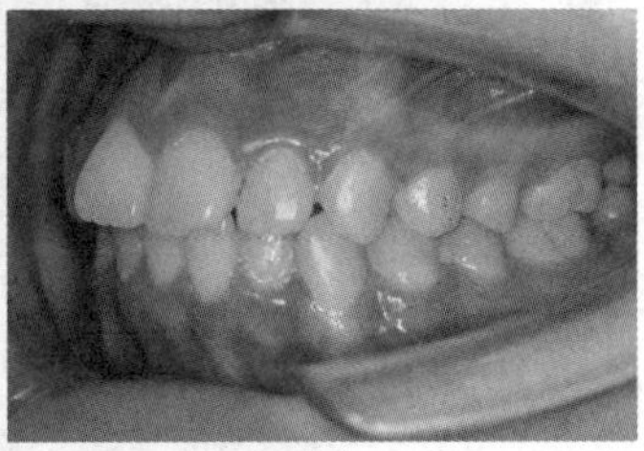
（6）

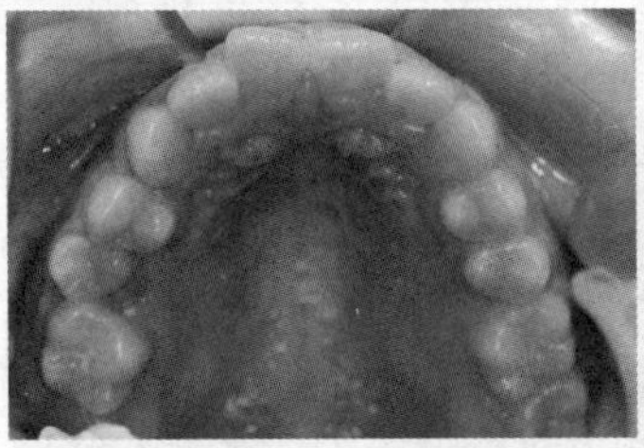
（7）

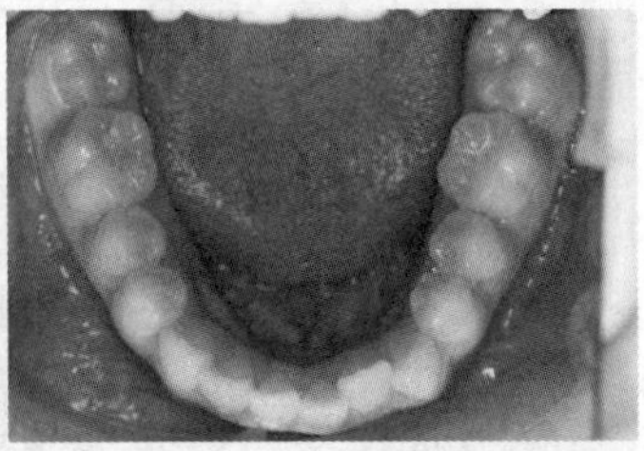
（8）

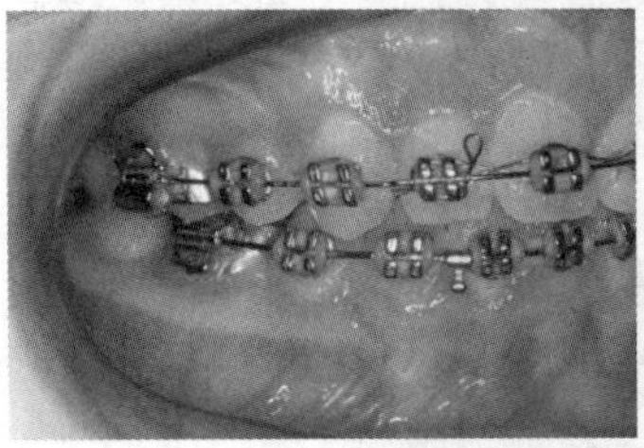
（9）

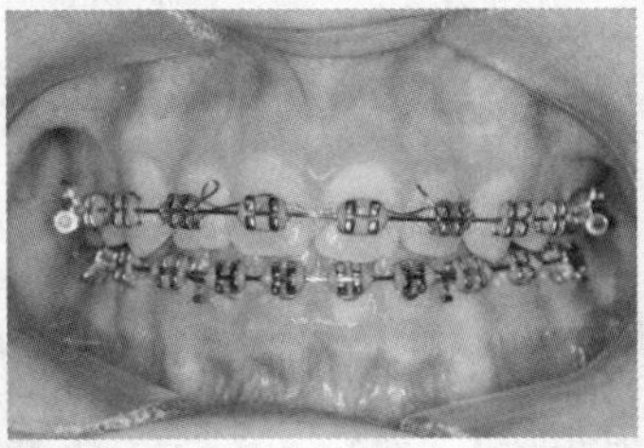
（10）

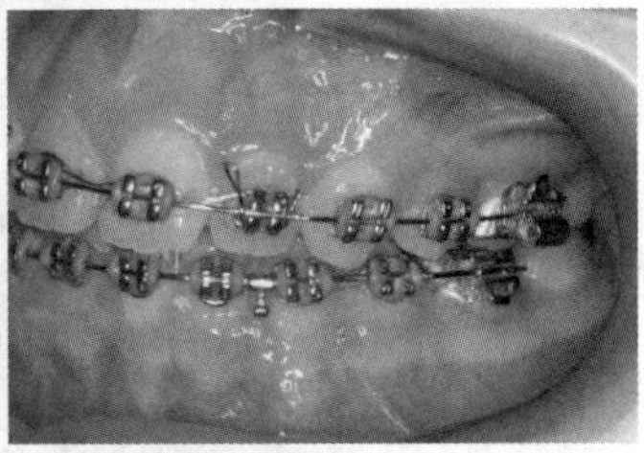
（11）

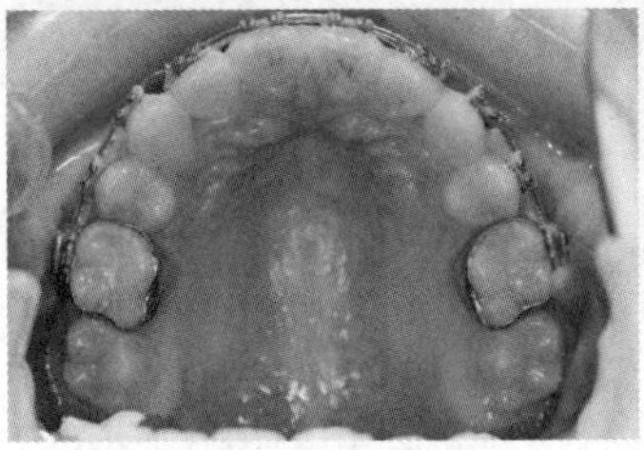
（12）

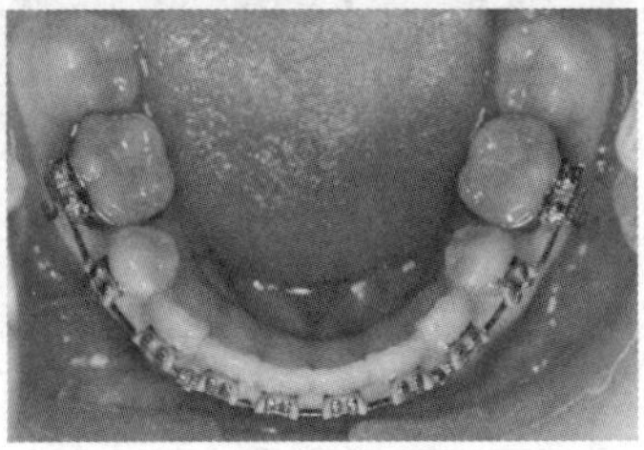
（13）

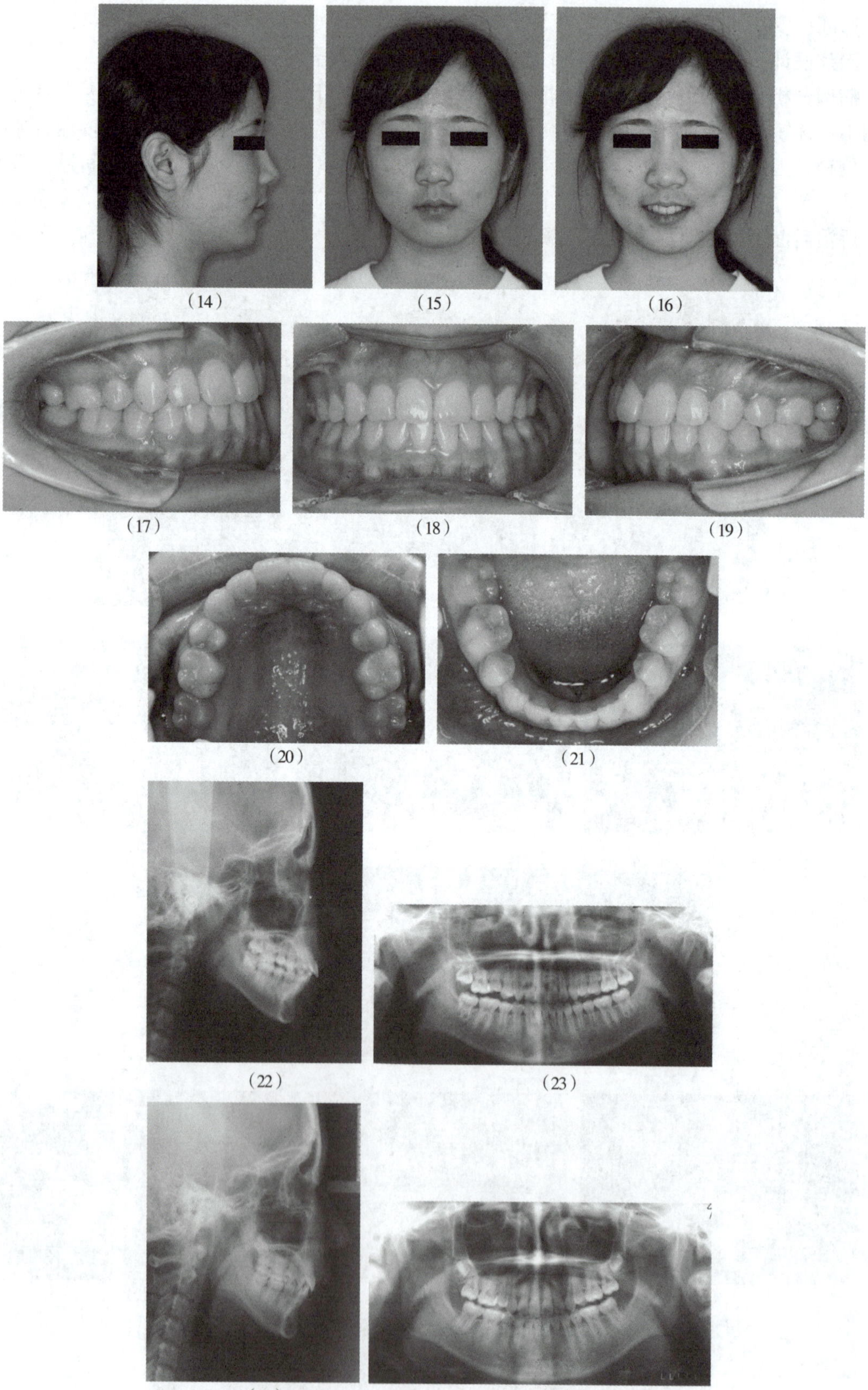

图 10-6　治疗前、中、后面殆像和治疗前后 X 线片

（1）～**（8）**治疗前面殆像；**（9）**～**（13）**治疗中殆像；**（14）**～**（21）**治疗后面殆像；**（22，23）**治疗前 X 线片；**（24，25）**治疗后 X 线片

（二）牙弓前突的矫治

双牙弓前突（bimaxillary dentoalveolar protrusion）畸形是上下牙弓前突，为牙性前突。以往还有双颌前突（bimaxillary protrusion）一词，但其所指的是上下颌骨相对颅部前突的面型，为骨性前突，不在本章讨论的范围。双牙弓前突在牙型分类上为安氏Ⅰ类错殆畸形，在骨型分类上可为骨性Ⅰ类或骨性Ⅱ类错殆畸形。

1. 病因　双牙弓前突发生的机制为上下牙弓前部过大或位置靠前，但上下牙弓矢状向关系协调。该畸形受遗传和环境两方面因素的影响。

（1）遗传因素：双牙弓前突有明显的种族和家族倾向。在黑人和黄种人中双牙弓前突者的比例较高，我国南方人双牙弓前突比例较北方人高。

（2）环境因素：鼻咽部阻塞性疾病如慢性鼻炎、腺样体肥大等影响气道通畅，逐渐形成口呼吸习惯的患者可表现为双牙弓前突，同时伴有上牙弓狭窄、磨牙远中关系。一些口腔不良习惯如吐舌习惯，也可使上下切牙前倾，表现为双牙弓前突。

2. 临床表现　上下牙弓前突，上下切牙唇倾，上下唇前突或外翻，开唇露齿或露龈笑，颏部小或不明显，磨牙关系多为中性，前牙覆殆覆盖基本正常，侧貌突。

3. 诊断　通过X线头影测量和临床检查可以确定双牙弓前突的诊断。其判断指标为上下切牙唇倾度明显增大，表现在U1/SN、U1/NA、L1/MP、L1/NB的角度增大。同时前牙突度也增大，表现为U1-NA和L1-NB的距离增大。若头影测量结果仅为切牙突度增大，而其唇倾度正常，甚至较为直立者，则为骨性双颌前突。

4. 矫治　正畸治疗的主要目标是减小上下前牙和上下唇突度，改善侧面型和唇闭合功能。同时，在维持磨牙中性关系的基础上建立好上下牙齿正常排列及咬合关系。临床上需要减数拔牙，并且采用固定矫治器治疗。减数拔牙部位多为4个第一前磨牙，以利于前牙内收。矫治中应采用强支抗手段。可选择上颌口外力支抗或种植体支抗。内收前牙时需注意上前牙的转矩控制以及前牙覆殆的控制。这些都需要在固定矫治中使用不锈钢方丝进行适当控制。

典型病例（图10-7）

一般信息：患者，女，13岁，主诉嘴突、牙不齐。

临床表现及检查：

（1）口外：凸面型，下颌后缩，颏部不对称，开唇露齿。

（2）口内：恒牙列，磨牙关系中性，前牙覆殆覆盖正常，上下牙列轻度拥挤，上下中线正。

病史和家族史：不详。

头影测量分析：如表10-3所示。

诊断：安氏Ⅰ类，毛氏Ⅱ^{5}＋Ⅰ^{1}，骨性Ⅱ类。

治疗设计：拔除14，24，34和44，采用直丝弓固定矫治器治疗。

病例分析：患者为骨性Ⅱ类双牙弓前突，下颌后缩。头影测量结果可知：上下切牙唇倾度不大，但牙弓的突度较大。同时相对于高角病例，切牙的实际唇倾度很大。因此该病例需要拔牙后尽可能多地内收前牙，才能改善牙弓突度和面型突度。这就需要增强后牙支抗，防止磨牙前移占据拔牙空间。本病例利用上颌横腭杆和口外弓高位牵引头帽增强上后牙支抗。使用不锈钢方丝内收前牙，注意上前牙转矩控制和前牙覆殆控制，保持磨牙关系，改善牙弓突度。由于横腭杆宽度不会发生变化，导致上后部牙弓宽度也不发生变化，但在关闭间隙的时候，下牙弓后部的宽度有所缩窄，这时会出现矫治中后牙覆盖增大。这需要在关闭间隙的后期（还

表 10-3　治疗前后头影测量结果比较

测量项目	治疗前	治疗后	正常值
SNA（°）	81	81	82.80±4.00
SNB（°）	75	76.5	80.10±3.90
ANB（°）	6	4.5	2.70±2.00
FH/NP（°）	84.5	83.5	85.40±3.70
NA/PA（°）	13	11.5	6.00±4.40
U1-NA（mm）	8.5	5.6	3.50±6.50
U1/NA（°）	28.5	24	22.80±5.70
L1-NB（mm）	13	9.5	6.70±2.10
L1/NB（°）	33.5	25	30.50±5.80
U1/L1（°）	111	125	124.20±8.20
U1/SN（°）	110	105	105.70±6.30
MP/SN（°）	48	46.5	32.50±5.20
MP/FH（°）	38.5	38	31.10±5.60
L1/MP（°）	89	82.5	93.90±6.20
Y（°）	77.5	76	66.30±7.10
Pg-NB（mm）	−2	−2	1.00±1.50

剩余 2 mm 间隙时），及时去除横腭杆，调整上牙弓宽度，使上下牙弓宽度协调。矫治后面型获得明显改善，出现了颏部形态。从治疗后头影测量结果可知：上下切牙无论是唇倾度还是突度都有明显减小，下颌平面角变化不明显。所以，下颌颏部形态的出现不取决于下颌平面角的减小或下颌的逆时针旋转，而主要取决于前牙的内收程度，内收程度越大，颏部形态的表达越明显。

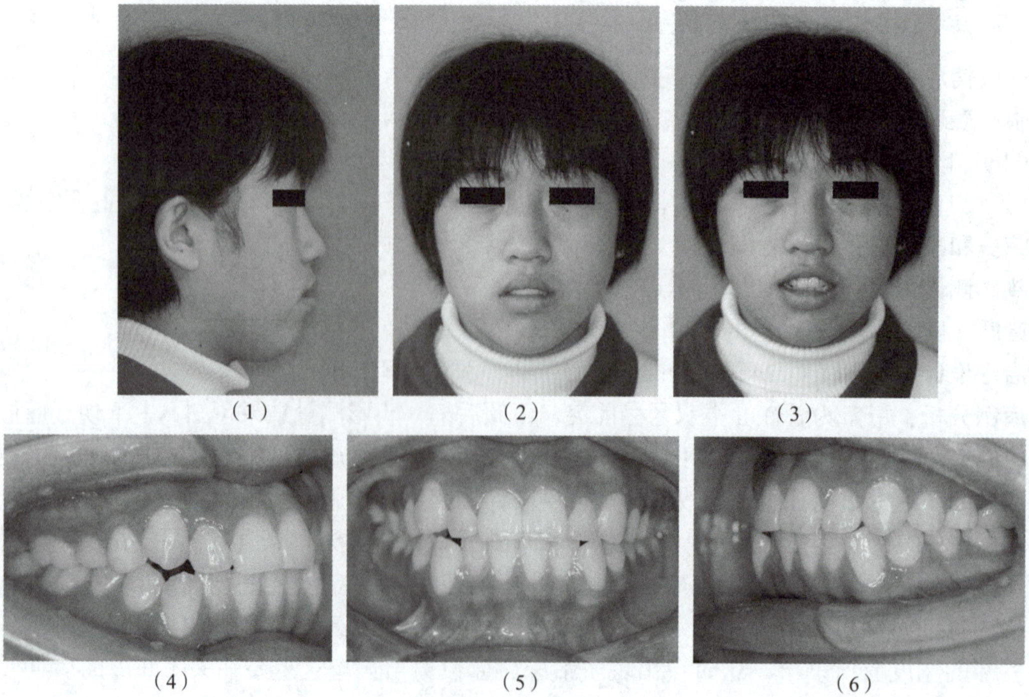

（1）　（2）　（3）

（4）　（5）　（6）

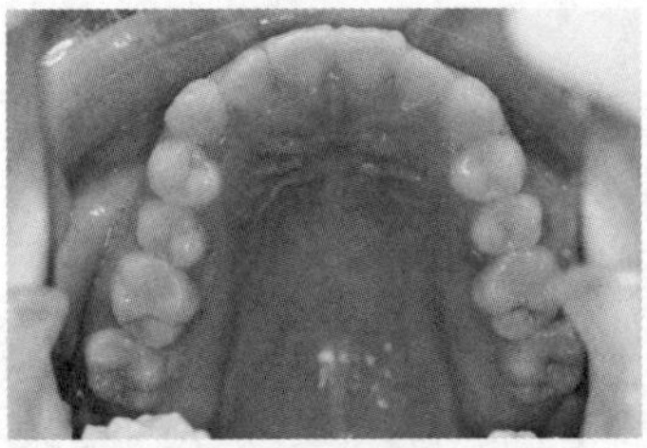
（7）

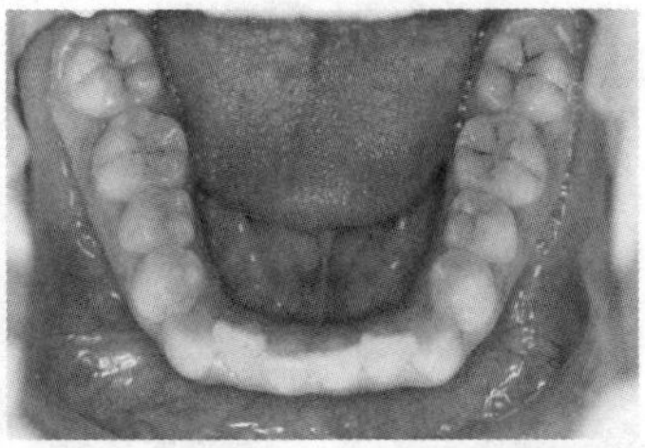
（8）

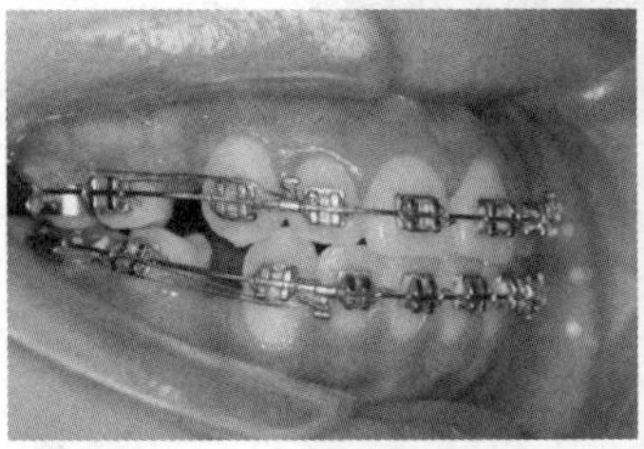
（9）

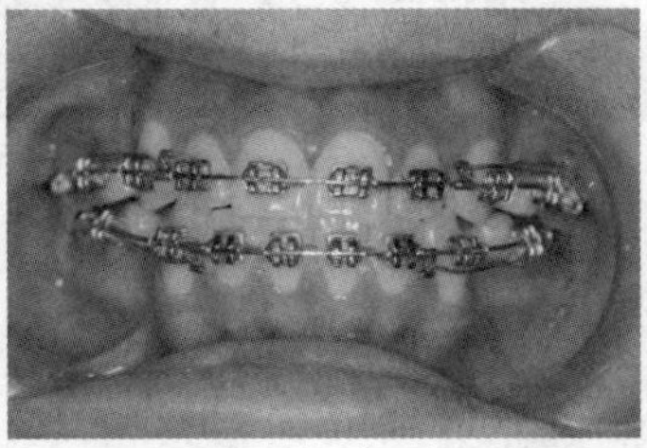
（10）

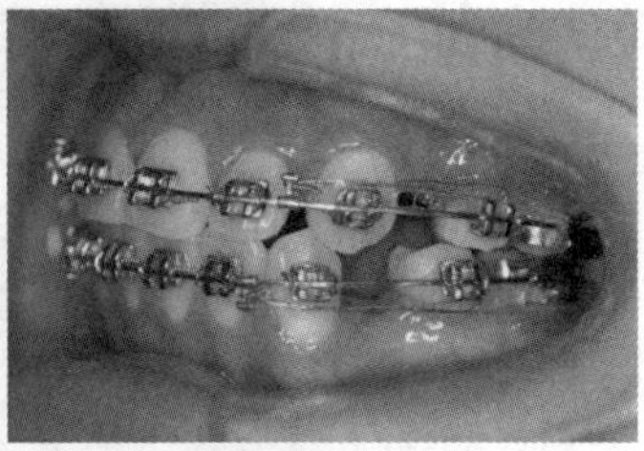
（11）

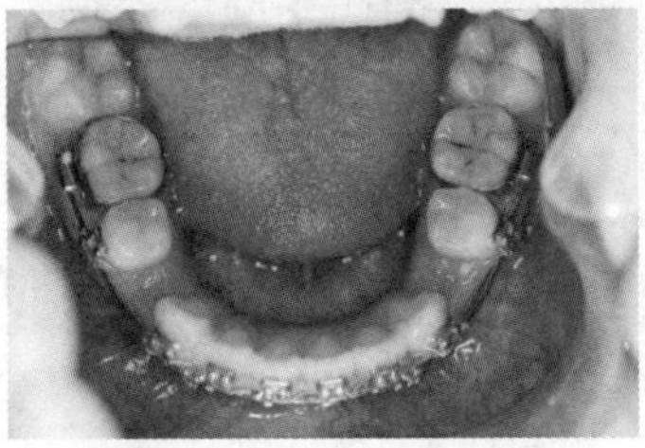
（12）

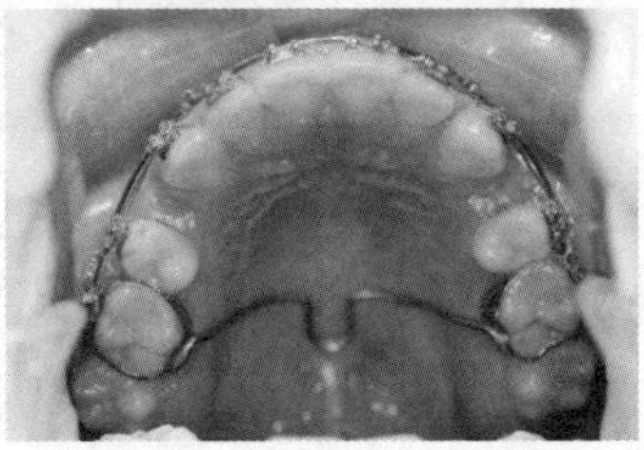
（13）

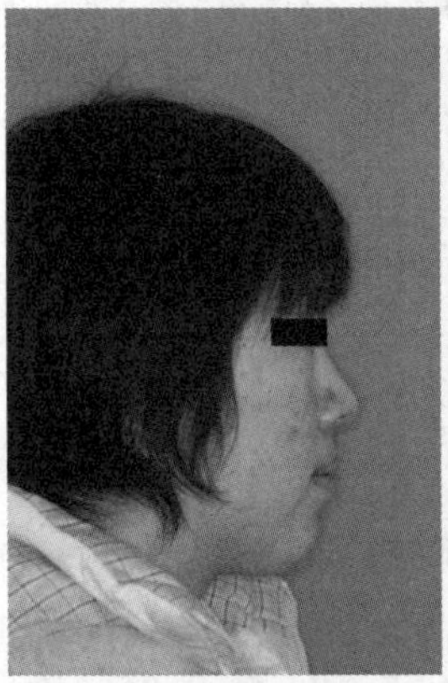
（14）

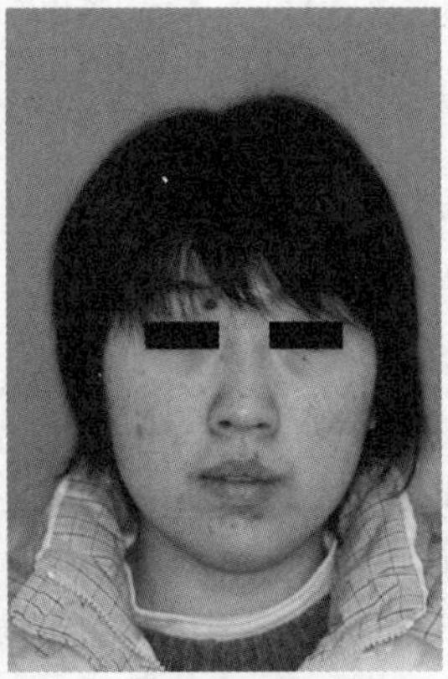
（15）

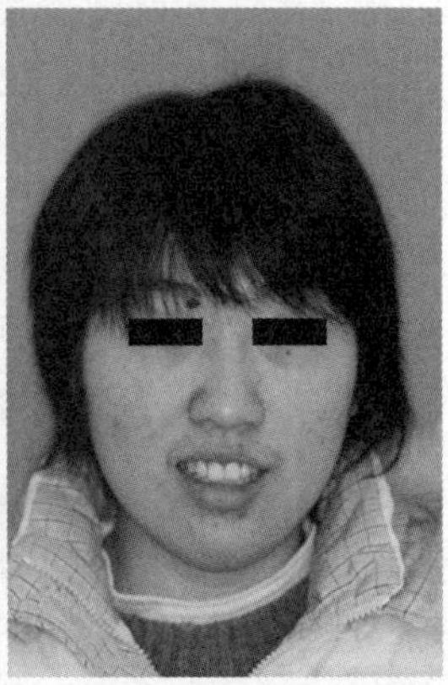
（16）

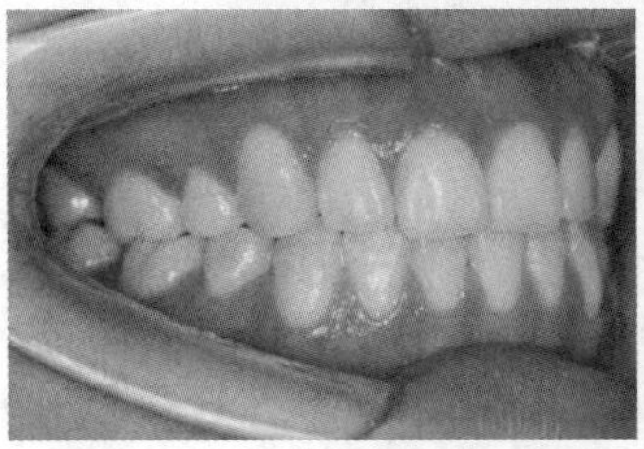
（17）

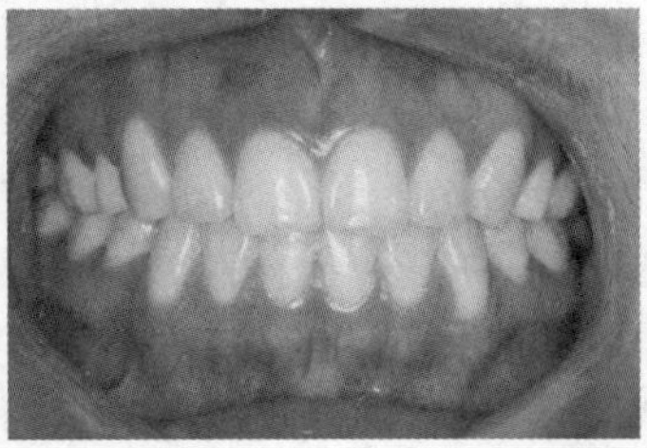
（18）

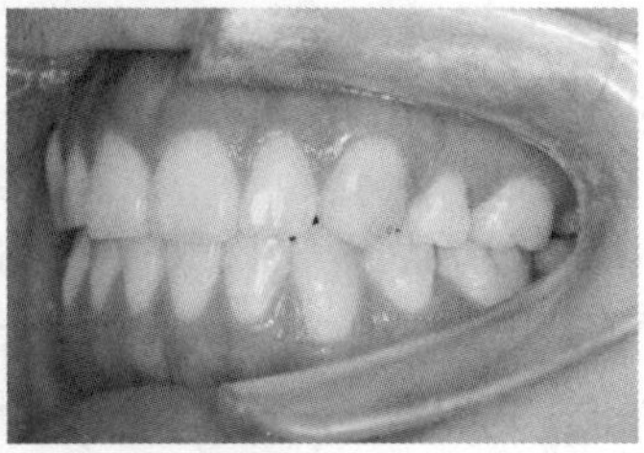
（19）

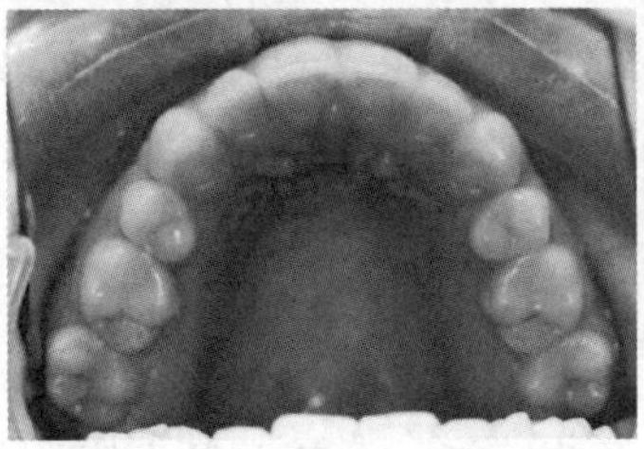
（20）

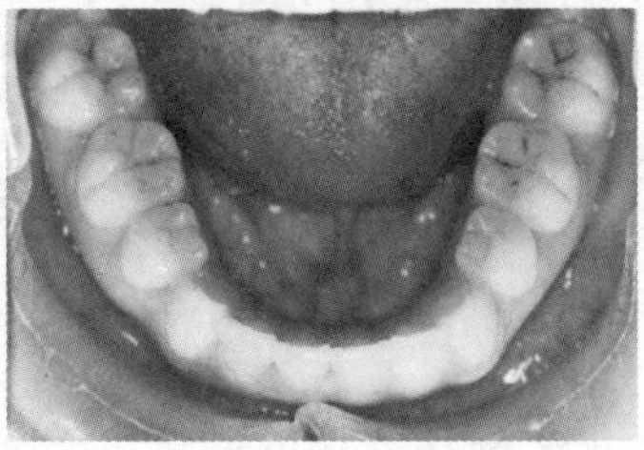
（21）

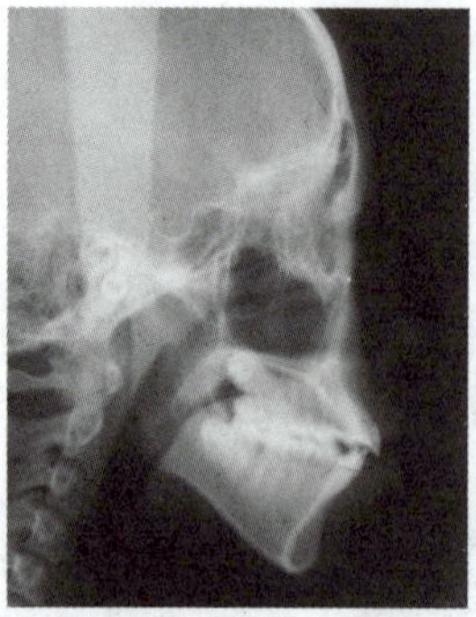

（22）

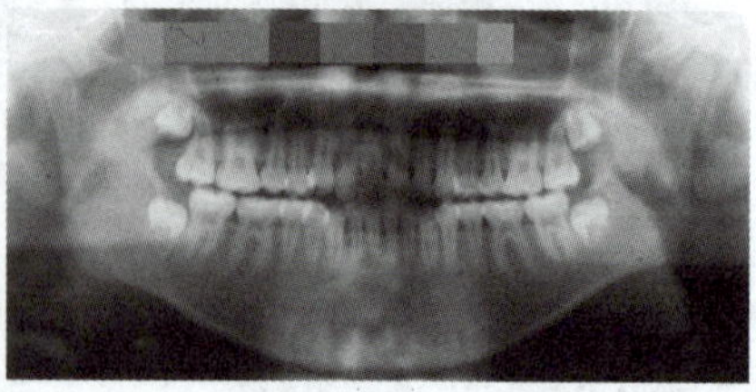

（23）

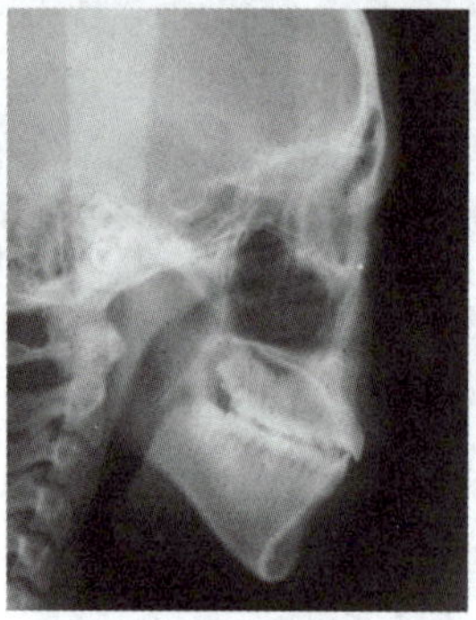

（24）

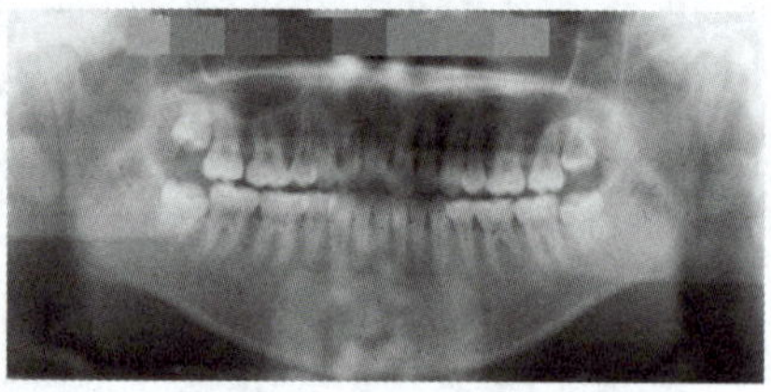

（25）

图 10-7 治疗前、中、后面殆像和治疗前后 X 线片

（**1**）～（**8**）治疗前面殆像；（**9**）～（**13**）治疗中殆像；（**14**）～（**21**）治疗后面殆像；（**22，23**）治疗前 X 线片；（**24，25**）治疗后 X 线片

（胡　炜）

二、安氏Ⅱ类错殆畸形的矫治

安氏Ⅱ类错殆是磨牙关系为远中的错殆，在错殆畸形中约占23%。根据前牙的唇倾度及覆盖关系，安氏Ⅱ类错殆又分为安氏Ⅱ类1分类和安氏Ⅱ类2分类。其中一侧磨牙是中性关系，另一侧为远中关系的为安氏Ⅱ类的亚类。

（一）安氏Ⅱ^{1}类错殆

1. 错殆表现 安氏Ⅱ^{1}类错殆患者的主要表现为磨牙及尖牙远中关系，前牙深覆盖，多数患者表现出深覆殆，一定程度的牙列拥挤。有些患者表现出上前牙的唇向倾斜；下颌前牙通常位置正常，也有一些会表现出下颌牙弓的后缩和下前牙的直立。远中错殆的患者常会表现出面部垂直关系的异常，根据患者面部生长型的不同表现为面下高度的减小或面下高度的增加。上颌或上牙弓前突的患者常表现出鼻唇角减小，下颌后缩的患者表现出颏唇沟的加深，远中错殆的患者常表现为凸面型，上下唇常位于审美平面的前方。

2. 病因与机制

（1）病因：许多因素可以造成安氏Ⅱ^{1}类错殆的发生，遗传因素、替牙障碍及口腔不良习惯是最常见的病因。

1）遗传因素：颌面部的整体发育受遗传因素的控制，尤其下颌发育不足受遗传影响更明显。环境因素可以影响遗传的表达，但是骨性Ⅱ[1]类错𬌗尤其是下颌后缩的患者多为遗传所致。

2）替牙障碍：一些牙齿因素如下颌乳牙早失易造成下颌牙列的后移而增加前牙的覆盖；上颌乳磨牙的早失易造成上颌磨牙的近中移动而形成磨牙的远中关系；恒牙萌出异常如上颌第一恒磨牙先于下颌第一恒磨牙萌出，或上颌第二磨牙先于尖牙及下颌第二磨牙萌出等，均不利于磨牙中性关系的建立，常导致远中错𬌗的发生。

3）不良习惯：口腔不良习惯如吮指习惯、咬下唇习惯以及不良功能如口呼吸等，都因破坏了口腔内外的动力平衡而导致上颌前牙的前突、下前牙的舌倾、牙弓狭窄及下颌后缩等远中错𬌗的表现。

4）全身疾病：呼吸道疾患如慢性鼻炎、鼻甲肥大、扁桃体及腺样体肥大影响了正常的气道通气，常导致口呼吸。口呼吸长期存在会影响颌骨的正常发育，产生远中错𬌗表现。另外，佝偻病和一些影响肌肉力量的疾患也会影响颌骨的发育而产生远中错𬌗。

（2）机制：安氏Ⅱ[1]类错𬌗并不是单一的矢状方向的关系不调，许多研究都表明安氏Ⅱ[1]类错𬌗不仅存在着颌骨近远中向的不调，大部分患者还同时有垂直向关系的异常及横向关系的不调。在远中错𬌗的患者中，错𬌗形成的机制和错𬌗构成也大不相同。国内外的研究均表明，由于下颌后缩导致的远中错𬌗远多于上颌前突，约占50%以上。而由上颌前突引起的远中错𬌗相对较少，患者中还有约1/3上下颌骨位置均正常。远中错𬌗可以依据错𬌗机制不同分为骨性、牙性和功能性。

1）骨性错𬌗的远中关系是由于骨骼关系的异常所致，表现为下颌相对偏于远中的位置。可以由于上颌长度过大，上颌位置前突，下颌发育不足、长度过小，下颌位置偏后所致，患者表现出ANB角显著增大。

2）牙性错𬌗是由于牙齿的异常如上前牙的唇倾或前突、下前牙的直立或舌倾、上颌磨牙的近中移动或近中旋转所致，还可以由于上下颌牙量不调如上前牙过大或下前牙过小所致。

3）功能性Ⅱ类关系的患者伴有下颌的功能性后缩，但是一般功能因素所致的远中错𬌗常伴有颌骨的异常。

3. 矫治原则　根据患者的错𬌗机制进行矫治。

（1）骨性错𬌗：对于生长发育期患者可以进行生长改良矫治，通过抑制上颌骨的生长和刺激下颌骨的生长完成矫治；对于生长发育期已过的成人患者，如果骨性畸形不严重可以考虑掩饰治疗，通过拔牙矫治纠正前牙的深覆盖及磨牙的远中关系，而骨骼畸形严重的患者一般需要配合正颌外科手术治疗。

（2）牙性错𬌗：这类患者往往需要针对牙齿进行矫治，通常需要拔牙矫治内收上前牙或远中移动上牙弓、前移下前牙或下牙弓。

（3）功能性错𬌗：存在功能因素的患者一般在生长发育期进行生长改良治疗，多戴用功能矫治器进行治疗，通过导下颌向前刺激髁突生长，从而改善远中关系。

4. 正畸治疗　安氏Ⅱ[1]类的正畸治疗主要需要解决患者前牙的深覆盖、深覆𬌗以及Ⅱ[1]类尖牙和磨牙关系的调整。

（1）从治疗设计考虑：安氏Ⅱ[1]类患者前牙深覆盖常伴深覆𬌗，需要上颌前牙的内收或下颌前牙的前移来矫治。骨性或伴功能性因素的生长发育期患者可以戴用头帽口外弓限制上颌发育，或通过功能矫治器利用下颌生长潜力在减小覆盖的同时改善深覆𬌗。而成年患者或者牙性因素所致的安氏Ⅱ[1]类患者一般需要进行拔牙矫治，通过内收上前牙、前移下磨牙、整平𬌗曲线完成矫治。但是，前牙的内收易使覆𬌗加深，所以治疗中保持下切牙不内收有利于深覆盖、深覆𬌗的矫治，同时需要在治疗中关注覆𬌗的调整。

（2）拔牙选择：安氏Ⅱ[1]类患者根据错𬌗的不同情况，有不同的拔牙选择。拔牙应综合考虑磨牙关系、牙列拥挤度、牙弓突度、前牙倾斜度、下切牙位置和Spee曲线曲度等。

1）拔除4个第一双尖牙：一些恒牙初期仍有生长潜力的患者，尤其下牙列存在明显拥挤或牙弓突度较大的患者，可以考虑拔除4个第一双尖牙，同时利用生长潜力矫正颌间关系不调。

2）拔除上颌第一、下颌第二双尖牙：对于生长潜力较小或垂直生长型的患者，尤其是下牙列拥挤较轻、下颌牙弓突度较小、切牙唇倾不严重时，可以选择该拔牙模式。这种拔牙模式便于远中磨牙关系的矫正。下颌拔牙间隙主要解决磨牙关系的调整及殆曲线的整平，同时维持下切牙前后向位置。

3）拔除上颌第一双尖牙：对于一些上前牙唇倾显著、前牙覆盖较大的成年患者，如果下颌没有明显的拥挤，牙弓突度及Spee曲线曲度不大，可以仅拔除上颌第一双尖牙。根据患者牙列拥挤程度及前牙覆盖设计不同的支抗，治疗结果以磨牙的完全远中关系结束，但是应注意尖牙须为Ⅰ类关系。

4）拔除上颌第二或第三恒磨牙：对于无明显牙列拥挤，下前牙位置基本正常，上颌前突及磨牙关系较轻的患者，可以拔除第三磨牙后利用口外弓或种植体支抗后推上颌牙弓，而对于第三磨牙发育良好的患者拔除第二磨牙后推上颌磨牙及牙弓很容易获得磨牙的中性关系，同时磨牙后移产生的间隙可以用来后移前牙、减小覆盖。

（3）前牙深覆盖的矫治：主要由上下颌间关系的改善或上颌前牙的舌向移动和直立、下颌前牙的唇向移动和唇倾矫治。生长发育期患者戴用功能矫治器可以减小前牙覆盖。对于多数恒牙期无生长潜力的患者，覆盖的减小来自于上前牙的内收及下前牙位置的维持，而下牙过度的唇倾不利于治疗结果的稳定。对于覆盖较大的患者，在掩饰治疗时，上颌一般需要设计较强支抗关闭拔牙间隙，以尽量使上颌前牙内收，同时适当唇倾下前牙以减小深覆盖，建立正常覆盖关系。固定矫治器关闭曲或滑动内收、口外弓、Ⅱ类牵引以及J钩也是内收前牙和减小前牙覆盖的常用手段。

1）固定矫治器关闭曲或滑动法：通过方钢丝上弯制关闭曲关闭牙弓间隙，内收上切牙；也可以在有牵引钩的方钢丝上用弹力链通过滑动内收前牙。

2）口外弓：恒牙期应用固定矫治器治疗远中错殆时，应用头帽口外弓加强上颌后牙的支抗，以便更多地内收上颌前牙，减小前牙覆盖。

3）种植体配合上牙弓整体后移：通过上颌颧牙槽嵴种植体整体拉上牙弓远中移动，减小前牙覆盖。通常需要拔除上颌第三磨牙。

4）J钩：结合头帽可以用来远中移动尖牙、内收前牙，关闭拔牙间隙，减小前牙覆盖。

5）Ⅱ类牵引：可以内收上前牙和前移下牙弓，从而有助于前牙深覆盖的矫治。但是，Ⅱ类牵引对下颌磨牙和上切牙有伸长的作用，从而导致下颌的顺时针旋转而加重Ⅱ类骨面型。另外，Ⅱ类牵引会加重下前牙的唇倾，过度唇倾下切牙不利于治疗结果的稳定，应避免长期应用。

6）正颌外科手术：无生长潜力的严重骨关系异常很难由正畸治疗单独完成。过度内收上切牙常导致上前牙的过度直立及牙根吸收的风险，下切牙过度唇倾则导致不稳定及治疗后美观性不好。正颌外科手术治疗通过上颌LeFort Ⅰ及下颌前徙手术配合成形可改善患者颌骨不协调关系。

（4）前牙覆殆的控制：安氏Ⅱ^{1}类的患者常伴有前牙的深覆殆，治疗中前牙的内收也会加重前牙的深覆殆，而下颌或下前牙的前移则有助于深覆殆的矫治。不能有效减小前牙的覆殆会妨碍前牙的内收及覆盖的减小，覆殆控制对于安氏Ⅱ^{1}类患者尤其是拔牙治疗的病例至关重要。治疗中覆殆控制的方法有多种，可根据情况结合使用。

1）顺序更换弓丝：应用固定矫治器治疗安氏Ⅱ^{1}类错殆时，随着矫治钢丝逐渐变粗，牙列也逐渐整平、覆殆减小。程度较轻的深覆殆一般使用普通的0.019英寸×0.025英寸的不锈钢丝即可以解决。

2）上颌平面导板：平面导板通过限制下前牙萌出、促进磨牙萌出减小覆殆。但是，对于停止生长的患者该效果不肯定，戴用固定矫治器的患者一般很少同时使用。但是对于覆殆较深尤其是影响下颌托槽粘接的病例，可以配合使用平面导板。

3）第二序列弯曲：固定矫治器常用第二序列弯曲或摇椅弓丝打开咬合。弓丝通过压低前牙和升高后牙尤其是上后牙，达到减小覆殆的目的。除了 Begg 矫治器用圆丝和末端后倾弯外，方丝和直丝弓矫治器多在方丝上弯制第二序列或反 Spee 曲线打开咬合。但是，一般情况下应用该弓丝以后牙的升高为主，前牙的压低并不明显。

4）多用唇弓及片段弓：对于切牙的压低，Ricketts 的多用唇弓和 Boston 提出的片段弓的效果优于第二序列弯曲的弓丝。在打开咬合的过程中，虽然磨牙的升高不可避免，但是切牙压低的量显著大于磨牙升高的量。多用唇弓一般用 0.016 英寸×0.016 英寸的方钢丝或 0.016 英寸×0.022 英寸 Ni-Ti 方丝。应用片段弓压低前牙时，压低辅弓多为 0.018 英寸×0.025 英寸方丝。压低牙齿应为轻力。

5）J 钩：方丝弓矫治器会在内收前牙关闭间隙时应用 J 钩，同时还可以利用高位牵引头帽压低上切牙，减小覆殆，改善唇齿关系，减轻露龈微笑。

6）牙弓前部种植体：对于牙齿暴露较多或露龈笑的安氏Ⅱ^{1}类患者，固定矫治器应用时可以配合牙弓前部种植体辅助压低前牙，减小覆殆。

（5）尖牙与磨牙关系的调整：在安氏Ⅱ^{1}类错殆的矫治中，远中尖牙及磨牙关系的矫治十分重要。除了一些较严重的成人远中错殆，一般需要将磨牙关系调至中性。上下颌磨牙需要设计不同方向和量的移动。

1）口外弓或种植推上颌磨牙远中移动：一些不拔牙或拔除上颌第二双尖牙的患者，在矫治中需要进行上颌磨牙的远中移动来矫正磨牙的远中关系，多由口外弓或种植体辅助完成。应注意磨牙远中移动时的垂直向控制，避免后牙的伸长导致下颌平面的顺时针旋转而影响患者面型的改善。头帽的选择要结合患者的面部生长型。

2）增加上颌磨牙支抗：根据患者错殆情况应用辅助装置，增加上颌磨牙支抗，减小上颌磨牙的近中移动，以便Ⅱ类磨牙关系的改善。上颌可以应用牙弓后部种植体、口外弓、TPA、Nance 弓等方法增加支抗。

3）Ⅱ类牵引：磨牙远中关系的矫治多数情况下需要通过上颌磨牙向远中移动或保持上颌磨牙不动或尽量少向前移动，同时近中移动下颌磨牙来实现。Ⅱ类牵引可以起到牵引下颌磨牙向近中移动的作用，同时有助于增加上颌支抗内收前牙。一般情况下，Ⅱ类牵引近中移动下颌磨牙的作用远强于推上颌磨牙远中。Ⅱ类牵引还有前移下颌牙弓、唇倾下切牙的作用，为了避免下切牙的过度唇倾，一般需要在方丝上进行。Alexander 矫治器和 MBT 矫治器都在下颌切牙上设计了牙根的唇向转矩，以避免下颌切牙的过度唇倾。

4）正颌外科手术：严重颌间矢状关系异常的患者很难通过单纯牙齿移动来实现颌间关系的矫正，需要进行颌骨手术，尤其是下颌的前徙手术才能实现磨牙关系的矫治。

典型病例（图 10-8 ～ 10-14）

一般信息：患者，女，13 岁，主诉上牙前突。

临床表现及检查：面部对称，面下 1/3 略短，上下唇前突，颏唇沟深。恒牙列，第二磨牙已建殆。双侧磨牙远中尖对尖关系，前牙Ⅱ度深覆盖，Ⅱ度深覆殆。上下牙列轻度拥挤，上牙弓稍前突。Spee曲线深约3.5 mm。颞颌关节：双侧关节无弹响及压痛，开口度及开口型正常。

生长发育潜力评估：根据颈椎形态判断，患者已过生长发育高峰，处于减速生长阶段。

X线检查：曲面断层X线片显示第三磨牙牙胚影像，双侧髁突形态对称。

头影测量分析：见表10-4。

表10-4 治疗前后头影测量结果比较

测量项目	治疗前	治疗后	均值	标准差
SNA（°）	79.7	78.9	82.8	4.0
SNB（°）	75.7	75.7	80.1	3.9
ANB（°）	4.0	3.2	2.7	2.0
NP-FH（°）	80.9	80.9	85.4	3.7
NA-PA（°）	6.4	4.5	6.0	4.4
1-NA（mm）	6.9	1.2	5.1	2.4
1-NA（°）	26.2	12.5	22.8	5.7
1-NB（mm）	6.2	3.5	6.7	2.1
1-NB（°）	28.5	27.1	30.3	5.8
1-1（°）	121.2	137.1	125.4	7.9
1-SN（°）	105.9	97.0	105.7	6.3
MP-SN（°）	30.3	30.3	32.5	5.2
FH-MP（°）	26.5	26.5	31.1	5.6
1-MP（°）	102.3	101.1	92.6	7.0
Y轴	68.6	68.6	66.3	7.1
PO-NB（mm）	2.6	2.6	1.0	1.6

诊断：Ⅱ类骨面型，均角，安氏Ⅱ^{1}类错殆。

问题列表：

（1）凸面型；

（2）轻度上颌前突，下颌后缩；

（3）颏唇沟深；

（4）上下唇均前突；

（5）磨牙及尖牙均为远中关系；

（6）上下牙弓拥挤轻度；

（7）前牙深覆盖6 mm、深覆殆Ⅱ度；

（8）Spee曲线深约3.5 mm。

治疗设计：

（1）拔牙矫治，拔除上颌第一、下颌第二双尖牙；

（2）直丝弓矫治技术；

（3）上颌强支抗，下颌中弱支抗；

（4）排齐牙列，内收上前牙；

（5）整平Spee曲线；

（6）近中移动下颌磨牙，矫治Ⅱ类关系。

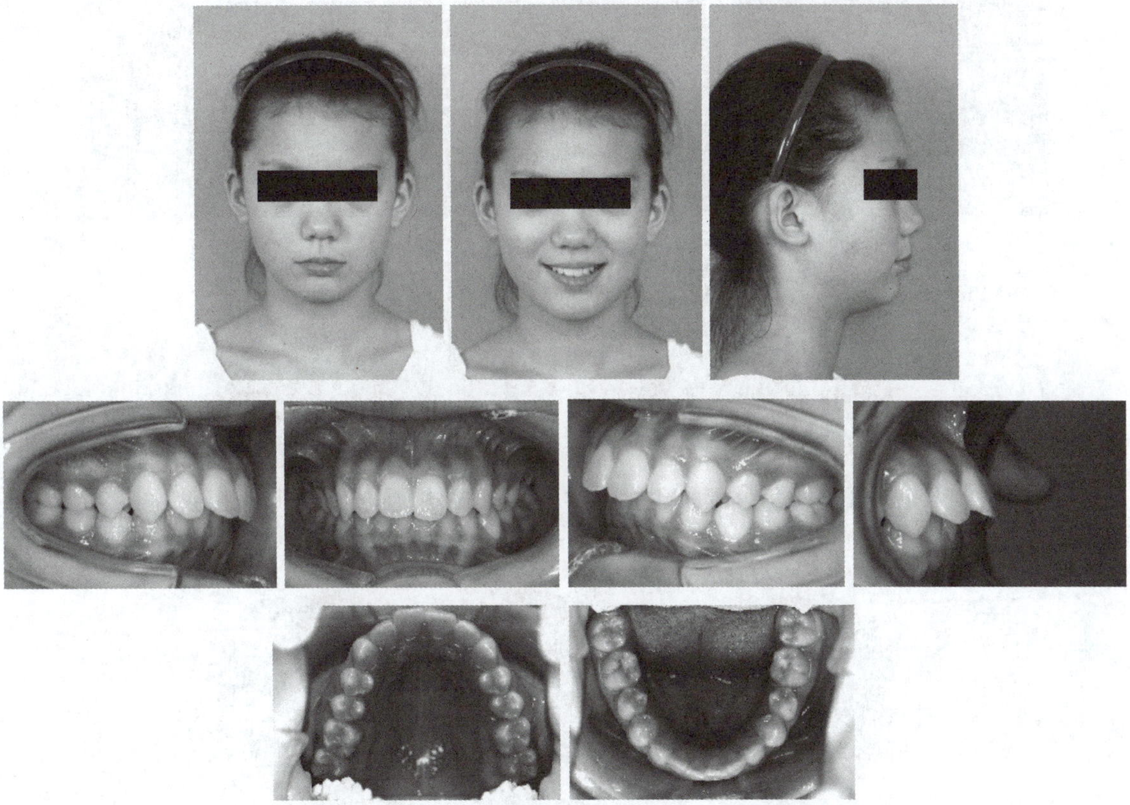

图 10-8　治疗前面㗖像

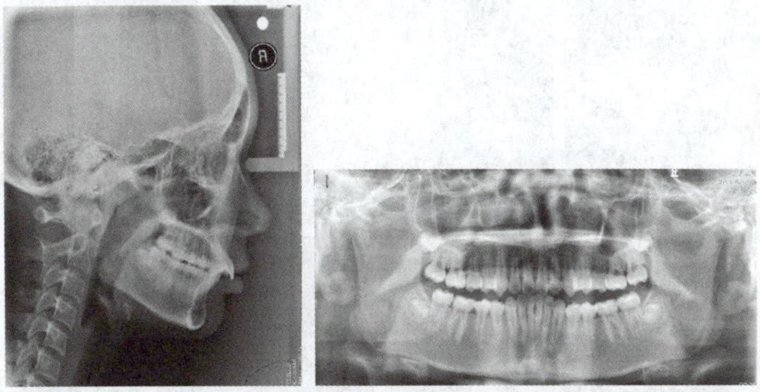

图 10-9　治疗前 X 线片

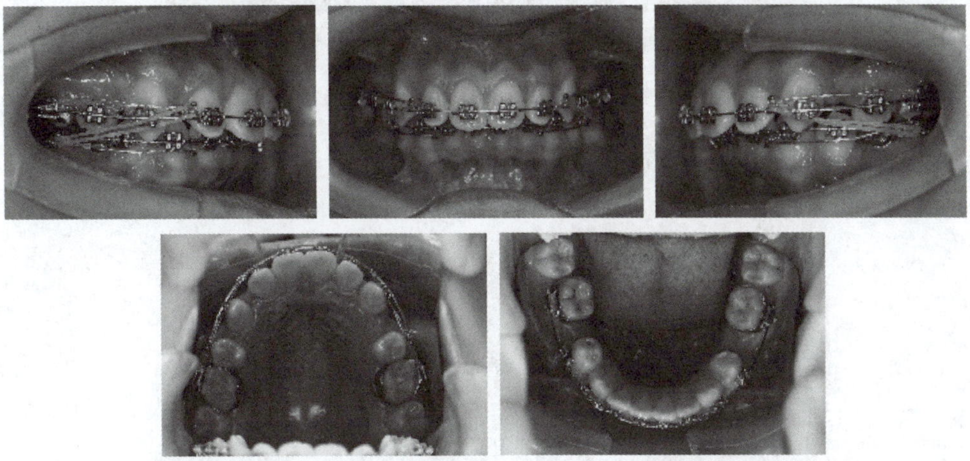

图 10-10　上颌 Nance 弓增加支抗，远中移动尖牙至中性后去掉 Nance 弓

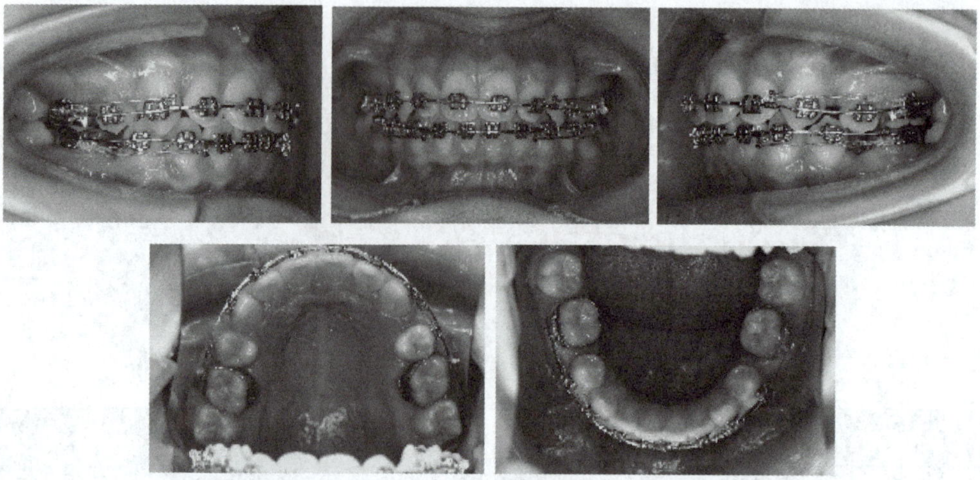

图 10-11 关闭间隙之前与关闭间隙过程中前牙覆𬌗控制

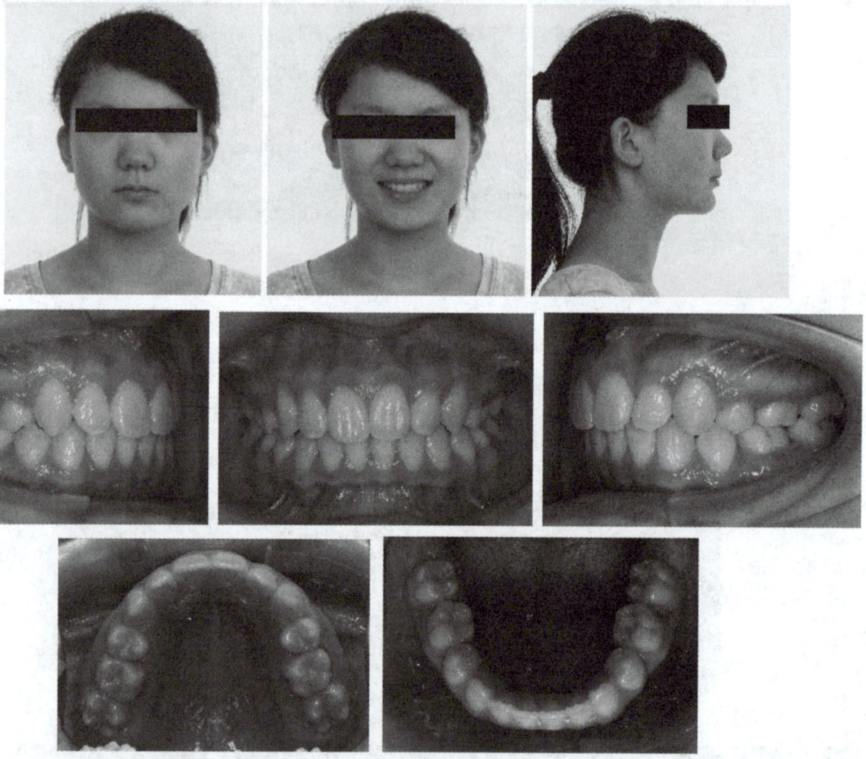

图 10-12 治疗结束后的面𬌗像

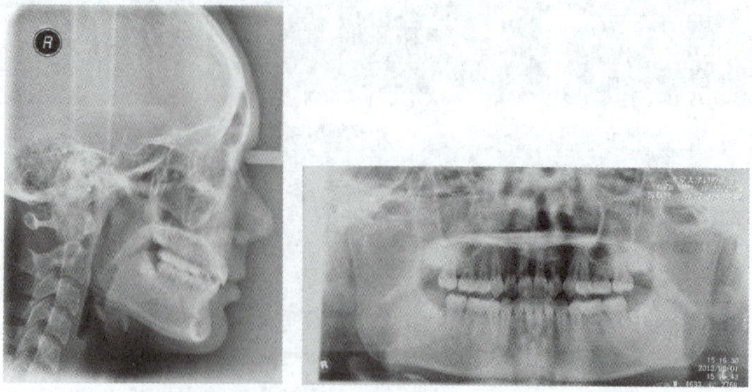

图 10-13 治疗后 X 线片

病例分析：

（1）颈椎骨龄显示患者已过生长发育高峰期，下颌后续生长量不大，故而治疗设计为拔除上颌第一、下颌第二双尖牙，上颌设计 Nance 弓增强支抗，两步法关闭拔牙间隙。

（2）治疗前患者前牙为Ⅱ度深覆殆，由于治疗中上颌前牙需要较多地内收，前牙的覆殆控制应高度注意。治疗中应用摇椅弓丝及反 Spee 曲线。在前牙内收前尽量完成牙弓的整平，内收过程中也应不断调整。保证前牙覆殆控制。

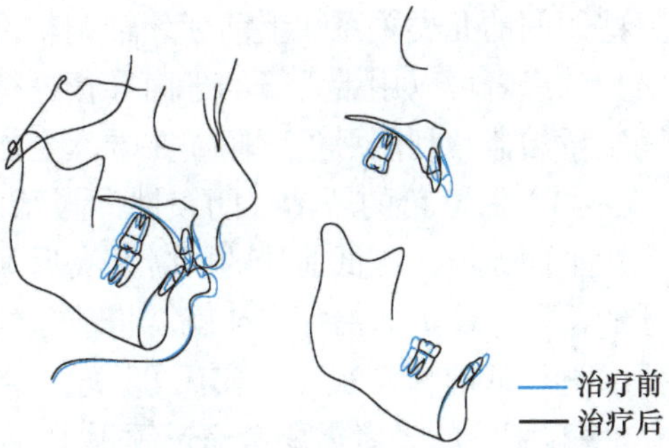

图 10-14　头影测量重叠图

（3）关闭间隙时配合应用Ⅱ类牵引，辅助前牙覆殆的控制、增加上颌支抗，同时消耗下颌后牙支抗，便于中性磨牙关系的建立。Ⅱ类牵引在 0.019 英寸×0.025 英寸钢丝上应用，避免上前牙过度伸长及转矩丢失和下前牙的唇倾。

（二）安氏Ⅱ^{2}类错殆

1. 错殆表现　患者侧貌面型一般均为正常，多数患者会表现出面下 1/3 略短，颏唇沟较深。磨牙为远中关系，上切牙舌向倾斜并伴有前牙的深覆殆，临床上称为闭锁性深覆殆。颌骨矢状关系与安氏Ⅱ^{1}类错殆类似，垂直向关系一般表现为低角。安氏Ⅱ^{2}类错殆的切牙位置具有明显的形态学特征，严重Ⅱ类骨骼不调时，上下前牙牙槽垂直向过度发育，上下切缘可以咬伤上颌腭侧牙龈及下颌唇侧牙龈。

2. 病因与机制

（1）病因：安氏Ⅱ^{2}类错殆的主要病因是遗传因素（家族颅面生长型）、咀嚼肌肌力过强、替牙障碍等原因。

（2）机制：安氏Ⅱ^{2}类错殆一般同时具有矢状向及垂直向的不协调。多数患者下颌发育不足或下颌位置偏后。安氏Ⅱ^{2}类错殆也可以依据错殆机制不同分为骨性、牙性和功能性，与Ⅱ^{1}类错殆类似。

3. 矫治原则

（1）牙性错殆：由于牙齿因素所致的安氏Ⅱ^{2}类错殆需要针对牙齿问题解决，如远中移动上颌磨牙、唇向倾斜上下前牙、前牙的压低及后牙的升高等。

（2）骨性错殆：颌骨发育异常所致的安氏Ⅱ^{2}类错殆，上颌发育过度或同时伴有下颌发育不足或聚拢型生长，患者颏部发育一般较好。轻度的可以通过牙齿的代偿掩饰治疗，通常需要上前牙的舌向移动和下前牙的唇向移动。

（3）功能性错殆：由于上前牙的舌倾，下颌受限制在后缩的位置上，通过将上前牙牙轴调整至正常位置，去除上前牙对下颌的限制，下颌可以自行调整至前移的位置上。

4. 正畸治疗　安氏Ⅱ^{2}类错殆的正畸治疗主要解决的问题是前牙深覆殆、牙列拥挤及远中关系的矫治。

（1）从治疗设计考虑：安氏Ⅱ^{2}类错殆患者治疗的重点是上下前牙的舌向倾斜、深覆殆及远中关系。打开咬合及调整前牙牙轴一般希望能够唇向移动前牙。对于生长发育期患者，唇向移动前牙后，有些患者的下颌可以自动前移，也可以通过戴用功能矫治器促进下颌骨的向前生长来改善前牙的深覆殆及远中关系；而对于无生长潜力的患者，远中关系的矫治需要考虑上颌磨牙的远中移动或下磨牙的近中移动解决；严重的骨骼畸形需要考虑正畸-正颌联合治疗。

（2）前牙牙轴的调整：安氏Ⅱ^{2}类错殆的特征是上前牙的舌向倾斜，前牙的舌倾也掩盖了一些颌间的Ⅱ类关系。上前牙牙轴调整后常使患者面型表现出更明显的Ⅱ类关系。对于有生长潜力的患者可以用带舌簧的平面导板进行矫治，观察下颌反应后再做进一步设计。也可以戴用固定矫治器，利用弓丝唇倾或在方丝上加牙根的正转矩畸形调整。

（3）深覆𬌗的矫治：闭锁性深覆𬌗患者常为低下颌平面角，对于少年儿童患者可以配合应用平面导板，压低前牙的同时升高后牙，降低前牙的覆𬌗；唇倾上下切牙也可以有效降低前牙的覆𬌗，在正畸治疗之初就需将前牙的唇倾度调整正常；对于无生长潜力的患者，深覆𬌗需要通过压低前牙解决（见安氏Ⅱ^{1}类错𬌗中深覆𬌗的矫治）；严重的垂直发育异常尤其是面下 1/3 明显下降的患者需要考虑正颌手术。

（4）远中关系的矫治：具有生长潜力的患者随着前牙的唇向倾斜度调整，下颌可以自行前移或通过功能矫治器实现远中关系的改善；对于无生长潜力的患者可以直接开始固定矫治，根据患者面型、拥挤度、Spee 曲线、颌间关系设计拔牙矫治颌间关系。Ⅱ类牵引及口外弓应用同安氏Ⅱ^{2}类错𬌗矫治。严重的颌间矢状关系不调需要结合正颌外科手术治疗。

典型病例（图 10-15 ～ 10-23）

一般信息：患者，女，11 岁，主诉牙列不齐、咬伤牙龈。

临床表现及检查：面部对称，面下高略小。颏部发育良好，颏唇沟深。恒牙𬌗，磨牙为远中尖对尖关系，尖牙远中关系，上切牙舌倾，前牙Ⅲ度深覆𬌗。上下牙列轻度拥挤。上切牙舌侧牙龈红肿，有咬痕。

头影测量分析：见表 10-5。

表 10-5 治疗前后头影测量结果比较

测量项目	治疗前	治疗后	均值	标准差
SNA（°）	81.7	80.0	82.8	4.0
SNB（°）	79.3	77.5	80.1	3.9
ANB（°）	2.4	2.5	2.7	2.0
NP-FH（°）	88.4	86.4	85.4	3.7
NA-PA（°）	−0.5	0	6.0	4.4
1-NA（mm）	0.1	1.2	5.1	2.4
1-NA（°）	13.4	26.0	22.8	5.7
1-NB（mm）	0.1	1.1	6.7	2.1
1-NB（°）	8.4	31.9	30.3	5.8
1-1（°）	155.9	120.2	125.4	7.9
1-SN（°）	84.1	106.7	105.7	6.3
MP-SN（°）	25.4	26.9	32.5	5.2
FH-MP（°）	18.9	20.0	31.1	5.6
1-MP（°）	84.9	103.7	92.6	7.0
Y 轴	60.7	60.4	66.3	7.1
PO-NB（mm）	0.9	0.9	1.0	1.6

诊断：安氏Ⅱ^2，毛氏Ⅳ^1＋Ⅰ^1。

治疗设计：

（1）不拔牙矫治；

（2）上颌带舌簧的平面导板调整上前牙牙轴；

（3）直丝弓矫治器；

（4）口外弓推上颌磨牙远中移动；

（5）Ⅱ类牵引辅助矫治Ⅱ类颌间关系。

病例分析：

（1）患者恒牙初期，下颌平面角低，下颌略后缩。颈椎骨龄显示已过生长发育高峰期。所以，先用活动矫治器调整前牙牙轴，解除对下颌的限制。但是下颌未发生自动的向前移动。

（2）前牙牙轴轻度调整后，患者面型良好、牙列拥挤较轻，加之下颌平面低角，拔牙矫治可能导致患者面型侧貌过直，故进行不拔牙矫治。联合应用牵引头帽＋口外弓推上颌磨牙远中移动改善磨牙的远中关系。

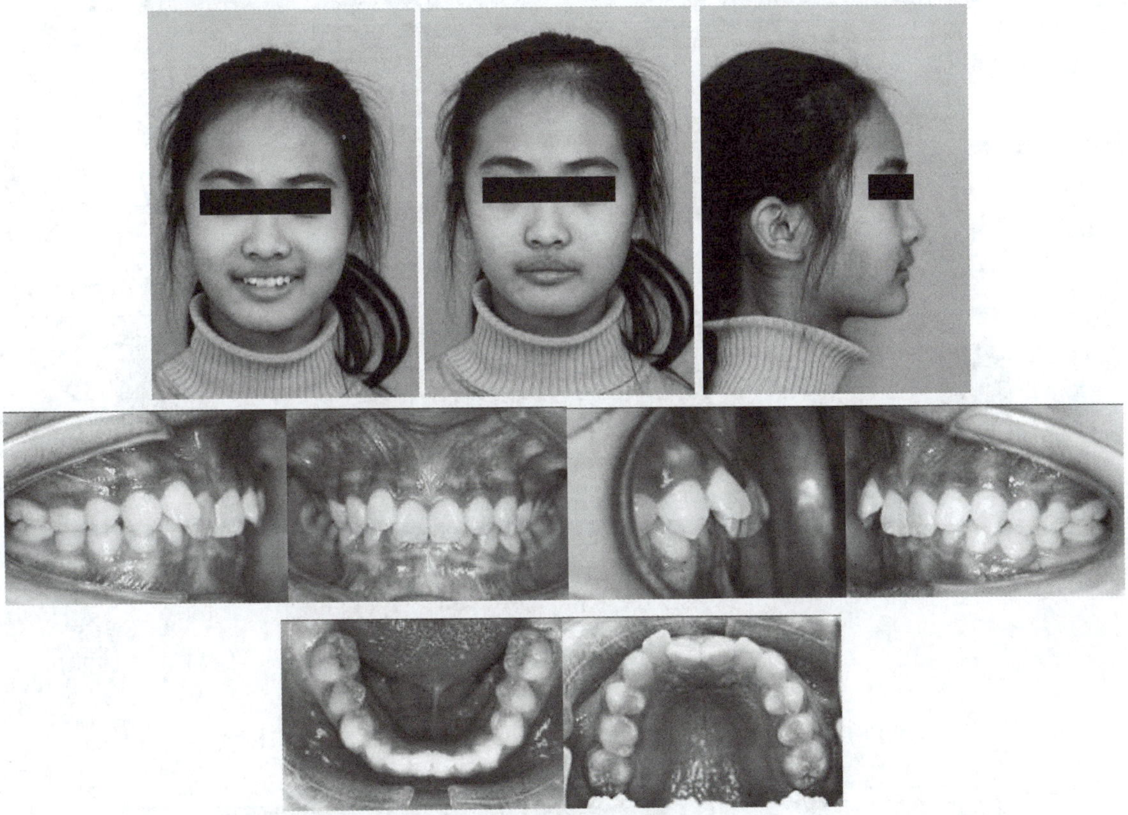

图 10-15　治疗前面𬌗像

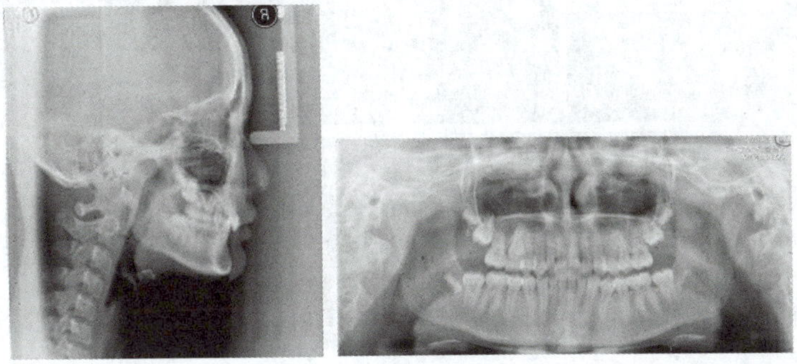

图 10-16　治疗前 X 线片

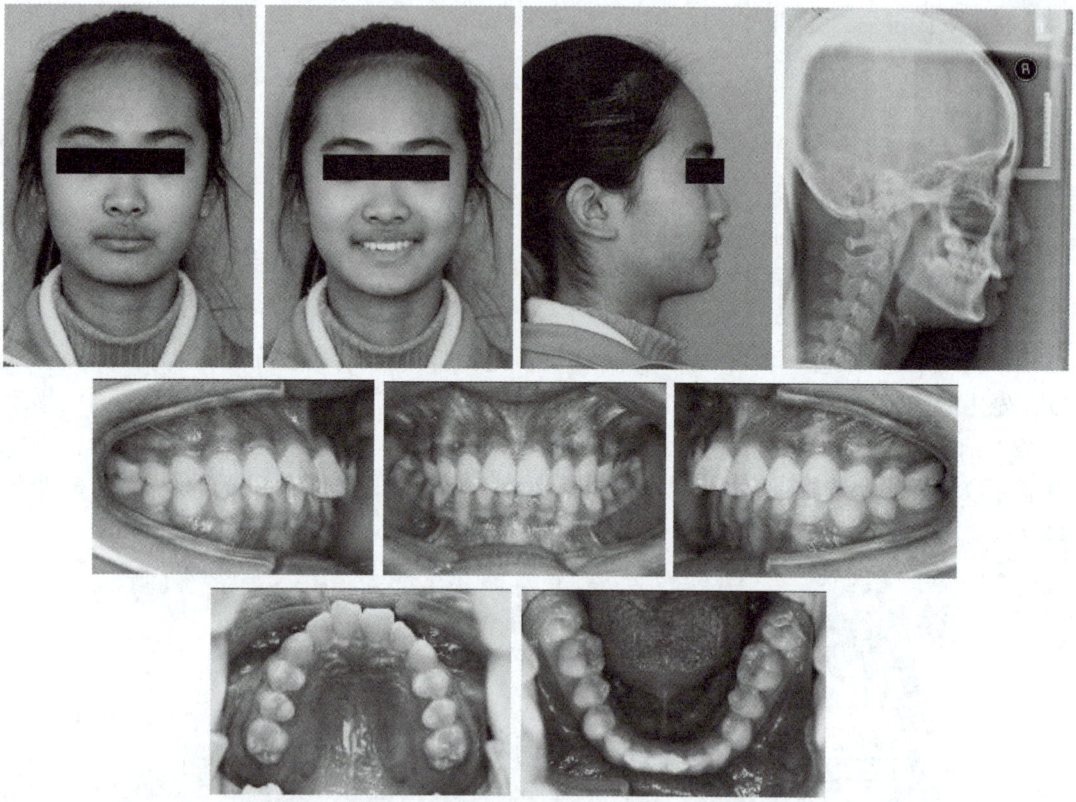

图 10-17　上颌舌簧＋平面导板治疗后

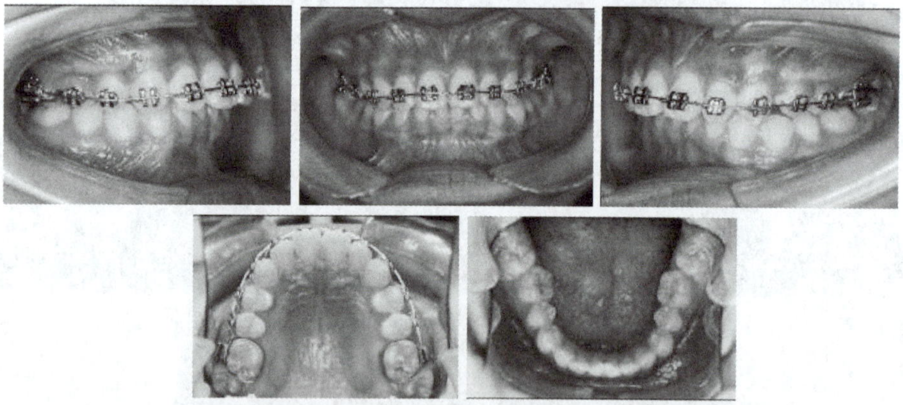

图 10-18　戴用直丝弓矫治器，配合使用头帽口外弓推磨牙远中移动

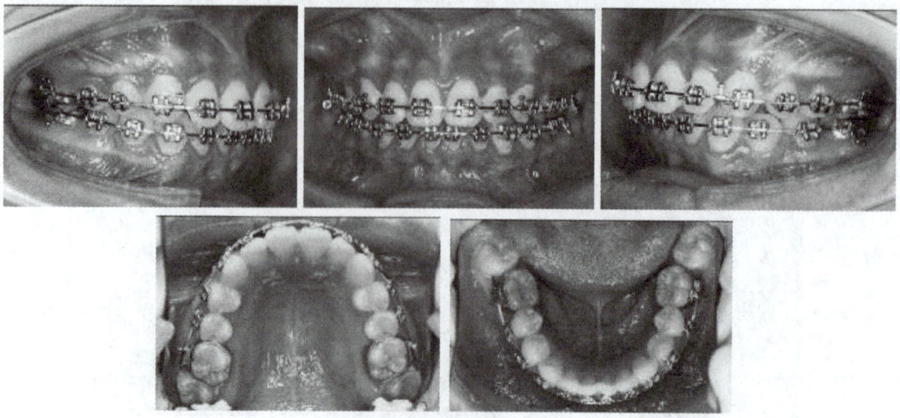

图 10-19　治疗中，牙列整平与深覆𬌗的矫治

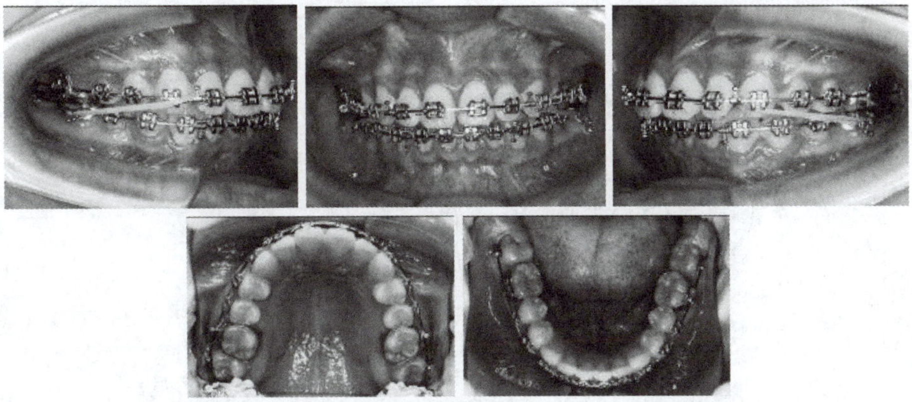

图 10-20　Ⅱ类牵引的应用，进一步调整颌间关系

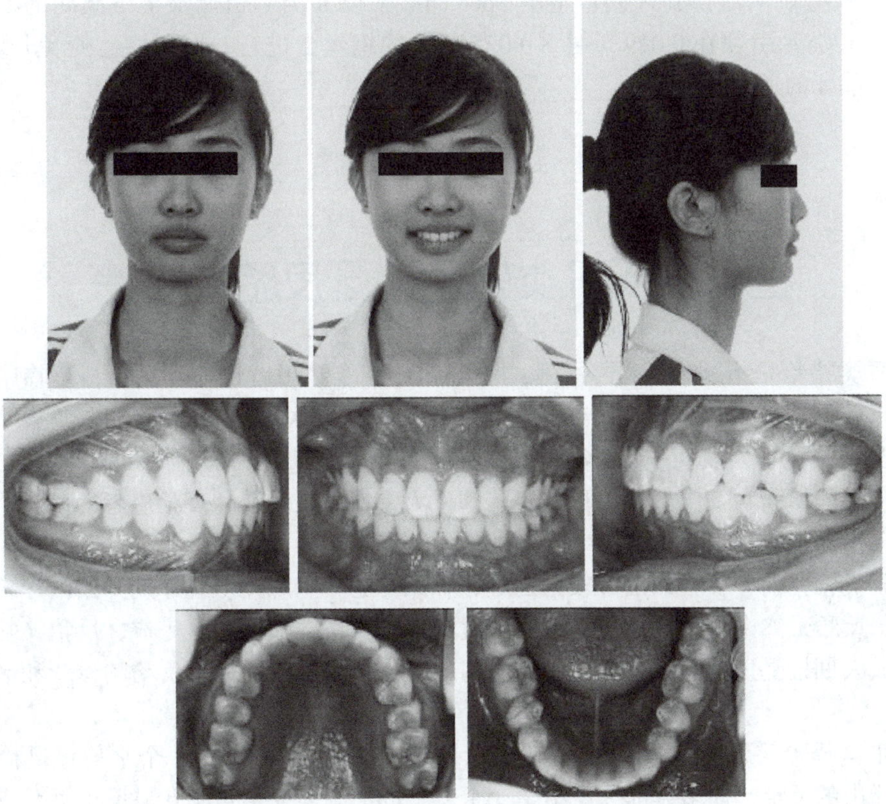

图 10-21　治疗结束后的面殆像

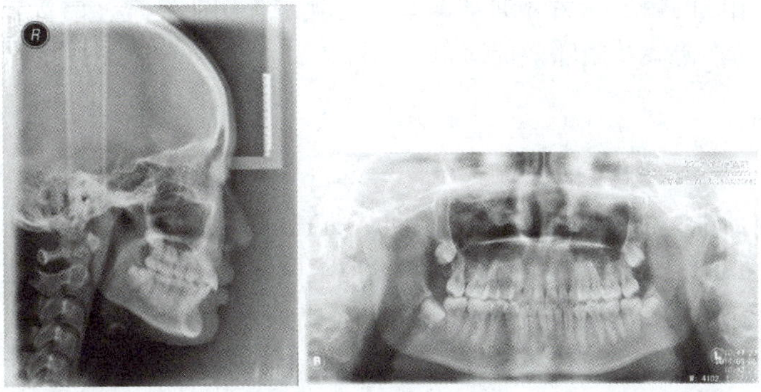

图 10-22　治疗后 X 线片

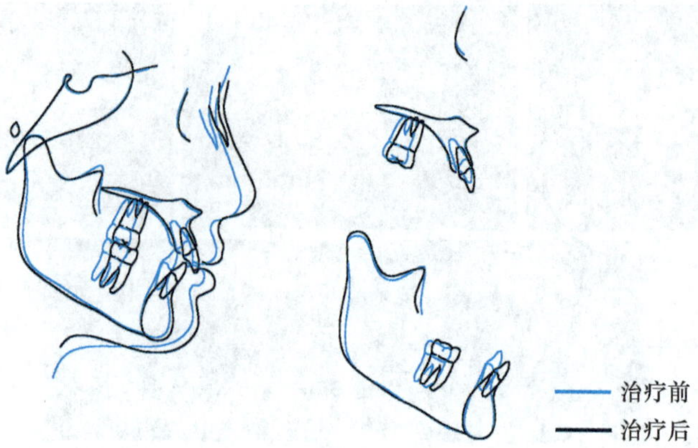

图 10-23　头影测量重叠图

（3）直丝弓矫治器排齐牙列，整平 Spee 曲线，以Ⅱ类牵引调整上下颌间的精确咬合关系。但是，Ⅱ类牵引须在 0.019 英寸×0.025 英寸的钢丝上进行，同时注意避免长时间应用，以免造成下前牙的过度唇倾。

（李巍然）

三、安氏Ⅲ类错殆前牙反殆的矫治

安氏Ⅲ类错殆是指磨牙为近中关系的一类错殆，多数患者伴前牙反殆，是临床较为常见的错殆畸形，在亚洲人群中有较高的发病率。据中华口腔医学会 2000 年的调查表明，中国人群安氏Ⅲ类错殆乳牙列发病率为 14.94%，替牙列为 9.65%，恒牙列为 14.98%。存在前牙反殆的患者不一定能诊断为安氏Ⅲ类错殆，一些磨牙为中性关系的前牙反殆患者即使骨骼型是Ⅲ类关系，安氏诊断也应为Ⅰ类错殆。

安氏Ⅲ类错殆前牙反殆的治疗较为困难，临床常见一些患儿从乳牙期开始治疗，一直坚持到恒牙期，反殆最终未完全解除，或者早期反殆得到矫正，随着替牙完成，反殆又复发，最终不得不在成人期接受正颌手术治疗。因此，临床上安氏Ⅲ类错殆前牙反殆的诊断和治疗具有挑战性。

安氏Ⅲ类错殆前牙反殆可表现为个别前牙反殆及多数前牙反殆。个别前牙反殆是指单个或者 2 个牙齿的反殆，而多数前牙反殆指 3 个以上的上颌前牙与对颌牙呈反殆关系。多数前牙反殆磨牙关系近中，常伴有颌骨发育与颅面关系异常，即下颌前突、上颌后缩或两者皆有；上前牙唇向倾斜，下前牙舌向倾斜。安氏Ⅲ类错殆前牙反殆面部软组织虽有一定程度代偿，但多表现为与骨骼形态相应的畸形，舌体通常偏大，口颌系统功能异常，语音异常，颞下颌关节功能紊乱，咀嚼肌活动不协调及咀嚼效能减低。

（一）病因

安氏Ⅲ类错殆前牙反殆有明显的家族倾向，研究证明安氏Ⅲ类错殆前牙反殆不论是骨性还是非骨性，都受到遗传和环境的双重影响。因此，临床上不能通过简单地询问家族史来区别患者安氏Ⅲ类错殆前牙反殆的类型并估计预后，需要综合分析父母的殆型、骨型和家族资料，才能为临床诊断提供有价值的参考。

1. 先天性疾病　一些单基因的遗传综合征影响到颌骨和牙齿的发育，安氏Ⅲ类错殆前牙反殆可以成为某些先天性疾病的部分临床表现，如先天性唇腭裂术后往往伴有上颌发育不足、前牙反殆。

2. 后天原因 全身性疾病如垂体功能亢进、佝偻病可使颌骨发育畸形，表现出前牙反殆、开殆，磨牙近中关系。一些呼吸道疾病为保持呼吸道通畅和减小压迫刺激，舌体常向前伸并带动下颌向前，形成前牙反殆。

临床上常见由于乳牙及替牙期局部障碍，形成前牙反殆，如乳尖牙磨耗不足，因早接触形成的殆创伤，下颌为了避开咬合干扰出现了下颌功能性前伸或偏殆，导致前牙反殆或前牙及一侧后牙反殆；上颌乳切牙滞留，恒切牙常被迫腭侧萌出，与对颌牙形成反殆关系，磨牙近中关系；多数乳磨牙早失，被迫用前牙进行咀嚼，下颌逐渐向前移位，日久形成下颌前突、前牙反殆。

口腔不良习惯如咬上唇、下颌前伸习惯及不正确的人工喂养姿势都可造成前牙反殆、下颌前突。

（二）分类

安氏Ⅲ类错殆前牙反殆按照致病机制又可分为牙性、功能性和骨性，前两者又统称为非骨性前牙反殆。早期功能性前牙反殆的上下颌骨大小往往正常，下颌具有功能性移位。骨性前牙反殆由于上颌骨发育不全（上颌后缩），或下颌骨发育过度（下颌前突），或者二者结合，导致前牙反殆，磨牙呈近中关系。牙性前牙反殆多由于牙列拥挤或前牙的咬合干扰所致。

（三）鉴别诊断

事实上，安氏Ⅲ类错殆前牙反殆的鉴别诊断主要为非骨性安氏Ⅲ类错殆前牙反殆与骨性安氏Ⅲ类错殆前牙反殆的区别，前者包括牙性与功能性前牙反殆，这直接关系到治疗方法、治疗时机的选择及预后。

1. 家族史（family history） 非骨性安氏Ⅲ类错殆前牙反殆患者一般没有家族史，但有些功能性Ⅲ类错殆在其亲属中也有类似的错殆表现。骨性安氏Ⅲ类错殆前牙反殆患者常常存在家族史，患者的直系亲属中可能有类似的错殆表现。因此，家族史只能作为鉴别骨性与非骨性安氏Ⅲ类错殆前牙反殆的一个参考指标。

2. 下颌功能性移位（functional shift） 下颌功能性移位是指在正中殆位时前牙为反殆关系，而至正中关系位或息止殆位时，下颌可以后退至前牙对刃位。功能性安氏Ⅲ类错殆前牙反殆患者具有下颌功能性移位。骨性前牙反殆一般不存在下颌功能性移位，或者下颌不能完全后退至前牙对刃关系。普遍认为有下颌功能性移位的前牙反殆患者预后较好。

3. 面型（profile） 牙性前牙反殆是由于上下切牙位置异常所致，临床上呈直面型。功能性安氏Ⅲ类错殆前牙反殆患者在正中殆位时，往往表现为凹面型，而当下颌后退至前牙对刃关系时，面型明显改善，甚至成为直面型。骨性Ⅲ类错殆前牙反殆表现为明显的Ⅲ类侧面型，即便下颌能功能性后退，依然会表现为Ⅲ类面型，即凹面型。

4. 下颌平面角（mandibular plane angle） 非骨性安氏Ⅲ类错殆前牙反殆下颌平面角往往较为平坦，为正常下颌平面角或低的下颌平面角。而骨性安氏Ⅲ类错殆前牙反殆则下颌平面角较为陡削，常为高下颌平面角。需要提出的是，下颌平面角的判断价值不大，因为任何一型安氏Ⅲ类错殆前牙反殆患者均可表现为高角、均角或低角。下颌骨的垂直生长型决定了下颌平面角的大小，与颌骨的矢状向不调没有必然的因果关系。

5. 磨牙关系（molar relationship） 牙性安氏Ⅲ类错殆前牙反殆往往因替牙过程中下颌磨牙近中移动而呈Ⅲ类磨牙关系。功能性安氏Ⅲ类错殆前牙反殆磨牙也可为轻度Ⅲ类磨牙关系，下颌功能性后退以后，磨牙关系往往会有所改善，甚至变为中性关系。值得注意的是部分功能性前牙反𬌗为中性磨牙关系。骨性Ⅲ类前牙反𬌗磨牙多为明显的Ⅲ类磨牙关系，即便存在下颌功能性后退，磨牙依然为Ⅲ类关系。

6. 前牙覆𬌗覆盖关系（anterior overbite & overjet） 牙性、功能性安氏Ⅲ类错𬌗前牙反𬌗反覆盖较小，下颌功能性后退后，切牙往往能达到切对切的关系。骨性Ⅲ类错𬌗前牙反𬌗反覆盖较大，即使下颌能后退，也很难达到切牙对刃的关系。

7. 上下切牙的代偿（compensation of upper and lower incisors） 非骨性安氏Ⅲ类错𬌗前牙反𬌗上切牙较直立或舌倾，下切牙唇倾或直立。骨性安氏Ⅲ类错𬌗前牙反𬌗表现为明显的切牙代偿，即上前牙的唇向倾斜和下前牙的舌向倾斜。这种切牙的代偿是为了补偿上下颌骨本身的畸形。

8. 头影测量分析（cephalometric analysis） 对于下颌能功能性后退的安氏Ⅲ类错𬌗前牙反𬌗患者，正中𬌗位拍摄的头影测量片由于掩盖了上下颌骨前后向位置异常的真实情况，因此诊断的参考价值不大，而正中关系位（下颌后退位）拍摄的头影测量片的测量结果才能作为鉴别诊断的参照标准。通常牙性安氏Ⅲ类错𬌗前牙反𬌗上下颌骨的大小、形态、位置正常；骨性安氏Ⅲ类错𬌗前牙反𬌗存在有上颌发育不足或下颌发育过度；而早期的功能性安氏Ⅲ类错𬌗前牙反𬌗可不伴有颌骨异常，但随着畸形发展，上下颌骨可呈现不同程度异常。

（四）治疗

1. 治疗原则 安氏Ⅲ类错𬌗前牙反𬌗早期矫治的原则是局部去除病因，阻断颌骨畸形的发展，为骨骼的发育创造良好的环境，同时改善面型，增强患者的自信心。恒牙期及成人安氏Ⅲ类错𬌗前牙反𬌗的矫治原则是：对于轻中度的颌骨畸形，通过牙齿位置的改变，即牙齿牙槽代偿，建立适当的覆𬌗覆盖关系，掩饰已存在的骨骼畸形；对于严重的颌骨畸形，通过正畸-正颌联合治疗，建立正常的颌骨及牙齿关系。

2. 治疗方法

（1）前方牵引（详见第九章“错𬌗畸形的早期矫治”的有关内容）：乳牙期和替牙期可以通过生长改形治疗，即矫形力矫治器，利用患者的生长潜力，减轻颌骨的畸形度。对于安氏Ⅲ类错𬌗前牙反𬌗的矫治宜早不宜迟，最佳矫治时机为儿童8岁以前，这时可以最大限度地使上下颌骨发生有利的改变，得到事半功倍的效果。

上颌前方牵引矫治器临床应用的适应证包括：①生长发育高峰期前上颌发育不足的儿童；②上颌前牙牙轴正常或舌倾；③短面型或平均面型患者。

研究资料表明，在生长发育高峰期前接受前方牵引矫治的骨性安氏Ⅲ类错𬌗前牙反𬌗患者，可使上下颌骨产生的骨性改变量大，且矫治效果主要为促进上颌骨的发育和位置的有效改变。但随着年龄的增长，骨性改变减少，牙性改变增多。如果未能完全矫治错𬌗畸形，在生长发育高峰期仍有第二次机会接受前方牵引矫治，而此阶段的主要效果是作用于上牙列前移和上前牙唇倾，并可使下颌骨出现后下旋转，以达到掩饰性治疗的目的。

（2）掩饰性正畸治疗：由于随着年龄的增长，矫形力对颌骨作用降低，因此恒牙早期针对轻中度颌骨畸形，通过牙齿位置改变，即主要通过唇向开展上颌前牙，舌向移动下颌前牙建立覆𬌗、覆盖，同时通过Ⅲ类牵引适度改变下牙列和下颌骨位置，以及拔牙矫治，代偿性移动上下前牙，代偿颌骨畸形，以达到矫治的目的。

1）适应证：①轻中度颌骨畸形；②牙齿代偿不明显；③患者对目前面型可以接受，其矫治的主观意愿、心理状态评估正常，对掩饰性正畸治疗的局限性充分了解。

2）拔牙与非拔牙矫治：骨性Ⅲ类错𬌗前牙反𬌗患者在进行牙齿代偿性治疗时，要慎重拔牙，否则有可能使畸形更加严重。一般而言，只要拥挤不影响反殆的矫治，就不要急于减数，尤其是上颌拔牙更要慎重。安氏Ⅲ类错殆前牙反殆拔牙与否不决定于下颌而决定于上颌，即如果上颌牙弓严重拥挤，单纯扩展上牙弓不能排齐，或扩展排齐后上切牙过于唇倾者，尽管下颌牙弓并不拥挤，最终也需要拔除 4 个前磨牙。

骨性安氏Ⅲ类错殆前牙反殆通过拔牙进行代偿性矫治时，拔牙模式的选择还需要参考治疗前牙齿代偿的程度，确定牙齿移动界限，使之有利于疗效的长期稳定，过度的牙齿代偿会带来不利的后果，包括牙龈退缩、切牙咬合创伤及松动。安氏Ⅲ类错殆前牙反殆常用的拔牙模式有：拔除前磨牙、拔除下颌第二或第三恒磨牙及拔除一个下颌切牙。

（3）正畸-正颌联合治疗：对于重度颌骨畸形，包括严重上颌发育不足或下颌发育过度，以及对面型外观要求高的安氏Ⅲ类错殆前牙反殆患者，宜采用正畸-正颌联合治疗。这就需要正畸医师和外科医师共同会诊，明确诊断及治疗目标，确定外科手术方案，并制订术前正畸计划。术前正畸包括去除牙齿代偿，即牙齿排齐整平，矫正扭转，关闭或集中间隙，协调上下牙弓的关系，为术后建立良好咬合关系创造条件。术后正畸包括通过颌间牵引稳定颌骨间关系，结合垂直牵引稳定牙殆关系，完成牙位及咬合关系的精细调整，必要时需要适当过矫正。

（五）矫治后的保持及预后

安氏Ⅲ类错殆前牙反殆的矫治，特别早期正畸治疗的预后，一直受到正畸学者的关注。由于安氏Ⅲ类错殆前牙反殆个体生长发育的复杂性，使前牙反殆矫治后的复发难以预测，早期治疗效果常常不尽人意，许多病例经过若干年正畸治疗后，其生长型难以改变，最终错殆复发而使正颌手术成为治疗安氏Ⅲ类错殆前牙反殆的唯一手段，这使许多临床医师对早期治疗安氏Ⅲ类错殆前牙反殆缺乏信心。

有学者对前方牵引器矫治完成的病例进行了 8 年追踪（平均年龄 8.5 ～ 17.5 岁），他们的研究结果表明约 2/3 的患者维持正常覆殆和覆盖，但覆盖减小至治疗结束时的 1/2，其余 1/3 复发者覆盖与未治疗前相似。在这 8 年追踪期间，疗效稳定组和复发组牙性代偿相似，这说明复发的原因与骨骼生长型不同有关。尽管复发组在治疗结束时面下高度增加较稳定组大，同时下颌平面角也增大，但是追踪期间两组面下高度和下颌平面角改变无统计学差异。在追踪期间，复发组下颌骨生长量是上颌骨的 4 倍，而稳定组下颌骨生长量是上颌骨的 2 倍，进一步证明不利的骨骼生长型是反殆复发的原因。由此可见，安氏Ⅲ类错殆前牙反殆矫治后疗效是否稳定主要与患者下颌的生长型有关，和保持与否关系不大。

随着研究手段的不断进步，近年来有学者将统计学的判别方法应用到正畸临床中，并以此筛选可用于安氏Ⅲ类错殆前牙反殆矫治疗效预测的头影测量指标，这为正畸学的临床研究提供了广泛的前景，从而使正畸治疗的目标更加明确。通过对前方牵引矫治的安氏Ⅲ类错殆前牙反殆患者进行长期追踪发现，矫治成功的病例下颌升支的高度及下颌平面角较小，颅底角较大，且矫治过程中垂直向得到很好的控制。通过将复发的病例与未治疗的安氏Ⅲ类错殆前牙反殆个体的生长变化趋势相比较，发现即使早期矫治后反殆出现复发，从生长发育的整体状况而言，其上下颌骨不调的程度仍轻于长期追踪的未治疗Ⅲ类错殆个体，从而进一步证明早期矫治为综合正畸治疗甚至成人正颌手术创造了有利条件。

目前的问题是安氏Ⅲ类错殆前牙反殆患者的矫治难易以及疗效的预测通常还是基于医师的经验推断。普遍接受的观点是出现在替牙期的前牙反殆，上颌切牙舌倾或直立，下颌切牙有散隙或唇倾，反覆殆深、反覆盖较小，下颌能够功能性后退至对刃且下颌平面角正常或较低的患者，矫治的预后较好。

典型病例（图 10-24）

一般信息：患者，男，12 岁 8 个月，主诉要求矫正前牙兜齿。

临床表现及检查：

（1）口外：面部基本对称，凹面型，上颌后缩，下颌基本正常。

（2）口内：替牙列。双侧第一磨牙近中尖对尖关系，前牙反覆𬌗 4 mm，反覆盖 3 mm。上下牙列拥挤度 4 ～ 5 mm，上中线左偏 1.0 mm，下中线正。口腔卫生欠佳，有软垢。关节检查：开口度三横指，开口型正常，双侧关节区无弹响和压痛。

病史及家族史：无特殊。

不良习惯：无。

头影测量分析：见表 10-6。

表 10-6 治疗前后头影测量结果比较

测量项目	治疗前	前方牵引（固定矫治前）	治疗后	正常值	
				均值	标准差
SNA（°）	77.5	80.5	82.0	82.80	4.0
SNB（°）	83.1	82.3	83.2	80.10	3.9
ANB（°）	−5.6	−1.8	−1.2	2.7	2.0
FH-NP（°）	88.0	87.0	89.5	85.4	3.7
NA/PA（°）	−7.1	−3.3	−4.3	6.0	4.4
U1-NA（mm）	6.8	6.9	8.9	3.5	6.5
U1/NA（°）	31.9	34.7	35.6	22.8	5.7
L1-NB（mm）	3.2	2.7	3.5	6.7	2.1
L1/NB（°）	17.0	15.0	18.7	30.5	5.8
U1/L1（°）	134.8	132.1	127.0	124.2	8.2
U1/SN（°）	112.2	115.3	117.5	105.7	6.3
MP/SN（°）	33.5	34.6	33.1	32.5	5.2
MP/FH（°）	29.1	29.9	31.3	31.1	5.6
L1/MP（°）	79.5	78.0	82.3	93.9	6.2
Y（°）	61.7	61.9	62.2	66.3	7.1
Pg-NB（mm）	−0.8	−0.4	1.5	1.00	1.5
Lower lip to E	4.0	3.7	5.1	−2.0	2.0
Upper lip to E	−1.8	−0.1	0.2	−5.9	2.0

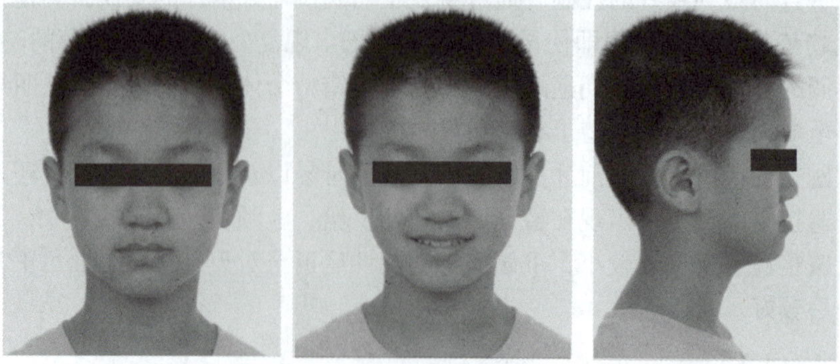

（1）　（2）　（3）

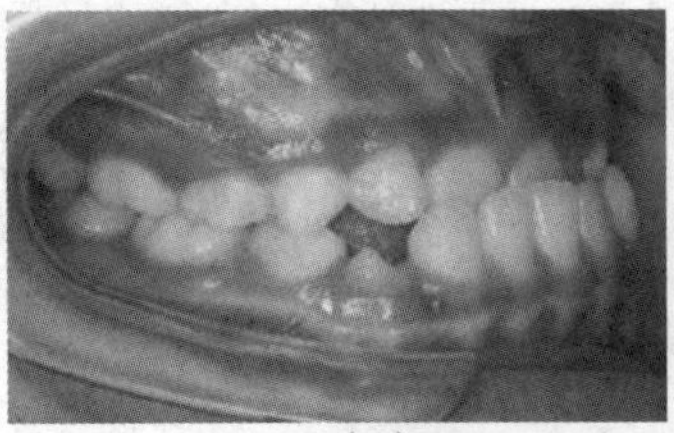
（4）

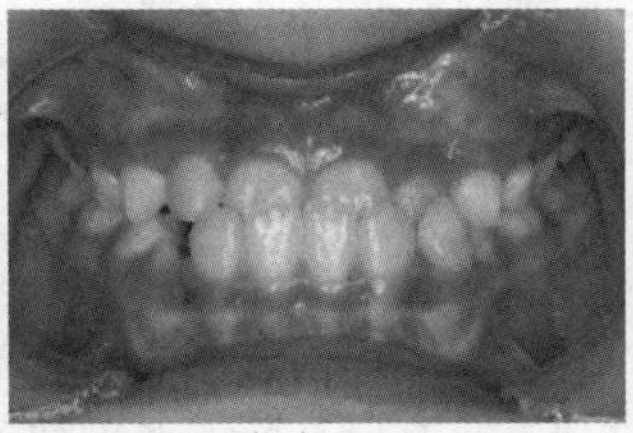
（5）

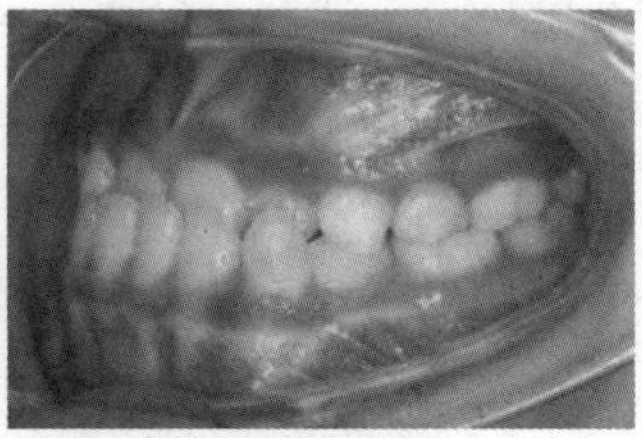
（6）

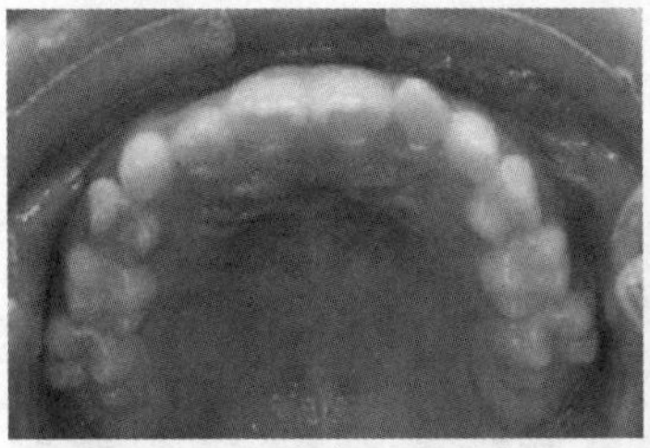
（7）

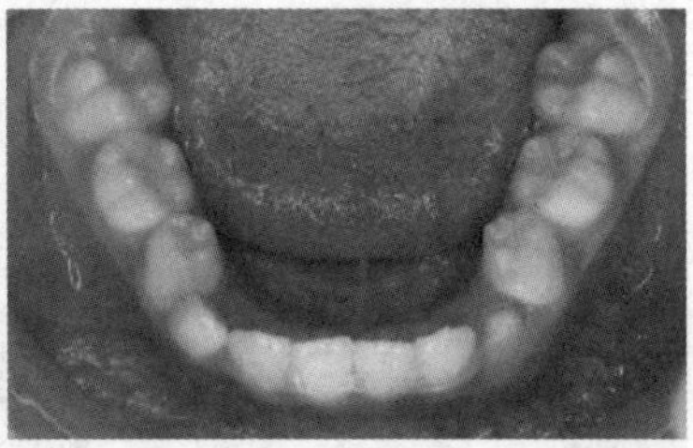
（8）

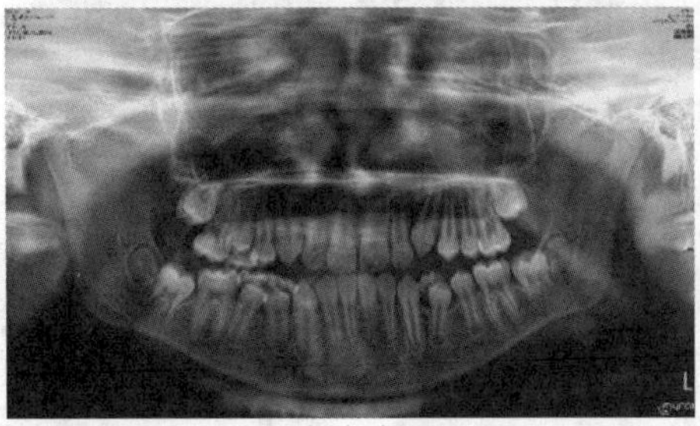
（9）

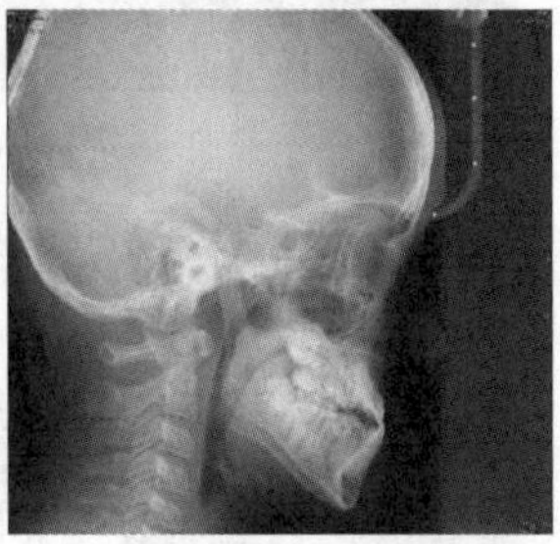
（10）

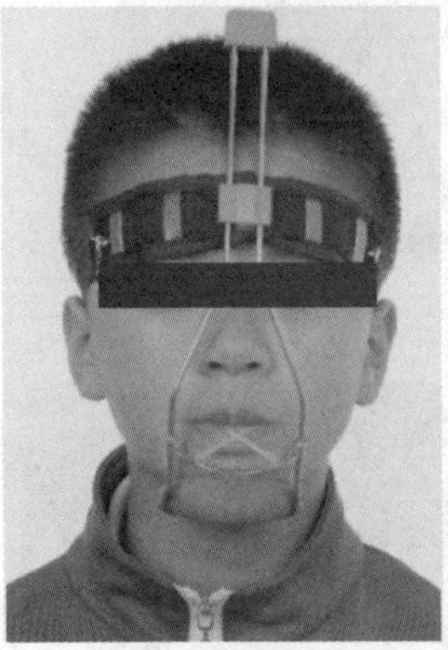
（11）

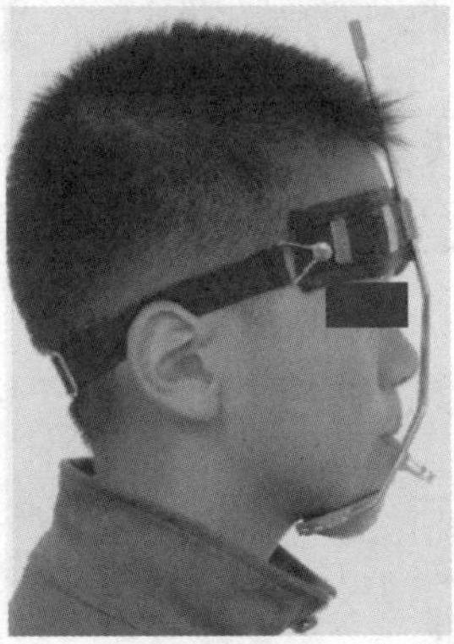
（12）

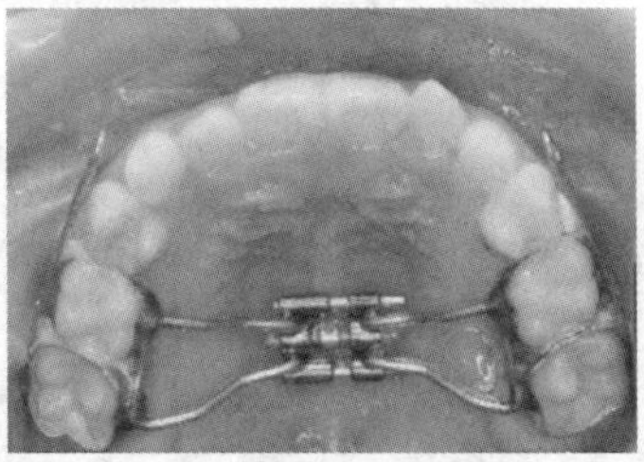
（13）

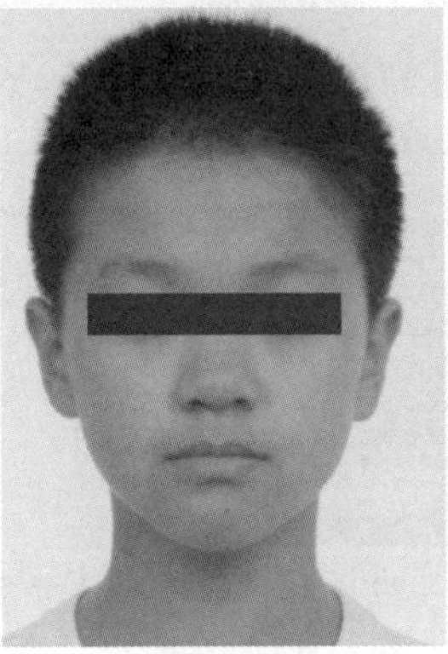
（14）

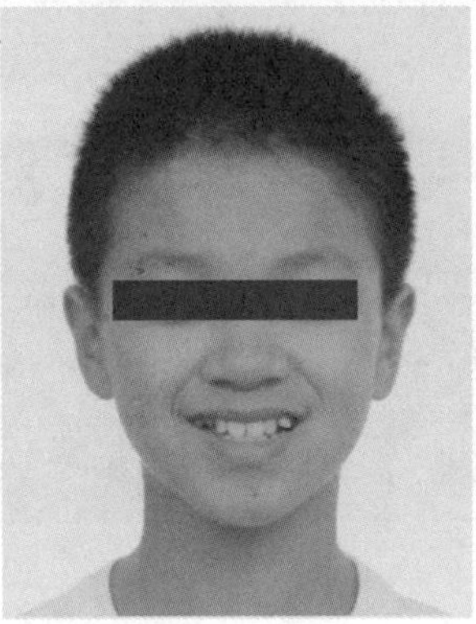
（15）

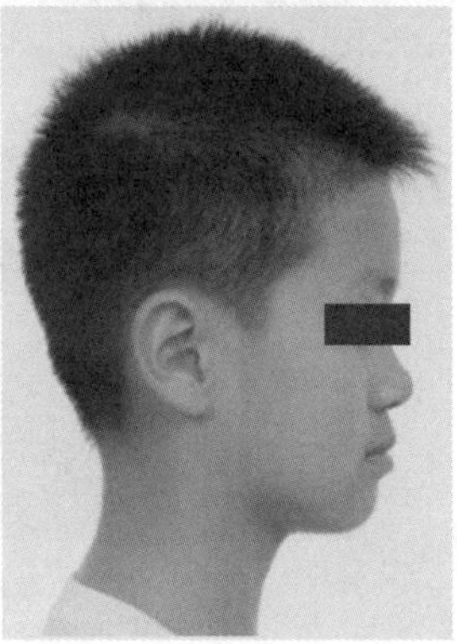
（16）

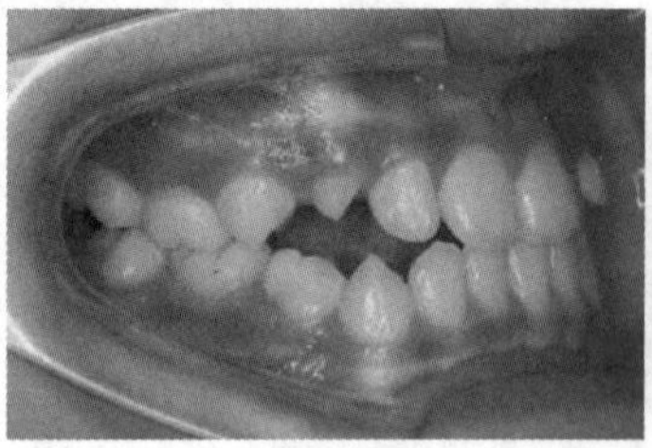
（17）

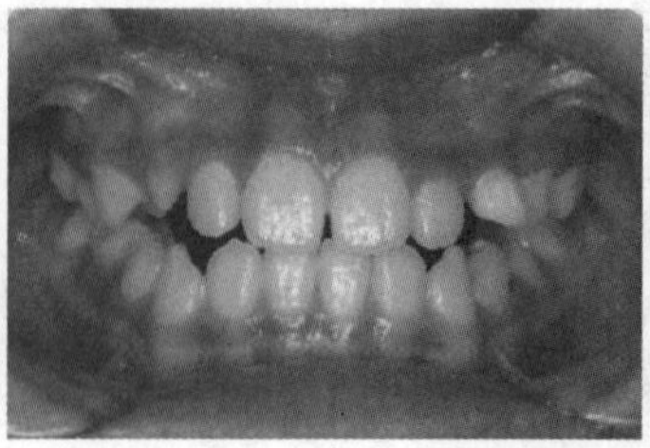
（18）

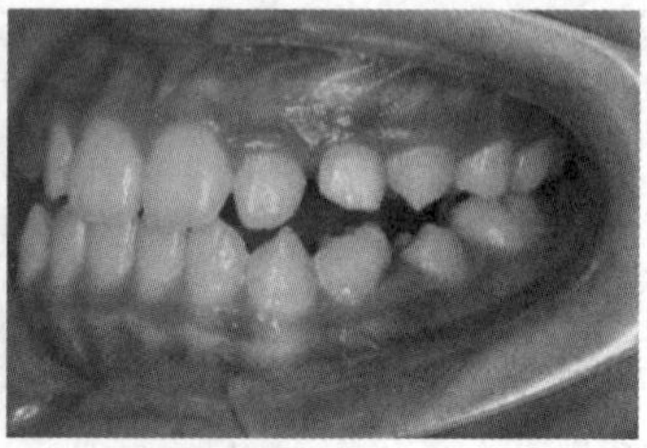
（19）

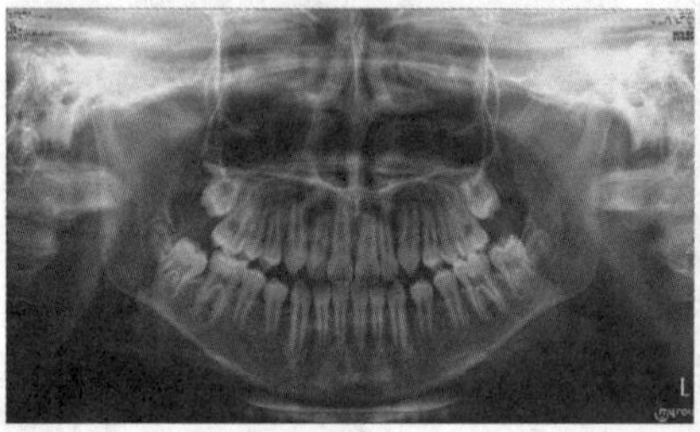
（20）

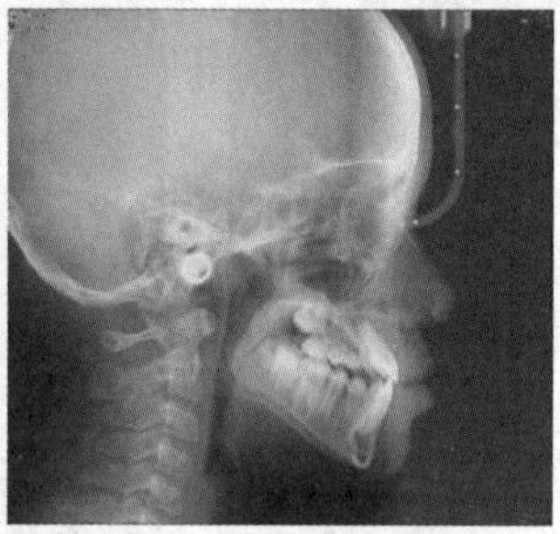
（21）

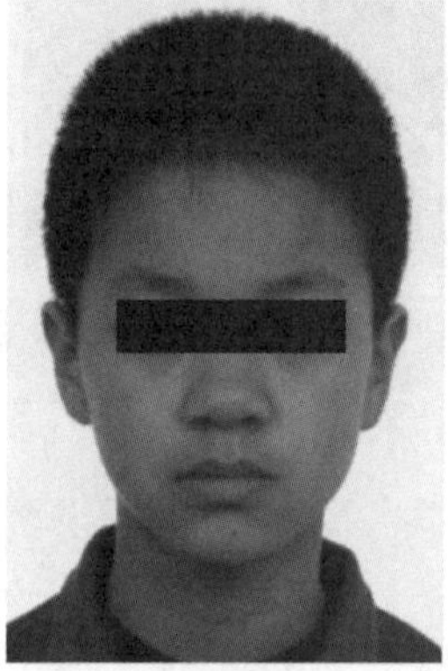
（22）

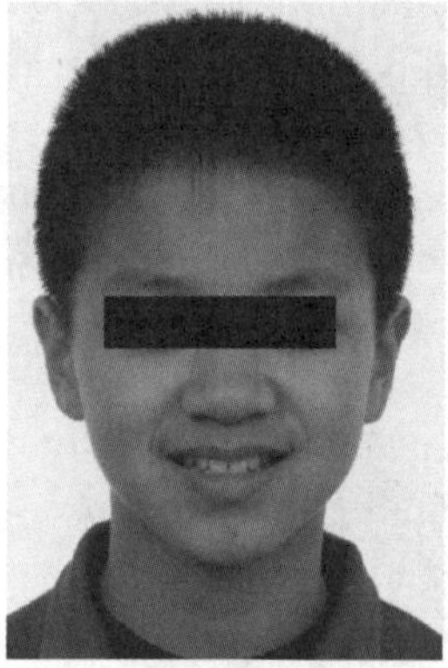
（23）

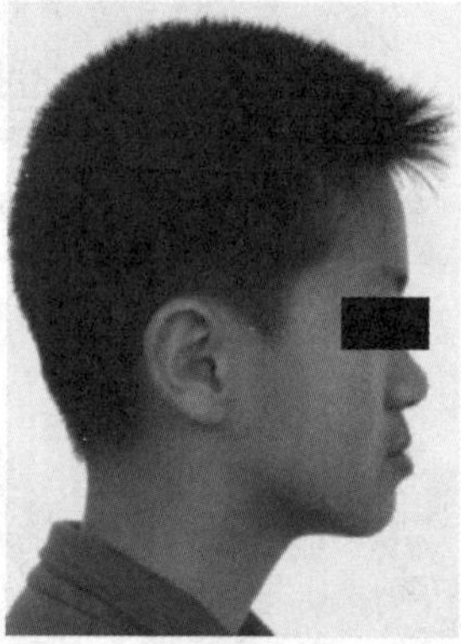
（24）

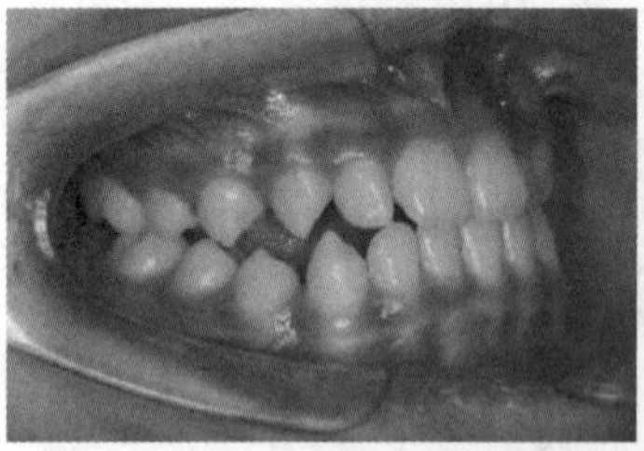
（25）

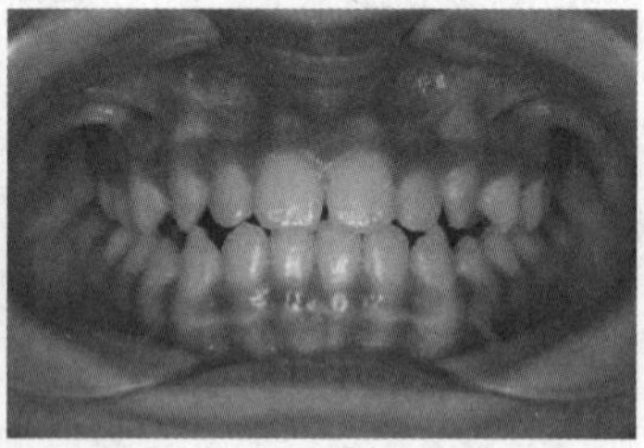
（26）

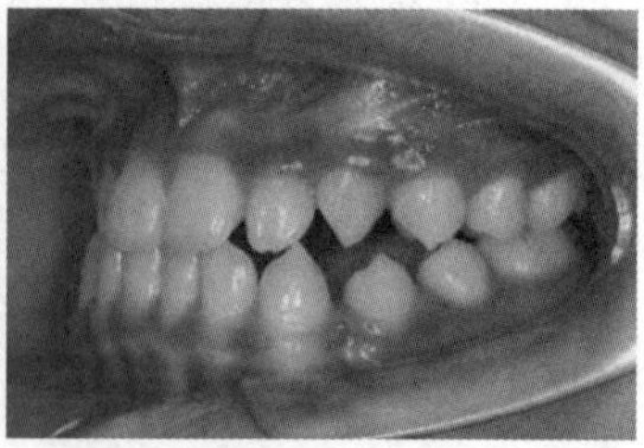
（27）

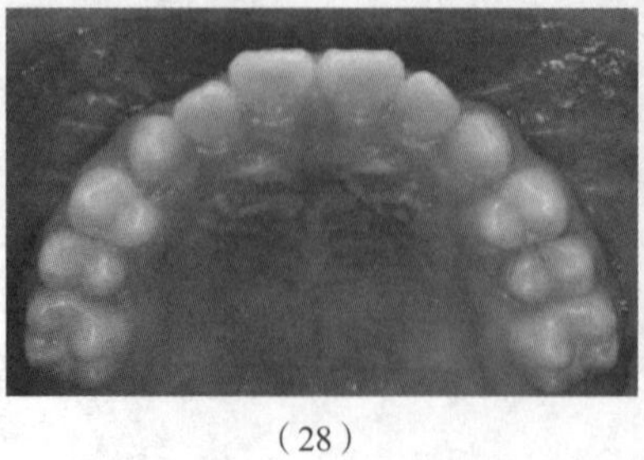
（28）

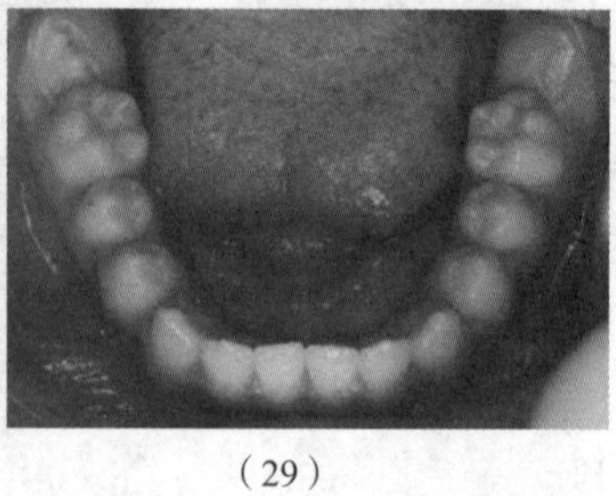
（29）

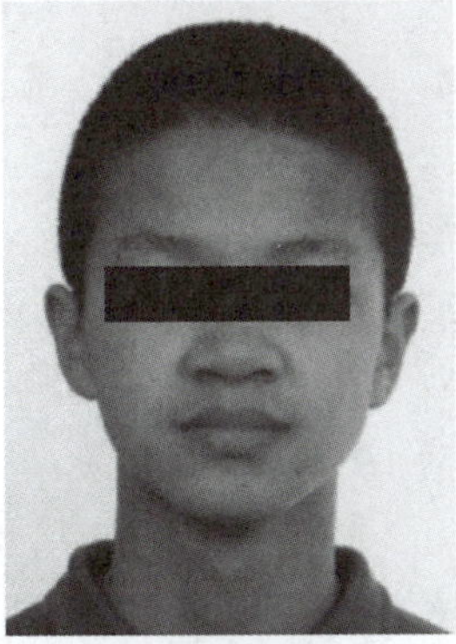

（30）

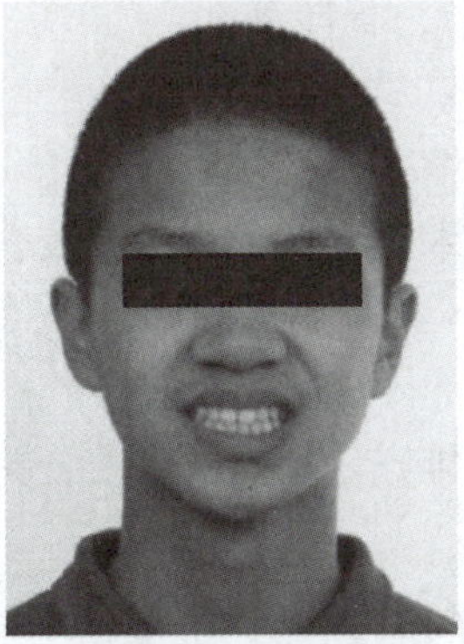

（31）

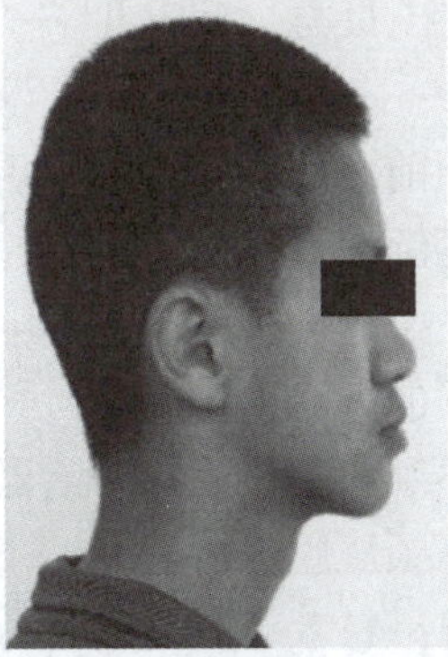

（32）

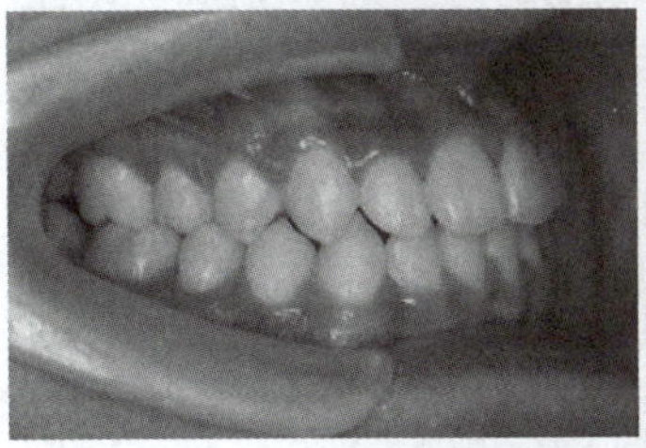

（33）

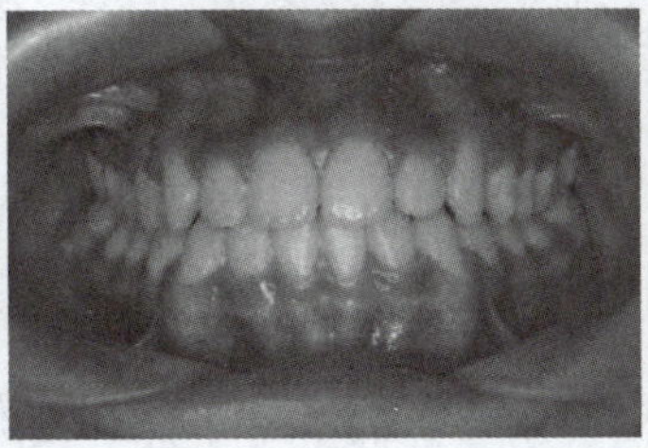

（34）

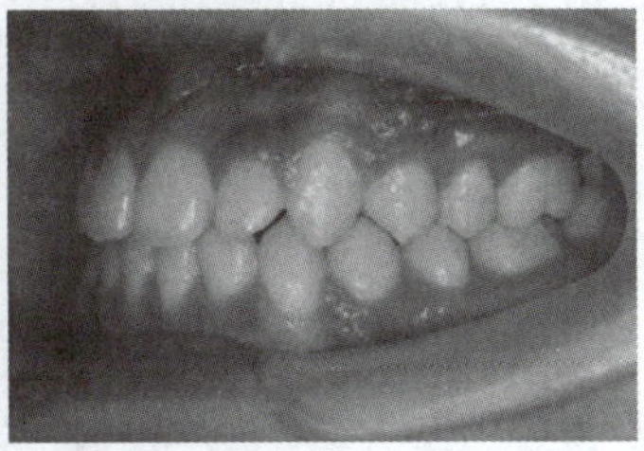

（35）

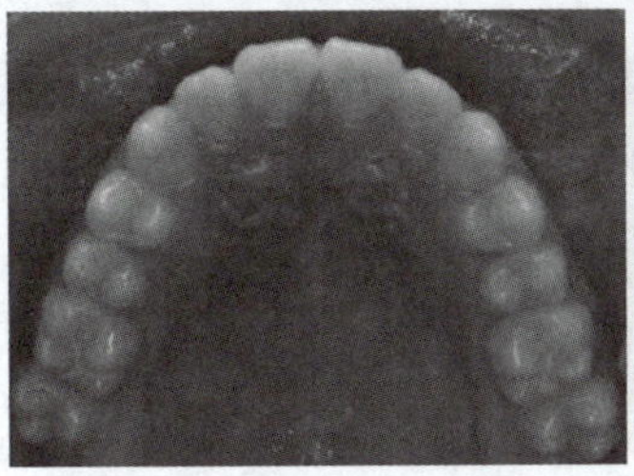

（36）

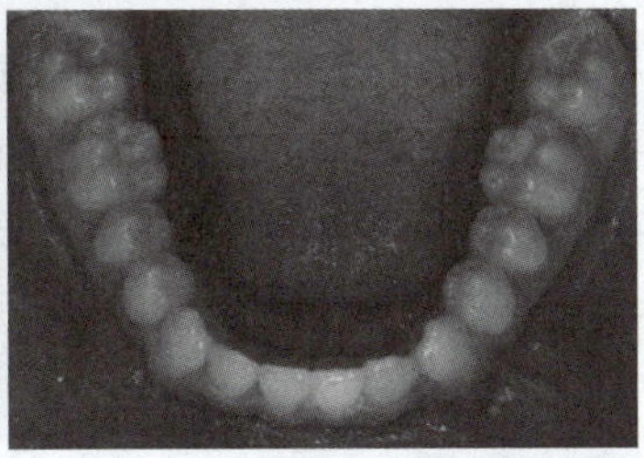

（37）

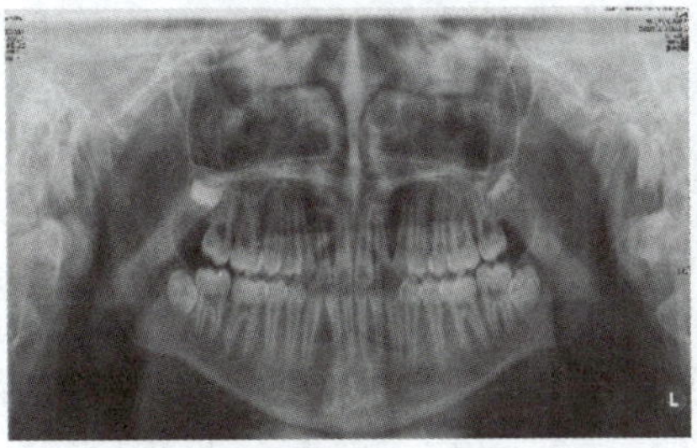

（38）

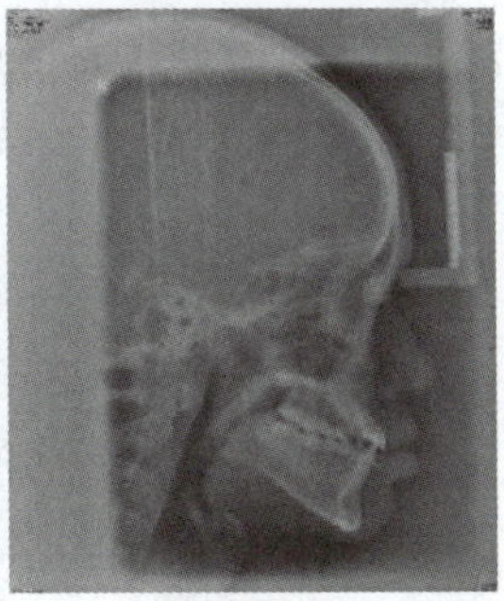

（39）

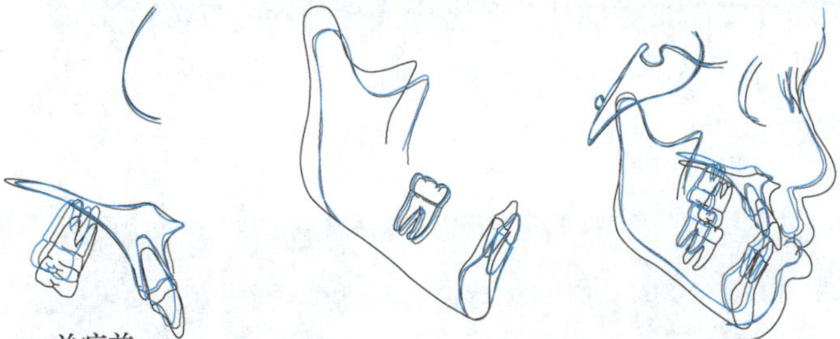

— 治疗前
— 前牵引治疗后
— 固定矫治后

(40)

图 10-24　治疗前中后面殆像、X 线片及描记重叠图

（1）～（8）治疗前面殆像；（9，10）治疗前 X 线片；（11）～（13）戴前方牵引器面殆像；（14）～（19）前方牵引器治疗后面殆像；（20，21）前方牵引器治疗后 X 线片；（22）～（29）固定矫治器治疗前面殆像；（30）～（37）固定矫治器治疗后面殆像；（38，39）固定矫治器治疗后 X 线片；（40）头颅侧位片描记重叠图（上颌、下颌、颅底重叠）

诊断：安氏Ⅲ类，毛氏Ⅱ[1]＋Ⅰ[2]，骨性Ⅲ类。

治疗设计：

（1）上颌前方牵引矫治上颌后缩；

（2）上下颌直丝弓固定矫治技术排齐牙列并调整咬合关系。

矫治过程：

（1）上颌前方牵引 10 个月；

（2）上下颌直丝弓固定矫治器排齐牙列并调整咬合关系 16 个月；

（3）上下颌压膜保持器。

病例分析：患者头影测量片分析表明上颌发育不足，颈椎分期为 CS 2 ～ 3 期，为前方牵引使用的最佳时机。戴用前方牵引器 10 个月后反𬌗解除，双侧前磨牙区有开𬌗。随即上下颌戴直丝弓矫治器，配合颌间牵引，进一步调整咬合关系，14 个月后结束治疗。

（谷　岩）

四、深覆𬌗和开𬌗的矫治

深覆𬌗和开𬌗是由于牙齿、牙槽及颌骨的垂直向发育异常造成的错𬌗。深覆𬌗及开𬌗很少单独存在，患者通常会伴有其他的错𬌗畸形如矢状关系异常、牙列拥挤或间隙、颌间宽度不调等问题。根据深覆𬌗及开𬌗产生的牙颌面畸形表现不同，其病因、机制及治疗也各有特点。

（一）深覆𬌗

1. 临床表现

（1）前牙垂直关系：深覆𬌗患者的临床表现主要是在正中𬌗位时，上前牙在垂直向上覆盖了超过 1/3 的下前牙牙冠或下前牙咬合在上前牙冠的切 1/3 以上。前牙的深覆𬌗临床上分为三度（图 10-25）。

Ⅰ度深覆𬌗：上颌切牙盖过下切牙临床冠长度的 1/3 ～ 1/2。

Ⅱ度深覆𬌗：上颌切牙盖过下切牙临床冠长度的 1/2 ～ 2/3。

Ⅲ度深覆𬌗：上颌切牙盖过下切牙临床冠长度的 2/3 以上。

（2）矢状关系：深覆𬌗患者矢状关系可以是安氏各类错𬌗，最常见的颌间矢状关系是安氏Ⅱ类关系。患者在前牙深覆𬌗的同时还伴有较大的覆盖关系。由于上下前牙无咬合接触所致的前牙过萌造成深覆𬌗在安氏Ⅲ类前牙反𬌗者中表现为深的反覆𬌗。

（3）𬌗曲线：深覆𬌗患者具有较深的 Spee 曲线，由于前牙的过萌，上颌的纵𬌗曲线一般较平或反向。

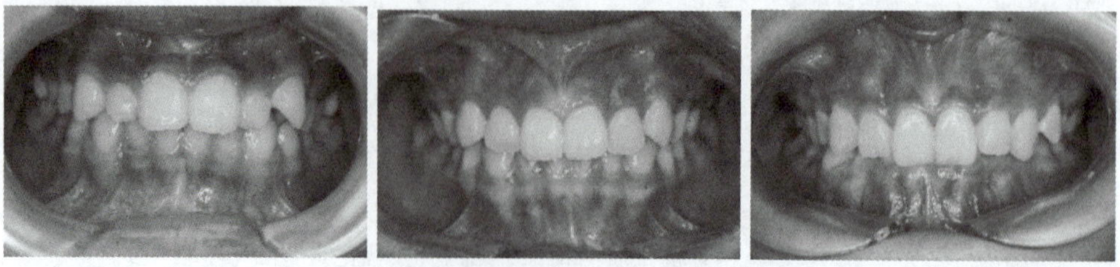

A　　B　　C

图 10-25　深覆𬌗

A. Ⅰ度深覆𬌗；B. Ⅱ度深覆𬌗；C. Ⅲ度深覆𬌗

（4）面部的表现：深覆殆患者最常见的面部表现是面下 1/3 短，颏唇沟深，下颌平面角小，下颌角方。这类患者一般咀嚼肌较发达，面部短而宽。

2. 病因与机制　造成深覆殆的病因有多种，错殆机制也不同。

（1）病因：深覆殆的主要病因有以下几方面。①遗传因素，如家族面部生长型异常（逆时针旋转的生长型）、下颌发育不足或上颌发育过度、下颌升支发育过度等；②不良口腔习惯，如咬下唇习惯的不良肌力导致下前牙舌倾、下颌后缩等；③乳牙早失或缺失牙，牙弓后部失去殆支撑或前牙发生舌向移动造成前牙的深覆殆；④后牙严重舌倾或过度磨耗等影响颌骨或牙弓垂直发育的因素。

（2）机制：前牙深覆殆产生的机制可能是由于牙齿、牙槽或颌骨的垂直向异常所致。①牙性深覆殆，由于前牙萌出过度、后牙萌出不足、后牙过度磨耗，或者由于牙槽骨发育不协调如上下前牙牙槽骨垂直发育过度或上下后牙牙槽骨垂直发育不足导致的前牙深覆殆。②骨性深覆殆，由于颌骨发育异常如下颌升支发育过度，使得面下 1/3 过短、前牙深覆殆。

另外，上颌前突或同时伴下颌后缩时，前牙覆盖增大导致前牙深覆殆。

3. 矫治原则　深覆殆的矫治原则是依据患者的错殆机制进行矫治。一般需要压低前牙或升高后牙或两者兼之。另外，因为错殆畸形长、宽、高三维之间存在关联，前牙的内收会使覆殆加深，而前牙的唇向移动则有利于覆殆的减小。深覆殆的患者如果在治疗设计中能使前牙唇向移动尤其是下前牙，则利于深覆殆的矫治。后牙过度舌倾所致的牙弓狭窄也会使得前牙的覆殆加深，针对这类患者扩展后部牙弓宽度也有利于前牙深覆殆的矫治。

4. 矫治方法

（1）从治疗设计考虑：治疗中唇向移动或唇倾前牙有助于打开前牙的深覆殆，而舌向移动前牙或舌倾前牙则会加深覆殆。从治疗设计的角度应考虑前牙的目标位置及牙齿移动的方向，避免治疗中前牙覆殆的加深。

（2）压低前牙和升高后牙：生长发育期的患者由于下颌骨仍有发育，深覆殆的矫治可以通过升高后牙和压低前牙共同完成。可以佩戴前牙平面导板，通过支开咬合控制下前牙的萌出而允许后牙自由萌出来矫治前牙深覆殆。对于下颌发育不足造成的前牙深覆殆，还可以通过功能矫治器等刺激下颌向前生长来改善前牙的深覆殆。戴用固定矫治器的患者可以通过顺序更换矫治弓丝，不断整平殆曲线，换成不锈钢钢丝后可以在弓丝上加第二序列弯曲或“摇椅”来实现前牙的压低及后牙的升高。

（3）前牙的压低：对于成人患者，由于下颌骨尤其是下颌升支缺乏生长发育潜力，磨牙的升高可能导致颞下颌关节的问题和治疗效果不稳定的风险，矫治深覆殆时一般以压低前牙为主。可以应用多用途唇弓、片段弓、J 钩（用于上颌）或配合使用前牙区种植钉。

（4）后牙的升高：对于面下 1/3 较短的患者，促进后牙的萌出有利于改善患者的面型。平面导板及摇椅弓均有利于后牙的萌出。严重的患者可以在佩戴平面导板的同时在后牙区进行颌间的垂直牵引，对于因后牙严重磨耗导致的前牙深覆殆还需要结合修复治疗。

（5）正颌外科手术：对于严重的深覆殆尤其是伴有下颌发育不足、面下 1/3 过短的患者，可以通过正颌外科的下颌矢状劈开前徙及根尖下截骨来改善患者深覆殆及下颌后缩问题。

典型病例（图 10-26 ～ 10-31）

一般信息：患者，女，17 岁，主诉前牙咬合深、牙龈创伤。

临床表现及检查：

（1）口外：面型对称，面部比例正常、直面型，颏唇沟明显。

（2）口内：恒牙列，双侧磨牙中性关系，前牙Ⅲ度深覆𬌗，覆盖正常，上牙列Ⅰ度拥挤，下牙列Ⅱ度拥挤，上中线正，下中线右偏2 mm。颞下颌关节无弹响、不适。

病史及家族史：无特殊。

不良习惯：无特殊。

X线检查：全口曲面断层X线片示第三磨牙存在，牙槽骨高度正常，双侧髁突形态基本正常。

头影测量分析：见表10-7。

表10-7 治疗前后头影测量结果比较（选用北医大分析方法，列出治疗前后测量值）

项目	治疗前	治疗后	正常值
SNA（°）	81.4	81.5	82.8±4.0
SNB（°）	78.3	78.7	80.1 + 3.9
ANB（°）	3.1	2.8	2.7 + 2.0
NP-FH（°）	87.1	87.3	85.4 + 3.7
NA-PA（°）	3.0	3.0	6.6 + 4.4
U1-NA（mm）	0.3	0.9	5.1 + 2.4
U1-NA（°）	7.3	27.0	22.8 + 5.7
L1-NB（mm）	0.3	1.1	6.7 + 2.1
L1-NB（°）	1.5	25	30.3 + 5.8
U1-L1（°）	168.1	125.1	125.4 + 7.9
U1-SN（°）	85.0	107.1	105.7 + 6.3
MP-SN（°）	37.2	37.5	32.5 + 5.2
L1-MP（°）	70.0	88.8	92.6 + 7.0
Y轴角	61.4	62.0	66.3 + 7.1
Po-NB（mm）	0.9	0.7	1.0 + 1.6

诊断：骨性Ⅰ类；安氏Ⅰ类，毛氏Ⅳ^1 + Ⅰ^1；直面型。

治疗设计：不拔牙矫治，直丝弓矫治器。唇倾上下前牙，调整前牙倾斜度，排齐牙列、整平𬌗曲线、维持侧貌面型。

病例分析：

（1）患者前牙为Ⅲ度深覆𬌗，上前牙内倾，面下高度正常、侧貌正常。患者的深覆𬌗主要为牙性。矫治以调整前牙唇倾度，压低前牙、升高后牙为主。患者牙列拥挤轻度且下切牙牙轴较舌倾，适度唇倾前牙可以改善拥挤状况及面型。故选择不拔牙矫治，避免治疗后面型过直。

（2）上前牙舌倾，深覆𬌗Ⅱ度，下颌固定矫治器在治疗开始时粘接困难。所以，治疗从上颌开始，调整上前牙牙轴至正常后，上颌戴用小平面导板，控制下前牙继续萌出的同时使下颌牙齿的矫治器粘接成为可能。要求全天戴用平面导板包括进食时，避免下颌托槽脱落。随着弓丝更换至硬丝，覆𬌗逐渐减小，在方丝上加“摇椅”，进一步打开咬合。

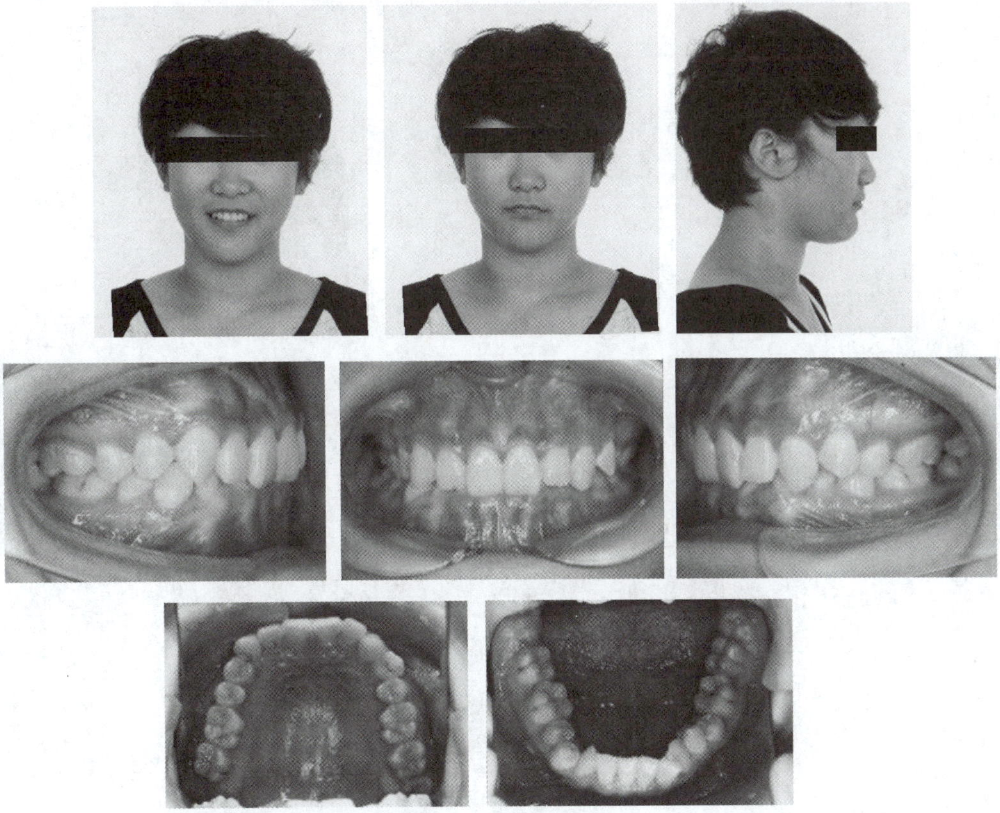

图 10-26　治疗前面殆像

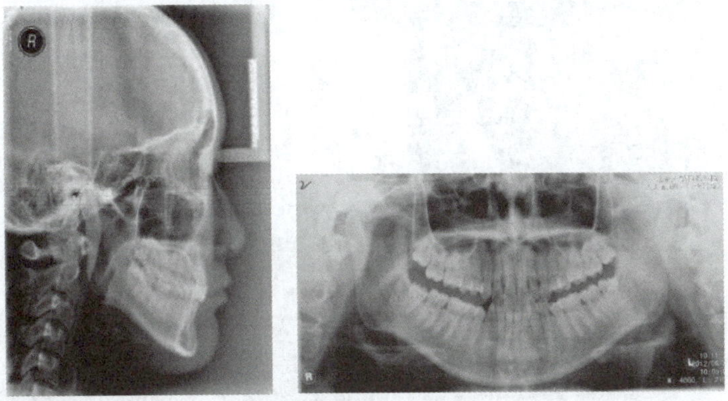

图 10-27　治疗前 X 线片

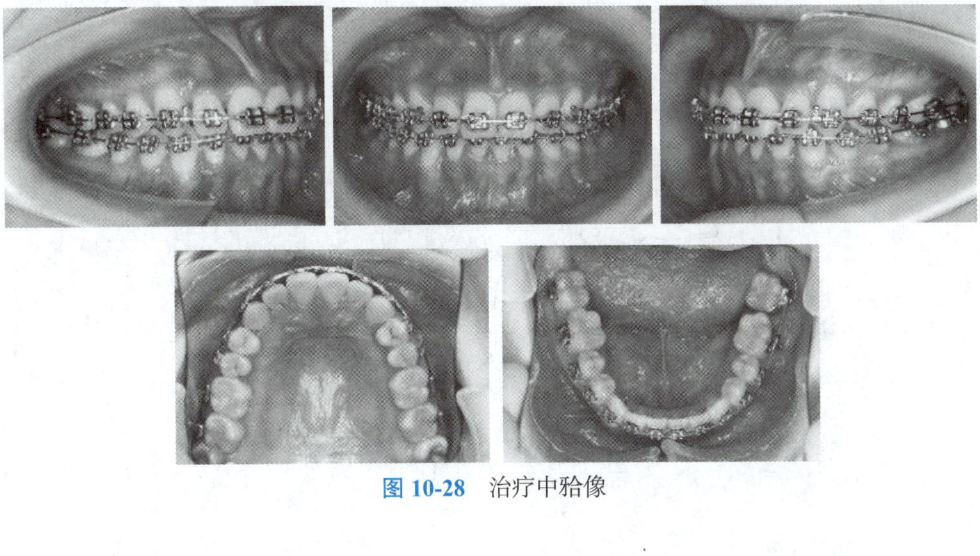

图 10-28　治疗中殆像

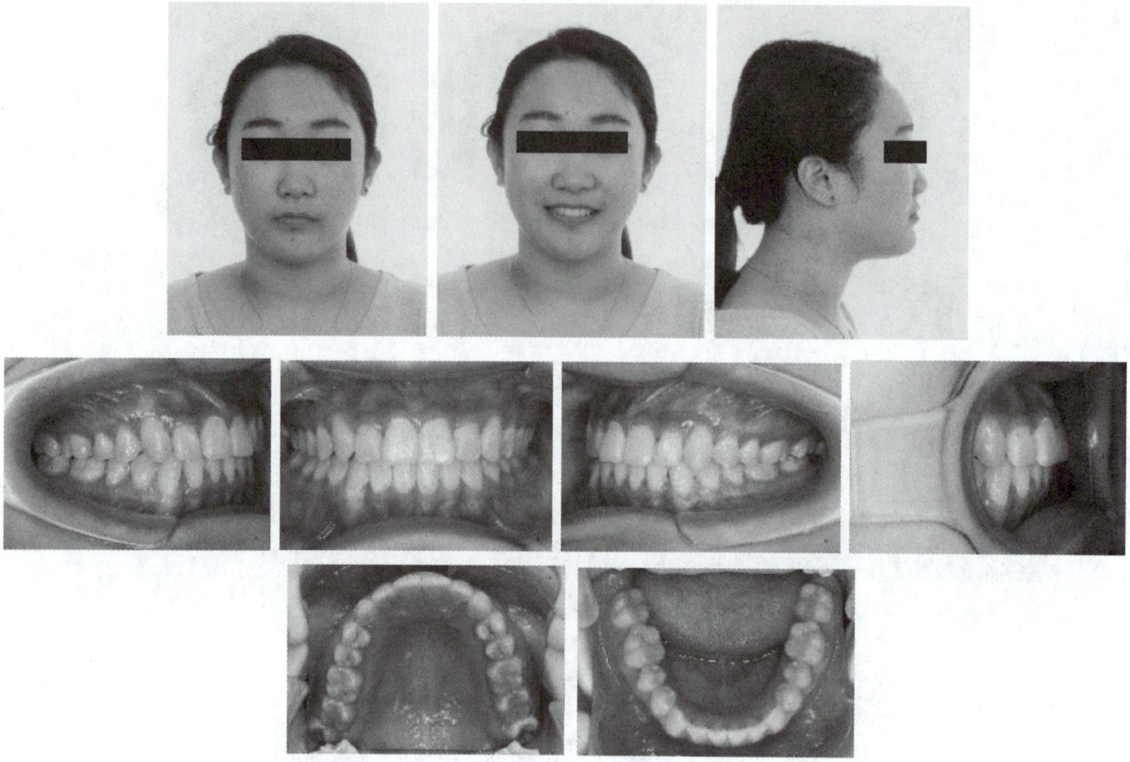

图 10-29　治疗后面殆像

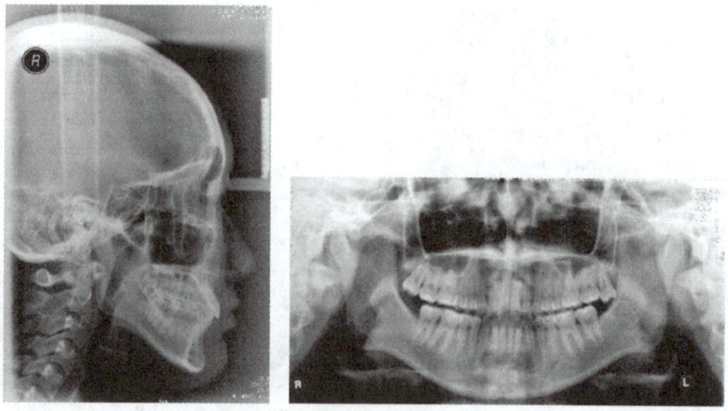

图 10-30　治疗后 X 线片

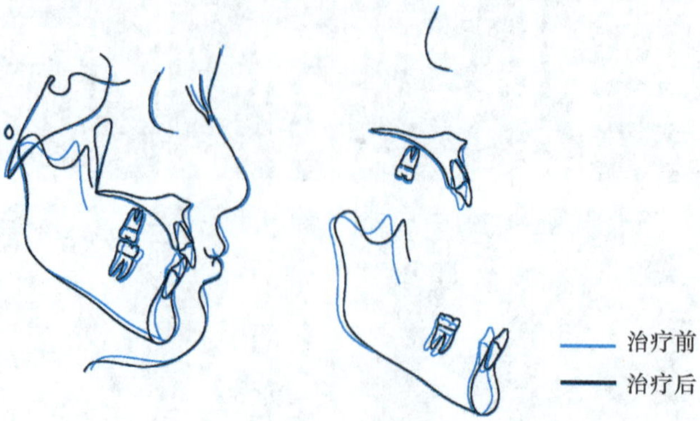

图 10-31　头影测量重叠图

（二）开䶮

1. 临床表现

（1）牙齿的垂直关系：在正中䶮位时上下前牙无覆䶮关系，切缘间存在间隙。开䶮的范围也因病因不同有不同表现，不良习惯所致的开䶮通常局限在前牙区，骨性开䶮的范围常延伸至磨牙区。开䶮根据垂直间隙的大小分为三度（图 10-32）。

Ⅰ度开䶮：上下切牙切缘间的垂直距离为 0 ～ 3 mm。

Ⅱ度开䶮：上下切牙切缘间的垂直距离为 3 ～ 5 mm。

Ⅲ度开䶮：上下切牙切缘间的垂直距离为 5 mm 以上。

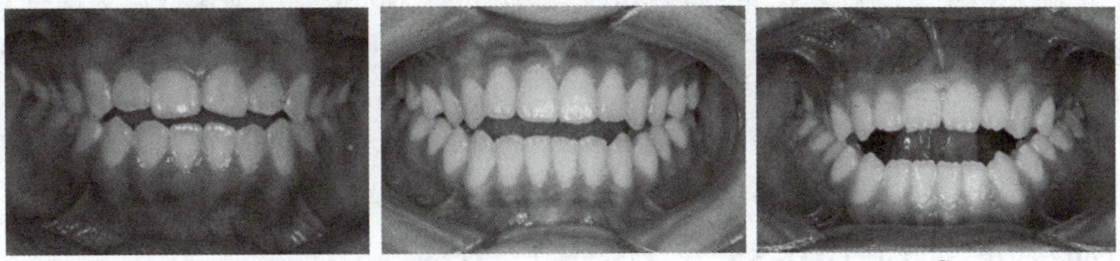

A　　B　　C

图 10-32　开䶮

A. Ⅰ度开䶮；B. Ⅱ度开䶮；C. Ⅲ度开䶮

（2）矢状关系：开䶮的患者一般同时伴有舌体位置的低下及下颌的顺时针旋转。在矢状关系上可以表现出安氏Ⅰ类、Ⅱ类及Ⅲ类等，多数表现出安氏Ⅱ类的关系。严重骨性Ⅲ类的患者也易于出现前牙的开䶮。

（3）䶮曲线：开䶮患者的 Spee 曲线一般较平缓或是反向的曲线，上颌的纵䶮曲线曲度较大。上下颌具有不同的䶮平面。

（4）面部表现：牙性开䶮的患者无明显的面部畸形。骨性开䶮的患者多表现出面下高度增加，闭唇困难，闭唇时颏肌紧张、颏后缩，下颌平面陡，下颌平面角大，面部狭长等。开䶮患者尤其骨性开䶮患者的咀嚼肌力常较弱。

2. 病因与机制

（1）病因：引起开䶮的病因有多种。①遗传因素，如家族的不良颌面部生长型，如开张生长的面型及一些遗传性疾病如颅骨-锁骨发育不良、Beckwith-Wieldman 综合征等；②不良习惯，如吐舌、吮拇、舌体位置低下、口呼吸等造成的前部牙齿萌出不足及下颌的顺时针旋转；③颞下颌关节的骨关节病，由于髁突骨质的磨耗吸收导致下颌升支不断变短而发生下颌的顺时针旋转；④全身疾病，严重的佝偻病患儿由于骨质疏松，在开闭口肌群的作用使下颌骨发育异常，形成开䶮畸形；⑤牙齿问题，如第三磨牙的阻生及萌出，牙齿早失后未进行及时修复后牙近中倾斜等。

（2）机制：开䶮可以由于牙齿、牙槽骨及颌骨的垂直发育异常所致。①牙性，前牙或前部牙槽骨发育不足，后牙或后部牙槽骨发育过度或两因素兼之。②骨性，上颌骨后部垂直发育过度或下颌升支发育不足引起严重的骨性开䶮。

3. 矫治原则　对于开䶮的矫治原则，一般需要适当压低后牙及后部牙槽骨或伸长前牙或促进前部牙槽骨的生长。另外，前牙内收产生的钟摆效应和后牙前移产生的楔形效应会使前牙的覆䶮加深，从而改善前牙的开䶮。颌骨发育异常造成的严重骨性开䶮，需要正颌手术进行上颌后部的上抬及下颌的逆时针旋转来改善患者垂直向面部发育异常。

4. 矫治方法

（1）从治疗设计考虑：前牙的舌向移动或后牙的近中移动均有利于前牙开䶮的矫治。矫治设计中的拔牙便于实现上述的牙齿移动，从而有利于开殆的纠正。而唇向移动前牙和远中移动磨牙，理论上会造成前牙覆殆减小或开殆，在开殆患者的治疗中应予以避免。

（2）前牙的伸长：对于牙性开殆的患者，如果是因前牙萌出不足或前部牙槽骨发育不足所致，同时唇齿关系表现为牙齿暴露不足时，治疗中可以在固定矫治器中采用使前牙伸长的方法如前牙的颌间垂直牵引改善前牙开殆。而对于唇齿关系为牙齿暴露过多的开殆患者，则应避免治疗中伸长前牙造成露龈笑，而应以后牙的压低移动来改善牙性开殆。

（3）后牙的压低：固定矫治器尤其是直丝弓矫治器对后牙产生的常为伸长的力，后牙的压低一般需要加用辅助装置如头帽口外弓、种植钉等。佩戴后牙殆垫对后牙也有一定的压低作用，但是对改善前牙开殆还要结合固定矫治器的弓丝及颌间牵引。

（4）正颌外科手术治疗：严重的骨性开殆常伴下面部过长，单纯压低后牙或伸长前牙很难改善患者的开殆及长面综合征，需要进行双颌手术，即上颌 LeFort Ⅰ型截骨后压低、下颌矢状劈开后逆时针旋转。

典型病例（图 10-33 ～ 10-39）

一般信息：患者，女，24 岁，主诉前牙开殆。

临床表现及检查：面部对称，面部垂直比例基本正常，侧貌唇部略突，颏部发育基本正常。下颌中线右偏 1.5 mm，右侧尖牙偏远中，磨牙基本中性关系；前牙开殆 3.5 mm，前牙反殆，反覆盖 1 mm；上牙列 3 mm 间隙，下牙列 6 mm 间隙。颞颌关节检查：未见异常。X 线检查：无缺失牙，双侧髁突形态基本正常。

头影测量分析：见表 10-8。

病史及家族史：无不良口腔习惯，家族无类似错殆。

表 10-8 治疗前后头影测量结果比较

项目	治疗前	治疗后	正常值
SNA（°）	80.3	80.0	82.8±4.0
SNB（°）	76.1	76.0	80.1±3.9
ANB（°）	4.2	4.0	2.7±2.0
NP-FH（°）	90.5	91.0	85.4 + 3.7
NA-PA（°）	5.9	6.5	6.6±4.4
U1-NA（mm）	0.8	0.3	5.1±2.4
U1-NA（°）	33.3	23.0	22.8±5.7
L1-NB（mm）	1.6	1.1	6.7±2.1
L1-NB（°）	42.0	24.9	30.3 + 5.8
U1-L1（°）	100.5	127.0	125.4 + 7.9
U1-SN（°）	114.0	105.2	105.7 + 6.3
MP-SN（°）	31.7	32.0	32.5 + 5.2
L1-MP（°）	114.3	96.9	92.6 + 7.0
Y 轴角	59.1	59.1	66.3 + 7.1
Po-NB（mm）	0.6		1.0 + 1.6

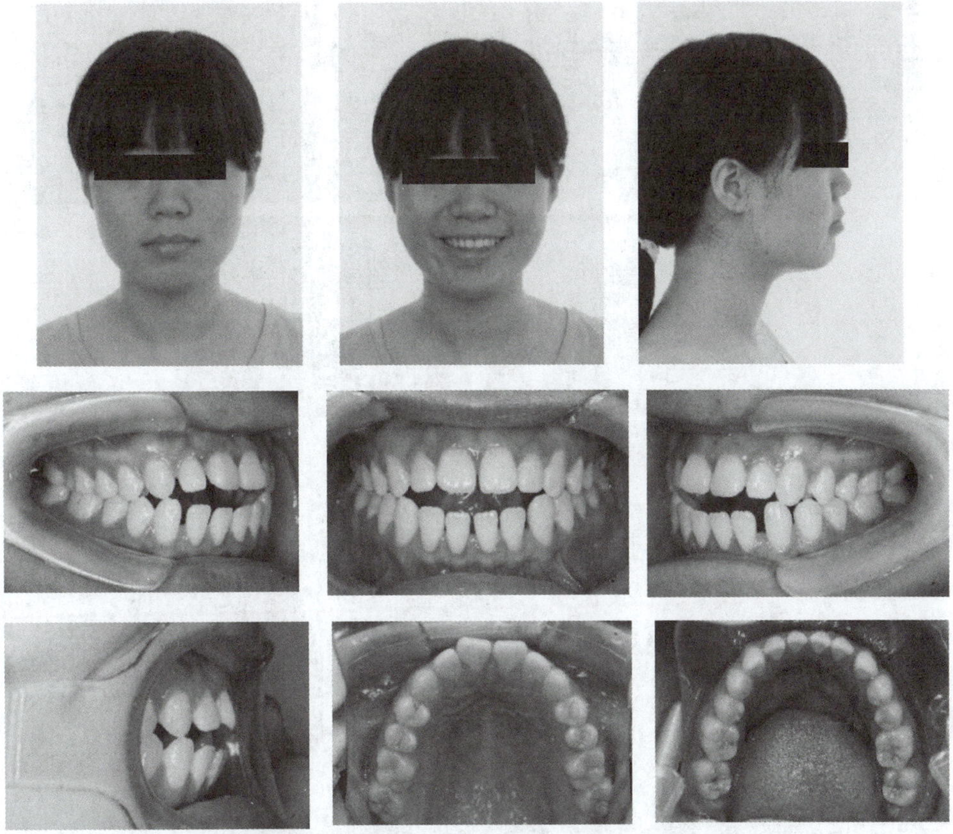

图 10-33 治疗前面殆像

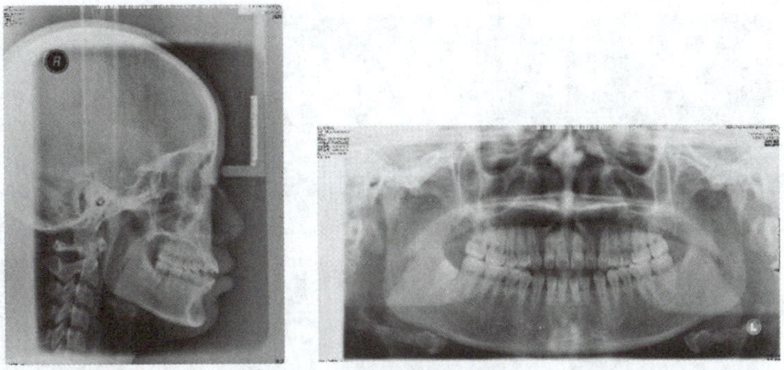

图 10-34 治疗前 X 线片

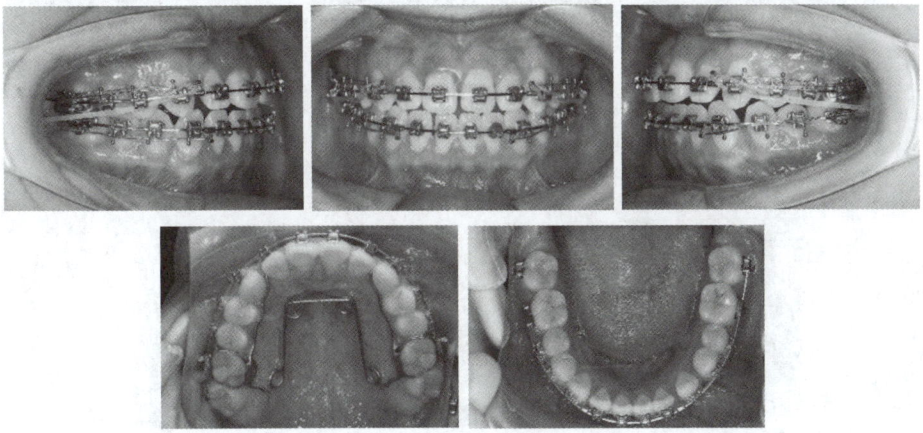

图 10-35 治疗中协调牙弓宽度

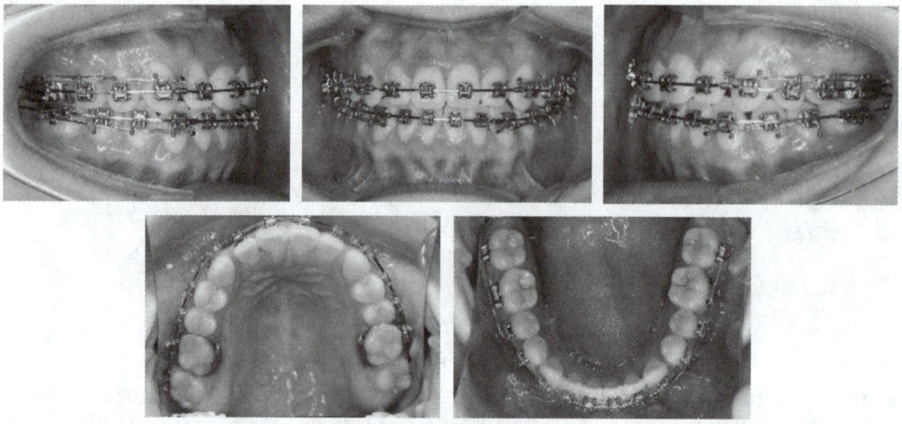

图 10-36　关闭牙弓间隙

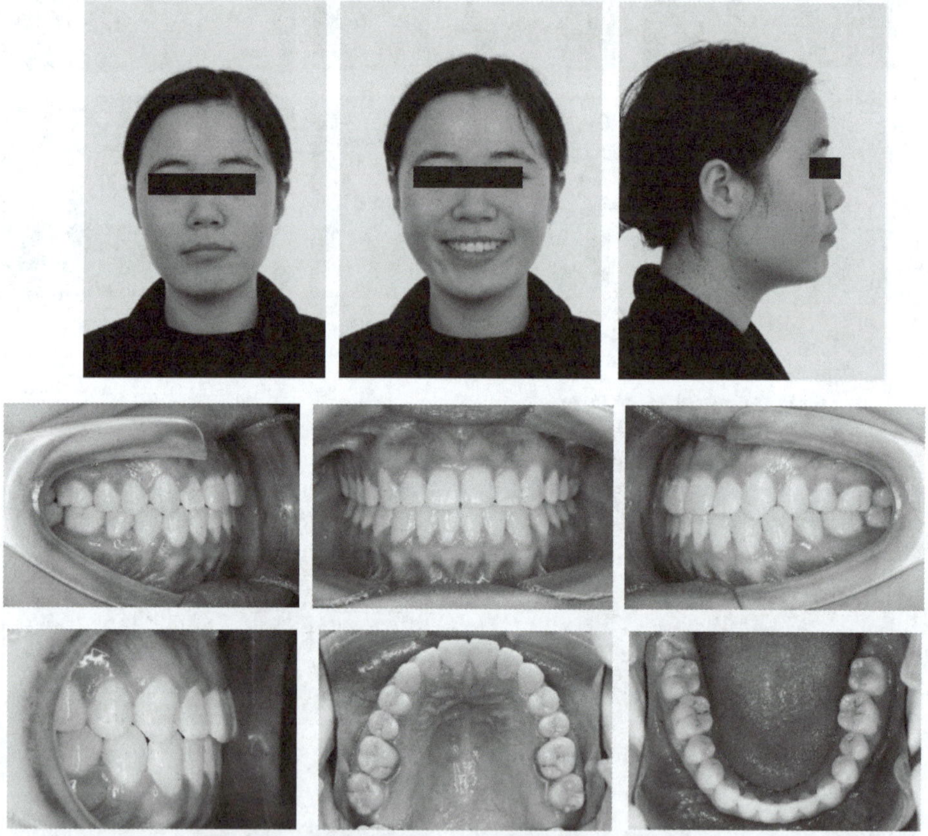

图 10-37　治疗后面殆像

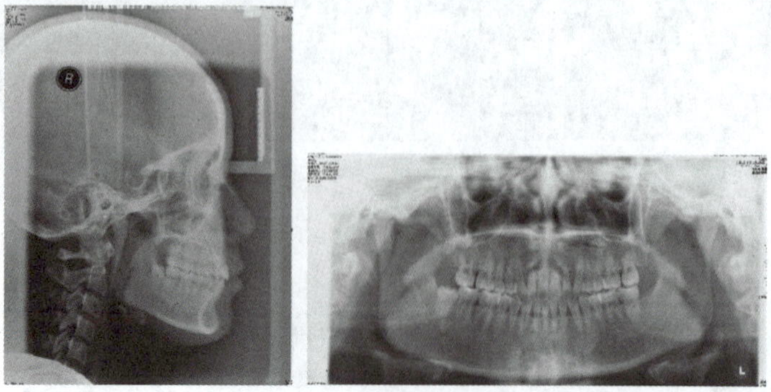

图 10-38　治疗后 X 线片

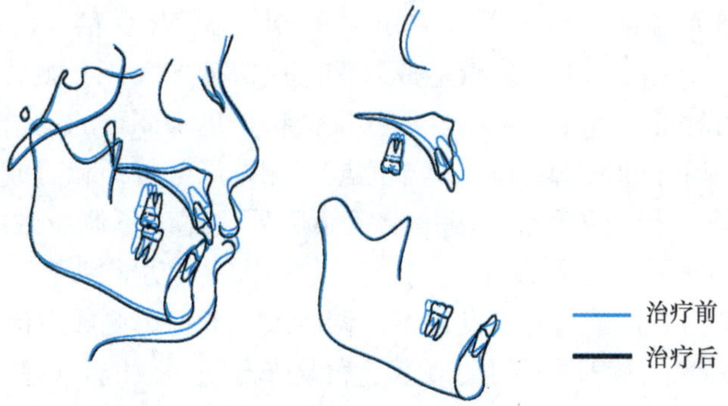

图 10-39 头影测量重叠图

诊断：安氏Ⅰ类，毛氏Ⅱ^{3}＋Ⅳ^{2}＋Ⅰ^{2}，骨型Ⅰ类均角。

治疗设计：不拔牙矫治，直丝弓矫治器＋四角舌弓矫治器，上颌扩弓，内收上下前牙，舌习惯控制。

病例分析：

（1）开殆患者多存在舌习惯，舌体位置较低，影响前牙开殆的矫治及治疗的稳定性。开殆矫治需要在治疗之初即考虑破除不良舌习惯，同时训练患者舌位置（舌上抬训练）。上颌四角舌弓矫治器调整上颌牙弓宽度，解决患者颌间宽度不调问题。

（2）该患者面型基本正常，上下牙弓中均有间隙，可以利用牙弓中间隙内收前牙来减小牙齿的唇倾和突度，同时前牙内收的钟摆效应可以同时解除前牙的开殆问题。

（3）治疗过程中，顺序更换弓丝，应用轻力，避免矫治力量过大造成的后牙失控、前牙转矩丢失等。后牙失控常会加重前牙的开殆，影响前牙开殆的矫治。

（4）开殆治疗中需注意垂直向控制。避免较长时间应用颌间牵引，颌间牵引以短牵引为佳，以免造成后牙伸长对垂直向控制的不利影响。

（5）全程关注患者继发舌习惯的控制情况和舌肌训练情况，控制良好的患者治疗稳定性好。

（李巍然）

五、后牙反殆和锁殆的矫治

（一）表现和危害

上下后牙的颊舌向位置关系不调，可以记录为后牙的深覆盖或者反殆。

1. 后牙锁殆 上颌后牙盖过下颌后牙的水平距离大于正常时，定义为后牙深覆盖。当这种深覆盖增大至上颌后牙舌尖与下颌后牙颊尖相对，或超过下颌后牙颊尖、殆面没有咬合接触的关系时，为正锁殆。后牙锁殆可以表现为个别牙或者多个后牙的锁殆。个别后牙锁殆常由于替牙障碍、局部萌出间隙不足、上下颌后牙错位萌出而形成，第二恒磨牙的锁殆较为常见。虽然其对美观及颌骨发育影响不大，但可能对颞下颌关节有不良影响。多个后牙锁殆一般是因为上下颌后牙段宽度不调，诊断为毛氏Ⅲ类第一分类错殆，可以是单侧的，也可以是双侧的。双侧多数后牙锁殆较少见。单侧后牙锁殆一般由于一侧多数乳磨牙严重龋坏或早失造成，不得不用对侧后牙单侧咀嚼、有咬合接触，而患侧后牙废用，替换恒牙异常萌出，常形成锁殆。后牙段的宽度不调无论单侧或双侧，都有可能影响颌面部的生长发育，诱发颞下颌关节紊乱病及降低咀嚼效能。

2. 后牙反殆 后牙覆盖减小至上下颊尖相对开始即为后牙反殆，可能对牙列局部、咀嚼功能、颞下颌关节健康及颌面部生长发育造成影响。反覆盖加大，上颌后牙颊尖的颊斜面与下颌后牙舌尖的舌斜面相对时为后牙反锁殆。后牙反锁殆是更为严重的反殆状况。后牙反殆可以表现为个别牙或者多个后牙的反殆，可以是单侧或双侧。局部替牙障碍或间隙不足可以引起个别后牙反殆。后牙段多个牙齿的反殆一般是上下颌后牙段宽度不调所致，诊断为毛氏Ⅲ类第二分类错殆，可以是单侧的，也可以是双侧的。其多由一些功能因素，如偏侧咀嚼、咬合干扰、不良习惯等，以及上下颌骨间宽度发育不协调所致。无论单侧或双侧的后牙反殆，都有可能影响颌面部的生长发育，诱发颞下颌关节紊乱病及降低咀嚼效能。单侧后牙的反殆还经常会伴随上下牙弓中线的不一致、下颌偏斜及颜面不对称。

（二）机制

后牙反殆和锁殆虽然病因及表现不一样，但都是上下后牙相对位置和宽度的不协调，形成的机制有共性之处，归纳如下。

1. 后牙段牙齿倾斜角度异常造成的反殆和锁殆 后牙段多个牙齿萌出倾斜角度异常会形成后牙反殆或锁殆，即上颌后牙舌倾和（或）下颌后牙颊倾导致后牙段反殆；而上颌后牙颊倾和（或）下颌后牙舌倾导致后牙深覆盖或锁殆。如一侧下颌多数乳磨牙重度龋坏或者早失，导致废用侧下颌继替恒牙容易出现舌向倾斜萌出，发展成多数后牙正锁殆。有些不良习惯和吮指习惯、颊肌的力量可以导致上颌后牙舌向倾斜、牙弓变窄，引起后牙反殆。

2. 上下牙弓（牙槽骨）间宽度发育不协调造成的反殆和锁殆 生长发育过程中由于遗传、不良口腔习惯等造成的上颌发育过窄和（或）下颌过宽可引起后牙反殆。例如唇腭裂术后患者、口呼吸及一些不良吮吸习惯患者常出现上牙弓宽度发育不足，引起单侧或双侧后牙反殆。

一般而言，下颌牙弓发育过小、下颌后缩、上颌发育过大形成的双侧后牙正锁殆即布罗迪咬合（Brodie bite）较少见。外伤或手术因素造成下颌牙弓发育不对称，可能形成单侧的后牙锁殆。

3. 因下颌颌位异常形成的单侧后牙反殆 常因存在咬合干扰形成下颌颌位向一侧偏斜，使偏侧后牙呈反咬合。这种机制形成的后牙反殆通常会伴有后牙的代偿性倾斜——上颌后牙颊向倾斜、下颌后牙舌向倾斜以及牙弓形态不对称。

4. 个别牙反殆和锁殆 常由局部间隙不足、后牙拥挤造成。局部替牙障碍如乳磨牙早失、滞留或恒牙胚位置异常等，都可能导致上颌后牙的腭向萌出和（或）下颌后牙的颊向萌出，形成后牙反殆；或上颌后牙的颊向萌出和（或）下颌后牙的舌向萌出，形成后牙锁殆。不恰当的早期干预因素，如替牙期过度远中移动第一恒磨牙，经常会造成上颌后部空间不足，导致第二磨牙的颊向或腭侧萌出，造成第二磨牙锁殆或反殆。

（三）矫治

对于后牙存在的反殆和锁殆应该及时矫治，避免对生长发育、颞下颌关节及口颌系统功能造成不良影响。无论是多牙还是单个牙齿，是乳牙期、替牙期还是恒牙期，总体原则是及时发现、及时治疗。后牙反殆和锁殆往往是患者存在的错殆畸形的表现之一，通常还伴有其他错殆畸形需要矫治。但矫治原则是首先解决后牙的颊舌向问题，然后进行其他畸形的矫治。

临床矫治后牙反殆和锁殆需根据形成机制不同选择相应的矫治方法。

1. 后牙段反殆的治疗

（1）后牙倾斜引起的后牙段反殆：治疗原则就是要解除后牙的异常倾斜状态，根据情况将上颌舌向倾斜的后牙颊向倾斜移动和（或）将下颌颊向倾斜的后牙舌向倾斜移动来完成治疗。

上颌后牙舌侧倾斜时，可以采用上颌扩弓器、颊向移动上颌后牙使后牙反𬌗得以矫正。常见的扩弓器有上颌活动分裂基托矫治器（图 10-40）、四角簧（图 10-41）、上颌螺旋扩大器 Hyrax（图 10-42）等。一般情况下，3～6 个月即可矫正后牙反𬌗。对于有些后牙不适合戴用以上扩弓装置的患者，有时会采用上下颌牙齿间的交互牵引来矫正舌侧倾斜的上颌后牙（图 10-43），即在舌向倾斜的上颌后牙舌侧粘接或者在带环上焊接舌侧扣，对应的下颌后牙颊侧粘接颊面管或者在带环的颊面管间做皮圈牵引，从而产生上颌后牙向颊向移动的力量。下颌牙列要注意加强支抗，以避免上下颌交互牵引时的反作用力破坏下牙列牙齿正常的颊舌向倾斜度。另外，注意交互牵引对磨牙造成的伸长的控制。最后，交互牵引对单个牙齿的矫治比较适用，在用于后牙段多个牙齿同时矫治时效率不高，常会采取一个牙一个牙分次矫治的策略。

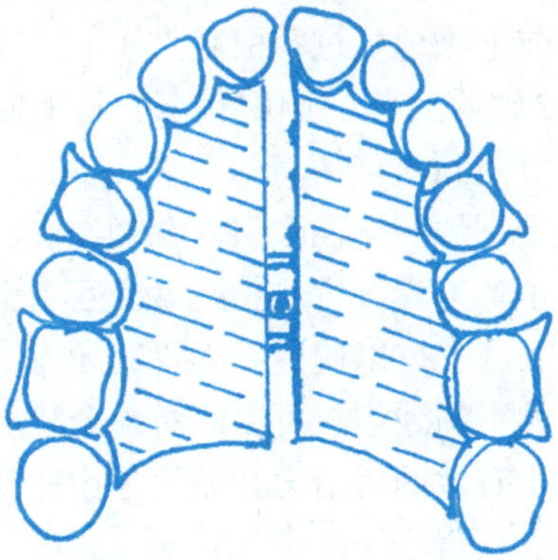

图 10-40　上颌活动分裂基托矫治器

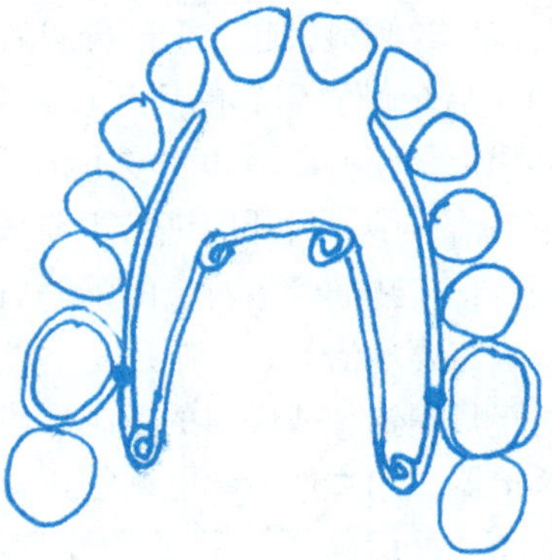

图 10-41　四角簧

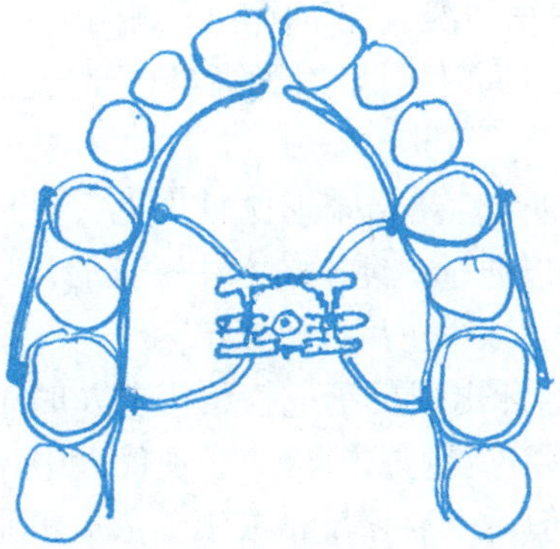

图 10-42　上颌螺旋扩大器 Hyrax

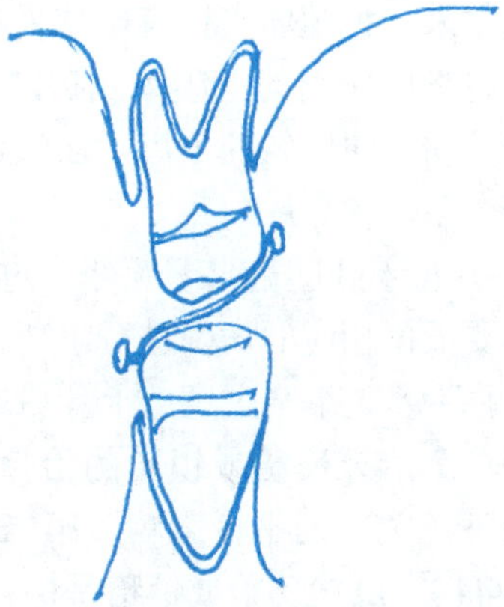

图 10-43　上下颌后牙牙齿间的交互牵引

下颌后牙颊向倾斜时，多采用上下颌后牙的交互牵引来矫正。在交互牵引时，上颌牙列要注意加强支抗，避免上颌后牙正常的颊舌向倾斜度遭到破坏。

（2）上颌牙弓狭窄引起的后牙段反𬌗：要考虑是否有生长潜能，能否进行矫形力矫治，以扩展牙弓。

对于生长发育期的患者，轻度到中度上颌牙弓狭窄引起的后牙反𬌗，可以用上颌快速扩弓矫治器（图 10-42）打开腭中缝、扩大上颌牙弓，达到生长改良的效果，从而协调上下颌牙弓。同时，上颌牙弓扩展也能使上后牙出现一定程度代偿性颊倾来矫正反𬌗。而重度上牙弓狭窄（唇腭裂术后）引起的后牙段反𬌗，单纯的扩弓治疗难以达到完全将上颌牙弓宽度扩大到与下颌牙弓协调，只能通过正颌外科手术来矫正。

对于非生长发育期的成年患者，轻度的上颌牙弓狭窄可以通过上颌扩弓矫治器代偿性颊向倾斜移动上颌后牙来矫正反殆；中到重度的上颌牙弓狭窄可依据情况通过种植体支抗扩弓，或手术辅助的上颌快速腭扩展或者正颌外科手术来矫正。

（3）由于咬合干扰导致的单侧后牙段反殆：常伴有反殆侧上颌后牙颊向倾斜、下颌后牙舌向倾斜代偿，以及轻度的上颌宽度发育不足。因而这类后牙反殆矫治时注意去除咬合干扰的病因，同时还需要解除牙齿的倾斜和上颌宽度发育不足，配合适当颌间牵引，引导下颌回到正常的位置。

（4）下颌牙弓过宽引起的后牙段反殆：这种情况较少，依据错殆程度选择不同治疗。轻度下颌牙弓过宽可以通过扩大上牙弓或上下牙齿的代偿性移动进行矫治，严重的宽度不调只能通过正颌外科手术来矫治。

2. 后牙段锁殆的治疗 后牙段锁殆常常由于上颌后牙的颊向错位或倾斜，或者下颌牙齿的舌向错位或倾斜引起。少部分患者是由于上牙弓过宽或下颌牙弓过窄引起。

（1）后牙倾斜引起的后牙段锁殆：治疗原则就是要解除后牙的倾斜状态，将上颌颊侧倾斜的后牙舌向倾斜移动和（或）将下颌舌侧倾斜的后牙颊向倾斜移动。

正畸治疗中，后牙段锁殆主要采取的矫治措施就是上下颌的交互牵引。在颊向倾斜的上颌后牙颊侧粘接颊面管，对应的下颌后牙舌侧粘接或者在带环上焊接舌侧扣间做交互牵引。矫治中要明确需要矫治的是上颌还是下颌，从而相应加强对颌的支抗以避免不必要的牙齿改变。

对于颊向错位或倾斜的上颌牙齿和（或）舌向倾斜的下颌牙齿，可以同时配合相应牙弓的固定矫治器，用弹性弓丝能恢复正常唇弓形态的特点产生有效的矫治力，促使牙齿移动到正常的位置。

当患者锁殆较为严重时，在交互牵引时容易引起咬合创伤而导致牙齿松动，且由于咬合锁结牙齿难以移动，可以采用后牙殆垫打开咬合锁结。当锁殆矫正后，再逐渐磨去后牙殆垫。

近年来，种植体支抗应用越来越广泛，特别适合矫正锁殆。一般在上颌的腭侧植入种植体支抗，将颊向倾斜的上颌磨牙腭向移动并压低；也可根据情况，在下颌后牙颊侧植入微螺钉，以颊向移动舌向倾斜的牙齿。在颊舌向移动牙齿时还可以同时压低伸长的后牙，避免上下颌牙齿的咬合创伤。

（2）上牙弓过宽或下颌牙弓过窄引起的锁殆：这种骨性错殆畸形比较少见，生长发育过程中需要根据相应的病因进行阻断，但一旦形成，是难以通过单纯正畸方法矫正的，只能配合正颌外科手术，缩窄过宽的上牙弓或扩宽缩窄的下牙弓，以矫正后牙段锁殆。

3. 单个后牙反殆或锁殆的治疗 单个后牙特别是磨牙出现反殆或锁殆需要及时矫治，避免对颞下颌关节的不良影响。第二恒磨牙常因萌出间隙不足造成锁殆，在现代人中比较常见（图10-44）。虽然反殆或锁殆是两种不同的错殆表现，但单个后牙反殆或锁殆形成机制和矫治原则相似。单个后牙的反殆或锁殆通常由于局部拥挤造成，因而需要考虑先创造间隙、解除拥挤。是否需要拔牙要综合考虑牙列矫治的需求而定。错位的第二磨牙排入牙列需要占据磨牙后部的间隙，要优先考虑检查和拔除第三磨牙。

在解除拥挤的前提下，将错位的后牙排入牙列。如果是双尖牙区的反殆或锁殆，按照固定矫治器排齐牙齿，一般可以一并解除反殆及锁殆。单个磨牙的反殆或锁殆多采用交互牵引进行矫治。矫治颊侧或舌侧错位的磨牙时，需要考虑加强对颌牙齿支抗，避免产生不必要的牙齿移动。同时要根据错位牙齿的锁结程度以及前牙覆殆，选择使用平面导板或者殆垫，脱离牙尖锁结，避免交互牵引时引起咬合创伤。因交互牵引存在垂直向的分力，可能造成牙齿一定程度的伸长，在一些特别需要避免磨牙伸长移动的患者，可以考虑种植体支抗。

典型病例

一般信息：患者，男，15 岁，主诉上下牙列不齐。

临床表现及检查：正面观左右对称，侧面观突，下颌颏部后缩。口内：磨牙关系完全远中关系，上前牙舌倾，上下牙列前部轻度拥挤，前牙深覆𬌗，上颌右侧后牙段拥挤，17/47 呈锁𬌗，表现为上颌第二磨牙颊倾、第一磨牙稍腭侧位，下颌第二磨牙稍舌倾，𬌗面无咬合（图 10-44）。曲面断层 X 线片显示：上颌第三磨牙埋伏阻生。

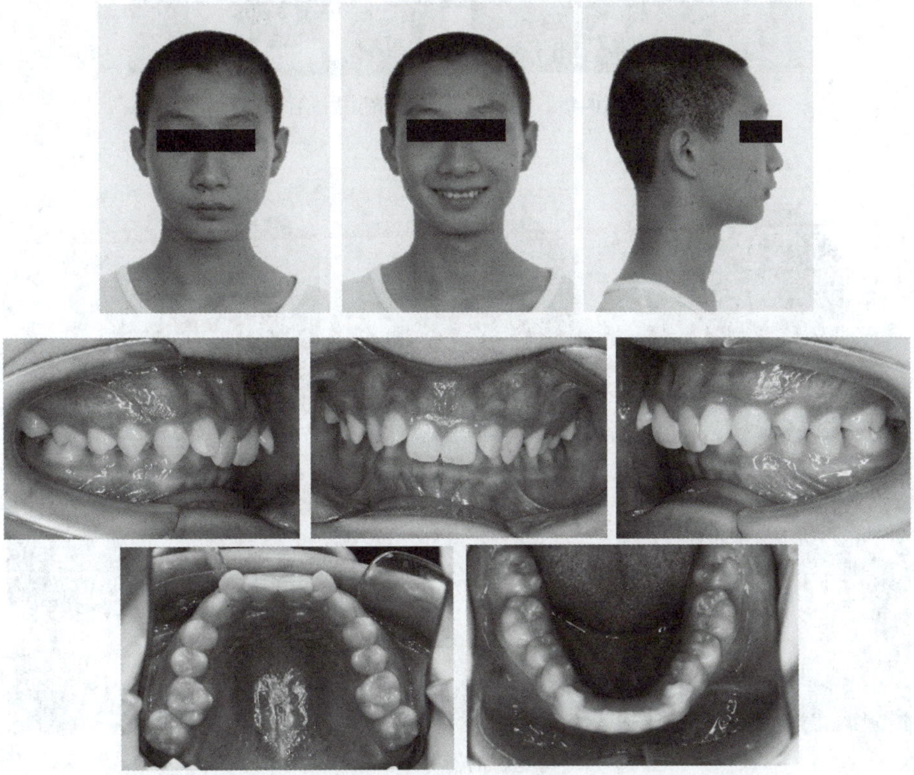

图 10-44　正畸治疗前面𬌗像，右侧上下第二磨牙锁𬌗

矫治设计：拔除第三磨牙，排齐牙列，配合功能矫治器，导下颌向前，改善牙突，解除第二磨牙锁𬌗。

病例分析：患者存在第二磨牙的锁𬌗，需要及早矫治，有利于调整后牙弓形，配合导下颌向前，建立咬合；考虑到第三磨牙埋伏阻生会形成磨牙区的局部拥挤，不利于第二磨牙锁𬌗矫治，建议患者在矫治前拔除。

通过上下第二恒磨牙间的交互牵引矫治右侧第二磨牙锁𬌗，同时配合右侧上颌后牙局部固定矫治器，利用弹性弓丝辅助拥挤排齐、解除锁𬌗。因上颌前牙舌倾，妨碍下颌向前导出，在纠正后牙锁𬌗的同时，排齐上颌前牙，为导下颌向前做准备。第一阶段治疗后，17/47 第二磨牙覆盖基本正常，颊倾的上颌第二磨牙和舌倾的下颌第二磨牙向牙列方向移动，上颌后牙弓形得以调整，上下颌磨牙𬌗面有咬合，仍稍不齐，上颌前牙唇倾排齐（图 10-45）。

第二阶段，Twin-Block 矫治器导下颌向前，矫治磨牙远中关系，改善侧貌突、下颌颏部后缩（图 10-46）。

第三阶段，配合上下颌固定矫治器，排齐牙列，调整咬合（图 10-47）。

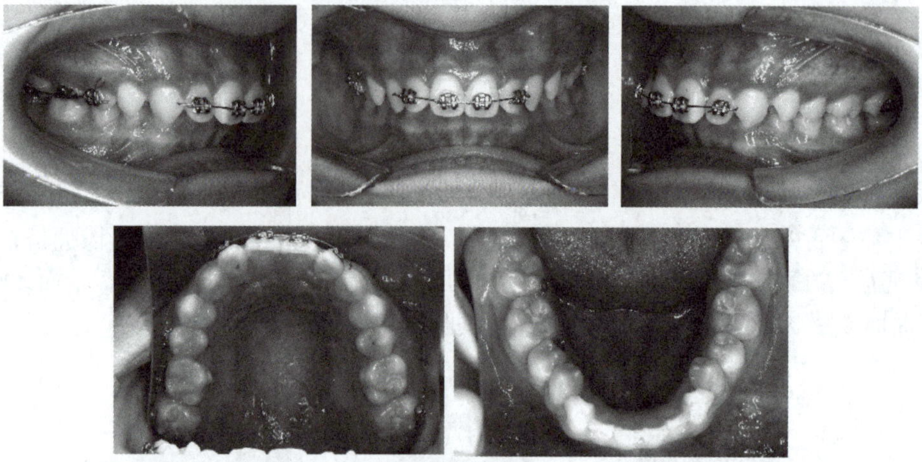

图 10-45　右侧后牙锁𬌗解除后𬌗像

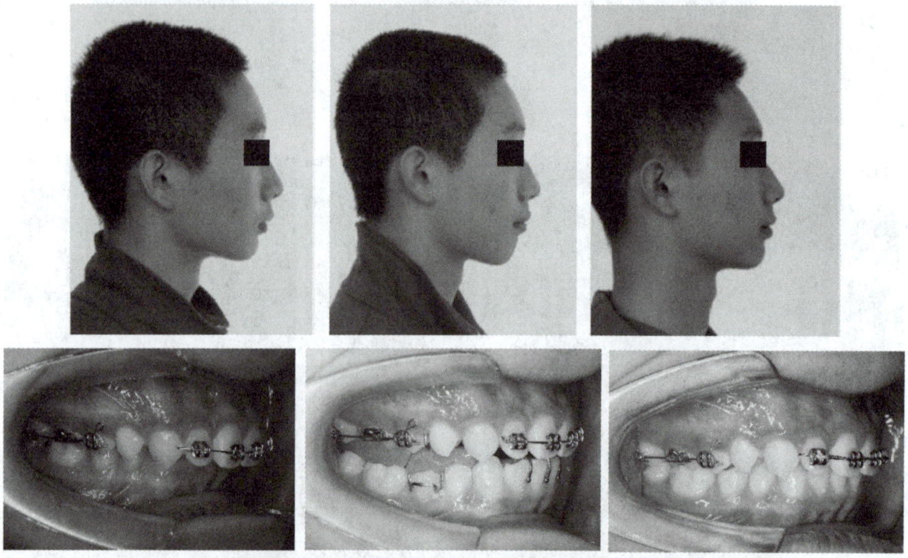

图 10-46　功能矫治器导下颌前后面𬌗像

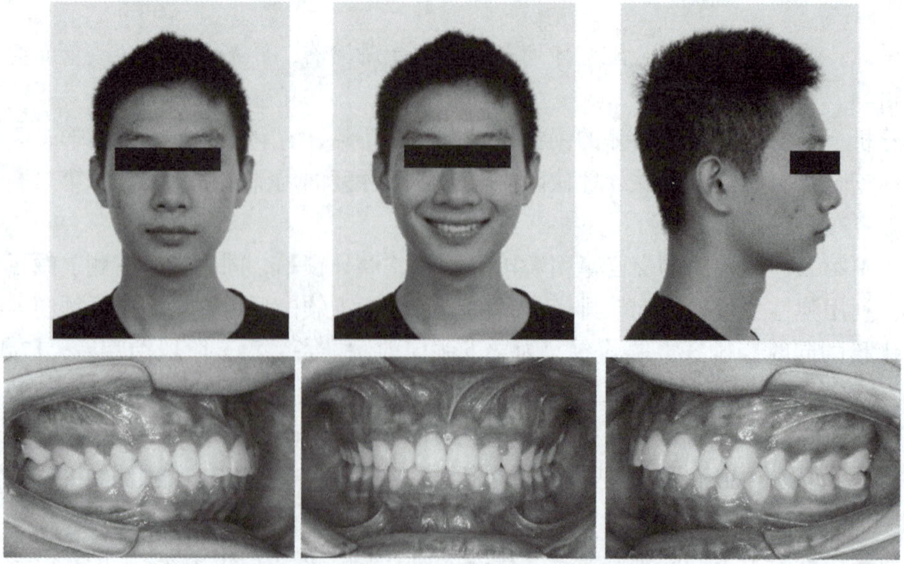

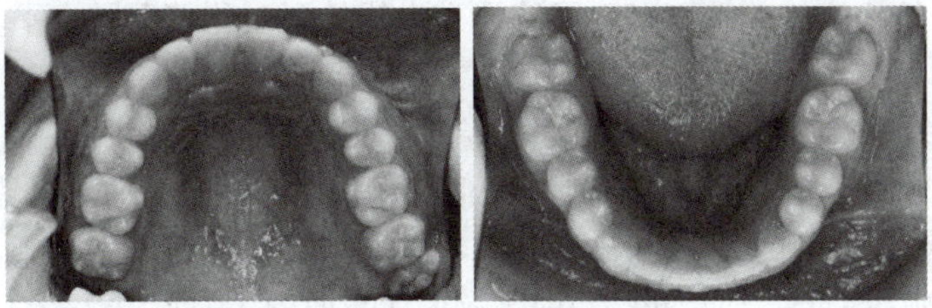

图 10-47 固定矫治完成后面𬌗像

（李小彤）

六、颜面不对称的矫治

（一）概念

颜面对称性的经典概念是由 Leonardo de Vinci 描述的，即平分面部的垂线经过鼻、唇、颏的中点；两侧瞳孔至平分面部垂线的距离相等；连接两瞳孔的直线与平分面部的垂线所成的角为直角。目前多数解剖图谱中仍沿用这一概念。1878 年，艺术家 Hasse 最早发现颅面的不对称性现象。他发现古希腊的雕像存在轻度到中度的不对称。Thompson 指出，正常范围的不对称不明显，而异常的不对称却十分显著。有研究表明，基本对称的正常𬌗个体的面部非对称率小于 10%。但是，有些由于牙齿错𬌗畸形引起的颜面不对称程度即使较轻，特别是有些处于生长发育期的颜面不对称患者，其非对称率虽然在正常范围之内，也应该及时治疗，以防止颜面不对称畸形随着生长发育而变得更加严重。

（二）病因

1. 单侧髁突良性肥大 单侧髁突的良性肥大可引起颜面不对称。

2. 半侧面部发育不全 先天性半侧面部发育不全的患者下颌髁突部位有组织缺损，严重的病例可出现下颌骨远中部分的缺失。一般的病例只是患侧下颌骨较小、发育缓慢而导致颜面不对称。

3. 肿瘤 累及髁突的肿瘤可改变髁突的正常结构，由于肿瘤的过度生长，继而引起颜面不对称。

4. 髁突外伤 下颌髁突如果在出生时或出生后受到外伤，很可能以后发生颜面不对称。这是因为外伤影响了髁突的发育，而另一侧髁突正常发育，从而引起颜面不对称。

5. 错𬌗畸形 某些错𬌗畸形与颜面不对称有关，常见的为单侧多数后牙的反𬌗或锁𬌗。

6. 偏侧咀嚼 由于龋齿或不良习惯引起偏侧咀嚼，长期的偏侧咀嚼与颜面不对称有密切关系。

7. 颞下颌关节紊乱病 颞下颌关节紊乱病有可能引起髁突吸收，对于颜面不对称有促进作用。

（三）检查方法

1. 临床检查 颜面不对称的临床检查应从垂直向、前后向、横向来观察不对称。临床检查又可分为包括咬合在内的牙列检查以及颜面部软组织的检查。

（1）牙列中线的检查：检查牙列中线时，患者应端坐，两眼平视前方，头颈部自然放松，使眼耳平面与地面平行，以软组织鼻根点与鼻下点连线作为正中矢状参考线，观察上下牙齿中线与面部正中矢状线的关系，以此了解牙列中线的不对称情况。水平参考线则以瞳孔连线为基准。

对于牙列中线的检查应从张口位、息止𬌗位、正中关系位及正中𬌗位进行。骨性颜面不对称患者正中关系位和正中𬌗位时可表现出相似的牙列中线偏移。而对于错𬌗导致的咬合干扰、早接触造成下颌移位引起的不对称，牙齿中线在正中关系位和正中𬌗位则表现不一致，即仅在正中𬌗位时下颌中线偏斜，而息止𬌗位时下颌中线与面中线一致，这一点在临床上要注意观察鉴别。

（2）颌间关系的检查：颌间关系的检查包括前后、横向和垂直三个方向。颜面不对称的患者经常表现为两侧磨牙在近远中关系上不一致，例如一侧磨牙关系中性，另一侧磨牙关系近中等。在牙弓宽度方面，下颌偏斜的患者常常伴有单侧后牙的反𬌗或锁𬌗。吮指和轻度下颌前突的患者多表现为上颌牙弓宽度不足，这种儿童在咬合时常常将下颌偏向一侧，以获得较好的咬合功能，导致单侧后牙反𬌗。另外，长期偏侧咀嚼与颜面不对称有密切关系。随着颜面不对称的发展，可以表现为两侧下颌升支高度不一致，引起𬌗平面偏斜。临床检查𬌗平面偏斜时可让患者咬一个压舌板，观察其与两侧瞳孔连线的关系。多数骨性颜面不对称患者表现出不同程度的垂直向不调。

（3）颞下颌关节的检查：对于颜面不对称的患者应进行颞下颌关节的检查。一般认为如果下颌运动正常，颞下颌关节不会严重受损，下颌活动受限，通常提示有颞下颌关节问题，因此下颌最大开口度是一个重要指标。常规检查包括咀嚼肌和关节区有无压痛、弹响以及开口受限。另外，对于颜面不对称的患者还应注意开口型有无异常，必要时应该请关节科医生会诊。

2. 影像学检查

（1）后前位 X 线头影测量：后前位 X 线头影测量对于颜面不对称的诊断有重要价值。当临床检查中发现牙齿中线偏斜或具有颜面不对称畸形时，都应该拍摄后前位 X 线片，进行后前位 X 线头影测量，以确定畸形的程度和位置。由于头颅后前位 X 线片重叠影响多，不易辨认，另外它显示的是二维影像，因此后前位头影测量具有局限性。

（2）头颅侧位 X 线片：头颅侧位 X 线片虽然不能测量颜面不对称，但是可以了解颜面不对称患者是否还有长度和高度的不调。此外，还可以了解下颌骨两侧在水平位置上的差异。明显的颜面不对称在头颅侧位片上，下颌骨下缘两侧可以看到高矮不一致。

（3）全口曲面断层片：全口曲面断层片虽然不能定量测量颜面不对称的程度，但是可以帮助了解两侧下颌骨髁突的发育情况以及牙齿发育和萌出情况，对于颜面不对称的诊断和治疗具有重要的参考价值。

（4）CT 检查：随着影像技术的发展，CBCT 扫描技术已经广泛应用于颜面不对称的检查与诊断。目前 CT 三维重建技术能够精确进行两侧颌骨的线距测量，计算出两侧颌骨长度的差异，具有二维影像学方法无法比拟的优势。对于需要正颌手术治疗的严重颌骨畸形，如半侧颜面发育不全的患者，CT 检查可以定量评价骨骼畸形程度，有助于手术计划的制订。

（四）诊断

明确诊断对于颜面不对称的治疗很有帮助，一般可以将颜面不对称分为牙性和骨性两大类。

1. 牙性 牙性颜面不对称主要是因患者存在𬌗干扰，例如上牙弓狭窄、后牙反𬌗或锁𬌗而导致患者正中关系𬌗到正中𬌗出现不调，引起下颌在正中𬌗位时向一侧移位、上下颌中线不正。牙性下颌偏斜的患者处于息止𬌗位时，下颌偏斜消失。影像学检查时不存在明显的骨骼畸形。

2. 骨性 骨性颜面不对称主要是由于颌骨两侧发育不对称造成的。患者无论在正中𬌗位还是息止殆位都存在颜面不对称。骨性颜面不对称畸形一般较牙性颜面不对称严重。影像学检查可以明确骨骼畸形的存在。

（五）治疗

颜面不对称的治疗应该针对病因进行，首先要根据患者的检查结果明确诊断。牙性颜面不对称应该进行正畸治疗，而严重骨骼畸形引起的颜面不对称主要采用正畸-正颌联合治疗。

1. 正畸治疗　正畸治疗主要针对牙性和轻、中度骨性颜面不对称患者，可采用单纯正畸方法加以矫正，拔牙与否要根据患者牙齿拥挤和面型凸度决定。对于具有少量骨骼畸形，需要拔牙治疗颜面不对称的患者，根据具体情况可以考虑不对称的拔牙方式。在矫治器的选择上，目前固定矫治器仍然是颜面不对称最有效的治疗手段。①单侧后牙反殆：对于单侧后牙反殆的患者，应该开展上颌牙弓，解除后牙反殆，促进下颌偏斜的矫正；②锁殆：利用交互牵引，必要时可以配合后牙殆垫；③上下牙弓中线不调：不对称弹力牵引是矫正颜面不对称的常用方法，主要有不对称牵引，即一侧使用Ⅱ类或Ⅲ类牵引，另一侧不进行颌间牵引；也可以一侧使用Ⅱ类牵引，同时在另一侧使用Ⅲ类牵引，牵引方式要根据患者需要灵活运用。在使用不对称牵引前，应该注意调整上下颌牙齿的位置关系，保证当下颌偏斜矫正后，患者在新的正中殆位咬合时上下颌牙齿无干扰，为下颌调位创造良好的条件。不能在未消除殆干扰的情况下长时间使用左右两侧的不对称牵引或中线牵引，可以引起牙齿倾斜和殆平面倾斜。

2. 正畸-正颌联合治疗　对于骨骼畸形严重的颜面不对称患者，不能单纯采用正畸的方法，而应该采用正畸-正颌联合治疗。对于恒牙早期的骨性颜面不对称患者，一定要制订一个总体的治疗方案。当正畸掩饰治疗与日后的正畸-正颌联合治疗在拔牙的问题上存在矛盾时，切忌轻易拔牙进行正畸掩饰治疗，而应该密切观察患者的生长发育情况，假若颜面不对称畸形仍然不断加重，超出正畸治疗范围，这时需要暂时放弃正畸治疗。待患者生长发育完成后，进行正畸-正颌联合治疗，纠正骨骼畸形，改善颜面不对称。

正畸-正颌联合治疗矫治骨性颜面不对称的治疗程序与矫治其他骨性错殆畸形的相似，但是术前正畸去代偿过程较单纯的长度不调患者复杂。颜面不对称患者包括长度方向的去代偿，还包括宽度方向的去代偿，而宽度的去代偿在两侧是不对称的。术前正畸决定正颌手术中上下颌骨相对移动的距离，对于颜面不对称患者，长度和宽度方向的相对移动对于骨性颜面不对称的面型改变至关重要，只有高水平的术前正畸治疗才能为最大限度地改善颜面不对称创造条件。对于有些严重的骨性颜面不对称患者，特别是有些半侧面部发育不全的患者，需要采用牵张成骨的方法，它可以增加升支长度而改善颜面不对称，扩大了传统正颌手术的治疗范围。骨性颜面不对称的正畸-正颌联合治疗程序包括术前正畸治疗、正颌手术和术后正畸治疗。术前正畸治疗一般应该在手术前 1 年左右进行。

典型病例（图 10-48 ～ 10-50）

一般信息：患者，女，23 岁，主诉下颌偏斜、牙间隙。

临床表现及检查：

（1）口外：面部不对称，下颌右偏明显，殆平面偏斜。

（2）口内：恒牙殆，左侧磨牙完全近中，右侧磨牙中性关系，多数前牙反殆，右侧多数后牙浅反殆。上牙弓排列基本整齐，下牙弓散在间隙，下颌中线右偏 5 mm。

诊断：安氏Ⅲ^{s}类，毛氏Ⅱ^{1} ＋ Ⅲ^{2} ＋ Ⅰ^{2}。

治疗设计： 由于患者下颌偏斜明显，殆平面偏斜且右侧后牙浅反殆，骨骼畸形明显，需要进行正畸-正颌联合治疗。

矫治过程： 术前正畸采用非拔牙矫治，排齐上下牙弓，去代偿，关闭下牙弓间隙；正颌手术采用上颌 LeFort Ⅰ型截骨前移术、下颌升支矢状劈开截骨术及颏成形术；术后正畸。总体治疗时间 26 个月。

病例分析： 患者侧貌良好，面部偏斜为主，殆平面偏斜，单纯正畸治疗无法解决骨性偏斜的问题，需要正畸-正颌联合治疗。术前正畸去代偿，特别应该主要横向地去代偿。正颌手术通过左侧下颌后退，摆正殆平面，达到两侧磨牙中性关系，前后牙覆殆覆盖正常。

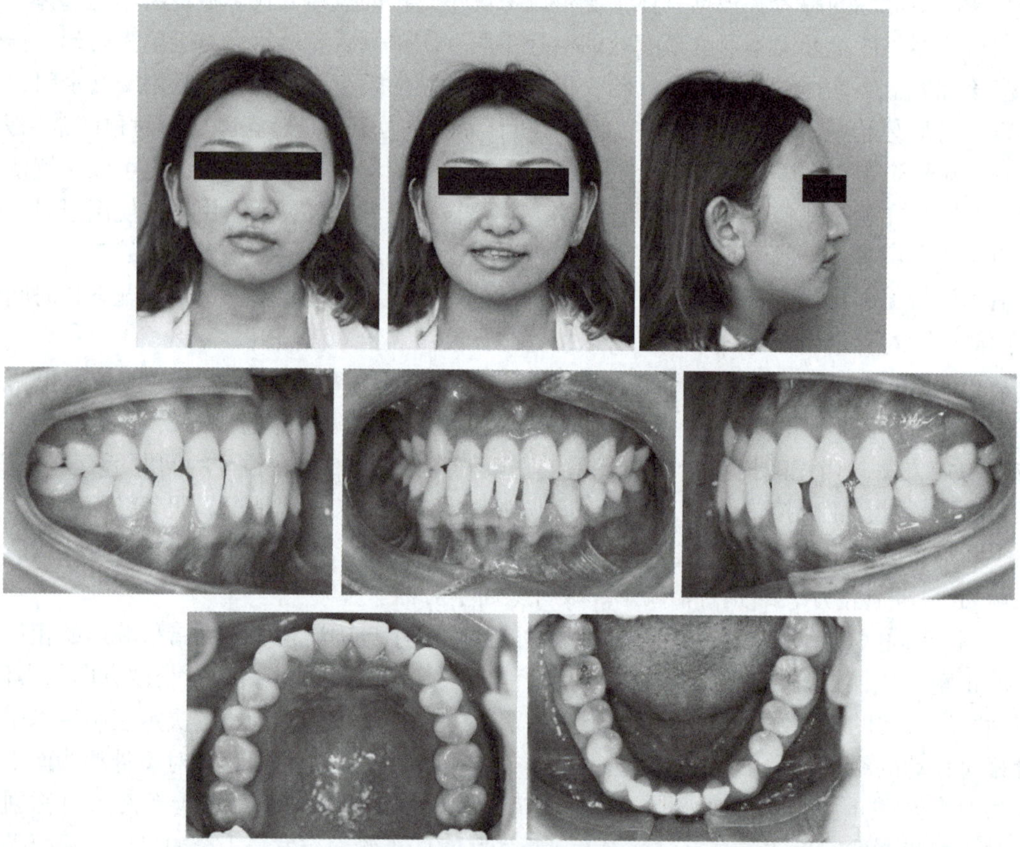

图 10-48　治疗前面殆像

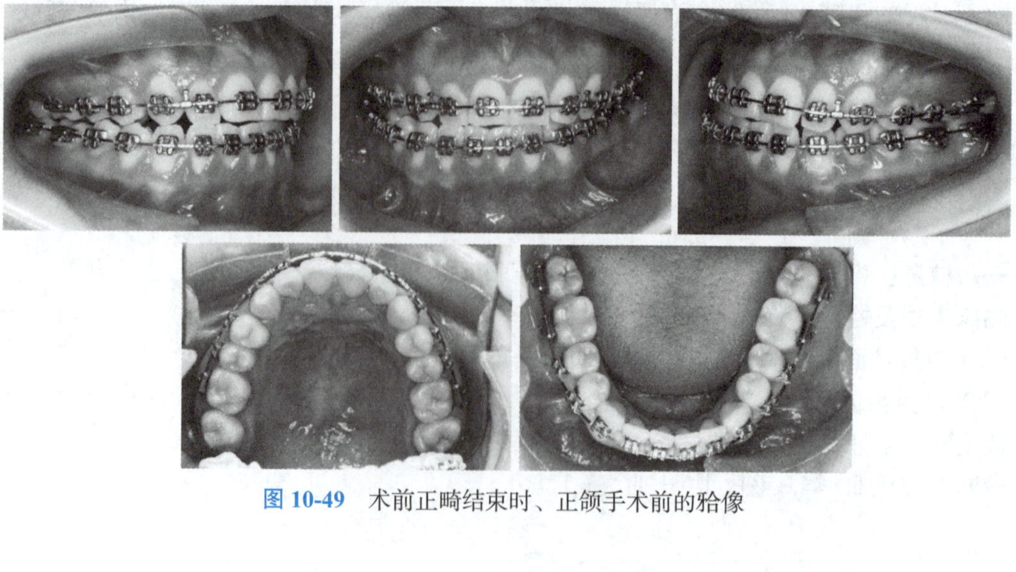

图 10-49　术前正畸结束时、正颌手术前的殆像

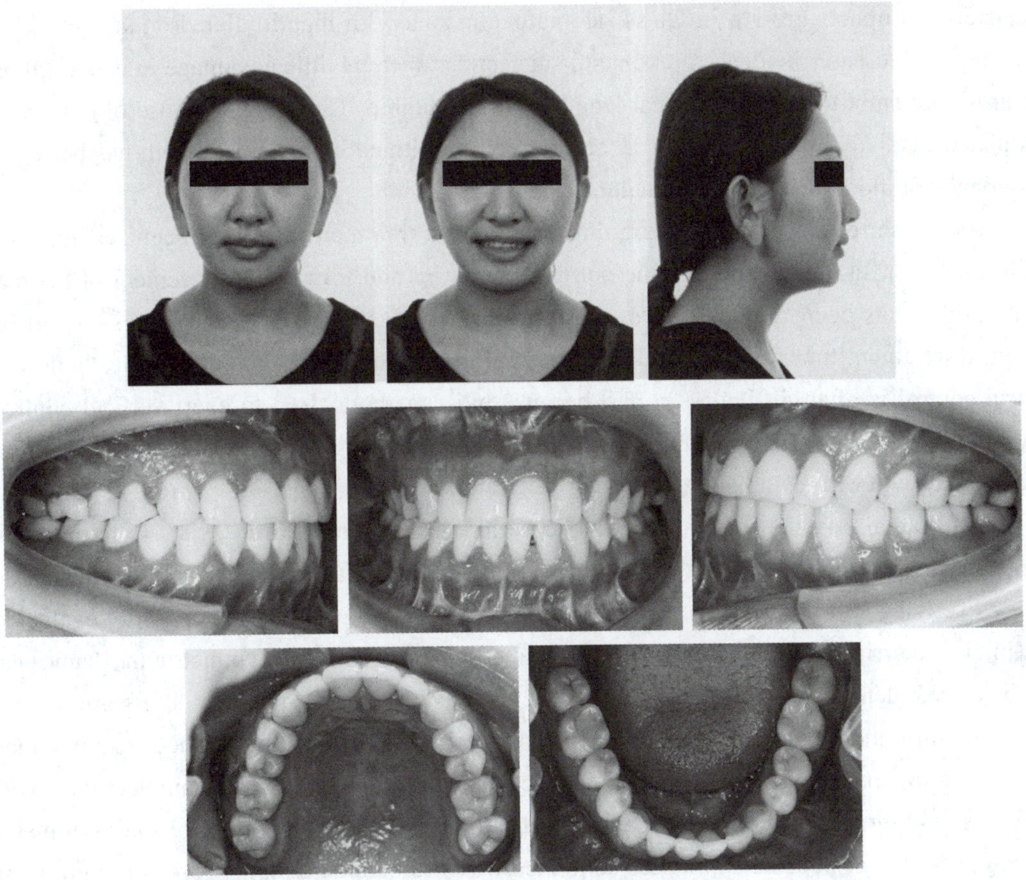

图 10-50　正畸-正颌联合治疗后的面聆像

（贾绮林）

Summary

Dental crowding (arch length deficiency) is a deficiency of space in the dental arch for aligning all the teeth. The orthodontic solutions are expansion of dental arch, IPR or tooth extraction.

Class Ⅱ malocclusion is characterized by lower molar distal to upper molar, which could be dental or skeletal causes. Correction of distal molar relationship could be achieved by differential growth of the jaws, differential anteroposterior tooth movement, or in severe cases by orthognathic surgery. Class Ⅱ division 2 malocclusion is different from Class Ⅱ division 1 case by retroclination of upper incisors, that is thought part of the reasons to restrain mandible in the distal position. Because of this, some patient's mandible may displace forward a little bit after correction of upper incisor inclination. Since forward tipping upper incisor also relieves crowding, extraction treatment should be cautious.

Individuals with Class Ⅲ malocclusion may have combinations of skeletal and dentoalveolar components. The treatment options available to Class Ⅲ malocclusion includes: orthopedic, camouflage the malocclusion by comprehensive fixed orthodontic therapy and orthognathic surgery. The fact that maxillary skeletal retrusion contributes to the majority of skeletal Class Ⅲ malocclusion and be a common causative factor has been widely accepted. The evidence demonstrated that favorable mesial change in the maxilla can be produced, thereby assisting in mesial movement of the upper incisors to correct anterior crossbite. In the past, much attention was given to the use of chin caps, to restrict mandibular growth in Class Ⅲ malocclusions with mandibular prognathism. Clinical experience and research evidence combine to suggest that there is little advantage in using orthopedic measures to attempt to restrict the final length of the mandible. Therefore, the use of chin caps has been abandoned. Additionally, Class Ⅲ elastic with or without extraction of teeth has been used to camouflage of mild skeletal Class Ⅲ malocclusion.

Vertical control in patients undergoing orthodontic treatment has long been recognized as a significant factor. In many patients, the normal downward and forward displacement of the maxilla and mandible has been replaced by a more vertical displacement of these bones, resulting in prolonged treatment times, compromised treatment objectives, and, often, poor esthetic results. Vertical control is often difficult, in part because most methods used to exert vertical control are highly patient-dependent. In addition, there is often difficulty in identifying, before treatment, those patients who will require control of their vertical dimension.

Perfect facial symmetry is more of a theoretic concept that seldom exists in human beings. Asymmetry in the craniofacial area could be the results of discrepancies either in the skeletal, dental or even overlying soft tissue components. Therefore each patient needs to be carefully evaluated for the clinician to arrive at a proper diagnosis. Asymmetric extraction and asymmetric mechanics can be used to correct dental arch asymmetries. Mild deviations caused by functional shifts are sometimes corrected with minor occlusal adjustment and more severe deviations need orthodontic treatment to align teeth to obtain proper function. Whether the skeletal asymmetry can be completely or partially resolved solely through orthodontic treatment rely on the severity and nature of the asymmetry. In growing patients, orthopedic appliances combined with orthodontic treatment are helpful to improve or correct the developing skeletal asymmetry.

Definition and Terminology

牙列拥挤（crowding, arch length deficiency）： A negative difference between the space available in the dental arch and the space required to align the teeth.

牙量骨量不调（arch length discrepancy）： A difference between the space available in the dental arch and the space required to align the teeth. It can either be in the form of a deficiency or an excess of arch length.

邻面去釉（interproximal stripping, reduction）： Reduction of the mesiodistal width of the teeth by removal of interproximal enamel.

双牙弓前突（bimaxillary dentoalveolar protrusion）： Anterior position and labial inclination of the maxillary and mandibular incisors with respect to their supporting bones and the facial profile.

双颌前突（bimaxillary protrusion）： Protrusion of both jaws beyond normal limits, in relation to the cranial base and other facial structures.

Ⅱ类骨性错殆的掩饰性矫治（camouflage treatment of Class Ⅱ jaw relationship）： When Class Ⅱ jaw relationship could not be corrected by growth modification, distal movement of upper molar and/or mesial movement of lower molar are adopted to get neutral molar relationship.

安氏Ⅲ类错殆（Class Ⅲ malocclusion）： Category of the Angle's classification of malocclusions in which the relative mesiodistal relations of the arches are abnormal with all the lower teeth occluding mesial to normal, producing a marked disharmony in the incisor region and in the facial lines.

前牙反殆（anterior crossbite）： Malocclusion in which the labial surfaces of the maxillary incisors occlude posterior to the lingual surfaces of the mandibular incisors；may involve two or all of the anterior teeth.

不对称（asymmetry）： Degree of imbalance or deviation in both qualitative and quantitative features in structure or relationship or both.

牙性不对称（dental asymmetry）： Degree of imbalance or deviation in both qualitative and quantitative features of dentition.

功能性不对称（functional asymmetry）： Aberration in use or movement resulting from skeletal or muscular imbalance. In orthodontics this can result from the mandible being deflected laterally or anteroposteriorly if occlusal interferences prevent proper intercuspation in centric relationship or from a constricted maxillary arch or a more localized factor such as malposed tooth.

骨性不对称（skeletal asymmetry）： Degree of imbalance or deviation in both qualitative and quantitative features within a single bone or among a number of skeletal and myscular structures and movements.

参考文献

[1] Proffit WR，Fields HW 原著．傅民魁，贾绮林，胡炜主译．当代口腔正畸学．北京：人民军医出版社，2007.
[2] 林久祥，许天民．现代口腔正畸学——科学与艺术的统一．北京：北京大学医学出版社，2011.
[3] Graber TM，Vanarsdall RL，Vig K. Orthodontics：current principles and techniques. Amsterdam：Elsevier Mosby，2005.

第十一章　成人正畸治疗

Adult Orthodontics

一、成人正畸治疗的特点

（一）成人正畸治疗的特点

成人患者正畸治疗有别于儿童或者青少年患者，其原因包括：①成人没有生长发育潜力，无法进行生长改良；②成人患者多有不同程度牙周疾病、缺失牙、牙齿过度磨耗、关节症状等复杂的口腔问题；③成人患者具有社交需求，对矫治器有较高的美观要求；④成人治疗具有较高的成本，包括费用等；⑤成人治疗疗程较长，需要良好的沟通和时间安排。

1. 生长发育基本完成　成人患者与儿童或者青少年患者最明显的差别在于成人的生长发育基本完成，因此对于成人患者，尤其是对存在颌面部骨性不协调的成人患者而言，不能利用生长潜力进行生长改良治疗。对于多数存在骨性不协调的成人患者来说，需要进行正畸掩饰性治疗或者正畸-正颌联合治疗来解决问题。

2. 口腔及全身状况比较复杂　成人患者的口腔及全身状况比较复杂，口腔内大多存在不同程度的牙周疾病、龋病、牙齿缺失等相关问题；随着年龄的增长，全身可能存在各种慢性疾病。因此，对于成人患者需进行详细的病史采集以及口腔检查，同时在制订治疗计划，实施治疗方案及保持治疗结果阶段均需要其他口腔专科如牙周科、牙体牙髓科、修复科、种植科或颌面外科等医师的密切配合，如有全身疾病的患者还需要定期与内科医生沟通治疗方案。

3. 治疗需求个性化　成人患者绝大多数为主动要求治疗，治疗需求也因人而异。研究显示，成人寻求正畸治疗有着多样化的需求，改善牙齿咬合和面部美观是最主要的两个因素。面部审美存在一定的个体差异，有一定的主观性。因此，对于成人患者，需在治疗前对其主要诉求进行充分了解和沟通，了解不同患者个性化的治疗需求与期望，进行个性化治疗设计。

4. 美观治疗要求高　成人患者寻求正畸治疗的目的多为改善面部和牙齿美观，以改善自我形象。因此，在进行成人正畸治疗时，需更多地关注患者面部美观方面的需求，其中包括面部美学和牙齿排列的美观，以及正畸治疗过程中使用矫治器的美观效果。

5. 社会心理因素影响　成人患者对正畸治疗的期望值受到社会及环境因素的影响，同时也受到患者文化背景和心理因素的影响。因此，在治疗前对于治疗效果、疗程及预后等都应进行充分的沟通，充分了解不同成人患者真实的治疗需求。

6. 生物学基础特点　成人在生物学基础方面与儿童和青少年患者也有较大的差异。成人已经度过了儿童和青少年的快速生长发育期，生物学特点进入比较稳定的成熟期，骨骼的改建和代谢比较缓慢，肌肉及软组织的稳定需要比较长的时间。

（二）成人正畸治疗的特殊考虑

1. 治疗目标的考虑　与儿童和青少年患者相比，成人患者的一个显著特点是主动要求治疗，多数有明确的主诉，治疗目标明确。因此，治疗前应与成人患者就其主诉和需求进行充分的沟通，了解患者的治疗动机和期望。

另外，成人患者口腔状况较复杂，可能存在多种口腔问题，应针对不同的情况制订个性化的治疗目标及治疗计划。对于成人患者来说，很多时候正畸治疗并不是以达到磨牙中性的理想咬合关系为标准，而需要进行一定的折中治疗，根据患者的具体口腔条件以及个性化的主诉和要求制订个性化的治疗方案，以维持口颌系统的健康。

2. 美观需求的考虑

（1）面部美观

1）面部正位观：正面观主要观察患者面部左右的对称性，𬌗平面是否有偏斜以及牙齿中线是否对齐等。面部对称性以面中线来判断，面中线为通过两眼间中点、人中和颏点的连线，可用于判断面部、上下唇及下颌颏部的对称性。同时，还应观察上下颌牙齿中线的对称性，尽量保证牙列中线与面中线的协调一致。

此外，还要关注患者𬌗平面的情况，可与患者面对面，利用咬合板进行检查，以观察𬌗平面是否有偏斜。对于𬌗平面存在明显偏斜或者面部明显不对称的患者，可能需要进行正颌手术纠正颌骨偏斜问题。

2）面部侧位观：静息状态下，面部侧貌可分为直面型、凸面型和凹面型，主要根据鼻根点与上唇基底点连线以及上唇基底点与颏部最突点连线的交角来判断，可反映面部前后向位置关系。除此之外，还可通过鼻唇角及审美平面来反映侧貌美观情况。鼻唇角过大（钝角）标志着上前牙过于舌倾，而过小（锐角）则表明上前牙过突。审美平面为通过鼻尖和颏部最突点的连线，通常上唇在审美平面后方 1 ～ 2 mm，而下唇约与审美平面平齐。

微笑露齿状态是成年人常见的社交状态。在微笑露齿状态下，患者头位处于直立的状态下，通过前额眉间点做垂线作为面部软组织参考线，理想的上中切牙牙冠面轴点应位于该面部软组织参考线上或者略位于其后方。如上中切牙面轴点位于该参考线前方，则表明上中切牙过突，可能影响微笑状态下的牙齿和面部的美观协调（图 11-1）。

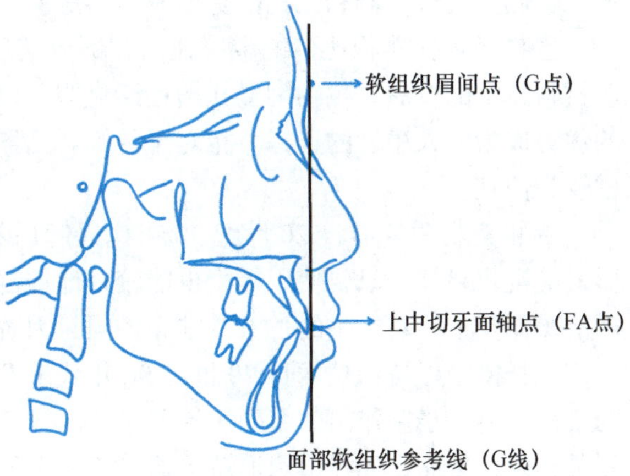

图 11-1　面部软组织参考线（G 线）

（2）牙齿排列美观：牙齿排列的美观包括矢状向、垂直向、横向三维方向的排列情况。理想状况下，牙齿在牙弓内及牙弓间的排列遵循 Andrews 提出的最佳自然𬌗六标准。牙列矢状向的美观应考虑切牙及磨牙关系。上下切牙的位置关系决定了上下唇的突度、前牙覆盖以及牙弓长度等，对美观影响较大。在上下切牙角度基本正常的情况下，前牙的覆盖约 2 mm 较为理想。成人患者的磨牙关系一般情况下也希望达到理想状况下的安氏Ⅰ类中性关系，然而不少成人患者存在上下颌骨的位置关系异常，或者牙列不完整，有缺牙等，最终可能为安氏Ⅱ类或Ⅲ类磨牙关系，或者需要调整前牙的覆盖关系，只要最终咬合稳定，对成人患者来说也可以接受。

牙列垂直向的美观需考虑上切牙与上唇的关系、上前牙排列与笑线的美观以及前牙覆𬌗。第一，在自然放松的状态下，上切牙与上唇的关系为上切牙暴露于上唇下 2 ～ 4 mm，暴露过多或过少都会影响微笑时的美观。第二，上前牙的排列应遵循一定的规律，通常上中切牙切缘、侧切牙切缘、尖牙牙尖依次向龈方排列，相距 0.5 ～ 1 mm，形成连续流畅的弧线，同时微笑时上切牙切缘和下唇上缘曲线平行并互相接触。第三，前牙正常覆殆为上前牙在垂直向覆盖下前牙唇面切 1/3 以内。在成人患者，还应考虑唇齿的垂直向关系随着年龄的增加会出现变化，如随着年龄的增加，上牙暴露量逐渐减少，微笑时的宽度也会逐渐减小，在治疗前应向患者说明。

牙列横向的美观主要考虑左右侧牙齿排列的对称性，上下牙列中线与面中线相对齐；另外，牙列宽度应与牙槽基骨相匹配，牙列两侧在微笑时应有正常的颊廊。对于成人患者存在骨性宽度不足的情况下，难以像青少年患者那样采用快速腭开展（rapid maxillary expansion，RME）来打开腭中缝。对于重度宽度不足的成人患者，需采用种植体辅助的骨性扩弓装置，或者手术辅助扩弓的方式来改善颌骨的宽度不调。

（3）牙龈与牙齿的协调：牙龈与牙齿的美观协调非常重要。对于薄龈型或牙槽骨高度及厚度不足的成年人，随着年龄的增加有可能在正畸治疗的过程中出现牙槽骨的降低或一定程度的牙龈退缩。对于伴有牙周病的成人患者，牙齿排齐后黑三角可能更明显，所以治疗过程中应注意保护牙周健康。可采用适量邻面去釉或牙龈移植手术等来改善牙龈的美观。

对于存在露龈微笑的患者，需要具体分析导致露龈微笑的原因并对症治疗。对于轻中度露龈笑并伴有上颌前部牙槽骨发育过度、前牙深覆殆的患者，可通过种植体辅助压低上前牙等正畸操作改善露龈笑状况；对于上颌垂直向发育过度的重度露龈笑患者则需要进行手术干预；对于因上前牙临床冠较短而导致的露龈过多，可依据角化龈的宽度配合适度的牙龈切除改善露龈笑状况；对于因上唇短而厚、唇肌紧张上翘、唇闭合不良导致的露龈微笑，可采用适度的上唇软组织塑形方式加以解决。

（4）矫治器的美观：成人患者有较多的社交需求，因此，治疗过程中往往对矫治器的美观要求较高，希望尽可能减少矫治器的显露。对于美观矫治，可选择的矫治器包括生物陶瓷托槽、舌侧美观矫治器和无托槽隐形矫治器等。

生物陶瓷托槽相比传统金属托槽，部分实现了矫治器的“隐形”，但其摩擦阻力较大。随着材料技术的发展，生物陶瓷托槽逐渐克服了以往过于坚硬、难以拆卸等缺点，并以相对美观的优势成为成人患者的选择。相对于舌侧矫治器和无托槽隐形矫治器的高昂成本，生物陶瓷托槽较为便宜。

舌侧美观矫治器自 20 世纪 70 年代兴起后不断发展，矫治器位于舌侧，从外观看完全隐形，美观效果好。只要使用得当也能较好地控制牙齿移动，矫治较为复杂的病例。然而，舌侧矫治操作复杂，对医生的技术要求高，同时因矫治器位于舌侧，可能会增加患者的不适。

无托槽隐形矫治技术自 20 世纪 90 年代末开始出现，利用计算机虚拟排牙技术并采用透明的膜片材料分步制作出一系列矫治器来移动牙齿。该矫治器完全透明，患者可自行摘戴，美观效果较好；然而，无托槽隐形矫治器对于复杂的牙齿移动和难度较大的错殆畸形矫治疗效都不佳，矫治疗程偏长，如使用不当容易引起更多牙齿咬合的问题，因此，无托槽隐形矫治的开展需要严格把握适应证，并在正畸专科医师的指导下进行。

3. 功能因素的考虑 口颌系统的功能因素包括颞下颌关节、口周肌肉、牙齿咬合的协调等。对于成人患者来说，由于错殆畸形以及口腔内可能存在的不良因素的长期作用，有部分患者可能存在颞下颌关节紊乱的情况，在治疗开始时应注意询问病史，并完善关节相关检查。

由于成人患者关节的适应能力差以及原先的各种隐患，在正畸治疗过程中也可能会出现颞下颌关节问题。成人患者基本没有生长潜力，对于改变颌位的治疗需更加谨慎。同时需注意治疗过程中殆创伤可能造成的肌肉、关节等的不良影响。

4. 口腔综合状况的考虑 成人患者口内情况较复杂，可能存在牙周病、龋齿、缺失牙等，因此在制订治疗计划时应充分考虑牙周、牙体、修复等情况，各专科医生密切配合，共同制订适宜的治疗方案。

成人患者进行正畸治疗前，有必要先进行全面的口腔检查。牙周检查对于成人正畸患者来说很有必要，通过牙周系统治疗可以使患者的牙周状况维持在比较健康的水平，在牙周炎症得到充分控制的状况下才可以开始正畸治疗，同时在正畸治疗过程中应定期复查，进行牙周检查及维护，以保证正畸治疗过程中保持良好的牙周健康。对于可治疗的牙体牙髓疾病，应在正畸治疗前进行完善的牙体牙髓治疗，保证牙体组织的健康。对于存在缺失牙的情况，应充分考虑患者情况决定是否正畸关闭间隙，或与修复及种植科医生相互沟通合作，集中间隙，直立倾斜的邻牙以及压低过长的对颌牙，为种植及修复创造条件。

5. 生长发育的考虑　成人与儿童和青少年相比，生长发育已经停止，对于需要利用生长发育的治疗比如生长改良均难以实现。成人患者只能通过移动牙齿进行代偿性治疗，或者采用正畸-正颌联合治疗来矫治颌骨畸形。同时，成人患者代偿性正畸治疗是有边界的，过度代偿会破坏软硬组织的平衡，也会导致牙周问题的产生。成人的牙周组织改建速度也较青少年慢，因此，进行牙齿移动时需延长加力周期，并注意采用适度的矫治力。

6. 组织改建的影响　成人由于生物学特点与儿童和青少年存在差异，骨骼的改建和代谢比较缓慢，肌肉和软组织平衡的建立需要比较长的时间，这也使得成人临床正畸治疗具有一定的特殊性。成人正畸矫治的疗程较长，骨骼的改建较缓慢，正畸治疗需要适应其生物学的特点。成人口腔软硬组织的改建比较缓慢，牙齿移动后建立新的平衡需要时间较长，所以成人更应重视保持。研究表明，成人由于自身修复能力较儿童弱，比儿童牙更易发生根吸收，治疗前需将风险告知患者。成人患者关节症状的发生率更高，关节的改建和适应能力下降，对于存在颞下颌关节病的成人患者需要与关节科医生进行密切的合作，以应对颞下颌关节问题对正畸治疗的影响。

7. 就诊中的隐私保护　成人正畸患者具有较强的社会性，同时也有较强的自我隐私意识，在就医的过程中不希望被其他人关注和打扰，具有较高的隐私意识和需求。在就诊的环境设置上，需要具有一定的私密性，医生与患者沟通或者治疗时应避免其他人在场。

二、成人正畸治疗方案的选择

（一）成人正畸治疗方案需要多学科医生的参与

成人正畸患者常常伴随牙体、牙周、修复、种植、颞下颌关节以及全身疾病等问题，需要多学科诊断和治疗。正畸治疗的目的是获得口颌面功能协调与美观，也是成人多学科口腔治疗的核心。在正畸之前需要对患者进行全面的检查，治疗方案要涵盖多方面的需求，明确治疗的顺序与备选方案，需要多学科医生共同完成，包括治疗前系统的牙周治疗及正畸治疗中全程的牙周维护与必要的牙周手术治疗；全面评价牙体健康状况及预后，对予以保留的牙齿完善治疗；对缺失牙的修复进行全面的评价与设计，并在正畸治疗中为修复治疗创造条件；评估颞颌关节状况，综合考虑正畸与关节治疗；评估全身疾病与正畸的关系及其影响，有效控制全身疾病。

（二） 成人正畸治疗的基本原则

1. 牙性错𬌗畸形的正畸治疗　对于不存在骨骼畸形的骨性Ⅰ类成人患者，单纯的正畸治疗可以达到改善牙齿排列及咬合功能的目标。矫治原则是排齐牙列，通过拔牙或者不拔牙改善前牙突度，维持或者调整上下颌牙列关系，保证尖牙的中性关系和良好的覆𬌗覆盖，最终获得协调的面型和功能咬合。

2. 正畸的掩饰性治疗 如果患者在长、宽、高三个维度上存在骨性不调，常影响患者的面部美观，是矫治设计首先要考虑的问题。对于中度到重度的骨性不调，首选是正畸-正颌联合治疗，通过正颌外科手术来改善颌骨的协调性。对于轻度或者部分中度骨性不调的成人患者，单纯正畸的掩饰性治疗也是一种选择。对于正畸-正颌联合治疗与正畸掩饰性治疗的边界问题一直存在争议，但是无论选择哪种治疗，都应避免对牙周组织的破坏。

（1）对于矢状向上下颌骨的骨性不调，首先要明确颌骨不调的具体部位。由于成人患者没有生长发育潜力，正畸的掩饰性治疗是一种选择。①上颌骨的发育不足可以考虑上前牙的唇倾性代偿，掩饰上颌骨的发育不足。②对于上颌骨的前突，可以通过拔牙治疗得到改善。③轻中度的下颌骨发育不足通过唇倾下前牙、直立上前牙来改善前牙的覆盖关系，并在一定程度上改善面型。④轻度下颌骨的前突可以通过舌倾下切牙、唇倾上切牙来改善咬合及面型。⑤如果下颌存在功能性后退，也会有利于掩饰下颌骨的前突。

（2）颌骨宽度的不调多由上颌骨狭窄造成。大多数成人的下颌牙列与下颌骨相匹配。研究表明，下颌骨的宽度是生理性的，正畸扩大尖牙间的宽度不稳定。对于上牙弓狭窄的成人，单纯的扩弓矫治器很难打开腭中缝，只能通过上颌后牙的少量颊倾来增加上颌的宽度。对于上颌宽度严重不足的患者需要考虑手术辅助的腭开展治疗。随着种植体支抗辅助正畸的应用，结合上颌扩弓装置可以打开部分成人的上颌腭中缝。

（3）垂直向的骨性不调对于正畸医生具有挑战性。上前牙的压低和伸长可以在一定程度上改善上唇与上切牙的唇齿关系，可以采用传统的多用途弓，也可以用种植支抗钉辅助压低。上下颌后牙的压低主要采用种植支抗钉辅助完成，后牙的压低可以减少前牙的开䢖，改善前后面高的比例关系，在一定程度上达到垂直向的掩饰性治疗。

3. 下颌骨的位置 下颌骨是颅颌面部唯一可以活动的骨性结构，对牙齿咀嚼的功能运动至关重要，同时也是维持面部美观协调性的重要因素。下颌骨的旋转会影响颏部的前后向位置，从而直接影响面部美学效果。对于骨性Ⅱ类的患者，下颌骨的后下旋转往往导致面型的进一步恶化；而对于骨性Ⅲ类的患者，下颌的少量后下旋转则有利于Ⅲ类面型的改善。对多数错䢖患者，正畸治疗中垂直向控制是必要的，保持下颌平面的稳定有利于矢状及垂直向面型的改善。目前种植支抗钉的使用使得上下颌后牙的绝对压低成为可能，这使得下颌的前上旋转成为可能。

4. 上切牙的位置 患者的面部美学改善是正畸治疗的重要目标，成人患者的矫治设计更应该从面部美学入手。影响成人患者面下部侧貌形态的核心是上切牙，上切牙的位置决定了上下唇的突度，决定了唇齿关系，也决定了面部美学特征。因此，在正畸方案设计时，明确上切牙的位置关系至关重要。

（三）成人正畸治疗方案的折中选择

成人正畸患者由于自身存在多种牙齿、牙周以及颌骨不调问题，在制订治疗方案时，有时需要折中考虑，无法制订完美的治疗方案。

（1）存在不能保留的龋坏牙齿或者根管治疗不完善的牙齿时，在做拔牙设计时尽可能拔除坏牙。但这也会增加治疗难度，例如造成左右两侧支抗不对称，或者单颌需要增强支抗等。

（2）存在牙周疾病时，在完善牙周治疗的基础上，尽量减少大范围的牙齿移动，减少牙齿控根运动，更多采取不拔牙或者邻面去釉的设计。

（3）存在缺失牙齿时，如果条件允许可通过正畸关闭牙列间隙，但下颌需要考虑牙槽基骨的宽度，上颌需要注意上颌窦底与牙根的关系。

（4）对于成人正畸，尽可能保持尖牙的中性关系，形成保护䢖，后牙保持尖窝相对即可，有些病例可以考虑上颌单颌拔牙。

（5）临床会有各种复杂的错𬌗畸形，做正畸设计时应依据患者的自身条件在保证咬合功能和美观需求的基础上制订折中方案。

经济成本也是成人正畸考虑的重要因素，应选择合理的、患者可以承受的治疗方案。例如缺失牙齿的修复方案，从种植修复、固定桥修复到活动义齿修复，费用差别比较大；再如正畸隐形矫治的费用明显高于传统的固定矫治，因此，正畸治疗方案要让患者根据自己的实际情况有更多的选择权。

（四）成人正畸治疗方案中患者的参与

患者的积极参与及医患双方的有效沟通，是成人患者治疗效果满意度的重要影响因素。医生要充分解释治疗方案的优劣，并告知可能的风险和副作用、复诊的频次、费用等，患者应知情同意。理论上，任何病例均有备选方案可供选择。患者有权知晓自己的多种治疗方案，并且拥有最终的决定权。在成人患者的正畸治疗中都有一定的心理焦虑成分，因此充分了解治疗方案，并且对医生完全信任，有助于提升患者的满意度。成人患者会更多地自己寻找治疗相关的有效信息，也会根据医生提供的专业信息做出决定。

典型病例（图 11-2 ～ 11-6）

一般信息：患者，女，20 岁 7 个月，主诉要求矫治牙列不齐。

诊断：骨性Ⅰ类、安氏Ⅰ类错𬌗畸形，高角，上颌重度拥挤；先天缺失右下中切牙，Bolton 指数不调。

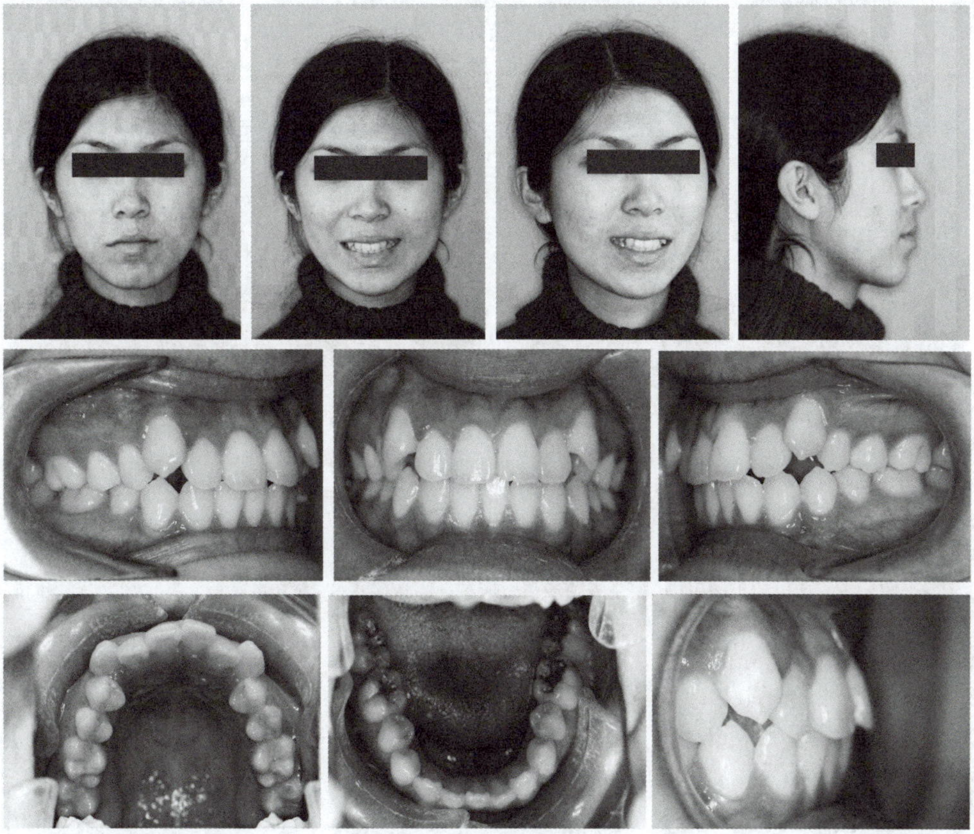

图 11-2　治疗前面𬌗像

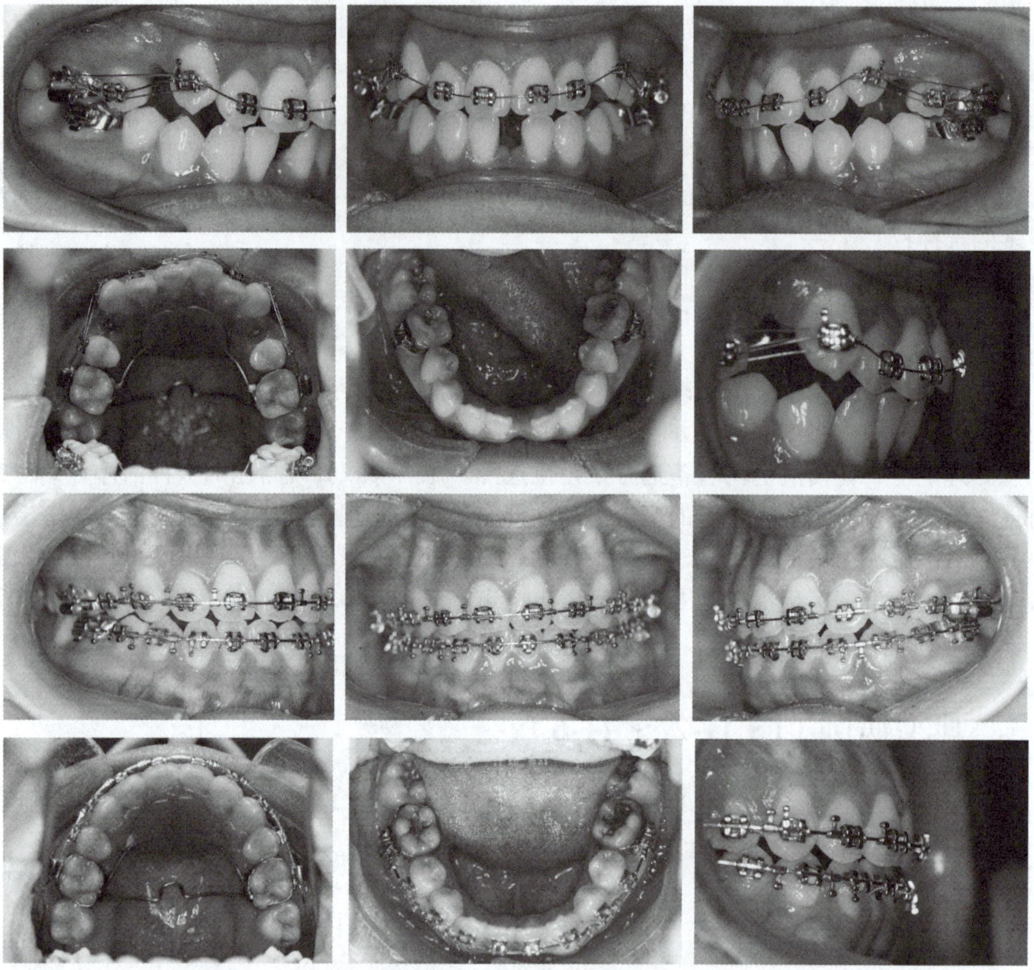

图 11-3 治疗中殆像

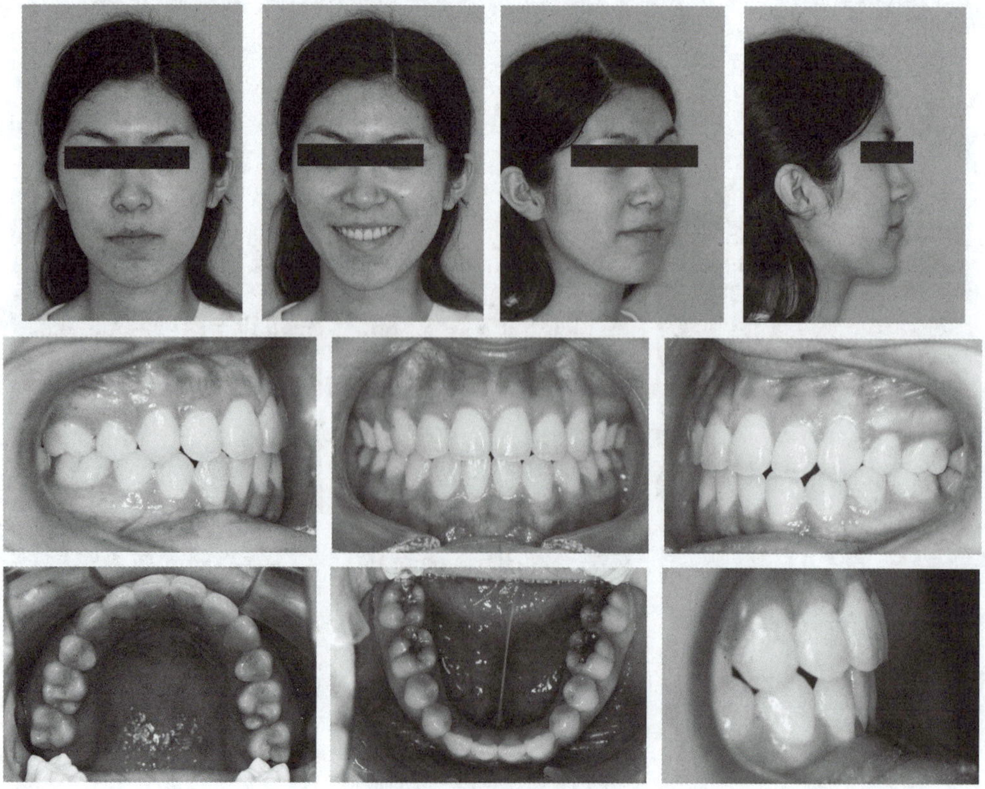

图 11-4 治疗后面殆像

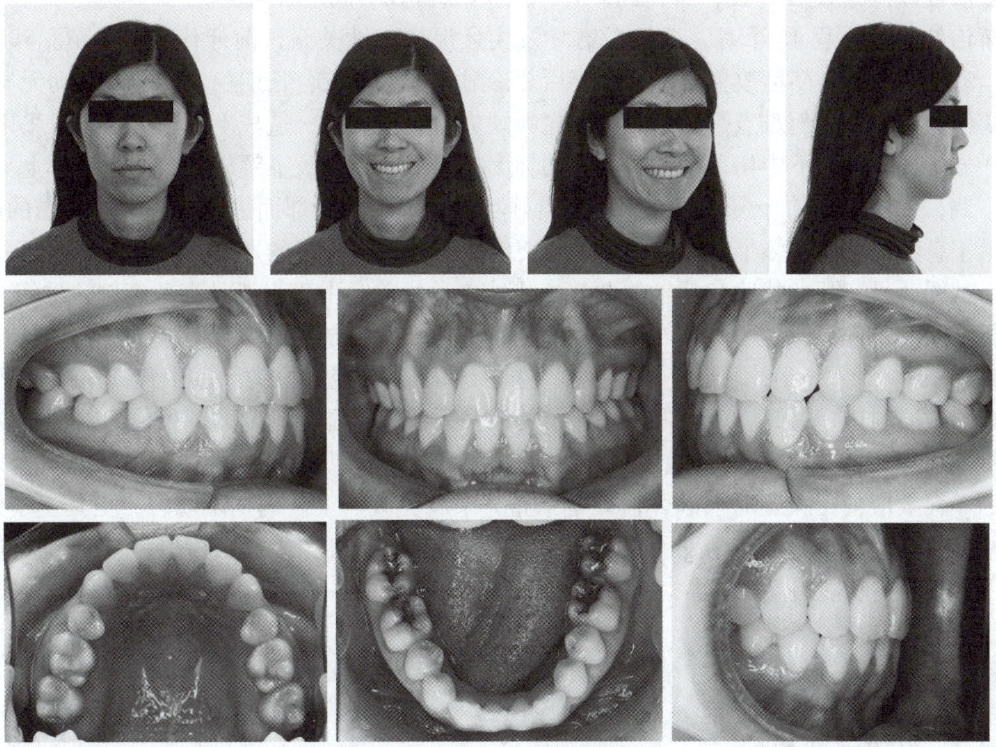

图 11-5　治疗后 9 年随访面殆像

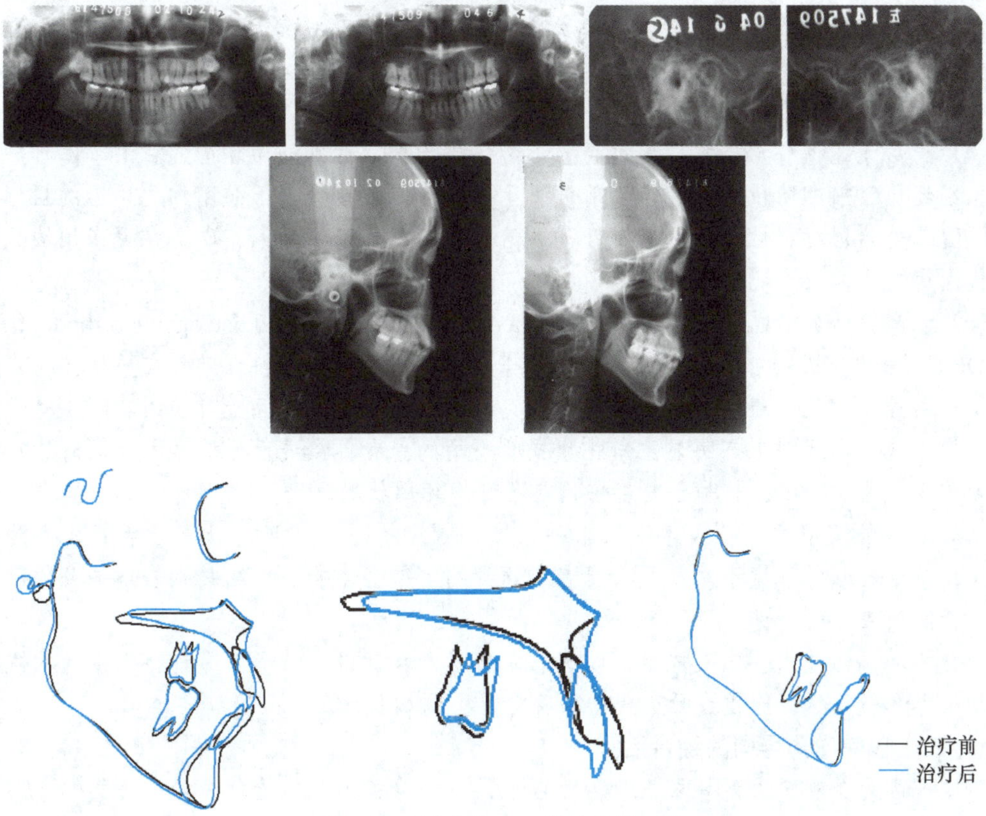

图 11-6　治疗前后 X 线片及描记图

矫治设计： 减数14，18，24，28，31，强支抗，MBT固定矫治器。

矫治结果： 疗程18个月，矫治后磨牙及尖牙保持中性关系，前牙代偿性浅覆𬌗浅覆盖，功能运动良好，面型凸度改善。患者9年后复诊显示面型及咬合长期稳定，功能运动无异常。

病例分析： 该病例难点是高角，下颌先天缺失右下恒切牙，造成上下牙量不调。采用非常规拔牙方式，减数左下中切牙，解除下颌的轻度拥挤，少量回收下颌切牙，同时缓解上下颌牙量的不调，妥协改善前牙覆𬌗覆盖，保证良好功能运动。前牙邻面去釉是一个可考虑的选择，但是由于患者口腔内有多个治疗的龋坏牙齿，为了避免继发龋坏的发生，没有采用邻面去釉的方式，试图通过切牙的拔除和牙轴的调整来代偿覆𬌗覆盖。由于患者是高角病例，采用Nance弓和恒腭杆来加强支抗及垂直向控制。该病例采用MBT方法及金属唇侧矫治器矫治（3M Unitek Clarity™），先行上颌治疗，在控制支抗的基础上，轻力拉尖牙远中移动解除拥挤，弓丝末端回弯控制切牙唇倾。矫治末期，牙𬌗关系及牙齿转矩和轴倾度的调整较为困难，比较费时。整体疗程为18个月，矫治后效果良好，正侧面像显示患者面型曲线更为协调，上颌切牙回收的车辐效应使得大笑时上颌牙齿完全暴露，下唇笑线与上牙列切端吻合，更具美学效果。患者9年后复查显示面型及牙齿咬合非常稳定，增龄性变化使得上唇露齿稍有减少，下前牙及中线少量不齐，功能运动无异常。

进展与趋势

（一）新材料与新技术带来的革新

新材料与新技术的产生永远是正畸发展的催化剂，近百年的口腔正畸发展历史也是新材料与新技术的发展历史。目前已经是固定矫治系统的成熟阶段，矫治技术已经充分拓展了正畸适应证的治疗空间，而未来则需要细化各种矫治技术的优势，向精准医疗的目标发展。

在成人患者中应用的一些新材料与新技术包括：

1. 隐形无托槽矫治技术　通过高分子透明矫治器，达到移动牙齿的目的。隐形矫治器已经经历过前期阶段的探索，目前被医生与患者广泛接受，正向精细化矫治的目标发展。随着矫治器材料性能的不断提升和矫治力学研究的不断深入，它会在更多领域逐步替代固定矫治，但这还要走很长的路。

2. 牙周辅助加速成骨正畸治疗技术（periodontally accelerated osteogenic orthodontics，PAOO）　为适应成人患者缩短正畸疗程的需求，可采用牙周外科辅助骨皮质切开技术加速正畸治疗，有研究表明与传统正畸相比，缩短正畸疗程最多可达1/3的时间。对于唇侧牙槽骨薄弱、牙根形态明显、角化龈宽度不足的患者，在进行牙周手术的同时还可以辅助植骨和牙龈手术，有利于改善矫治前不利的牙周状况。

3. 上颌骨非手术扩弓技术　采用种植支抗辅助扩弓装置可打开部分年轻成人的腭中缝，矫治上颌骨宽度不足。成人患者上颌骨的扩展会影响面部相关骨性结构及软硬组织，长期效果还有待进一步研究。

4. 传动矫治技术　比较成熟，改善成人患者的骨性Ⅲ类畸形，通过特殊设计的矫治器和轻力牵引，尽可能通过牙齿代偿改善骨性不调和前牙反𬌗。

（二）以美学为导向的综合治疗

成人因为美观要求而寻求正畸治疗占很大一部分，因此在治疗设计中美学的考虑要充分体现出来。医学美容目前逐渐成为一个综合学科，涉及多个相关的专业，口腔正畸是其中重要的组成部分。医学美容专科对一些颌面部肌肉、软组织缺陷或功能问题造成的美观影响的治疗，可以提升错𬌗畸形正畸治疗后面部美观的改善程度，进一步协调面部软硬组织关系。目前各种临床美容技术日新月异，随着成人面部美学需求的增长，作为口腔正畸医生也要了解口腔其他相关学科的发展情况。口腔正畸作为面部美容的重要组成部分，以面部美学为导向的治疗方向将更为成熟。

（三）成人正畸治疗更高的舒适需求

成人对正畸治疗的过程通常有更高的要求。研究表明各种成人矫治技术都存在一定的异物感和刺激性。对于一些特殊职业，例如有上镜需求或者从事大量沟通交流工作的职业，对口腔正畸过程中的舒适度以及对视觉美观或者口齿发音清晰度方面有较高的要求。目前，口腔的舒适治疗及舒适门诊已经成为发展的方向，医生及患者的观念不断在更新，在无痛中完成口腔治疗已经是国际标准。对于成人正畸来讲，正畸治疗过程需要重点关注治疗的舒适度，包括采用的矫治方案、矫治器的选择、种植体支抗等辅助措施的选择等。在适应证选择良好的前提下，隐形矫治器对口腔的舒适度和功能的影响明显小于舌侧及唇侧固定矫治器，但是在初期戴用的时候也存在牙齿的疼痛感。在保持阶段，成人更偏好压膜保持器，在随机临床试验的对比中，在语音功能、外观、牙龈刺激、吞咽功能、自信和舒适度方面，压膜保持器都优于传统的Hawley保持器。随着对矫治器舒适度的追求，各种新材料的发明将会带来更好的患者体验。

（孙燕楠）

第十二章　多学科治疗与正畸

Multi-disciplinarity and Orthodontics

一、正畸与正颌联合治疗

就诊于正颌外科的牙颌面畸形患者大多为发育成熟的青、中年人，因此，其正畸治疗具有不同于青少年正畸患者的特点。实际上，正颌外科的术前、术后正畸治疗是成人正畸（adult orthodontics）中的一类特殊问题，既有成人正畸的特点，又有别于单纯的成人正畸治疗。鉴于此，口腔正畸医生不仅要掌握成人正畸的方法、特点和规律，同时又要紧密结合正颌外科矫正设计方案，以满足外科手术移动颌骨后良好咬合关系的建立为目的。现代正颌外科是颌面外科和口腔正畸科两大学科紧密结合的技术产物，只有通过两者的密切配合，通过序列的术前正畸治疗、外科手术和术后正畸治疗，才能对各类牙颌面畸形进行矫正治疗。

（一）口腔正畸-正颌外科治疗的适应证

口腔正畸-正颌外科联合治疗（combined orthodontic-orthognathic surgery）可以对各种严重的骨性牙颌面畸形，包括各种先天畸形、发育畸形及外伤引起的错𬌗畸形，如唇腭裂、上颌前突、上颌后缩、下颌前突、下颌后缩等颌骨畸形进行系统治疗。

（二）口腔正畸-正颌外科治疗的时间

一般在生长发育完成后进行治疗。男性约 20 岁，女性约 18 岁。下列情形可以考虑提前进行手术治疗：

（1）生长发育不足的患者。

（2）先天畸形，影响正常生长发育的患者。

（3）一些生长过度，严重影响心理健康和社会行为的患者。

（三）口腔正畸-正颌外科治疗的程序

口腔正畸-正颌外科治疗的程序包括：①全身疾病治疗；②牙周、牙体等口腔综合治疗；③术前正畸治疗；④正颌外科手术治疗；⑤术后正畸治疗；⑥保持。

1. 全身疾病治疗

（1）慢性疾病：对于一些全身系统性慢性疾病患者，在进行正颌外科治疗时，宜与内科医生密切配合，从药物上、饮食上对患者的系统疾病进行长期的治疗，通过不断调整医疗方案，使患者达到最佳的身体健康状态，从而利于正颌外科手术的实施。例如高血压患者、糖尿病患者，常需要口腔科医生和内科医生密切合作，通过药物和饮食调节，使其能适应正颌外科的治疗。

（2）孕妇：若患者为孕妇，更应特别注意。因为全麻和手术创伤都可能会对胎儿的发育产生不良影响。通常情况下，孕妇在整个妊娠过程中不宜进行正颌外科手术。但是，患者可在妊娠过程中开始术前正畸治疗，待其分娩后 3 ～ 6 个月施行正颌外科手术。

（3）药物：一些药物可以影响正畸治疗的牙齿移动，主要是一些前列腺素抑制剂。因为前列腺素可促使骨改建，从而有利于牙齿移动。而皮质类固醇药物、非类固醇抗感染药物及其他一些拮抗前列腺素的药物，会影响到骨的改建，妨碍牙齿移动。在体内，磷脂可分解为花生四烯酸，从而合成前列腺素，而皮质类固醇药可抑制花生四烯酸的合成，吲哚美辛、阿司匹林等药物可阻止花生四烯酸转变成前列腺素。这样使骨改建受到影响，从而影响正畸牙移动。这在慢性关节炎患者中较为常见。

阿米替林等抗抑郁药、普鲁卡因等抗心律失常药、奎宁等抗疟药及某些甲基黄嘌呤等都对前列腺素有拮抗作用。服用这些药物均不利于施行正颌外科治疗。

另外，服用苯妥英钠的癫痫患者常因牙龈严重增生、口腔卫生差、牙周疾患等使术前、术后正畸难以开展，无法施行正颌外科手术。

还有一些患者服用某些药物后发生口腔干燥的并发症。由于患者没有足够的唾液分泌，正畸矫正器附件（如托槽、带环、拉钩、钢丝等）会严重刺激口腔黏膜，导致口腔黏膜溃烂、溃疡等，使患者难以继续治疗。此时宜用一些保护性材料如专用保护蜡等，覆于矫正器托槽、带环等表面，使其光滑，减小刺激，或者使用隐形牙套作为矫治器，利于其口腔卫生保健。

2. 牙周、牙体等口腔综合治疗　严重的牙周疾病应在正畸-正颌外科手术治疗前进行严格而系统的治疗，控制牙周病的进一步发展，而牙槽骨的再成形等则可延迟至手术后进行。在术前正畸过程中，要保持良好的口腔卫生，预防牙槽骨及牙周附着组织的进一步丧失，定期进行牙周治疗和检查。适当的正畸治疗移动了牙齿，消除了其他殆干扰因素，也有利于牙周状况的改善。

所有的龋齿均应通过充填或其他方法及早治疗。需要强调的是，在进行正畸-正颌外科治疗过程中，应注意口腔卫生，认真刷牙，并可配合使用 0.05% 氟化钠漱口，防止继发龋的发生。

3. 术前正畸治疗

（1）术前正畸的原则

1）牙齿的移动（tooth movement）：通过正畸治疗，可使牙齿在前后、垂直、左右三维方向移动。而不同的牙齿移动所采用的生物力学机制不同，治疗效果和时间也不尽相同。对于一名正颌外科手术患者，非常关键的是哪些改变应通过正畸方法，从而使正畸医生决定进行哪些牙齿移动。

2）支抗的需要（anchorage consideration）：支抗是指对牙齿移动的抵抗。通常选用的支抗牙为磨牙。在正畸治疗的牙齿移动过程中，当磨牙保持不动甚至远中移动时，即为最大支抗（图 12-1）。相反，磨牙前移，而前牙保持不动时，为最小支抗（图 12-2）。而一般的牙齿移动，支抗介于这二者之间。正畸医生可据不同情形选择不同的支抗。

3）拔牙的需要（extraction consideration）：正颌外科进行术前正畸治疗时的拔牙与单纯的代偿性正畸治疗拔牙目的不同。前者是为了解除拥挤，排齐牙列，去除牙齿对颌骨畸形的代偿；后者则是除矫正牙列拥挤外，主要用来代偿性移动牙齿，以补偿骨骼畸形，取得折中治疗的结果，因此拔牙原则有所不同。当牙列严重拥挤，拥挤度达 10 mm 以上时，通常需要拔除第一或第二双尖牙，以解除拥挤，排齐牙列。

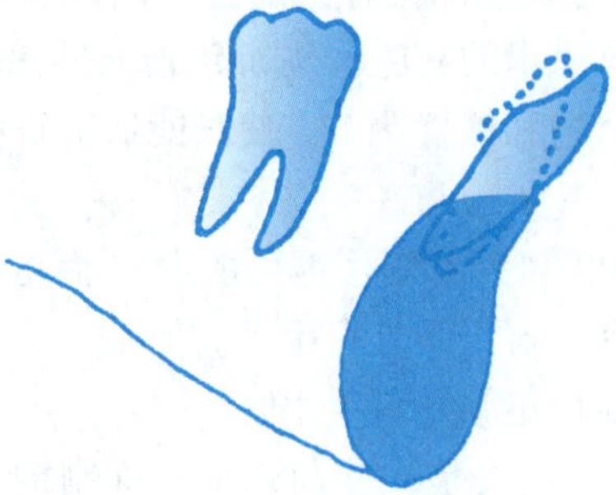

图 12-1　最大支抗牙移动

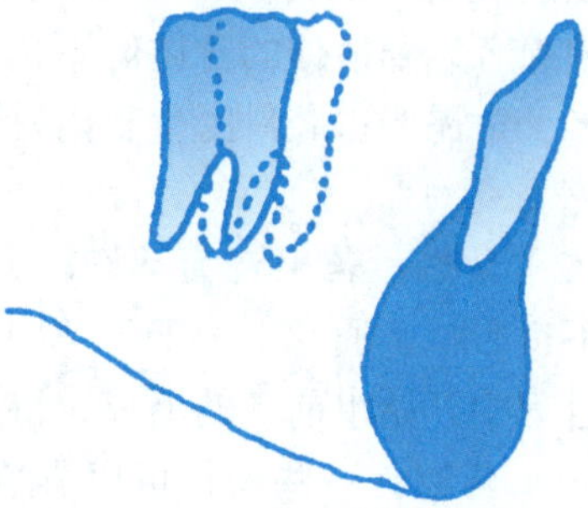

图 12-2　最小支抗牙移动

有些患者牙列拥挤并不严重，但上前牙或下前牙严重唇向倾斜，常常需要拔除第一双尖牙，进行去代偿性治疗，使上下前牙达到正常的轴倾度，便于骨块的移动。

4）上下颌牙量不调（tooth mass discrepancies）的处理：上下牙量的不调多发生在上颌垂直高度过长的患者，尤其伴前牙开𬌗以及下颌前突患者，常表现为上颌牙齿过小，其牙量小于下颌牙量，难以取得理想的磨牙和尖牙咬合关系及正常的覆𬌗覆盖关系。上颌侧切牙或上颌第二双尖牙过小最为多见。

上下牙量不调在 1.5 mm 以下时一般不会有大碍，而大于 1.5 mm 则常导致覆𬌗覆盖难以协调。当上下牙量不调小于 4 mm，可以通过牙齿邻面片磨来解决。若上下牙量不调大于 4 mm，则考虑不对称性拔牙，如拔除一个切牙。

5）𬌗平面的考虑（occlusal plane consideration）：建立适当𬌗平面对面型和𬌗关系都很重要。绝大多数正常𬌗人从第一恒磨牙向前有一个较平𬌗平面，𬌗平面与 Frankfort 平面夹角为 8° ～ 12° 。𬌗平面角过大或过小说明𬌗平面异常，很难取得好的美观效果和𬌗关系（图 12-3）。

6）中线（midline）：中线的选择影响到美观效果、𬌗关系、正畸矫正力学机制、拔牙及手术计划，所以应综合面中线、𬌗中线、牙槽基骨中线和牙弓几何中线来全盘考虑（图 12-4）。

一般而言，在术前正畸开始前就应对治疗中线予以明确，便于通过术前、术后正畸的牙齿移动和手术的颌骨移动，尽量使牙中线、几何中线、牙槽基骨中线和面中线相一致，以获得理想的美观效果和良好𬌗关系。

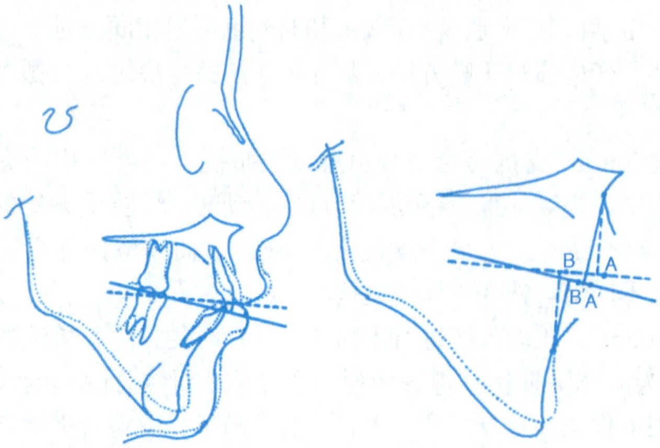

图 12-3　颌平面倾斜度的改变对面型的影响

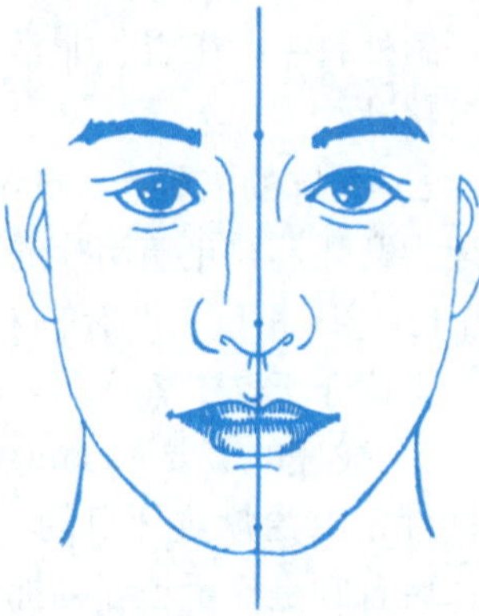

图 12-4　面中线

7）牙齿的垂直位置关系（vertical relationship）：垂直向的牙齿位置与𬌗平面的治疗设计密切关联。在确定治疗计划和治疗过程中，要注意三个客观评价牙齿垂直向位置的指标，即唇齿关系、上下唇间隙和前面高比例（图 12-5）。

8）前牙前后向位置关系（horizontal relationship）：在确定上下前牙的前后向位置之前，需要考虑面型和面部软硬组织的各种治疗变化。上下前牙前后向的位置决定了上下唇的最终位置，所以术前正畸时切牙前后向的移动至关重要（图 12-6）。

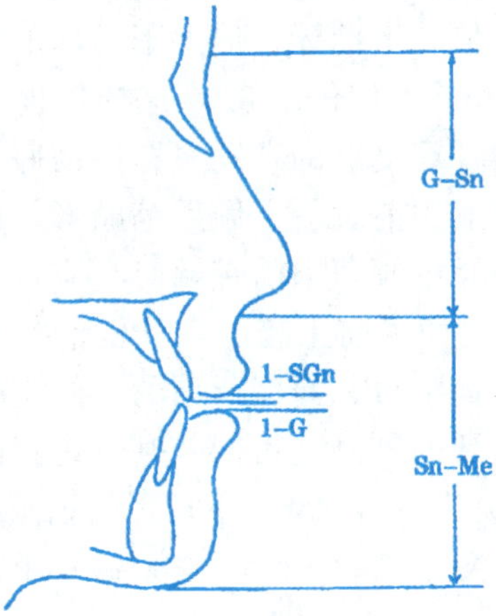

图 12-5　牙齿垂直位置关系示意图

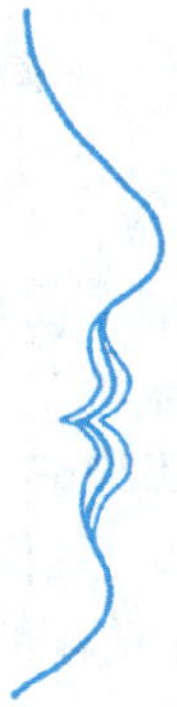

图 12-6　不同的侧貌决定唇突度和切牙前后向位置

9）牙弓宽度（arch width）：牙颌面畸形患者的上下颌牙弓宽度不调较为常见，多表现为上牙弓狭窄，后牙反𬌗。术前正畸治疗时，可通过扩大上颌牙弓或者缩小下颌牙弓来协调牙弓关系。对于骨性上颌牙弓狭窄，则需要行上颌分块截骨术来同时矫正上颌骨狭窄。

（2）术前正畸治疗的过程

1）术前正畸第一阶段——排齐牙列（alignment）：正颌外科在排齐牙列阶段的术前正畸与一般的正畸治疗基本相似。在排齐阶段，不仅需要将错位牙排入牙弓，还要兼顾前牙间的位置关系、牙弓宽度和牙弓形态。一般情况下，错位牙多由于萌出间隙不足而偏离其萌出道，排齐时倾斜移动牙齿，整体的移动多不必要。牙颌面畸形患者由于骨骼畸形及软组织功能作用的影响，多存在牙齿的代偿性倾斜，尤其是切牙，故而在排齐牙列时，考虑到前牙的倾斜度，已经唇倾的前牙在排齐时应采取一定的措施，防止前牙唇倾加重。而舌倾的前牙则尽可能使其唇倾一些，恢复正常的牙齿轴倾度。

2）术前正畸的第二阶段——整平牙列阶段（leveling）：牙列整平阶段多与排齐阶段同时进行。对于正颌手术患者，需要根据患者的具体情况来改变牙齿垂直向关系。一般而言，对于垂直向高度异常的患者，采用手术的方式，通过牙骨段垂直向位置移动来改变牙齿垂直向关系，效果良好且结果稳定。所以在术前正畸治疗时不必盲目整平牙列，有些患者术后整平牙列效果会更好。

患者的面型往往决定了牙列整平的方式。长面型者，前牙开𬌗，在术前正畸治疗时不宜采用连续弓丝整平牙列，因为连续弓丝常会伸长上下前牙，加重开𬌗患者前牙的代偿性移动，增大术后复发率，而要采用片断弓排齐和整平技术，持续压低上下前牙，加重开𬌗畸形，保证手术的成功（图 12-7）。短面者则需增加面高，因此不宜压低下前牙，而应升高磨牙，所以术前正畸时应保持下颌切牙垂直向位置；手术后，伸长双尖牙及磨牙，整平牙列，会取得更满意的效果。面部高度正常者，在术前正畸时，可以考虑压低上下前牙的同时适当伸长后牙，从而整平牙列。

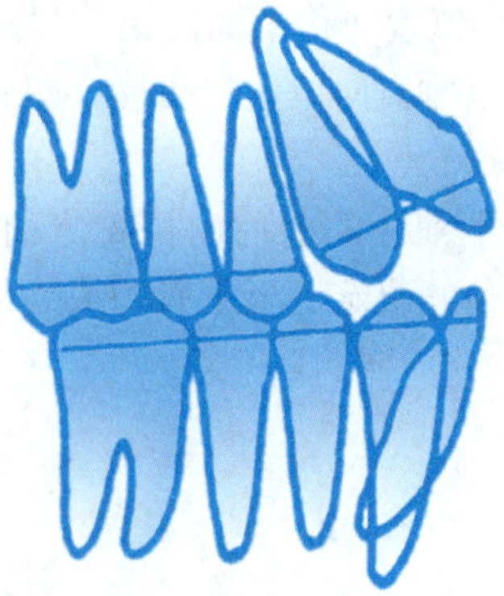

图 12-7 开殆患者的双颌平面及术前正畸的牙弓分段

3）切牙前后向位置及去代偿治疗：切牙前后向的位置非常关键，决定了手术时上下颌骨前后向的位置，尤其是下颌骨相对于上颌骨的位置。术前正畸的一个主要目的就是减小或消除牙齿代偿性移位，因为会限制颌骨的手术移动量，从而影响手术效果。严重牙颌面畸形常出现牙齿的代偿性移位，如安氏Ⅲ类错殆下颌前突、上颌后缩畸形，上颌前牙代偿性唇倾，下颌前牙代偿性舌倾。术前正畸应行去代偿治疗，设法舌向移动上前牙，唇向移动下前牙，使上下前牙的轴倾度改善，位于颌骨正常的位置上（图 12-8）。这样使前牙反覆盖加大，从而使手术时颌骨有足够的移动量，以彻底矫正颌骨畸形。而安氏Ⅱ类错殆上颌前突、下颌后缩畸形，则代偿性下颌前牙唇倾、上颌前牙舌倾。术前正畸时，应舌向移动下前牙、唇向移动上前牙，增加前牙覆盖（图 12-9）。这种术前正畸的去代偿治疗与传统的正畸治疗牙齿移动方向恰恰相反，术前正畸后畸形反而加重，此即所谓的反向正畸治疗（reverse orthodontic treatment）。但要注意的是，上下切牙的轴倾度可因其基骨位置的改变而发生变化。例如对前倾的下切牙，通过颏部手术前移颏部，相对减小下切牙的轴倾度，使其接近正常。对于前倾的上切牙，可以施行鼻部手术，使上颌基骨丰满，相对减小上前牙的唇倾度。

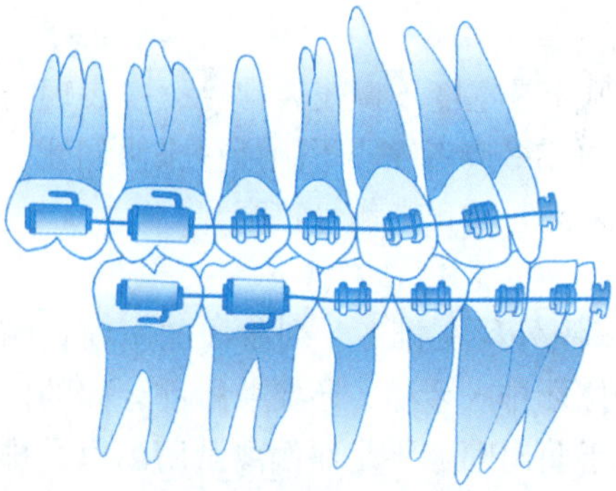

图 12-8 骨性Ⅲ类术前去代偿

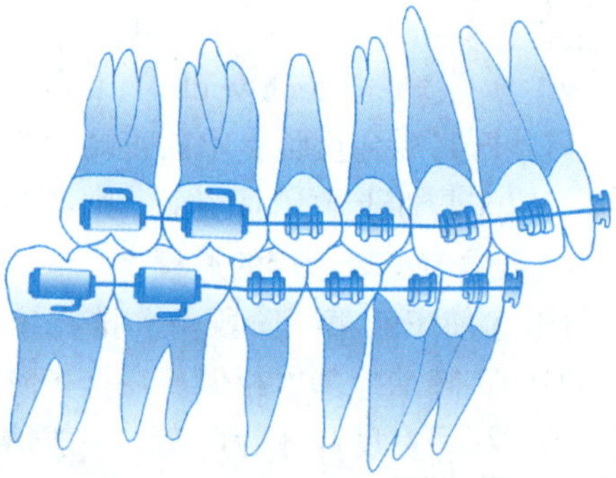

图 12-9 骨性Ⅱ类术前去代偿

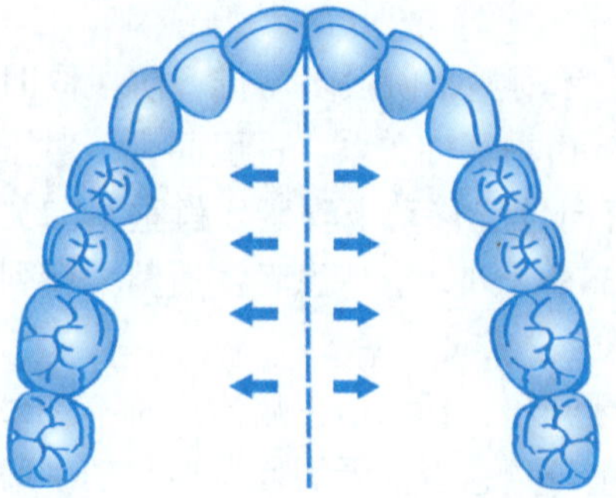

图 12-10 上颌辅助快速扩弓改善牙弓的宽度不调

4）上下牙弓宽度的协调和后牙反殆的矫正：术前正畸时要协调好上下颌牙弓宽度。对于个别牙反殆或由于上颌牙弓狭窄导致后牙轻度反殆的患者，可以通过矫正器扩大上牙弓，改变上颌牙弓宽度，解决牙列反殆。当上颌牙弓过于狭窄，或下颌牙弓过于宽大，后牙段严重反殆的患者，只能通过手术方式来改善牙弓的宽度不调（图 12-10）。

4. 常见正颌手术

（1）矫正前后向颌骨畸形的手术：上下颌骨均可以前移和后退，以矫正上下颌骨前后向畸形。

1）上颌手术：LeFort Ⅰ型上颌前部下降术（LeFort Ⅰ downfracture procedure）是矫正上颌骨前突和后缩最常用的手术方式。对于上颌后缩的患者，利用该手术前移上颌，在磨牙后区植骨。而对于上颌前突的患者，则需要后退上颌前部。

通常拔除上颌第一双尖牙，利用双尖牙的间隙后退上颌前部，从而达到治疗上颌前突的目的。对部分上颌前突的患者，也可以整体后退上颌。

2）下颌前移手术（mandibular advancement）：对于下颌发育不足患者，采用下颌双侧升支矢状劈开截骨术（bilateral sagittal split osteotomy，BSSRO）可以前移下颌，达到矫正畸形的目的。

3）下颌后退手术（mandibular setback）：对于下颌前突患者，通常采用双侧下颌升支矢状劈开截骨术后退下颌骨来矫治。有时候也会采用下颌升支垂直斜行截骨术（transoral vertical oblique ramus osteotomy，TOVRO）来后退下颌，该术式操作简便，但不利于坚固内固定的实施，因此应用较少。

4）颏成形手术（genioplasty）：下颌颏部可以通过手术来增加或者减小，以取得更好的美观效果。其常常和下颌后退或前移手术结合使用。

（2）矫正垂直向颌骨畸形的手术：面部高度增加或者减少往往会伴有前牙的开𬌗或者深覆𬌗。对于长面错𬌗畸形患者，采用上颌上移手术，下颌骨自动前上旋转，减小下颌平面角，纠正错𬌗畸形。而对于短面深覆𬌗患者，通常采用下颌升支手术，使下颌后下移位，增加下颌平面角。

1）上颌手术：对于长面错𬌗患者，采用上颌 LeFort Ⅰ型截骨术，上移上颌骨，下颌骨随之前上旋转，减小面部高度，以矫正畸形。有时候需要上下颌的前后向手术来配合。而对于短面深覆𬌗患者，则上颌下移，以增加面部高度。

2）下颌手术：对于长面错𬌗患者，下颌一般不进行升支手术，因为其稳定性较差，多会复发。而对于短面深覆𬌗患者，则一般采用矢状劈开截骨术，使下颌后下旋转来增加面下部高度。

3）矫正左右向颌骨畸形的手术：通常采用上颌 LeFort Ⅰ型分块截骨术，增加上颌宽度或者缩窄上颌宽度，来矫正左右向颌骨畸形。当然也可以采用手术辅助扩弓来扩大上颌牙弓。这种方法稳定性较好。

5. 术后正畸治疗

（1）术后正畸开始的时间：当骨骼愈合基本完成，颌骨处于稳定期时，即可开始术后正畸治疗。若术中采用骨内钢丝固定，其临床骨愈合为 6 ～ 8 周，而坚固内固定则 3 ～ 4 周即可完成临床骨愈合，然后就可以开始术后正畸了。

（2）术后正畸的牙列排齐：术后拆除𬌗板和固定唇弓后，重粘在术中或术后松脱的托槽和带环。若由于带环、托槽的脱落致牙齿位置异常，可在重新粘接托槽后，用高弹性弓丝（如镍钛丝、麻花丝或比较细的不锈钢丝等）排齐牙列。如果牙齿位置正常，则换用镍钛方丝进行进一步排齐。

有些患者是分块手术，术前正畸治疗为分段进行，手术后牙列排列可能参差不齐，术后正畸治疗应用连续高弹性弓丝排齐牙列。

（3）术后剩余间隙的关闭：颌骨分块手术、根尖下截骨术往往利用牙列中存在的间隙或拔牙间隙来进行，手术后可能残留一些间隙，术后应该关闭这些残余间隙。若间隙较小，可以弹力橡皮链或弹力线关闭间隙。当间隙较大且需要控制牙齿的轴倾度时，可在术后正畸第二次或第三次复诊时，换用不锈钢方丝后，以间隙关闭曲或滑动机制关闭间隙。有时为了调整磨牙关系，可配合使用Ⅱ类或Ⅲ类颌间牵引。

（4）术后牙列的整平：由于正颌外科手术常常根据上下前牙的位置和咬合关系来进行，所以术后前牙的覆𬌗一般都正常。而有些术前深覆𬌗患者手术后前牙覆𬌗正常，后牙出现小开𬌗，此时即可应用垂直向牵引。一般用上下颌间的“盒”形牵引、“三角”形牵引、“W”形牵引、小Ⅱ类或小Ⅲ类牵引。利用橡皮圈的弹性，使上下牙列能很好地咬合在一起，整平牙列（图 12-11）。患者第二磨牙处于低位，术后没有咬合接触，可通过垂直牵引，使其咬合恢复正

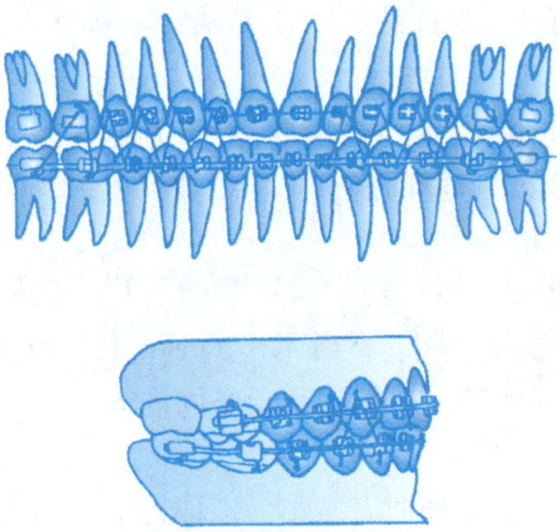

图 12-11 术后上下颌的垂直牵引示意图

常。开𬌗患者术后易于复发，应在术后正畸过程中防止其复发。弓丝可弯制前倾弯，或加大下颌 Spee 曲线弯曲，或者应用前牙轻力垂直牵引。

（5）术后前牙前后位置关系的调整：正颌手术时，颌骨的前后向位置异常均能得以矫正，为了保证手术后结果的稳定，在术前正畸充分的准备下，要求手术时磨牙和尖牙均能达到Ⅰ类咬合关系。手术后，为了防止复发，必要时可做Ⅱ类或Ⅲ类颌间牵引。通常在安氏Ⅲ类错𬌗手术后，施以轻的Ⅲ类牵引。有时，为了使牙齿达到良好的咬合关系，也可采用小Ⅲ类牵引，配合上下颌垂直牵引，使牙齿顺着牵引力方向就位。在安氏Ⅱ类错𬌗手术后，施以轻的Ⅱ类牵引力，垂直牵引时，也可采用小Ⅱ类牵引。如果术后前牙覆盖异常，如覆盖过小（对刃𬌗或有反𬌗趋势），或覆盖过大（深覆盖），可辅以Ⅲ类或Ⅱ类颌间牵引，牵引力应大一些，唇弓换用粗的钢丝，多用不锈钢方丝。戴用颌间牵引时间宜稍长一些。

（6）术后牙弓宽度的调整：术后正畸治疗需对牙弓宽度予以特别关注。上颌牙弓狭窄患者通过 LeFort Ⅰ型截骨术扩增牙弓宽度使其恢复正常，但上颌牙弓术后 6 个月之内不稳定，容易复发，上颌牙弓塌陷。术后 1 ～ 2 个月开始术后正畸治疗，当固定唇弓拆除，换用细的不锈钢圆丝或高弹性镍钛丝等，很难维持上牙弓的大小，扩大的牙弓易复发缩窄，所以在此类患者宜倍加小心。恰当的处置方法是用 0.036 英寸（0.9 mm）直径不锈钢圆丝弯成扩大辅弓，插入口外弓管。由于该辅弓与牙列中其他牙齿不接触，所以并不影响其他牙齿的垂直向移动。当后牙有反𬌗趋势时，亦可使用该扩弓辅弓，或用其他几种扩弓装置，矫正牙弓宽度不调。

术后正畸的时间为 6 ～ 12 个月，一般不超过 12 个月。若超过 12 个月，则表明术前正畸治疗不理想，使术后正畸治疗复杂化。术后正畸与术前正畸最大的不同在于：术前正畸主要是消除𬌗干扰，利于手术进行，不要求牙列的精细调整，属于粗略的牙齿移动；而术后正畸则是𬌗的精细调整，术后正畸要解决牙列中存在的所有问题，使其达到理想的𬌗关系。

如果患者在术后正畸中戴用颌间牵引，一般在拆除矫治器之前停止颌间牵引，观察 4 ～ 6 周，若无复发的倾向，再拆除矫治器附件。

6. 关于手术优先 传统正畸-正颌外科治疗的术前正畸治疗常比较复杂。术前正畸需要排齐牙列，整平 Spee 曲线，去除牙列代偿，这一过程往往耗时过长，有学者的研究发现术前正畸疗程可持续 7 ～ 47 个月，并且伴随着牙齿去除代偿，患者的骨性畸形完全暴露，使软组织面型进一步恶化。而绝大多数选择正畸-正颌联合治疗的患者是因为渴望改善他们的面部和牙列美观。因此，传统术前正畸治疗导致的直接的面型恶化与患者的治疗初衷背道而驰。为了消除术前正畸的这一弊端，2009 年，Nagasaka 等通过病例报告的形式提出了骨性Ⅲ类错𬌗手术优先的方案（surgery first approach，SFA）。该治疗方法在矫治器戴入后即进行正颌手术，治疗开始就使患者凹面型得到显著改善，使手术优先的方案受到世界关注。手术优先的治疗一般术后 1 个月开始正畸治疗，术后正畸解决大部分牙𬌗问题。

2010 年，Liao 等对手术优先的方案进行了定义：术前粘接全口矫治器，但不施加主动力量，面型和牙列代偿均由截骨术解决，术前不存在面部美观和牙列功能的进行性恶化。手术优先适用于不需要过多术前排齐和去代偿的病例，包括：①牙列排列整齐或前牙轻度拥挤；②平的或者轻度的 Spee 曲线；③正常或者轻度的上切牙唇倾 / 下切牙舌倾。当然，关于手术优先的适应证、稳定性等还有待于进一步研究。

7. 保持（retention） 正畸-正颌联合治疗患者在术后正畸后也同样要戴保持器，如果没有特殊情况，可以采用和其他正畸治疗结束后一样的保持器（参见本书第十六章）。

典型病例（图 12-12）

一般信息：患者，女，初诊年龄 27 岁，主诉面型凹陷，影响美观。

临床检查：

（1）口外：颏部右偏 1 mm；侧面凹面型，上颌后缩，下颌前突，面下 1/3 过长。

（2）口内：恒牙列；双侧磨牙关系为完全近中，14-22 与 35-43 反覆殆，前牙反覆盖约−5 mm；上牙列拥挤 6 mm，下牙列拥挤约 7 mm；上中线左偏 2 mm，下中线右偏约 1.5 mm。双侧颞下颌关节未及弹响及压痛，余未见异常。

头影测量分析：见表 12-1。

诊断：安氏Ⅲ类，毛氏Ⅱ^{1}＋Ⅰ^{1}，骨型Ⅲ类高角。

矫治设计：

（1）正畸-正颌联合治疗；

（2）直丝弓矫治技术；

（3）减数 14，24，去除上前牙代偿；

（4）改善侧貌。

表 12-1 治疗前后头影测量结果比较

测量项目	正常值		测量值	
	均值	标准差	治疗前	治疗后
SNA（°）	82.80	4.00	79.8	82.2
SNB（°）	80.10	3.90	83.0	78.8
ANB（°）	2.70	2.00	−3.2	3.4
FH-NP（°）	85.40	3.70	92.5	90.9
NA/PA（°）	6.00	4.40	−6.9	0.5
U1-NA（mm）	3.50	6.50	9.3	7.2
U1/NA（°）	22.80	5.70	28.9	26.5
L1-NB（mm）	6.70	2.10	7.2	9.9
L1/NB（°）	30.50	5.80	25.9	41.4
U1/L1（°）	124.20	8.20	128.4	108.7
U1/SN（°）	105.70	6.30	108.7	108.7
MP/SN（°）	32.50	5.20	43.5	38.8
MP/FH（°）	31.10	5.60	34.4	29.9
L1/MP（°）	93.90	6.20	79.4	103.8
Y（°）	66.30	7.10	62.2	62.1
Pg-NB（mm）	1.00	1.50	0.9	2.5

病例分析：患者为严重的骨性Ⅲ类面型，上颌发育不足，下颌发育过度，面下高度增加，面型改善需要通过双颌手术解决。上颌拥挤为中度，同时前牙唇倾度较大，需要通过上颌拔牙解决拥挤问题及前牙的唇倾。下前牙虽然存在一定程度的拥挤，但是，前牙舌倾较重，下前牙的去代偿可以提供一定间隙来解决拥挤问题，所以下牙列不需拔牙治疗。患者上颌牙列拥挤较明显且前牙唇倾，所以术前正畸需要解决牙列的排齐问题，调整上下前牙的唇倾度，以便颌骨手术后咬合的稳定。完善的术前正畸为正颌手术的顺利进行创造条件，也简化了术后正畸。一般情况下，术后正畸以对牙齿的排列和尖窝关系的调整为主。

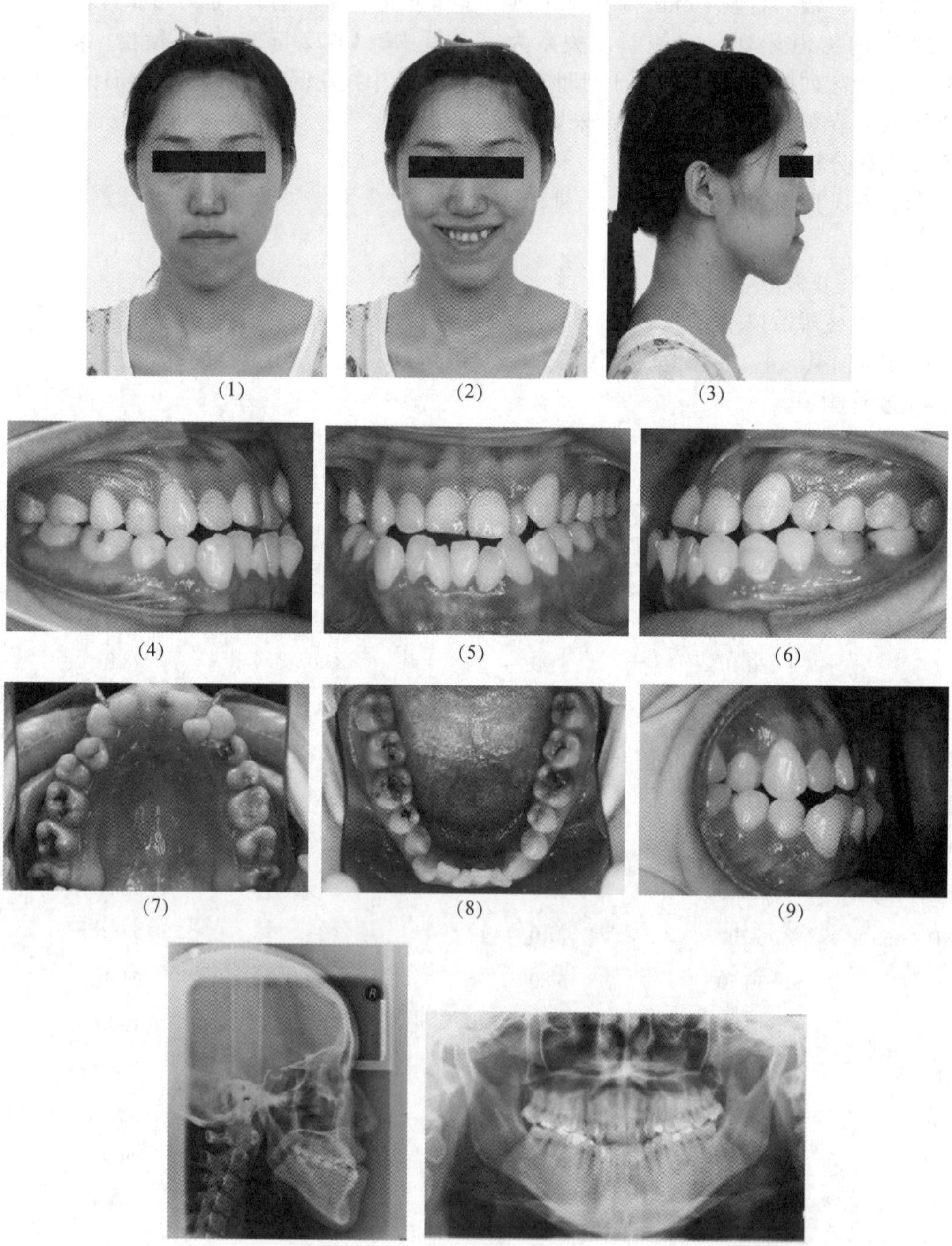

(1) (2) (3) (4) (5) (6) (7) (8) (9) (10) (11)

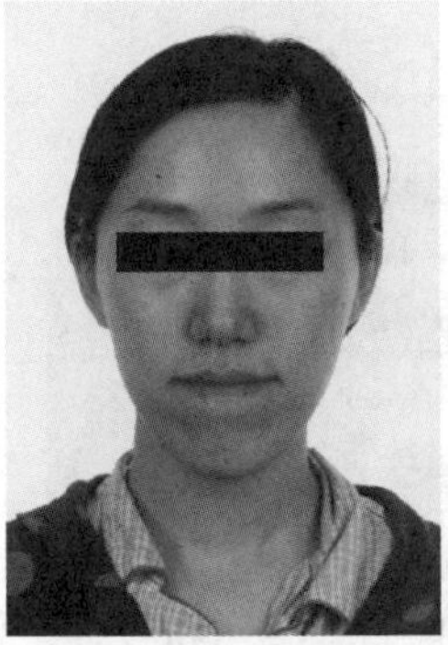
(12)

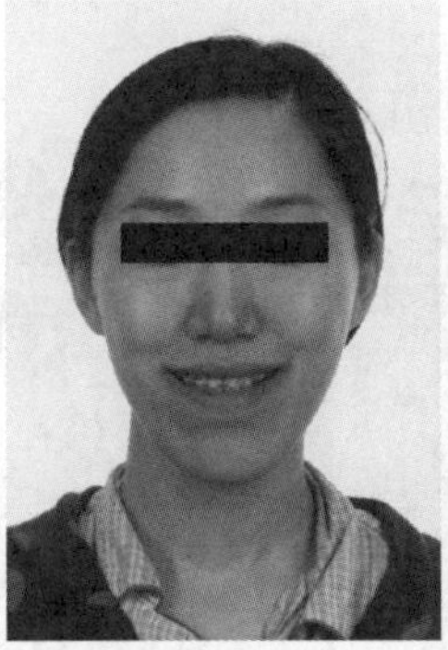
(13)

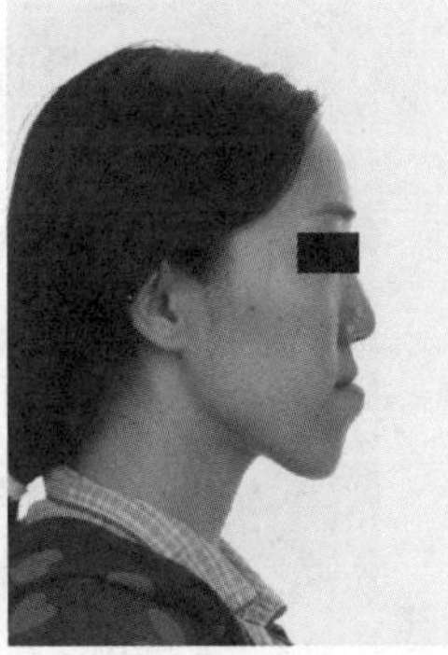
(14)

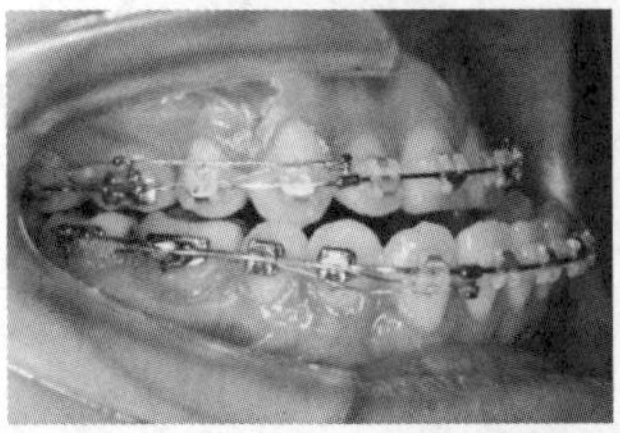
(15)

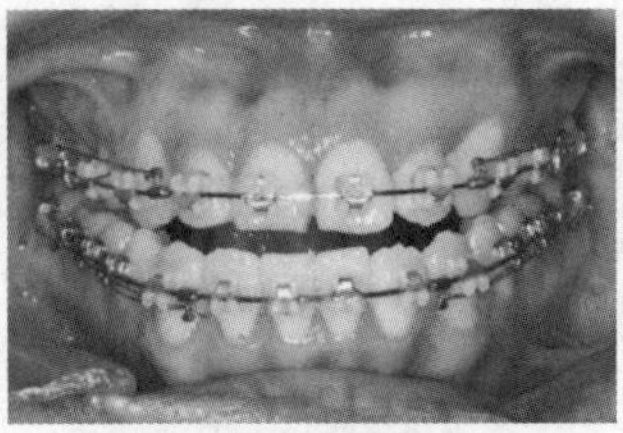
(16)

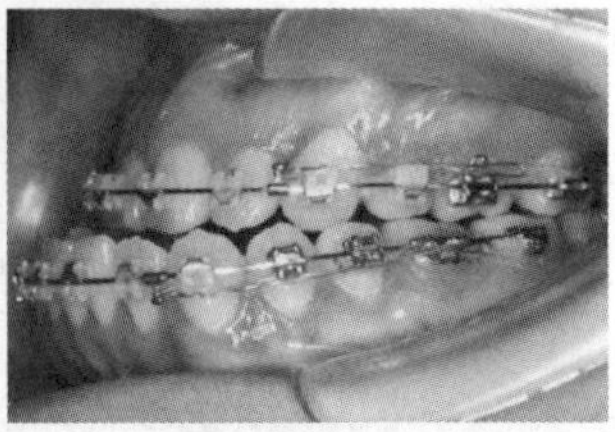
(17)

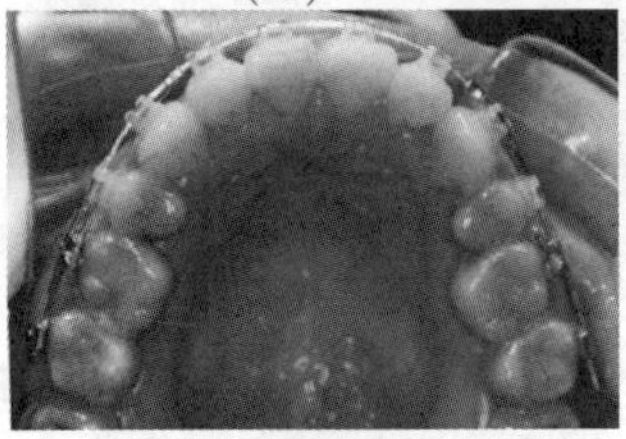
(18)

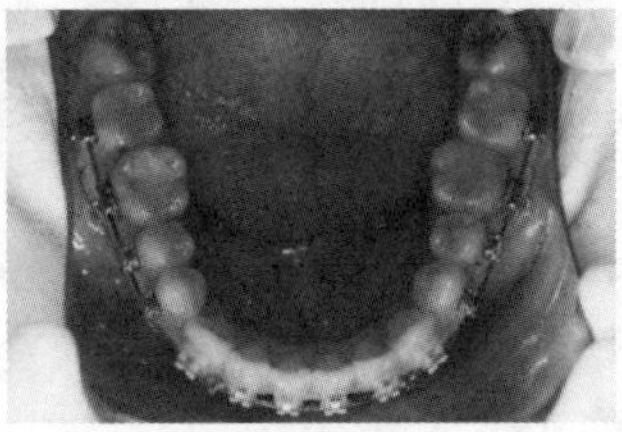
(19)

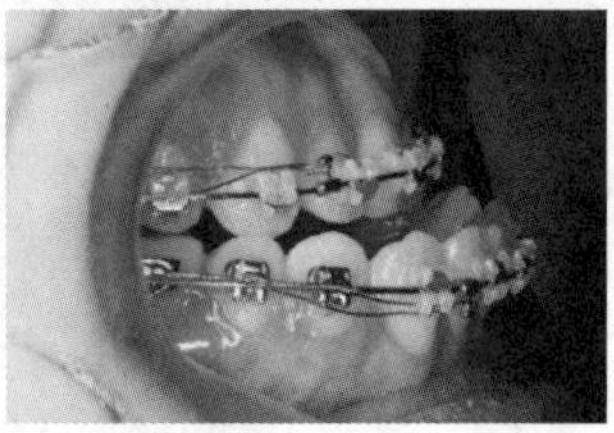
(20)

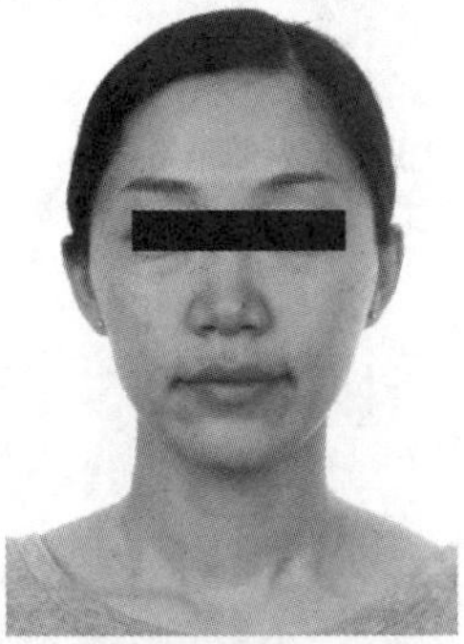
(21)

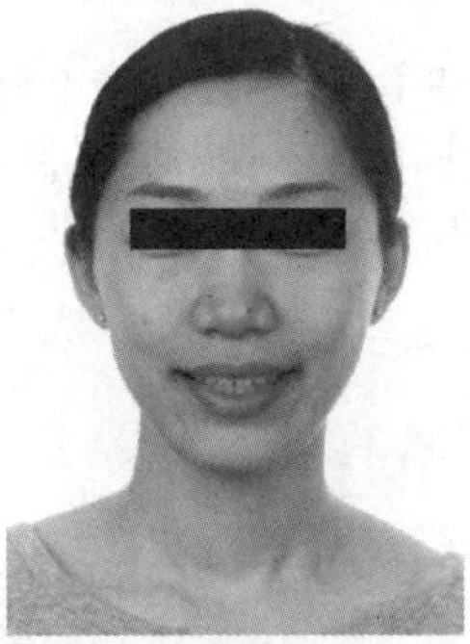
(22)

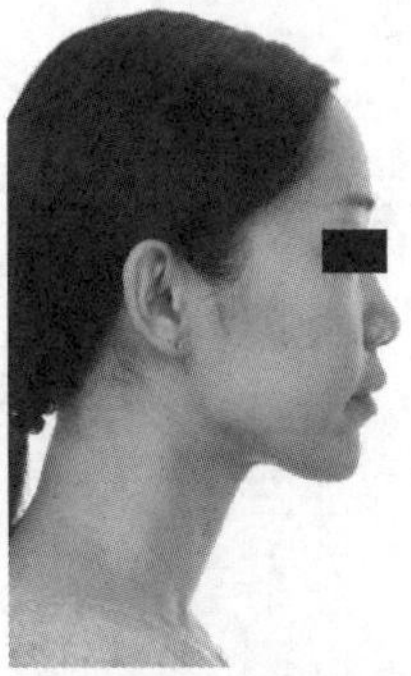
(23)

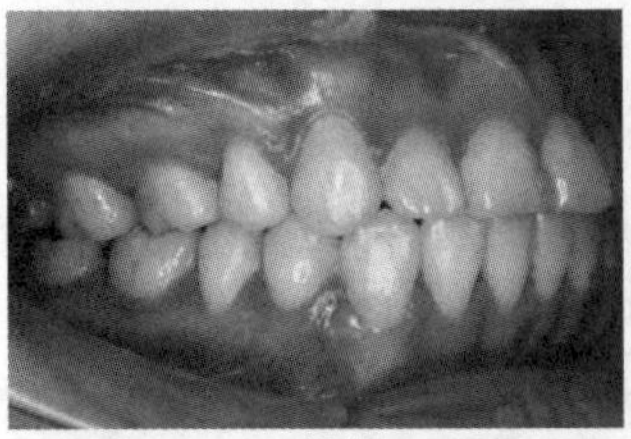
(24)

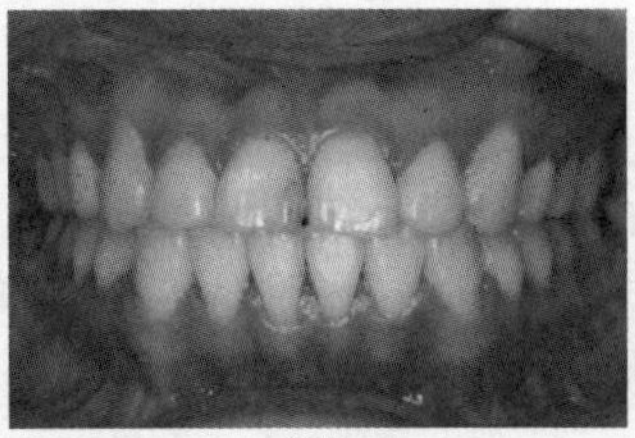
(25)

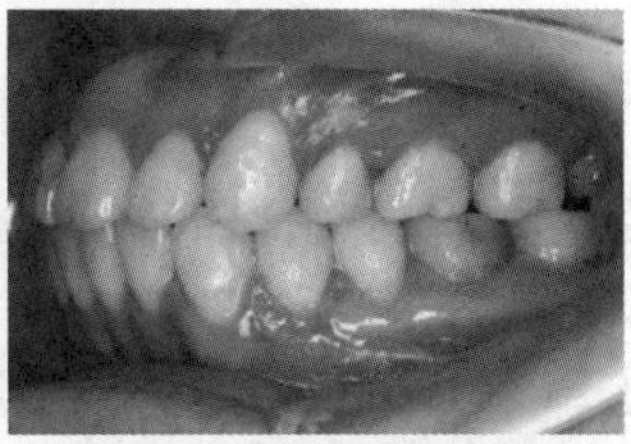
(26)

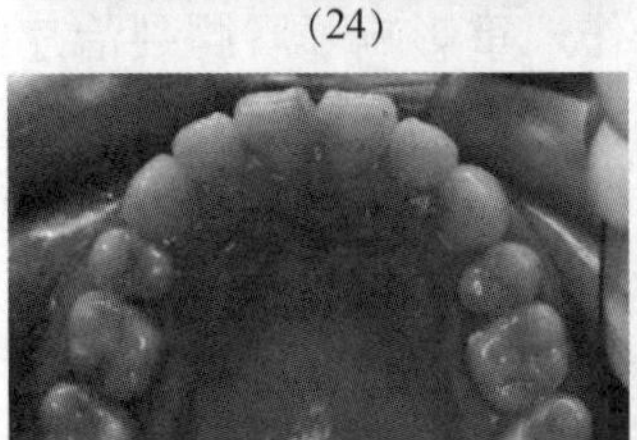
(27)

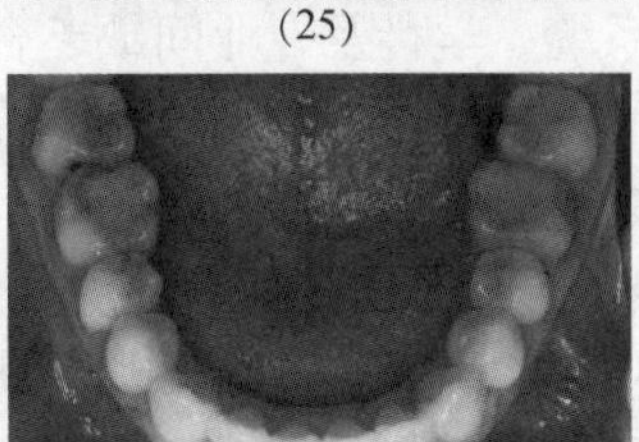
(28)

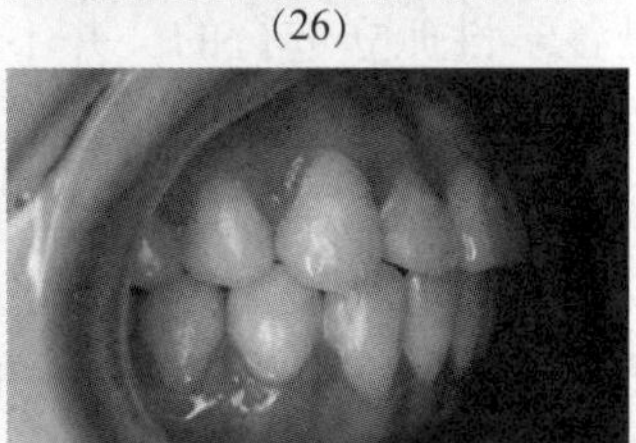
(29)

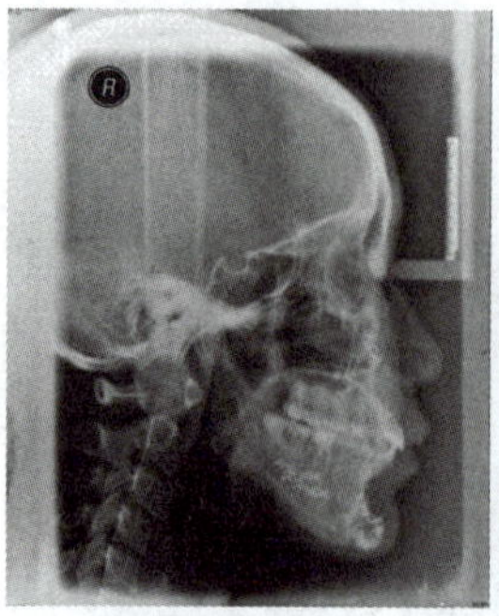
(30)

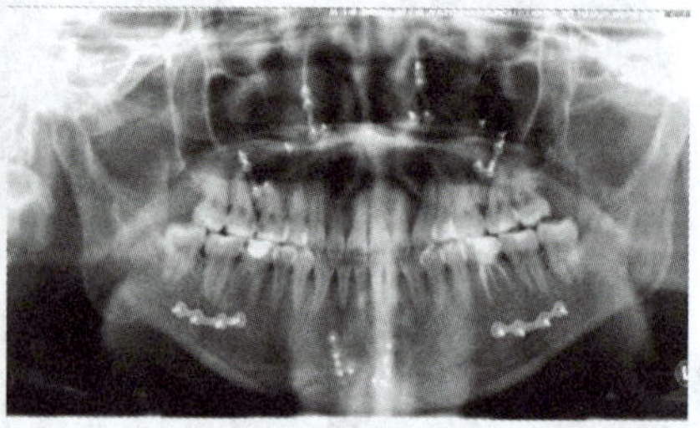
(31)

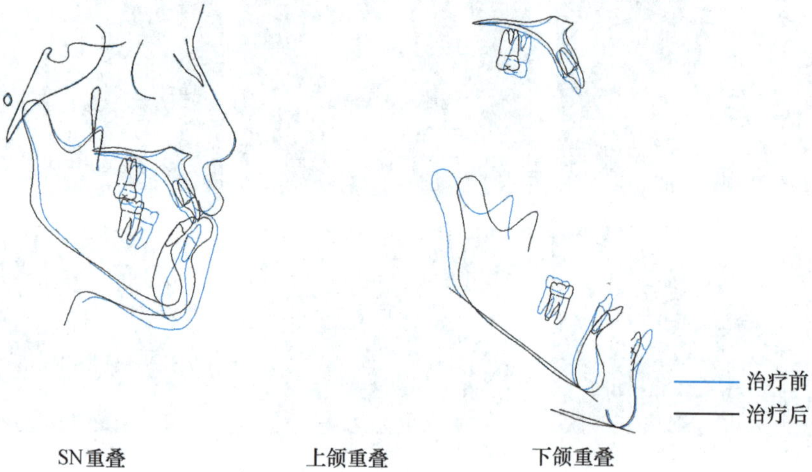

(32)

图 12-12 正畸治疗病例

（1）~（11）治疗前面殆像及 X 线片；（12）~（20）正颌手术前面殆像；（21）~（29）治疗后面殆像；（30，31）治疗后 X 线片；（32）治疗前后头影重叠图

（周彦恒）

二、唇腭裂的正畸治疗

（一）概述

唇腭裂是口腔颌面部最常见的先天发育畸形，在我国患病率为 0.182%。虽然唇腭裂修复手术不断完善，但在手术修复后，患者仍会存在一系列问题，如颜面畸形、错殆畸形、语音问题、口颌系统功能障碍及心理问题等。在唇腭裂治疗史上相当长的时间里，对患者的治疗多是各学科孤立进行的，并不系统，学科及专业间缺乏合作严重影响了唇腭裂治疗的整体疗效。

唇腭裂的多学科治疗概念在 20 世纪 30 年代由正畸医生 Cooper 提出，逐渐发展成为目前更加成熟的序列治疗。现代唇腭裂的治疗是由多个学科、多个专业的专家参与，在唇腭裂患者生长发育的不同阶段制订针对性的治疗方案，使患者获得理想的综合治疗效果。这种对于唇腭裂患者治疗中的由多学科专家共同参与的一系列治疗称为唇腭裂的序列治疗（multidisciplinary approach of cleft lip and palate）。

唇腭裂的序列治疗包括一组治疗，这些治疗是有顺序的。当然，在某些阶段，有时多种治疗可以同时进行。患者在不同阶段复诊时需要见到多科专家，进行评估后决定目前需要进行的治疗，并制订相应的治疗计划。经过序列治疗，唇腭裂患者可以得到比较完善的综合治疗，获得相对理想的治疗结果。

序列治疗包括以下内容：

（1）唇裂术前婴儿期的整形治疗（presurgical infant orthopedic treatment of cleft）

（2）唇裂修复术（lip repair）

（3）腭裂修复术（palate repair）

（4）耳鼻喉科治疗（the treatment of otolaryngology）

（5）语音训练（speach therapy）

（6）正畸治疗（orthodontic treatment）

（7）牙槽突植骨（alveolar bone graft）

（8）心理治疗（psychological treatment）

（9）二期唇鼻的修复（secondary lip and palate repair）

（10）正颌外科治疗（orthognathic treatment）

（11）修复治疗（prosthodontic treatment）

（二）唇腭裂的病因

唇腭裂是在胚胎发育中颌突融合的关键时期出现障碍所形成的。主要形成期在胚胎6～11周。若上颌突和球状突融合障碍即产生唇裂（cleft lip），前腭突和侧腭突融合障碍则产生腭裂（cleft palate）。唇腭裂的病因较为复杂，是一种多基因遗传疾病，受遗传和环境因素共同影响。

1. 遗传因素　许多关于唇腭裂的研究发现一些基因的突变导致唇腭裂的产生，并且具有明显的家族遗传倾向。在普通人群中，唇腭裂的患病率是0.167%～0.2%。而唇腭裂患者一级亲属中唇腭裂的患病率高达2.56%～4%。

2. 环境因素

（1）母体疾病与外伤：妊娠早期母体受到外伤或疾病的影响，有可能使胎儿产生唇腭裂畸形。但直至目前，对此因素尚无统一的认识。

（2）营养因素：母体营养的摄入尤其是维生素的摄入不足有可能导致唇腭裂的产生。动物实验结果表明，母体缺乏叶酸和核黄素可产生腭裂。

（3）化学及药物因素：某些化学物质和药物有可能导致腭裂的产生。

（4）内分泌因素：有研究表明外源性肾上腺皮质激素的注射可以导致动物腭裂的产生。故而，有人认为在母体怀孕早期，由于外伤或精神等因素导致的肾上腺皮质激素分泌增加，也有可能导致唇腭裂的产生。

（三）唇腭裂患者的牙䝢面异常

Mars等的研究发现未经手术治疗的唇腭裂患者除了存在唇/腭的裂隙外，颌面发育基本正常，说明唇腭裂本身对颌面部的生长发育影响不大。但是，由于腭部组织的缺损、多次手术的创伤、腭部瘢痕的挛缩、异常的肌肉活动等原因，均可能造成上颌骨的发育异常，使患者产生继发的牙䝢畸形。

1. 错䝢畸形　唇腭裂修复后，患者错䝢畸形的患病率较高，并且均较为严重，经常表现为上颌长、宽、高发育均不足。常见的发育异常及错殆畸形有：前牙反殆、开殆、后牙反殆、上牙弓狭窄、牙列拥挤错位、上颌发育不足及面中部凹陷等。

2. 牙齿状况 唇腭裂患者除了上颌骨发育异常外，还经常会出现牙齿的异常，如牙齿数目异常、釉质发育异常、牙齿形态异常及萌出异常。

（1）牙齿数目异常（supernumerary or missing teeth）：唇腭裂患者牙齿的先天缺失较非裂人群高发。缺失以上颌侧切牙最常见（图 12-13），其次是双尖牙（图 12-14）。缺失可能与遗传相关，也可能与牙板的断裂、组织缺损有关。唇腭裂患者中也会出现多生牙（supernumerary teeth），以齿槽裂区最为常见。

（2）釉质发育不良：在唇腭裂患者中，常见恒牙釉质的发育不良，上颌的中切牙和第一恒磨牙高发。由于釉质的发育不良，加之不良的口腔卫生状况，这些牙齿经常会出现龋坏、残冠、残根及早失，给正畸治疗造成困难（图 12-15、12-16）。

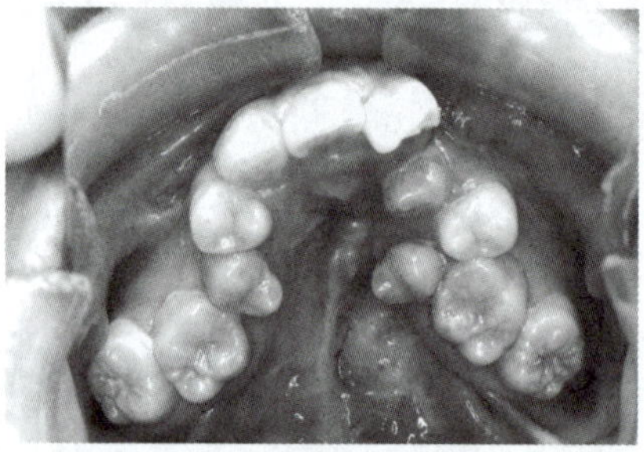
图 12-13 双侧侧切牙缺失

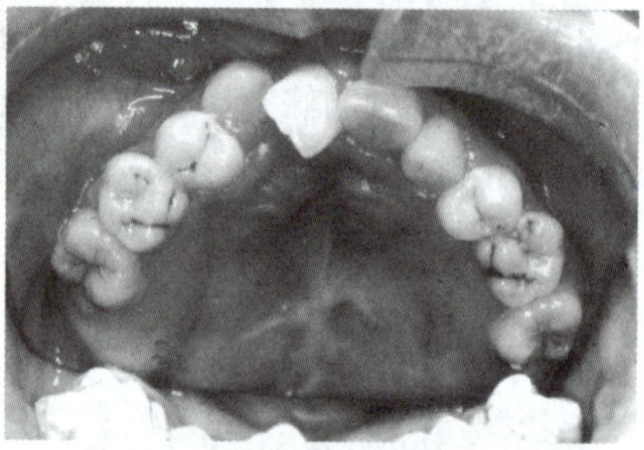
图 12-14 上颌双尖牙缺失

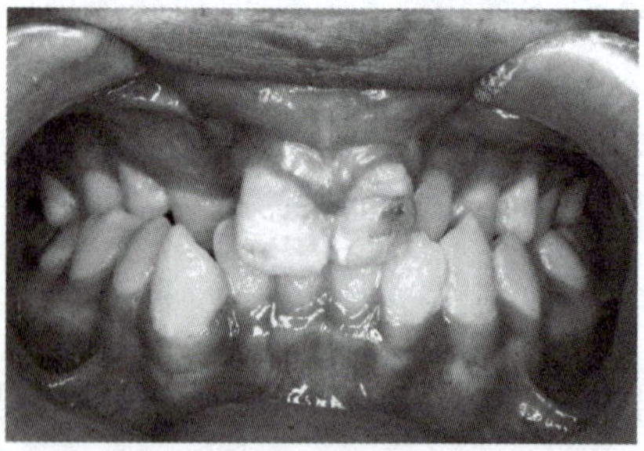
图 12-15 上中切牙釉质发育不良

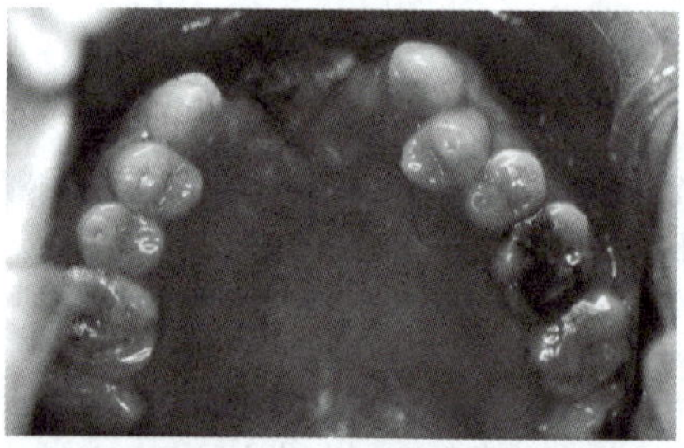
图 12-16 釉质发育不良造成的牙齿龋坏及残根

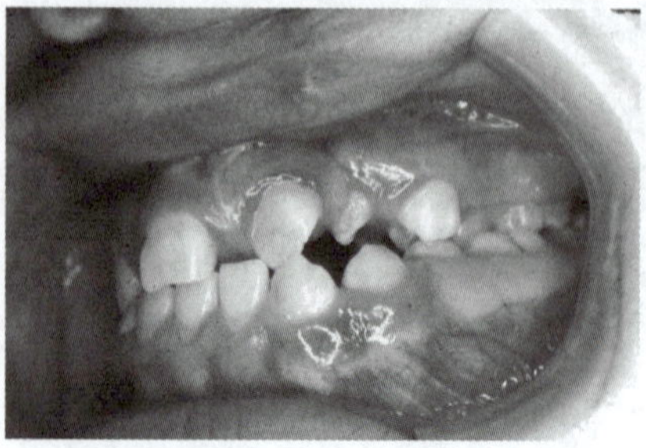
图 12-17 由于牙槽骨的缺失，尖牙无法正常萌出

（3）牙齿形态异常（malformed teeth）：很多唇腭裂患者上颌牙槽裂隙附近存在形态异常的畸形牙，最常见的是锥形或柱形的侧切牙。

（4）萌出异常（abnormal eruption）：对于存在齿槽裂隙的患者，由于齿槽骨的缺损，裂隙邻近的牙齿（经常是尖牙）无法正常萌出，出现斜轴或仅部分萌出（图 12-17）。

（四）唇腭裂的正畸治疗

正畸治疗是唇腭裂序列治疗中十分重要的部分，它贯穿序列治疗的始终，提高了唇腭裂的治疗水平。唇腭裂序列治疗中的正畸治疗包括以下内容：

1. 婴儿期颌骨的术前整形治疗（pre-surgical infant orthopedic treatment） 1954 年，McNeil 医生提出了针对完全性唇腭裂患者的整形治疗，通过治疗可以使患儿移位的前颌骨及上颌骨侧段复位，使患者的上颌骨弓形成正常的马蹄形，同时期待减小生长发育中错䝧畸形的产生。近年来的许多研究表明，婴儿期治疗后颌骨及牙弓的远期效果与未经治疗者无显著差异，却增加了治疗的成本，对是否应该常规进行婴儿期的整形治疗提出了质疑。但是，颌骨移位的改善无疑会减小唇腭裂手术的难度，降低唇部张力，从而减少瘢痕修复，提高修复的疗效。另外，1991 年，美国纽约大学的 Grayson 等提出鼻-齿槽整形治疗在移位颌骨整形的基础上对唇腭裂的鼻畸形也进行整形治疗，对唇腭裂患者鼻形态的改善起到一定的作用，但尚需进行远期疗效的研究与评价。

（1）唇腭裂婴儿期常见的畸形：单纯的唇裂或腭裂一般没有明显的颌骨畸形，而完全性的唇腭裂容易存在颌骨的移位。单侧完全性唇腭裂一般出现上颌骨大段的外展及小段的塌陷（图 12-18），双侧完全性唇腭裂一般存在前颌骨的前突和上颌侧颌段的塌陷（图 12-19）。

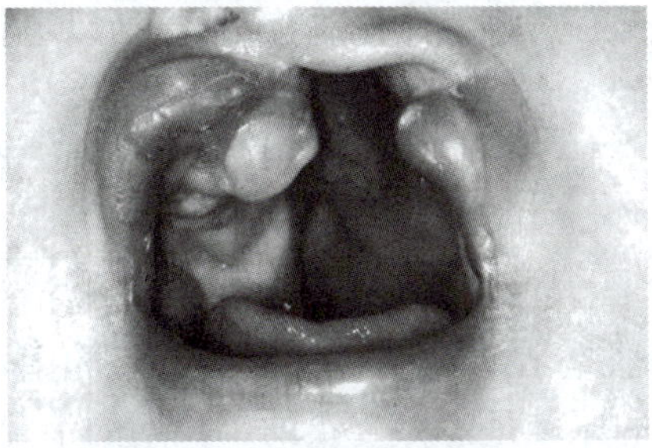

图 12-18　单侧完全性唇腭裂

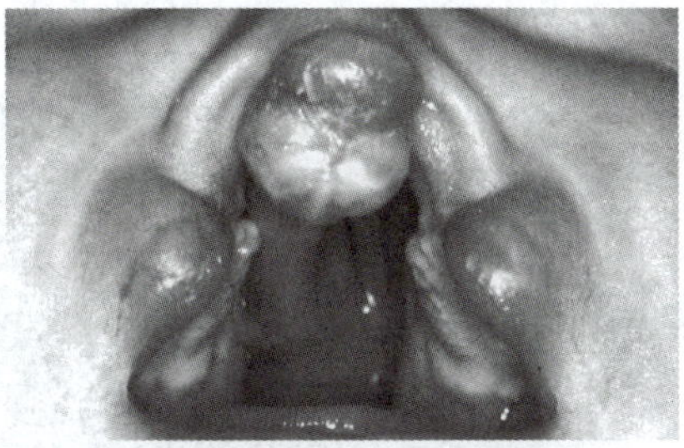

图 12-19　双侧完全性唇腭裂

（2）婴儿期整形治疗的矫治器（appliance for orthopedic treatment）：整形治疗最常用的矫治器是上颌的腭托（palatal plate，molding plate）及弹力带或医用防敏胶布。腭托用于支撑上颌骨并进行改形。腭托是一个无固位的松散矫治器，靠患儿的舌肌力量及黏膜吸附固位。弹力带或医用胶布用于压迫前突的前颌骨。Grayson 等提出的鼻-齿槽整形矫治器根据患者是单侧或双侧唇腭裂，在腭托上加上了用于鼻软骨整形的鼻托。

（3）婴儿期整形治疗（infant orthopedic treatment）：唇腭裂患儿的术前整形治疗开始的时间越早，患者越容易适应，一般在患者出生后即开始。经过对患者颌骨移位及裂隙大小的评估，制作和佩戴矫治器。随着颌骨的整形移位，腭托需要进行重衬或缓冲的调整。乳牙萌出后，矫治器的固位难度增大。

1）个别托盘的制作（fabrication of the individual tray）：唇腭裂患者的印膜制取采用唇腭裂特殊托盘或制作个别托盘。

2）腭托制作（fabrication of the plate）：腭托在模型上将腭裂裂隙基本填平后制作。单侧完全性唇腭裂的患者如果颌骨移位不大，基托延伸在小段处与前缘齐平，在大段处延至小段稍前方；如果颌骨移位严重则需要将模型拼对后制作。双侧唇腭裂者如果颌骨塌陷不严重，则腭托前缘延伸至与上颌骨侧段齐平；如果移位严重，则需要将模型重新拼对后再制作。

3）腭托的戴入（palatal plate insertion）：腭托制作后，患儿需全天戴用，并在进食后清洗腭托。每 1 ～ 2 周复诊一次，根据颌骨改形情况对腭托调磨及重衬，至移位的颌骨得到矫治。

4）弹力带（elastic band）：弹力带或弹力胶布力量应轻柔，避免造成患儿组织的破溃或坏死，通常弹力带戴用 6 ～ 8 周即可完成移位颌骨的改形（图 12-20）。

由于对婴儿期整形治疗的远期疗效存在争议，整形治疗不再是唇腭裂序列治疗中的常规治疗，但是，整形治疗确实在对患者移位的上颌骨进行改形的同时也带来了一些其他的益处，如封闭了腭部裂隙利于对患儿的哺乳，有利于正常舌姿势的建立以及正常的吞咽反射神经传导的建立等。

2. 乳牙及替牙期正畸治疗　唇腭裂修复手术常对患者上颌骨的生长发育产生不利影响而产生错𬌗畸形。一般情况下，在乳牙期很少出现严重的错𬌗畸形。

（1）乳牙及替牙期常见错𬌗畸形：乳牙期常见的错𬌗为前、后牙的反𬌗；替牙期常见的错𬌗为前、后牙的反𬌗，牙列的拥挤，前牙的扭转斜轴，不良的磨牙关系等。

（2）正畸治疗适应证：对于乳牙及替牙期生长发育的患者，正畸治疗主要致力于解决影响生长发育或口颌系统功能的错𬌗畸形，包括以下情况：前牙的反𬌗、严重的后牙反𬌗、不良磨牙关系、影响牙槽突植骨的错𬌗及轻中度的上颌发育不足等。

（3）正畸治疗：乳牙及替牙期患者正畸治疗常使用的矫治器是活动矫治器和一些简单的固定矫治器。治疗的原则是不做复杂的、长期的治疗，以免对患者的𬌗颌面生长发育及口腔软硬组织产生不良影响（图 12-21 ～ 12-23）。

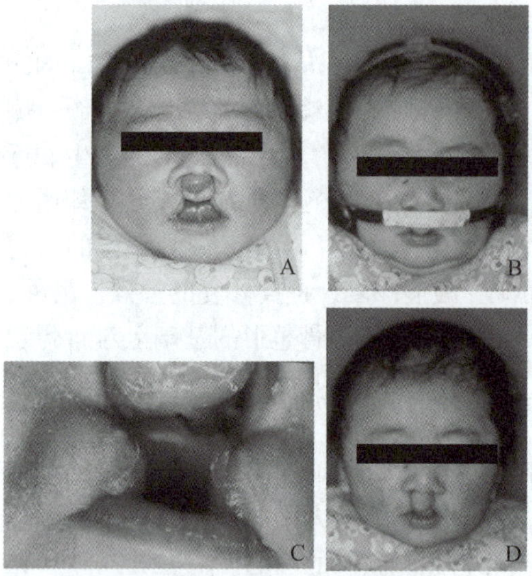

图 12-20　婴儿期术前整形治疗

A. 治疗前正面像；**B.** 治疗中正面像；**C.** 腭托戴入口腔；**D.** 治疗后正面像

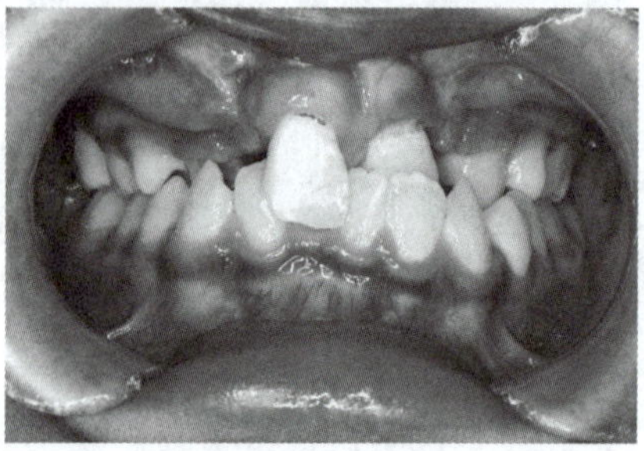

图 12-21　治疗前患侧前牙及后牙反𬌗

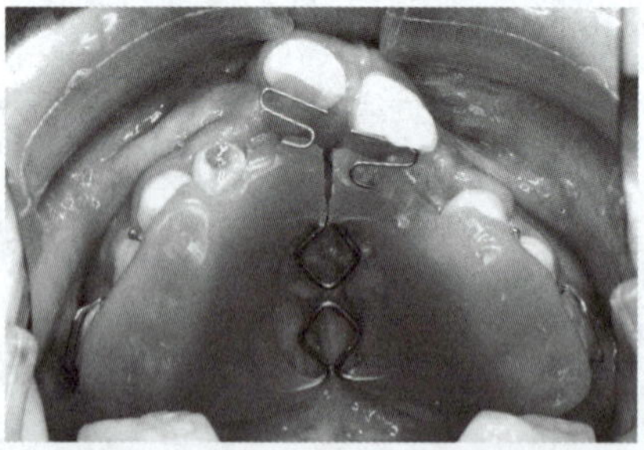

图 12-22　上颌扩弓及前牙反𬌗的矫治

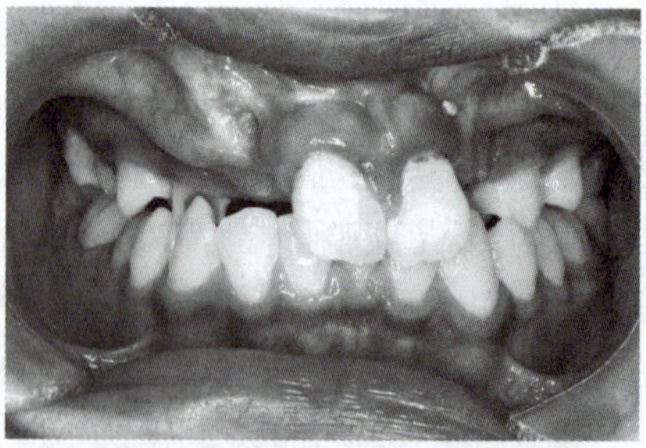

图 12-23　治疗后前、后牙反𬌗解除

1）前牙反𬌗的治疗：乳牙期前牙反𬌗的治疗多使用活动矫治器如上颌𬌗垫舌簧、下颌连冠斜面导板矫治器。乳牙期患者很少表现出较严重的前牙反𬌗，治疗一般较容易。替牙期上颌恒切牙萌出时常较直立或舌倾，可以应用𬌗垫舌簧矫治器或 2×4 技术。

2）后牙反𬌗的治疗：乳牙期的唇腭裂患者很少表现出较严重的后牙反𬌗，一般很少需要治疗。替牙期尤其是替牙中期以后，唇腭裂患者上下颌之间的宽度不调就逐渐明显，扩弓治疗可以应用分裂基托、四角舌弓及腭开展矫治器。唇腭裂患者由于腭部骨组织的缺损，缺乏正常的腭中缝组织反应，扩弓治疗较容易，但由于患者腭部骨组织缺乏及瘢痕的挛缩，治疗后保持值得注意。

3）不良磨牙关系的治疗：替牙期时，唇腭裂患者由于牙齿缺失、移位及颌骨关系的异常，可能出现近中或远中磨牙关系。唇腭裂患者的远中磨牙关系一般是牙性因素（缺失牙或早失牙）造成，应根据患者整体情况考虑是否进行推磨牙向后。唇腭裂患者的近中关系在替牙阶段一般采用前方牵引，通过前移上颌骨和上牙弓以及顺时针旋转下颌骨来矫治。

4）影响牙槽突植骨的畸形的治疗：牙槽突植骨常在替牙阶段进行，以便为恒尖牙的萌出及裂隙邻近牙齿的正畸治疗创造条件。而有些错𬌗畸形的存在会影响植骨手术入路，从而影响植骨手术的成功，如牙槽裂隙附近的牙齿（中切牙或尖牙）的扭转及斜轴。植骨前需要将裂隙邻近的牙齿进行调整，使这些牙齿尽量远离牙槽裂隙，为手术创造条件。当然，正畸治疗中需要非常注意使用轻力及避免使裂隙附近的牙齿进行较大量的近远中移动（图 12-24 ～ 12-27）。

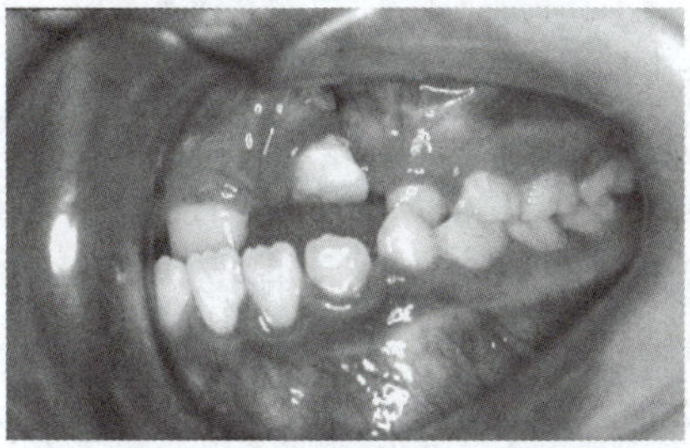

图 12-24　正畸治疗前裂侧中切牙严重斜轴舌倾

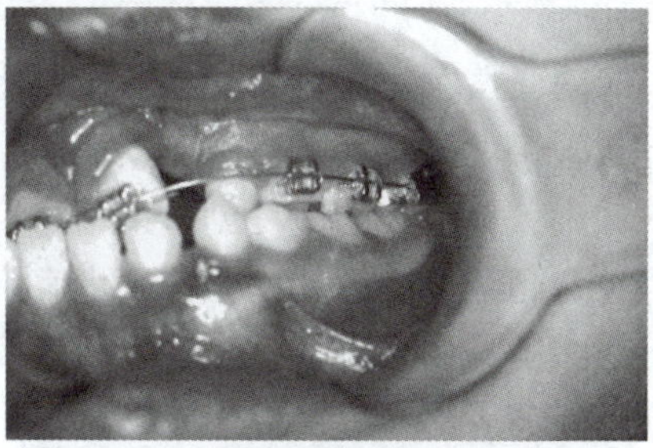

图 12-25　正畸治疗后，充分暴露植骨区

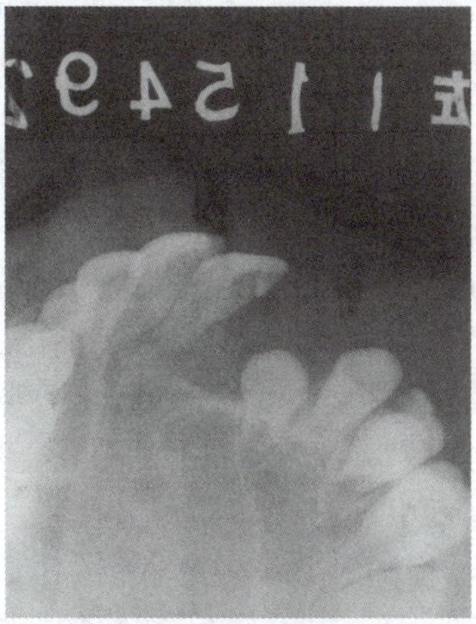

图 12-26　牙槽突植骨后

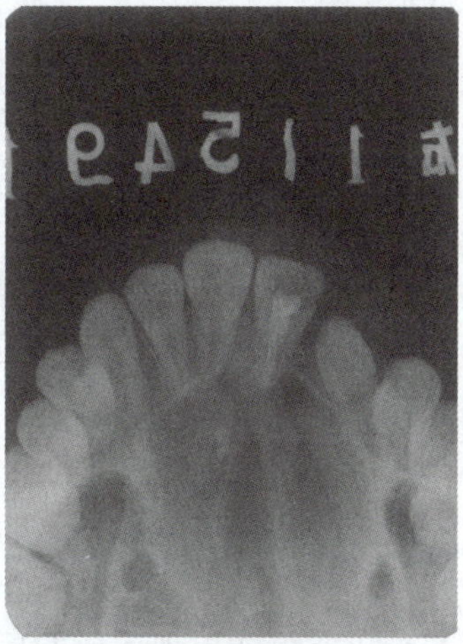

图 12-27　尖牙从植骨区萌出

5）轻中度上颌骨发育不足的治疗：替牙期是对一些颌骨畸形进行矫治的最好时机。对于严重上颌骨发育不足的患者，替牙期时很难用正畸的方法进行治疗。需要待生长发育完成后进行正畸–正颌外科的联合治疗。对于轻中度的上颌骨发育不足，可以进行上颌骨前方牵引治疗。关于前方牵引的治疗此处不再重复（图 12-28、12-29）。

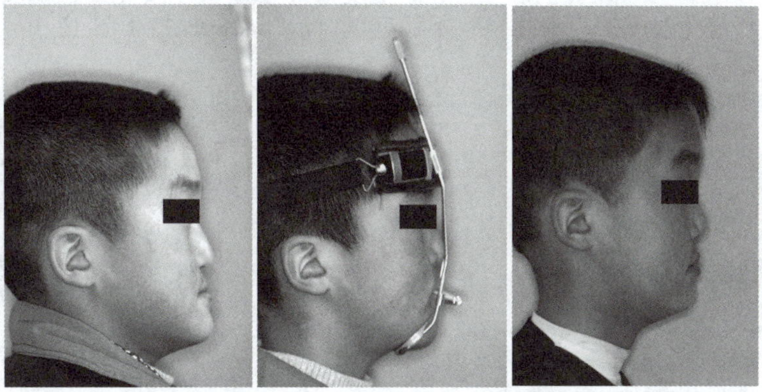

图 12-28　前方牵引治疗前、中、后侧面像

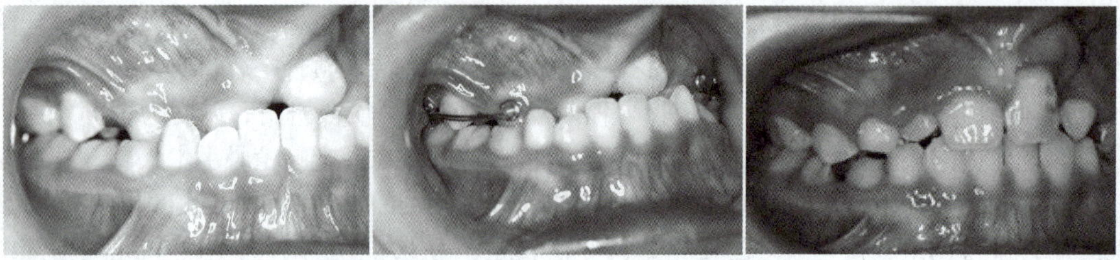

图 12-29 前方牵引治疗前、中、后前牙覆盖

对于唇腭裂患者替牙期错殆畸形的矫治一般都应在短时间内完成，通过此阶段的治疗，可以减轻患者的某些畸形，建立正常的舌姿势，调动患者正常的颌骨生长发育潜能，为患者序列治疗中其他治疗的成功创造条件。

3. 恒牙期 恒牙期时，患者存在的所有错殆问题均需要解决。这些畸形有些是前些时期遗留下来的，如缺失牙、多生牙及牙列拥挤等；有些是随着生长发育的继续而产生或加重的，如颌骨间前后向及横向关系的不调等。正畸医生需要更紧密地与其他学科专家合作以为患者制订系统的综合治疗计划。全面地权衡患者得失，考虑是否进行缺失牙修复、正颌外科治疗，制订整体计划。

（1）恒牙期常见错殆畸形：唇腭裂患者在恒牙期错殆畸形的发生率较高，最常见的错殆畸形有牙列拥挤、前牙及后牙反殆等。

（2）正畸治疗：对于恒牙期唇腭裂患者的错殆畸形应进行综合全面的设计。此期的正畸治疗一般使用固定矫治器。

1）牙列拥挤：由于上颌骨发育不足、瘢痕挛缩（contraction of scar tissue）及恒牙的腭向萌出（palatal eruption of permanent teeth）等原因，很多唇腭裂患者存在明显的牙列拥挤。但由于上颌骨明显的缩窄及颌骨前后向的发育不足，在中度拥挤的唇腭裂患者，拔牙设计要相对谨慎一些。对于存在缺失牙齿的患者还要兼顾缺失牙间隙的处理。存在牙弓狭窄的患者要等扩弓治疗完成后再做出是否拔牙的决定，避免由于拔牙造成患者面中部的进一步后缩塌陷。

2）前牙反殆：前牙反殆虽然在替牙期已进行过矫治，但随着下颌骨的继续生长，恒牙期时患者仍有可能出现前牙的反殆。唇腭裂患者由于唇部肌肉的功能异常及瘢痕的挛缩，上颌前牙常较直立。对于一些轻度的前牙反殆，可以通过唇倾上颌切牙、调整前牙的倾斜度（proclination）来矫正；中度的前牙反殆患者可以配合下颌的拔牙、上颌前牙倾斜度的调整进行掩饰性治疗（camouflage treatment）；较严重的前牙反殆需要等待生长发育完成后进行正颌外科手术治疗。

3）后牙反殆：随着下颌骨的继续生长或替牙期扩弓治疗保持不佳，在恒牙期时可能再次出现后牙反殆。在恒牙期治疗时仍需考虑进行扩弓治疗，此期使用的矫治器与替牙期基本相同。但是，应注意避免过度扩弓治疗导致不稳定以及治疗后的保持（图 12-30、12-31）。

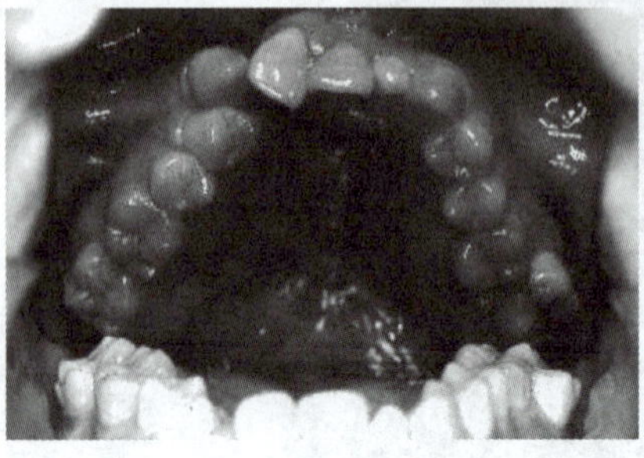

图 12-30 后牙反殆的矫治

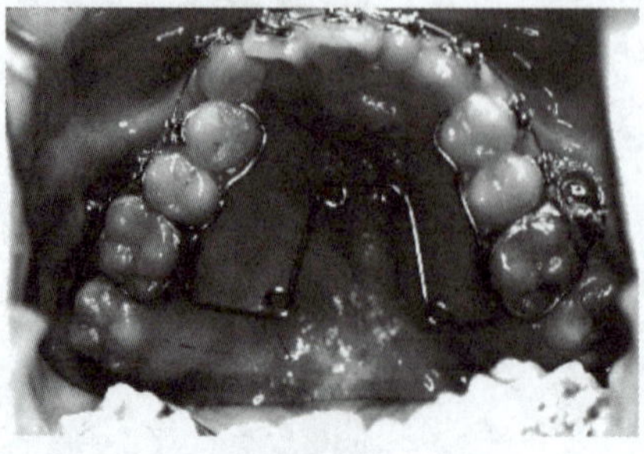

图 12-31 Quad-helix 治疗后保持一段时间

（3）唇腭裂患者存在的特殊情况：唇腭裂患者恒牙期错𬌗畸形矫治的复杂性来自于患者存在的一些特殊情况（图 12-32 ～ 12-36）。针对唇腭裂患者存在的特殊情况，常需要进行一些特殊处理及多学科的合作。

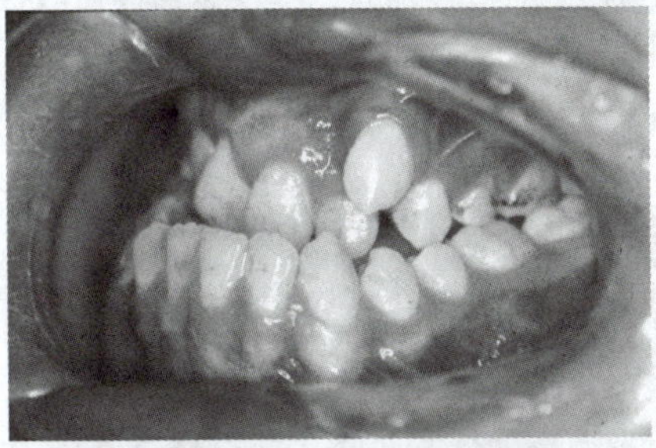

图 12-32　上下颌骨间协调性差

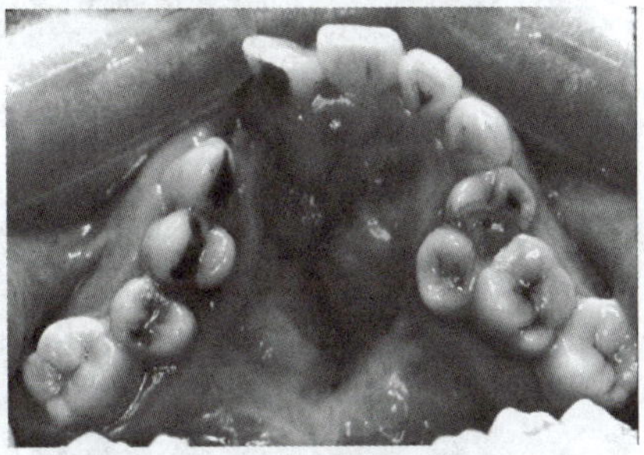

图 12-33　上颌牙弓狭窄，缺失牙

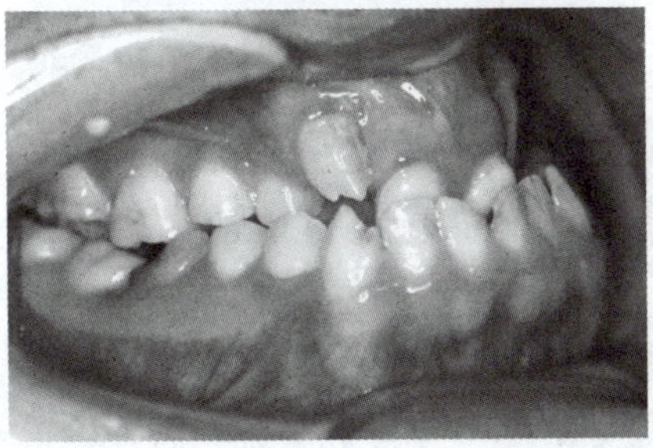

图 12-34　前颌骨顺时针旋转造成的前牙深覆𬌗

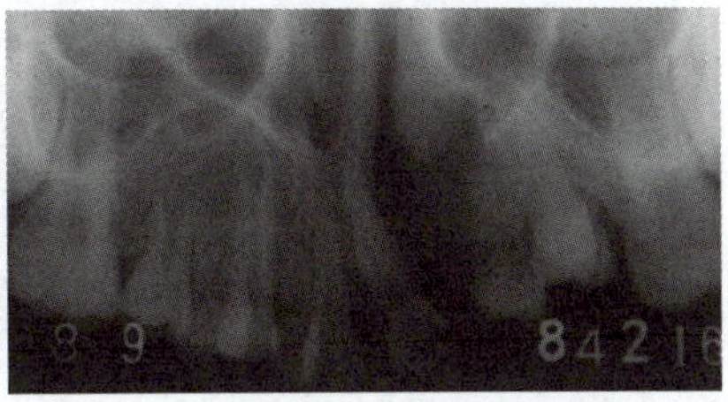

图 12-35　正畸治疗前骨量不足

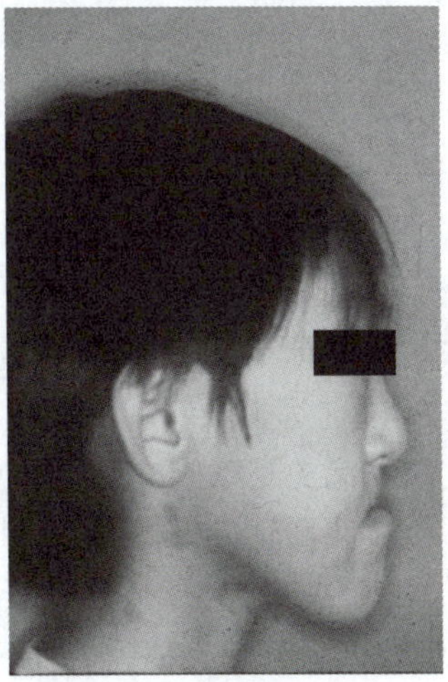

图 12-36　修复过紧，上下颌骨间关系不协调

1）上下颌间协调性差，面中部凹陷。

2）多生牙、缺失牙及畸形牙的存在。

3）缺乏牙齿移动的支持骨。

4）前颌骨的顺时针旋转导致的前牙深覆𬌗。

5）上颌牙弓狭窄，形态不规则。

6）唇异常肌力及唇间关系不调。

（4）正畸-正颌外科联合治疗：对于较严重的颌间关系不调，需要进行正畸-正颌联合治疗。对于唇腭裂患者，一般需要进行完善的术前正畸，尽可能解决牙齿排列、颌间宽度匹配，以便手术截骨后牙齿位置和咬合正常，以利于手术效果的稳定。术后正畸一般较简单，术后完成对尖窝关系的进一步调整。

1）术前正畸：唇腭裂患者术前正畸一般需要解决的问题有牙列不齐、牙列拥挤、牙弓狭窄、下颌前牙的舌倾等问题。对于上颌较严重的牙列拥挤，可以考虑拔牙；由于患者上颌骨发育严重不足及上颌骨的挛缩，在唇腭裂正颌外科治疗的术前正畸治疗中，很大一部分患者需要进行上颌牙弓扩弓治疗以与下颌牙弓匹配；对于下颌的术前正畸，唇腭裂患者与非裂患者没有明显区别，也需要进行下颌牙齿的去代偿，直立下牙（图 12-37、12-38）。

2）术后正畸：唇腭裂患者经过彻底的术前正畸治疗后，绝大部分问题得到解决，术后一般不再需要复杂的正畸治疗。理想的术前正畸使得手术截骨移位后上下颌牙齿即具有较好的关系，术后治疗仅进行咬合的进一步精细调整即可。一般需要在矫正弓丝上制作曲及应用一些垂直交互牵引（图 12-39）。术后正畸的时间一般在半年左右。

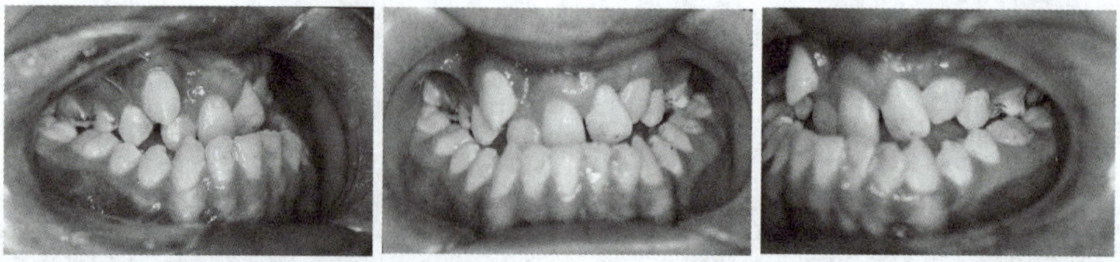

图 12-37 治疗前，上颌牙列拥挤，下牙列舌倾

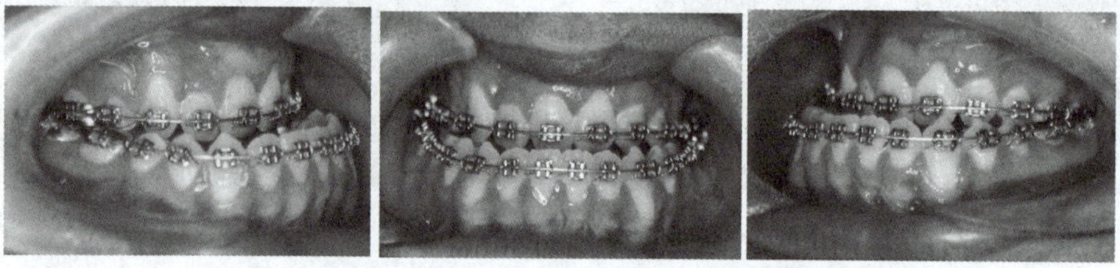

图 12-38 术前正畸排齐牙列、去下颌代偿

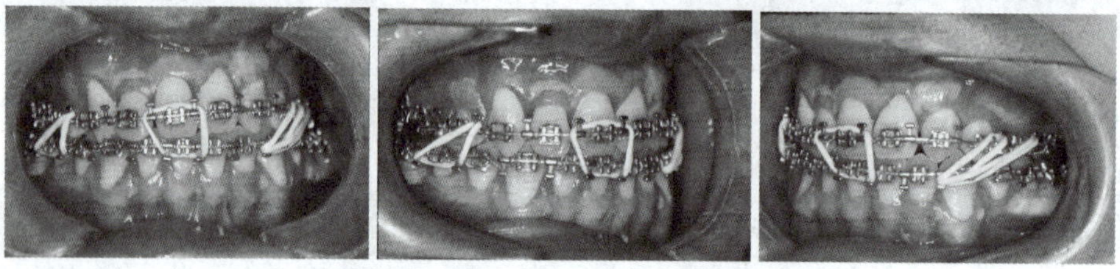

图 12-39 正颌外科术后正畸，咬合关系的精细调整

典型病例（图 12-40 ~ 12-47）

一般信息：患者，男，9岁，主诉牙列不齐、前牙反𬌗。

临床表现及检查：左侧单侧完全性唇腭裂修复后，面中部凹陷，唇间关系异常，下唇外翻。替牙期，磨牙近中关系，前牙反𬌗。反覆盖3 mm，反覆𬌗Ⅲ度。下颌不能后退至对刃。21冠向远中倾斜，外翻，12，22先天缺失。

病史及家族史：唇裂9个月修复，腭裂14个月修复，家族无类似疾病。

头影测量分析：见表12-2。

治疗设计：

（1）前方牵引治疗；

（2）观察生长，待高峰期后进行综合治疗；

（3）不拔牙矫治，直丝弓矫治排齐牙列，前移上颌磨牙关闭缺牙间隙。

病例分析：唇腭裂患者的治疗是长期的，除了各种手术及二期手术之外，错𬌗畸形的治疗也会在牙𬌗发育的各阶段有所针对，分期解决。替牙初期的唇腭裂患者颌间关系的不调开始加重，这一阶段主要需要治疗诸如前牙反𬌗、后牙反𬌗、上颌发育不足等影响𬌗颌面发育的畸形。该患者的21斜轴和扭转影响牙槽突植骨也需在本期治疗。采用上颌扩弓矫治器配合上颌前方牵引治疗，同时可以考虑局部粘接上颌前牙固定矫治器矫治前牙的扭转，然后进行牙槽突植骨。前牙反𬌗治疗后，暂停正畸治疗，观察患者生长发育。需要注意的是，如果替牙期时上颌即表现出严重的发育不足，则应考虑在恒牙期进行正畸-正颌联合治疗，因为上颌前方牵引治疗前移的上颌量是有限的。

表 12-2　治疗前后头影测量结果比较

项目	治疗前	治疗后	正常值
SNA（°）	69.4	69.7	82.8±4.0
SNB（°）	73.1	69.1	80.1±3.9
ANB（°）	−3.7	0.6	2.7±2.0
NP-FH（°）	85.6	81.2	85.4±3.7
NA-PA（°）	−13.0	−2.1	6.6±4.4
U1-NA（mm）	0.6	0.8	5.1±2.4
U1-NA（°）	24.6	31.1	22.8±5.7
L1-NB（mm）	0.5	0.6	6.7±2.1
L1-NB（°）	12.7	14.3	30.3±5.8
U1-L1（°）	146.4	133.1	125.4±7.9
U1-SN（°）	88.0	96.5	105.7±6.3
MP-SN（°）	37.9	39.0	32.5±5.2
L1-MP（°）	81.6	80.8	92.6±7.0
Y 轴角（°）	60.0	65.4	66.3±7.1
Po-NB（mm）	0.6	0.7	1.0±1.6

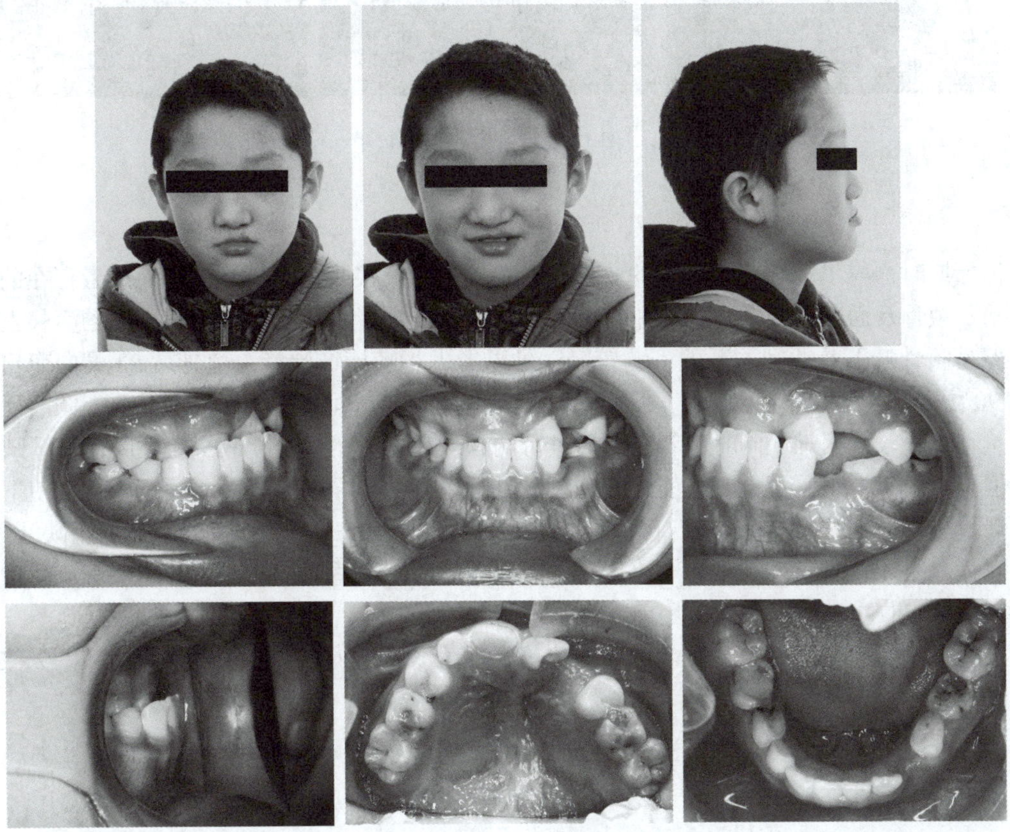

图 12-40　治疗前面殆像

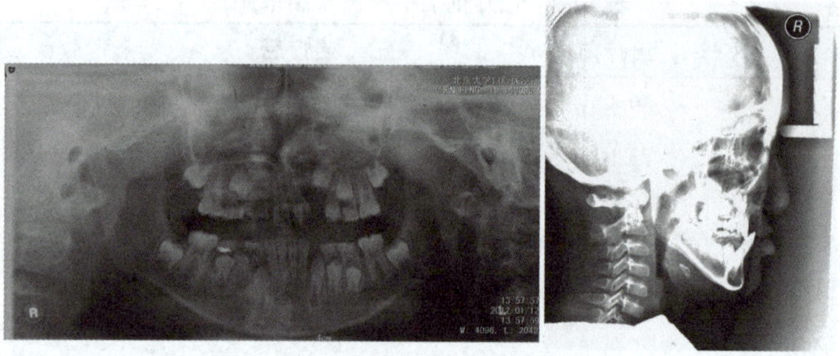

图 12-41　曲面断层片和头颅侧位片

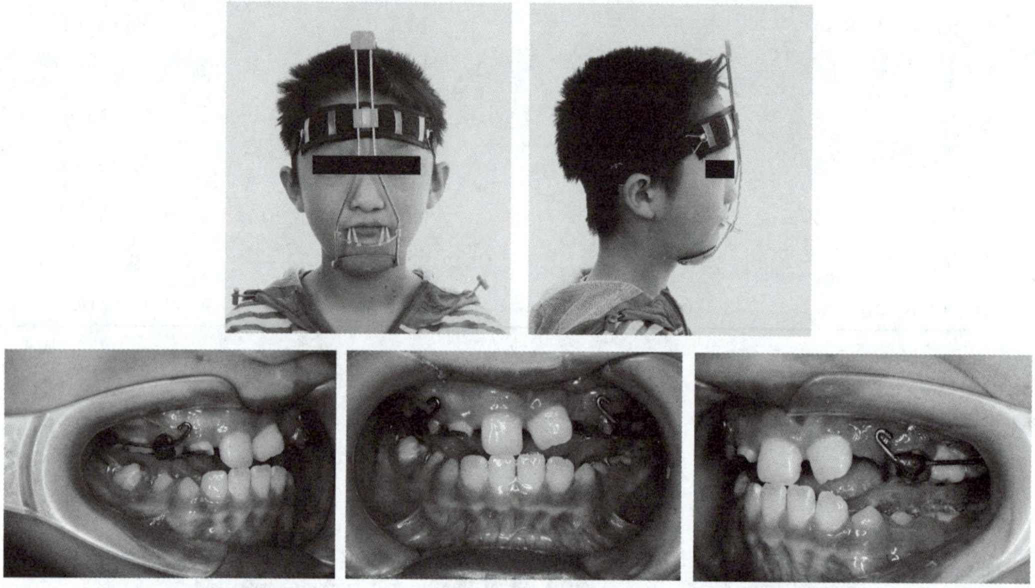

图 12-42　前方牵引治疗中

恒牙期时，应了解患者对面型的要求和对正颌手术的接受程度。全面考虑患者存在的所有牙、𬌗、颌骨及面部的问题，做出相应的治疗设计。该患者在替牙完成后，下颌的生长发育持续，但是颌骨畸形及颌间关系的不调较轻，可以考虑正畸掩饰治疗。植骨后 23 腭向萌出，15 出现 90° 扭转；12，22 先天缺失，但是缺牙间隙不大。开拓间隙进行修复则需要上颌磨牙远中较大量移动，较为困难。同时患者还需要进行两颗牙齿的种植治疗，故决定关闭侧切牙缺牙间隙。但是，由于上颌发育略差，前牙覆盖较浅且下牙列无明显的拥挤，下颌拔牙将会使下前牙舌倾严重，同时面像会进一步变直，所以采取下颌不拔牙治疗，前移上颌后牙关闭缺牙间隙，治疗以远中磨牙关系结束。恒牙期治疗需注意前牙的控制，适当增加前牙转矩，避免间隙关闭时前牙发生内收。也可以考虑应用前方牵引来前移后牙。

通过治疗，患者面型良好，牙齿排列整齐，咬合关系良好，而且避免了对缺失 12，22 的种植修复。

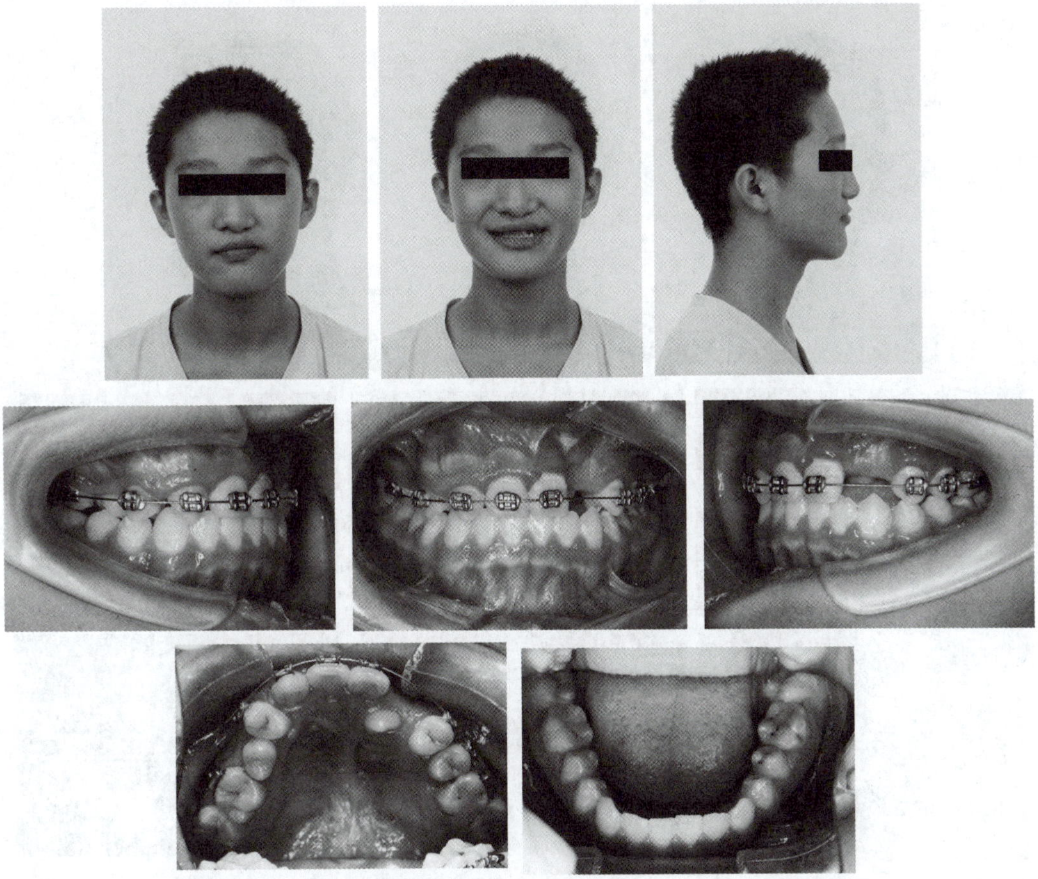

图 12-43　恒牙期综合治疗

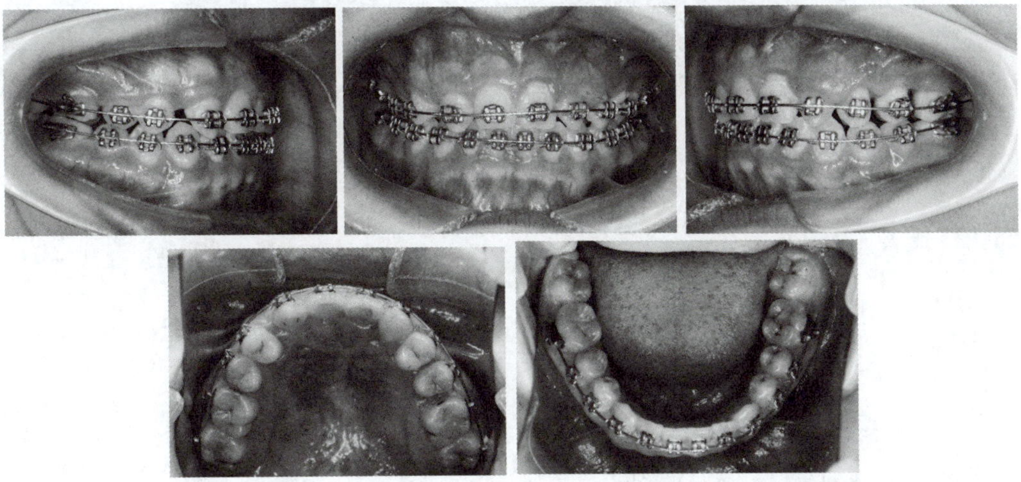

图 12-44　固定矫治器治疗中

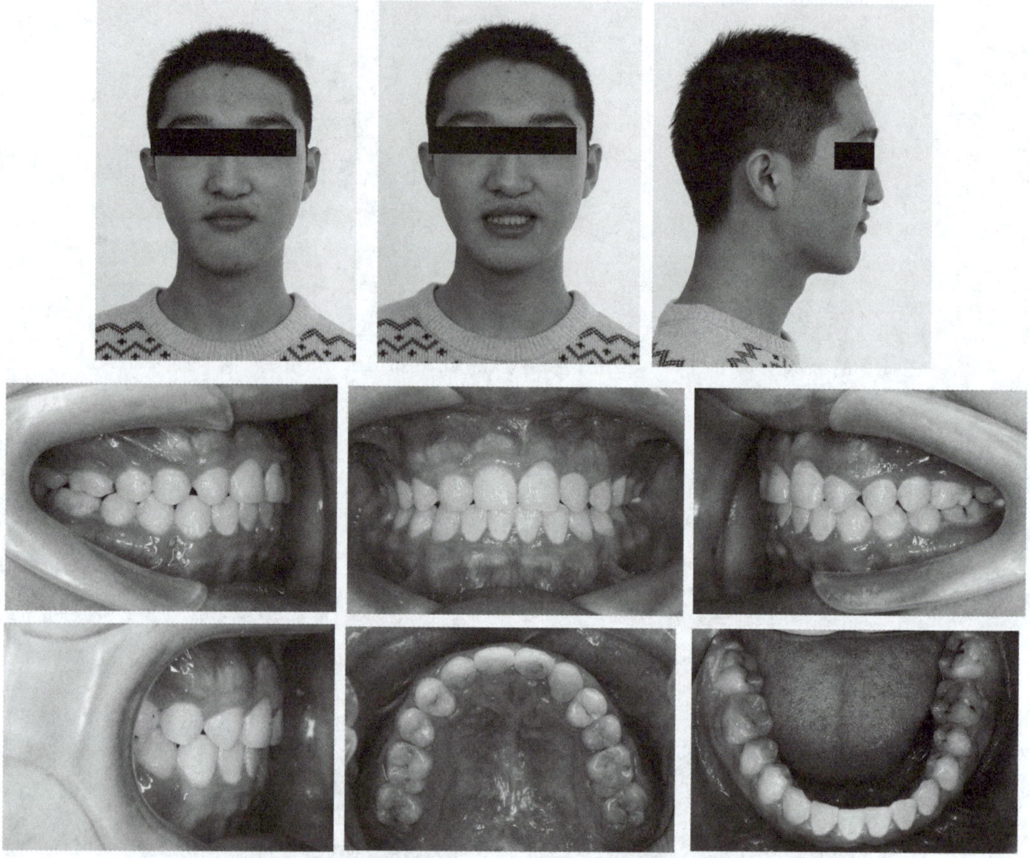

图 12-45　正畸治疗后面殆像

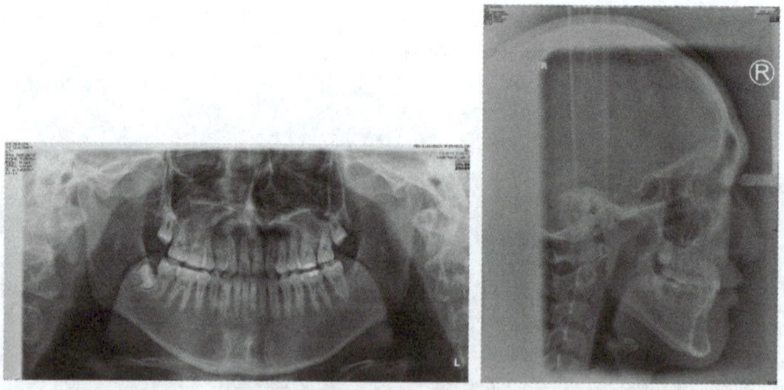

图 12-46　治疗后 X 线片

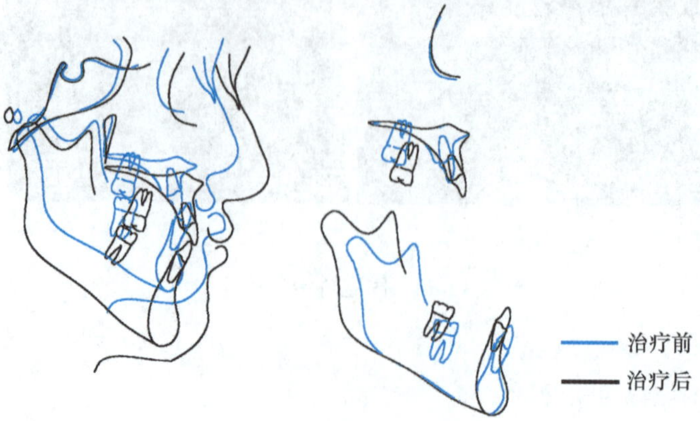

图 12-47　治疗前后重叠图

进展与趋势

唇腭裂的治疗程序及理念在医学的发展中不断进步与完善，从单纯地对修复手术的改进，到更多地关注多学科的合作来提高治疗效果、减小创伤。对于上颌发育严重不足的唇腭裂患者，上颌骨牵张成骨的应用改善了唇腭裂上颌前移后的稳定性，并降低了上颌大量前移导致的腭咽闭合不全加重的风险，提高了患者治疗的整体疗效。关于一期牙槽突植骨对颌骨发育的不利影响的研究使一期牙槽骨植骨被逐步弃用，对婴儿早期整形治疗的随机对照研究对治疗远期效果的质疑及卫生经济学的评价，可以使我们更加理性地选择治疗。关于鼻-齿槽整形的远期效果、替牙期前方牵引治疗的远期疗效等更多高质量临床研究将提供更好的证据来优化唇腭裂治疗，提高治疗水平。

另外，随着数字技术的进步和大数据时代的到来，在患者唇腭裂的检查、诊断、治疗设计及预测中逐渐融入数字技术，使得治疗和预测的精准性不断提高。口内扫描仪的应用、数字模型的制作、个性化矫治器的设计也使得正畸治疗的舒适度不断增加。

（李巍然）

三、牙周病与正畸

根据我国第四次口腔流行病学调查显示，有 80% ～ 90% 的成人罹患牙周病，40% ～ 50% 的成人均存在不同程度的附着丧失。随着人民生活水平的提高，成人患者在正畸患者群体中所占比例呈现逐年上升趋势。牙周病患者对牙齿牙列的美观要求也不断提高，对正畸医生提出了更高的要求。

（一）牙周-正畸联合治疗

牙齿移动后的骨改建依赖于牙周组织的反应，所以健康的牙周是正畸的根本。存在牙周炎的错𬌗患者，正畸治疗的前提是牙周炎症的有效控制，并在正畸治疗的全程监控牙周组织的状况，保证牙齿的健康。对于伴有牙周病的错𬌗患者，正畸治疗需要正畸医生与牙周医生的密切配合，共同制订治疗方案，保证治疗的顺利进行并获得良好的治疗效果及牙齿健康。

对于存在咬合创伤的牙周炎患者，虽然牙周治疗的首要任务是消除炎症，但是咬合创伤是重要的局部促进因素或协同破坏因素，𬌗创伤不消除，牙周状况的改善也很难实现。存在𬌗创伤的牙齿通常其动度与牙槽骨的吸收情况不一致，动度大而牙槽骨吸收并不一定严重，通常有角型吸收或根周膜增宽。通过正畸治疗的方式移动牙齿，解除咬合创伤，并在牙周系统治疗的配合下，存在创伤的牙齿才有可能恢复牙周健康，而单纯的牙周治疗是无法实现的。正畸治疗的参与能有效提高牙周病的治疗效果。

在对牙周病患者进行正畸治疗的过程中，进行有效的牙周维护至关重要。正畸治疗开始之前需要对患者口腔卫生维护的能力进行考查。因为在正畸矫治器戴入口内后，口腔卫生维护的难度增加，维护水平要求更高。要通过口腔卫生宣教包括对刷牙方法和进食习惯的指导，帮助患者尽快适应口内矫治器的戴用，熟练掌握固定矫治器粘接后的刷牙方法，这些都是正畸医生应做的工作，需要在每次复诊中进行教育和引导，发现问题并及时解决。常规正畸复诊时，除了观察牙齿对正畸力的反应，包括牙齿移动速度、移动方式、咬合关系改变的检查记录和分析以外，还要重视对牙周状况的检查，包括牙龈的色、形、质观察，牙周袋的深度和牙龈出血指数，以此来判断牙周组织的炎症情况。出现炎症难以控制时要及时请牙周科会诊或进行转诊，必要时停止加力。如果正畸医生只关注本专业的内容而忽略对牙周情况的观察和判断，往往会导致对牙齿移动速度的误判而盲目加大矫治力的错误，过大的矫治力不仅达不到加速移动的效果，反而会进一步加剧牙周支持组织的破坏。

（二）牙周炎症控制及正畸治疗时机

牙周健康的牙齿在正畸移动中不会造成牙周破坏，正畸治疗开始移动患牙之前必须消除炎症。一些学者认为对有牙周炎的成人病例开始矫治器治疗之前，需要在牙周治疗后留出 3 ～ 6 个月时间，给牙周支持组织在刮治后留出一段恢复期以保证牙齿可在健康的牙周组织里移动，同时可以提供一段患者口腔卫生维护效果和治疗动机的考察期。经过了这段时间后可以从 X 线检查中观察到牙槽骨骨硬板的形成。牙槽骨骨硬板的形成可以进一步证明炎症消除和牙周支持组织的恢复，在此基础上才能进行正畸移动。有学者则认为牙槽骨骨硬板的形成不能一概而论，特别是有咬合创伤存在的情况下，患牙即使炎症得到了控制也不易形成骨硬板。对于存在咬合创伤的牙周炎患牙，根据牙周检查探诊大表、临床咬合检查，以及放射学检查判断炎症控制情况，一味地等待骨硬板的出现会延误正畸治疗的时机。

在正畸综合治疗过程中，中等程度牙周问题的患者必须有一套维护时间表，根据牙周破坏的严重程度安排好定期的牙周治疗。应规律每隔 3 个月进行牙周维护治疗。重度患者缩短牙周维护治疗的间隔时间，可以使牙周维护的频率与正畸复诊加力调整的频率保持一致（例如每 4 ～ 6 周一次）。

综上所述，明确牙周炎的类型，判断牙周病损的严重程度，掌握牙周炎症控制的状况，分析咬合创伤的权重以及是否可以通过正畸治疗去除，是牙周病牙周-正畸联合治疗得以顺利进行的基础。

（三）伴牙周病错殆畸形的正畸设计

对于伴有牙周炎的错殆畸形患者，正畸治疗的方案需要与多学科医生共同制订。需要牙周医生判断患者是否已经接受了完善的牙周基础治疗、完成治疗后炎症控制的情况及现有牙周组织状况等。忽视了这中间任何一点都可能导致正畸治疗的失败。如果牙周病已经造成牙列缺损或治疗后有需要修复治疗、种植治疗的情况，就需要修复科、种植科、颌面外科等多科室共同为患者进行治疗设计，为患者提供更高质量、精准的医疗服务。

伴牙周病的错殆患者的正畸设计要点包括：

（1）尽量减少患牙移动的距离，评估是否需要减数治疗及减数牙齿的位置。

（2）简化患牙移动的方式，避免牙齿受到较复杂的矫治力。极轻的力即可以完成牙齿的倾斜移动，而转矩移动需要较大的力量，应尽量避免。

（3）根据患者情况可能折中治疗，不能过度强化支抗和转矩的控制，尤其是后牙存在根分歧病变和前牙牙槽骨高度不足根长 1/3 时。

（4）避免长期复杂的正畸治疗，设计切实可行的治疗方案和治疗目标。

（四）正畸治疗要点

1. 牙周-正畸联合治疗基本步骤

（1）口腔检查及基础治疗，如牙体治疗、拆除不良修复体等。

（2）牙周基础治疗。

（3）正畸方案设计，相关学科会诊。

（4）局部位点的牙周手术，术后牙周评估。

（5）开始正畸加力，期间定期牙周维护。

（6）咬合调整基本完成，涉及种植修复治疗的开始进程。

（7）牙齿移动完成，建立稳定咬合。

（8）正畸保持。

2. 正畸治疗要点

（1）选用结构相对简单，便于口腔卫生维护的矫治装置

1）在磨牙上粘接颊管。牙周炎破坏的起始点是上皮领圈，面对这一区域的薄弱环节，应该尽可能减少刺激和菌斑堆积。使用直接粘接的颊面管可以减少在上皮领圈处的菌斑堆积。

2）分步戴用矫治装置，即需移动的牙齿粘接托槽。由于口腔正畸矫治装置不利于口腔卫生的维护，容易导致菌斑的堆积，引发炎症，致使牙周破坏加重。因此，在正畸治疗过程中的牙周维护不仅要体现在定期的牙周检查和治疗上，还要在矫治装置的选用和戴用的顺序上进行有效调整。

（2）应用轻力，强化口腔卫生维护

1）使用细的镍钛丝进行初步排齐。牙周炎患牙由于牙槽骨吸收会使牙周膜面积呈几何倍数地下降，所能承受的正畸力也呈几何倍数地减小，所以在调整加力过程中，尤其是矫治初始时往往要从加力范围内最小的力值试起。

2）口腔卫生宣教。使患者熟练掌握有矫治器的口腔卫生维护。牙周维护不是单纯依靠牙周医师和正畸医师就能完成，患者的良好配合非常重要。虽然在正畸开始之前已经对患者的口腔卫生维护进行了观察和考核，但在正畸过程中也不能停止对患者的监督和宣教。

（3）使用多用唇弓或澳丝内收压入散开的前牙，调整咬合关系。

1）避免将患牙移出牙槽骨。如过度地唇倾前牙，会导致患牙唇侧牙槽骨进一步吸收，附着下降，甚至出现龈裂、牙槽突裂。

2）避免将患牙向严重骨吸收缺损区域移动。这会导致患牙附着降低，牙周支持组织下降。

3）慎加转矩力。在常规正畸治疗中非常重视转矩的控制和调整，但移动牙周炎患牙时是否施加转矩力，施加多大的转矩力，都必须根据患牙牙槽骨剩余情况周密考虑，慎重使用。对于牙槽骨高度剩余不足根长 1/3 的前牙和已存在根分歧病变的后牙不要施加转矩力。

（4）正畸力量控制：牙周病患者在正畸治疗过程中由于佩戴矫治装置造成口腔卫生维护不利，以及矫治力的施加增加炎症产生的可能，应尽量缩短正畸治疗时间。这里提到的缩短正畸矫治时间是基于优化矫治设计和减少相对移动距离，绝不是为了减短疗程而盲目加大力度。牙槽骨吸收 1/2，正畸加力应该减少至 1/4。对于牙周病患者使用的正畸矫治力要小，要按照患牙的剩余牙槽骨量来估算，并使用测力计测量。不要认为加大矫治力就可以加快移动、缩短疗程，这往往会导致矫治力超过患牙所能承受的范围而造成医源性创伤，甚至导致患牙松动脱落。

（五）正畸保持

1. 保持方式的选择　正畸治疗过程中牙周炎症控制良好，并且牙槽骨吸收在根长 1/3 以内的患者可以选择压膜保持器进行保持。压膜保持器是覆盖式保持器，在患者摘戴保持器时会对牙齿产生侧向力。牙周病患者的压膜保持器应在倒凹修整后再制作。尽可能避免摘戴保持器时对患牙产生侧向力。

正畸治疗过程中牙周炎症控制良好，并且牙槽骨吸收在根中 1/3 附近的患者可以使用舌侧固定保持器进行保持。采取唇侧固定矫治器拆除后粘接舌侧丝的方法。对于牙周病患者的托槽

拆除要通过托槽底板形变粘接树脂崩脱的方式，避免拆托槽时对牙周组织的创伤。

在正畸治疗过程中牙周炎症控制较差，或者牙周炎症控制良好但牙槽骨吸收在根尖 1/3 的患者应选择使用舌侧固定保持器进行保持。

2. 固定保持的重要性 在生理状态下，前牙所受唇舌向力不平衡，唇向力大于舌向力，之所以可以达到生理的平衡状态，是依赖于完整健康的牙周支持组织。这也是牙周病患者前牙牙槽骨损失后病理性移位多表现为唇向散开的原因。正畸治疗解除咬合创伤，纠正错𬌗，恢复咬合功能，但做不到使牙槽骨再生至正常状态，尤其是牙槽骨吸收较多的牙周病患牙，剩余少量的牙周支持组织无法抵抗这种不平衡的唇舌肌力。所以，对于重度牙周病患者牙槽骨吸收超过根长一半以上的患牙需要使用永久保持。牙齿越稳定，越有结缔组织再附着和骨再生的可能。

典型病例（图 12-48 ～ 12-51）

一般信息：患者，成年女性，主因前牙突，有加重趋势，唇无法闭合要求正畸治疗，在牙周科基础治疗后定期维护。

临床表现及检查：患者面部双侧基本对称，凸面型，开唇露齿。上下牙列轻度拥挤。双侧磨牙中性偏远中关系，尖牙远中关系，前牙深覆𬌗深覆盖。X 线片显示轻度Ⅱ类骨骼型，上下前牙唇倾。牙槽骨吸收根中至根尖 1/3。

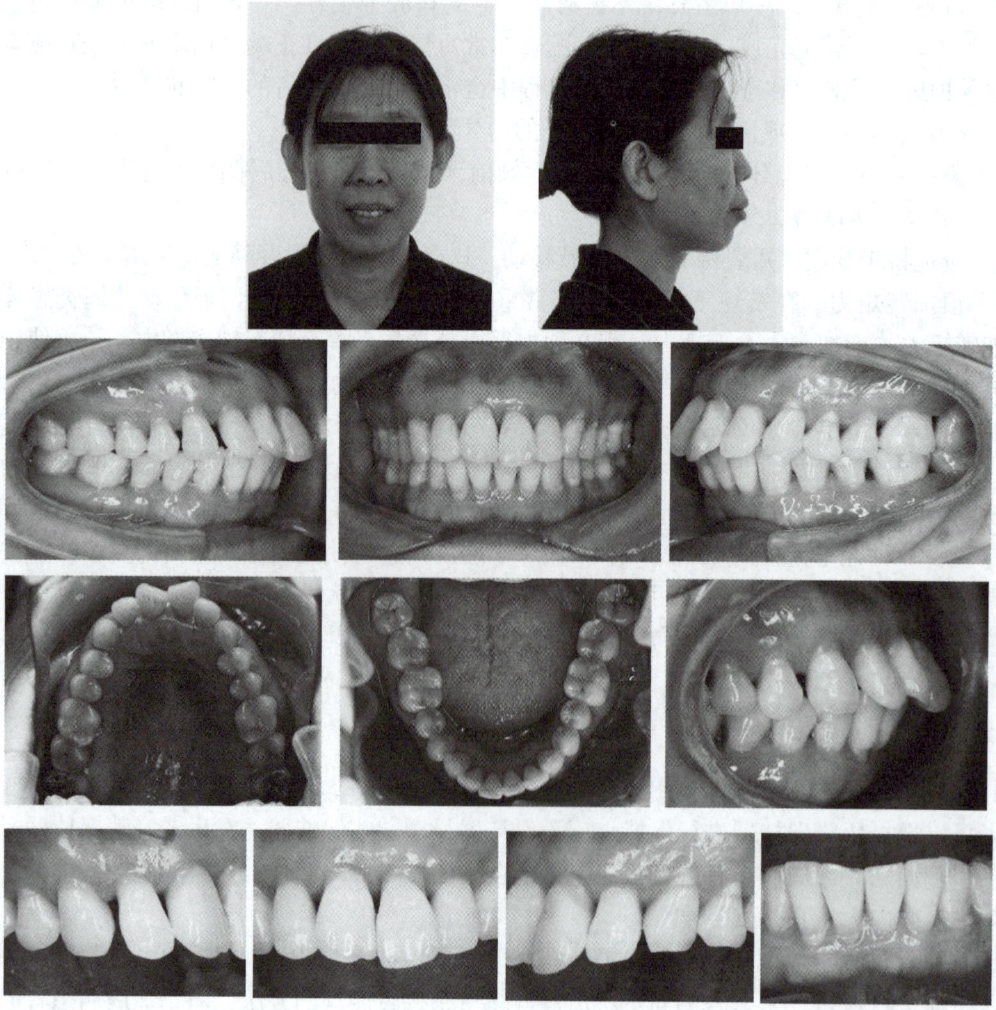

图 12-48 治疗前面𬌗像

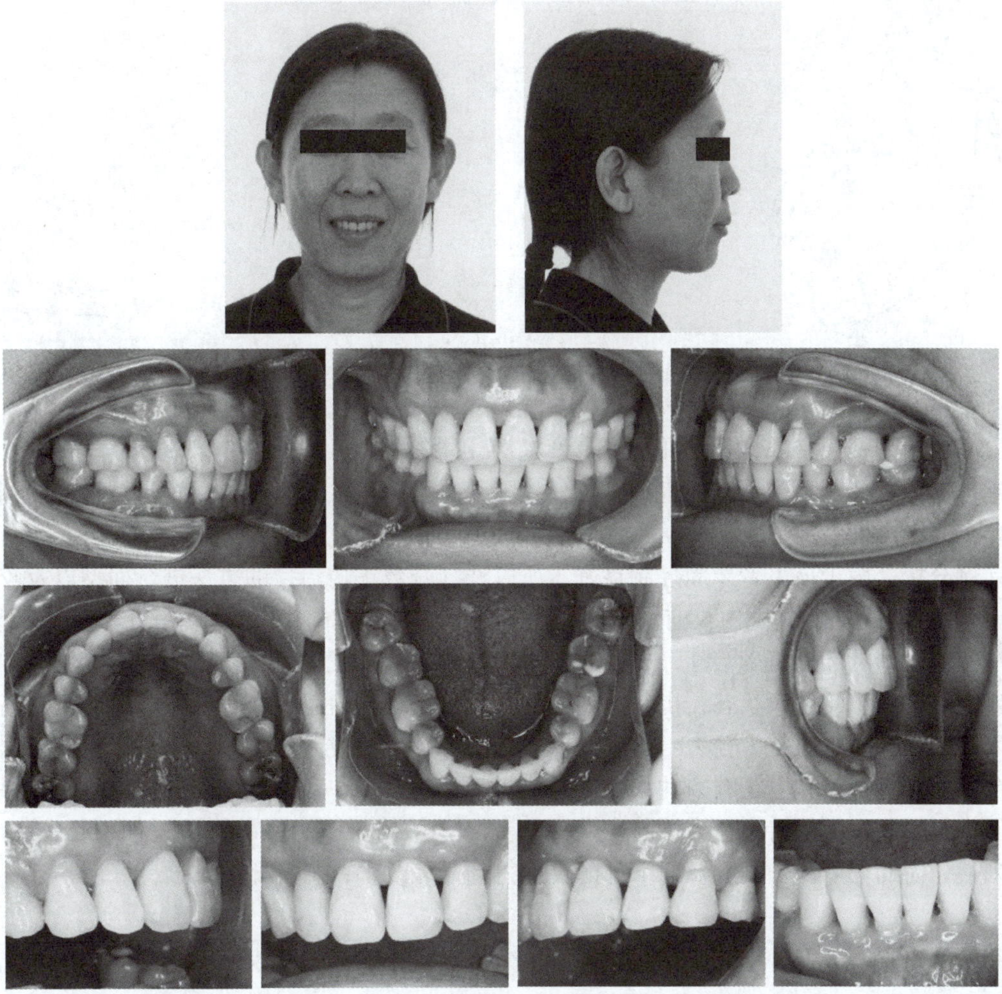

图 12-49　治疗后面𬌗像

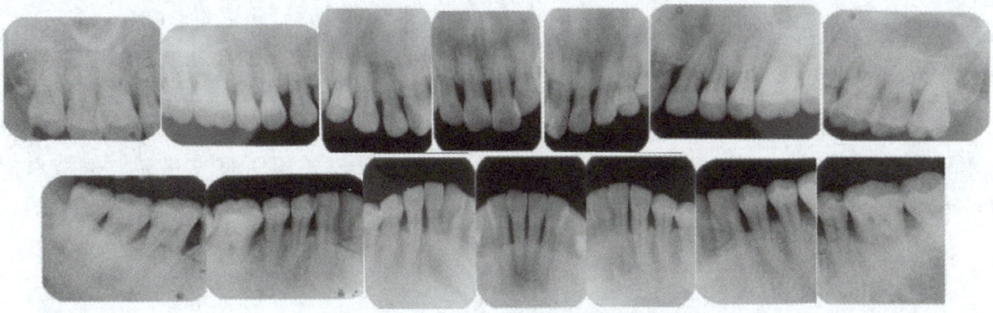

A

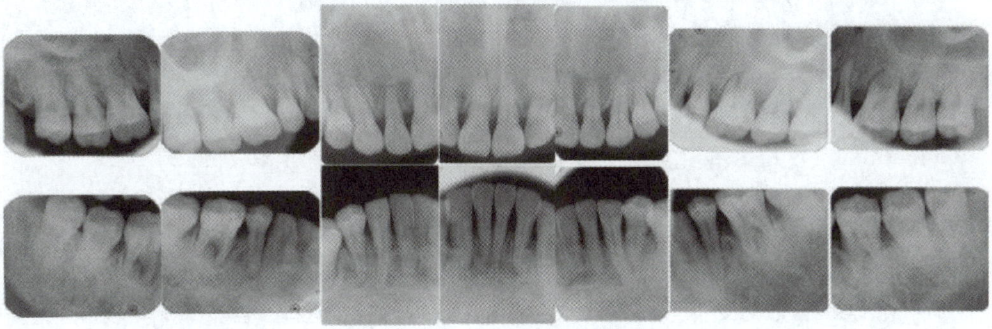

B

图 12-50　治疗前（A）、后（B）全口根尖片

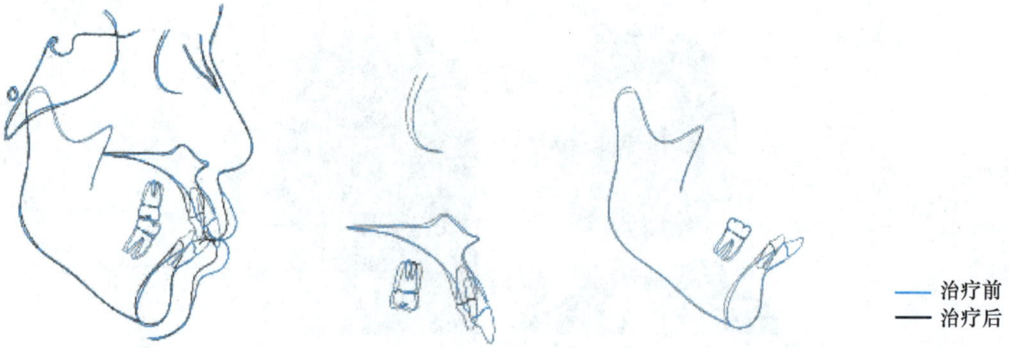

图 12-51　治疗前后头影测量重叠图

诊断： 牙型安氏Ⅰ类，骨型Ⅱ类，重度慢性牙周炎。

治疗设计： 牙周系统治疗，定期维护，拔除 4 个第一双尖牙，直丝弓矫治器排齐牙列，内收前牙，减小突度。

病例分析： 由于该患者牙周控制良好，所以选择减数正畸治疗的方法进行面型以及咬合的改善。利用双尖牙减数间隙内收前牙改善面型，解除前牙深覆𬌗深覆盖。使用直丝弓矫治技术。

治疗前完善的牙周基础治疗，以及贯穿整个正畸治疗及正畸保持全程的定期牙周维护，确保了牙周支持组织的健康状态，也是正畸治疗成功的基础。由于患者存在明显的牙槽骨高度降低，治疗中正畸矫治力应为轻力。排齐压低前牙 20 g，关闭拔牙间隙 50 g。临床上要根据牙槽骨剩余情况分析计算施以正畸力的大小。牙槽骨吸收超过根中且减数治疗使用舌侧固定保持器配合压模保持器进行保持。在牙周与正畸科的密切配合下，患者正畸治疗进行顺利，治疗后牙齿排列、牙齿的突度和轴倾度及面下部的突度得到显著改善，患者牙周维护良好。

进展与趋势

1. 牙龈环切结合正畸压入治疗单个伸长患牙　由于生物学宽度的存在，单纯正畸移动牙齿不会产生附着水平的改变。离断了牙槽嵴顶纤维，去除这些纤维对牙槽嵴顶的牵制作用，在正畸压入过程中，随着牙齿向根向移动，而牙槽嵴顶在没有纤维的牵拉限制作用下不随之吸收。牙齿向根方移动，而牙槽嵴顶不吸收，不向根方移动，保持原有高度，相对于被压入的患牙牙槽嵴顶高度就增加（图 12-52）。

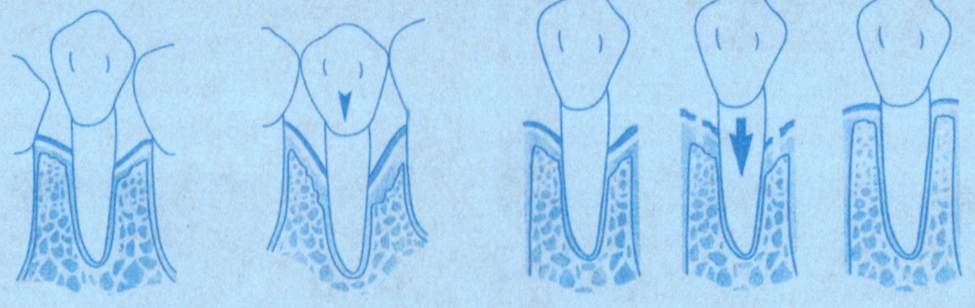

图 12-52　离断牙槽嵴顶纤维，牙齿压入牙槽嵴顶不吸收

应用牙龈环切结合正畸压入不仅增加牙槽骨高度，改善牙周支持组织条件，还可以增加正畸治疗后的稳定性。经牙龈环切的牙周病患牙在正畸结束后支持组织量增加，使这些患牙在唇舌肌力的不平衡中增加了本身支持的对抗力量，也就减少了复发的概率。这个方法对于单个伸长牙更适用，因为若 6 颗前牙均出现水平牙槽骨吸收，由于前牙牙槽骨形态尤其是唇舌侧厚度的限制，很难形成薄而高的骨壁。

2. 微力伸长配合种植 随着种植治疗在牙周炎患者中的积极开展，从更长远的角度去看，保留牙槽骨可能是更可持续发展的思路。选择有利于改善牙槽骨外形的正畸移动方式，尤其是可以在垂直向给予牙槽嵴骨增量的移动方式，是正畸治疗相对于其他治疗来说独特的优势。

对于牙槽骨吸收严重、保留无望，后期选择种植修复牙周病患牙，正畸伸长的目的是垂直向给予牙槽嵴骨增量，为种植创造可行的骨条件（图 12-53）。所以对于此类患牙的矫治原则为正畸伸长的轻力缓慢进行。伸长力控制在不超过 20 g，加力间隔 4～6 周，伸长量和疗程取决于种植需求和牙周组织反应。

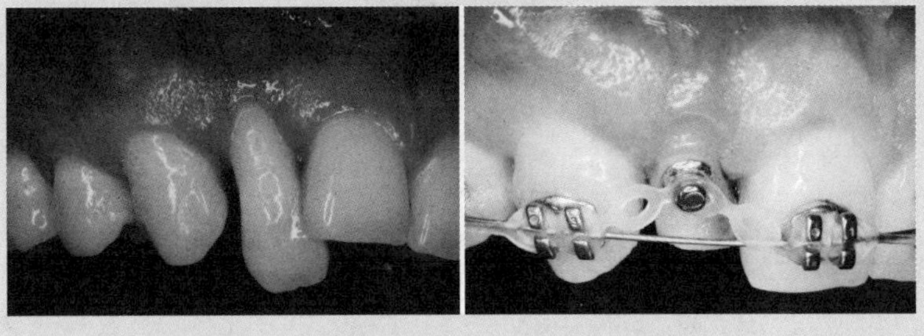

图 12-53 正畸伸长重度牙周损害患牙，促进牙槽骨垂直向改建，为种植创造条件

3. 正畸移动与牙龈改建 正畸治疗中关注角化龈宽度对一个具有牙周全局观念的正畸医生来说非常重要。由附着龈和游离龈构成的角化龈对牙齿起到了重要的支持保护作用，其坚韧地包围在牙颈部周围，稳定结实而有弹性。研究表明，一定宽度的角化龈对于维持牙齿与软组织的联合有重要意义。牙龈角化龈宽度的变化对于正畸患者牙周健康的重要性以及其产生的美学影响也不可忽略。

正畸移动会导致牙槽骨的相应改建，附着龈宽度也发生改建，这提示对于牙周健康的青少患者加大正转矩是附着龈变窄的相关因素（图 12-54）。对于已经存在附着丧失、牙龈退缩、附着龈变窄，甚至已经没有附着龈，仅剩牙槽黏膜的牙周炎患者，正畸加力设计更应该仔细考量。牙周病患者是否加转矩以及加载转矩的大小，是需要在矫治开始前就认真思考的问题。

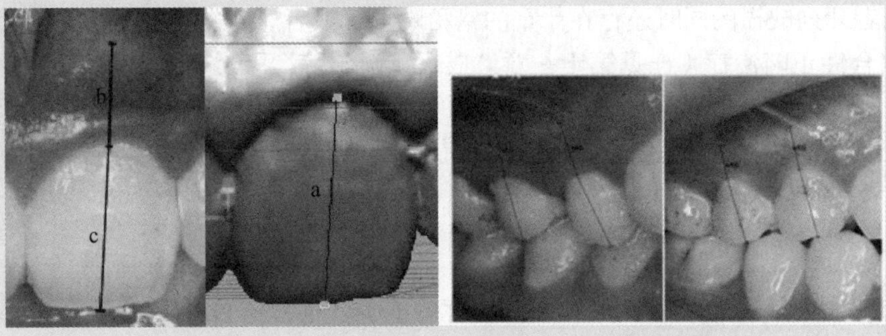

图 12-54 附着龈宽度测量及加载正转矩后附着龈的改建

4. 正畸咬合改建与牙周炎症控制 正畸治疗去除咬合创伤，纠正牙周炎患牙的病理性移位，解除拥挤，改善口腔卫生维护的条件，对牙周支持组织维护是有利的。

研究证实牙周病患者炎症的改善和控制与咬合关系改建相关，正畸咬合改建是牙周炎症控制的有利因素（图 12-55）。对于重度牙周炎患者，正畸治疗应更关注前牙病理性移位散在间隙的关闭和深覆合的纠正，以建立良好的邻面接触和咬合力分布，从而促进牙周支持组织的炎症控制和远期稳定。

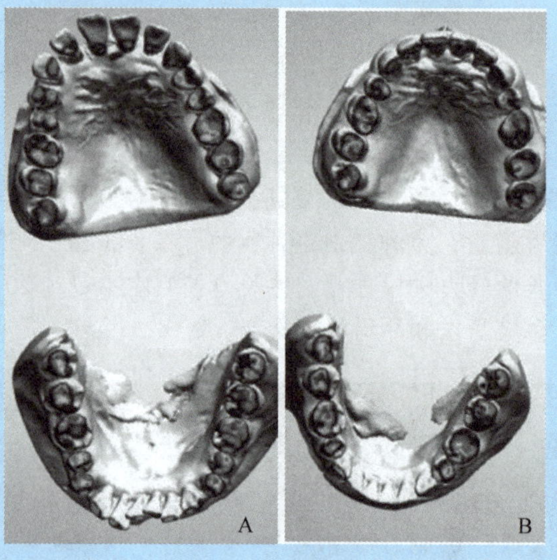

图 12-55 正畸治疗前（A）、后（B）咬合力分布的改善

（施 捷）

四、正畸治疗与口腔修复

口腔正畸学与修复治疗的关系非常密切，治疗目标都涉及对口颌系统功能及牙列美观的恢复。对于存在修复及正畸问题的患者应由两个学科的医生共同制订治疗方案。一般情况下，除牙体缺损严重的冠需要在正畸治疗前修复之外，正畸治疗需先于修复治疗进行，以便更好地解决修复问题。固定桥及种植体修复尤其不应该在正畸前进行。修复前正畸是在修复治疗前为了获得美观稳定的修复效果而进行的正畸辅助性治疗。随着大众生活水平和修复技术的不断提高，修复治疗不仅要恢复咀嚼和发音功能，还要关注前牙美观以及修复体邻牙的长期健康和稳定。因此，修复前正畸已成为修复治疗不可或缺的基础环节。

如果患者牙列缺损的同时还存在严重的错殆畸形，或者患者有主观的正畸治疗意愿，需要考虑进行综合性正畸治疗（详见第十一章“成人正畸治疗”）。修复前正畸除了要纠正牙列拥挤，还要进行前牙覆殆覆盖的调整、牙列间隙的调整、前倾后牙的直立以及对颌牙缺失导致的过长牙压低等。学科间的密切合作有利于患者获得良好的咬合、功能及美观。

（一）前牙覆殆覆盖的调整

正常的前牙覆殆覆盖关系是良好修复治疗的前提。前牙深覆殆、对刃殆或反殆都不利于种植修复体或固定义齿的长期健康与稳定。

1. 纠正前牙深覆殆 前牙深覆殆导致前牙垂直向修复空间不足，长期慢性殆创伤会导致修复失败。矫治深覆殆的基本原则是压低前牙和（或）升高后牙。当前牙深覆殆伴有前后牙均重度磨耗时，需要通过修复殆重建方式抬高咬合，改善前牙深覆殆。

（1）压低前牙：当深覆殆由上颌前部牙槽过长所致，同时伴露龈微笑，可进行上前牙压低。下颌 Spee 曲线过陡的患者也可进行下前牙的压低。一般前牙压低后的稳定性要优于后牙伸长。可以使用固定矫治器或配合种植支抗钉辅助压低。伴随前牙压低还会出现一定程度的唇倾，必要时可利用牙列间隙内收前牙来减少压低中的唇倾。

（2）升高后牙：适用于后部牙齿槽发育不足的低角或均角患者。上颌平面导板配合固定矫治器可以实现后牙的升高。

2. 增大前牙覆盖和纠正前牙反𬌗　由于前牙修复体舌侧比天然牙厚，同时要求修复体在正中𬌗位和下颌功能运动时与对颌牙没有接触或轻接触。因此，需要增加缺失前牙部位的覆盖。此外，前牙反𬌗若不纠正，修复后很难发挥前牙的切割功能。一般可以采用唇向开展上前牙、舌向内收下前牙解除前牙反𬌗或增大前牙覆盖，严重的前牙反𬌗患者需要正颌手术纠正。

（1）唇向开展上前牙：适用于牙弓突度正常，上前牙较为直立，前牙区轻度拥挤和覆𬌗较深的患者。可以使用活动或固定矫治器唇向开展上前牙，解除前牙反𬌗或增大前牙覆盖。

（2）内收下前牙：在后牙中性关系或轻度近中关系时，可依据前牙拥挤度和内收量，考虑邻面去釉或减数单颗下切牙来内收下前牙。若拔除一个下切牙，需要实现拔牙部位两侧切牙牙根的平行移动，尽可能减小切牙间的“黑三角”间隙。同时存在上颌拥挤的患者可能需要进行复杂的综合治疗设计。

（二）牙列间隙的调整

牙齿缺失后在牙列中产生间隙。牙列间隙如何处理需要考虑间隙的部位和间隙量、牙列其他部位是否存在拥挤、牙弓是否前突、缺失牙部位牙槽骨的高度和厚度、缺失牙邻牙是否发生了移位、前牙覆𬌗覆盖、牙列中线、后牙尖窝关系和咬合功能、前牙美观等因素。以上因素需要综合考虑，必要时与修复医生一起制订矫治方案。牙列间隙调整包括减小或关闭间隙，以及扩大或集中间隙。在间隙调整时要做到间隙两侧牙齿的整体移动和牙根平行。

1. 减小或关闭间隙　如果牙列的其他部位存在拥挤或是牙弓前突需要内收时，可选择关闭牙列间隙，同时解决牙列拥挤和前突。缺牙间隙过大时，可通过减小间隙来调整牙列中线、前牙美观或后牙尖窝关系。减小或关闭牙列间隙时特别要关注缺失牙部位的牙槽骨高度和厚度是否适合牙齿移动。牙齿长期缺失常导致牙槽骨萎缩，不利于间隙减小或关闭。

2. 扩大或集中间隙　如牙列间隙过小无法进行修复治疗或修复后不美观，患者也不存在牙列拥挤、牙弓前突时，可适度扩展间隙后再行修复治疗。此时还要考虑前牙覆𬌗覆盖、牙列中线、前牙美观和后牙咬合等因素。对于先天多牙缺失或牙列散在间隙较多者，可与修复医生沟通，确定将过多的间隙集中在哪里。

（三）直立近中倾斜的第二磨牙

第一磨牙是最常见的早失牙，常导致第二和第三磨牙近中倾斜，以及咬合干扰和牙周问题，不利于修复体的长期健康与稳定。在修复前通过正畸手段直立倾斜的磨牙，改善后牙咬合，恢复倾斜牙的牙周健康非常重要。直立倾斜的磨牙有两种方式：其一是向远中直立前倾的后牙，提供充足的间隙，后期缺失牙进行种植修复；其二是在直立前倾后牙的同时也向近中移动牙根，关闭缺失牙间隙。由于牙根移动较为困难，且受限制因素较多，临床上多采用第一种方式进行矫正。

为了远中直立第二磨牙常需要拔除第三磨牙，这样可以减轻前磨牙和前牙的负担。可采用片段弓加螺旋推簧或在方丝上弯制靴形曲远中直立第二磨牙并扩大间隙。可使用舌弓增强前牙支抗并防止前磨牙出现颊倾。也可在磨牙后区或升支前缘植入支抗钉，在直立前倾第二磨牙的同时还可以有压低的作用。

如果上颌磨牙已伸长，需要在直立下颌第二磨牙前先压低过长的上颌磨牙，以利于矫治后建立良好的后牙咬合。

（四）过长后牙的压低

后牙缺失后，常见对颌牙过长，不但造成咬合创伤，而且给修复造成困难。可通过正畸压低伸长的后牙，为修复创造足够的垂直向空间并消除咬合干扰。单颗过长的后牙可以使用固定矫治器压低；多颗牙齿出现过长需要压低时，通常使用种植支抗钉辅助压低。

绝大多数的修复前正畸属于小范围的牙齿移动，既可使用固定矫治器进行矫正，也可使用无托槽隐形矫治器进行治疗。若使用种植钉作为辅助支抗手段，需要在隐形矫治器上增加特制的牵引扣以便于悬挂弹性牵引。

同时伴有复杂错𬌗畸形的修复患者则需要完善设计后进行正畸综合治疗，包括拔牙治疗及复杂矫治器应用，矫治需要多学科配合，包括修复、牙周、种植等，详见第十一章。

典型病例（图 12-56、12-57）

一般信息：患者，女，38 岁，主诉右下后牙缺失，牙齿移位、松动，要求治疗。

临床表现及检查：恒牙𬌗，磨牙关系中性，右下 5 缺失，上下前牙散隙 3 mm。个别前牙反𬌗。

诊断：安氏 I 类，慢性牙周炎。

分析：患者牙槽骨吸收至根尖 1/2，尤上下前牙为重。前牙区存在反𬌗，导致咬合力分布不均，𬌗创伤这一协同破坏因素导致牙周支持组织进一步被破坏吸收。缺失牙齿导致邻牙病理性移位，加重咬合创伤。这类患者需要在系统治疗控制牙周炎症的基础上进行正畸治疗，修复治疗才可能达到解除𬌗创伤、长期保持牙周支持组织健康的目的。

矫治设计：

（1）牙周系统治疗。

（2）使用固定矫治器，排齐牙列，关闭散隙，解除前牙反𬌗，预留右下 5 修复间隙。使用澳丝关闭散隙，调整咬合关系。

（3）使用 3M 0.9 mm 的麻花丝进行舌侧固定保持。

（4）右下 5 固定桥修复。

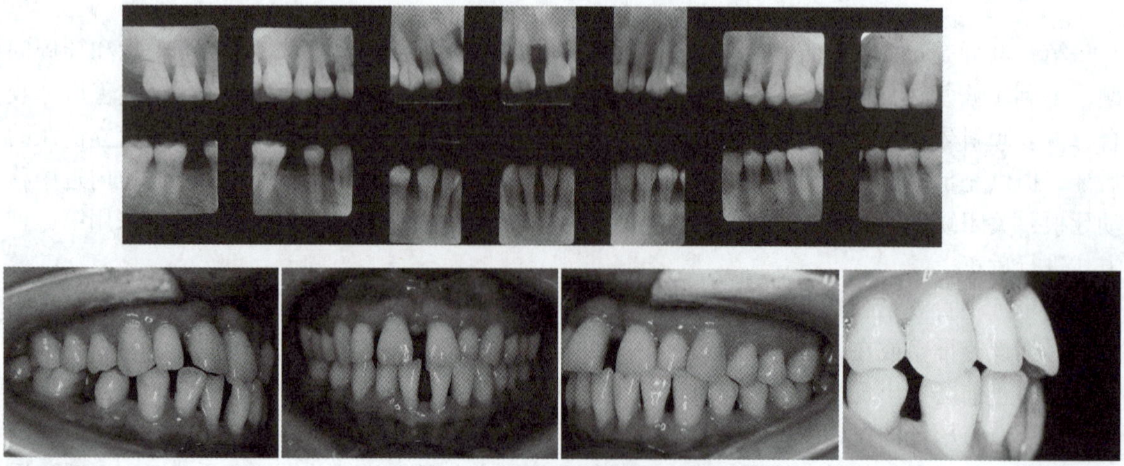

图 12-56　治疗前全口根尖片与𬌗像

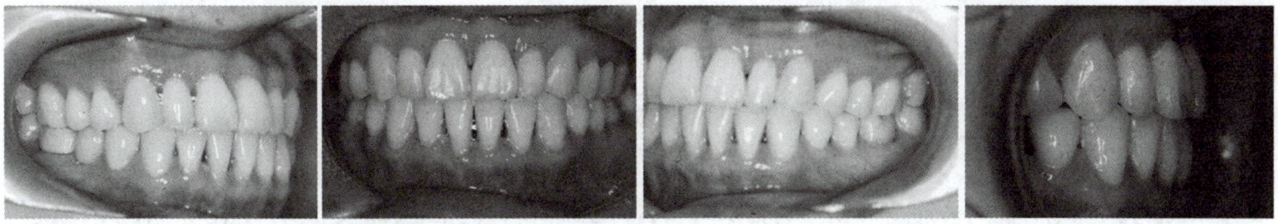

图 12-57　正畸治疗后右下固定桥修复完成

（施　捷　胡　炜）

五、正畸与颞下颌关节紊乱病

（一）颞下颌关节在正畸治疗中的重要性

颞下颌关节是下颌与颅骨相连的结构，髁突又是下颌骨的重要组成部分。正畸诊断需要分析上下颌骨与颅骨的关系，颞下颌关节的情况必须纳入考虑。颞下颌关节的结构和形态终身改建，在儿童生长发育期，它是重要的生长中心。髁突的原发生长可以持续到 20 岁左右，即便成年后，颞下颌关节也有可能发生小幅的改建。正畸治疗可以改变颌骨关系，治疗中要充分考虑关节的适应性与改建能力，从而保证治疗结果的长期稳定。

颞下颌关节紊乱病（temporomandibular disorders，TMD）是口腔科常见病、多发病。史宗道在 2008 年对 3050 例样本的流行病学调查表明，65% 的调查对象有 TMD 体征，其中 10.3% 有中重度体征，有临床治疗意义。TMD 是累及咀嚼肌系统和（或）颞下颌关节的一组疾病的总称，笼统诊断 TMD 并没有具体诊疗意义，国内外均有具体的分类及诊断标准。TMD 的治疗需要多学科参与，正畸也包含其中。

由于人群中 TMD 患病率较高，正畸中不可避免会遇到 TMD 病例。即便有些病例治疗前没有关节问题，但治疗过程中也可能会出现关节症状。TMD 的病因复杂，部分错𬌗畸形也可能成为诱因。正畸医生应掌握颞下颌关节的相关病生理知识及 TMD 的诊断分类原则。对常规正畸病例，在正畸开始之前评估颞下颌关节相关功能，治疗中注意关节保护，最终建立与颞下颌关节相适应的功能咬合。

（二）颞下颌关节紊乱病的诊断及分类

TMD 是指累及咀嚼肌系统和（或）颞下颌关节并具有相关临床症状（如疼痛、关节杂音、运动异常等）的一组疾病的总称。正畸医生需要了解基本的分类原则，以便指导正畸治疗方案的制订。我国目前 TMD 的分类标准在 2002 年修订完成，分为以下四类：

1. 咀嚼肌紊乱疾病　包括肌筋膜痛、肌炎、肌痉挛、肌纤维变性挛缩及未分类的局限性肌痛。此类疾病为关节外疾病，临床主要表现为疼痛。

2. 结构紊乱疾病　为关节正常结构关系的异常改变，包括关节盘各种移位（可复性盘前移位、不可复性盘前移位、关节盘旋转移位，以及关节盘内、外移位等）、关节囊扩张及关节盘各附着松弛或撕脱等。在由可复性盘前移位发展为不可复性盘前移位的过程中，常常存在中间状态，临床表现为开口过程中反复发生的暂时性锁结，关节盘不能恢复正常位置。单纯此类疾病临床表现为关节杂音如弹响，X 线检查无骨性关节结构的退行性改变，但也可伴有轻、中度骨关节病样改变。

3. 关节炎症性疾病 包括滑膜炎和（或）关节囊炎，可分为急性和慢性。临床表现为关节局部疼痛，并随功能活动而加重，特别是随向上、后方的关节负重压力和触压诊而加重。此类病例影像学检查可同时伴有或继发于骨关节病及结构紊乱。

4. 骨关节病 可分为原发性骨关节病和继发性骨关节病。骨关节病会造成髁突骨质的磨平变短，影响下颌位置与咬合。急性期骨关节病伴有临床不适症状，慢性期骨关节病症状缓解，是开始正畸治疗的时机（图12-58）。

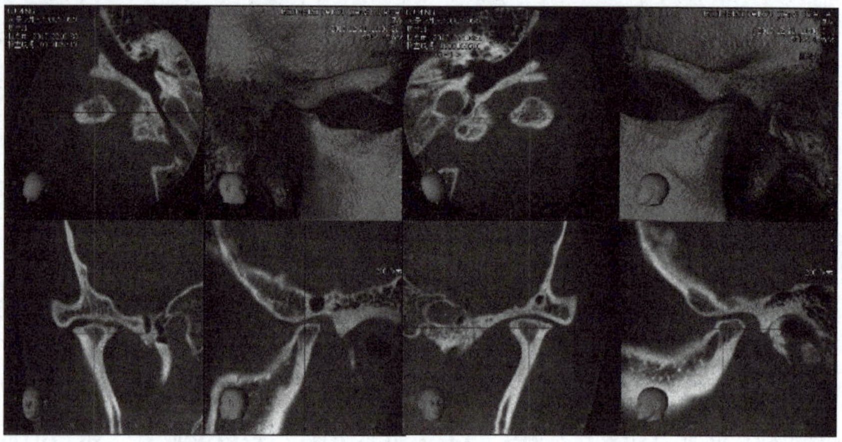

图12-58 颞下颌关节骨关节病的髁突吸收

2005年，参考国际TMD研究与诊断标准，引入双轴（dual axis）诊断概念，将TMD的诊断分为躯体轴和心理轴两个方面。躯体轴内容仍延续以上四类，心理轴独立出来，通过各类量表来对疼痛、情绪、心理进行评估。双轴诊断强调了TMD的精神心理背景，这种认识是医学模式的一种进步，口腔医学模式也从单纯的生物医学模式进入了生物-心理-社会模式。

（三）与颞下颌关节相关的正畸检查诊断

正畸诊断包括形态学诊断及功能诊断，其中功能诊断包括颞下颌关节检查与TMD诊断。诊断资料的收集需要有标准的工具及方法，来保证资料的可靠性和可比性。对于有颞下颌关节症状的病例或有潜在TMD风险的病例，正畸的功能诊断包括以下内容：

1. 病史记录 在患者初次就诊时，需要获得完整的病史，包括心理、情绪以及创伤、疼痛或诸如磨牙症和紧咬牙之类的口腔习惯。对每位患者可以询问有关TMD症状的问题，如张口困难、关节杂音、头痛、外伤史、紧咬牙或磨牙习惯、既往史等。

2. 临床检查 无论患者是否有临床症状，都应进行颞下颌关节功能筛查，以明确是否有颞下颌关节相关体征。检查内容包括：

（1）最大张口度以及前伸运动和侧方运动的限度，记录数值及开闭口型。

（2）颞下颌关节触诊：用双侧中指同时轻触颞下颌关节处，同时嘱患者开闭口、前伸或侧方运动，以证实是否有关节弹响或杂音，弹响表明关节盘的先天异常或髁突与关节盘之间在运动期间不协调。

（3）肌肉触诊：用双手指对称触诊咀嚼肌群，常规检查咬肌与颞肌，以检查其张力及是否有痛感。

（4）下颌运动功能：包括开闭口循环的精确程度、正中位的叩齿运动、息止颌位至闭口位时的颌移动情况、不同下颌运动时牙接触运动的情况（图 12-59）、吞咽运动及下颌的稳定性。

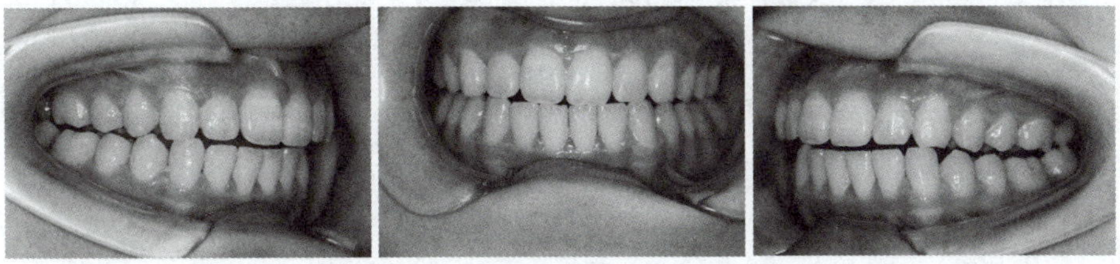

图 12-59　前伸侧方牙列平衡接触

3. 髁突位置与下颌位置　髁突位置是下颌位置的一部分，髁突位置的诊断可以基于影像学和功能仪器来检查。关节影像学中常用关节间隙来反映髁突在关节窝中的位置，分别为前间隙、上间隙和后间隙。一般情况下，三个间隙几乎相同，髁突处于适中位置。如果后间隙小于前间隙，提示髁突的相对后移。髁突后方是关节盘后区，后移的髁突会造成盘后区的压迫，产生疼痛或弹响等症状，正畸治疗需要避免髁突的后移（图 12-60）。

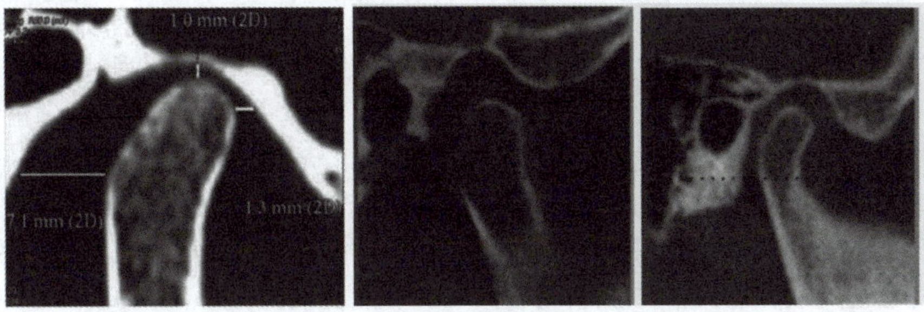

A　B　C

图 12-60　髁突位置正常（**A**）、上间隙过大（**B**）、后间隙过小（**C**）

4. 诊断模型和殆架分析　正畸模型并不都需要上殆架来分析，但利用殆架可以更好地评估咬合与关节功能状态的关系。对有 TMD 和咬合问题的病例，可以制作硬石膏的诊断模型，并通过面弓转移至殆架。颌位关系通过殆架可以非常容易地进行重复观察。殆架并不能替代口内功能检查，功能运动的检查记录都是从口腔检查开始，殆架只是再度呈现。

5. 放射检查　全口曲面断层片可以初步观察双侧髁突的对称性与形态，例如髁突长短、骨质改变、对称度、骨皮质连续性等。

曲面断层片中显示的髁突问题，结合临床症状，可以拍摄颞下颌关节 CT 来明确诊断。如果正畸临床拍摄了大视野锥形束 CT，需要按关节检查标准生成斜矢状位、斜冠状位等关节断层片进行诊断。

头颅侧位片中也包括对髁突位置的测量及诊断。结合头影测量对下颌形态、位置以及咬合平面的诊断，头影测量可以起到“虚拟殆架”的作用。这是头影测量中重要的功能分析内容（图 12-61）。

6. 功能仪器检查　对复杂的 TMD，可以借助仪器对功能状态进行分析。功能检查内容多，包括咬合力、肌电、髁突运动、下颌运动等，均是动态记录。借助各类功能检查仪器的帮助，可以将功能的动态行为进行定量的记录分析，尤其在计算机辅助下，数据的时相性更加容易呈现，提高了诊断精度。同时，定量的数据方便统计分析，有利于口颌功能的科学研究。

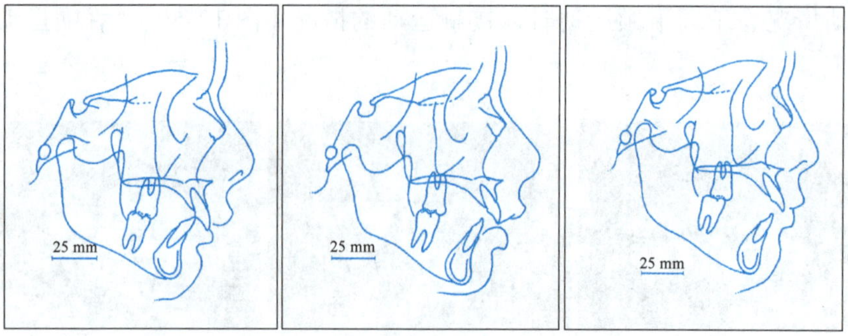

图 12-61 不同机制骨性Ⅱ类的 X 线头影测量描记图

（四）伴颞下颌关节紊乱病错殆畸形的正畸治疗

1. 颞下颌关节紊乱病与正畸治疗的目标 TMD 的治疗需要多学科共同合作，涉及关节、修复、口颌生理、正畸、颌面外科等，但各学科之间如何分工协作，目前并没有一个规范的程序。重要的是，无论 TMD 患者就诊于以上哪个专业，无论是否涉及本专业的问题，都需要临床医生针对颞下颌关节问题进行检查和判断，为患者梳理出合理的治疗计划。

TMD 的治疗可以分为对症治疗和对因治疗。TMD 的典型症状有关节杂音、疼痛、运动异常。并不是所有症状都需要治疗，如果症状轻微，不影响生活，可以通过理疗、自我保护、生理调节来控制，很多 TMD 症状可以通过这些方法自行改善。对于严重影响到正常生活的症状，需要积极处理和改善，对于这类症状的改善并不是正畸的优势。

对因治疗需要找到症状产生的原因，去除病因并对已经产生的结果进行治疗。在众多 TMD 的致病因素中，咬合因素只是其中之一。合理的正畸设计与治疗，建立长期稳定的功能咬合，对于稳定关节位置与改善症状非常有利，从这一点来说，正畸是对因治疗的手段之一。

从功能的角度，正畸治疗后应尽可能建立与颞下颌关节相适应的功能咬合。功能咬合是在静态咬合标准之外，强调整体功能运动时牙列与下颌及髁突运动相协调。具体的功能指标包括：

（1）在静止的正中殆位时，髁突位于关节结节后斜面的前上位，且关节盘的位置合适。

（2）在动态条件下，当发生任何非正中运动时，尖牙和切牙均能使后牙脱离，保证髁突的前伸及侧方移位。

（3）在行使功能时，肌肉收缩最小，颞下颌关节无过度的生物机械负荷。

2. 伴颞下颌关节紊乱病错殆畸形的正畸治疗 伴有 TMD 的病例在正畸治疗时，需要准确评估牙齿排列、咬合及颌骨关系与颞下颌关节之间的功能联系，使正畸的牙性及骨性改变符合关节的生理需求。

（1）颞下颌关节评估后开始治疗：TMD 的急性期患者存在明显疼痛、张口受限或者有明显骨质破坏者不能马上进行正畸治疗，需待症状缓解后才能开始正畸治疗。同时，治疗中需密切关注关节状况，出现关节不适需要及时暂停治疗，缓解症状。

（2）治疗容易引起 TMD 的错殆：殆因素是颞下颌关节紊乱的病因之一，因此错殆畸形所致的殆干扰是引起 TMD 的可能原因，需要早期诊断、早期处理。研究表明殆干扰首先引起下颌运动的异常，以躲避殆障碍，肌肉运动时过度负荷，出现肌肉的症状，进而异常的下颌运动导致牙列或髁突的异常磨损，产生相应的症状。容易引起殆干扰的错殆畸形有个别牙反殆、后牙锁殆及个别牙的伸长（图 12-62 ～ 12-64）等。正畸需要及时纠正殆干扰，避免由此产生的关节症状。正畸治疗中也要仔细控制牙列移动，认真检查动态牙列接触，防止殆干扰的发生。

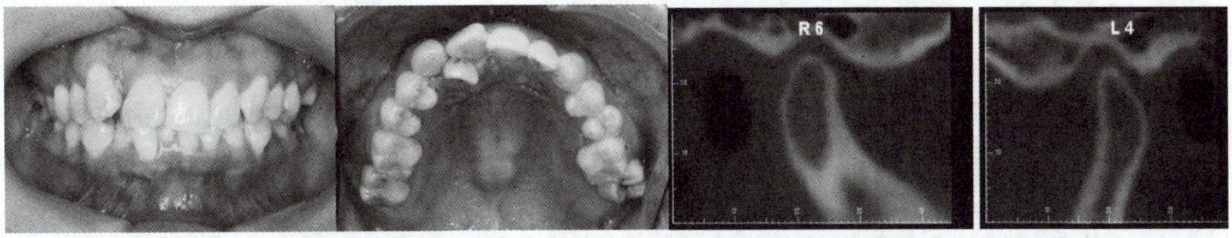

图 12-62 侧切牙舌向，双侧髁突形态不对称，左侧髁突后移位

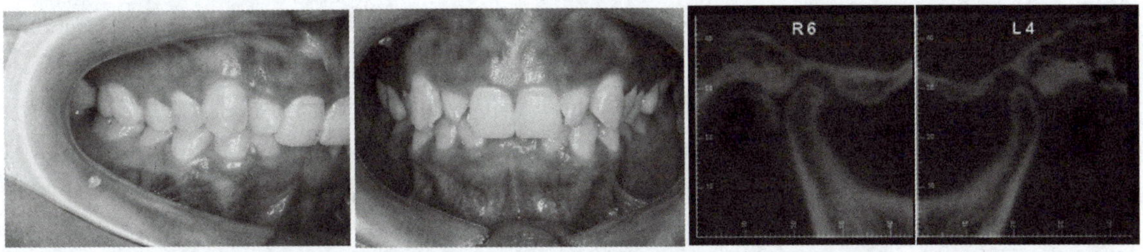

图 12-63 闭锁性深覆𬌗，双侧髁突后移位，髁突形态不对称

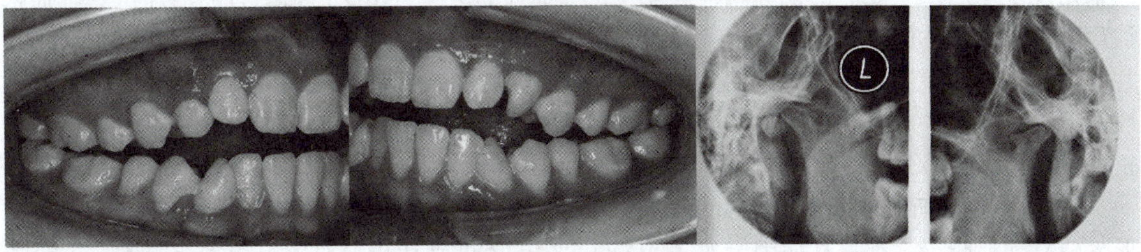

图 12-64 继发性开𬌗，双侧髁突吸收

另一类容易引起 TMD 的错𬌗类型是骨性异常，例如闭锁性深覆𬌗、骨性Ⅱ类高角、开𬌗等。这类畸形由于骨骼发育异常，包括髁突在内的下颌骨形态和位置均与正常偏离较大。前牙闭锁时下颌位置相对靠后，髁突在关节窝内也处于相对偏后的位置，盘后区容易受到压迫而引起关节症状。骨性Ⅱ类高角病例下颌位置靠后，咬合力弱，不足以维持下颌正常位置，髁突发育可能不足。前牙开𬌗时牙列咬合不平衡，没有前伸引导，肌肉力量弱。这都是容易引起 TMD 的因素。正畸头影测量可以准确诊断骨性畸形，有助于制订合理的矫治计划。良好的正畸治疗结果可以减轻骨性畸形的程度，从而避免由此造成的颞下颌关节负担。

（3）正畸中颞下颌关节症状的处理：TMD 的典型症状有关节杂音、疼痛、运动异常。颞下颌关节杂音在人群中发生率较高，许多正畸病例可能存在不同程度的弹响，轻症患者甚至不自知。如果仅有轻度的弹响，不影响咀嚼、语音等任何功能，是不需要治疗的，正畸过程中注意关节保护即可。关节的弹响有时会伴有疼痛，是关节盘移位的结果。在正畸过程中，如遇此类问题可以暂时停止正畸加力，建议去关节科就诊，在医生指导下通过理疗、止痛或自身的调整消除疼痛及弹响。

疼痛症状多来源于肌肉及韧带的功能紊乱。对轻度的疼痛，理疗配合药物治疗就可以得到缓解，对正畸治疗的影响并不大。严重的疼痛可以造成生理损害及生活质量下降，甚至心理问题，缓解严重疼痛永远是 TMD 治疗的第一任务，但原则上伴有严重疼痛的病例并不是正畸的适应证，这类病例可以及时转诊至关节科处理。如果疼痛与咬合接触有密切关系时，正畸也可以考虑𬌗垫治疗。𬌗垫的原理是让上下牙脱离接触，减少𬌗干扰，恢复下颌垂直距离，关节腔内减压，稳定下颌。𬌗垫可以配合药物治疗及理疗。症状减轻或消失是𬌗垫治疗成功的指标。

下颌运动异常可以表现为开口受限或开口偏斜，原因可以是盘突关系或骨质的改变。单纯运动异常在正畸前需要进行诊断和记录。开口度在二指以上时，一般不会影响咀嚼、发音等功能，也可以考虑正畸治疗。开口型的偏或摆是双侧结构不对称的结果或诱因，临床需要仔细检查并记录。运动异常还包括前伸、侧方运动时的不对称，均提示关节的结构问题，关节结构会影响正畸的骨性诊断，临床治疗也需要考虑不对称因素的影响。

（4）伴颞下颌关节骨关节病错𬌗患者的正畸治疗：TMD中一类较严重的疾病是骨关节病，骨关节病会导致髁突的骨质改变。骨关节病在活动期也称骨关节炎，关节骨皮质破坏，髁突吸收，关节疼痛。存在错𬌗畸形的患者在这个时期不能开始正畸治疗，需到关节科对症处理疼痛及炎症。待骨关节病处于静止期，骨破坏已经停止，骨皮质也开始修复，临床没有明显主观症状时方能开始正畸治疗。髁突吸收后易造成下颌位置的顺时针旋转后移，加重了错𬌗畸形对面型美观与咬合功能的影响，恢复面型与咬合是这类病例的主诉要求。对稳定期骨关节病的正畸患者，正畸医生需要根据患者头影测量与模型的动态分析，做出完善的诊断，并据此制订综合治疗方案。对骨性畸形严重、面部美观要求较高时，则需要正颌手术的介入。

3. 避免容易导致TMD的危险因素 颞下颌关节紊乱的致病因素很多，也较为复杂，咬合因素是众多致病因素之一。消除功能运动中的咬合干扰是对TMD错𬌗患者的治疗重点。临床治疗中也要避免牙齿移动产生的𬌗干扰及其对肌肉关节的不良影响。生长发育的研究表明，异常的生长型不但产生骨性畸形，也会引起髁突发育的障碍，如前面提到的骨性Ⅱ类高角、闭锁性深覆𬌗、开𬌗、双重咬合等。临床对儿童错𬌗病例早期做出骨型诊断，对异常生长型给予纠正，可以消除关节紊乱产生的病因。

正畸干预是TMD消除𬌗因素的一个重要手段。正畸从儿童发育时期介入、纠正骨性畸形、建立功能咬合，都是从病因上对TMD的治疗。要做到让正畸对颞下颌关节服务，正畸医生需要掌握颞下颌关节相关的知识。多学科治疗并不是各管一段，而是需要应用多学科思路来指导所有专业的相互协作。正畸独特的骨性诊断及咬合治疗优势在多学科合作平台中将会越来越重要。

典型病例（图12-65～12-71）

一般信息：患者，女，28岁，主诉咬合困难。

临床表现：左侧下颌第一磨牙、第二磨牙缺失，右侧下颌第一磨牙缺失，第二磨牙残冠。远中错𬌗，咬合不稳，下颌后退位时开𬌗，开口型轻度偏斜，开口度三指。

既往史：有关节弹响史、疼痛史。经关节科保守治疗，关节症状减轻。在外院正畸治疗两年后效果不理想，转诊治疗。

放射学检查：关节锥形束CT检查可见双侧髁突吸收，头影测量表现为骨性Ⅱ类。

诊断：骨性Ⅱ类，牙性Ⅱ类，髁突吸收，开𬌗。

治疗计划：固定矫治器，辅助种植支抗，减数上颌双侧第一双尖牙。

治疗分析：该病例有关节病史，关节疼痛，开口受限，经关节科治疗症状缓解，髁突吸收停止，但咬合恶化，咀嚼困难，转诊正畸治疗。第一次正畸治疗采用𬌗垫后，患者自觉关节症状加重，停止𬌗垫观察，仍偶有关节不适，转诊治疗。此时临床检查可见咬合不稳，但双侧髁突骨皮质连续，处于骨关节病的稳定期，采用固定矫治器，减数上颌双侧第一双尖牙减小上颌突度，上颌种植支抗，逆时针旋转𬌗平面，前移下颌双侧第三磨牙，帮助建立后牙咬合。治疗后骨性Ⅱ类关系及面型改善，开𬌗消失，后牙咬合建立，颌位稳定。

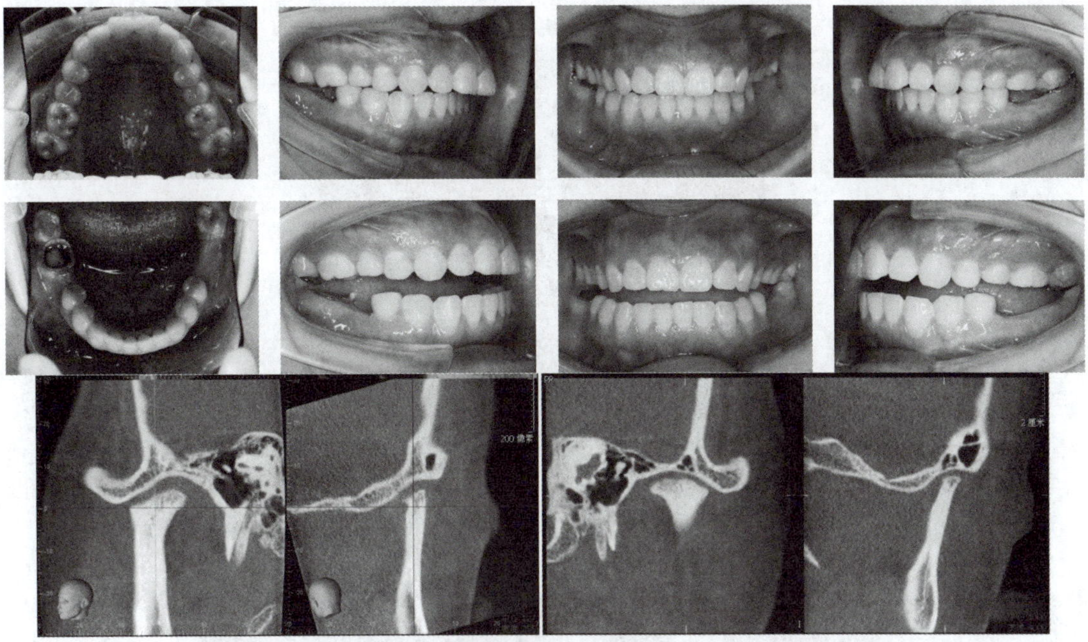

图 12-65　双侧髁突吸收，引起双重殆，开殆

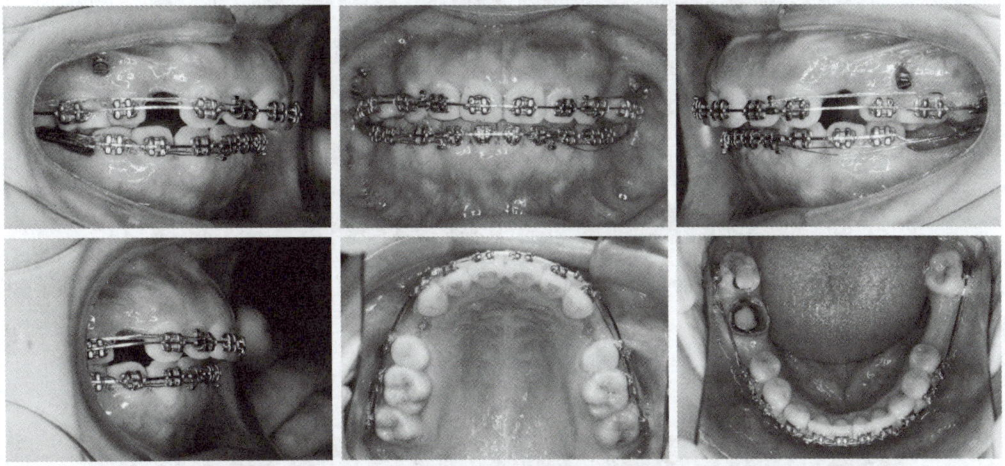

图 12-66　固定矫治器治疗，减数双侧上颌第一双尖牙，种植支抗稳定殆平面

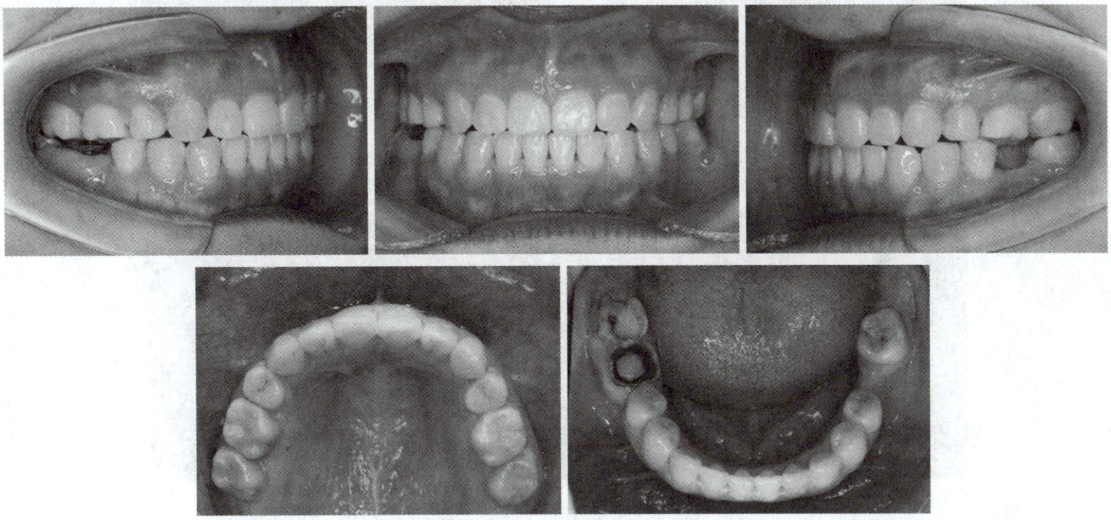

图 12-67　治疗后牙列整齐，恢复咬合

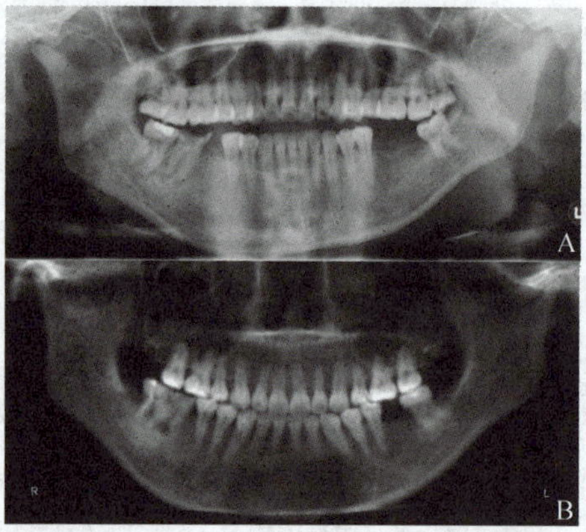

图 12-68　治疗前（A）、后（B）曲面断层片对比

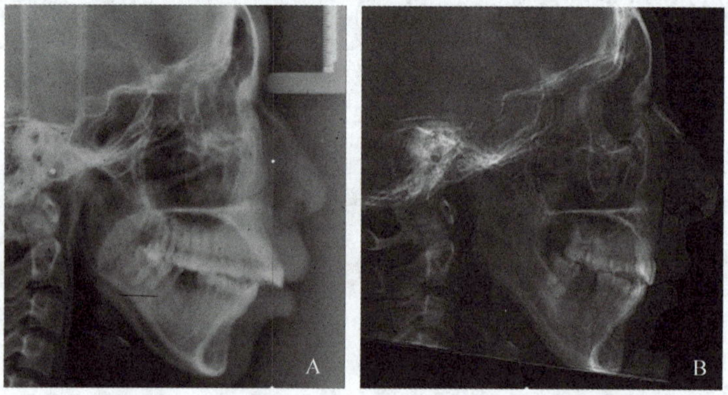

图 12-69　治疗前（A）、后（B）头颅侧位片对比

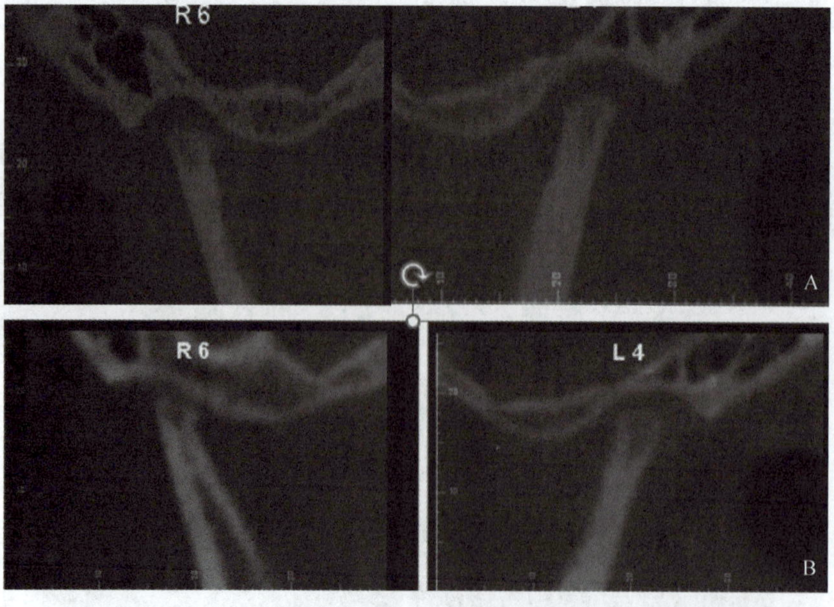

图 12-70　治疗前（A）、后（B）双侧关节锥形束 CT 矢状位观察

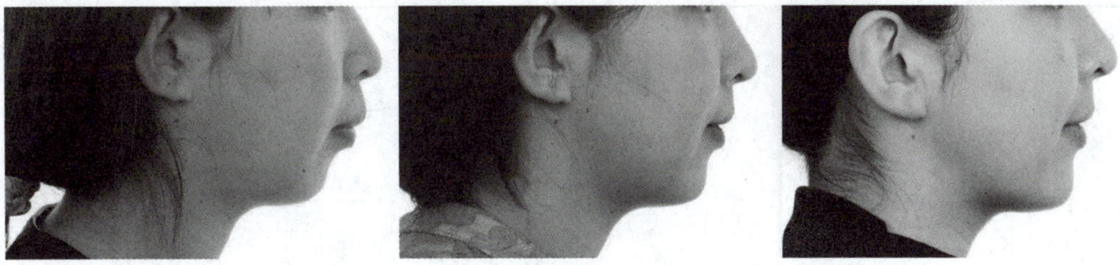

图 12-71 治疗后面型改善，随访 1 年，面型稳定

（刘 怡）

六、口腔矫治睡眠呼吸障碍进展

（一）睡眠医学的范畴与特点

在发达国家，睡眠医学是独立的学科，但这个学科系由许多传统学科组成，包括几乎全部医学学科，以及生理学、节律学、药学等基础学科。睡眠医学有独立的国际疾病分类、独立的诊疗体系、独立的学会和独立的培训体系。口腔睡眠医学是睡眠医学一个非常重要的分支，特别是对睡眠呼吸障碍类疾患的形态学病因机制，以及提供保守疗法和手术治疗方面有独到的贡献。

睡不着、睡不好、睡不醒的疾病约有 90 多种，保守估计在人群中患病率约达 15%，在第 3 版国际睡眠疾病分类（the international classification of sleep disorders，ICSD-3）中分为六类，即失眠症、睡眠相关呼吸障碍、中枢障碍性嗜睡、昼夜节律性睡眠障碍、异态睡眠、睡眠相关运动障碍。

睡眠疾患并非传统的以器官为基础划分的疾患，每一个睡眠疾病都涉及多系统、全身心。睡眠医学涉及多学科团队的合作，学科交叉促进了对许多睡眠疾患的认识，推动了睡眠医学的发展。睡眠医学作为一个新兴的边缘交叉学科虽然年轻但发展迅速，多种睡眠病的命名时间都不久，脑电图、多导睡眠监测系统、持续气道正压通气等各种设备手段的出现不过仅几十年，各种睡眠理论尚在研究和发展中，口腔睡眠医学还有很多可深入研究的领域和空间。

（二）成人睡眠呼吸障碍疾患

在睡眠中出现呼吸事件的疾患都属于“睡眠相关呼吸障碍”，包括常见的鼾症、上气道阻力综合征以及阻塞性睡眠呼吸暂停低通气综合征（obstructive sleep apnea-hypopnea syndrome，OSAHS）等。根据中国睡眠研究会睡眠呼吸障碍专委会发布的专家共识，OSAHS 的特点是睡眠期间反复出现的上气道塌陷和阻塞，这些阻塞事件和反复出现的氧减及睡眠中的微觉醒有关，同时伴有日间症状。OSAHS 的危害广泛，是高血压、多种代谢病的独立危险因素，是心脑血管卒中事件的重要诱发因素，是伴有人伤的交通事故的重要原因。

共识显示 OSAHS 的患病率为 1% ～ 4%，但近年来被认为严重低估。由于发病年龄较晚，在超过 40 岁的成年男性中被报道为 40% ～ 60%。鼾症的患病人数更多。此类睡眠呼吸障碍的病因大致为解剖形态因素（肥胖、颌骨发育不良、软腭及舌体肥大等）、神经肌肉调节因素（上气道黏膜顺应性等）和中枢神经调控因素（觉醒阈值、呼吸调控等）。有四种治疗手段被学术界认可，分别是：持续气道正压通气（continuous positive airway pressure，CPAP）（图 12-72）、软

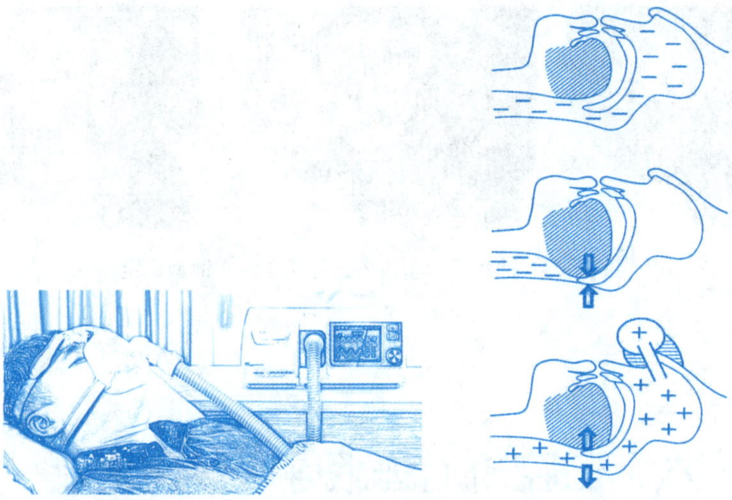

A　　B

图 12-72　上气道持续正压通气

A. 使用情景；B. 原理

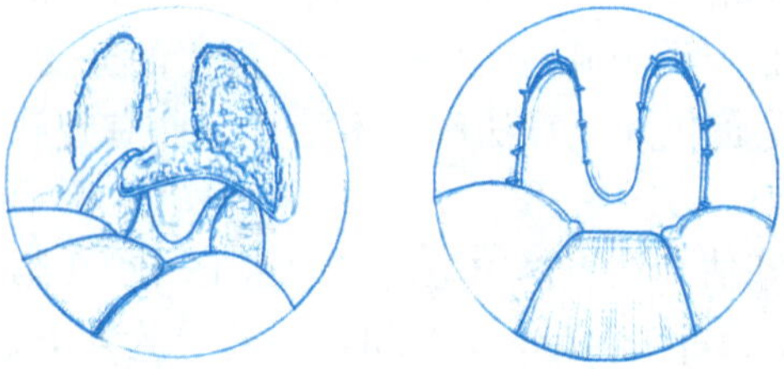

图 12-73　软腭悬雍垂成形术

腭悬雍垂成形术（uvulopalatopharyngoplasty，UPPP）（图 12-73）、正颌外科手术和口腔正畸矫治。可以看到口腔医学提供了多种治疗手段，并且针对的是唯一能改变的解剖病因，口腔医学还有很好的形态学研究手段。

1. 成人鼾症与 OSAHS 的矫治

（1）口腔矫治器：文献报道用于睡眠呼吸障碍的正畸矫治器（阻鼾器）超过 50 种，绝大多数是下颌前移型矫治器。矫治器的分类已由旧分类（舌牵引器、软腭作用器、下颌前移器）变更为新分类，按疗效和接受度由低到高分为非个别制作非可调式（图 12-74）、非个别制作可调式（图 12-75）、个别制作非可调式（图 12-76）和个别制作可调式（图 12-77）。能否根据患者个性化牙弓进行制作，以及成品能否根据患者的疗效及舒适感进行下颌位置调整，是口腔矫治器的两个重要区分点。

口腔矫治器治疗睡眠呼吸暂停的原理是在睡眠中暂时将下颌向近中移动，利用颌骨向前下的位移，带动上气道周围一系列软组织的移动和牵张，从而扩张上气道截面大小，降低上气道黏膜松弛度，避免舌体软腭组织后坠，起到防止上气道塌陷的作用。消除鼾声的原理是因为消除了过于狭窄的气流通道，避免气流产生湍流。大量的临床影像观察证实口腔矫治器能够扩宽

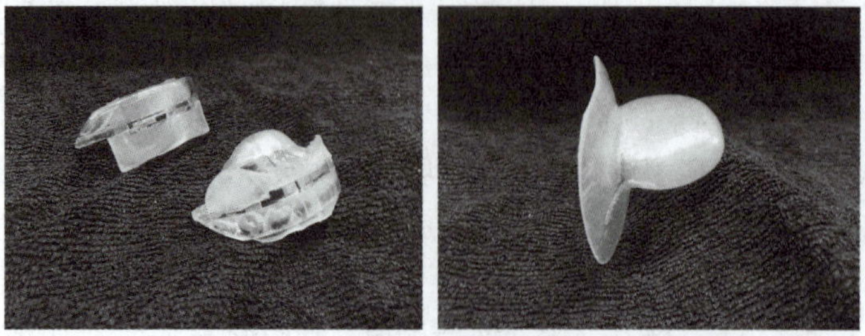

图 12-74　非个别制作非可调式矫治器举例

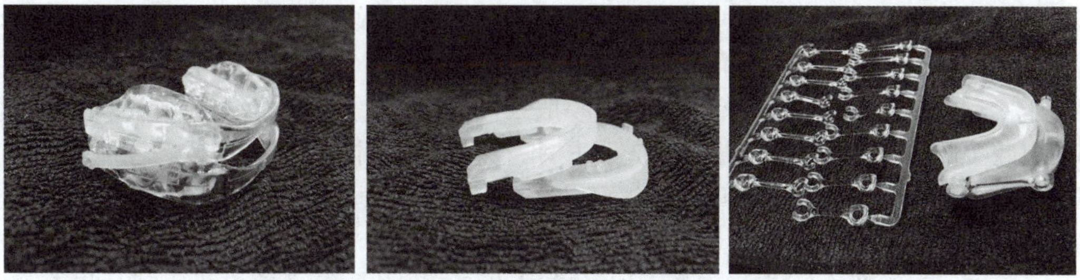

图 12-75　非个别制作可调式矫治器举例

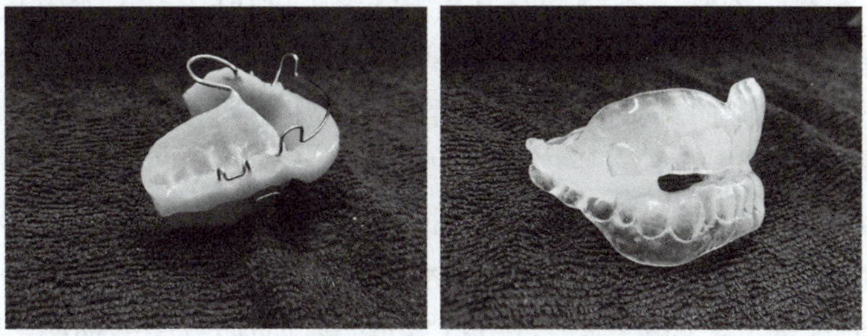

图 12-76　个别制作非可调式矫治器举例

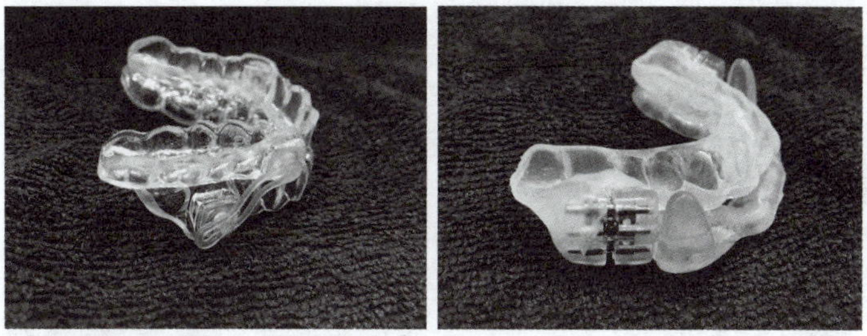

图 12-77　个别制作可调式矫治器举例

上气道，特别是在侧方扩张超过近远中扩张。

口腔矫治器的适应证包括：①确诊为 OSAHS 或鼾症；②鼾症和轻中度 OSAHS 首先考虑，重度 OSAHS 患者除非不能耐受 CPAP 治疗时；③至少有 10 个牙周牙体条件具备良好固位和支持作用的基牙，最好有均匀分布在 4 个象限的后牙；④颞下颌关节状况良好，没有严重的活动范围受限。口腔矫治器没有绝对禁忌证，但是对于极重度的睡眠呼吸暂停及重度低氧血症，口腔矫治器不能从根本上解决患者的病情，不建议作为 OSAHS 患者的独立方案。此外，张口受限，特别是下颌最大前伸度小于 5 mm，存在肌筋膜痛等症状时，均不宜采用口腔矫治器作为独立方案。在采用口内牙齿作为支抗而支抗牙不足时，也难以保证口腔矫治器的佩戴。对刃患者因为存在长期牙秴改变，慎用口腔矫治器。

目前对 OSAHS 病情诊断及疗效评判的权威手段是整夜多导睡眠监测。根据美国睡眠医学会的标准，在不戴口腔矫治器时，有白天症状的患者夜间睡眠呼吸暂停低通气指数（apnea and hypopnea index，AHI）达到每小时 5 次以上可以确诊。治疗时 AHI 应降低到 5 或 10 以下。现有资料表明，夜间戴用口腔矫治器的患者有 80% ～ 90% 可以使 AHI 降低大于一半，AHI 达到 5 以下约 30%。口腔矫治器在提升夜间最低血氧饱和度、降低氧减指数、增加深睡眠比例、减小微觉醒指数等方面也有良好表现。通常，口腔矫治器的主观疗效好于客观疗效，止鼾效果好于减少呼吸暂停效果。学者们近年来强调重视患者的多样化主诉，口腔矫治器对控制收缩压和舒张压、白天嗜睡、生存质量等方面，和 CPAP 等其他疗法难分伯仲。

口腔矫治器的短期不适包括唾液一过性增多，暂时的面颊或牙齿酸胀，偶发黏膜溃疡。长期戴用尚未发现颞下颌关节的恶化，但可出现覆殆覆盖的减小和个别牙齿的轻度扭转。

由于OSAHS病情可随患者增龄和身体一般条件而变化，口腔矫治器的固位情况可能根据时间或口腔条件而变化，在口腔矫治器这种长期甚至终身戴用的疗法实施后，各种国际指南均强调对患者进行终身定期复查的重要性，而且这种复查要在睡眠专业医师和懂睡眠的口腔医师的双重监管之下进行。

（2）正畸-正颌联合治疗：正颌手术治疗成人OSAHS及鼾症的主要原理是将上下颌骨的硬组织框架向外周扩展，从而解除上气道狭窄，减小呼吸气流阻力，改善睡眠呼吸暂停和鼾声。主要术式有：双颌前徙、下颌前徙、舌骨悬吊、颏成形、上颌骨皮质离断扩弓术等。国人多存在上颌前突、下颌后缩，故OSAHS常见组合术式为：上颌Lefort Ⅰ截骨/上颌骨皮质离断扩弓＋下颌双侧矢状升支离断＋下颌前部根尖下截骨＋颏成形＋舌骨悬吊（图12-78）。

其他手术如腭板末缘截短＋软腭前提、软腭悬雍垂成形术、舌体缩小术、舌体前牵术等，多在耳鼻喉科开展。近年来，舌下神经电刺激术（图12-79）在一定范围内探索，使用遥控开关在夜间睡眠中开启包绕舌下神经的预埋电极，达到颏舌肌向近中的抽动，防范舌后坠。

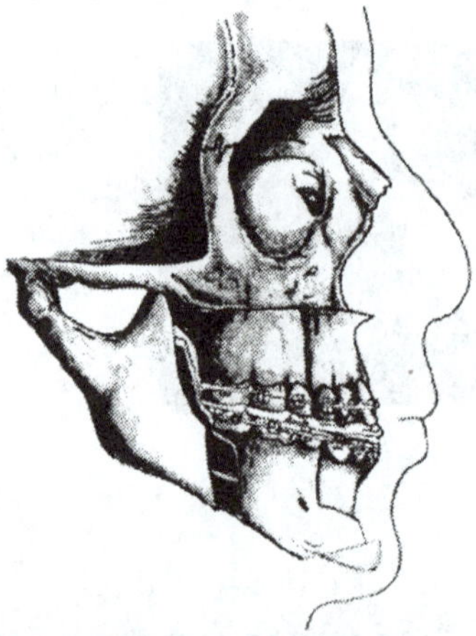

图12-78 OSAHS常见组合术式为：上颌Lefort Ⅰ截骨/上颌骨皮质离断扩弓＋下颌双侧矢状升支离断＋下颌前部根尖下截骨＋颏成形＋舌骨悬吊

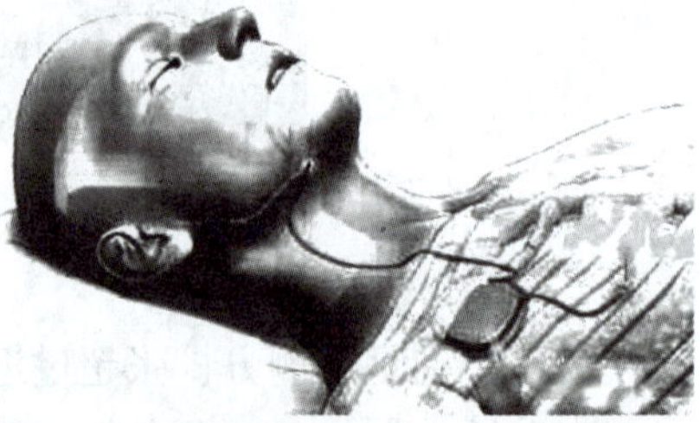

图12-79 舌下神经电刺激术

硬组织手术一般优于软组织手术，而且涉及骨骼越多、扩展越多，疗效一般越好、越稳定，但是同时创伤越大、围术期风险越大。

正颌手术的适应证包括：①阻塞性睡眠呼吸障碍；②位于下咽部的阻塞更为适宜；③全身情况能够耐受麻醉和手术；④充分考虑并放弃了保守疗法之后。由于正颌手术存在一定风险，OSAHS又容易诱发各种心脑血管疾患和加重脏器损伤，加上前后正畸治疗疗程较长，常常不是首选疗法。但是，对于年轻患者，尝试过但无法坚持长期采用保守疗法，正颌手术不失为一种较好的选择。对于因颞下颌关节强直等导致的重度小颌畸形患儿，正颌外科的骨牵引术是非常必要的处置。

2. 夜间呻吟症的矫治 夜间呻吟症（catathrenia/nocturnal groaning）为ICSD-3中纳入睡眠呼吸障碍的睡眠病，系一种罕见病，目前对该病知之甚少。主要诊断依据是：多导睡眠监测观察到每次深吸气后发生于延长的呼气相后面的单调、怪异近乎呻吟的声音，可伴有微觉醒。对患者的困扰主要是社交困窘，部分存在困倦表现。

夜间呻吟症存在奇特的颅面结构表现（图 12-80），颌骨宽大、牙弓前突、覆殆覆盖小、上气道宽阔，与 OSAHS 下颌后缩、覆盖大、上气道狭窄似为相反方向的表现。

目前多种治疗探索均无肯定疗效，CPAP 和口腔矫治器对于一些患者有一定改善。口腔矫治器由于其保守、可逆，是较好的探索治疗手段。

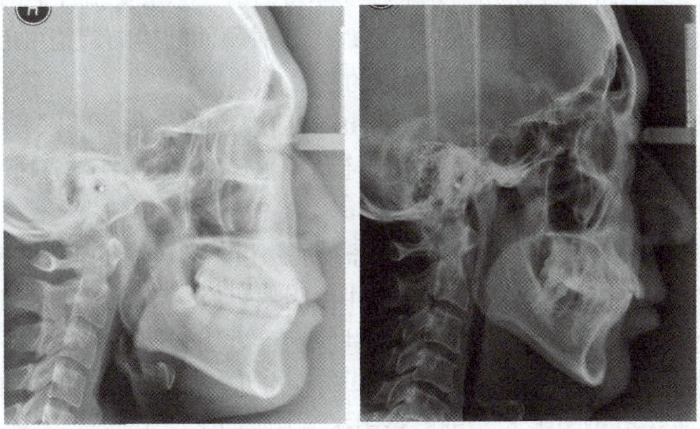

A　　B

图 12-80　夜间呻吟症的颅面结构表现

A. 夜间呻吟症；**B.** OSAHS

（三）儿童睡眠呼吸障碍疾患

儿童睡眠呼吸障碍与成人睡眠呼吸障碍并不是只有年龄的差别，这是两种完全不同的疾病，从病因、症状、诊断、危害、治疗到预后均迥然不同。

儿童睡眠呼吸障碍疾患包括鼾症、上气道阻力综合征、儿童 OSAHS 等。儿童 OSAHS 患病率在报道中差异较大，在我国 8 城市 3 万名 2 ～ 12 岁儿童流行病学调查中，睡眠呼吸障碍占 11.4%，包括口呼吸（5.3%）、打鼾（5.7%）、呼吸暂停（0.4%），而一般认为儿童 OSAHS 在 1% ～ 3%。

儿童 OSAHS 的症状中首先要关注持续打鼾，还应关注睡眠憋气、呼吸暂停、张口呼吸、睡眠不安、遗尿、注意力缺陷或多动障碍。患儿常常表现出腺样体面容（图 12-81），低幼儿童的身高、体重、生长发育常常滞后于同龄儿童，认知发育和情绪控制能力也常常受到不良影响。

在多导睡眠监测指标中，阻塞性睡眠呼吸暂停及低通气指数（obstructive AHI，OAHI）≥ 1 次 / 小时，或 AHI ≥ 5 次 / 小时，最低血氧饱和度≤ 92%，均为儿童异常表现。居家监测和睡眠问卷在儿童 OSAHS 诊断中使用较多。

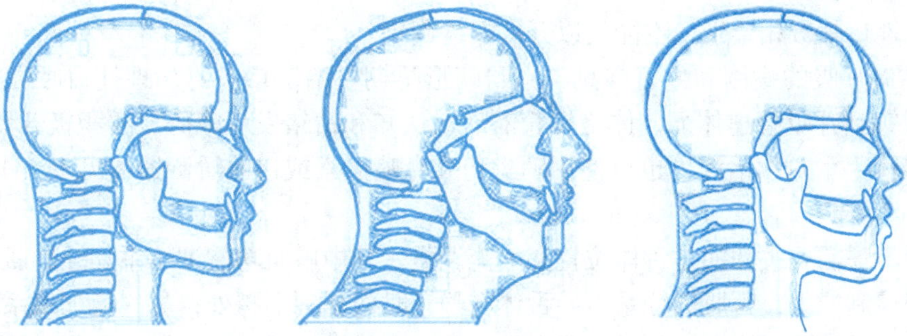

A　　B　　C

图 12-81　腺样体面容

A. 正常发育；**B.** 腺样体面容；**C.** 扁桃体面容

儿童睡眠呼吸障碍的病因主要是腺样体肥大、扁桃体肥大等占位性原因以及肥胖。较为少见的原因还有一些先天畸形如 Pier-Robin 综合征、颅缝早闭类综合征、唇腭裂、唐氏综合征等。所以在治疗环节，符合腺体肥大且无手术禁忌时，推荐首选扁桃体和腺样体切除术。CPAP、药物和口腔矫治一般为联合治疗手段。

出于儿童生长发育的特殊性，儿童睡眠呼吸障碍的治疗一定要结合不同的生长发育阶段特点，一定是多学科团队的合作。在儿童相关治疗中，对颅面结构的调整可能对成人 OSAHS 的发生发展有一定影响，这是儿童 OSAHS 治疗的重要意义。

1. 儿童鼾症、上气道阻力综合征和 OSAHS 的口腔矫治 儿童睡眠呼吸障碍应先明确诊断，根据患儿具体情况决定是多学科联合治疗还是单独口腔干预治疗。口腔矫治有上颌扩弓和下颌前导两大类。

儿童腭中缝尚未闭合，适宜采用上颌扩弓器扩展腭板（即鼻底）（图 12-82），从而扩张鼻腔和鼻咽，对于鼻甲肥大、鼻中隔偏曲、鼻咽轻中度阻塞可有一定缓解症状的作用。扩弓矫治器可以是活动式或固定式，可以是慢速扩弓或快速扩弓，戴用和调节方式同一般矫治。由于后牙覆盖的限制，通常容许腭扩展 3 ~ 4 mm，约 1/4 轻症患儿达到正常范围，AHI 降低 70% 左右。

对于存在较大前牙覆盖的患儿，可以导引下颌向前（图 12-83）。各种类型的下颌前导装置均可使用，如 Activator Ⅱ、Twin-Block、Herbst、斜面导板等，使用和调节同一般矫治。疗效与前导量有密切关系，AHI 从轻到重的患儿均有改善的报道。由于涉及生长诱导，戴用时间久一些，在生长发育快速期戴用可获得更好、更稳定的疗效。

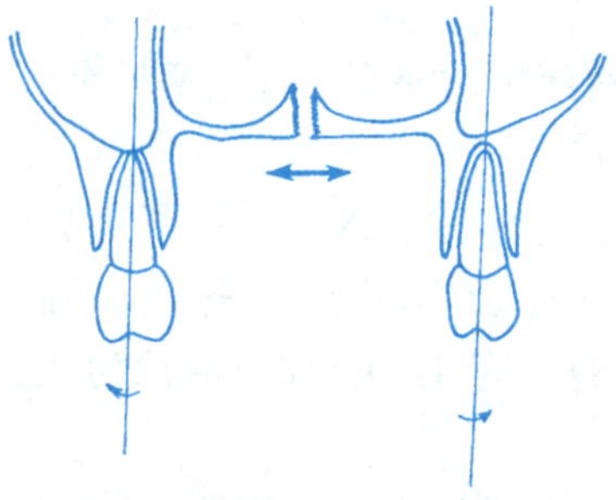

图 12-82 儿童腭中缝尚未闭合，适宜采用上颌扩弓器扩展腭板，对于鼻甲肥大、鼻中隔偏曲、鼻咽轻中度阻塞可有一定缓解症状的作用

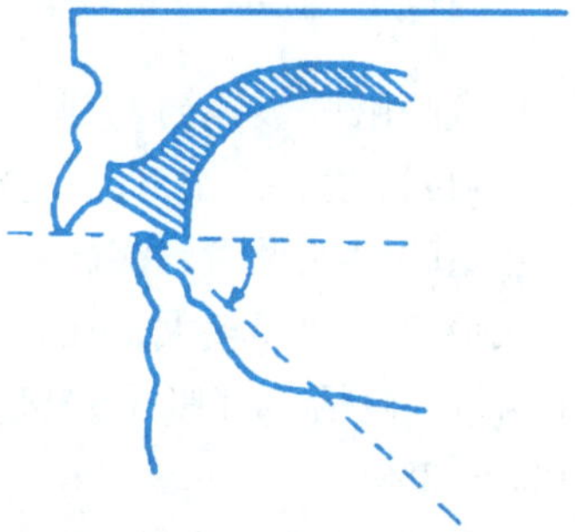

图 12-83 存在较大前牙覆盖的患儿可以导引下颌向前，以扩张上气道

2. 张口呼吸的诊断、分类及处置 张口呼吸是一个体征，分为张口习惯和病理性口呼吸。鼻炎、鼾症、腺体肥大可能存在自愈，遗留张口习惯，而病理性口呼吸会造成异常气流冲击和不良姿势位，需要干预。半数以上的张口呼吸是张口习惯，其经鼻气流超过呼吸量的 70%，需要与病理性口呼吸相鉴别，不能仅以开唇露齿判别。

病理性口呼吸的病因和危害参见“错殆畸形早期矫治”章节。病理性口呼吸存在实质性危害，可观察到呼吸窘迫体征，体格发育滞后，认知和情绪发育障碍，要积极开展阻断治疗。方法包括腺体手术对因治疗，也可使用消炎药和鼻喷激素或口腔矫治器（见上文），甚至戴用 CPAP。

对张口习惯需要关注的是舌体位置和气流调整。其中唇肌功能训练系加强唇肌的闭唇肌力强度和神经控制能力；舌肌训练系引导舌体在静息时回复到上腭处；鼻气流训练系将经口气流交换替换为经鼻气流交换。口腔矫治器中的前庭盾在封闭口唇方面有一定阻断疗效。

3. 儿童颅面发育及正畸治疗对上气道的影响 观察表明，儿童处于生长发育过程中，上气道始终随着颅面生长而生长，令我们不必担心某些矫治措施对上气道是否会产生不良影响。

一些硬组织框架扩张的处置如前方牵引、颌骨前徙、上颌扩弓等，对上气道有增宽的效益。而相反的缩小硬组织框架的处置，近年来其正畸风险引起人们的关注。目前研究表明，上气道的大小并不代表功能是否受损，而一般正畸矫治对上气道的影响十分有限；另外，人体的自我适应能力不容忽视。18岁以上强支抗拔牙矫治病例被观察到上气道实质发生的是形变，矢状径变小，而横径增宽，截面积未发生改变，甚至安氏Ⅲ类正颌手术在术后短期内可能出现打鼾症状，而两年后的追踪发现上气道容积得以恢复。

（四）口腔正畸学可诊治的其他睡眠疾患

1. 睡眠磨牙症　睡眠磨牙症分为原发性（特发性）、继发性和医源性，其病因多样而复杂，其中睡眠障碍、打鼾是睡眠相关的夜磨牙诱因，可通过多导睡眠监测记录到音频信号和咬肌肌电亢进活动。

睡眠磨牙症的诊断主要是观察到睡眠中频繁发出牙齿研磨和碰击声音，并伴有牙齿过度磨耗或颞下颌关节紊乱症状。其危害除噪声外，主要还伤及牙颌系统的健康。

睡眠磨牙症的治疗分为对因治疗和对症治疗。对因治疗包括积极治疗消化道疾患，疏导压力和焦虑情绪，改善原发病，戒除烟酒和咖啡因，调𬌗或正畸消除咬合高点等。对症治疗一直由口腔科施行，采用上下颌一体式𬌗垫以阻止颌间相对运动，或单颌𬌗垫支开咬合、阻断不良神经冲动并保护牙齿免受磨耗。

2. 颞下颌关节紊乱与睡眠障碍　疼痛和睡眠障碍之间存在密切联系。疼痛可引发微觉醒，干扰睡眠结构，还可导致失眠，影响睡眠维持，而颞下颌关节紊乱是重要的疼痛来源。反过来，亦有研究提示睡眠剥夺可以降低疼痛阈值，引发痛觉过敏，睡眠不佳可能加强颞下颌关节紊乱的表现。国际上还有一种假说，即非快眼动睡眠（non-rapid eye movement，NREM）紊乱参与某些疼痛的病理过程，特别是那些肌筋膜痛相关的骨骼肌肉疼痛。一些学者还观察到OSAHS与颞下颌关节病首次发作的发病率有关，目前尚待进一步佐证。

进展与趋势

口腔睡眠医学的出现揭示了口腔医学正面向慢性、重大、全身性疾病的介入和发展。口腔正畸的意义不仅仅在于美学，和睡眠疾患的关系也不仅仅在于上气道尺寸，能够治疗的睡眠问题也不局限于打呼噜。

在诊断和机制分析方面，近年来国际上更加重视睡眠呼吸障碍患者的生存质量和针对性改善。OSAHS诊断分类中提出结合症状和体征的亚型说法，其中解剖表现即是重要组成部分，需要纳入进去，对于国人而言更有种族易感因素的重要意义。

在治疗方面，多学科知识的交叉融合与启发激励对各自学科的发展都有必要。口腔正畸医师需要了解更多种类的睡眠疾病并加深认识，充分发挥口腔矫治可逆、安全、适于探索性治疗的优点，做更多的比较研究。

在预后方面，睡眠疾病存在已久，但是被认识不久，长期追踪仍是空白较多的研究方向。睡眠医学是多学科团队合作的领域，国际指南始终强调睡眠专业医师和懂睡眠的口腔医师联合对睡眠呼吸障碍患者长期健康维护的必要性。

睡眠病涉及全身系统，具备生物全息大数据的特点；睡眠病又表现多样，具备需要精确个性化医疗的特点。这里面有很多医工结合、人工智能结合的结合点。口腔治疗在品类和使用方面会更加智能化。

典型病例（图12-84）

一般信息：患者，男，58岁，主诉睡眠打鼾20余年，发现睡眠窒息现象两月余。

现病史：患者三十多岁开始睡眠打鼾，鼾声粗，仰卧加重，音量不致影响同床者。两月前老伴发现其有睡眠窒息现象，有夜间同伴唤醒，并偶发自行醒来。白天困倦，下午加重，晨起有头晕感觉。全身并发症有风湿性心脏病病史。否认高血压、糖尿病、甲状腺功能低下、肾病等。否认烟酒嗜好。无安眠药长期服用史。家族遗传倾向不明显。

临床表现及检查：

（1）全身检查：身高172 cm，体重79 kg，体重指数（body mass index，BMI）26.7 kg/m^2。

（2）口腔检查：软腭低垂且腭垂肥大；舌体无明显肥大；扁桃体未见，咽壁色红。颌间关系为远中关系，覆𬌗覆盖均为Ⅲ度，中度拥挤。最大前伸9 mm，最大张口28 mm。颞下颌关节无压痛，开口中有摩擦音，髁突动度对称适中，开口度三指余，开口型偏左斜。

（3）影像检查：骨型Ⅱ类，高角，舌骨位置低，软腭长，上气道全程狭窄；双侧髁突前斜面磨耗并有骨质增生，上下牙槽骨存在水平吸收，但牙槽骨边缘线清晰。

（4）整夜多导睡眠监测：AHI为71次/小时，阻塞成分为主；最低血氧饱和度75%；睡眠结构紊乱。

诊断：

（1）重度OSAHS，中度低氧血症；

（2）上气道阻塞部位：全程；

（3）颞下颌关节器质性改变；

（4）成人慢性牙周炎。

治疗设计：

（1）个性化、上下一体式、下颌前移型矫治器，左侧前伸5 mm，右侧前移7 mm，上下切缘打开3.5 mm。

（2）牙周和颞下颌关节随诊。

治疗效果：

（1）主观疗效：鼾声减小，睡眠窒息未见；白天头晕、困倦好转。

（2）客观疗效：经多导睡眠监测显示，AHI = 1.4次/小时，属于临床治愈水平。最低血氧饱和度89%，接近正常，残余总氧降时间1.6 min（表12-3）。上气道头影测量显示上气道产生明显扩张（表12-4）。

长期医嘱：

（1）建议定期随诊；

（2）控制体重；

（3）建议侧卧睡姿。

表 12-3　OSAHS 患者整夜多导睡眠监测在口腔矫治前后的改变

测量项目	未戴口腔矫治器（诊断）	戴用口腔矫治器（治疗结果）
AHI（次 / 小时）	71	1.4
AI（次 / 小时）	68	1.4
HI（次 / 小时）	3	0
OSA 总次数	274	0
CSA 总次数	0	2
MSA 总次数	0	4
低通气总次数	11	0
最长呼吸暂停时间（秒）	71	21
平均呼吸暂停时间（秒）	29	16
最长低通气时间（秒）	36	0
平均低通气时间（秒）	20	0
全夜呼吸暂停总时间（分）	135	1.6
全夜低通气总时间（分）	4	0
最低血氧饱和度（%）	75	89

表 12-4　OSAHS 患者上气道头影测量在口腔矫治前后的改变（单位：mm）

测量项目	未戴口腔矫治器	戴用口腔矫治器	改变量	正常参考值
PNS-R	24	24	0	27.72±3.11
PNS-UPW	37	36.5	−0.5	28.25±3.13
SPP-SPPW	4	8.5	4.5	11.88±2.70
U-MPW	5	7.5	2.5	9.16±1.95
PAS	5.5	8.5	3	9.16±3.74
V-LPW	9	11.5	2.5	15.06±5.76
OJ	10.5	6.5	−4	
OB	6	−3	9	

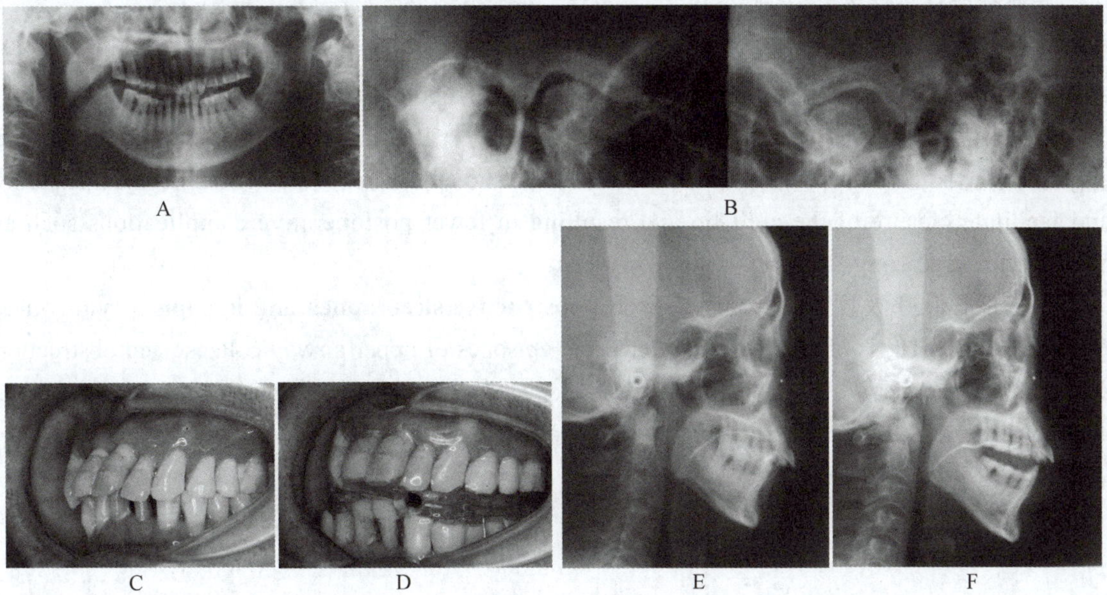

图 12-84　个性化口腔矫治器治疗 OSAHS 一例

A. 治疗前曲面断层片；**B.** 治疗前颞下颌薛氏位片；**C.** 戴用矫治器前；**D.** 戴用矫治器后；**E.** 戴用矫治器前可见下颌后缩、上气道狭窄；**F.** 戴用矫治器后可见上气道扩张

（高雪梅）

Summary

Because orthodontic therapy presently concerns itself with the child with cleft lip and palate literally from the time of birth until the advent of its permanent dentition, the orthodontist necessarily becomes a long-standing member of the clinical habilitative effort.

An orthodontist working with these children born with clefts must, before starting treatment at any given time, be cognizant of two important parameters. First with regarding to the timing of orthodontic treatment within the overall clinical picture; it is prudent to understand that whatever can be done better if all concerned work together with appreciation and understanding of one another problems. Secondusually encountered in the non-cleft population.

Whether one begins treatment with the newborn or start at the time of early or mixed dentition, orthodontic treatment must be considered at the onset of the full permanent dentition. Another feature is that it is undeniably and indispensably incorporated into the whole habilitative picture and must be considered in that perspective; the orthodontist works with the other members of the team. Orthodontics for the cleft palate child is a great challenge, yet offers an even greater reward.

Most sleep apnea and hypopnea syndrome (SAHS) are obstructive apnea which is characterized by recurrent episodes of upper airway collapse and obstruction during sleep. These episodes of obstruction are associated with recurrent oxyhemoglobin desaturations and arousals from sleep, and commonly associated with excessive daytime sleepiness.

Multiple different devices are available on the market and hospital. Oral appliances (OAs) appear to work as a result of an increase in airway space, the provision of a stable anterior position of the mandible, advancement of the tongue or soft palate.

Definition and Terminology

唇腭裂序列治疗（multidisciplinary approach of cleft lip and palate）： A team of variety of specialists offering multidisciplinary services which coordinate special treatment with the child's need at various stages of his growth and development, to obtain optimum appearance and function.

婴儿期整形治疗（pre-surgical infant orthopedics）： The pre-surgical infant orthopedics are to align both the soft and hard tissues of the cleft segments to approximate the normal neonatal anatomy and facilitate closure of the cleft lip and resulting in fewer postoperative complications such as dehiscence and scarring.

阻塞性睡眠呼吸暂停和低通气综合征（obstructive sleep apnea and hypopnea syndrome, OSAHS）： OSAHS is characterized by recurrent episodes of upper airway collapse and obstruction during sleep. These episodes of obstruction are associated with recurrent oxyhemoglobin desaturations and arousals from sleep, and commonly associated with excessive daytime sleepiness.

第十三章　数字化技术与口腔正畸学

Digital Techniques and Orthodontics

计算机技术早在20世纪70年代开始应用于口腔正畸专业，Robert Ricketts是最早将计算机用于头影测量预测的正畸医生之一。利用计算机处理正畸的各种诊断资料、病例管理、大数据分析对我们已经不再陌生。处理这些信息的过程称为数字化技术。这是一项与电子计算机相伴相生的科学技术，它借助一定的设备和软件将各种信息包括图、文、声、像等，进行运算、加工、存储、传送、还原。这些技术使正畸学临床、教学及科研的模式发生了深刻改变，正畸从此进入了数字化时代。

一、数字化技术与正畸

数字化技术首先是信息化过程，二维数字信息的获取与处理已非常成熟，例如数码照片、二维的放射影像及电子病例等。数字资料通过相关的软件进行处理，借助网络共享，还可以借助网络扩大数字资料的应用范围，这都将是数字化时代的标准工作方式。

数字化技术对正畸的变革主要在三维领域。随着三维设备的发展，正畸三维诊断资料的获取越来越容易，包括三维面相、三维CT技术、三维模型以及各类数字化动态功能检查技术。其中大视野锥形束CT的应用使正畸实现了硬组织的三维诊断，是三维头影测量的重要基础；三维数字模型技术让正畸治疗进入个性化治疗的时代。各项数字技术组合起来，构成了完整的正畸数据链条，但这个链条还未成熟，仍缺少许多数据处理的科学基础。三维数据处理需要三维软件来支持，三维软件的开发离不开正畸专业人员的参与。正畸如何更好地利用三维数据来优化诊断与治疗模式，还需要大量的研究。三维数字化正畸一定是未来，目前我们正处在二维向三维过渡的转型期。

二、三维正畸数据的获取与处理

（一）模型数字化

模型数字化是数字口腔的重要技术，这项技术将取代传统的石膏模型。正畸专业对数字化模型的要求与其他专业有所不同，正畸模型不但需要全部牙列，还需要尽可能多的软组织信息，如牙龈、腭盖、前庭、口底、系带等。单纯数字化牙列并不能满足正畸对数字化模型的要求（图13-1）。

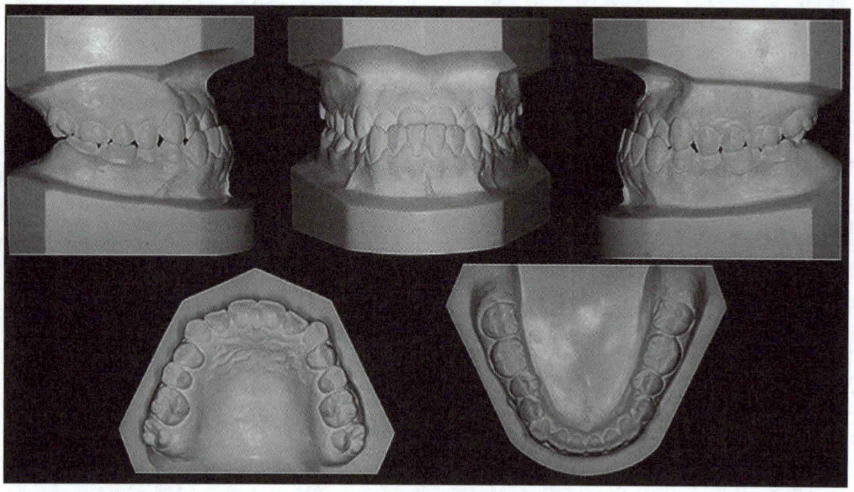

图 13-1　数字化牙颌模型

数字化模型可以通过口外扫描与口内扫描得到。口外扫描是指对石膏模型的扫描，将已有的石膏模型数字化存贮。口内扫描是指直接在口腔内扫描牙列，可以取代临床制取模型和石膏灌注程序，但要获得正畸模型需要的所有组织结构还有一定的困难。

（二）颅面骨组织数据的获取

口腔正畸诊断范围涉及全颅，需要大视野的锥形束 CT 成像。对于青少年患者要考虑尽可能降低辐射剂量，投照锥形束 CT 之前需评估其诊断价值。如果头影测量等二维影像可以满足诊断要求，就没有必要投照锥形束 CT。连续投照锥形束 CT 来观察治疗变化或生长发育更需要慎重。从辐射防护的角度来说，锥形束 CT 还不能成为正畸的常规检查。锥形束 CT 影像主要用来观察骨组织结构。颅面部骨组织结构复杂、形态不一、骨密度不均匀，包绕牙齿的牙槽骨可以薄到微米级别，在同一锥形束 CT 影像中，同时获得不同骨结构的清晰影像是比较困难的。

锥形束 CT 影像需要借助三维软件来观测，正畸比较常用的有 Dolphin、Invivodental 等。这些软件服务于临床，提供各种诊断方法。如果有科研的需求，还要借助更专业的影像处理软件，例如 Mimics、Amira、Fovia 等；三维重建、有限元分析等更复杂的功能则需要一系列的软硬件连接，对使用者的专业知识要求也相应提高。

锥形束 CT 影像以静态为主，但 CT 技术的进步已经可以做到动态追踪，这对于颞下颌关节及下颌运动相关的口腔功能研究有很高的价值。

（三）颅面软组织数据的获取

颅面软组织可以分为体表结构与体腔结构。体表结构指颅面部软组织外形轮廓，体腔结构包括肌肉、脂肪、腺体等。两种结构的三维数据获取方式是不一样的。

通过面部三维照相设备可以获取面部表面结构数据。大多三维面部成像装置基于结构光技术，这是一种非常实用简单的非接触测量方法，但缺点是不能获取面部的色彩纹理，我们看到的彩色效果实际上是将二维相片贴覆于三维结构上的结果。

对于面部美观的评价与分析，动态的图像更具有优势。但三维动态的面部追踪对设备要求高，运算的数据量巨大，还不能在临床普及应用。

体内软组织的三维数据获取需要从 CT 及核磁影像中提取，包括肌肉、颞下颌关节盘、脂肪及韧带等。借助动态 CT 与动态核磁，还可以观察软组织的功能状态，对口颌功能的研究有很高的价值。

三、三维数字化正畸诊断技术

三维数据获取只是诊断的最初步骤，三维诊断与传统诊断在形式和内容上都不相同。三维数据的诊断需要依托于不同的软件。三维诊断软件的使用者是正畸专业人员，掌握诊断软件的使用将成为正畸医生的必备技能。另外，三维数字技术更新迅速，三维诊断在内容上还有许多空白需要临床与科研实践来填补，这些工作都需要临床医生与软件工程师紧密配合，不断完善三维数字化正畸技术。

（一）正畸三维模型的分析

正畸三维模型的最基本应用是模型测量，三维模型测量可以完全替代传统的手工模型测量，如牙列不调指数、覆𬌗、覆盖、中线、Spee 曲线、Bolton 分析、PAR 指数等。这些常用的测量方法都可以在数字模型上定点后瞬间完成。软件也可以提供自定义测量，根据临床需要增加测量内容。

基于三维模型的牙弓分析及设计将更为简单，结合临床治疗原则及各种数学算法如二项式、曲线拟合等，可以更迅速准确地生成牙弓形态。根据个性化的诊断，可以在软件中非常方便地修改弓形。牙弓形态还可以进一步生成弓丝形态，为弓丝弯制机器人提供数据支持。

正畸三维模型的另一大作用是展示功能。传统石膏模型的展示需要经过复杂的装托、打磨、修整流程。借助数字化技术，这个步骤可以简洁、干净地完成。数字装托模型除了常规的展示功能外，还可以在任意断层下显示咬合，例如磨牙功能尖咬合接触和舌侧咬合，这些都是传统模型做不到的。

将三维模型与锥形束 CT 数据进行整合，牙颌模型可以恢复到与头颅相对应的空间位置，在这个位置观察的咬合与头影测量中的观察位置一致。保存数字模型的这个位置坐标，在脱离锥形束 CT 之后，有类似在𬌗架上的观察效果，这种观察对正畸医生理解空间咬合十分有帮助（图 13-2）。

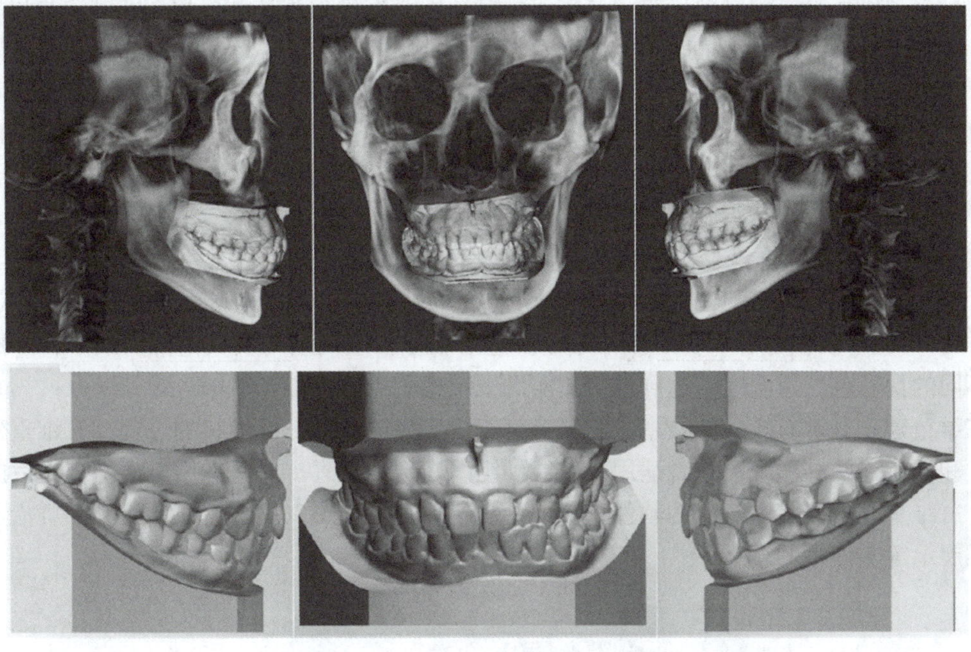

图 13-2　三维模型与锥形束 CT 融合

三维模型另一个有价值的用途是诊断性排牙（diagnostic model setup）。诊断性排牙是正畸重要的诊断方法之一，但在传统石膏模型上操作复杂、精度差，影响临床应用。数字模型让排牙过程变得相对简单，商业矫治器的应用更推动了数字排牙技术的发展。但数字排牙并不是简单的排列移动，排牙需要基于临床诊断和设计、拔牙原则、牙弓设计、𬌗平面、牙根及牙轴、功能咬合、骨性边界等许多因素。排牙方法仍然在研究与探索中，如果只考虑牙冠的排列，忽略了骨边界、牙根和功能咬合，从诊断的角度是非常不足的。

（二）基于锥形束 CT 的正畸三维分析

头影测量因为锥形束 CT 成为真正意义上的三维测量，放大率、重叠、对称性等在二维测量中的问题在三维 CT 中都不复存在。三维头影测量的范围并不仅仅是硬组织测量，在 CT 数据基础上还可以重叠面部软组织、三维牙颌模型、肌肉、功能运动等数据，共同构成数字化头颅测量。

三维头影测量分析并不会摒弃二维的方法。将锥形束 CT 数据在软件中生成头颅侧位片仍然非常必要。无论未来如何定义三维头影测量，经典二维头影测量方法仍然会继续沿用。三维影像生成的头颅侧位片有更多优势：定点更容易、减少重叠误差、消除放大率、测量精度高等。锥形束 CT 影像没有放大率，对二维头颅侧位片放大率进行换算，传统的“均值”仍可以在三维影像中继续沿用。

锥形束 CT 生成的头颅正位片可以克服许多传统头颅正位片的不足，如图像放大率产生的畸变、定点困难、重叠复杂等。这些改变提高了头颅正位片的诊断价值。基于 CT 的头颅正、侧位片有相同的空间位置与大小，两者结合就是三维头影测量的基础。锥形束 CT 生成的头颅正位片仍可以借鉴经典的二维方法，例如 Grayson 分析、Gurromos 分析及 Rickettes 分析，这些分析方法也借助三维影像的优势获得新生。

锥形束 CT 影像还可以生成其他二维影像，例如曲面断层片、颞下颌关节片等。但生成原理与传统成像并不一样，头位或层面的选择都会影响生成的结果。正畸临床借助曲面断层片判断牙根平行度，但在三维空间中牙根实际并不平行，牙根平行度的概念需要新的定义。

颞下颌关节断层片也是正畸非常重要的检查内容之一。常规断层的方向为斜矢状位和斜冠状位，观察范围包括完整髁突、关节窝、关节结节。观察内容包括髁突形态、髁突骨皮质的连续性、关节间隙的大小、关节结节的大小及形态。

牙弓断层是沿牙弓切线的垂直断层，可以观察牙齿唇舌向根骨关系。牙根控制是正畸治疗的关键，正畸移动牙根不能产生骨开窗和骨开裂，但传统二维影像无法观察和评价治疗前后根骨关系的变化，正畸中转矩控制只能靠经验和临床的观察。结合牙弓断层结果进行诊断设计，可以更精确地控制牙根转矩。

直观的三维观察也是非常重要的检查手段。三视图是常规方法，分别从矢状面、冠状面、横断面来观察兴趣区，非常灵活、直观。另一个三维观察方法是立体渲染（volume rendering），也可以称为容积再现或体绘制。它可以显示表面结构及其内部的细节，并赋予影像以不同的伪彩色与透明度，达到近似真实的三维感受（图 13-3）。

三维重建是非常有挑战的技术，它是指将三维影像建立为三维形状的过程。三维重建包括体重建和面重建两种形式。前者适用于软、硬组织内部的观察，后者适用于面部扫描后的轮廓观察。三维重建需要借助专业的软件来完成，重建后的模型可以用于有限元研究、矫治器设计或三维展示等多种目的。

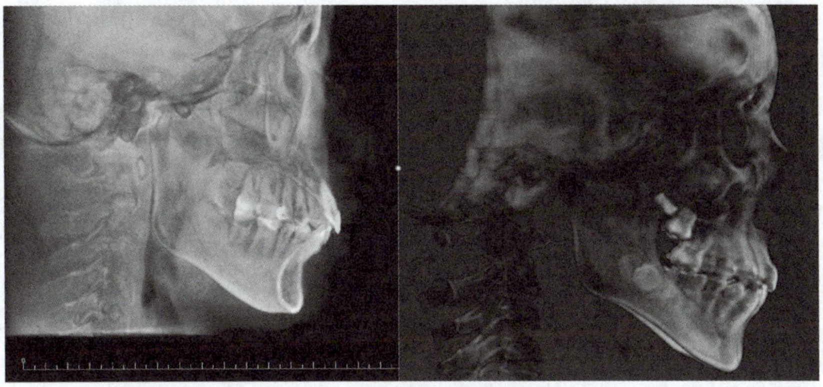

图 13-3　锥形束 CT 渲染效果

（三）正畸三维面部数据分析

正畸治疗可以改变患者的容貌。治疗前需常规记录患者面型特征，对面部进行三维的分析及治疗预测。三维面部成像可以更真实地呈现面部美学特征，有利于面型的准确记录和评价。面部的表情特点也可以利用三维成像予以记录，例如微笑时双侧口角的对称性等。追踪拍摄的序列立体成像也可以通过重叠比较三维变化（图 13-4）。

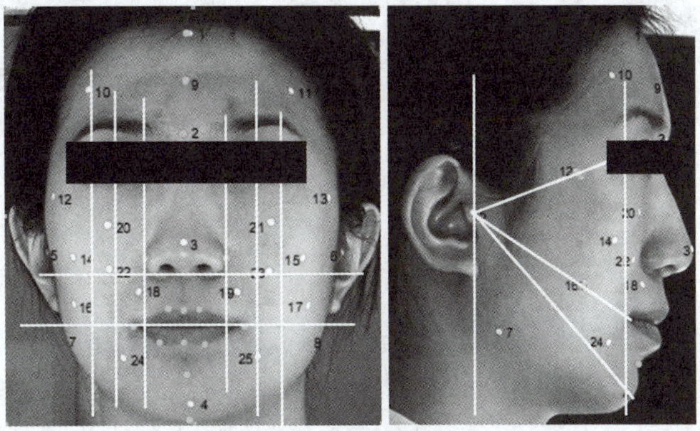

图 13-4　三维面部分析

（四）数字化的口颌功能分析

功能分析是对正畸形态学诊断的重要补充。口颌功能状态可以通过临床物诊检查进行定性的判断，但量化的分析需要借助仪器设备来完成。计算机技术提升了传统的机械功能记录仪的使用空间，操作变得更加简单，数据获取及分析更加精确，有助于临床与科研水平的大幅提高。常用的数字功能分析内容包括咬合力分析、咬合及关节音频分析、肌电检查、下颌运动及髁突运动等。计算机可以记录功能的动态过程，并进行时点或时段的分析。

四、三维数字化正畸设计与加工

数字化设计与加工即所谓的计算机辅助设计与生产（CAD-CAM）技术，帮助实现最终的正畸矫治装置或产品。典型的例子有隐形矫治器、个性化舌侧矫治器、间接粘接托盘、个性化弓丝弯制等。这些产品都是基于三维模型数据，按临床需要部分或全部利用三维设计与加工技术而完成。

三维设计与加工的基础是正畸三维数据链，涉及所有前文中讨论过的内容，这些数据需要经过各种软件进行整合、优化、重建、分析等步骤来完成所有流程。与传统技工室工作方式相比，改善了工作环境，提高了工作效率，提升了产品均质性，更容易实现临床治疗的个性化。

三维设计需要建立在临床诊断的基础上，临床诊断是医生利用自己的智慧对数据加工处理的过程，不能完全被计算机取代。从整合不同来源的三维数据到分析三维数据并做出设计是个复杂的过程，需要不同软件之间的良好衔接，更需要不同专业人员之间的合作，这个流程的建立离不开医生的诊断与监控。

正畸移动表面看是牙列移动，但牙列的移动离不开对基骨与牙根的考虑。三维模型上可以移动牙冠来实现牙列的排齐，但基骨边界与牙根位置需要在CT数据支持的三维空间中证明其合理性。隐形矫治技术、个性化舌侧矫治技术目前仍过多依靠三维模型数据，缺少三维头影测量为基础的骨性诊断与牙根预测，未来需要临床医生与工程师的不断合作，提高这一技术的临床科学性（图13-5）。

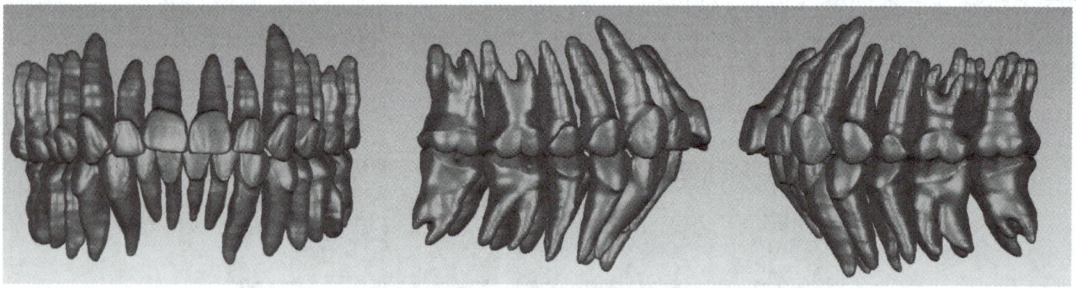

图 13-5　数字模型的冠根融合

三维设计与加工的另一个目标是精度。影响精度的因素很多，贯穿整个流程。不同三维数据获取设备的精度不同，这些差异会降低整合多源数据的结果；三维加工的材料性质也会影响最终的产品精度，如三维打印的个性化托槽、转移托盘，由于这些产品的体积非常小，微小的误差都会在使用过程中被放大。随着设备与材料的不断进步，这些问题的改善是指日可待的。

计算机辅助的弓丝弯制技术是个性化矫治的一个环节，商业上称为弓丝弯制机器人，但成功应用的设备并不多。从机械设计的角度，计算机辅助的正畸弓丝弯制还很难在6个自由度上对矩形弓丝进行改变。实现正畸弓丝的3个序列弯曲，这个动作非常复杂，对装置的精巧度要求很高，从投入产出比来说，离普及应用还有距离。另外，个性化弓丝弯制是全数字化正畸的一部分，与上述的所有应用一样，离不开临床的诊断与设计，尤其这种设计并不仅仅是一种物理计算，其中还有大量基于生物学知识的判断与预测。计算机设计的机械性如何与生物学中的非线性规律相结合，是数字化正畸需要解决的问题。正畸数字诊断与设计是未来的诊疗常规，个性化矫治器也会得到普及应用，计算机辅助的弓丝弯制技术也会相应发展。

五、正畸与人工智能和虚拟现实

人工智能（artificial intelligence，AI）是计算机科学的重要分支，是研究、开发用于模拟、延伸和扩展人类智能的一门新的技术科学，该领域包括机器人、语言识别、图像识别和专家系统等，其中每一项都可以在未来帮助正畸行业的变革。

专家系统的建立将是未来辅助诊断的重要工具。对于初学者，基于网络的专家系统无疑相当于一个上级指导医生；即便对于有丰富经验的医生而言，专家系统也是后备和补充工具，对于防止人为的失误有积极作用。专家系统的建立基于大数据基础，需要实现正畸诊疗流程的数字化、标准化，建立可以量化的指标及相关性分析。完善的正畸诊断应该包括形态诊断与功能诊断，形态测量容易量化，但功能分析需要借助复杂的设备来保证其测量的均质性。正畸治疗是个长期的动态平衡过程，各个因素之间的变化互相影响，规律复杂。基于大数据的 AI 正畸专家系统还需要大量的研究支持。

基于 AI 的自动识别将会帮助正畸的形态学诊断。X 线头影测量描记是一个解剖识别过程，头影测量的误差多缘于对解剖结构判断的不精确。基于 AI 的解剖标志点自动识别是计算机头影测量的一个重要功能，可以在很大程度上提高定点效率与精度。随着放射影像技术的不断提高，影像的清晰度、可识别性越来越高，自动定点完全有可能在将来成为标准流程，帮助计算机头影测量的普及。同样，标志点自动识别也可以应用于牙𬌗模型，模型测量分析会变得非常简单。牙冠边界的自动识别可以帮助自动牙齿分割，是数字化诊断性排牙的重要步骤。

虚拟现实（virtual reality，VR）和增强现实（augmented reality，AR）技术将仿真技术与计算机技术相结合，提供用户虚拟的感知性、交互性及自主性过程。虚拟现实与增强现实技术在口腔科最常用于教学。口腔医学是操作性很强的学科，传统手工的训练过程成本高、效率低，可以借助这些技术来改善。相比实物模型，虚拟现实与增强现实更贴近临床感受，教学情景也更加多元化，有助于提高临床实际操作的成功率。例如在虚拟现实环境下，模拟种植体支抗的植入过程是一种非常经济有效的教学方法。在增强现实环境下进行模拟手术、解剖教学及手术的演示，有利于直观学习三维解剖关系，同时还避免了实体解剖模型的应用，节约资源，改善了教学环境。

进展与趋势

数字化正畸技术需要软硬件的共同发展。数字化硬件发展相对迅速，数字设备也越来越得到普及应用。数字化正畸软件需要更多正畸专业人员的参与，探索数字技术对正畸诊断、设计、评价方法的提升，并将其转化为计算机可以量化的语言，这一过程仍需要很多研究工作的支持。三维数字化是正畸发展的未来，技术的瓶颈一定会被不断解决，但正畸作为生物医学，需要从业者对专业目标的坚持与追求。正畸服务的对象是错𬌗畸形患者，最终目标是患者利益的最大化。数字化技术只是实现这一过程的工具。

（刘　怡）

Summary

Computerization in dentistry began similarly as in other human activities-recording large amounts of data on digital media，and by replacing manual data processing to machine one，and continue to require special development of dental oriented and applied IT. Dental information systems lately are based on Web applications to facilitate data exchange. Electronic patient record contains basic information and entering of this data is automatically created the protocol of patients that can be printed. Besides these general data electronic patient record also contains history data related to allergies and other diseases which existence can significantly affect the treatment，data on current diagnosis，location of a pathological process in the tooth refers to the following location（mesial，distal，vestibular，oral，occlusal），teething，therapy of the tooth，type of material used with location on the tooth. The system may defined also the surgical procedures that were performed on the teeth such as tooth extraction or tooth root resection with the ability to accurately indicate that the root is resected. Implants，upgrades，grinding teeth，and independent crown can be defined for each tooth and its rightful place if a tooth is missing. Specially designed graphical representation of teeth enables to enter data by first clicking on the tooth or place where it is and also on that occasion to open a menu with options. Control of data entry prevents entry of illogical data.

Definition and Terminology

计算机辅助设计（computer-aided design，CAD）： CAD is the use of computer systems to assist in the creation，modification，analysis，or optimization of a design. CAD software is used to increase the productivity of the designer，improve the quality of design，improve communications through documentation，and to create a database for manufacturing. CAD output is often in the form of electronic files for print，machining，or other manufacturing operations.

计算机辅助加工（computer-aided manufacturing，CAM）： CAM is the use of computer software to control machine tools and related machinery in the manufacturing of workpieces. This is not the only definition for CAM，but it is the most common；CAM may also refer to the use of a computer to assist in all operations of a manufacturing plant，including planning，management，transportation and storage. Its primary purpose is to create a faster production process and components and tooling with more precise dimensions and material consistency，which in some cases，uses only the required amount of raw material（thus minimizing waste），while simultaneously reducing energy consumption.

虚拟现实（virtual reality，VR）： VR is a term that applies to computer-simulated environments that can simulate physical presence in places in the real world，as well as in imaginary worlds. Most current virtual reality environments are primarily visual experiences，displayed either on a computer screen or through special stereoscopic displays，but some simulations includeadditional sensory information，such as sound through speakers or headphones. Some advanced，haptic systems now include tactile information，generally known as force feedback，in medical and gaming applications.

第十四章　种植体支抗与口腔正畸

Implant Anchorage and Orthodontics

一、种植体支抗技术概述

正确的支抗设计和支抗控制是错䫔畸形成功矫治的重要前提，支抗不足是导致矫治效果不良或失败的主要原因。传统上，正畸支抗通常由口内的牙（组牙）或口外的装置来提供。由于支抗牙不稳定导致支抗丢失，或患者对口外支抗装置的不合作，经常会给正畸治疗带来支抗设计和控制方面的问题。

为了克服传统正畸支抗方法的不足，半个多世纪以来，骨性正畸支抗一直是正畸医师关注和研究的热点。早在 1945 年，Gainsforth 发表了被认为是最早关于种植体正畸支抗的动物实验研究文献，他在研究中将骨科螺钉（钴铬钼合金）植入狗的下颌升支前缘，以此为支抗通过施力装置移动上颌牙齿。1969 年，Linkow 首次发表了叶状种植体用于正畸支抗的临床病例报告，他利用患者下颌磨牙区的修复种植体作为正畸支抗，通过Ⅱ类牵引内收上颌前牙并取得良好的效果。

20 世纪 60 年代，瑞典著名学者 Brånemark 教授及其同事通过大量的动物实验和临床应用研究，证明钛合金种植体表面与活性骨组织之间在结构和功能上能够达到直接的结合，并将其定义为“骨性结合”的概念。自从 1965 年骨性结合种植修复技术在临床应用以来，钛合金种植体应用于固定和活动义齿修复治疗的长期随访研究获得广泛的成功。相应的，大量动物实验和临床研究也证明了骨结合钛合金种植体作为正畸支抗的有效性。钛合金是目前最常用的修复种植体材料，其含有 99.5% 以上高纯度钛和 0.5% 的其他微量元素，优良的生物相容性和机械特性使其在种植修复学得到普遍使用。传统的 Brånemark 种植体形状一般为圆柱或圆锥状，表面多呈螺纹形状。大量研究证明，种植体表面机械或化学的处理如酸蚀、喷砂、羟基磷灰石涂层、钛浆喷涂等，可以大大提高种植体的骨性结合强度。种植体为了行使修复体或正畸支抗的功能，必须有足够的骨结合面积。对于柱状种植体，骨结合质量取决于种植体的长度、直径、形状和植入部位骨密度。在后两种因素确定的情况下，调整种植体的长度和直径来达到一定的结合强度，同时尽可能减少创伤，便于操作，使负载后骨组织的反应更趋生理性，减少骨的继发吸收。在多数文献报告中，用于正畸支抗的传统修复种植体直径在 3 ～ 5 mm，长度在 6 ～ 15 mm。

修复种植体需要骨性结合后才可以作为正畸支抗使用。由于植入部位有限、愈合期长、创伤大，在完整牙列的正畸患者，修复种植体作为正畸支抗应用受到很多限制。自 20 世纪 90 年代起，真正具有临床应用价值的专门为正畸开发的种植支抗系统发展并成熟起来，通常被称为暂时性骨性支抗装置（temporary anchorage devices，TAD）。其中微螺钉种植体支抗由于支抗钉体积小、应用部位灵活广泛、术式简单、临床应用效果良好，是目前正畸临床应用最多、种类也最多的一类骨性支抗系统。

骨性正畸支抗系统能够有效承载正畸力或矫形力而不发生移位，被有些学者称为“绝对支抗”。目前，包括修复种植体、腭部种植体、磨牙后区种植体、颧弓结扎、固连牙支抗、微型钛板、微型钛钉等在内的众多骨性支抗方法丰富了正畸支抗设计的内容，能够实现用传统正畸手段难以完成的牙齿移动类型，对正畸方案的设计和实施过程产生了深远影响。

二、种植体支抗的分类

正畸临床面对的主要是牙列完整或拔牙间隙需要关闭的非修复正畸患者，应用传统的修复种植体植入牙槽嵴提供支抗对这些患者是不适宜的。有两种途径可以解决这个问题，一种方法是寻求有足够骨量的其他颌骨位置如硬腭部、下颌磨牙后区、上颌结节部；另一种方法是减小种植体的体积，设计和发展微型种植体支抗系统。

（一）腭部种植体支抗系统

根据植入腭部的种植体类型，一般分为骨内种植体和骨膜下种植体两种支抗系统。

1. 骨内种植体支抗系统　腭中缝的骨化程度和硬腭部骨板的厚度是影响腭部骨内种植体稳定性的主要因素。一般认为腭中缝持续生长至13～17岁后骨性融合。Schlege认为腭中缝完全骨化很少发生在23岁之前，腭中缝后部钙化程度高于前部，但从临床的角度来看，0.03 cm的腭中缝裂隙相对于种植体的直径比较小，谨慎使用时并不影响种植体的稳定性。对于腭中缝未完全闭合的年轻患者，腭正中旁区是可选择的植入部位。术前必须评估腭部的垂直骨量。Bernhart应用CT扫描的方法研究腭部垂直骨量，发现正中部最大骨量区在切牙孔后6 mm，平均高度5 mm；正中旁区最大骨量部位距正中线和切牙孔各3 mm，平均高度7.8 mm。研究发现95%的患者有足够骨量容纳4 mm长的种植体。

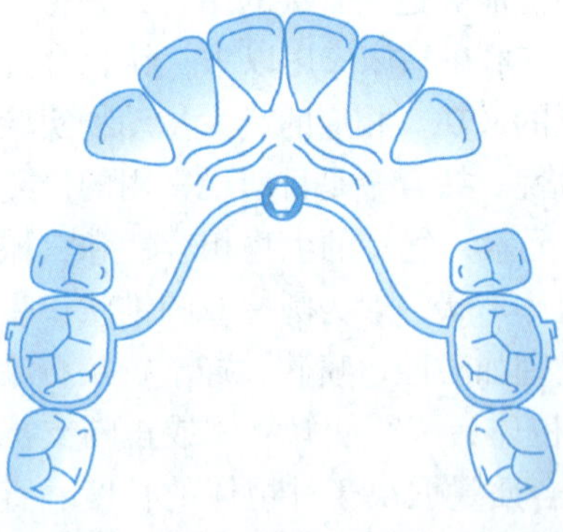

图14-1　Orthosystem种植体支抗系统示意图

常见的腭部骨内种植体支抗系统有Wehrbein于1996年设计的Straumann Orthosystem种植体系统（图14-1）。该系统为一体式结构，骨内部分直径3.3 mm，长4 mm或6 mm，由纯钛制作，带有自攻螺纹，表面经喷砂和酸蚀处理；颈部表面光滑，与软组织附着。根据植入部位的黏膜厚度，颈部有1.5 mm、2.5 mm、4.5 mm三种高度可供选择；黏膜外暴露部分高度2 mm，可与愈合帽相连。另一常见的骨内种植体支抗系统为Maino于2002年设计的腭部种植体系统，由骨内部分和种植体正畸连接部分两部分组成。骨内部分由纯钛制作，带有自攻螺纹，表面经酸蚀或钛浆喷涂处理，直径3.75 mm，长度有4.5 mm、5.0 mm、6.0 mm、7.0 mm、8.0 mm五种规格。骨内部分的颈部为翼状圆盘，直径5.0 mm，顶部有螺母固定其上，内置螺纹孔道。穿黏膜的连接体有圆柱体和翼状板连接体两种类型。这两个种植体系统的植入采用单期手术。植入后经3～4个月的愈合期，种植体即达到良好的骨性结合，能有效负载正畸力。取模制作横腭杆，将两侧上颌牙齿和种植体连接成一体，用于提供强支抗内收前牙或推磨牙远中移动。种植体取出时使用与种植体颈部直径匹配的环钻，将种植体连同少许骨组织一起取出。

2. 骨膜下种植体支抗系统　骨膜下种植体植入腭部黏骨膜下方。Onplant种植体系统最早是由Block和Hoffman于1995年设计提出（图14-2）。该种植体为直径10 mm、厚度2 mm的圆盘状纯钛种植体，与骨组织接触面带有粗糙纹理并有75 μm羟基磷灰石涂层，与软组织的接触面光滑，内置螺纹孔道可与穿黏膜附着体相连。该系统需要双期手术，植入时在侧切牙至第一前磨牙的腭侧做长约 15 mm 的切口，黏骨膜全层翻瓣后植入种植体并缝合切口，戴用真空负压成型模板加压愈合至少 1 周。一般 4 个月后种植体达到骨性结合，可准备二期手术，连接上部结构，取模将种植体与两侧磨牙连接为一体。Onplant 种植体的优点是其骨性结合不依赖垂直骨量的多少。

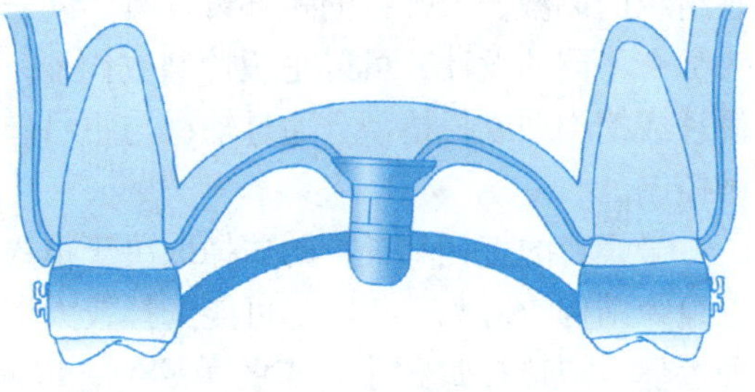

图 14-2 骨膜下种植体支抗系统示意图

（二）磨牙后区种植体支抗系统

该种植体支抗系统是将种植体植入下颌磨牙后三角区域或上颌磨牙后区域。Roberts 最先研究尝试在下颌第一磨牙缺失的患者磨牙后区植入标准 Brånemark 种植体，用于增强双尖牙区的支抗，成功地将下颌第二、三磨牙近中移动 10 ～ 12 mm 关闭缺牙间隙，从而避免固定桥或种植义齿修复治疗。利用磨牙后区种植体支抗也可以直立倾斜的第二、三磨牙，整体内收前牙。

（三）微型种植体支抗系统

骨性结合种植体能够提供稳定的正畸支抗，但是它们的应用受到植入空间、施力方向、愈合期等方面的限制。受正颌外科坚固内固定技术和材料学发展的影响，微型种植体正畸支抗系统得到快速发展。微型种植体主要靠机械固位，根据形状和植入方式的不同，分为微型钛板种植体和微型螺钉种植体。其中微型螺钉种植体具有植入部位灵活、术式简单、可即刻加力、费用低廉等优点。

1. 微型钛板种植体支抗系统 根据需要使用的部位和牙齿的运动形式，钛板种植体设计成“L”形、“T”形或“Y”形，通过 5 mm 或 7 mm 钛镙钉固定于唇颊侧皮质骨提供稳定支抗，与组织结合面为磨砂状以增强固位。钛板的植入需要做黏骨膜翻瓣术，钛板的长臂穿透黏膜与口内矫治器相连，完成牙齿的压低、伸长、近远中等各种类型的运动。微型钛板通常的植入部位包括梨状孔的侧缘、上颌骨颧突、下颌体、升支前缘和正中联合。钛板种植体植入后可以即刻受力，其固位较好，可以承受较大的矫形力。Umemori、Erverdi 等学者利用钛板种植体支抗分别压低下颌和上颌磨牙治疗成人前牙开秴畸形，获得良好的疗效。

2. 微螺钉种植体支抗系统 微螺钉种植体一般为钛合金螺钉，根据植入方式有自攻型和助攻型两种（图 14-3）。自攻型微螺钉通常不需要预钻，螺纹设计本身具有攻丝的能力，助攻型微螺钉则相反。微螺钉种植体直径一般在 1.2 ～ 2.0 mm，整体长度从 6 ～ 12 mm 不等，根据植入部位的骨质骨量选择使用不同的微螺钉。微螺钉穿过黏膜的颈部设计非常光滑，以减少对

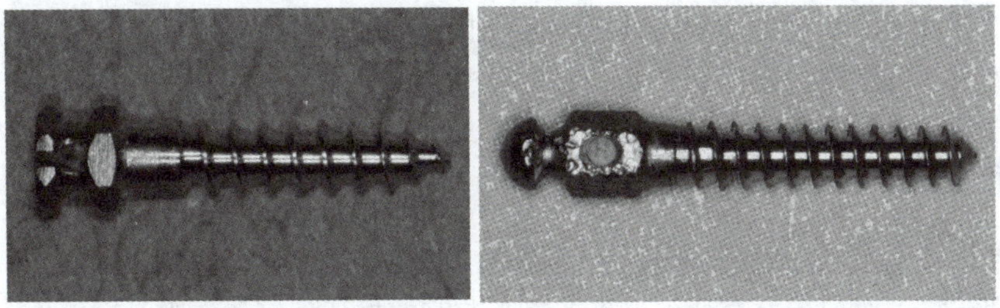

A B

图 14-3 正畸支抗微螺钉

A. 自攻型微螺钉；B. 助攻型微螺钉

软组织的刺激。微螺钉的颈部设计有不同长度，以适应不同植入部位软组织的厚度。微螺钉的头部有不同的设计，可以是哑铃型或钩型，主要用于连接结扎丝或橡皮链等正畸附件；也可以设计成槽沟型或托槽型，通过辅弓与主弓丝相连接，以实现更好的正畸力学设计和对牙齿的三维控制。

微螺钉的直径和长度的选择取决于植入部位骨质的情况和空间的大小，原则上在不损伤邻近组织结构的情况下，应尽可能选择较大直径和较大长度的微螺钉。如果在牙根间隔植入支抗种植体，应选择直径小一点的微螺钉，以减小损伤牙根的可能，直径 1.5 ～ 1.6 mm 的微螺钉是比较好的选择。

根据牙齿移动的支抗需求，选择微螺钉的植入部位。通常可供选择的植入部位在上颌包括前鼻棘下、牙槽突、颧牙槽嵴、上颌结节和腭部，在下颌包括牙槽突、磨牙后区、外斜线、正中联合和下颌生长前缘等。微螺钉植入术前常规拍摄根尖片或锥形束 CT，评估植入部位的骨量情况，必要时制作外科定位模板以准确植入微螺钉。

选择植入的位置时，微螺钉应尽可能在膜龈结合的部位植入齿槽骨。微螺钉的头部一般尽量暴露于软组织外，进行开放式牵引。如果设计微螺钉在前庭沟深处的牙槽黏膜部位植入支抗钉，也可以将微螺钉种植体埋入黏膜下，进行闭合式牵引。微螺钉主要依靠机械锁合固位，可以即刻加力，一般在植入术后 1 ～ 2 周使用种植体支抗。

支抗微螺钉并非依靠完全的骨性结合固位，因此微螺钉的去除非常方便和简单。使用手动丝锥套住支抗钉头部向逆时针方向旋转，很容易旋出微螺钉。微螺钉取出时通常不需要局部浸润麻醉，除非支抗钉被埋入软组织内，需要麻醉下切开黏膜取出微螺钉。

三、种植体支抗的临床应用

骨性结合的种植体支抗系统包括修复种植体、腭部种植体、磨牙后区种植体。由于植入部位有限、术式和操作流程复杂、加力方向单一、不能即刻加力、成本高等方面的原因，其在正畸临床的应用受到很多限制。而非骨性结合的微型种植体支抗系统，尤其是微螺钉支抗系统，由于体积小、应用部位灵活广泛，术式简单、创伤小，可即刻加力，临床应用效果良好，是目前正畸临床应用最多、种类也最多的一类骨性支抗。

微螺钉正畸支抗的最大优势是支抗螺钉直径很小，几乎可以植入颌骨内任何需要的部位，提供各个方向的支抗控制，完成各种支抗任务。目前，微螺钉支抗的临床适应证可以分为两大类：一类是作为一种可选择的支抗方法，是对传统临床支抗手段的补充和扩展，如克服口外力强支抗方法需要患者合作、舒适性差、不美观的缺点，可以用于矫治牙列严重拥挤和牙弓的严重前突，最大限度改善面型；另一类是用于传统支抗方法难以完成或无法完成的正畸治疗，如成人正畸患者由于牙列缺损或牙周炎所致的支抗不足的病例。传统支抗控制在解决垂直向错𬌗畸形时常常方法有限，且效果有时难以控制。微螺钉种植体支抗技术的应用使得开𬌗畸形、个别牙过长、前牙深覆𬌗、露龈微笑等垂直向错𬌗畸形的矫治变得相对容易，且治疗程序简洁，治疗目标可控制、可预测。

（一）增强支抗

应用种植体支抗可以实现矢状向的支抗控制，增强前牙或后牙的支抗。

1. 提供强支抗内收前牙 在牙列严重拥挤或前突的拔牙病例，作为头帽口外力可选择替代的方法，应用微螺钉种植体提供强支抗的正畸治疗已经被证明是非常有效的治疗方法，也是微螺钉支抗应用最广泛的用途之一（图 14-4）。

牙弓严重前突的拔牙病例如果不存在明显的拥挤，可在初步牙列排齐整平后植入微螺钉支抗。上颌第一磨牙和第二前磨牙之间的颊侧牙槽骨是比较理想的植入部位，其次第一和第二磨牙之间也是较好的备选部位。由于上颌的骨质相对下颌较疏松，可选择直径 1.6 mm、长度 11 mm 的支抗钉。微螺钉作为直接支抗，在主弓丝侧切牙远中焊接牵引钩或直接使用预成牵引钩，镍钛弹簧连接微螺钉头部和弓丝牵引钩，整体滑动内收 6 个前牙，牵引力值 150 ～ 200 g 力。

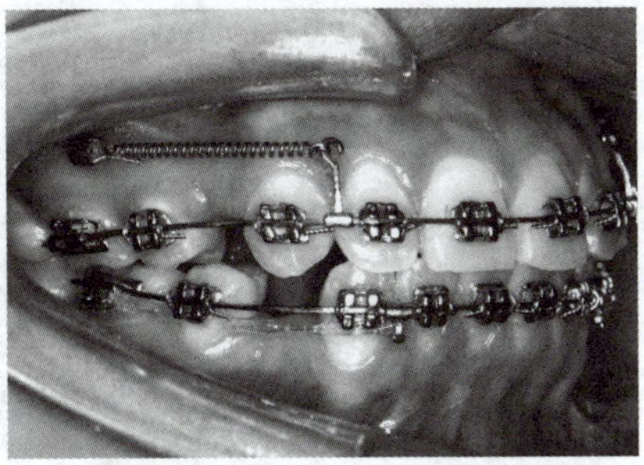

图 14-4　微螺钉种植体提供磨牙强支抗，内收前牙，改善面型突度

2. 近中移动磨牙　对于牙列存在间隙的正畸患者，如果面型美观，牙列突度正常，牙列间隙的关闭需要磨牙近中移动来实现，而不需要前牙远中移动。在这种情况下，传统的支抗控制方法比较难以达到良好的治疗效果，可以应用种植体支抗，保护和加强前牙支抗，顺利实现单纯近中移动磨牙的矫治目标（图 14-5）。

3. 远中移动磨牙　推磨牙向远中移动获得牙列间隙，用于解除前牙拥挤或内收前牙改善牙弓突度，这是正畸临床常用的治疗方法。推磨牙向远中传统的支抗控制方法主要是头帽口外弓和口内组牙支抗装置。头帽口外弓需要患者的配合，如果配合不良，则磨牙远中移动效果不佳。口内组牙支抗装置如摆式矫治器在治疗过程中往往会产生前牙支抗的丢失，前牙出现不利的唇倾移动。应用种植体支抗推磨牙向远中，可以保护前牙支抗，避免前牙的不利运动，而且不需要患者的配合，使治疗的效果更加容易控制（图 14-6）。

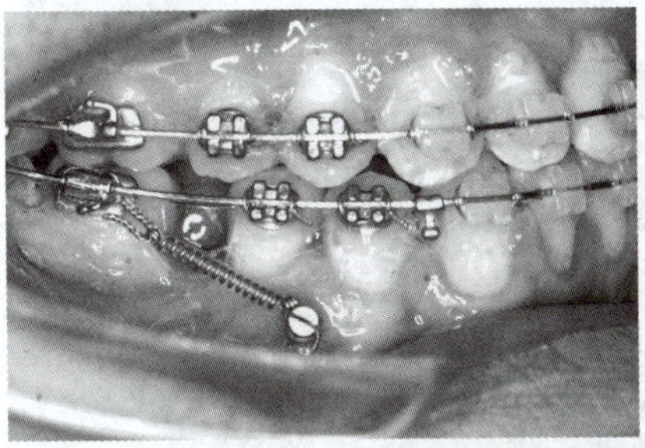

图 14-5　应用微螺钉种植体支抗近中移动磨牙

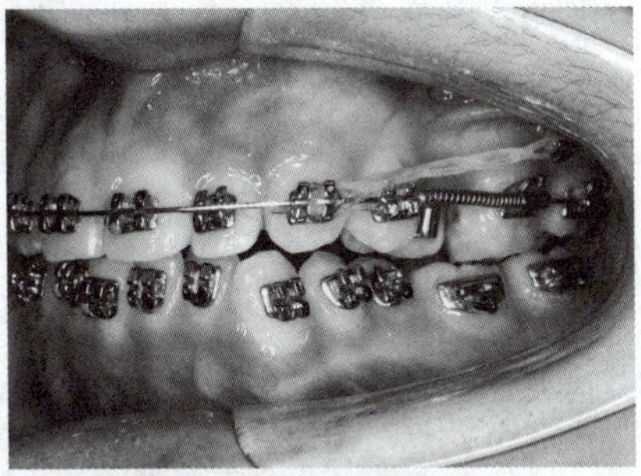

图 14-6　应用微螺钉支抗远中移动磨牙，为左上第二前磨牙扩展间隙

（二）压低牙齿

传统支抗控制方法缺乏简单有效的垂直向支抗控制手段，而种植体支抗技术改变了这种局面。种植体支抗既可以用于压低前牙，解决轻度的露龈微笑或严重的成人深覆𬌗问题，也可以压低后牙，治疗较为严重的骨性开𬌗畸形，或压低个别过长磨牙，解决缺失牙齿修复空间不足的问题。

1. 压低前牙　对于比较严重的骨性前牙深覆𬌗，尤其伴有露龈微笑的患者，覆𬌗的打开往往比较困难，传统的 J 钩口外力、压低辅弓、摇椅型弓治疗效果常常欠佳。应用微螺钉种植体支抗压低上下前牙可达到矫治深覆𬌗和露龈微笑的目的，一般能取得良好的治疗效果。在上颌前牙区，微螺钉种植体可以在中切牙和侧切牙或侧切牙和尖牙之间植入，通常行开放式牵引（图 14-7）。在下颌前牙，支抗种植体可以在正中联合部位植入，通常行闭合式牵引（图 14-8）。

2. 压低后牙　以后部牙槽过度发育为主要特征的前牙开𬌗畸形是一类矫治难度大、易复发的垂直向骨性错𬌗畸形。对于骨性开𬌗畸形较严重的成人患者，通过正颌手术来降低上颌骨后部高度，使下颌骨逆时针旋转，解决前牙开𬌗和减小前面高，是目前比较有效的方法。但是手

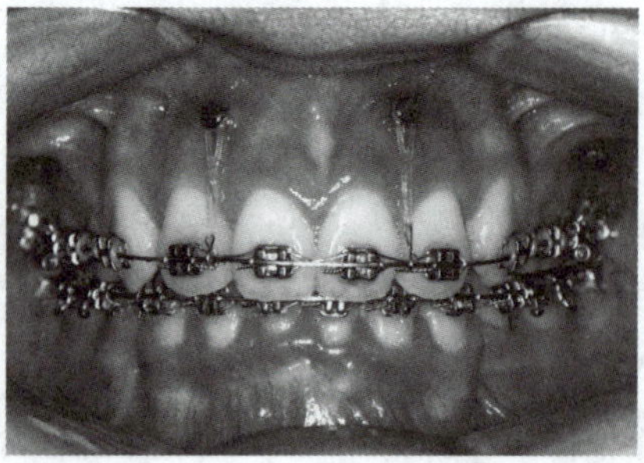

图 14-7 应用微螺钉种植体支抗压低上前牙，矫治露龈微笑

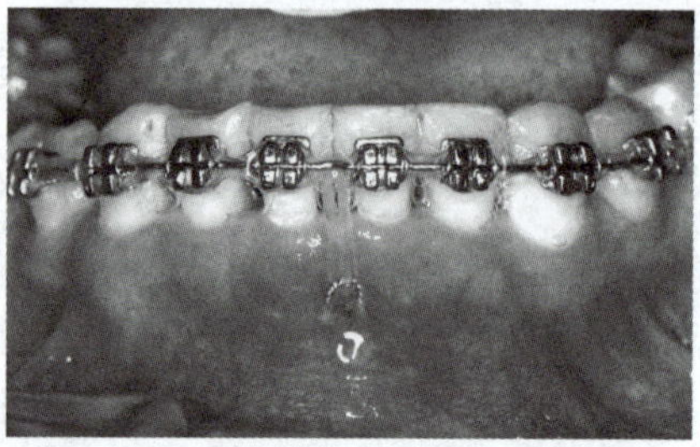

图 14-8 应用微螺钉种植体支抗压低下前牙，矫治深覆𬌗

术风险大、费用高，使不少患者难以接受。种植体支抗用于垂直支抗控制有着更多的优势，提供了一种简单有效的治疗骨性开𬌗畸形的方法（图 14-9）。应用微型钛板、微型螺钉种植体支抗治疗前牙开𬌗畸形已有很多文献报告。磨牙的显著压低所带来的后部牙槽高度的降低会产生一定的骨性改变和软组织面型的变化。下颌骨发生向前、向上的逆时针旋转，由此使患者前面高和前下面高显著减小，有利于Ⅱ类高角骨面型的改善。

牙齿长期缺失导致对颌牙严重过长，这是常见的临床问题。修复患者通常不愿接受大量磨减牙冠高度的方法，也往往不愿戴用全牙列矫治器来压低个别过长的磨牙。应用微螺钉支抗压低过长磨牙，辅助对颌缺失牙的修复治疗，使得种植支抗在正畸修复联合治疗中发挥越来越重要的作用（图 14-10）。微型种植体支抗结合局部的片段弓技术，可以很好地解决修复患者在正畸治疗中的美观问题。

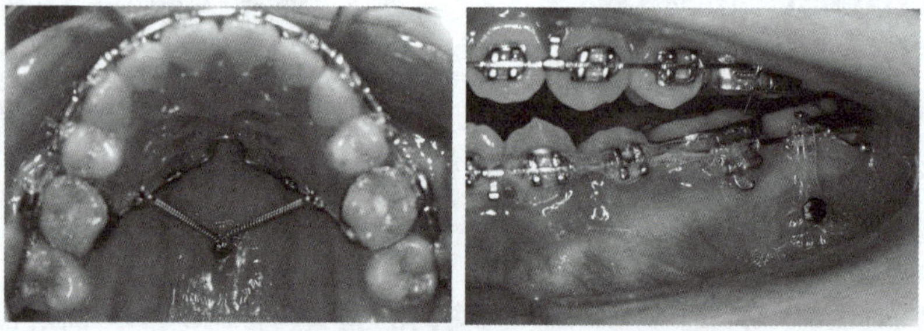

图 14-9 应用微螺钉种植体支抗压低后牙，矫治开𬌗畸形

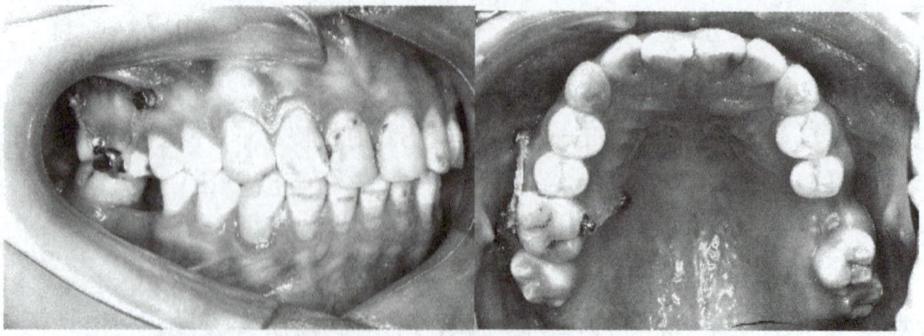

图 14-10 应用微螺钉种植体支抗压低过长磨牙，辅助修复治疗

（三）种植体支抗上颌前方牵引

对于生长发育期骨性Ⅲ类伴上颌后缩的前牙反𬌗患者，通常采用上颌前方牵引的生长改良治疗，达到促进上颌骨向前生长、矫治前牙反𬌗的目的。传统的上颌前方牵引的口内牵引装置是直接作用在上颌后牙上，前方牵引带来颌骨变化的同时也会带来明显的前牙唇倾等牙性变化。

应用种植体支抗进行上颌前方牵引可以将牵引力直接作用于颌骨上，减少牙齿的不利移动。

以种植体支抗行上颌前方牵引时，种植体在上颌骨的植入部位有三种选择。上颌颧牙槽嵴可以植入微型钛板种植体或微螺钉种植体，前方牵引的力量直接作用在钛板种植体口内延伸部分的牵引钩或微螺钉的头部结构上；也可以将微型钛板种植体放置在上颌前部齿槽骨，一般在侧切牙和尖牙之间，牵引力作用于钛板的口内延伸部分。以上两种是以种植体作为直接支抗行上颌前方牵引，第三种方式是以腭部种植体作为间接支抗，通过腭杆稳定两侧磨牙后再行上颌前方牵引。

种植体支抗的上颌前方牵引力量来源有口外和口内两种方式。口外类型的牵引如同传统的上颌前方牵引，需要患者戴用牵引面具，通过牵引皮圈施力。口内类型的骨性支抗上颌前方牵引需要在上下颌骨均进行种植体支抗的植入，植入的部位在上颌选择两侧的颧牙槽嵴，下颌选择双侧侧切牙和尖牙之间的牙槽骨，以使用微钛板种植体较为多见。通过在上下颌骨上的支抗种植体之间行Ⅲ类颌间牵引，实现上颌骨前方牵引的效果。

典型病例（图 14-11 ～ 14-13）

一般信息： 患者，女，27 岁，主诉牙齿前突。无正畸治疗史。

临床表现及检查： 双侧磨牙和尖牙关系中性。前牙覆殆正常，覆盖Ⅰ度。上牙列拥挤Ⅰ度，下牙列拥挤Ⅱ度。正面观开唇露齿。侧面为突面型。双侧颞下颌关节无弹响，开口度、开口型正常。

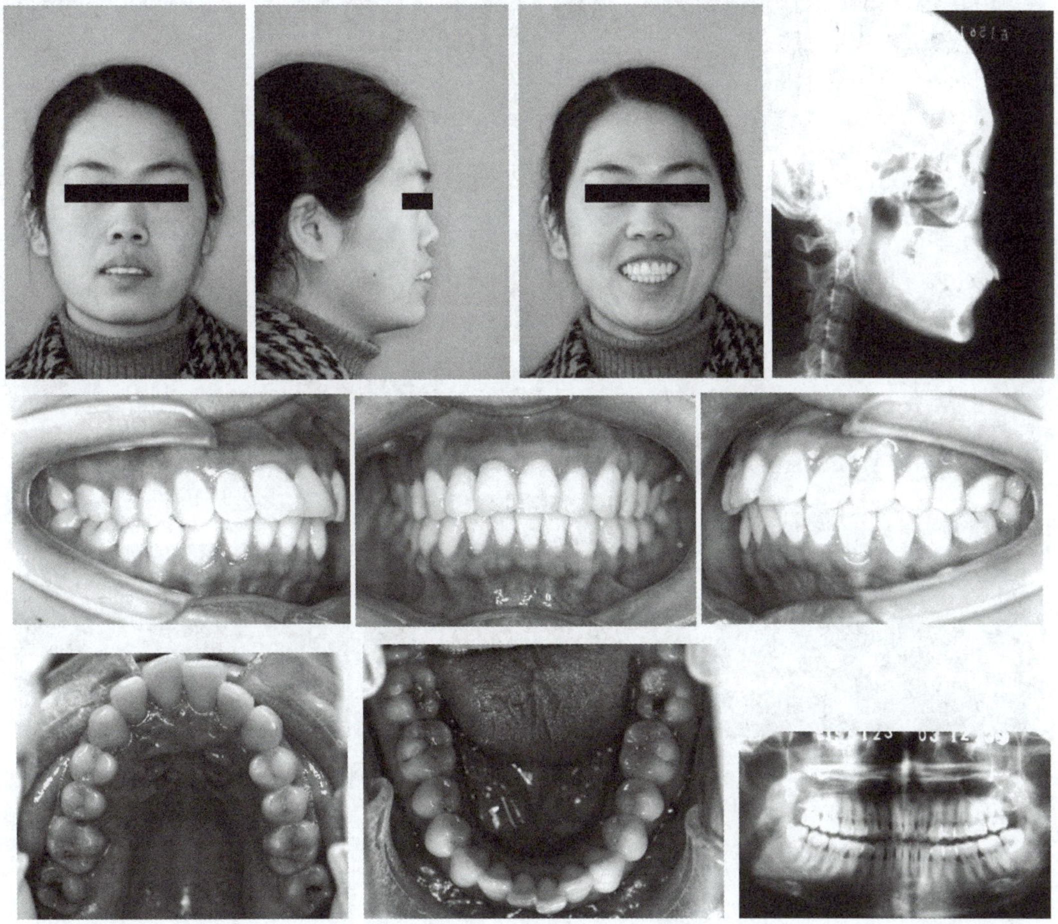

图 14-11　治疗前面殆像和 X 线片

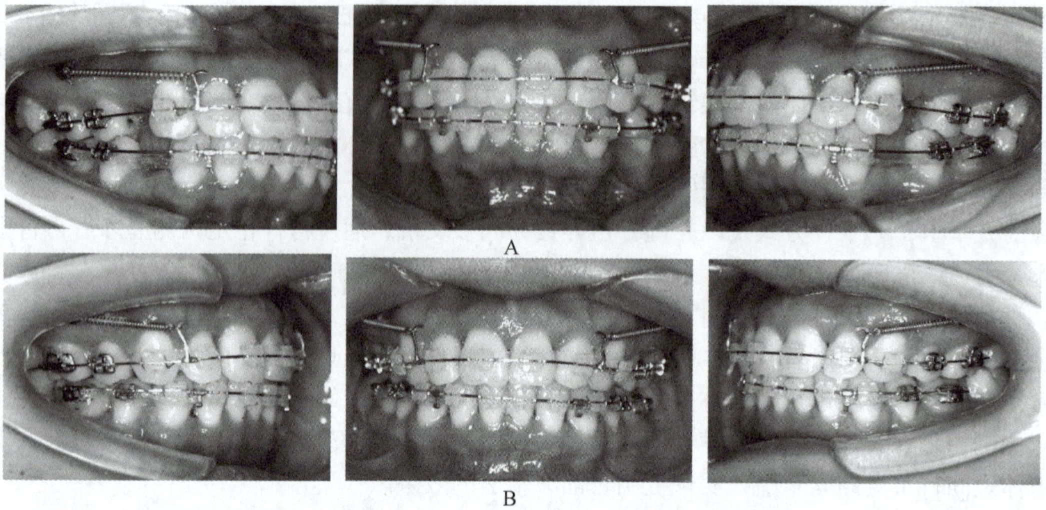

图 14-12　上颌微螺钉支抗滑动内收前牙段治疗前（**A**）、后（**B**）殆像

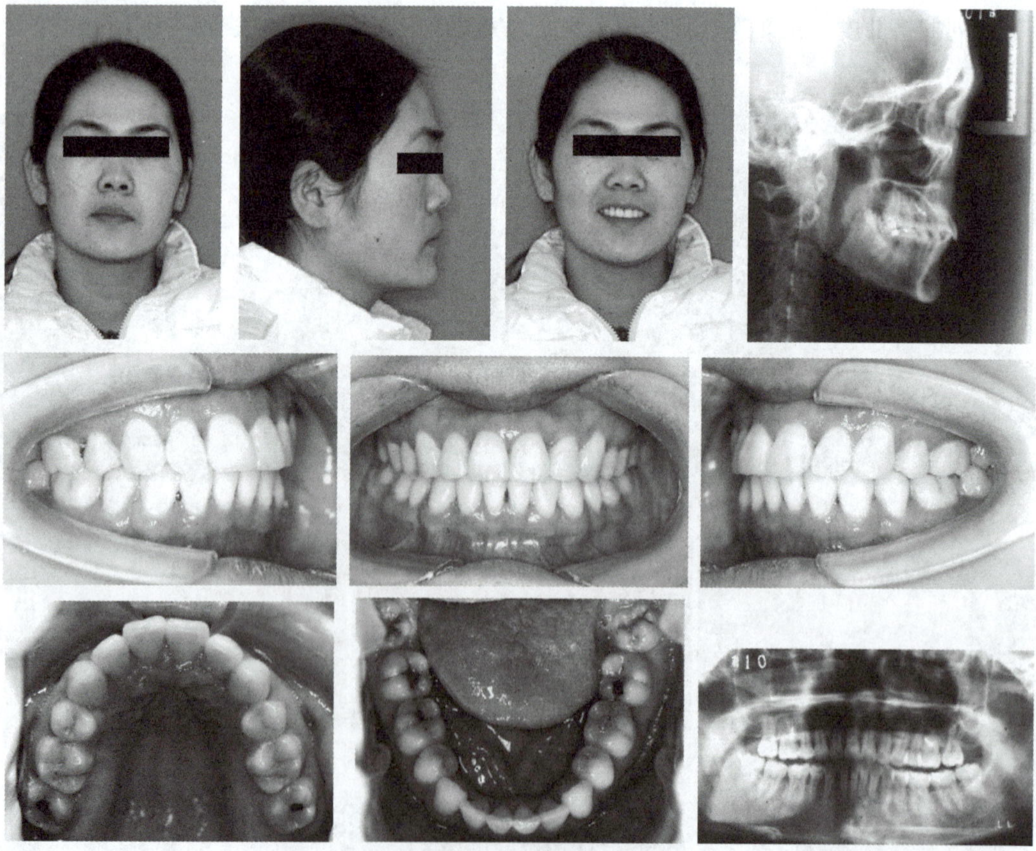

图 14-13　治疗后面殆像和 X 线片

诊断：安氏Ⅰ类，毛氏Ⅱ^5＋Ⅰ^1，骨性Ⅰ类。

治疗设计：拔牙矫治，减数 14，24，34，44，直丝弓矫治技术，上颌以微螺钉种植体支抗提供强支抗。

病例分析：患者以牙弓前突为主要表现，常规的矫治方式为减数前磨牙，磨牙强支抗控制，内收前牙，改善面型突度。而矫治成败的关键是如何实现磨牙强支抗的控制。因患者不能接受传统的头帽口外弓，故设计使用种植体支抗控制的方法最大限度地内收前牙段。

（寻春雷　周彦恒）

（四）种植钉辅助上颌快速扩弓

种植钉辅助上颌快速扩弓（microimplant assisted rapid palatal expansion，MARPE）是近年来出现的一种将螺旋扩弓器与种植支抗钉相结合的骨性扩弓矫治器。扩弓器产生的矫形力通过种植钉传递到上颌骨，进而起到打开腭中缝、增加上颌骨骨量和上牙弓宽度的作用，矫治因上颌牙弓狭窄而导致的错殆畸形。这种矫治器多用于腭中缝已发生骨性闭合的青少年和年轻成人。对于这类人群，如果使用牙支抗式扩弓器只能产生上后牙颊倾，虽可在一定程度上扩展上牙弓，但因不能有效打开腭中缝，没有骨性扩弓效果，矫治疗效的长期稳定性欠佳。

1. MARPE 的适应证　MARPE 的适应证为：青春发育期后的青少年或年轻成年患者，腭中缝已基本骨性闭合者，上颌骨和上牙弓狭窄，双侧后牙反殆或单侧后牙反殆伴下颌偏斜，没有明显的牙周附着丧失者。MARPE 扩弓时通过种植钉把力量传递到上颌骨，当扩弓的力量积蓄到一定程度时，就能克服腭中缝组织的锁结力而打开骨缝，同时上颌骨与周围的骨分离，与鼻骨、额骨、筛骨之间的骨缝均增宽。

对处于青春发育期的上牙弓狭窄的儿童青少年患者，可使用牙支持式扩弓器（Hass 或 Hyrax 矫治器）打开腭中缝，扩展上颌骨和上牙弓的宽度。

2. 矫治器结构　与普通的螺旋扩弓器不同，MARPE 是带有种植钉植入孔的支架式螺旋扩弓器。矫治器的支架与第一磨牙带环相连，磨牙带环起到稳定扩弓器的作用。扩弓过程中，第一磨牙也会受到一部分作用力，会出现一定程度的颊倾。种植钉孔在螺旋扩弓器的两端，孔的大小约为 2 mm，在上颌腭中缝两侧 3 mm 左右的区域分别植入 4 颗直径 1.8 mm 的支抗钉。

3. 临床应用　首先要选择符合适应证的患者，在临床使用前要常规取模型，拍摄锥形束 CT 片明确上颌骨腭部的骨组织结构，确定矫治器放置位置和支抗钉植入位置。先粘接连接矫治器的磨牙带环，使矫治器初步稳定固位，然后在局部麻醉下分别植入 4 枚支抗钉。支抗钉要穿透上颌骨腭部的上下两层骨皮质，左右两侧的支抗钉长轴需要基本平行。

MARPE 扩弓采用快速扩弓方式，扩弓每天 2 次，每次 1/4 圈，每天扩弓约 0.5 mm，连续扩弓至上颌第一磨牙的舌尖咬于下颌第一磨牙的颊尖。3 ～ 7 天后腭中缝开始扩开，鼻底的腭中缝首先出现疼痛，中切牙间出现间隙，然后鼻旁区出现疼痛，年龄大的患者上述症状出现较晚，疼痛持续时间长且症状重。10 ～ 14 天扩弓完成后，固定螺旋扩弓器的螺旋部分，保持 3 ～ 6 个月（图 14-14）。保持结束后拆除支抗钉和扩弓器，使用固定或隐形矫治器继续后期治疗。

MARPE 扩弓尚存在一定的失败率，失败原因有：上颌腭中缝骨性结合过于致密，种植支抗钉植入部位骨组织过厚，种植钉植入方向不正确（左右两侧支抗钉长轴不平行），螺旋扩弓器离开上颌骨腭部距离较大等。对于确需进行上颌骨性扩弓，但 MARPE 治疗失败的病例，还可以使用手术辅助骨皮质切开的上颌扩弓方式进行矫治。

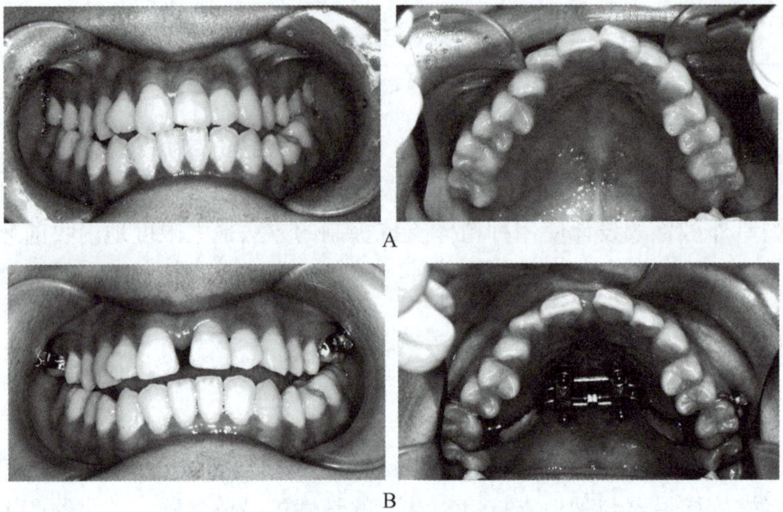

图 14-14 **A**. 矫治前殆像；**B**. MARPE 扩弓后殆像

进展与趋势

正畸临床中的支抗控制非常重要，它决定了正畸治疗的成败。为了增强牙齿支抗，种植体支抗系统应运而生，至今方兴未艾。从诞生那天起，种植体支抗一直扮演着“绝对支抗”的角色。这种支抗系统从早些年使用的修复种植体到后来的腭部骨膜下种植体，再到现如今的微螺钉系统，固位方式从“骨性结合”到“机械固位”，临床操作从复杂到简化，适应证从单一到广泛，支抗装置的成本从昂贵到平民化，这些都助推了种植体支抗在正畸临床的广泛应用。目前正畸临床主要应用的是微螺钉和微钛板两个系统。因微螺钉的植入手术更为简单、术后反应小、费用相对低廉等因素，备受正畸医生青睐。有了种植体支抗，也让正畸临床变得相对“简单”，以往困扰正畸医生的支抗控制，尤其是较为困难的垂直向支抗控制，能够做到精准控制，进而提高了临床矫治疗效，使以往一些不可能矫治的病例变为可能。

微螺钉能否稳定主要依赖于颌骨骨皮质的厚度以及骨质的密度，对于各种原因导致的骨质疏松、严重牙周附着丧失以及儿童等患者就不适合使用种植钉。由于微螺钉需要在颌骨不同的部位植入，不同部位的骨皮质状况、软组织结构不同，所以需要有不同直径、长度、颈部结构的微螺钉以满足临床需求。此外，微螺钉的头部结构也在不断改进，有些微螺钉不仅能悬挂牵引装置，还可以作为托槽放入矫正弓丝。

值得注意的是种植钉植入是有创操作，严格控制适应证和严格执行临床操作规范非常重要。

（胡　炜）

Summary

Extraction of the permanent teeth for retraction of the protruded front teeth is a routine approach in orthodontics. Various techniques such as headgear, Nance button, and transpalatal arches (TPA) have been proposed to achieve sufficient anchorage. Nevertheless, anchorage control turned out to be highly demanding as the conventional approaches were commonly associated with anchorage loss, i.e., mesial migration of the posterior dental anchorage units.

In the past two decades, temporary orthodontic anchorage devices (TADs) including orthodontic mini implants and mini-plates have been introduced to improve anchorage control. Orthodontic implants can be loaded directly after insertion and are usually removed after treatment completion. Therefore, orthodontic mini implants most often have a smooth surface to ease removal, whereas mini-plates are more invasive and require surgical intervention and flap preparation. For this reason, orthodontic mini implants are frequently used, and two concepts are predominant: One is to stabilize a dental anchorage unit by connecting it to the implant (indirect anchorage), and the other is to directly load the orthodontic mini implant with the reactive forces (direct anchorage).

The value of miniscrew implants is in the prerequisite that they remain relatively stationary in the bone, their ability to increase anchorage capacity, and the absence of adverse effects or complications that could endanger health or treatment outcome.

Their clinical effectiveness lies in their ability to maintain close bone contact, thus resisting reactive orthodontic forces. The term orthodontic anchorage describes the nature and degree of resistance to displacement provided by an anatomic unit and is crucial for the maximization of tooth movement and the minimization of undesired effects.

Several complications during the use of miniscrew implants have been reported. Lack of initial stability is often observed in case of inadequate cortical bone thickness. If insertion results in injury to adjacent structures (periodontal ligament, tooth root, nerves, blood vessels, or sinus), the miniscrew implants should be removed and inserted in a different location. This rarely affects tooth prognosis. Inflammation and infection of the tissues around miniscrew implants are not rare events and are generally regarded as significant problems. The choice of insertion site is essential to prevent soft-tissue irritation or inflammation, and firm attached gingiva is usually advocated rather than movable mucosa. Other measures to prevent hypertrophy of the peri-implant soft tissues include the use of healing cap abutments over the miniscrew implants or complete coverage of the miniscrew implant with the oral mucosa, while the wires or attachments connected to the miniscrew implant head pass through the mucosa. Loss of miniscrew implant stability is an irreversible phenomenon that can be attributed to inflammation or bone remodeling. As a general rule, it is advisable to leave a clearance of 2 mm from the roots of teeth, nerves, and so on, especially when the miniscrew implants are inserted in interdental areas.

Failure of miniscrew implants results in inability to act as stationary anchors that negate reaction forces and necessitates their removal or replacement. Fracture of miniscrew implants can be experienced during their removal, especially if the diameter of the head or the thread is too narrow, but this has little effect on the outcome. Difficulty in miniscrew implant removal is occasionally observed, mainly due to partial osseointegration that usually takes place after their prolonged use and is associated with high removal torque values.

第十五章　正畸治疗中的口腔健康教育和卫生保健

Oral Health Education and Care During Orthodontic Treatment

随着矫治器的不断改进和矫治技术的不断更新，正畸疗效得到了显著提高。当矫治器戴入后，口腔内环境发生改变，尤其是牙齿及牙周组织的环境。如果在正畸治疗中忽视了这些变化，又没有积极加以防治，就可能出现釉质脱矿和牙周组织炎症的不良问题。如果在正畸治疗中采取一系列防治措施，加上患者的认真配合，完全可以避免以上问题的发生。这些措施包括对患者的口腔健康教育、对其口腔卫生行为的监督、正畸临床的规范操作以及必要时应用预防治疗手段等。其中，患者的配合尤为重要，他们对于自身口腔卫生的维护以及不良饮食习惯的纠正非常关键。如果患者在正畸治疗中忽视了口腔卫生维护，加之不良的饮食习惯，即使医生采取了防范措施，仍会出现上述不良问题。

一、正畸治疗中的釉质脱矿

（一）病因

正常情况下，牙釉质的脱矿与再矿化维持着一种动态平衡，釉质不会出现脱矿。正畸治疗中，尤其在使用固定矫治器的矫治过程中，由于矫治器部件粘着在牙齿上，使牙面的某些部位不易清洁，出现菌斑滞留。这些部位通常是托槽之间被弓丝遮挡的牙面以及托槽龈方的釉质区（图 15-1）。如果患者没有及时清除牙面上的菌斑，又有不良的饮食习惯，菌斑中的致龋菌不断地将糖类转化为酸，菌斑局部的 pH 显著下降，于是动态平衡被打破，脱矿过程占优势，最终导致釉质脱矿。临床调查发现，经常饮用碳酸饮料或含糖饮料的患者釉质脱矿的发生率明显增高。

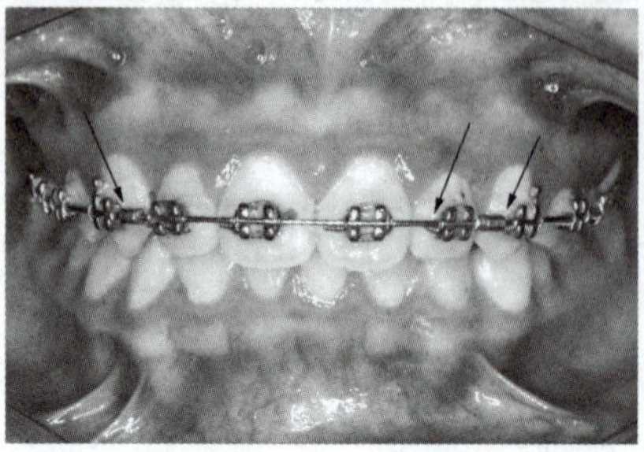

图 15-1　正畸治疗中口腔卫生状况不良患者牙面上的菌斑滞留（箭头所指）

上颌前牙远离口腔内大唾液腺的导管开口处，菌斑产生的酸性物质不易被唾液成分缓冲；喝饮料时，其中的酸性物质最先侵蚀上颌前牙。这些都是上前牙容易发生釉质脱矿的原因。

患者的唾液系统出现问题时，例如唾液分泌量小、唾液黏稠，势必会影响其对菌斑中酸性物质的缓冲作用。临床中经常可以观察到，一些唾液黏稠的患者在正畸治疗前就存在多个活动性龋损，甚至在不易发生龋病的下前牙也出现明显的邻面龋。这些患者在戴入矫治器后将是釉质脱矿的高危人群。

（二）患病情况

以往研究表明，在没有任何干预措施的情况下，正畸患者牙釉质脱矿的发病率高达 50% ～ 60%，没有明显的性别差异。多数患者是轻中度脱矿，极少数患者有重度脱矿，甚至出现龋洞。当采取一定的防治措施后，釉质脱矿的发病率会下降 30% ～ 40%。对于那些能够认真完成自身口腔卫生维护并在医生的指导下每天配合使用 0.05% 氟化钠溶液漱口的患者，就很少发生牙釉质脱矿。从以上可知，患者自身口腔卫生的维护是减少牙釉质脱矿的关键。

（三）临床表现

某些患者因为忽视了口腔卫生维护，加之不良饮食习惯的共同作用，在使用固定矫治器的治疗中或拆除矫治器后，可在牙齿的唇（颊）面上发现形态不规则的白垩色斑（图 15-2），这就是釉质脱矿——釉质的早期龋，其病理表现与牙釉质邻面龋类似。当脱矿程度严重时，釉质表层剥离，出现明显的龋损（图 15-3）。长期临床观察表明，刚拆除托槽时，釉质脱矿病损呈不透明的白垩色斑，边缘清晰可见。以后的数月中，脱矿病损会出现一定程度的再矿化，体现在脱矿区域的面积减小和矿物质含量增加。临床表现为白垩斑边缘变模糊，白垩色变浅。此后脱矿釉质的再矿化速度会变慢，临床改变就不太明显了。当然，伴随釉质表层的不断磨损会使脱矿病损深度逐渐变浅，临床表现为白垩色斑的颜色逐渐变浅。但这一过程相当漫长，仍有许多白垩色斑不会在短期内消失。

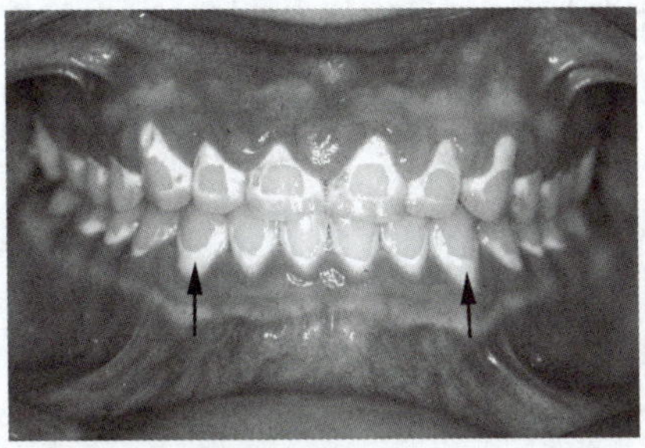

图 15-2　正畸治疗后牙齿唇颊面上的白垩色斑——釉质脱矿病损（箭头所指）

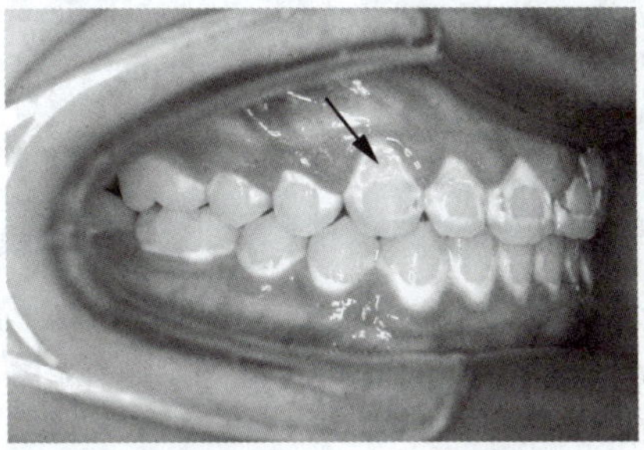

图 15-3　正畸治疗后上尖牙牙冠颈部出现龋洞（箭头所指）

（四）好发部位

临床调查表明，上颌前牙最容易发生釉质脱矿，侧切牙的发病率最高。下颌尖牙和前磨牙也是易感牙位。上颌牙齿釉质脱矿的程度要重于下颌牙齿。早期研究表明，已经松动的带环内包裹的牙齿表面也是釉质脱矿的易发部位，但随着玻璃离子粘固剂在临床的广泛使用，该部位的釉质脱矿已消除。出现釉质脱矿的牙齿上，托槽周围的釉质和托槽龈方的釉质又是好发部位（图 15-4）。

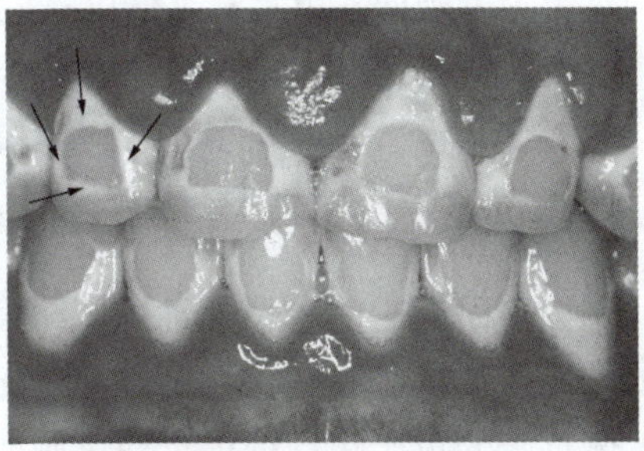

图 15-4　釉质脱矿的好发部位（箭头所指）

二、正畸治疗中的牙周组织炎症

（一）病因

菌斑滞留是导致牙周组织炎症的直接原因。固定矫治器的存在会影响牙齿的自洁，容易导致菌斑滞留。如果患者不能很好地保持口腔卫生，就会出现牙龈炎症。研究表明，正畸治疗中牙周组织炎症、组织破坏程度与口腔卫生的好坏直接相关。

（二）患病情况

从以往的调查可知，半数以上的青少年患者在正畸治疗中会出现牙龈炎，成年人的患病率相对较低。在国外有关的临床调查中，约有10%的患者会发生牙周组织的破坏，表现为附着丧失。

（三）临床表现

使用固定矫治器的正畸患者如果忽视了口腔卫生维护，就会出现不同程度的牙周组织健康问题，最常见的是牙龈炎症，主要表现为牙龈红肿、探诊出血，有些患者则表现为牙龈增生（图15-5）。多数情况下，这种变化是暂时的，只要患者进行牙齿洁治并保持好口腔卫生，牙龈炎症可以消失，不会出现牙周组织的永久性损害。长期的对比观察结果显示，正畸患者的附着丧失和牙槽骨嵴高度的下降程度与未经正畸者没有明显的差异。而且由于患者在长期的口腔卫生宣教下养成了良好的卫生习惯，以及正畸治疗后牙齿排列位置改善等原因，治疗后患者的牙周状况甚至要好于未经正畸治疗者。但有些患者因未能维护好口腔卫生，使牙龈炎症发展为牙周炎，进而导致附着丧失，表现为牙周袋探诊深度增加，牙槽骨吸收，牙齿松动度增大以及牙龈退缩等。

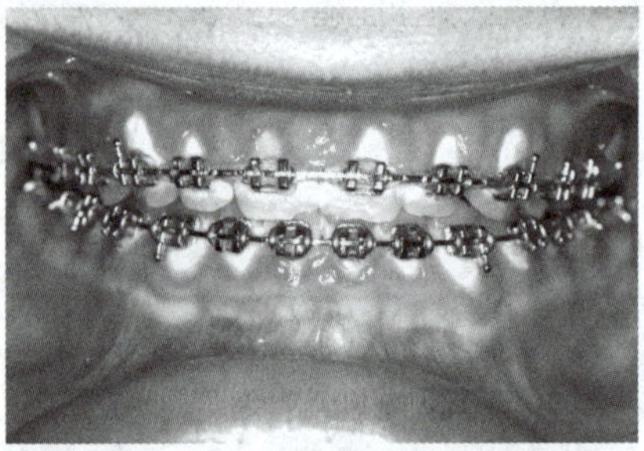

图15-5 正畸治疗中口腔卫生状况不良患者出现严重的牙龈红肿、增生，龈上菌斑堆积

（四）好发部位

正畸治疗中，后牙较前牙容易发生牙周组织炎症，而且其程度重于前牙。其中上颌后牙更易发生，下颌前牙也是好发部位之一。牙齿的邻面较唇（颊）面和舌面更易发生，程度也较重。

三、正畸治疗中的口腔健康教育和卫生保健

以往研究表明，早期釉质脱矿的病损可以通过再矿化恢复正常，但在临床上很难发现早期的釉质脱矿病损，等肉眼观察到釉质表面出现明显的白垩色斑时，釉质脱矿的程度已经较重，人体自身的再矿化系统很难使已脱矿的釉质发生完全的再矿化。正畸治疗中一旦发生牙周附着的丧失也是一种不可逆的损伤。需要强调的是，对于正畸治疗中出现的牙釉质脱矿和牙周组织炎症要做到预防为主，应在治疗中采取一系列的措施来预防这些问题的发生，并尽可能阻止或

控制其进程。因此，在正畸治疗前和治疗中对患者进行口腔健康教育和口腔卫生保健工作十分必要。只有做到预防为主、防治结合的原则，才能最大程度地缓解正畸治疗中出现的不良问题，有利于正畸患者牙齿的健康和稳定，提高矫治的整体水平。

（一）口腔健康教育

从病因学分析可以发现，导致正畸治疗中牙釉质脱矿和牙周组织炎症的主要原因是患者忽视了自身的口腔卫生保健，没有及时清除牙面上的菌斑和改变不良的饮食习惯。因此，对于正畸患者的口腔健康教育尤为重要。口腔健康教育应成为正畸治疗不可缺少的组成部分，在患者治疗前就应开始系统的健康教育，主要向患者讲解保持口腔卫生的重要性，介绍菌斑的危害，指导正确的刷牙方法等。在以后的复诊中，主要工作是对患者口腔卫生状况的监控，对其口腔卫生行为的指导，推荐使用防护用品等。这一工作主要由医务人员（包括正畸医师和护士）来承担。随着国内矫治水平的发展和人们对矫治要求的提高，越来越多的正畸医师开始重视对患者的口腔健康教育。

首先要提高正畸患者对于菌斑控制重要性的认识，明确口腔卫生不良的危害。对于未成年患者还应取得家长的理解和配合。对于那些在正畸治疗前口腔卫生状况不佳的患者，更需要在矫治器戴入前反复不断地进行口腔卫生宣教和指导，直至其自身的口腔卫生状况改善后再开始治疗。不良的饮食习惯是指在两餐之间或睡前进食含蔗糖的食物或饮料。正畸治疗中需要患者改变原来的不良饮食习惯，养成良好的饮食习惯，即在两餐之间尽可能不进食甜饮料和食物，睡前刷牙后不进食任何食物或饮料。对于青少年患者需要家长协助教育和监督，使其逐步建立良好的饮食习惯。同时，应使患者尽可能避免进食坚硬或黏的食物，防止对矫治器的破坏。

在每次复诊时应检查患者的口腔卫生状况，在病历上记录并指导其在口内戴有矫治器的情况下如何维护自身的口腔健康。对于总不能合作做好口腔卫生维护的患者，应不断强调口腔卫生不良的危害，同时暂停正畸治疗一段时间。如果患者戴有固定矫治器，可以先拆除结扎在托槽上的弓丝，再次指导患者如何刷牙，让其回家反复练习，直到下次复诊时口腔卫生状况有较大改善后再恢复治疗。对于极少数仍不能合作的患者，正畸医师有权终止其正畸治疗。

从临床实践可知，有效的口腔健康教育不仅使正畸患者掌握了正确有效的刷牙方法，养成良好的口腔卫生习惯和饮食习惯，也是对患者合作性的锻炼和培养，减少患者不按时复诊的次数以及中途停止正畸治疗的可能性。众所周知，成功的正畸治疗离不开患者的密切配合。

（二）口腔卫生保健

1. 正畸治疗前的准备工作　应在正畸治疗前仔细检查患者的口腔卫生状况和存在的牙体牙周疾病。对于牙体牙髓疾病应在矫治前进行完善的治疗；对于需要保留的牙齿，但牙冠破坏严重者，可以在完善的根管治疗的基础上先行修复治疗后再在其上放置正畸装置。如有必要，可以对青少年新萌出的磨牙𬌗面进行窝沟封闭。正畸治疗前多需进行牙周洁治，清除龈上牙石。对于已经存在牙周问题的患者，则应先进行系统的牙周治疗（包括牙周洁治、刮治和局部手术治疗），在牙周疾病得到充分控制、病情稳定后才能进行正畸治疗。

2. 菌斑的控制　控制菌斑是预防正畸治疗中釉质脱矿和牙周组织损害的最有效方法，及时清除牙面和矫治器上滞留的菌斑及食物残渣，就相当于消除了病因。日常对菌斑的控制主要由患者自己完成，在复诊时由医师检查并进行专业清理，如有必要也可以使用一些化学药物辅助控制菌斑。

（1）刷牙：早晚认真仔细刷牙是清除菌斑的首要方法。目前推荐使用的是改良 Bass 法刷牙。由于牙齿唇（颊）面被托槽、带环和弓丝分割成上下两个部分，所以应分两个步骤刷牙。

以刷上牙为例：第一步将牙刷刷头与牙齿𬌗面呈 45° 向上，先清洁牙齿的下半部分（托槽𬌗方）表面和牙龈边缘等部位（图 15-6A）；第二步将牙刷刷头旋转 180° 向下，但仍与牙齿𬌗面呈 45° ，只不过方向向下，这次主要清洁牙齿上半部分（托槽龈方）表面（图 15-6B）。刷下牙的唇（颊）面时也是两个步骤，不过牙刷放置的方向与刷上牙时正好相反。

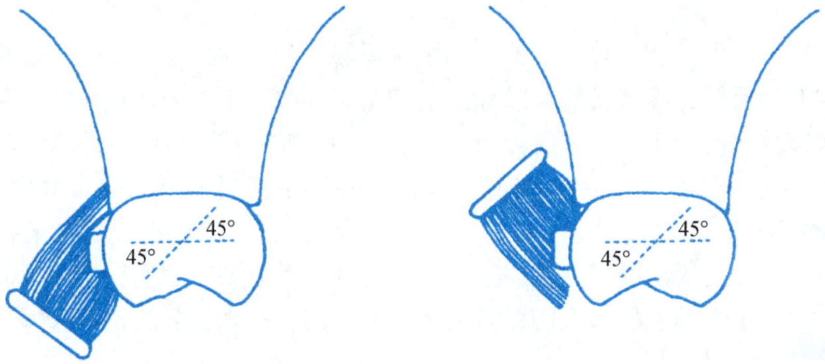

图 15-6 戴有固定矫治器的刷牙方法（以上后牙为例）

A. 清洁牙齿下半部分（托槽𬌗方）表面和牙龈边缘等部位；**B.** 清洁牙齿上半部分（托槽龈方）表面

刷牙时，尽可能将牙刷的刷毛伸进托槽与弓丝之间的部位，清除托槽近远中牙面上的菌斑。刷牙的力量不能过小，否则不足以清除菌斑。选用牙刷的刷头要小，刷毛要中等硬度。电动牙刷比普通牙刷清除菌斑的效率高，尤其对于口腔卫生不良的患者，电动牙刷可能会增加他们对刷牙的兴趣。某些不易清洁的部位（弓丝下方被遮挡的牙面）还可以使用间隙刷清理。如有必要还可以教患者如何使用牙线来清洁牙齿邻面。

每次复诊时应对患者的口腔卫生情况进行检查，必要时可以应用菌斑染色剂来指导患者刷牙，让其直观地发现刷牙后哪些部位仍没有清理干净，以及如何清理这些部位。需要提醒患者每天早晚的刷牙非常重要，在有条件时午餐后也要刷牙；刷牙后要求患者照镜子自查牙齿表面的清洁程度；刷牙时应使用含氟牙膏。

戴有活动矫治器的患者每天需要用牙刷蘸牙膏清洗矫治器的组织面。如因正畸治疗需要患者在进食时也戴用活动矫治器时，则在进食后应摘下矫治器冲洗其上存留的食物残渣，同时刷牙。戴有活动保持器的患者也需要每天对保持器进行清洁。

（2）专业清洁：正畸治疗中应根据患者的口腔卫生状况定期为患者进行专业性的牙周洁治，清除龈上菌斑和牙石。对于患有牙周疾病的正畸患者，在矫正中还应定期进行牙周情况的检查，当发现病情变化时，应及时进行牙周基础治疗。

（3）化学药物的局部应用：局部使用一些化学药物可以起到控制菌斑的辅助作用。氯己定能对口腔内的细菌起到一定的抑制作用，是治疗牙周疾病的常用药物。研究表明，正畸治疗中患者用 0.12% 氯己定溶液含漱后菌斑指数明显下降，同时牙周状况也有明显改善。对于在正畸治疗中不能很好清除菌斑的患者，可以在短期内使用来控制菌斑。氟化亚锡能影响细菌的代谢、生长和黏附。研究显示，每天用含有氟化亚锡的牙膏刷牙能明显降低正畸治疗中患者的菌斑指数和出血指数，而且牙膏中锡离子浓度越高其治疗效果越明显。以上两种化学药物长期使用后可能会造成牙齿表面的色素附着增加，但在矫治后经过专业清洁可以将上述色素去除。

菌斑控制不是一朝一夕的事情，需要正畸医师和患者都重视这个问题，医师在临床工作中要不断提醒、督促患者注意口腔卫生的维护，但关键还在于患者能够自觉认真地完成每天的菌斑控制。对于在正畸治疗前已经患有牙周疾病的患者，其口腔卫生的维护则显得更加重要。

3. 氟化物的局部使用 氟化物的局部使用可以防止釉质脱矿的发生，对已经发生者能阻止其继续发展，促进釉质的再矿化。正畸治疗中可以采取以下几种措施：

（1）使用含氟化物［NaF、SnF_2、单氟磷酸钠（SMFP）］的牙膏刷牙，并配合低浓度含氟溶液（0.05% NaF、0.4% SnF_2）漱口。

（2）粘接托槽后，在局部隔湿后使用氟凝胶（1.23% APF、2% NaF 和 0.4% SnF_2）、氟泡沫处理牙面 5 min，或将氟涂料直接涂在牙齿的唇颊面。以后每隔半年在专业清洁后重新处理一次。

（3）使用玻璃离子粘固剂粘接带环或托槽，它在治疗中可以缓慢释氟，同时还能从较高浓度氟化物（含氟牙膏）中吸收氟离子并再次释放。

使用单一氟化物制剂往往不能取得满意的效果，一般需要多种方法协同配合方能取得良好的疗效。

4. 规范正畸临床操作　正畸治疗中规范的临床操作有助于减少釉质脱矿和牙周组织炎症的发生。

（1）应使用酸蚀凝胶，严格控制酸蚀的面积，使其略大于托槽底板的面积即可。

（2）粘接托槽后及时清除托槽周围被挤出的粘接剂“飞边”。及时发现松动的托槽，重新粘接。

（3）选择大小合适、边缘较窄的带环。粘接带环后清除多余的粘固剂。及时发现松动的带环，重新粘接。

（4）对于已经患有牙周疾病的患者，尽可能使用可以直接粘接的颊面管。

（三）对脱矿病损和牙周组织损害的治疗

轻度的釉质脱矿可以使用再矿化方法促进釉质再矿化。研究证明，当脱矿釉质外界的氟离子浓度较低时有利于其再矿化，而当氟离子浓度较高时则主要在脱矿病损的表层发生再矿化，进而阻塞了钙磷离子进入脱矿病损深层的通道。因此，当发现釉质上出现白垩斑时，不要使用较高浓度的氟化物制剂，而应使用较低浓度的氟化物溶液来促进釉质的再矿化。对于较为严重的病损，可以磨除牙齿表层的少许釉质（约 0.1 mm）后用氟化物处理。出现龋洞后应及时充填治疗。

当牙龈增生明显影响正畸治疗，或原先的牙周疾病出现反复，病情发展时，应暂时停止牙齿的矫正而进行系统的牙周治疗。待病情好转稳定后再恢复治疗。对于过度增生的牙龈可以采取牙龈切除术切除部分增生的牙龈，恢复牙龈的健康和美观。

正畸治疗中防治釉质脱矿和牙周组织炎症是一项长期的任务，需要贯穿于整个治疗过程。首先，应该引起患者自身的重视，改变先前不良的饮食习惯，培养和保持良好的口腔卫生习惯；其次，正畸医师也要重视这个问题，在治疗中有意识地做好口腔健康教育并提醒和督促患者做好口腔卫生保健，同时配合各种防治措施进行预防和治疗。长期实践表明，一旦牙釉质或牙周组织出现了不可逆的病损，其治疗的难度很大。所以，提高患者和医师的预防意识非常重要。

（胡　炜）

Summary

Orthodontic treatment becomes more and more popular nowadays. The presence of plaque is a key factor in most forms of carious lesions and periodontal disease. It is now established that orthodontic treatment increases the risk of carious lesions, with consequent harm to the patients and a high risk of compromising treatment outcome. Orthodontic appliances prevent the removal of plaque by brushing, mastication and salivary flow. Effective removal of plaque is compromised significantly when fixed orthodontic appliances are worn and the accumulation of plaque, and the development of gingivitis and gingival overgrowth are well-recognized problems. In some cases, a simple gingivitis may progress to destructive periodontitis although this does not appear to be a significant problem during orthodontic therapy in adolescents. The development of gingivitis within 1 ~ 2 months after the placement of fixed orthodontic appliances has been reported.

The regular and effective removal of plaque from all surfaces of teeth, both above and below the gingival margin, is essential for the prevention of gingival and periodontal disease. In an attempt to facilitate plaque control in orthodontic patients, specifically designed manual and electric toothbrushes have been developed. Manual brushes with V-shaped longitudinal grooves in the brushing surface are intended to improve brushing around brackets and arch wires, although their effectiveness in reducing gingivitis compared with conventional brushes is questionable. Electric toothbrushes can improve plaque control without causing damage to the components of the orthodontic appliance. It was reported that rotary and counter rotational brushes have been shown to be particularly effective in plaque removal and reducing gingivitis in orthodontic patients.

A thorough evaluation of the risk of caries is therefore needed before any appliance is put in place and further evaluations should then be performed regularly throughout the course of treatment. In addition, preventive measures should be taken, involving first and foremost educating and motivating patients regarding the need for good oral hygiene. Prevention also implies adequate usage of the various sources of local fluoride administration, notably the application of fluoride-rich varnish. Other prophylactic measures such as using chlorhexidine varnish and sealing dental grooves are also recommended. Finally, the orthodontist can reduce to a minimum the use of items likely to retain dental plaque such as bands and elastomeric ties.

This chapter focuses on prevention of enamel decalcification, gingival inflammation and periodontal defection during orthodontic treatment, educating the patient to enhance oral hygiene, and the treatment of enamel decalcification, carious lesions and periodontal defection.

Definition and Terminology

牙菌斑（dental plaque）： Dental plague is a biofilm, usually a pale yellow, that develops naturally on the teeth. Like any biofilm, dental plaque is formed by colonizing bacteria trying to attach themselves to the smooth surface of the tooth. It has been speculated that plaque forms part of the defense systems of the host by helping to prevent colonization of microorganisms that may be pathogenic.

釉质脱矿（enamel decalcification）： Enamel decalcification is the loss of calcium salts from the enamel.

口腔卫生（oral hygiene）： Oral hygiene is the practice of keeping the mouth and teeth clean to prevent dental problems, most commonly, dental cavities, gingivitis, and bad breath. There are also oral pathologic conditions in which good oral hygiene is required for healing and regeneration of the oral tissues. These conditions included gingivitis, periodontitis, and dental trauma, such assubluxation, oral cysts, and following wisdom tooth extraction.

氟保护漆（fluoride varnish）： Fluoride varnish is a highly concentrated form of fluoride which is applied to the tooth surface, by a dentist, dental hygienist or other health care professional, as a type of topical fluoride therapy. It is not a permanent varnish but due to its adherent nature it is able to stay in contact with the tooth surface for several hours. It may be applied to the enamel, dentine or cementum of the tooth and can be used to help prevent decay, remineralise the tooth surface and to treat dentine hypersensitivity.

参考文献

[1] Gorelick L, Geiger AM, Gwinnett AJ. Incidence of white spot formation after bonding and banding. Am J Orthod, 1982, 81 (2): 93-98.

[2] Ogaard B, Rolla G, Arends J. Orthodontic appliances and enamel demineralization. Part 1. Lesion development. Am J Orthod Dentofac Orthop, 1988, 94 (1): 68-73.

[3] Geiger AM, Gerolick L, Gwinnett AJ, et al. The effect of a fluoride program on white spot formation during orthodontic treatment. Am J Orthod Dentofac Orthop, 1988, 93 (1): 29-37.

[4] O'Reilly MM, Featherstone JDB. Demineralization and remineralization around orthodontic appliances: an in vivo study. Am J Orthod Dentofac Orthop, 1987, 92 (1): 33-40.

[5] Al-Khateeb S, Forsberg CM, de Josselin de Jong E, et al. A longitudinal laser fluorescene study of white spot lesions in orthodontic patients. Am J Orthod Dentofac Orthop, 1998, 113 (6): 595-602.

第十六章　复发与保持

Relapse and Retention

错（牙合）畸形经过矫治后，牙齿甚至颌骨的位置会发生变化，原有的口颌系统的平衡状态被打破，发生改变的牙齿和颌骨有恢复到矫治前原有状态的趋势，即错（牙合）畸形的复发（relapse）。因此，保持（retention）矫治效果是错（牙合）畸形矫治过程中一个非常重要的环节，保持是防止复发必不可少的方法。

一、复　发

（一）复发的原因

牙齿经正畸移动的过程就是牙周组织改建的过程。复发的原因在于牙周组织的改建尚未完成；此外，口颌动态系统失衡、（牙合）平衡尚未建立、骨生长型异常以及口腔不良习惯等也可能导致复发。复发往往是多种因素共同作用的结果。

1. 牙周组织的改建尚未完成　牙齿移动是正畸最基本的临床现象，它依赖于外力和牙周组织对外力的反应两大因素，是牙周组织适应性改建的结果。但是，牙周组织的改建需要时间，研究表明，牙周韧带的改建需要 3 个月，牙龈中的胶原纤维和弹性纤维的改建需要 4 ～ 6 个月。越隔纤维改建最慢，需要 12 个月以上。例如，扭转牙在矫治后容易复发，原因在于扭转牙矫治过程中会带来越隔纤维的改建，但改建时间甚至超过单纯的治疗时间，因此即使扭转牙得到矫正也容易复发。此外，正畸牙齿的移动始终伴随着周围牙槽骨的改建，即使牙齿移动到正常位置，骨改建还需要持续 1 年左右的时间。

2. 口颌系统肌动力平衡的改建尚未完成　无论是正常（牙合）还是错（牙合）畸形，都有其固有的、平衡的肌动力平衡系统，正畸治疗改变了牙齿、牙弓甚至颌骨的位置，打破了原先错（牙合）畸形状态下的平衡。由于牙齿位置、牙弓形态的变化常先于口周肌群、口颌功能的改建，因此牙齿、牙弓的新位置依然受固有的口颌系统肌动力平衡的影响，处于不稳定的状态，乃至复发。

3. （牙合）的平衡尚未建立　正畸治疗成功与否的一个重要指标就是建立良好的（牙合）关系，除了正中（牙合）位的（牙合）平衡以外，前伸（牙合）以及侧方（牙合）的平衡、正中关系位与正中（牙合）位的协调性、新位置状态下尖窝关系的协调性等的不足也可能导致错（牙合）畸形复发。

4. 生长型与生长发育　错（牙合）畸形与颌面骨的生长发育密切相关，异常的生长发育和生长型不利于正畸治疗，更易导致畸形复发。例如，下颌前突所致的前牙反（牙合）即使得到矫治，但随着下颌骨的向前生长，前牙反（牙合）依然有可能复发。

5. 口腔不良习惯　口腔不良习惯可以导致错（牙合）畸形，也可以使固有的口颌系统肌动力平衡持续存在，导致牙位、颌骨位置乃至（牙合）关系的复发。

（二）复发的预防

稳定是正畸治疗的目标之一，防止复发、保持稳定并非仅仅是矫治后的保持，而应始于矫治前的诊断，并历经矫治方案制订、矫治、保持等过程。

1. 矫治目标和矫治方案的确定 制订矫治方案前，首先要明确矫治目标，其中前牙的唇舌向倾斜度是关键。而颌骨矢向生长型（如 ANB 角）和垂直向生长型（如下颌平面角）是决定前牙唇倾度目标的两个关键因素。例如，一个应该在唇舌向上直立下前牙的病例由于采取了非减数矫治的方案，导致下前牙过度唇倾，其矫治结果容易复发。

矫治时机和矫治方案不正确同样会复发。例如，一个处于生长发育期的下颌前突的骨性前牙反𬌗患者贸然采取了正畸矫治，特别是唇向倾斜上前牙、舌向倾斜下前牙，尽管矫治后解决了前牙反𬌗问题，但下颌骨继续向前生长仍能导致反𬌗复发。

2. 牙齿的生理性移动往往比机械性矫治力的移动更稳定 对错位牙的矫治来说，在可能的情况下，不施以机械性的矫治力，而是依靠肌力，即口颌肌功能系统动态平衡的生理性调节，可以获得更稳定的结果。

3. 建立良好的𬌗关系，消除𬌗干扰 尖窝嵌合、交错咬合是良好𬌗关系的基础。正中𬌗位和正中关系位一致或协调，消除𬌗干扰，建立前伸𬌗以及侧方𬌗的动态平衡，可以减少异常的𬌗力对牙位的影响，有利于𬌗关系的稳定并防止错𬌗的复发。

4. 过矫正 扭转牙（含内翻、外翻）矫正后复发率通常较高，这主要与牙龈组织横隔纤维的走向有关。除在矫正后行牙周纤维环切术来防止扭转牙复发外，过矫正扭转牙也是预防复发的一个手段。此外，前牙深覆𬌗、开𬌗、反𬌗和深覆盖者经矫正分别达到浅覆𬌗、深覆𬌗、深覆盖以及浅覆盖的状态，也体现了通过过矫正来预防复发的理念。

5. 破除口腔不良习惯 吐舌、咬下唇、口呼吸等不良习惯常与错𬌗畸形共同存在，形成了口颌系统的肌动力平衡。在错𬌗畸形矫正后，如果不良习惯依然存在，固有动力平衡的肌力可能导致畸形复发。因此，破除口腔不良习惯的意义在于消除或减小固有的肌力。

6. 保持 保持是预防复发的重要一步，下文将详述。

二、保 持

错𬌗畸形矫治后有复发的趋势，保持就是防止复发的手段，是错𬌗畸形矫治中不可缺少的一部分。

（一）保持的目的

稳定是口腔正畸矫治的目标之一，也是评估矫治结果的指标之一。保持矫治结果的长期稳定应贯穿于诊断、方案设计、矫治过程、矫治结果和保持等。其中保持是预防复发过程中积极、有效的手段。

（二）保持的方式

保持一般分为机械性保持和自然保持。

1. 机械性保持（mechanical retention） 所谓机械性保持是患者通过配戴一种装置即保持器，来保持矫治后的牙位和牙弓形态。这是一种有形的主动保持方式，通常在矫治结束、拆除矫治器后佩戴一段时间（详见后文）。

2. 自然保持（natural retention） 自然保持是利用口颌系统的动态平衡，即功能运动中的殆力、邻牙间的接触力、肌力、与颌骨生长型（矢向、垂直向等）相适应的前牙切导、颞颌关节髁突处于适宜位置时的下颌颌位等构建的口颌环境来保持。它不依赖于具体的装置，而是正畸医生在充分认识颅颌面错殆畸形的特点以及正畸牙齿移动的规律基础上，通过检查、诊断、制订矫治方案、矫治、矫治结果和机械性保持等进行的一种保持方式。它是正畸治疗效果最理想的、无形的保持形式。充分利用以下因素有利于自然保持。

（1）肌力：即肌功能训练所产生的肌力。例如，如果是前牙唇倾、开唇露齿、唇肌无力、唇闭合功能不足的患者，在内收前牙、减小前牙突度过程中和矫治后，通过闭唇训练来促进牙弓外的唇、颊肌和牙弓内的舌肌之间的力量平衡。如果是前牙开殆、咀嚼肌力不足的患者，在前牙开殆矫治中和矫治后，通过紧咬牙训练来锻炼咀嚼肌力，并通过增加后牙殆力来防止磨牙伸长，从而防止前牙开殆复发。

（2）殆关系及邻牙接触关系：牙齿排列整齐是良好的邻牙接触关系的基础，具体体现在不仅牙冠排列齐，牙根也尽量位于同一个牙弓弧度上。尖窝嵌合、交错咬合的殆关系和稳定的邻牙接触、正确的前牙切导，可以抵抗咀嚼等下颌功能运动中殆力及口周肌力对牙齿位置的影响。

（3）牙周组织：牙周组织的健康也会影响牙齿甚至殆关系的稳定性。消除牙周炎症，防止牙槽骨的丧失，均有利于牙齿位置的稳定。由此可见，患有慢性牙周病的正畸患者由于牙周支持组织不足，经正畸矫治后，通常需要终身用保持器保持。

（4）正确的矫治设计方案：矫治方案不仅关系到矫治结果的优劣，还关系到矫治结果的稳定性。不适宜的正畸方案虽然解决了某些问题（如牙列拥挤矫治后牙齿排列整齐、殆关系正常），但可能引起牙齿唇倾度的异常变化。例如，一个牙列严重拥挤的患者设计非减数矫治，盲目扩大牙弓，获得了间隙，虽然排齐了牙齿，但牙齿处于严重唇倾的状态，与颌骨生长型不匹配，必然导致不稳定。而如果选择减数矫治方案，在排齐牙齿的同时，牙齿在唇舌向上位于牙槽骨适宜的位置，口颌系统容易建立动力平衡，就有利于牙位的稳定。

（三）保持器

保持器（retainer）属于机械性保持，是一种重要的保持装置，通常在拆除矫治器后使用。

1. 保持器应具备的条件

（1）不妨碍牙、殆、颌骨的正常发育。

（2）尽量不影响牙齿的生理性移动。

（3）不影响咀嚼，尽量少影响发音等其他口腔功能。

（4）便于清洁，尽量不影响美观。

（5）结构简单，易于调整。

2. 保持器的种类

（1）活动保持器（removable retainer）

1）Hawley 保持器：它是一种常用的活动保持器，于 1920 年由 Hawley 设计。它由双曲唇弓、一对磨牙单臂卡环及塑料基托组成（图 16-1）。唇弓应与切牙接触，但无压力，用来防止牙齿唇舌向及扭转的复发。如果是深覆殆病例，可在上颌保持器切牙的腭侧制作平面导板，以防深覆殆的复发。

2）改良式 Hawley 保持器：主要是改变了尖牙处唇弓的弯制。双曲唇弓的远中段向后延伸到最后磨牙单臂卡处，并与单臂卡焊接（图 16-2）。钢丝不通过牙间外展隙的殆方，因此即使戴上矫治器，后牙也可以完全咬合紧（图 16-3）。

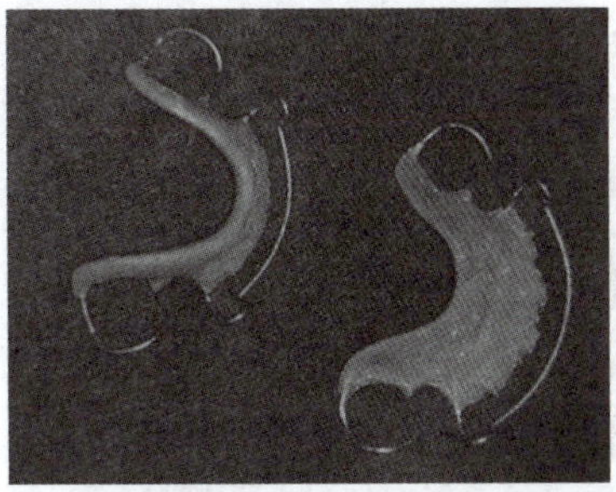

图 16-1　Hawley 保持器

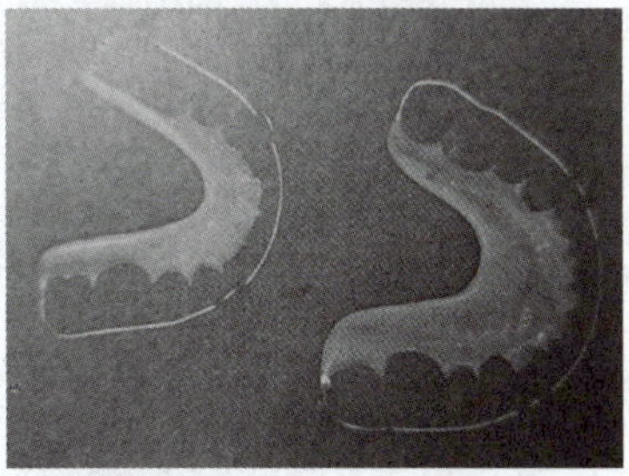

图 16-2　改良式 Hawley 保持器

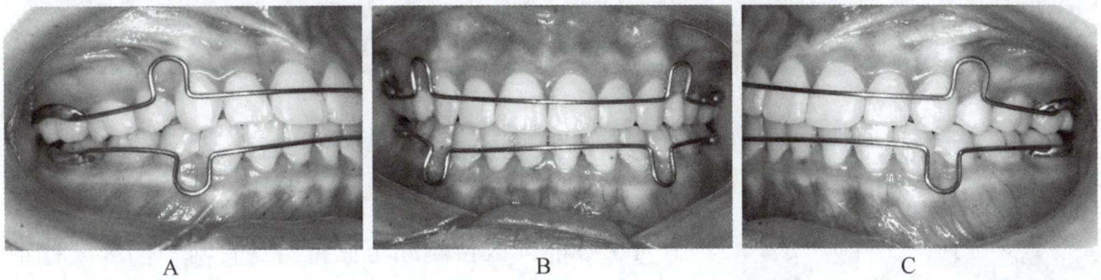

图 16-3　改良式 Hawley 保持器戴入口内
A. 右侧殆像；B. 正殆像；C. 左侧殆像

3）牙齿正位器（positioner）：其由 kesling 设计，由天然橡胶或弹性塑料制作。其特点是可以对牙齿做少量调位，因此适合于矫治后牙齿排列稍欠整齐的微调和保持。正位器的上下颌连成一体，除保持牙位外，还可以稳定殆关系（图 16-4）。戴入后下颌不能移动，因此仅能在夜间睡眠时戴用，戴用时间有限。

4）压膜式保持器：其由高分子聚乙烯酞做成的压膜片经加热烤软后，通过空气压膜机在真空负压状态下的石膏模型上压制成形。保持器包饶整个牙面至龈缘上，起到保持牙齿位置的作用。其类似上下颌分开的正位器，但与正位器相比，其制作简单、舒适、不影响下颌运动、易清洁。此外，其材料透明，美观性强，易被患者接受，除吃饭、刷牙外可以全天戴用，是目前常用的活动保持器（图 16-5、16-6）。

5）改良的功能性矫治器：Andrews 将功能性矫治器改良为保持器，适用于矫治后肌力尚未平衡、生长发育仍在进行的骨性畸形的保持。它由上下双曲唇弓以及将上下牙弓连在一起的塑料基托组成，起到既保持矫治后的牙齿位置，又保持下颌位置的作用（图 16-7）。

（2）固定保持器（fixed retainer）：固定保持器是用粘接剂固着在牙齿上，与活动保持器最大的区别是它可以相对永久地保持牙齿的位置，但缺点是口腔卫生维护困难。它适用于扭转牙、牙周病患者等牙齿位置稳定性较差的正畸后保持。

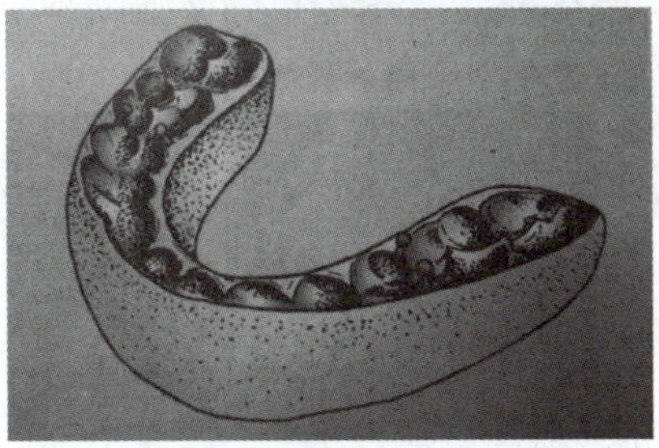

图 16-4　牙齿正位器

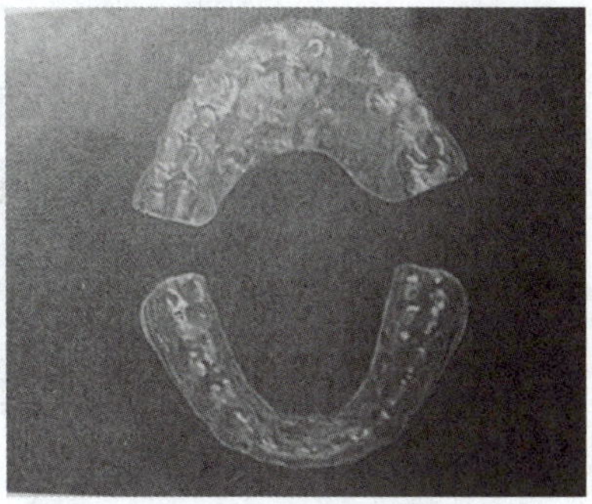

图 16-5　压膜式保持器

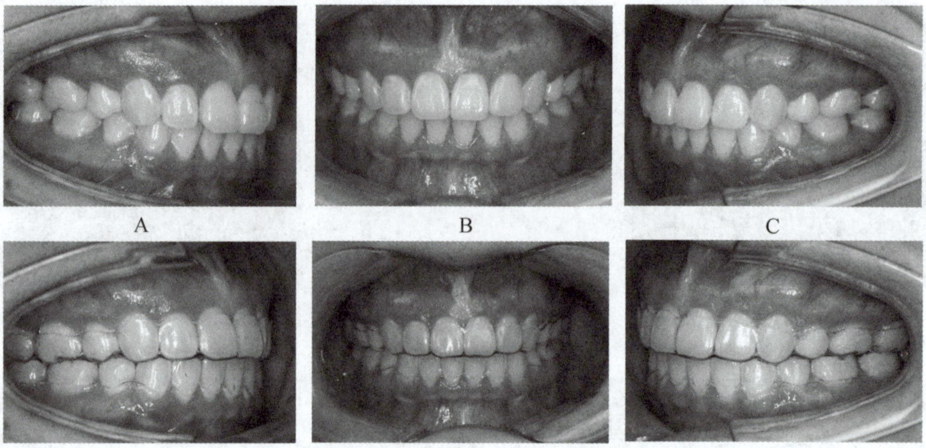

A B C D E F

图 16-6 压膜式保持器戴入口内的情况

A ～ C. 矫治后的正、侧殆像；D ～ F. 矫治后戴入压膜保持器的正、侧殆像

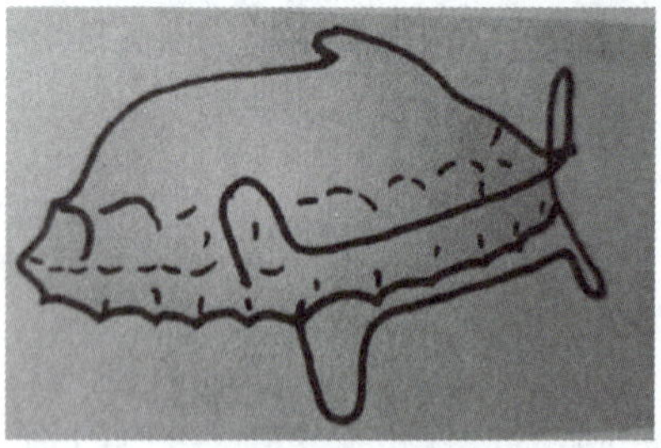

图 16-7 保持用的功能性矫治器

1）下前牙区舌侧固定保持器：针对下前牙欠稳定的特点，采用尖牙间带环式舌弓保持器（下尖牙为带环）或尖牙间粘接式舌弓保持器（下尖牙舌侧粘接）。舌弓为不锈钢丝，与下前牙舌侧紧贴，并与每颗下切牙粘接（图 16-8）。

2）粘固式前牙固定舌侧保持器：可用于上、下颌前牙。与下前牙区舌侧固定保持器的区别是，舌侧丝采用多股麻花丝，与不锈钢丝相比，柔软性较强，既能保持牙位，又不限制前牙的生理动度（图 16-9）。

3）针对上中切牙间隙的固定舌侧保持器：上中切牙间由于切牙乳头的存在，软组织韧性比其他区域要强，间隙关闭后稳定性较差，需要长期保持。可将麻花丝紧贴两颗上中切牙舌侧边缘嵴，并在两颗中切牙舌侧窝处用光固化树脂固定住麻花丝。要注意的是麻花丝的垂直向位置要避免下切牙与弓丝、树脂早接触，以防麻花丝被咬而脱落（图 16-10）。

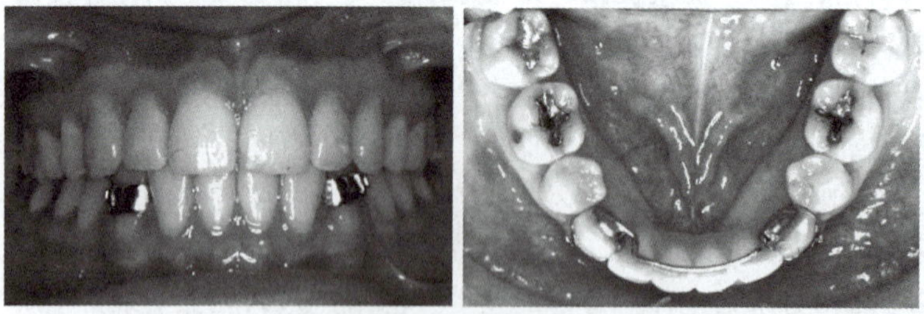

A B

图 16-8 下前牙区舌侧固定保持器

A. 正面殆像。两颗下尖牙为带环。B. 下颌殆像。下前牙舌侧舌弓，紧贴下前牙舌侧

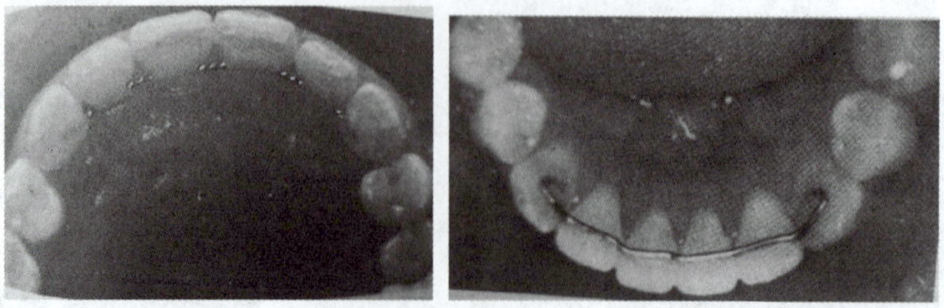

A B

图 16-9 粘固式前牙固定舌侧保持器

A. 上颌；B. 下颌

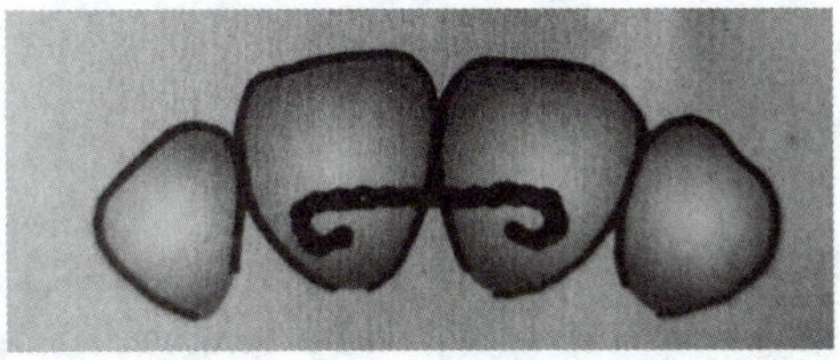

图 16-10　上颌中切牙关闭后的局部固定舌侧保持器

（四）保持的时间

绝大多数错殆畸形正畸治疗后均需要保持。治疗效果的稳定与保持时间密切相关，保持时间受错殆的病因、类型、程度以及矫治方法、疗程等多因素的影响。

对于活动保持器来说，保持器戴用时间也会根据患者保持的情况而定。一般可以在拆除矫治器的最初 6 ～ 12 个月内全天戴用；此后的 6 个月内，仅晚上睡觉戴用；再后 6 个月，隔日的晚上睡觉戴用。在智齿未处理前，继续遵循隔日晚上睡觉戴用的规律。在戴用保持器期间遵医嘱定期复查十分重要。智齿处理后，是完全不戴保持器还是依然保持定期规律戴用的保持策略应酌情考虑。

根据错殆类型、矫治方法等，保持的时间可分为以下几种：

1. 不保持　牙性反殆和部分功能性反殆在反殆解除后，通常不需要保持，反殆复发可能性不大。

2. 有限时间保持　上颌前突、上前牙间隙、深覆殆、扭转牙等的矫治需要有限时间的保持。

3. 永久或相对永久保持　下颌矫治中横向扩弓程度较大、矫治前牙弓散在间隙、上中切牙间隙、牙周病所致的前牙扇形移位的间隙等，在关闭间隙后需要永久或相对永久保持。

（魏　松　谷　岩）

Summary

Orthodontic treatment results are potentially unstable, therefore retention is necessary, for three reasons:（1）the gingival and periodontal tissues are affected by orthodontic tooth movement and require time to reorganization when the appliances are removed;（2）the teeth may be in inherently unstable position after the treatment, so that soft tissue pressures constantly produce a relapse tendency;（3）changes produced by growth may alter the orthodontic treatment results. If the teeth are not in an inherently unstable position, and if there is no further growth, retention still is vitally important until gingival and periodontal reorganization is complete. If the teeth are unstable, as often is the case following significant arch expansion, gradual withdrawal of orthodontic appliances is of no value. The only possibilities are accepting relapse or using permanent retention. Finally, whatever the situation, retention cannot be abandoned until growth is essentially completed.

Reorganization of the Periodontal and Gingival Tissue

The timetable for soft tissue recovery from orthodontic treatment outlines the principles of retention against intra-arch instability. These are:

1. The direction of potential relapse can be identified by comparing the position of the teeth at the

occlusion of treatment with their original positions. Teeth will tend to move back in the direction from which they came，primary because of elastic recoil of gingival fibers but also because of unbalanced tongue-lip.

2. Teeth require essentially full-time retention after comprehensive orthodontic treatment for the first 3 to 4 months after a fixed orthodontic appliances is removed. To promote reorganization of the PDL，however，the teeth should be free to flex individually during mastication，as the alveolar bonebends in response to heavy occlusal loads during mastication. This required can be met by a removable appliance worn full-time expect during meals or by a fixed retainer that is too rigid.

3. Because of the slow response of the gingival fibers，retention should be continued for at least 12 months if the teeth were quite irregular initially but can be reduced to part-time after 3 to 4 months. After approximately 12 months，it should be possible to discontinue retention in non-growing patients. More precisely，the teeth should be stable by that time if they ever will be. Some patients who are not growing will require permanent retention to maintain the teeth in what would otherwise be unstable positions because of lip，cheek，and tongue pressure that are too large for active stabilization to balance out. Patients who continue to grow，however，usually need retention until growth has reduced to the low levels that characterize adult life.

Occlusal Changes Related to Growth

A continuation of growth is particularly troublesome in patients whose initial malocclusion resulted，largely or in part，from the pattern of skeletal growth. Skeletal problems in all three planes of space tend to recur if growth continues. Because transverse growth is completed firstly，long-term transverse changes are less of a problem clinically than changes from late anteroposterior and vertical growth.

The tendency for skeletal problems to recur after orthodontic correction results from the fact that most patients continue in their original growth pattern as long as they are growing. Comprehensive orthodontic treatment is usually carried out in the early permanent dentition，and the duration is typically between 18 and 30 months. This means that active orthodontic treatment is likely conclude at age 14 to 15，while anteroposterior and particularly vertical growth often do not subside even to the adult level until several years later. Long-term studies of adults have shown that very slow growth typically continues throughout adult life，and same pattern that led to malocclusion in the first place contribute to a deterioration in occlusal relationships many years after orthodontic treatment is completed. In late adolescence，continued growth in the pattern that caused a Class Ⅱ，Class Ⅲ，deep bite，or open bite problem in the first place is a major cause of relapse after orthodontic treatment and requires careful management during retention.

中英文专业词汇对照

（按汉语拼音顺序排列）

A

凹面型（concave profile）

B

保持（retention）
保持器（retainer）

C

持续气道正压通气（continuous positive airway pressure，CPAP）
垂直向弓状变形效应（vertical bowing effect）
垂直移动（vertical movement）
唇腭裂的序列治疗（multidisciplinary approach of cleft lip and palate）
唇间关系（lip relationship）
唇系带附着异常（labial frenal attachment anomaly）
错𬌗畸形（malocclusion）

D

弹性模量（modulus of elasticity）
弹性限度（elastic limit）
第二序列弯曲（second-order bend）
第三序列弯曲（third-order bend）
第一序列弯曲（first-order bend）
多生牙（supernumerary teeth）

E

腭托（palatal plate，molding plate）

F

发育（development）
方丝弓矫治器（edgewise appliance）
分差力矩（differential moments）
复发（relapse）

G

刚度（stiffness）
个别正常𬌗（individual normal occlusion）
个体发育（individual development）
根唇（颊）向转矩（labial root torque）
根舌向转矩（lingual root torque）
功能性移位（functional shift）
骨龄（skeletal age，SA）
固定保持器（fixed retainer）
冠唇向转矩（labial crown torque）
冠舌向转矩（lingual crown torque）

H

恒牙萌出顺序异常（abnormal change in sequence of permanent teeth eruption）
恒牙先天缺失（congenital missing of permanent teeth）
恒牙早萌（early eruption of permanent teeth）
恒牙早失（early loss of permanent teeth）
横向弓状变形效应（transverse bowing effect）
混牙列期（mixed dentition）
活动保持器（removable retainer）
活动矫治器（removable appliance）

J

机械阈值理论（mechanostat methory）
简单支抗（simple anchorage）
矫形力（orthopedic force）
矫形力矫治器（orthopedic appliance）
经典摩擦力（classical friction）
颈椎骨骨龄（cervical vertebral stages，CVS）
绝对支抗（absolute anchorage）

K

刻痕阻力（notching）
控根移动（root movement）
口腔不良习惯（oral habits）
口腔正畸学（orthodontics）
口外弓（facebow）
快速扩弓法（rapid palatal expansion，RPE）

L

理想正常𬌗（ideal nomal occlusion）
力（force）
力的平衡（mechanical equilibrium）
力矩（moment）
立体渲染（volume rendering）
邻面去釉（interproximal stripping，reduction）
颅底线（平面）（basion plane）

M

慢速扩弓法（slow palatal expansion）